Manual
BETHESDA
Hematologia Clínica

Manual Bethesda

Hematologia Clínica

Terceira Edição

GRIFFIN P. RODGERS, MD, MACP
Chief, National Institute of Diabetes and Digestive and Kidney Diseases
Chief, Molecular and Clinical Hematology Branch, National Heart, Lung and
Blood Institute, National Institutes of Health, Bethesda, Maryland

NEAL S. YOUNG, MD, MACP
Chief, Hematology Branch, National Heart, Lung, Blood Institute and
National Institutes of Health Bethesda, Maryland

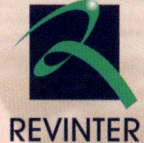

REVINTER

Manual Bethesda de Hematologia Clínica, Terceira Edição
Copyright © 2017 by Livraria e Editora Revinter Ltda.

ISBN 978-85-372-0687-4

Todos os direitos reservados.
É expressamente proibida a reprodução
deste livro, no seu todo ou em parte,
por quaisquer meios, sem o consentimento,
por escrito, da Editora.

Tradução:
SILVIA SPADA (Caps. 1 a 5)
Tradutora Especializada na Área da Saúde, SP
SANDRA MALLMANN (Caps. 6 a 11)
Tradutora Especializada na Área da Saúde, RS
SORAYA IMON DE OLIVEIRA (Caps. 12 a 15)
Tradutora Especializada na Área da Saúde, SP
EDIANEZ CHIMELLO (Caps. 16 a 20)
Tradutora Especializada na Área da Saúde, SP
NELSON GOMES DE OLIVEIRA (Caps. 21 a 30 e Apêndice)
Médico, RJ

Revisão Técnica:
†ADILSON JOSÉ DE ALMEIDA
Professor Adjunto da Escola de Medicina e Cirurgia da Universidade Federal do Estado do Rio de Janeiro (UNIRIO)
Especialista em Hematologia e Hemoterapia pela Sociedade Brasileira de Hematologia e Hemoterapia/AMB
Mestrado em Biologia Parasitária pela FIOCRUZ (2003)
Doutorado em Biologia Parasitária pela FIOCRUZ (2008)

CIP-BRASIL. CATALOGAÇÃO NA PUBLICAÇÃO
SINDICATO NACIONAL DOS EDITORES DE LIVROS, RJ

R594b

Rodgers, Griffin P.
  Manual bethesda de hematologia clínica/Griffin P. Rodgers, Neal S. Young; [tradução Silvia Spada, Sandra Mallmann, Soraya Imon de Oliveira]. – [3. ed.] – Rio de Janeiro: Revinter, 2017.
  il.

  Tradução de: The bethesda handbook of clinical hematology
  Apêndice
  Inclui bibliografia e índice
  ISBN 978-85-372-0687-4

  1. Hematologia. 2. Células sanguíneas. I. Young, Neal S. II. Título.

16-35467   CDD: 616.15
                            CDU: 616.15

A Lippincott Williams & Wilkins/Wolters Kluwer Health não teve participação na tradução desta obra.

Título original:
The Bethesda Handbook of Clinical Hematology, 3rd Ed.
Copyright © 2013 by LIPPINCOTT WILLIAMS & WILKINS, a WOLTERS KLUWER business
ISBN 978-1-4511-8270-5

Livraria e Editora REVINTER Ltda.
Rua do Matoso, 170 – Tijuca
20270-135 – Rio de Janeiro – RJ
Tel.: (21) 2563-9700 – Fax: (21) 2563-9701
livraria@revinter.com.br – www.revinter.com.br

Para nossos filhos, com amor:
Chris e Gregory Rodgers
Andrea, Max e Giorgio Young

PREFÁCIO

A vida é curta, a arte é longa
– *Hipócrates c.* 460-357 a.C.

A acessibilidade do sangue e da medula óssea tornou a hematologia, historicamente, o mecanismo de pesquisa básica de medicina interna. A hematologia teve sucesso no National Institutes of Health devido à sua estreita relação com o laboratório de pesquisas, e os investigadores de vários institutos em Bethesda contribuíram para o conhecimento de doenças do sangue a partir do estudo de pacientes individuais com doenças algumas vezes raras e para o desenvolvimento dos protocolos clínicos para a rigorosa avaliação dos critérios diagnósticos ou tratamentos, tanto os já estabelecidos como os novos. Nossos programas de treinamento (*fellowship*) em hematologia têm promovido uma abordagem científica à hematologia, não apenas para avaliar resultados, mas também para avançar a base experimental de nosso entendimento das doenças do sangue e a aplicação da percepção laboratorial em seu tratamento na prática. As relações colegiais entre instituições locais e indivíduos na maior área de Washington, que compartilha treinamento e pacientes, têm auxiliado muito estes esforços.

Os MANUAIS destinam-se a ser altamente acessíveis, tanto em termos literais como figurativos, assim como úteis. Nosso MANUAL deverá ser levado no bolso do jaleco do estudante, do residente e do colega em um serviço de hematologia ou oncologia, bem como na pasta do internista, médico-hospitalista, médico de família e pediatra, cuja prática inclua doenças do sangue. Intencionalmente, combinamos os autores, que são reconhecidos especialistas em seus campos, com os colegas sêniores com experiência atual de aprendizagem de hematologia e cuidados diários de pacientes de hematologia, e que incentivaram uma abordagem ponderada à apresentação do conhecimento básico, usando tabelas, algoritmos, figuras significativas e estruturas de texto com marcadores[CE3]. O MANUAL é organizado de acordo com as categorias de doenças e problemas hematológicos de importância para o hematologista dedicado à consulta e tratamento, e capítulos adicionais são apresentados para familiarizar o leitor com as metodologias laboratoriais novas e conhecidas subjacentes às modernas abordagens clínicas ao diagnóstico e tratamento.

Agradecemos aos nossos leitores pela oportunidade de publicar a terceira edição do *Manual Bethesda de Hematologia Clínica*, os quais apoiaram nossos esforços com comentários amáveis e críticas construtivas e, o que é muito importante, compras concretas do livro, mais notáveis em uma época de informações médicas baseadas em internet. De fato, o plano é disponibilizar este MANUAL como um aplicativo portátil. O MANUAL continua focado em proporcionar ao profissional, em cada nível de treinamento prático, uma orientação competente e atual para o diagnóstico e tratamento das doenças do sangue e para os problemas consultivos em hematologia. Muitos aspectos da hematologia, como o campo dos avanços, adentraram o domínio da medicina interna, mas permanecem complexos e desafiadores – desde novos anticoagulantes até o tratamento quotidiano de doenças que, no passado, eram fatais, como a leucemia mieloide crônica e anemia aplástica.

Todos os capítulos foram revisados e atualizados. Aguardamos suas respostas aos esforços de nossos autores.

Griffin P. Rodgers, MD, MACP
Neal S. Young, MD, MACP

Ressalva: O trabalho do Dr. Rodgers e do Dr. Young como editores e autores ocorreu fora do âmbito de suas ocupações como funcionários do governo americano. Seu trabalho representa suas visões pessoais e profissionais e não necessariamente aquelas do governo americano.

COLABORADORES

Jame Abraham, MD *Mary Babb Randolph Cancer Center, West Virginia University, Morgantown, West Virginia*

Georg Aue, MD *Staff Clinician, Hematology Branch, National Heart Lung and Blood Institute, National Institutes of Health, Bethesda, Maryland*

A. John Barrett, MD *Chief, Allogeneic Stem Cell Transplantation Section, Hematology Branch, National Heart, Lung and Blood Institute National Institutes of Health, Bethesda, Maryland*

Minoo Battiwalla, MD, MS *Staff Clinician, Hematology Branch, National Heart, Lung and Blood Institute, National Institutes of Health, Bethesda, Maryland*

Charles D. Bolan, Jr. *Professor, Department of Medicine, Uniformed Services University of the Health Sciences; Program Director, Hematology Fellowship, Hematology Branch, National Heart, Lung and Blood Institute, National Institutes of Health—Clinical Center, Bethesda, Maryland*

Richard W. Childs, MD *Chief, Section of Transplantation Immunotherapy, Hematology Branch, National Heart, Lung and Blood Institute National Institutes of Health—Clinical Center, Bethesda, Maryland*

Michael Craig, MD *Mary Babb Randolph Cancer Center, West Virginia University, Morgantown, West Virginia*

Ronan Desmond, MD *Staff Clinician, Hematology Branch, National Heart, Lung and Blood Institute, National Institutes of Health, Bethesda, Maryland*

Bogdan Dumitriu, MD *Clinical Fellow, Hematology National Heart, Lung and Blood Institute, National Institutes of Health, Bethesda, Maryland*

Cynthia E. Dunbar, MD *Senior Investigator, Hematology Branch, National Heart, Lung and Blood Institute, National Institutes of Health, Bethesda, Maryland*

Mohammed Z.H. Farooqui, D.O *Hematologist, Hematology Branch, Hatfield Clinical Research Center, National Heart, Lung, and Blood Institute, National institutes of Health, Bethesda, Maryland*

Thomas A. Fleisher, MD *Chief, Department of Laboratory Medicine, National Institutes of Health, Bethesda, Maryland*

Patrick F. Fogarty, MD *Director, Penn Comprehensive Hemostasis and Thrombosis Program, Hospital of the University of Pennsylvania, Philadelphia, Pennsylvania*

Peiman Hematti, MD *Associate Professor of Medicine, Department of Medicine, University of Wisconsin-Madison School of Medicine and Public Health, University of Wisconsin Carbone Cancer Center, Madison, Wisconsin*

Matthew M. Hsieh, MD *Staff Clinician, National Heart, Lung and Blood Institute, National Institutes of Health, Bethesda, Maryland*

Elizabeth A. Jaben, MD *Assistant Professor, Laboratory Medicine and Pathology, Mayo Clinic; Medical Director, Transfusion Medicine, Laboratory Medicine and Pathology, Mayo Clinic Hospital, Phoenix, Arizona*

Elaine S. Jaffe, MD *National Cancer Institute, National Institutes of Health, Bethesda, Maryland*

Abraham S. Kanate, MD *Fellow, Blood and Marrow Transplant Program, Stanford University Hospital, Stanford, California*

Harvey G. Klein, MD *Senior Investigator and Chief, Transfusion Medicine, National Institutes of Health, Bethesda, Maryland*

Jeffrey K. Klotz, MD *Chief, Hematology/Oncology, Madigan Army Medical Center, Tacoma, Washington*

C. Ola Landgren, MD *Senior Investigator, Chief Multiple Myeloma Section, National Cancer Institute, Bethesda, Maryland*

Susan F. Leitman, MD *Chief, Blood Services Section, Department of Transfusion Medicine, National Institutes of Health, Bethesda, Maryland*

Richard F. Little, MD, MPH *Senior Investigator, Clinical Investigations Branch, National Cancer Institute, Bethesda, Maryland*

Johnson M. Liu, MD, FACP *Professor, Department of Pediatrics, Hofstra North Shore-LIJ School of Medicine, Hempstead, New York; Attending Physician, Department of Pediatrics, Steven & Alexandra Cohen Children's Medical Center of NY, New Hyde Park, New York*

Jay N. Lozier, MD, PhD, FACP *Senior Physician, Department of Laboratory Medicine, NIH Clinical Center, Bethesda, Maryland*

Jaroslaw P. Maciejewski, MD, PhD, FACP *Staff Physician, Cleveland Clinic Department of Hematologic Oncology and Blood Disorders, Department Chair, Department of Translational Hematology and Oncology Research, Taussig Cancer Institute, Professor of Medicine, Cleveland Clinic Lerner College of Medicine, Case Western Reserve University, Cleveland, Ohio*

Colaboradores

Harry L. Malech, MD *Chief, Laboratory of Host Defenses, National Institute of Allergy and Infectious Diseases, National Institutes of Health; Senior Investigator, Attending Physician, National Institutes of Health Clinical Center, Bethesda, Maryland*

Vera Malkovska, MD, MRCP, FRCPath *Associate Research Professor of Pediatrics, George Washington University, Washington, DC; Director of Hematology, Washington Cancer Institute, Medstar Washington Hospital Center, Washington, DC*

Elisabet E. Manasanch, MD *Clinical Fellow, Medical Oncology Branch, National Cancer Institute, National Institutes of Health, Bethesda, Maryland*

Jeffery L. Miller, MD *Tenured Investigator, Chief, Section on Molecular Genomics and Therapeutics, Molecular Medicine Branch, National Institute of Diabetes and Digestive and Kidney Diseases, National Institutes of Health, Bethesda, Maryland*

Raul C. Braylan, MD *Chief, Hematology Laboratory, Department of Laboratory Medicine Clinical Center, National Institutes of Health, Bethesda, Maryland*

Pierre Noel, MD *Professor of Medicine, Hematology-Oncology, Mayo College of Medicine, Scottsdale, Arizona*

Matthew J. Olnes, MD, PhD, FACP *Special Volunteer, Hematology Branch, National Heart, Lung and Blood Institute, National Institutes of Health, Bethesda, Maryland; Service Chief, Hematology and Medical Oncology, Alaska Native Tribal Health Consortium, Anchorage, Alaska*

Patricia A. Oneal, MD *Assistant Professor, Medicine, Division of Hematology and Oncology, Howard University; Washington, DC*

Ankur R. Parikh, D.O *Special Volunteer, Hematology Branch, National Institutes of Health, Bethesda, Maryland; Medical Oncologist/Hematologist, Medical Oncology, Cancer Treatment Centers of America, Philadelphia, Pennsylvania*

Griffin P. Rodgers, MD, MACP *Director, National Institute of Diabetes, Digestive, and Kidney Diseases; Chief, Molecular and Clinical Hematology Branch, National Heart, Lung, and Blood Institute National Institutes of Health, Bethesda, Maryland*

Bartlomiej Przychodzen, BSc *Translational Hematology and Oncology Research, Cleveland Clinic, Taussig Cancer Institute, Cleveland, Ohio*

Roger J. Kurlander, MD *Staff Clinician, Hematology Section, Department of Laboratory Medicine, Clinical Center, National Institutes of Health, Bethesda, Maryland*

Geraldine P. Schechter, MD *Professor, Department of Medicine, George Washington University; Hematologist, Hematology Section, Medical Service, Washington Veterans Affairs Medical Center, Washington, DC*

Phillip Scheinberg, MD *Special Volunteer, Hematology Branch, National Heart, Lung and Blood Institute, National Institutes of Health, Bethesda, Maryland; Chief, Hematology Service, Oncology Center, Hospital São José, Beneficência Portuguesa, São Paulo, Brasil*

Nirali N. Shah, MD *Research Fellow, Pediatric Oncology Branch, National Cancer Institute, National Institutes of Health, Bethesda, Maryland*

Ramaprasad Srinivasan, MD, PhD *Urologic Oncology Branch, National Cancer Institute, Bethesda, Maryland*

Louis M. Staudt, MD, PhD *Deputy Chief, Metabolism Branch, National Cancer Institute-Center for Cancer Research, National Institutes of Health, Bethesda, Maryland*

Nishant Tageja, MD *Clinical Fellow, Medical Oncology Branch, National Cancer Institute, Bethesda, Maryland*

John F. Tisdale, MD *Senior Investigator, National Heart, Lung and Blood Institute, National Institutes of Health, Bethesda, Maryland*

Danielle M. Townsley, MD, MSc *Staff Clinician, Hematology Branch, National Heart, Lung and Blood Institute, National Institutes of Health, Bethesda, Maryland*

Alan S. Wayne, MD *Clinical Director, Pediatric Oncology Branch, National Cancer Institute, National Institutes of Health, Bethesda, Maryland*

Adrian Wiestner, MD, PhD *Hematology Branch, National Heart, Lung and Blood Institute, National Institutes of Health, Bethesda, Maryland*

Wyndham H. Wilson, MD, PhD *Chief, Lymphoid Therapeutics Section, Center for Cancer Research, National Cancer Institute, Bethesda, Maryland*

Fang Yin, MD *Clinical Fellow, Hematology Branch, National Heart, Lung and Blood Institute, National Institutes of Health, Bethesda, Maryland*

Neal S. Young, MD, MA *Chief, Hematology Branch, National Heart, Lung and Blood Institute, National Institutes of Health, Bethesda, Maryland*

Agnes S. M. Yong, MBBCh, MRCP(UK), FRCPath, FRCPA, PhD *Clinical Senior Lecturer, School of Medicine, Faculty of Health Sciences, University of Adelaide, Adelaide, Australia; Senior Consultant Hematologist, Division of Hematology, IMVS, SA Pathology, Royal Adelaide Hospital, Adelaide, Australia*

SUMÁRIO

Capítulo 1 ▪ **Deficiência de Ferro** 1
Bogdan Dumitriu ▪ Jeffery L. Miller ▪ Griffin P. Rodgers

Capítulo 2 ▪ **Deficiências de Vitamina B12 e Folato** 11
Danielle M. Townsley ▪ Griffin P. Rodgers

Capítulo 3 ▪ **Anemia Hemolítica** 22
Patricia A. Oneal ▪ Geraldine P. Schechter ▪ Griffin P. Rodgers ▪ Jeffery L. Miller

Capítulo 4 ▪ **Anemia Hemolítica: Talassemias e Distúrbios Falciformes** 37
Matthew M. Hsieh ▪ John F. Tisdale ▪ Griffin P. Rodgers

Capítulo 5 ▪ **Porfirias** 57
Peiman Hematti

Capítulo 6 ▪ **Síndromes de Disfunção da Medula Óssea: Anemia Aplástica, Constitucional e Adquirida; Hemoglobinúria Paroxística Noturna; Aplasia Pura de Células Vermelhas; e Agranulocitose** 64
Phillip Scheinberg ▪ Neal S. Young ▪ Johnson M. Liu

Capítulo 7 ▪ **Síndromes Mielodisplásicas** 84
Jeffrey K. Klotz ▪ Ankur R. Parikh ▪ Minoo Battiwalla

Capítulo 8 ▪ **Neoplasias Mieloproliferativas: Policitemia Vera, Trombocitemia Essencial e Mielofibrose Primária** 96
Ankur R. Parikh ▪ Matthew J. Olnes

Capítulo 9 ▪ **Distúrbios Neutrofílicos e Neutropenias** 112
Matthew M. Hsieh ▪ Harry L. Malech

Capítulo 10 ▪ **Doenças Hematológicas na Infância** 122
Hema Dave ▪ Alan S. Wayne

Capítulo 11 ▪ **Leucemia Mieloide Aguda** 138
Fang Yin ▪ Vera Malkovska

Capítulo 12 ▪ **Leucemia Linfoblástica Aguda** 159
Nirali N. Shah ▪ Alan S. Wayne

Capítulo 13 ▪ **Leucemia Mielógena Crônica** 171
Agnes S. M. Yong ▪ A. John Barrett

Capítulo 14 ▪ **Leucemia Linfocítica Crônica** 186
Mohammed Z. H. Farooqui ▪ Adrian Wiestner ▪ Georg Aue

Capítulo 15 ▪ **Linfoma de Hodgkin** 198
Abraham S. Kanate ▪ Michael Craig ▪ Jame Abraham ▪ Wyndham H. Wilson ▪ Elaine S. Jaffe

Capítulo 16 ▪ **Linfomas Não Hodgkin** 211
Richard F. Little ▪ Wyndham H. Wilson

Capítulo 17 ▪ **Mieloma Múltiplo** 237
Elisabet E. Manasanch ▪ Nishant Tageja ▪ C. Ola Landgren

Capítulo 18 ▪ Transplante de Células-Tronco Hematopoéticas.................... 253
Richard W. Childs ▪ Ramaprasad Srinivasan

Capítulo 19 ▪ Trombocitopenia... 274
Patrick F. Fogarty ▪ Cynthia E. Dunbar

Capítulo 20 ▪ Distúrbios da Hemostasia I: Coagulação 291
Patrick F. Fogarty

Capítulo 21 ▪ Distúrbios da Hemostasia II 303
Patrick F. Fogarty

Capítulo 22 ▪ Tromboembolismo Venoso.................................... 318
Elisabet E. Manasanch ▪ Jay N. Lozier

Capítulo 23 ▪ Consultoria sobre Anticoagulação 336
Fang Yin ▪ Jay N. Lozier

Capítulo 24 ▪ Transfusão de Sangue 351
Ronan Desmond ▪ Harvey G. Klein

Capítulo 25 ▪ Hemocromatose.. 386
Susan F. Leitman ▪ Charles D. Bolan

Capítulo 26 ▪ Consultoria de Hematologia................................... 398
Pierre Noel ▪ Elizabeth A. Jaben

Capítulo 27 ▪ Interpretação dos Testes Hematológicos Padrão 414
Charles D. Bolan ▪ Roger J. Kurlander ▪ Geraldine P. Schechter

Capítulo 28 ▪ Princípios Básicos e Aplicações Clínicas da Citometria de Fluxo 437
Thomas A. Fleisher ▪ Raul C. Braylan

Capítulo 29 ▪ Diagnóstico Molecular em Hematologia......................... 451
Jaroslaw P. Maciejewski ▪ Bartlomiej Przychodzen

Capítulo 30 ▪ Interpretação de Genômica Funcional 470
Adrian Wiestner ▪ Louis M. Staudt

Apêndice ▪ Citocinas Aprovadas para Uso Clínico 477
Pierre Noel

Índice Remissivo 481

Manual
BETHESDA
Hematologia Clínica

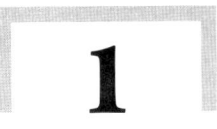

Deficiência de Ferro

Bogdan Dumitriu ■ Jeffery L. Miller ■ Griffin P. Rodgers

A deficiência de ferro é a causa mais comum de anemia em todo o mundo, afetando mais de 1 bilhão de pessoas.[1] Nos Estados Unidos, 10% das mulheres em idade reprodutiva e crianças pequenas estão deficientes em ferro.[2] A deficiência funcional de ferro é mais comum em pacientes idosos, que apresentam alta frequência de anemia resultante da inadequada utilização das reservas de ferro.[3] A apresentação clínica inclui fadiga, fraqueza, cefaleia, palidez, estomatite e glossite. Os sintomas de apresentação também podem incluir apetite por itens alimentares não nutricionais ou incomuns (pica), síndrome das pernas inquietas[4] ou betúria.[5] Embora descrita em casos de grave deficiência de ferro, a síndrome de Plummer-Wilson (disfagia, membranas esofágicas glossite atrófica com anemia por deficiente em ferro), coiloníquias (unhas em colher), cloroses (cor esverdeada da pele) ou escleras azuis são encontradas, muito raramente, à apresentação nos países industrializados modernos.

■ DEFICIÊNCIA DE FERRO ABSOLUTA *VERSUS* FUNCIONAL

A anemia por deficiência de ferro, ou ferropriva, é causada por:

- Diminuição do ferro corporal total (deficiência "absoluta" de ferro).
- Utilização inadequada das reservas de ferro (deficiência "funcional" de ferro).

■ METABOLISMO DO FERRO

Aproximadamente metade das 3 a 4 g do ferro corporal total está contida na hemoglobina das células vermelhas, ou hemácias, circulantes (Figura 1.1). O ferro não eritroide está contido no sistema reticuloendotelial (RES), na mioglobina e no fígado. O ferro intracelular é armazenado na ferritina, e o nível circulante de ferritina normalmente se correlaciona, estreitamente, com as reservas de ferro intracelulares.[6]

A necessidade média diária de ferro para sustentar a eritropoese é de 20 mg. A maior parte da necessidade diária de ferro é suprida pela recuperação do ferro eritroide por meio de fagocitose de eritrócitos senescentes pelo RES. Diariamente, obtém-se 1 a 2 mg de ferro pela ingestão dietética para compensar as perdas no suor, urina e fezes.[7] Nas mulheres, durante os anos reprodutivos, ocorrem perdas adicionais em decorrência da menstruação (em média de 0,3 a 0,5 mg ferro/dia).[8] Para contrabalançar essas perdas:

- Homens adultos devem absorver cerca de 1 mg de ferro ao dia em sua dieta, e as mulheres menstruadas necessitam de cerca de 2 vezes mais essa quantidade.
- Durante a gravidez e períodos de rápido crescimento, o balanço de ferro deve ser positivo a fim de suportar o aumento da produção de hemoglobina e mioglobina.
- O balanço negativo do ferro resulta de sua maior perda (quase sempre em razão de sangramento), ingestão dietética inadequada e maior utilização do mesmo (Quadro 1.1).

O ferro dietético está presente em sais férricos (Fe^{+3}), na carne e vegetais e no heme na carne.[7] O ferro heme é o mais biodisponível porque é solúvel no pH alcalino do duodeno, onde é absorvido

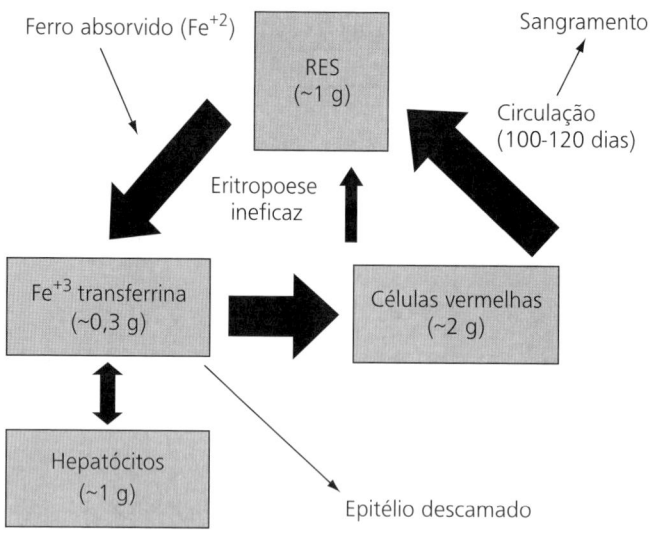

FIGURA 1.1 Ciclo do ferro. RES, sistema reticuloendotelial.

como um complexo ferro-porfirina intacto. Em contraste, o ferro férrico não é solúvel em pH alcalino, não sendo absorvido pela mucosa duodenal. Para ser absorvido, deve ser solubilizado no estômago acídico, onde é frouxamente complexado com pequenas moléculas, como os aminoácidos. A redutase férrica na mucosa duodenal reduz o ferro ao seu estado divalente, que pode ser transportado nos enterócitos.[9] O efeito do ácido ascórbico de aumentar a absorção de ferro resulta da maior solubilização de ferro férrico, assim como do aumento da atividade da redutase férrica.[10] Em contraste, a absorção do ferro férrico é prejudicada por acloridria e por alimentos contendo quelantes de ferro, como os taninos e fitatos, que são prevalentes no chá e cereais. Embora o ferro medicinal esteja em estado ferroso, portanto presumivelmente não afetado por esses fatores, ainda se recomenda aguardar 2 horas para se tomar qualquer coisa que possa prejudicar a absorção.

O ferro ferroso é liberado dos enterócitos duodenais por meio do exportador ferroportina, que é regulado pelo hormônio hepcidina, e se torna oxidado em ferro férrico antes da ligação à transferrina.[9] A hepcidina, que se liga à ferroportina, induz a internalização e degradação da ferroportina, diminuindo, assim, a exportação de ferro.[11] O mesmo mecanismo exportador existe nos macrófagos e hepatócitos.[12]

Depois de liberado na circulação, o ferro se liga à transferrina.[9] Cada molécula de transferrina pode-se ligar a um ou dois átomos de ferro. A transferrina diférrica é captada mais facilmente pelas hemácias em desenvolvimento do que a transferrina monoférrica e libera 2 vezes mais ferro por molécula.[13] Portanto, a concentração de transferrina diférrica é fundamental para o suporte da eritropoese. O estado estável da eritropoese requer uma concentração sérica de transferrina diférrica que é alcançada quando a saturação da transferrina está, pelo menos, aproximadamente, 16%.[14]

DEFICIÊNCIA ABSOLUTA DE FERRO

O balanço negativo de ferro esgota as reservas de ferro corporal antes que ocorra eritropoese deficiente de ferro.[15] Múltiplos parâmetros laboratoriais associados ao estado de depleção de ferro precedem a anemia (Quadro 1.2).

- *O ferro corável na medula óssea* (hemossiderina do RES) e a *ferritina sérica* são os marcadores primários de um balanço de ferro negativo. A ferritina sérica reflete, acuradamente, as reservas de ferro corporal. Assim, raramente é necessária a biópsia de medula óssea. A ferritina sérica abaixo de, apro-

Quadro 1.1 Causas de Deficiência Absoluta de Ferro

Aumento da Perda de Ferro
- *Sangramento*
  - Menorragia
  - Gastrointestinal
  - Cirurgia
  - Trauma
  - Parto
  - Flebotomia excessiva
  - Doações de sangue
  - Artificial
  - Hemodiálise
  - Hematúria
- *Hemoglobinúria crônica*
  - Hemólise da valva cardíaca mecânica
  - Hemoglobinúria paroxística noturna

Diminuição da Ingestão de Ferro
- *Deficiência dietética*
  - Carne limitada
- *Má absorção*
  - Acloridria
  - Atrofia gástrica
  - Gastrectomia parcial
  - Cirurgia bariátrica
  - Inibidores da bomba de prótons
  - Gastrite por *Helicobacter pylori*
  - Doença intestinal inflamatória
  - Doença celíaca

Maior Utilização de Ferro
- *Gravidez ou lactação*
- *Crescimento rápido*

ximadamente, 30 ng/dL é indicativa de deficiência de ferro absoluta, enquanto na presença de inflamação ou doença hepática, o ponto de corte é mais alto (~100 ng/mL).[16]

- *Hemoglobina do reticulócito* é referida como parte do perfil automatizado dos reticulócitos. Em razão da longa meia-vida dos eritrócitos maduros na circulação, o conteúdo reduzido de hemoglobina nos reticulócitos pode ser útil nos casos de deficiência aguda de ferro ou para monitorar a resposta à terapia de repleção de ferro. Na ausência de talassemia, valores de hemoglobina do reticulócito abaixo de 26 pg por reticulócito indicam deficiência de ferro inicial.[17]

- Quando a reserva de ferro se torna depletada e o suprimento deste para as hemácias se torna limitado, relatou-se aumento dos receptores de transferrina na circulação.[18] A elevada *concentração do receptor de transferrina solúvel sérica* não é específica da deficiência de ferro e pode estar associada à hiperplasia eritroide. Embora um estudo multicêntrico prospectivo recente tenha sugerido um benefício adicional em se identificar a deficiência de ferro absoluta, quando a anemia da doença crônica também estava presente,[19] isso geralmente não é recomendado para uso na prática clínica.[18]

- Quando a reserva de ferro se torna depletada, o *ferro sérico* e a *saturação de transferrina* começam a cair, enquanto a *concentração de transferrina* normalmente se eleva.

- Quando a saturação de transferrina atinge ~16%, o suprimento de ferro para as hemácias em desenvolvimento se torna limitador da velocidade, e a *contagem de células vermelhas* começa a diminuir.

- As novas hemácias deficientes de ferro são menores que as antigas e, portanto, a *amplitude de distribuição dos eritrócitos* (RDW) começa a aumentar.

Quadro 1.2 Desenvolvimento de Anormalidades Laboratoriais durante o Balanço Negativo de Ferro

	Teste Laboratorial	Achado Laboratorial
Alterações iniciais	Ferritina	< 40 µg/L
Alterações finais	Ferro sérico	< 50 µg/L
	Saturação de transferrina	< 15%
	Capacidade total de ligação do ferro	> 450 µg/dL
	Contagem de células vermelhas	< 4 × 10^6/mm^3
	Amplitude de distribuição das células vermelhas	> 14,5%
	Volume corpuscular médio	< 80 fL
	Hemoglobina	< 13 g/dL em homens
		< 12 d/dL em mulheres menstruantes

Adaptado de Alleyne M. Horne MK, Miller JL. Individualized treatment for iron-deficiency anemia in adults. *Am J Med.* 2008;121(11):943-948.

- Quando os micrócitos se tornam mais numerosos, o *volume corpuscular médio* (MCV) cai abaixo da variação normal, geralmente quando a hemoglobina atinge ~10 g/dL.

■ DEFICIÊNCIA FUNCIONAL DE FERRO

A *hipoferremia, apesar das reservas de ferro aparentemente adequadas em razão da maior atividade eritropoética*, pode ser impulsionada pela estimulação de eritropoetina endógena por pacientes que se recuperam da absoluta deficiência de ferro se a velocidade de suprimento de ferro de suas reservas limitar a velocidade de produção de hemácias.[20] Durante a gravidez, as necessidades de ferro aumentam para 5 a 7 mg/dia, assim é necessária suplementação de ferro para prevenir a depleção de suas reservas.[21] A administração de agentes estimuladores de eritropoese (ESA) em pacientes com doença renal crônica (CKD) também provoca maior demanda de ferro eritroide, embora o sequestro de ferro também tenha um papel. Esses pacientes podem ter reservas adequadas de ferro, mas sua resposta aos ESA é diminuída até receberem suplementação de ferro.[22] A talassemia maior leva à maior absorção de ferro e, consequentemente, à sua sobrecarga em decorrência da grande atividade eritropoética, assim como mecanismos patológicos causados por eritopoese ineficaz.[23]

A anemia dos estados inflamatórios crônicos ou anemia da doença crônica (ACD) é responsável pela maioria das síndromes de sequestro de ferro, mas já foram descritas causas raras, como adenomas produtores de hepcidina, deficiência de cobre e anemia por deficiência de ferro refratária ao ferro (IRIDA).[24] A ACD desenvolve-se em pacientes com doenças infecciosas crônicas, inflamatórias ou neoplásicas. A anemia associada à deficiência funcional de ferro normalmente é leve e assintomatica.[25] Embora *normalmente normocítico, o MCV encontra-se, muitas vezes, no limite inferior do normal e pode estar na faixa microcítica. A concentração sérica de ferro e a saturação da transferrina geralmente sugerem deficiência absoluta de ferro, mas a concentração de transferrina não está elevada e pode estar baixa.*[25] Além disso, há evidência de ferro em armazenamento na forma de *elevada ferritina sérica, assim como de ferro corável na medula óssea.*

Os pacientes com doenças crônicas também podem ter deficiência absoluta de ferro, o que pode ser particularmente difícil de diagnosticar devido aos efeitos da inflamação sobre os parâmetros laboratoriais do estado de ferro. A inflamação crônica, por exemplo, pode suprimir a transferrina e elevar a ferritina sérica mesmo na ausência absoluta de ferro em armazenamento.[26]

A biologia da hepcidina está sendo agressivamente desenvolvida para doenças relacionadas ao ferro. Aplicações diagnósticas[27] e terapêuticas[28,29] têm sido propostas (Quadro 1.3). São necessários estudos de maior porte antes que os níveis de hepcidina se tornem geralmente disponíveis na clínica.[30] No entanto, estudos de pesquisa já demonstraram que os níveis de hepcidina sérica são muito baixos ou em níveis indetectáveis em pacientes com anemia com deficiência absoluta de ferro.[31] Em contras-

Quadro 1.3 Uso da Hepcidina Sérica como Ferramenta Diagnóstica e Alvo Terapêutico

Doença	Ferro	Ferritina	Saturação de Transferrina	Hepcidina	Terapia com Hepcidina*
IDA	Baixo	Baixa	Baixa	Baixa	–
ACD	Normal-alto	Normal-alta	Baixa	Alta-normal	Antagonista
ACD + IDA	Normal	Normal	Baixa	Normal	Antagonista
Resistência a ESA	Baixo-normal	Normal	Baixa	Alta	Antagonista
Eritropoese ineficaz	Normal-alto	Alta	Alta	Baixa-Normal	Agonista
Paciente transfundido	Alto	Alta	Alta	Normal	Agonista

*Prevista.
ACD, anemia da doença crônica; ESA, agentes estimuladores de eritropoese; IDA, anemia por deficiência de ferro.
De Goodnough LT, Nemeth E, Ganz T. Detection, evaluation, and management of iron-restricted erythropoiesis. *Blood*. 2010;116(23):4754-4761.

te, a administração de ferro aumenta a hepcidina em voluntários saudáveis.[32] De forma importante, a hepcidina é aumentada pelas citocinas inflamatórias, como a interleucina-6.[33] Portanto, pacientes com estados inflamatórios acentuados têm ampla variação de níveis de hepcidina sérica (100-4.000 ng/mL), quando comparados a voluntários saudáveis (5-350 ng/mL).[31]

■ TRATAMENTO DA ANEMIA POR DEFICIÊNCIA DE FERRO
Ferro Dietético
A revisão e o aconselhamento dietéticos são necessários para todos os pacientes avaliados para deficiência de ferro. A má absorção de ferro ou a inibição de sua absorção por outras substâncias precisa ser avaliada. Os pacientes não vegetarianos devem ser incentivados a aumentar a carne vermelha ou o fígado em sua dieta, assim como a vitamina C, conhecidos por aumentar a absorção de ferro. Como o heme da carne é absorvido tão prontamente e sem efeitos colaterais gastrointestinais, é uma excelente fonte de ferro. A presença de heme na dieta também aumenta a absorção de ferro inorgânico. Os pacientes que se apresentam com anemia geralmente necessitam mais do que apenas suplementação dietética.[34]

Terapia Oral com Ferro
Várias formulações orais de ferro estão disponíveis, todas contendo sulfato de ferro, gluconato ou fumarato (Quadro 1.4). Na maioria das vezes, são comprimidos sem revestimento entérico, com revestimento entérico ou de liberação lenta, mas podem, também, ser elixires, geralmente contendo menos ferro elementar.

Quadro 1.4 Suplementos Orais de Ferro

Sal de Ferro	Formulação	Dose (mg)	Ferro Elementar (mg)	Preço*
Sulfato de ferro	Comprimidos	325	65	$11,99/100 comps.
	Elixir	220/5 mL	44	$15,99/480 mL
	Solução	75/1 mL	15	$18,99/50 mL
Gluconato de ferro	Comprimidos	324	38	$8,14/100 comps.
Fumarato de ferro	Comprimidos	324	106	$11,95/60 comps.

*Segundo drugs.com, janeiro de 2012.

Quadro 1.5 Absorção de Suplementos Orais de Ferro

	Inibição da Absorção de Ferro	Facilitação da Absorção de Ferro
Dieta	Café, leite, fibra dietética, bebidas contendo fosfato/suplementos de cereais sem prescrição contendo zinco, cálcio, manganês ou cobre	Vitamina C Alimentos ácidos – tomates, frutas cítricas
Fármacos	Antiácidos, bloqueadores H2, líquidos alcalinos, inibidores da bomba de prótons Tetraciclinas, quinolonas Suplementos de enzimas pancreáticas, bifosfonatos, colestiramina	Comprimidos de ferro sem revestimento entérico Ingestão de comprimidos de ferro em jejum

Anuncia-se que as formulações de ferro de liberação lenta ou com revestimento entérico causam menos efeitos colaterais gastrointestinais, mas também, geralmente, contêm menos ferro por dose e são consideravelmente mais caras que os sais não entéricos (Quadro 1.4). Além disso, podem liberar seu ferro abaixo do duodeno, distal demais para ocorrer absorção significativa.

Um suplemento diário de ~200 mg de ferro elementar tomado em estado de jejum fornece ferro suficiente à medula para elevar a concentração sanguínea de hemoglobina em até 0,25 g/dL/dia em pacientes gravemente anêmicos.[35] Mas o ferro oral causa náusea ou constipação em alguns pacientes. Como esses sintomas se correlacionam com a quantidade de ferro ingerida, a dose deve ser diminuída até o tolerável ou a medicação deverá ser totalmente interrompida até que os sintomas se resolvam e então seja, reiniciada em dose mais baixa. O uso de um elixir de ferro permite doses de apenas 10 a 20 mg de ferro elementar, e polivitamínicos geralmente contêm quantidades até menores. Baixas doses de ferro podem ser terapêuticas; a resposta é apenas mais lenta.[36] Devem ser prescritos amolecedores de fezes aos pacientes, se necessário. Geralmente, os pacientes podem evitar a náusea ingerindo ferro com a comida. Essa prática reduz a absorção de ferro, mas normalmente não torna os pacientes refratários a ele. Alternativamente, pode-se usar dosagem na hora de dormir para aumentar a tolerabilidade às formulações orais.

Uma variedade de medicações pode reduzir a absorção de ferro oral (Quadro 1.5) e não devem ser tomadas dentro de várias horas após os comprimidos de ferro. Por outro lado, os suplementos orais de ferro podem dificultar a absorção de outras medicações (Quadro 1.6).

Os testes de absorção de ferro oral podem ser considerados para pacientes com suspeita de má absorção.[37] O ferro em jejum de 8 a 12 horas é comparado ao nível sérico de ferro 1 hora após a ingestão de 65 mg de ferro elementar (325 mg comprimido de sulfato ferroso). Aumento do ferro sérico acima de 100 µg/dL do basal demonstra absorção adequada. Em caso de má absorção, deve ser procurada consulta gastrointestinal para identificar e tratar etiologias reversíveis. O tratamento com ferro parenteral pode ser considerado em casos de má absorção (pós-cirurgia bariátrica, doença celíaca, gastrite autoimune e infecção por *Helicobacter pylori*).[38]

Quadro 1.6 Medicações Mal Absorvidas Quando Coadministradas com Ferro

Antibióticos da quinolona
Tiroxina
Bifosfonatos
Penicilamina
Cefdinir
Mofetil micofenolato
Levodopa, carbidopa, metildopa
Sais de zinco ou cobre

Dados de Lexicomp.com.

Os suplementos de ferro devem ser tomados até a anemia se resolver, o que pode requerer somente algumas semanas. Suplementos adicionais são necessários para reabastecer as reservas de ferro. Vários algoritmos podem ser usados para decidir a extensão da terapia (Quadro 1.7). A taxa de absorção de ferro se torna mais lenta quando o paciente não está mais anêmico,[37] assim os níveis de ferritina sérica podem ser acompanhados para determinar quando as reservas de ferro foram repostas. Depois de revertida a anemia, uma ferritina sérica de 40 a 50 µg/L deverá ser alcançada antes de descontinuar os suplementos.[39]

Terapia Intravenosa de Ferro

Pacientes com CKD e sob diálise que recebem ESA necessitam de terapia intravenosa (IV) de ferro.[40] Quando comparada com tratamento de ferro oral, a administração de 100 mg de ferro elementar IV, 2 vezes por semana, necessitou de menos de 46% de eritropoetina para manter a mesma meta de hematócrito.[41] Outros estados inflamatórios associados à anemia beneficiam-se da combinação de ESA e ferro IV, incluindo doença intestinal inflamatória (IBD), artrite reumatoide e malignidade.[24] Outras indicações incluem pacientes que não podem tolerar uma dose adequada de ferro oral, como durante a gravidez, ou na hemorragia gastrointestinal ou uterina intensa e recorrente.

Quatro formulações de ferro parenteral são comercializadas atualmente nos Estados Unidos: ferro dextran (Dex-Ferrum™, INFeD™), gluconato férrico de sódio em sacarose (Ferrlecit™), sacarose de ferro (Venofer™, e Ferumoxytol (Feraheme™) (Quadro 1.8). Até 1999, quando a Food and Drug Administration (FDA) aprovou Ferrlecit™ para o tratamento de anemia em pacientes com insuficiência renal, as formulações de ferro dextran eram a única opção disponível. O ferro dextran é a única formulação que requer uma dose-teste e pré-medicação em decorrência de reações anafiláticas relatadas. Como foram relatados menos efeitos adversos com as formulações sem dextran,[42] o ferro dextran está sendo substituído na prática clínica. Em todas as preparações, a infusão pode ser repetida semanalmente, dependendo da magnitude do déficit. A maior quantidade de ferro elementar por dose das novas formulações permite a correção mais rápida do déficit de ferro, com menos visitas hospitalares e maior adesão do paciente.[43] Os efeitos clínicos do estresse oxidativo e outras alterações inflamatórias relatadas com o tratamento parenteral de ferro não são totalmente conhecidos.[40]

Transfusão de Hemácias

A transfusão de hemácias reserva-se à apresentação aguda com instabilidade hemodinâmica. O conteúdo de ferro de um concentrado de hemácias (PRBCs) é de cerca de 1mg de ferro heme por 1 mL de hemácias concentradas. Depois de transfundida uma unidade de PRBCs, o aumento esperado de

Quadro 1.7 Estimativas de Doses para Reposição de Ferro	
A. Dose total oral estimada de ferro elementar para correção de anemia. Ciclo(s) de dosagem adicional de 5.000 mg pode(m) ser necessário(s) para repor as reservas de ferro	
Hemoglobina (g/dL)	Dose de Ferro Total Elementar (mg)*
> 11	5.000
9-11	10.000
< 9	15.000
B. Cálculo baseado no volume sanguíneo total e no hematócrito (Hct)	
Déficit de ferro total = Déficit de reservas de ferro + Déficit de ferro-hemoglobina	
Déficit das reservas de ferro = 500-1.000 mg	
Déficit de ferro-hemoglobina = peso corporal (kg) × (Hb alvo − Hb real)	
Hb alvo 14 g/dL	
Estimativa de reposição de ferro elementar (mg) = 10 × déficit de ferro total	

*Assumindo-se que há absorção de 10%, paciente de 60 kg.

Quadro 1.8 Suplementos Intravenosos de Ferro

Nome Comercial	Sal Férrico	Ferro Elementar	Quantidade/Dose Máxima
Ferrlecit™	Gluconato	12,5 mg/mL	125 mg/1 h
Venofer™	Sacarose	20 mg/mL	100-200 mg/15 min
Feraheme™	PSC*	30 mg/mL	500 mg/1 min
Injectafer™ (somente na Europa)	Carboximaltose	50 mg/mL	1.000 mg/15 min
Monofer™ (somente na Europa)	Isomaltose	100 mg/mL	20 mg/kg/60 min

*Poliglicose sorbitol carboximetil éter.

hemoglobina e hematócrito é de 1 g/dL e 3%, respectivamente.[44] Pode levar 2 a 3 semanas para serem percebidos os efeitos da transfusão de PRBCs nos parâmetros de ferro.[45]

■ RESPOSTA À FERROTERAPIA

Quando o ferro é administrado oralmente em doses plenas ou por via parenteral para indivíduos saudáveis sob outros aspectos.

- Dentro de *3 ou 4 dias*, os *reticulócitos* no sangue periférico aumentam.
- Dentro *da primeira semana*, a *hemoglobina* começa a se elevar.

Se não for observada a elevação da hemoglobina após 1 a 2 semanas, isso pode-se dever a um diagnóstico incorreto de deficiência de ferro, sangramento contínuo (caso em que os reticulócitos aumentarão, apesar de nenhuma melhora da anemia), a não adesão à terapia, má absorção da terapia de ferro oral ou uma combinação desses fatores.

■ TRATAMENTO DE DEFICIÊNCIA FUNCIONAL DE FERRO

O aumento das necessidades de ferro durante eritropoese de estresse pode ser abordado com administração oral ou parenteral de ferro. Na gravidez, o ferro parenteral pode ser necessário em razão da intolerância às formulações orais. O tratamento com ESA em pacientes com CKD ou doença renal em estágio final (ESRD) requer reservas de ferro adequadas. A suplementação de ferro para pacientes em diálise geralmente é parenteral.[40]

Nas síndromes de sequestro de ferro, a única solução realmente satisfatória é o tratamento adequado de sua causa de base. Embora, tipicamente, a anemia seja leve, o tratamento com suplementos de ferro deve ser tentado para aqueles pacientes com anemia mais grave e que estejam sendo considerados para terapia de transfusão. A suplementação parenteral de ferro pode ser útil pela diminuição da absorção oral.[25] Ainda que tanto a administração de eritropoetina como a de ferro possam eliminar a necessidade de transfusões de hemácias, o efeito dessa combinação na distribuição do ferro do paciente é a mesma das transfusões: ele se acumula em reservas inacessíveis. Estudos de segurança a longo prazo são necessários para determinar os esquemas de dosagem de ferro e as limitações nesse cenário clínico.

Tratamento de Anemia em Pacientes com Malignidade Avançada

Malignidades avançadas, assim como o seu tratamento com quimioterapia, colocam os pacientes em risco mais alto de anemia. Nesse cenário, o suporte com ferro parenteral e ESA é a abordagem padrão. O ferro oral demonstrou ser inferior ao ferro parenteral em pacientes que recebem ESA para anemia induzida por quimioterapia.[46] Múltiplos estudos em anos recentes demonstraram redução da sobrevida em pacientes com diferentes malignidades quando recebiam ESA.[47] Maiores riscos de doença tromboembólica, efeitos pró-angiogênicos, assim como pressão sanguínea elevada são os mecanismos propostos.[47] A Food and Drug Administration (FDA) publicou, recentemente, uma "caixa negra" com advertências aos pacientes com câncer que estão recebendo ESA. Um instrumento *on-line* para avaliação mandatória de risco também é fornecida em www.esa-apprise.com. Outras recomendações para uso de ESA são abordadas no apêndice desse manual.

Tratamento de Anemia Associada a Doenças Inflamatórias Crônicas

Há relatos de que a anemia da artrite reumatoide responde ao ferro parenteral isoladamente, assim como ESA de forma isolada, ocorrendo elevações da hemoglobina de ~11,5 a ~12,5 g/dL em ambos os casos.[48,49] Um efeito adicional foi referido quando da adição de ferro parenteral a um ESA em uma série.[50] Na IBD, (1) é comum a deficiência absoluta de ferro, (2) a anemia, geralmente, responde ao ferro isoladamente, (3) o ferro parenteral normalmente é necessário em razão de intolerância gastrointestinal, e (4) a eritropoetina pode aumentar a resposta eritroide.[51] Em contraste, os pacientes anêmicos com infecções crônicas, incluindo o HIV, devem receber ferro somente se tiverem deficiência absoluta desse, pela preocupação de que o suprimento aumentado de ferro promova o crescimento de certos microrganismos que são sideroforicos, como *Yersinia enterocolitica* ou *Klebsiella pneumoniae*.[52,53]

■ SUMÁRIO

A anemia por deficiência de ferro continua a ser um dos problemas de saúde mais prevalentes nos Estados Unidos e em todo o mundo, apesar de um melhor conhecimento de sua fisiopatologia e da disponibilidade de mais de opções para a suplementação oral e parenteral. Além da avaliação do estado hematológico e dos parâmetros de ferro, deve-se sempre fazer esforços para determinar a causa de sua deficiência absoluta ou funcional. Nos casos de hemorragia ou deficiência de ferro nutricional, o diagnóstico e o manejo do caso clínico geralmente são realizados em ambientes de cuidados primários.

Cuidados especializados são indicados quando nenhuma causa é identificada ou o paciente não responde à terapia oral. Em alguns casos, podem ser necessárias formulações parenterais de ferro. Com base em melhores perfis de segurança, a administração de ferro parenteral pode ser fornecida em ambiente ambulatorial. Regimes de reposição de ferro devem ser planejados para corrigir a anemia e reabastecer, adicionalmente, as reservas de ferro. Prevê-se que os rápidos avanços na biologia do ferro e da hepcidina melhorem o diagnóstico futuro e as abordagens terapêuticas a essa doença.

Referências

1. Rastogi T, Mathers C. Global Burden of Iron Deficiency Anaemia in the year 2000. WHO report; 2002:1-13.
2. Centers for Disease Control and Prevention. Recommendations to prevent and control iron deficiency in the United States. *MMWR Morb Mortal Wkly Rep*. 1998;47(RR3):1-29.
3. Vanasse GJ, Berliner N. Anemia in elderly patients: an emerging problem for the 21st century. *Hematology Am Soc Hematol Educ Program*. 2010;2010:271-275.
4. Silber MH, Richardson JW. Multiple blood donations associated with iron deficiency in patients with restless legs syndrome. *Mayo Clin Proc*. 2003;78(1):52.
5. Tunnessen WW, Smith C, Oski FA. Beeturia: a sign of iron deficiency. *Am J Dis Child*. 1969;117(4):424.
6. Heeney MM, Andrews NC. Iron homeostasis and inherited iron overload disorders: an overview. *Hematol Oncol Clin North Am*. December 2004;18(6):1379-1403.
7. Bothwell TH, Baynes RD, MacFarlane BJ, MacPhail AP. Nutritional iron requirements and food iron absorption. *J Intern Med*. 1989;226:357-365.
8. Bothwell TH, Charlton RW. *Iron Deficiency in Women*. Washington, DC: The Nutrition Foundation; 1981.
9. Andrews NC. Understanding heme transport. *N Engl J Med*. 2005;353:2508-2509.
10. McKie AT, Barrow D, Latunde-Dada GO, et al. An iron-regulated ferric reductase associated with absorption of dietary iron. *Science*. 2001;291:1755-1759.
11. Nemeth E, Tuttle MS, Powelson J, et al. Hepcidin regulates cellular iron efflux by binding to ferroportin and inducing its internalization. *Science*. 2004;306(5704):2090-2093.
12. Donovan A, Lima CA, Pinkus JL, et al. The iron exporter ferroportin/Slc40a1 is essential for iron homeostasis. *Cell Metab*. 2005;1(3):191-200.
13. Huebers HA, Csiba E, Huebers E, Finch CA. Competitive advantage of diferric transferrin in delivering iron to reticulocytes. *Proc Natl Acad Sci*. 1983;80:300-304.
14. Bainton DF, Finch CA. The diagnosis of iron deficiency anemia. *Am J Med*. 1964;37:62-70.
15. Alleyne M, Horne MK, Miller JL. Individualized treatment for iron-deficiency anemia in adults. *Am J Med*. 2008;121(11):943-948.
16. Lipschitz DA, Cook JD, Finch CA. A clinical evaluation of serum ferritin as an index of iron stores. *N Engl J Med*. 1974;290:1212-1216.
17. Mast AE, Blinder MA, Dietzen DJ. Reticulocyte hemoglobin content. *Am J Hematol*. 2008;83(4):307-310.
18. Mast AE, Blinder MA, Gronowski AM, Chumley C, Scott MG. Clinical utility of the soluble transferrin receptor and comparison with serum ferritin in several populations. *Clin Chem*. 1998;44(1):45-51.

19. Skikne BS, Punnonen K, Caldron PH, et al. Improved differential diagnosis of anemia of chronic disease and iron deficiency anemia: a prospective multicenter evaluation of soluble transferrin receptor and the sTfR/log ferritin index. Am J Hematol. 2011;86(11):923-927.
20. Hillman RS, Henderson PA. Control of marrow production by the level of iron supply. J Clin Invest. 1969;48:454-460.
21. Bothwell TH. Iron requirements in pregnancy and strategies to meet them. Am J Clin Nutr. 2000;72 (1 suppl):257S-264S.
22. Nurko S. Anemia in chronic kidney disease: causes, diagnosis, treatment. Cleve Clin J Med. 2006;73(3):289-297.
23. Ginzburg Y, Rivella S. β-thalassemia: a model for elucidating the dynamic regulation of ineffective erythropoiesis and iron metabolism. Blood. 2011;118(16):4321-4330.
24. Goodnough LT, Nemeth E, Ganz T. Detection, evaluation, and management of iron-restricted erythropoiesis. Blood. 2010;116(23):4754-4761.
25. Weiss G, Goodnough LT. Anemia of chronic disease. N Engl J Med. 2005;352:1011-1023.
26. Cash, JM, Sears, DA. The anemia of chronic disease: spectrum of associated diseases in a series of unselected hospitalized patients. Am J Med. 1989;87:638-644.
27. Ganz T. Hepcidin and iron regulation, 10 years later. Blood. 2011;117(17):4425-4433.
28. Sasu BJ, Cooke KS, Arvedson TL, et al. Antihepcidin antibody treatment modulates iron metabolism and is effective in a mouse model of inflammation-induced anemia. Blood. 2010;115(17):3616-3624.
29. Hashizume M, Uchiyama Y, Horai N, Tomosugi N, Mihara M. Tocilizumab, a humanized anti-interleukin-6 receptor antibody, improved anemia in monkey arthritis by suppressing IL-6-induced hepcidin production. Rheumatol Int. 2010;30(7):917-923.
30. Young B, Zaritsky J. Hepcidin for clinicians. Clin J Am Soc Nephrol. 2009;4(8):1384-1387.
31. Ganz T, Olbina G, Girelli D, Nemeth E, Westerman M. Immunoassay for human serum hepcidin. Blood. 2008;112(10):4292-4297.
32. Pak M, Lopez MA, Gabayan V, Ganz T, Rivera S. Suppression of hepcidin during anemia requires erythropoietic activity. Blood. 2006;108:3730-3735.
33. Nemeth E, Rivera S, Gabayan V, et al. IL-6 mediates hypoferremia of inflammation by inducing the synthesis of the iron regulatory hormone hepcidin. J Clin Invest. 2004;113:1271-1276.
34. Crosby WH. The rationale for treating iron deficiency anemia. Arch Intern Med. 1984;144:471-472.
35. Pritchard JA. Hemoglobin regeneration in severe iron-deficiency anemia. J Am Med Assoc. 1966;195:97-100.
36. Radtke H, Tegtmeier J, Rocker L, Salama A, Kiesewetter H. Daily doses of 20 mg of elemental iron compensate for iron loss in regular blood donors: a randomized, double-blind, placebo-controlled study. Transfusion. 2004;44:1427-1432.
37. Cook JD. Diagnosis and management of iron-deficiency anemia. Best Pract Res Clin Haematol. 2005;18:219-332.
38. Hershko C, Hoffbrand AV, Keret D, et al. Role of autoimmune gastritis, Helicobacter pylori and celiac disease in refractory or unexplained iron deficiency anemia. Haematologica. 2005;90(5):585-595.
39. Skikne BS, Flowers CH, Cook JD. Serum transferrin receptor: a quantitative measure of tissue iron deficiency. Blood. 1990;75(9):1870-1876.
40. National Kidney Foundation. KDOQI clinical practice guidelines and clinical practice recommendations for anemia in chronic kidney disease. Am J Kidney Dis. 2006;47:S11-S45.
41. Silverberg DS, Iaina A, Peer G, et al. Intravenous iron supplementation for the treatment of the anemia of moderate to severe chronic renal failure patients not receiving dialysis. Am J Kidney Dis. 1996;27:234-238.
42. Chertow GM, Mason PD, Vaage-Nilsen O, Ahlmén J. Update on adverse drug events associated with parenteral iron. Nephrol Dial Transplant. 2006;21:378-382.
43. Gozzard D. When is high-dose intravenous iron repletion needed? Assessing new treatment options. Drug Des Dev Ther. 2011;5:51-60.
44. Wiesen AR, Hospenthal DR, Byrd JC, Glass KL, Howard RS, Diehl LF. Equilibration of hemoglobin concentration after transfusion in medical inpatients not actively bleeding. Ann Intern Med. 1994;121(4):278-230.
45. Hod EA, Brittenham GM, Billote GB, et al. Transfusion of human volunteers with older, stored red blood cells produces extravascular hemolysis and circulating non-transferrin-bound iron. Blood. 2011;118(25):6675-6682.
46. Auerbach M, Ballard H, Trout JR, et al. Intravenous iron optimizes the response to recombinant human erythropoietin in cancer patients with chemotherapy-related anemia: a multicenter, open-label, randomized trial. J Clin Oncol. 2004;22:1301-1307.
47. Unites States Food and Drug Administration. FDA Drug Safety Communication: Erythropoiesis-Stimulating Agents (ESAs): Procrit, Epogen and Aranesp. http://www.fda.gov/Drugs/DrugSafety/PostmarketDrugSafetyInformationfor PatientsandProviders/ucm200297.htm
48. Bentley DP, Williams P. Parenteral iron therapy in the anaemia of rheumatoid arthritis. Rheumatol Rehabil. 1982;21:88-92.
49. Pincus T, Olsen NJ, Russell IJ, et al. Multicenter study of recombinant human erythropoietin in correction of anemia in rheumatoid arthritis. Am J Med. 1990;89:161-168.
50. Nordstrom D, Lindroth Y, Marsal L, et al. Availability of iron and degree of inflammation modifies the response to recombinant human erythropoietin when treating anemia of chronic disease in patients with rheumatoid arthritis. 1997;17:67-73.
51. Gasche C, Lomer MCE, Cavill I, Weiss G. Iron, anaemia, and inflammatory bowel disease. Gut. 2004;53:1190-1197.
52. Henry DH, Beall GN, Benson CA, et al. Recombinant human erythropoietin in the treatment of anemia associated with human immunodeficiency virus (HIV) infection and zidovudine. Ann Intern Med. 1992;117:739-748.
53. Maynor L, Brophy DF. Risk of infection with intravenous iron therapy. Ann Pharmacother. September 2007;41(9):1476-1480.

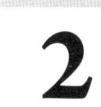

Deficiências de Vitamina B12 e Folato

Danielle M. Townsley ■ Griffin P. Rodgers

Além da deficiência de ferro, as carências de vitamina B12 (cobalamina) e folato são as causas nutricionais mais comuns de anemia. As frequências dessas deficiências são altamente dependentes da população sob estudo. Como a deficiência de vitamina B12 geralmente se desenvolve em consequência da má absorção insidiosa que ocorre durante muitos anos, ela se torna mais prevalente com o avançar da idade. Como a deficiência de folato é, principalmente, uma consequência de folato dietético inadequado, ela é mais prevalente em populações em risco de desnutrição ou em áreas onde o alimento não é fortificado.

■ NECESSIDADES, FONTES E RESERVAS DE VITAMINA

Para evitar os efeitos nocivos clinicamente aparentes, a necessidade diária de vitamina B12 do adulto é de 1 a 3 µg e de ácido fólico ~200 µg (Quadro 2.1).[1,2] Porém, informação recente indica que entre 4 e 7 µg/dia de B12 são necessários para prevenir alterações bioquímicas secundárias a um suprimento limitado da vitamina.[3] Isso sugere que a atual ingestão dietética recomendada (RDA) de 2,4 µg/dia pode ser insuficiente. A necessidade diária de folato é mais facilmente atendida, nos EUA, desde 1996, quando a U.S. Food and Drug Administration exigiu que todos os grãos fossem fortificados com a vitamina a fim de reduzir o risco de defeitos do tubo neural em fetos em desenvolvimento.[4]

Bactérias no intestino de animais herbívoros sintetizam a vitamina B12 e a suprem ao seus hospedeiros, que, por sua vez, suprem-na aos humanos na forma de carne. Não existe vitamina B12 em produtos vegetais, exceto o que é atribuível à contaminação bacteriana. As plantas sintetizam ácido fólico e fornecem-no ao ser humano diretamente em frutas e vegetais e, indiretamente, na carne dos herbívoros.

O corpo humano normalmente armazena um suprimento de ácido fólico para 2 a 3 meses, embora os pacientes nutridos de forma marginal, como os alcoólicos crônicos, possam ter reservas que podem-se esgotar muito mais cedo.[5] Em contrapartida, as reservas corporais de vitamina B12 normalmente são suficientes para 5 a 10 anos (Quadro 2.1).

■ PAPÉIS METABÓLICOS DO FOLATO E DA VITAMINA B12

Os papéis metabólicos do folato e da B12 estão estreitamente inter-relacionados (Figura 2.1). Os derivados de folato são cofatores essenciais na síntese do timidilato, que é uma etapa limitadora da velocidade da síntese de DNA. A síntese de RNA, entretanto, não é dependente de folato. Portanto, a deficiência de folato limita a transcrição genética, mas não a tradução do RNA, retardando a divisão celular, mas não a síntese da proteína citoplasmática. Isso leva à *típica dissociação citonuclear da maturação característica da hematopoese megaloblástica*. Como a cobalamina dá suporte à reciclagem do folato, a deficiência de vitamina B12 causa alterações megaloblásticas pela restrição do suprimento de folato. Essa restrição pode ser, pelo menos em parte, superada pelo aumento do folato na dieta, *permitindo a melhora dos efeitos hematopoéticos da deficiência de cobalamina por meio de altas doses de ácido fólico*. Em contraste, os efeitos hematopoéticos da deficiência de folato não podem ser superados pelo tratamento com vitamina B12.

2 ■ Deficiências de Vitamina B12 e Folato

Quadro 2.1 Vitamina B12 e Ácido Fólico: Biologia e Dosagem

	Vitamina B12	Ácido Fólico
Fonte	Bactérias → Carne	Plantas → Carne
Necessidade diária	1-3 µg	~200 µg
Reserva corporal	2-5 mg	~20 mg
Tempo até a deficiência	5-10 anos	2-3 meses
Dosagem		
Oral		2 mg/dia
Parenteral	1 mg/mês	1 mg/dia
Custo da dose por mês*		
Oral	$3,48	$2,38
Parenteral	$1,20	

*Preço médio no atacado em dezembro de 2011, Pharmacy Department, W.G. Magnuson Clinic Center.

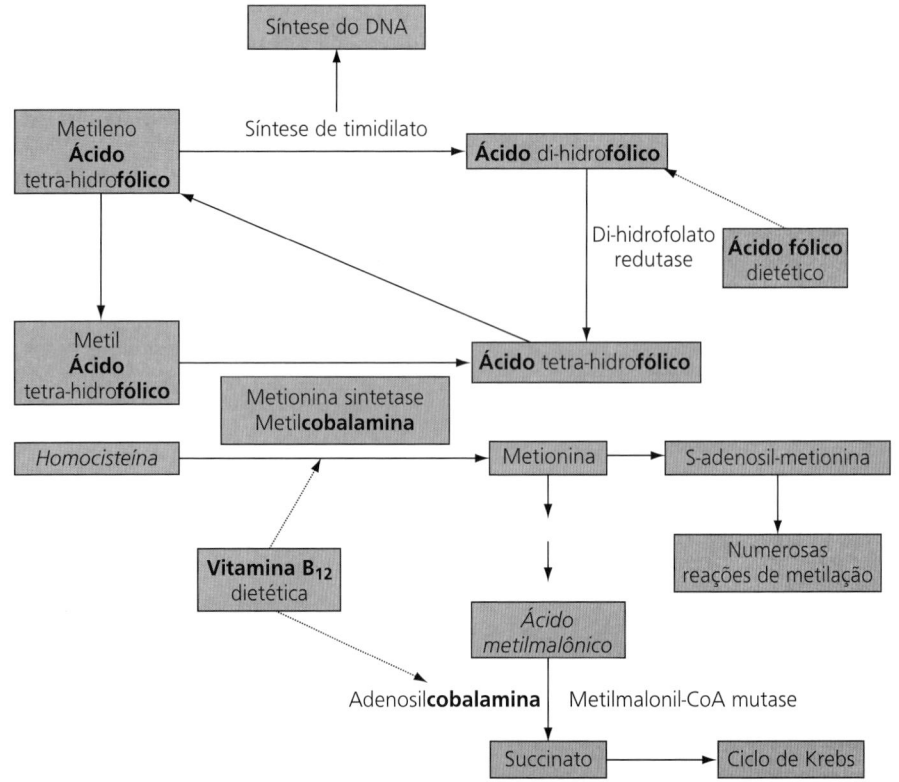

FIGURA 2.1 Vias metabólicas envolvendo o ácido fólico e a vitamina B12 (cobalamina).

A cobalamina também é necessária na via que leva à síntese de S-adenosilmetionina, que é o único doador dos grupos metila para numerosas reações no cérebro envolvendo proteínas, fosfolipídios de membrana e neurotransmissores.[6] Presumivelmente, *isso explica os frequentes sinais e sintomas neuropsiquiátricos* associados à deficiência de vitamina B12.[7] O folato não está envolvido nessas reações e não pode reverter os déficits neuropsiquiátricos causados pela deficiência de vitamina B12. No entanto, o ácido metiltetra-hidrofólico é o doador metila para a síntese da metionina, o precursor de S-adenosilmetionina. Portanto, *a deficiência de folato pode restringir a síntese de S-adenosilmetionina e produzir alguns efeitos neuropsiquiátricos também, embora isso seja raro*.[8]

■ DESENVOLVIMENTO DE DEFICIÊNCIA DE VITAMINA B12

A deficiência de cobalamina raramente é causada pela ingestão inadequada ou maior utilização da vitamina (Quadro 2.2). Isto se deve, em parte, à pronunciada circulação êntero-hepática de cobalamina. Embora em vegetarianos estritos ocorra a depleção de vitamina B12, os vegetais geralmente contêm bactérias suficientes para fornecer um suprimento marginalmente adequado. Um feto em desenvolvimento desvia cobalamina de sua mãe, pondo-a em risco de deficiência, particularmente se suas reservas basais forem baixas. Raramente, parasitas intestinais podem induzir deficiência; por exemplo, a tênia do peixe, *Diphyllobothrium latum*, compete com o hospedeiro pela cobalamina.[9] De forma aguda, o metabolismo da cobalamina pode ser interrompido pela anestesia com óxido nitroso e pode induzir a uma rápida anemia megaloblástica, geralmente transitória.[10] No entanto, fatalidades e grave dano neuropsiquiátrico têm sido associados à administração crônica em pacientes e ao uso recreacional do óxido nitroso.[11] Há recente evidência de que o uso prolongado de metformina em pacientes diabéticos está associada a níveis séricos reduzidos de B12, embora o mecanismo seja desconhecido.[12]

Mais comumente, defeitos em qualquer um dos três níveis do trato gastrointestinal podem levar à má absorção de vitamina B12: o fundo do estômago, o pâncreas ou o intestino delgado. Obviamente, a remoção cirúrgica ou o desvio de quaisquer dessas regiões leva à má absorção de B12.[13] A cirurgia

Quadro 2.2 Causas de Deficiência de Vitamina B12

Gastrointestinal	Atrofia gástrica: acloridria, acloridria + deficiência de fator intrínseco
	Cirurgia bariátrica
	Gastrectomia
	Desvio gástrico
	Ressecção ileal terminal
	Doença celíaca extensa
	Doença de Crohn do estômago
	Supercrescimento bacteriano no intestino delgado (acloridria, defeitos anatômicos, comprometimento da motilidade)
	Síndrome de Zollinger-Ellison
	Insuficiência pancreática
	HIV
	Parasitas intestinais
Medicações	Megadoses de vitamina C, metformina, inibidores da bomba de prótons
Maior utilização	Gravidez
Toxina	Óxido nitroso
Dieta	Vegetarianismo estrito
Distúrbios congênitos raros	Deficiência de fator intrínseco
	Receptores defeituosos para o complexo fator intrínseco-cobalamina
	Transporte de cobalamina plasmático anormal
	Erros inatos de metabolismo intracelular da cobalamina

bariátrica está se tornando mais prevalente e, subsequentemente, um importante fator de risco de desenvolvimento de deficiência de B12. Caso contrário, a etiologia é inflamatória.

- *Estômago*: No estômago, a vitamina B12 ligada (proteína) ao alimento deve ser liberada pela digestão com a pepsina e ligada às "proteínas R", que é um termo genérico para proteínas que se ligam à B12.[1] As células parietais do fundo secretam tanto o ácido necessário para essa digestão quanto o fator intrínseco, a proteína para a qual a cobalamina é transferida, posteriormente, no duodeno alcalino. Portanto, qualquer processo que danifique as células parietais pode levar à má absorção de vitamina B12 e, eventualmente, à sua deficiência. A causa mais comum é a gastrite atrófica autoimune, cuja prevalência aumenta com a idade e, às vezes, está associada a outras doenças autoimunes, como a tireoidite. *Helicobacter pylori*, porém, que tipicamente causa gastrite antral, ocasionalmente também pode infectar o fundo.[14,15] Os inibidores da bomba de prótons induzem hipocloridria crônica, mas, raramente, causam má absorção clinicamente significativa de B12. Paradoxalmente, a hipersecreção de ácido na síndrome de Zollinger-Ellison leva à má absorção de B12 por meio da acidificação do intestino delgado, que deve permanecer alcalino para a transferência de B12 dos ligantes R para o fator intrínseco. Anticorpos para o fator intrínseco, como no caso da anemia perniciosa, também levam à redução dos complexos de vitamina B12-fator intrínseco necessário à absorção no intestino delgado.
- *Pâncreas*: A deficiência de enzimas pancreáticas prejudica a digestão dos ligantes R no intestino delgado e, portanto, a liberação de B12 para o fator intrínseco. Embora a insuficiência pancreática cause má absorção da cobalamina, raramente ela é significativa o suficiente para se tornar clinicamente aparente.
- *Intestino delgado:* Os complexos de vitamina B12-fator intrínseco são endocitosados pela mucosa do íleo terminal. A doença intestinal inflamatória ou o espru celíaco ou tropical particularmente extenso interferem nesse processo.[16] O supercrescimento bacteriano no intestino delgado, especialmente comum em idosos, compete por B12 e a torna menos disponível para absorção.[17] A infecção por HIV algumas vezes também está associada à má absorção de B12, especialmente na presença de diarreia crônica.

DESENVOLMENTO DE DEFICIÊNCIA DE ÁCIDO FÓLICO

Uma dieta pobre em verduras frescas é uma causa importante de deficiência de ácido fólico (Quadro 2.3). Vegetais e carne cozidos são fontes menos satisfatórias porque a cocção destrói grande parte do folato. (Isso não é um problema no caso da vitamina B12.) Outras causas importantes são as doenças gastrointestinais que afetam o jejuno, no qual o ácido fólico é absorvido, e em condições, como a gravidez, que aumentam as necessidades de folato. O abuso de etanol e várias medicações crônicas (Quadro 2.3) levam à deficiência de folato pela interrupção do metabolismo de folato ou inibição de sua absorção.

POPULAÇÕES DE PACIENTES EM RISCO

Acredita-se que, algumas vezes, a deficiência de vitamina B12 por falta de fator intrínseco ("anemia perniciosa") seja limitada aos pacientes idosos de descendência europeia. Nessa população, a média de idade à apresentação é de quase 70 anos.

- No entanto, a deficiência de fator intrínseco pode ser quase tão prevalente em afro-americanos como em latinos, que tendem a apresentar deficiência de vitamina B12 uma década antes.[18,19]
- É mais provável que os pacientes idosos realmente se tornem deficientes de B12 em decorrência de acloridria ou supercrescimento bacteriano no intestino delgado do que por falta de fator intrínseco.[15,20]

Enquanto a deficiência de cobalamina geralmente é encontrada em grupos etários mais velhos,[21] é provável que a deficiência de ácido fólico ocorra em qualquer paciente cuja dieta seja inadequada ou com necessidade maior de vitamina, por exemplo, durante a gravidez ou anemia hemolítica (Quadro 2.3). A deficiência de folato secundária à má nutrição geralmente é rara nos Estados Unidos desde a

Quadro 2.3 Deficiência de Ácido Fólico	
Dieta	Falta de verduras frescas
Doença gastrointestinal	Doença celíaca (enteropatia sensível ao glúten)
	Dermatite herpetiforme
	Espru tropical
	Ressecção de intestino delgado
	Doença de Crohn
	Diversão êntero-hepática
	Linfoma extranodal
	Amiloidose
Medicações	Agentes citotóxicos: metotrexato
	Antibióticos: pirimetamina, ciclosserina, trimetoprima (gravidez)
	Diuréticos: triantereno
	Anticonvulsivantes: fenitoína, carbamazepina, fenobarbital, primidona
Etanol	
Maior utilização/perda	Gravidez
	Hemólise crônica (p. ex., anemia falciforme)
	Dermatite esfoliativa
	Hemodiálise crônica

introdução da fortificação obrigatória de folato em grãos de cereais. Um recente estudo populacional com indivíduos centenários indica que menos de 6% dos indivíduos muito idosos têm baixos níveis de folato nas hemácias.[22]

■ APRESENTAÇÃO CLÍNICA

A apresentação clínica da deficiência de vitamina B12 e ácido fólico abrange ampla variedade (Quadro 2.4). A investigação de quaisquer novas alterações neuropsiquiátricas deve incluir uma avaliação do folato e da vitamina B12, bem como o estado de folato, mesmo na ausência de sinais hematológicos de

Quadro 2.4 Apresentações Clínicas e Laboratoriais da Deficiência de Vitamina B12 e Ácido Fólico	
Hematológica:	
	Macrocitose
	Anemia, geralmente macrocítica ou normo ou microcítica, se acompanhada de deficiência de ferro e talassemia
	Pancitopenia
Neuropsiquiátrica:	
	Neuropatia periférica (parestesias, hiporreflexia)
	Degeneração da medula espinal (fraqueza, hiper-reflexia, senso vibratório e de posição reduzido)
	Perda de memória, desorientação, depressão
Gastrointestinal:	
	Má absorção (perda de peso, diarreia, dor abdominal), glossite
Reprodutiva:	
	Infertilidade, perda fetal

deficiência.[7] Alterações na mucosa da língua e estomatite no ângulo da boca podem ser os primeiros sinais de deficiência de folato ao exame físico.[23]

AVALIAÇÃO LABORATORIAL

Anormalidades Hematológicas

Desenvolve-se macrocitose antes da anemia quando o ácido fólico ou a vitamina B12 é limitante (Quadro 2.5).[5,24] Com o advento dos analisadores automáticos de hemácias, a macrocitose isolada se tornou uma apresentação típica das deficiências de cada vitamina, embora outras causas de macrocitose sejam mais comuns (Quadro 2.6).[25] *A elevação não explicada no volume corpuscular médio (MCV) de 5 fL ou mais, até dentro da variação normal, também deve levantar suspeita.* No entanto, a macrocitose pode ser mascarada se o paciente também for deficiente de ferro ou tiver característica talassêmica. Em concentrações de hemoglobina abaixo de ~10 g/dL, a deficiência de B12 ou folato leva a elevações de lactato desidrogenase sérica, que pode-se tornar muito alta.[5,24] Isso resulta da marcante morte intramedular de hemácias em desenvolvimento e da abreviação do ciclo de vida das hemácias circulantes, mas pode induzir o clínico a erro por suspeitar de doença metastática ou de anemia hemolítica primária.

A primeira alteração no sangue periférico, causada por deficiência de folato ou vitamina B12 é a hipersegmentação dos neutrófilos, que pode ser facilmente negligenciada, a não ser que o esfregaço de sangue seja cuidadosamente examinado. O achado de até 5% dos neutrófilos com cinco lobos, ou apenas 1% com seis lobos é altamente sugestivo de uma deficiência, embora isso também possa ser visto na mielodisplasia. Em deficiências avançadas caracterizadas por anemia grave, pode-se desenvolver pancitopenia.

Há, raramente, a necessidade de se realizar o exame da medula óssea na avaliação do estado de vitamina B12 e ácido fólico. As alterações megaloblásticas na medula são idênticas em ambas as deficiências e são de intensidade variável. Um exame da medula não pode descartar mielodisplasia ou mesmo um processo leucêmico latente até que as deficiências de cobalamina e folato tenham sido primeiro excluídas.

Quadro 2.5 Progressão dos Parâmetros Laboratoriais

	Normal	Balanço Negativo	Reservas Depletadas	Deficiência Tecidual	Anemia
Deficiência de Ácido Fólico					
Ácido fólico sérico (ng/mL)	5-20	< 3	< 3	< 3	> 3
Ácido fólico na RBC (ng/mL)	> 200	> 200	< 200	< 200	< 200
Homocisteína sérica (µmol/L)	5-15	5-15	5-15	15-250	15-250
Neutrófilos hipersegmentados	0	0	0	+	+ +
MCV (fL)	80-95	80-95	80-95	90-110	100-130
Hemoglobina (g/dL)	12-15	12-15	12-15	12-15	< 12
Deficiência de Vitamina B12					
Cobalamina sérica (pg/mL)	200-900	150-500	100-300	50-250	50-250
MMA sérico (mol/L)	< 0,4	< 0,4	< 0,4	0,4-20	1-20
Neutrófilos hipersegmentados	0	0	0	+	+ +
MCV (fL)	80-95	80-95	80-95	90-110	100-130
Hemoglobina (g/dL)	12-15	12-15	12-15	12-15	< 12

MCV, volume corpuscular médio; MMA, ácido metilmalônico; RBC, hemácia.

Quadro 2.6 Causas de Macrocitose com ou sem Anemia

	Macrocitose Somente	Anemia Macrocítica
Medicações		
Quimioterapia citotóxica (metotrexato, hidroxiureia citosina arabinosida, azatioprina, outros)	+	+
Anticonvulsivantes (fenitoína, carbamazepina, primidona)	+	+
Antirretrovirais	+	+
Antibióticos (cotrimoxazol)	+	+
Doença hepática	+	+
Alcoolismo ± doença hepática	+	+
Reticulocitose	0	+
Deficiência de folato	+	+
Deficiência de vitamina B12	+	+
Mielodisplasia	+	+
Hipotireoidismo	+	+
> 75 anos de idade	+	+
Síndrome de Down	+	0
Artefato (aglutinação de RBC)	+	0

Concentrações Séricas de Vitamina

Quando há suspeita de deficiência de vitamina B12 e folato, um ponto de partida diagnóstico comum é a mensuração das concentrações séricas das vitaminas, que deve ser realizada depois que o paciente estiver em jejum. Os resultados, porém, podem ser difíceis de interpretar (Quadro 2.7).

O *ácido fólico sérico* não reflete, confiavelmente, o suprimento de vitamina do corpo, a não ser que esteja consistentemente abaixo de ~3 ng/mL, e ainda assim não distingue entre balanço negativo e deficiência tecidual real.[26] Em geral, o nível de folato sérico reflete a ingestão recente de folato, e o *folato na hemácia* é uma mensuração melhor de suas reservas no tecido. Como o folato na hemácia é acondicionado no momento em que a célula é feita e nela permanece ao longo de seus 3 a 4 meses de ciclo de vida, o valor médio mensurado não reflete as reduções relativamente recentes do folato dietético. Além disso, a reprodutibilidade dos ensaios para detecção de folato na hemácia é relativamente pobre, de modo que os valores limítrofes podem ser enganosos.[26,27] Para complicar ainda mais, o folato na hemácia pode ser reduzido pela deficiência de vitamina B12 e levar a um diagnóstico errôneo (Quadro 2.7).

A interpretação dos *níveis séricos de vitamina B12* também pode ser problemática porque, ocasionalmente, a B12 sérica pode estar diminuída em casos raros de deficiência de folato.[1] Um problema mais frequente, similar ao do ácido fólico, relaciona-se com as incertezas dos níveis fisiológicos da vitamina. A

Quadro 2.7 Testes Laboratoriais na Deficiência de Ácido Fólico e Vitamina B12

	Ácido Fólico	Vitamina B12
Ácido fólico sérico	Nl a ↓	Nl a ↑
Ácido fólico em hemácias	Nl a ↓	Nl a ↓
Vitamina B12 sérica	Nl a ↓	Nl a ↓
Ácido metilmalônico	Nl	↑↑
Homocisteína	↑	↑↑
Lactato desidrogenase	↑	↑
Haptoglobina	Nl a ↓	Nl a ↓

Nl, normal.

"variação normal" da cobalamina sérica geralmente desce para 200 pg/mL, porque doadores saudáveis, não anêmicos, ocasionalmente, têm concentrações de B12 baixas assim. No entanto, os pacientes que são realmente deficientes em vitamina B12 podem ter níveis séricos de cobalamina que chegam a 300 pg/mL, e estes podem ser ainda mais altos.[26,28] A razão para essa discrepância é que é mensurada a cobalamina total, e não apenas a vitamina B12 ligada à transcobalamina, que, metabolicamente, é a B12 disponível, mas representa apenas ~20% da vitamina sérica total. Portanto, os indivíduos com concentrações relativamente baixas de transcobalamina 1, que se ligam a outros ~80% de vitamina B12 sérica, podem ter níveis alarmantemente baixos de B12 (< 100 pg/mL) sem qualquer efeito prejudicial porque dispõem de quantidades adequadas de B12 ligada à transcobalamina 2, que é necessária à transferência de B12 para os precursores hematopoéticos. Ocasionalmente, foram descritos pacientes saudáveis com baixos níveis de transcobalamina 1.[29] A transcobalamina 1 também pode estar baixa em pacientes com mieloma múltiplo.[30] Será mais fácil identificar esses pacientes quando houver testes disponíveis para mensurar a B12 especificamente ligada à transcobalamina, em vez da B12 sérica total.[31]

Ácido Metilmalônico e Homocisteína Séricos

As mensurações de ácido metilmalônico (MMA) e homocisteína (Hcy), embora sejam mais caras do que os ensaios de vitamina, respondem, de maneira mais confiável, a questão da deficiência de vitamina.[32] Ainda que esses metabólitos possam estar elevados por outras razões (Quadro 2.8), se forem excluídas essas causas, esses metabólitos se tornam reflexos específicos da depleção de vitamina B12 e folato em nível tecidual.[19,32] Geralmente, MMA e Hcy se tornam elevados quando a B12 é o fator limitante, ao passo que somente Hcy se torna elevada quando o folato é o limitante. No entanto, em 1 a 2% dos casos de deficiência de vitamina B12, somente Hcy estará elevada, ao passo que em ~10% dos casos de deficiência de folato, o MMA estará elevado. Portanto, somente a Hcy elevada nem sempre diferencia a deficiência de B12 e folato, mas torna mais provável a deficiência de folato.

Embora haja relatos de que níveis normais de MMA e Hcy excluam um efeito metabólico da deficiência de B12, o valor preditivo negativo desses ensaios tem sido questionado em razão dos relatos de pacientes com metabólitos normais que respondem claramente à vitamina B12.[19,33]

Estudo Terapêutico

Se for impossível a avaliação laboratorial por faltarem recursos, ou a avaliação for inconclusiva, um estudo terapêutico pode ser diagnóstico se for administrada apenas uma única vitamina por vez. A vitamina B12 deve ser administrada primeiro porque ela nada fará pela deficiência de ácido fólico, enquanto a reposição deste melhorará a anemia secundária à deficiência de B12, mas não as alterações neuropáticas. A resposta ao tratamento pode ser julgada acompanhando-se a contagem de reticulócitos e a hemoglobina (veja adiante). Uma maneira mais dispendiosa é remensurar os níveis de Hcy ou MMA em 2 a 5 dias depois que uma ou a outra vitamina foi administrada. Só ocorrerá a queda dos metabólitos em resposta à reposição da vitamina deficiente.[32]

Quadro 2.8 Causas de Ácido Metilmalônico e Homocisteína Elevados

	Ácido Metilmalônico	Homocisteína
Deficiências vitamínicas		Deficiência de ácido fólico
	Deficiência de vitamina B12	Deficiência de vitamina B12
		Deficiência de vitamina B6 (piridoxina)
Característica genética		Homozigose para tetra-hidrofolato redutase termolábil
Doença renal	Insuficiência renal	Insuficiência renal
Endócrina	Gravidez	Hipotireoidismo
Medicamentos		Niacina, L-dopa
Metabólica	Contração de volume	Contração de volume

■ DETERMINANDO A CAUSA DE DEFICIÊNCIA DE B12 OU FOLATO

- A *etiologia da deficiência de folato* deve ser sempre determinada porque praticamente todas as causas podem ser prevenidas ou tratadas. Se, aparentemente, o paciente tiver uma dieta adequada, é indicada uma avaliação gastrointestinal para pesquisar as causas de base mostradas no Quadro 2.3.
- Em contrapartida, *se a vitamina B12 estiver deficiente* e o paciente não for vegetariano e não houver sintomas de doença gastrointestinal, esse pode ser um argumento para não se continuar a avaliação e simplesmente tratar o indivíduo com a vitamina.

Mas se o paciente e/ou seu médico se sentirem forçados a confirmar que a patologia situa-se no estômago, deve-se realizar um teste para anticorpos para o fator anti-intrínseco.[34] Um teste positivo é diagnóstico de anemia perniciosa e ocorre em metade dos casos. Os anticorpos para células antiparietais são mais comuns, mas também são encontrados em pequena porcentagem de indivíduos normais. A demonstração de uma elevação na gastrina sérica também ampara fortemente o diagnóstico de atrofia gástrica.[35]

Se o paciente for incomumente jovem para ter acloridria ou anemia perniciosa (p. ex., < 50 anos de idade ou mais jovem se for afro-americano), é indicada uma avaliação gastrointestinal (Quadro 2.2).[18] No passado, o teste de Schilling foi usado na tentativa de se detectar a má absorção de vitamina B12, mas os testes de Schilling não são mais realizados em razão da falta de fonte comercial de cobalamina radiomarcada e do reconhecimento de que, às vezes, esse teste também produz resultados enganosos. Em decorrência da incidência de muitas malignidades, especialmente o câncer gástrico, ela está ligeiramente mais alta em pacientes com anemia perniciosa do que em controles de mesmo sexo e idade, sendo prudente acompanhar o paciente para detectar quaisquer sinais de perda de sangue gastrointestinal, embora não seja indicada uma vigilância mais agressiva.[36]

■ TRATAMENTO/RESPOSTA

Há dois objetivos de tratamento: reposição da vitamina deficiente e correção da causa da deficiência. O primeiro objetivo é sempre alcançável; enquanto o segundo pode não ser. O tratamento sempre deve ser ministrado se a apresentação clínica for suspeita, mesmo que os dados laboratoriais sejam confusos, porque os dados laboratoriais não são totalmente sensíveis e as consequências de um tratamento abaixo do ideal podem ser devastadoras.[32,33] A evidência atual indica que não haverá benefício na suplementação adicional com vitamina B12 ou folato, se a deficiência for inexistente. Por exemplo, níveis elevados de Hcy estão associados a risco aumentado de trombose vascular, no entanto, não há um papel para a suplementação de vitamina B12 ou folato somente como tentativa de diminuir os níveis de Hcy e eventos vasculares subsequentes.[37,38]

No passado, a vitamina B12 era sempre administrada por via intramuscular na América do Norte, embora a via oral fosse usada na Suécia.[39] Recentemente, porém, a eficácia da B12 oral foi demonstrada em dois estudos clínicos randomizados controlados.[40,41] Isso funciona até em pacientes com anemia perniciosa porque aproximadamente 1% de qualquer dose oral de vitamina B12 é absorvido simplesmente pela difusão através da mucosa. Assim, a dose diária recomendada de 1 a 2 mg de vitamina B12 resulta na absorção de ~10 a 20 ug, que é muito mais do que a necessidade diária. Mas uma advertência é que os comprimidos de 1 mg de vitamina B12, às vezes, são difíceis de encontrar em farmácias de hospitais.

A B12 intramuscular, é claro, é perfeitamente aceitável se for mais prática para o paciente, e essa via ainda seria a preferida da maioria dos médicos para tratar um paciente com sintomas neurológicos. Embora exista uma variedade de regimes aceitos, injeções diárias de 50 a 100 g devem ser dadas durante uma semana, seguidas por injeções semanais durante um mês, e depois por injeções mensais de 1 mg. Para a maioria dos pacientes com deficiência de vitamina B12, o *tratamento vitalício é necessário* porque a causa de base não é reversível.

A dose normal de ácido fólico oral é 1 mg/dia (Quadro 2.1). Isto é mais do que suficiente durante a gravidez ou hemólise crônica. Se a deficiência for dietética, a reposição com ácido fólico deve continuar até a dieta se tornar adequada. Um mês de ácido fólico diário deve ser suficiente para reabastecer as reservas corporais. Se a etiologia da deficiência for a disfunção do intestino delgado, podem ser necessárias doses mais altas por períodos mais prolongados. É importante descartar a deficiência concomitante de vitamina B12 antes de reabastecer o folato porque a anemia pode melhorar, mas os sintomas neurológicos decorrentes de deficiência de vitamina B12 podem progredir e o diagnóstico ser omitido.

A resposta à correção de deficiência de vitamina B12 ou folato é a mesma:

- Alterações mentais e feridas na língua melhoram quase imediatamente após iniciar a reposição da vitamina deficiente.[1]
- Após 4 a 5 dias, a reticulocitose aparece e pode elevar o MCV ainda mais.
- Logo em seguida, a concentração de hemoglobina começa a se elevar.
- Anormalidades neuropáticas, como as parestesias, melhoram lentamente, durante vários meses, mas podem nunca desaparecer inteiramente, se forem de longa data.

Se a resposta hematológica for atenuada, devem ser procuradas outras etiologias da anemia. Não é habitual que a deficiência de ferro acompanhe a deficiência de folato ou de vitamina B12. Uma anemia da doença crônica de base é sempre uma possibilidade.

Referências

1. Chanarin I. *The Megaloblastic Anaemias.* 3rd ed. Oxford: Blackwell; 1990.
2. Tighe P, Ward M, McNulty H, et al. A dose-finding trial of the effect of long-term folic acid intervention: implications for food fortification policy. *Am J Clin Nutr.* 2011;93(1):1-2.
3. Bor MV, von Castel-Roberts KM, Kauwell GP, et al. Daily intake of 4 to 7 microg dietary vitamin B-12-related biomarkers in a healthy young population. *Am J Clin Nutr.* 2010;91:571-577.
4. Jacques PF, Selhub J, Bostom AG, Wilson PWF, Rosenberg IH. The effect of folic acid fortification on plasma folate and total homocysteine concentrations. *N Engl J Med.* 1999;340:1449-1454.
5. Lindenbaum J, Allen RH. Clinical spectrum and diagnosis of folate deficiency. In: *Bailey LB, ed, Folate in Health and Disease.* New York, NY: Marcel Dekker; 1995:43-74.
6. Reynolds EH, Carney MWP, Toone BK. Methylation and mood. *Lancet.* 1984;2:196-198.
7. Lindenbaum J, Healton EB, Savage DG, et al. Neuropsychiatric disorders caused by cobalamin deficiency in the absence of anemia or macrocytosis. *N Eng J Med.* 1988;318:1720-1728.
8. Carmel R, Green R, Rosenblatt DS, Watkins D. Update on cobalamin, folate, and homocysteine. *Hematology Am Soc Hematol Educ Program.* 2003:62-81.
9. Tanowitz HB, Weiss LM, Wittner M. Tapeworms. *Curr Infect Dis Rep.* 2001;3(1):77-84.
10. Hathout L, El-Saden S. Nitrous oxide-induced B-12 deficiency myelopathy: perspectives on the clinical biochemistry of vitamin B-12. *J Neurol Sci.* 2011;301(1-2):1-8.
11. Flippo TS, Holder WD Jr. Neurologic degeneration associated with nitrous oxide anesthesia in patients with vitamin B12 deficiency. *Arch Surg.* 1993;128(12):1391-1395.
12. de Jager J, Kooy A, Lehert P, et al. Long term treatment with metformin in patients with type 2 diabetes and risk of vitamin B-12 deficiency: randomized placebo controlled trial. *BMJ.* 2010;340:c2181.
13. Skroubis G, Sakellaropoulos G, Pouggouras K, Mead N, Nikiforidis G, Kalfarentzos F. Comparison of nutritional deficiencies after Roux-en-Y gastric bypass and after biliopancreatic diversion with Roux-en-Y gastric bypass. *Obes Surg.* 2002;12:551-558.
14. Kaptan K, Beyan C, Ural AU, et al. Helicobacter pylori—is it a novel causative agent in vitamin B12 deficiency? *Arch Intern Med.* 2000;160:1349-1353.
15. Hershko C, Ronson A, Souroujon M, Maschler I, Heyd J, Patz J. Variable hematologic presentation of autoimmune gastritis: age-related progression from iron deficiency to cobalamin depletion. *Blood.* 2006;107:1673-1679.
16. Dahele A, Ghosh S. Vitamin B12 deficiency in untreated celiac disease. *Am J Gastroenterol.* 2001;96:745-750.
17. Haboubi NY, Montgomery RD. Small-bowel bacterial overgrowth in elderly people: clinical significance and response to treatment. *Age Aging.* 1992;21:13-19.
18. Carmel R, Johnson CS. Racial patterns in pernicious anemia. *N Engl J Med.* 1978;298:647-650.
19. Savage DG, Lindenbaum J, Stabler SP, Allen RH. Sensitivity of serum methylmalonic acid and total homocysteine determinations for diagnosing cobalamin and folate deficiencies. *Am J Med.* 1994;96:239-246.
20. Dharmarajan TS, Adiga GU, Norkus EP. Vitamin B12 deficiency, recognizing subtle symptoms in older patients. *Geriatrics.* 2003;58:30-38.
21. Johnson MA, Hausman DB, Davey A, et al. Vitamin B12 deficiency in African American and white octogenarians and centenarians in Georgia. *J Nutr Health Aging.* 2010;14(5):339-345.
22. Hausman DB, Johnson MA, Davey A, et al. The oldest old: red blood cell and plasma folate in African American and white octogenarians and centenarians in Georgia. *J Nutr Health Aging.* 2011;15(9):744-750.
23. Bjorkegren K, Svardsudd K. Reported symptoms and clinical findings in relation to serum cobalamin, folate, methylmalonic acid and total homocysteine among elderly Swedes: a population-based study. *J Intern Med.* 2003;254(4):343-352.

24. Stabler SP, Allen RH, Savage DG, Lindenbaum J. Clinical spectrum and diagnosis of cobalamin deficiency. *Blood.* 1990;76:871-881.
25. Savage DG, Ogundipe A, Allen RH, Stabler SP, Lindenbaum J. Etiology and diagnostic evaluation of macrocytosis. *Am J Med Sci.* 2000;319:343-352.
26. Klee GG. Cobalamin and folate evaluation: measurement of methylmalonic acid and homocysteine vs vitamin B12 and folate. *Clin Chem.* 2000;46:1277-1283.
27. Pfeiffer CM, Zhang M, Lacher DA, et al. Comparison of serum and red blood cell folate microbiologic assays for national population surveys. *J Nutr.* 2011;141(7):1402-1409.
28. Tucker KL, Rich S, Rosenberg I, et al. Plasma vitamin B-12 concentrations relate to intake source in the Framingham Offspring Study. *Am J Clin Nutr.* 2000;71:514-522.
29. Carmel R. A new case of deficiency of the R binder for cobalamin, with observations on minor cobalamin-binding proteins in serum and saliva. *Blood.* 1982;59:152-156.
30. Hansen OP, Drivsholm A, Hippe E. Vitamin B12 metabolism in myelomatosis. *Scand J Haematol.* 1977;18:395-402.
31. Ulleland M, Eilertsen I, Quadros EV, et al. Direct assay for cobalamin bound to transcobalamin (holo-transcobalamin) in serum. *Clin Chem.* 2002;48:526-532.
32. Lindenbaum J, Savage DG, Stabler SP, Allen RH. Diagnosis of cobalamin deficiency II: relative sensitivities of serum cobalamin, methylmalonic acid, and total homocysteine concentrations. *Am J Hematol.* 1990;34:99-107.
33. Solomon LR. Cobalamin-responsive disorders in the ambulatory care setting: unreliability of cobalamin, methylmalonic acid, and homocysteine testing. *Blood.* 2005;105:978-986.
34. Fairbanks VF, Lennon VA, Kokmen E, Howard FM. Tests for pernicious anemia: serum intrinsic factor blocking antibody. *Mayo Clin Proc.* 1983;58:203-204.
35. Lindgren A, Lindstedt G, Kilander AF. Advantages of serum pepsinogen A combined with gastrin or pepsinogen C as first-line analytes in the evaluation of suspected cobalamin deficiency: a study in patients previously not subjected to gastrointestinal surgery. *J Intern Med.* 1998;244:341-349.
36. Schafer LW, Larson DE, Melton LJ, et al. Risk of development of gastric carcinoma in patients with pernicious anemia: a population-based study in Rochester, Minnesota. *Mayo Clin Proc.* 1985;60:444-448.
37. SEARCH Collaborative Group, Armitage JM, Bowman L, et al. Effects of homocysteine-lowering with folic acid plus vitamin B12 vs placebo on mortality and major morbidity in myocardial infarction survivors: a randomized trial. *JAMA.* 2010;303(24):2486-2494.
38. Løland KH, Bleie O, Blix AJ, et al. Effect of homocysteine-lowering B vitamin treatment on angiographic progression of coronary artery disease: a Western Norway B Vitamin Intervention Trial (WENBIT) substudy. *Am J Cardiol.* June 2010;105(11):1577.
39. Hvas A-M, Nexo E. Diagnosis and treatment of vitamin B12 deficiency. An update. *Haematologica.* 2006;91:1506-1512.
40. Kuzminski AM, Giacco EJD, Allen RH, Stabler SP, Lindenbaum J. Effective treatment of cobalamin deficiency with oral cobalamin. *Blood.* 1998;92:1191-1198.
41. Bolaman Z, Kadikoylu G, Yukselen V, Yavasoglu I, Barutca S, Senturk T. Oral versus intramuscular cobalamin treatment in megaloblastic anemia: a single-center, prospective, randomized, open-label study. *Clin Ther.* 2003;25:3124-3134.

3

Anemia Hemolítica

Patricia A. Oneal ▪ Geraldine P. Schechter
Griffin P. Rodgers ▪ Jeffery L. Miller

Muitas doenças compartilham a característica clínica de hemólise de células vermelhas. Hemoglobinopatias e hemólise imunomediada são as causas mais comuns (veja discussões nos Capítulos 4 e 24, respectivamente). Doenças muito raras, hereditárias ou adquiridas, também podem, direta ou indiretamente, resultar em maior destruição de células vermelhas.[1] Entender os mecanismos que levam à hemólise auxilia em diagnóstico, prognóstico e consideração da terapia mais apropriada. Nessa era pós-genômica, correlações entre genótipo e fenótipo estão sendo procuradas nos casos de síndromes hemolíticas hereditárias. Descobertas com base na genética estão sendo traduzidas em novas ferramentas clínicas na previsão de terapias específicas do mecanismo.

A anemia hemolítica é definida como a diminuição dos níveis de eritrócitos no sangue circulante em decorrência de sua destruição acelerada. Todos os eritrócitos circulantes estão sujeitos a estresses fisiológicos, como turbulência no fluxo sanguíneo, dano endotelial e alterações catabólicas relacionadas com a idade. Normalmente, hemácias (RBCs) danificadas são removidas da circulação pelo sistema reticuloendotelial. Nas síndromes hemolíticas, o *clearance* de eritrócitos pelo sistema reticuloendotelial pode estar aumentado (hemólise extravascular) ou as células podem ser lisadas dentro da circulação (hemólise intravascular). Como resultado, a sobrevida das RBCs geralmente é de 100 dias (a sobrevida normal é de aproximadamente 120 dias). Quando números suficientes de eritrócitos são destruídos, a entrega de oxigênio aos tecidos é prejudicada. A hipóxia tecidual leva à maior liberação de eritropoetina, que sinaliza para a medula óssea produzir mais eritrócitos.

Uma característica da anemia hemolítica é o número elevado de eritrócitos imaturos (reticulócitos) no sangue periférico. Na hemólise de baixo nível, a produção de eritrócitos pode compensar adequadamente a destruição de células vermelhas e minimizar a anemia. Alternativamente, pacientes com hemólise aguda ou defeitos subjacentes na hematopoese podem-se apresentar com anemia pronunciada sem reticulocitose. Consequentemente, a avaliação da suspeita de hemólise requer a consideração da própria hemólise, assim como da capacidade da medula para compensar. A estratégia diagnóstica geralmente começa com a procura das causas comuns de hemólise e prossegue para etiologias raras. A extensão dos estudos diagnósticos deve ser guiada pela magnitude da hemólise e opções terapêuticas disponíveis. Com a informação aqui contida, os clínicos praticantes devem ser capazes de desenvolver uma abordagem clínica, o diagnóstico diferencial e um plano terapêutico para os pacientes com suspeita de hemólise.

▪ ETIOLOGIA E DIAGNÓSTICO DIFERENCIAL

O agrupamento de várias causas da doença gera um diagnóstico diferencial para hemólise. Como é mostrado na Figura 3.1, a hemólise resulta de patologia intrínseca ou extrínseca dos eritrócitos. A hemólise intrínseca pode ser, ainda, classificada de acordo com a hemoglobina, membrana ou fatores baseados em enzima. Alternativamente, o estado imune dos pacientes ou os agentes infecciosos podem levar à hemólise na ausência de defeitos intrínsecos. Outros aspectos químicos ou clínicos do

Intrínseca
- Hemoglobina
- Membrana da célula vermelha
- Enzimas da célula vermelha

Extrínseca
- Substância química
- Fragmentação
- Imune
- Infecção

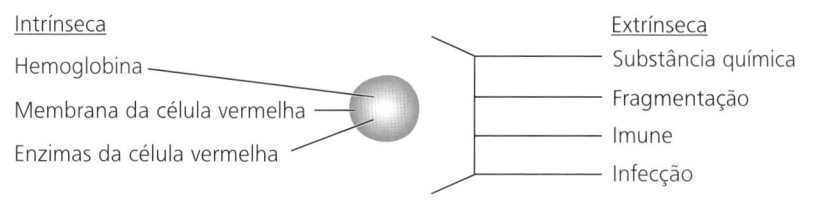

FIGURA 3.1 Causas intrínsecas e extrínsecas de hemólise.

ambiente eritrocítico também podem causar hemólise. Um diagnóstico diferencial mais completo, organizado de acordo com essas classificações, é mostrado no Quadro 3.1.

A maioria das causas intrínsecas de hemólise é hereditária, enquanto suas causas extrínsecas geralmente são adquiridas. Em alguns casos, como na hemoglobinúria paroxística noturna (PNH) ou na deficiência de glicose-6-fosfato desidrogenase (G6PD), tanto fatores intrínsecos como extrínsecos podem contribuir para o quadro hemolítico. A consideração do local primário de hemólise (intravascular *versus* extravascular) também pode ser útil na determinação da origem da destruição de eritrócitos.[6]

Quadro 3.1 Causas Intrínsecas e Extrínsecas de Hemólise

Causas Intrínsecas de Hemólise	Causas Extrínsecas de Hemólise
Hemoglobina (veja Capítulo 4)	*Imune*
Hb SS*	*Aloanticorpos induzidos por transfusão**
Talassemias	*Doença hemolítica do recém-nascido**
Outras hemoglobinopatias	*Síndromes autoimunes**
Hemoglobinas instáveis	*Dano físico/fragmentação*
Membrana	*Valvas cardíacas (mecânica e infectada)**
Esferocitose hereditária	*Coagulopatia intravascular disseminada**
Eliptocitose hereditária	*Púrpura trombocitopênica trombótica**
Estomatocitose hereditária	Síndrome hemolítico-urêmica*
Acantocitose hereditária	Hemodiálise*
Piropoiquilocitose hereditária	Malignidade (doença metastática)*
Síndrome hemolítico-urêmica*	Queimaduras*
Síndrome McLeod	Afogamento*
Hemoglobinúria paroxística noturna*	Hemoglobinúria da maratona/da marcha*
Anormal	Vasculite*
Ankirina	Hipertensão maligna*
Banda 3	Malformação arteriovenosa*
Banda 4.1	*Infecções*
Banda 4.2	*Malaria**
Banda 4.5	Babesiose*
Glicoforina C (fenótipo Leach)	Bartonelose (febre de Oroya)*
Espectrina	*Clostridium perfringens**
Estomatina	*Substâncias químicas*
Enzimas	Oxidantes em presença de deficiência de
Glicose-6-fosfato-desidrogenase	glicose-6-fosfato desidrogenase*
Piruvato quinase	Veneno de inseto e de cobra*
Glicose fosfato isomerase	Chumbo
Pirimidina 5'nucleotidase	Cloro (em fluido hemodialisado)
Adenosina desaminase	Cloramina (em fluido hemodialisado)

(Continua)

Quadro 3.1 Causas Intrínsecas e Extrínsecas de Hemólise *(Continuação)*	
Causas Intrínsecas de Hemólise	**Causas Extrínsecas de Hemólise**
Aldolase	Gás arsina
2,3-difosfoglicerato mutase	Outras causas
Enolase	*Doença hepática*
γ-glutamil cisteína sintase	*Hiperesplenismo*
Glutationa peroxidase	
Glutationa redutase	
Glutationa sintetase	
Heme oxidase-1	
Hexoquinase	
Lecitina colesterol aciltransferase	
Fosfofrutoquinase	
Fosfogliceroquinase	
Triose fosfato isomerase	

As causas mais comuns são mostradas em itálico, e os asteriscos (*) denotam uma associação à hemólise intravascular.[2-5]

Para completar o diagnóstico diferencial, doenças ou eventos que podem simular, em parte, um episódio hemolítico típico devem ser considerados. A avaliação laboratorial pode ser normal com a exceção de uma única variável, como hemoglobina, contagem absoluta de reticulócitos (ARC) ou bilirrubina não conjugada. Por exemplo, a reticulocitose compensatória, que ocorre após um evento hemorrágico agudo, pode ser considerada, erroneamente, como evidência de hemólise. Na ausência de outras anormalidades clínicas ou laboratoriais, a reticulocitose artefatual pode ser causada por disfunção no contador celular automático. Embora o hiperesplenismo possa estar associado a aumento do *clearance* de células vermelhas e anemia, a morfologia anormal da RBC, vista em pacientes com asplenia, geralmente não está associada à hemólise. Finalmente, os pacientes com hiperbilirrubinemia idiopática crônica não conjugada (síndrome de Gilbert) algumas vezes são encaminhados, de modo errado, a um hematologista para descartar hemólise.[7]

ABORDAGEM CLÍNICA AOS PACIENTES COM SUSPEITA DE HEMÓLISE

Como na maioria das doenças, a abordagem à hemólise envolve a combinação de investigações clínicas e laboratoriais direcionadas pelo julgamento e habilidades do clínico (Figura 3.2).

A hemólise crônica ou de baixo nível deve ser suspeitada em todos os pacientes com anemia inexplicável. Uma história detalhada e o exame físico devem ser o fundamento da avaliação de cada paciente.

História

    Início/duração (hereditária *versus* adquirida)
    História de fadiga
    História de icterícia
    Dor abdominal/colelitíase (hemólise crônica)
    Medicações (pode exacerbar deficiências enzimáticas)
    Viagem (considere infecção)
    História de infecções recentes ou atuais
    Cirurgia vascular/cardíaca
    Perda de sangue ou sequestro (aumenta os reticulócitos na ausência de hemólise)
    Urina descolorida (hemólise intravascular)
    História familiar completa (icterícia, doença da vesícula, esplenectomia, anemia hereditária ou outras doenças herdadas)

Exame Físico
Palidez
Aumento da temperatura
Pulso rápido
Icterícia (hemólise crônica)
Clique mecânico das valvas cardíacas
Esplenomegalia

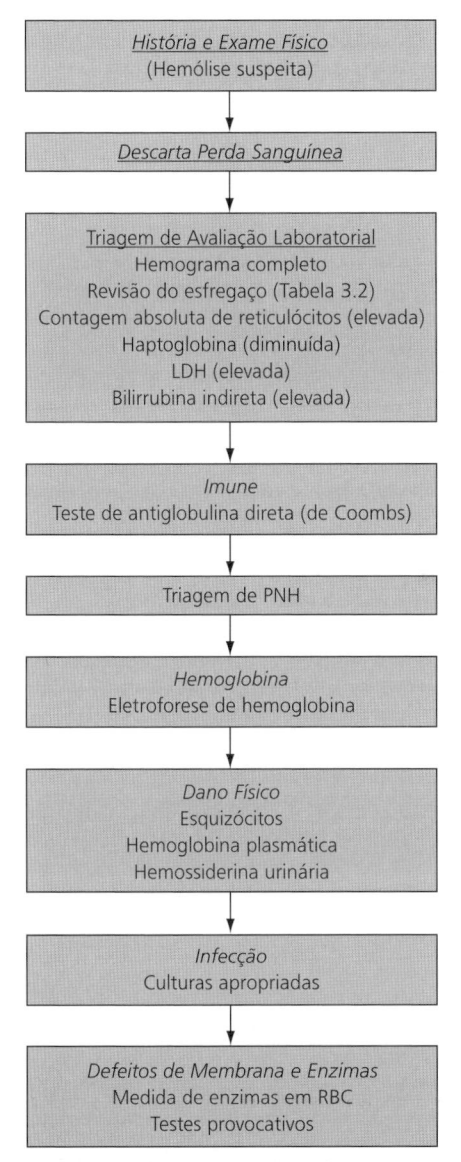

```
┌─────────────────────────────────┐
│    História e Exame Físico      │
│      (Hemólise suspeita)        │
└─────────────────────────────────┘
                ▼
┌─────────────────────────────────┐
│    Descarta Perda Sanguínea     │
└─────────────────────────────────┘
                ▼
┌─────────────────────────────────┐
│   Triagem de Avaliação Laboratorial │
│        Hemograma completo       │
│    Revisão do esfregaço (Tabela 3.2) │
│ Contagem absoluta de reticulócitos (elevada) │
│      Haptoglobina (diminuída)   │
│          LDH (elevada)          │
│    Bilirrubina indireta (elevada) │
└─────────────────────────────────┘
                ▼
┌─────────────────────────────────┐
│            Imune                │
│ Teste de antiglobulina direta (de Coombs) │
└─────────────────────────────────┘
                ▼
┌─────────────────────────────────┐
│         Triagem de PNH          │
└─────────────────────────────────┘
                ▼
┌─────────────────────────────────┐
│          Hemoglobina            │
│    Eletroforese de hemoglobina  │
└─────────────────────────────────┘
                ▼
┌─────────────────────────────────┐
│          Dano Físico            │
│          Esquizócitos           │
│      Hemoglobina plasmática     │
│      Hemossiderina urinária     │
└─────────────────────────────────┘
                ▼
┌─────────────────────────────────┐
│           Infecção              │
│       Culturas apropriadas      │
└─────────────────────────────────┘
                ▼
┌─────────────────────────────────┐
│  Defeitos de Membrana e Enzimas │
│     Medida de enzimas em RBC    │
│       Testes provocativos       │
└─────────────────────────────────┘
```

FIGURA 3.2 Abordagem clínica à anemia hemolítica.
LDH, desidrogenase láctica ; PNH, hemoglobinúria paroxística noturna; RBC, glóbulos vermelhos ou hemácias.

A avaliação laboratorial é realizada para confirmar o diagnóstico suspeitado, proporcionar uma percepção clara referente ao mecanismo e medir a resposta terapêutica subjacente. O hemograma completo (CBC) geralmente confirma o diagnóstico de anemia. A reticulocitose aumenta o volume corpuscular médio (MCV) e a amplitude de distribuição dos eritrócitos (RDW). Um teste crítico na avaliação de todos os pacientes com suspeita de hemólise é a contagem de reticulócitos. Um número aumentado de reticulócitos está presente na hemólise, a não ser que a eritropoese esteja suprimida. A eritropoese de estresse associada à hemólise aguda também causa a liberação de grandes reticulócitos policromáticos com uma área diminuída de palidez central dentro da circulação, chamada de células deslocadas, que podem ser apreciadas pela avaliação de esfregaço de sangue periférico.[8] Os reticulócitos também são identificados por seu conteúdo de RNA, assim, a detecção automática de RNA nas células proporciona uma alternativa acurada à inspeção manual. Os valores normais dos reticulócitos em recém-nascidos vão de 2,5 a 6,5% e caem para menos de 2% na segunda semana de vida. Em adultos, os reticulócitos compreendem 0,5 a 1,5% dos eritrócitos circulantes na ausência de anemia, compatível com o *turnover* normal de 1% da massa normal de células vermelhas por dia em adultos. Porcentagens acima da variação normal normalmente são detectadas no quadro de hemólise em decorrência da eritropoese aumentada. Porém, no quadro de anemia, uma porcentagem não corrigida de reticulócitos também pode refletir a sobrevida prolongada de reticulócitos de estresse e o número total menor de RBC circulante. Portanto, uma ARC mede mais acuradamente a resposta compensatória do que a resposta à porcentagem não corrigida de reticulócitos.[9]

Contagem absoluta de reticulócitos (ARC) = Porcentagem de reticulócitos/100 × contagem de células vermelhas/μL

A ARC normal varia entre 25.000 e 75.000/μL. Em pacientes com hemólise, a ARC geralmente está elevada a níveis acima de 100.000/μL. Se a hemólise for aguda, a elevação dos reticulócitos pode ser retardada em 3 a 5 dias.

Embora um exame da medula óssea geralmente não seja necessário para determinar a etiologia da hemólise não complicada, o esfregaço de sangue periférico nunca deve ser omitido. Esse exame simples é rápido, barato e pode dar indícios importantes referentes ao mecanismo da hemólise (Quadro 3.2).

■ HEMÓLISE INTRAVASCULAR AGUDA

A síndrome clínica associada à hemólise intravascular aguda merece atenção especial em razão de suas consequências catastróficas em potencial. Sua identificação pode levar à rápida instituição de terapias específicas e prevenção de insuficiência renal aguda e morte. Diagnóstico e tratamento da sepse por *Clostridium perfringens* ou púrpura trombocitopênica trombótica podem ser precipitados por um exame para hemólise. A hemólise intravascular é quase exclusivamente causada por mecanismos extrínsecos, que podem ter o potencial para serem rapidamente modificados ou revertidos (Quadro 3.1).

O exame de diversos valores-chave laboratoriais também pode ser usado para avaliar a gravidade da hemólise intravascular. A lactatodesidrogenase é liberada das RBCs hemolisadas. Pequenas quantidades de hemoglobina liberadas na circulação são metabolizadas no fígado após a ligação e *clearance* pela haptoglobina. Com uma robusta hemólise intravascular, ocorre a rápida diminuição de haptoglobina sérica em níveis indetectáveis. A hemoglobina livre não ligada à haptoglobina pode ser oxidada para metemoglobina ou ligada às proteínas de transporte, como hemopexina ou albumina, que o fígado, então, removerá da circulação. A hemoglobina livre, em níveis de 100 a 200 mg/dL, pode ser detectada pelo exame visual do plasma ou soro. A capacidade de as células tubulares renais reabsorverem hemoglobina livre é limitada, resultando em hemoglobinúria. Como as células tubulares renais são descartadas, a coloração de ferro pode identificar o epitélio tubular contendo hemossiderina no sedimento urinário. A cessação da hemólise leva à rápida recuperação dos níveis de haptoglobina, mas a hemossiderina urinária é detectável por períodos mais longos (Figura 3.3). A hemossiderina urinária, na ausência de hemoglobina urinária, proporciona evidência clínica de hemólise subaguda ou intravascular crônica. Na ausência de cirrose, níveis reduzidos de haptoglobina (< 28 mg/dL) fornecem sensibilidade de 92% e especificidade de 98% para predição de hemólise.[10]

3 ■ Anemia Hemolítica

Quadro 3.2 Morfologia do Eritrócito e Patologia Associada

Tipo Celular	Intrínseca	Extrínseca
Acantócito	Deficiência de glutationa peroxidase, coreoacantose hereditária abetalipoproteinemia, síndrome de McLeod, deficiência de lecitina colesterol aciltransferase	Doença hepática (anemia hemolítica de células espiculadas) Asplenia
Pontilhado basofílico	Hemoglobinopatias Eritropoese ineficaz	Envenenamento por chumbo Deficiência de 5' nucleotidase
Eliptócito	Eliptocitose hereditária Anormalidades de banda 4.1 da proteína Deficiência de glicoforina C Piropoiquilocitose	
Corpúsculos de Heinz	Deficiência de G6PD Talassemias Hemoglobinas instáveis	Lesão induzida por fármacos
Parasitas		Malária (mostrado) Babesiose Bartonelose
Piropoiquilócitos	Piropoiquilocitose hereditária Mutação de α-espectrina	Queimaduras
Esquizócito		Anemia hemolítica microangiopática (veja Quadro 3.1)
Célula falciforme	Hemoglobina SS Hemoglobina SC Hemoglobina S-betatalassemia	

(Continua)

Quadro 3.2 Morfologia do Eritrócito e Patologia Associada *(Continuação)*

Tipo Celular	Intrínseca	Extrínseca
Esferócito	Esferocitose hereditária Deficiência de ankirina/espectrina, Doença da hemoglobina C, defeitos B e 3, defeitos de proteína 4.2	Hemólise imunomediada Infecções Lesões químicas
Estomatócito	Estomatocitose hereditária da doença do Rh nulo	Intoxicação por álcool Doença hepática
Célula-alvo	Talassemias Doença da hemoglobina C Hemoglobinas instáveis	Doença hepática

■ CONSIDERAÇÃO ESPECIAL DE DEFEITOS DE ENZIMA E MEMBRANA

Depois que as causas mais óbvias de hemólise são descartadas, o clínico deve considerar aquelas etiologias encontradas com menos frequência na prática diária, incluindo defeitos de enzima ou membrana. A avaliação laboratorial pode ser confusa em razão das numerosas etiologias e da diversidade de testes disponíveis. Portanto, a extensão dos testes diagnósticos é ditada pela magnitude da hemólise e pelo impacto de um diagnóstico específico sobre a terapia. A PNH é diagnosticada por fluxocitometria em decorrência da ausência associada de proteínas glicosilfosfatidilinositol ancoradas (p. ex., CD59) nas membranas plasmáticas das células hematopoéticas (veja Capítulo 6). A avaliação geral das anormalidades do citoesqueleto eritroide geralmente pode ser efetuada por meio de esfregaço de sangue periférico. No caso de enzimopatias, ensaios funcionais específicos estão disponíveis em laboratórios de referência.

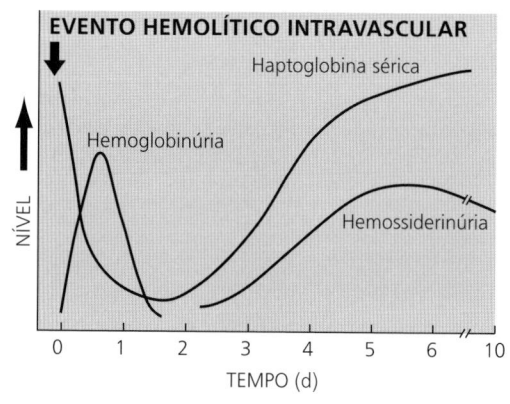

FIGURA 3.3 Indicadores de hemólise intravascular aguda. (De Hillman RS, Finch CA. *Red Cell Manual*. 7th ed. Philadelphia, PA: F.A. Davis; 1996, com permissão.)

■ ENZIMOPATIAS ERITROIDES

As deficiências enzimáticas, com mais frequência, estão associadas à anemia hemolítica não esferocítica congênita. As heranças de deficiências de G6PD e de fosfoglicerato quinase (PGK) são ligadas ao cromossomo X. Como as outras anormalidades enzimáticas da célula vermelha exibem um modo autossômico recessivo de herança, elas podem ser suspeitadas em casos de hemólise inexplicada durante a lactância ou infância. Embora a deficiência de G6PD possa ser a deficiência enzimáticas mais comum em humanos,[11] as outras enzimopatias associadas à hemólise raramente são diagnosticadas. Com base em sua baixa incidência, a avaliação laboratorial das enzimopatias suspeitadas requer a realização de ensaios em laboratórios ou pesquisa especializados (p. ex., Mayo Medical Laboratórios, Rochester, MN), que medem as propriedades funcionais de cada enzima. No quadro de hemólise aguda, porém, a magnitude do déficit funcional pode ser subestimada em razão dos níveis geralmente altos de atividade enzimática em reticulócitos e outros eritrócitos "jovens". À medida que a aplicação clínica da informação contida no genoma humano melhora, os testes genéticos podem-se tornar práticos para essas enzimopatias. O sucesso da genotipagem clínica, nesse sentido, dependerá de uma série de mutações identificadas, assim como da força da correlação entre genótipo e fenótipo. Um perfil com base no genoma das enzimas conhecidas relacionadas com a hemólise está disponível na internet (http://fmp-8.cit.nih.gov/hembase/index.php).

As deficiências de enzima com mais frequência associadas à hemólise estão ligadas à prevenção de dano oxidativo ou à geração de energia (ATP) nos eritrócitos. A redução de glutationa (desvio de hexose monofosfato) é necessária para prevenção de dano oxidativo do peróxido de hidrogênio nas proteínas celulares, incluindo hemoglobina. A glicólise (via de Embden-Meyerhof) fornece a única fonte de energia para as células sanguíneas vermelhas depois que elas perdem suas mitocôndrias. Uma breve sinopse das enzimopatias associadas à hemólise (organizada de acordo com a via metabólica envolvida) é apresentada a seguir.

Enzimas Envolvidas no Metabolismo da Glutationa

A deficiência de *G6PD* é o distúrbio enzimático mais comum de RBC associado à hemólise. Como distúrbio ligado ao X, é bem mais comum em homens, mas as mulheres apresentam a doença em decorrência do mosaicismo do cromossomo X e também por heterozigosidade composta hereditária. Estima-se que esse distúrbio afete 400 milhões de pessoas em todo o mundo, ocorrendo as maiores frequências nas populações da região mediterrânea, África e China.[11] A classificação clínica é feita de acordo com a magnitude da deficiência enzimática e a gravidade da hemólise.

Deficiência enzimática grave (menos de 10% da atividade normal) com hemólise crônica ou intermitente (populações mediterrânea e asiática).

Deficiência enzimática moderada (10-60% do normal) com hemólise intermitente geralmente associada à infecção a fármacos. Aproximadamente 10 a 15% dos homens afro-americanos são moderadamente deficientes em atividade de G6PD.

Deficiência enzimática leve (atividade acima de 60%) sem hemólise significativa.

É importante notar que a gravidade da hemólise entre todos os pacientes deficientes em G6PD depende de duas principais variáveis: a proteína G6PD e o estresse oxidativo. A deficiência de G6PD é definida em nível genético por mutações que causam a síntese reduzida de G6PD funcional (defeito quantitativo) ou produção de G6PD anormal (defeito qualitativo). A Johns Hopkins University (http://omim.org/entry/305900) catalogou as 400 variantes conhecidas de G6PD. A hiperbilirrubinemia neonatal em bebês deficientes em G6PD é causada pela produção aumentada de bilirrubina decorrente da decomposição eritrocitária e *clearance* inadequada por um fígado imaturo. Neonatos com grave deficiência de G6PD estão em risco maior de desenvolver hiperbilirrubinemia neonatal.

O segundo principal fator na determinação do nível de hemólise é o nível do estresse oxidativo intracelular. A G6PD age para catalisar a conversão de glicose-6-fosfato em 6-fosfogluconato. Essa reação bioquímica é acoplada à produção de NADPH e subsequente redução de glutationa. Os eritrócitos que são expostos a oxidantes ou estresses oxidativos tornam-se depletados de glutationa (GSH) reduzida. Depois que a GSH é depletada, ocorre a oxidação de outras proteínas contendo sulfidrila de células sanguíneas vermelhas (incluindo hemoglobina). A oxidação da hemoglobina leva à formação de precipitados de sulfo-hemoglobina e hemoglobina chamados corpúsculos de Heinz. As inclusões de corpúsculos de Heinz são geradas durante episódios hemolíticos agudos induzidos por fármacos. Pacientes com deficiência moderada de G6PD geralmente são assintomáticos em estado estável. Eles se apresentam, episodicamente, com anemia hemolítica aguda em razão de estresse oxidativo decorrente de infecções como hepatite viral aguda e pneumonia. A hemólise também está associada à ingestão de feijões-fava, que contêm agliconas pirimidínicas (divicina e isouramilo). O favismo está mais associado à variante de G6PD nas populações mediterrâneas. Certos fármacos e substâncias químicas (Quadro 3.3) que aumentam o risco de hemólise em pacientes deficientes em G6PD devem ser evitados.[12] Ocorre hemólise de 1 a 3 dias após a ingestão desses fármacos ou feijões-fava, com resolução geralmente dentro de uma semana da cessação.

Os testes para suspeita de deficiência de G6PD podem ser realizados por meio de testes simples de fluorescência qualitativa ou quantitativa que medem a produção de NADPH. Durante episódios de hemólise aguda, os níveis medidos de atividade enzimática podem estar elevados em decorrência da perda de eritrócitos mais velhos com a menor atividade. Um diagnóstico mais definitivo de deficiência de G6PD requer testes genéticos do paciente ou família envolvidos. O tratamento de um indivíduo deficiente em G6PD depende dos graus de hemólise. Alimentos e fármacos potencialmente prejudiciais sempre devem ser evitados pelo paciente, assim como por mães em amamentação de bebês com deficiência de G6PD. Pacientes com infecção devem ser cuidadosamente monitorados para detecção dos primeiros sinais de hemólise aumentada. A transfusão de sangue pode salvar vidas durante os episódios hemolíticos agudos. Embora controversa, a esplenectomia pode ser considerada nos casos de deficiência de G6PD que se apresenta com grave hemólise que não responde a outras medidas.

γ-glutamilcisteína sintetase é uma enzima limitadora de taxa na biossíntese de glutationa. A anemia hemolítica está associada à baixa atividade dessa enzima e a níveis normais de glutationa sintetases. Esses raros pacientes apresentam-se com história de anemia vitalícia, icterícia intermitente e degeneração espinocerebelar na vida adulta.[13]

A *glutationa peroxidase (GSH-Px)* é, primariamente, responsável pela eliminação de peróxido de hidrogênio dos eritrócitos. A produção dessa proteína é dependente de níveis nutricionais adequados de selênio.[14] Deficiências moderadas da atividade GSH-Px podem resultar na formação de corpúsculos de Heinz e em anemia hemolítica não esferocítica em bebês. Como na deficiência de G6PD, os agentes oxidantes devem ser evitados nesses pacientes.

Glutationa redutase é a enzima que reduz a GSH oxidada na presença de flavina adenina dinucleotídeo. A deficiência de glutationa redutase causa maior suscetibilidade à hemólise induzida por fármacos. A atividade da glutationa redutase aumenta com a suplementação dietética de riboflavina e um subgrupo desses pacientes responde bem aos suplementos de riboflavina dietética. Em alguns casos de deficiência de glutationa redutase, a atividade enzimática não pode ser restaurada por suplementação de riboflavina pela deleção de 2.246 pares de bases encontrada no gene codificador de glutationa redutase.[15]

A deficiência de *glutationa sintetase* é causada por herança autossômica recessiva de mutações do gene da glutationa sintetase com baixos níveis subsequentes de glutationa nas RBCs. A doença é marcada pelo acúmulo do metabólito oxiprolina na urina.[16] Os pacientes apresentam-se com a tríade clínica de hemólise, acidose metabólica e deterioração mental. O tratamento inclui vitamina C, vitamina E, bicarbonato e evitar fármacos oxidativos.

Quadro 3.3 Fármacos e Substâncias Químicas Comuns a Serem Evitados em Pacientes com Deficiência de Glicose-6-Fosfato Desidrogenase

Azul de metileno
Azul de toluidina
Dapsona
Fenazopiridina (Pyridium)
Nitrofurantoína
Primaquina
Rasburicase

Enzimas Envolvidas na Glicólise

A deficiência de piruvato quinase (PK) está associada a mais de 150 mutações genéticas.[17] A deficiência de PK é a segunda enzimopatia mais comum associada à anemia hemolítica não esferocítica congênita com uma prevalência de aproximadamente 1:20.000 em populações caucasianas. A PK converte fosfoenolpiruvato em piruvato, gerando, simultaneamente, adenosina trifosfato (ATP) a partir de adenosina difosfato (ADP). A atividade de PK diminui durante o envelhecimento das RBCs, à medida que a enzima é gradualmente desnaturada. O eventual resultado é a falha da glicólise, à medida que a atividade da PK cai abaixo de um nível crítico. Como a glicólise é a única fonte de síntese de ATP na RBC madura, depleção de ATP e hemólise seguem-se à falha glicolítica.

Compatível com várias outras causas herdadas de hemólise, postula-se que a deficiência de PK proporcione alguma proteção contra a infecção da malária.[18] A seleção para as variações desse gene também pode envolver outros fatores, uma vez que a deficiência de PK é menos comum na África e em outras regiões em que a malária é endêmica. A maioria dos pacientes é heterozigota composta para as duas formas mutantes mais comuns da enzima. Aproximadamente um terço dos casos apresenta-se com icterícia durante o período neonatal, e um terço desses casos é grave o suficiente para necessitar de transfusão. A morte durante o período neonatal pode resultar de anemia grave. Em indivíduos com as formas mais leves da enzimopatia, a anemia é menos grave e o diagnóstico pode não ser estabelecido até na fase tardia da infância. Infelizmente, a má correlação entre a atividade de PK e a gravidade da hemólise clínica confunde a acurácia do prognóstico.[17] Atualmente, não existe nenhum método confiável para predizer o sucesso da esplenectomia para casos individuais.

A deficiência de *glicose fosfato isomerase* (GPI) é a terceira deficiência enzimática glicolítica mais comum associada à anemia hemolítica. A GPI catalisa a produção de frutose-6-fosfato a partir de glicose-6-fosfato. É encontrada em todos os grupos étnicos, mas é prevalente em indivíduos de descendência europeia. Mais de duas dúzias de variantes genéticas foram identificadas até o momento com considerável variabilidade na gravidade da doença. Nos casos graves, a anemia e a hiperbilirrubinemia são evidentes ao nascimento. Além da hemólise crônica e da hiperbilirrubinemia, podem ocorrer crises hemolíticas agudas com as infecções virais e bacterianas.[19]

Descobriu-se que a deficiência de *aldolase* causa anemia hemolítica vitalícia moderadamente grave, algumas vezes necessitando de transfusões durante crises hemolíticas agudas. A aldolase catalisa a conversão de frutose-1,6-bisfosfato em di-hidroxiacetona fosfato e gliceraldeído-3-fosfato. A expressão anormal da variante aldolase causa hemólise e miopatia.[20] Outras anomalias congênitas incluem baixa estatura, retardo mental, puberdade atrasada e uma aparência facial distinta.

As deficiências de *2,3-difosfoglicerato mutase* (DPGM) superiores a 50% causam uma anemia hemolítica compensada. A DPGM converte 1,3-bifosfoglicerato em 2,3-difosfoglicerato (2,3-DPG). As deficiências dessa enzima podem levar à combinação de hemólise e policitemia causada por deficiência resultante da 2,3-DPG.[21]

Enolase é a enzima que converte 2-fosfoglicerato em fosfoenolpiruvato. Casos clínicos mostraram diminuição da atividade da enzima em pacientes com anemia hemolítica esferocítica leve.[22]

A deficiência de *hexoquinase* causa uma rara anemia hemolítica congênita, predominantemente em pessoas de ancestralidade norte-europeia. A hexoquinase age na etapa enzimática inicial na glicólise, catalisando a conversão de glicose em glicose-6-fosfato. A atividade de hexoquinase em reticulócitos é consideravelmente mais alta em células maduras. A anemia está associada à redução da atividade dessa enzima para 25% daquela dos eritrócitos normais.[23]

A deficiência de *fosfrutoquinase* (também chamada de doença de Tarui) resulta em um distúrbio de armazenamento de glicogênio caracterizado por hemólise e miopatia. A fosfrutoquinase é uma enzima alostérica que catalisa a conversão irreversível de frutose-6-fosfato em frutose-1,6-difosfato. Os indivíduos mais afetados exibem miopatia do esforço resultando em fraquezas, fadiga fácil, cãibras musculares ao exercício e mioglobinúria. A hemólise é causada por deformabilidade diminuída do eritrócito decorrente de extravasamento de íons de cálcio.[24]

A deficiência de *PGK* resulta em anemia hemolítica não esferocítica de moderada a grave. A PGK converte 1,3 bifosfoglicerato em 3-fosfoglicerato. A deficiência de PGK é o único distúrbio ligado ao X envolvido na glicólise. O fenótipo da doença é incomumente pleomórfica e pode incluir vários graus de anemia hemolítica, retardo mental e miopatia.[25]

A deficiência de *triosefosfato isomerase (TPI)* é um distúrbio raro caracterizado por anemia hemolítica grave e maior suscetibilidade à infecção. Além disso, a progressiva deterioração neurológica é uma característica da doença associada. As deficiências geralmente se tornam evidentes durante a infância, com espasticidade, retardo motor, hipotonia, fraqueza e convulsões.[26]

Outras Enzimopatias Associadas à Hemólise

A deficiência de *pirimidina 5' nucleotidase (uridina 5' monofosfato hidrolase)* leva ao acúmulo de altas concentrações de nucleotídeos de pirimidina dentro dos eritrócitos que precipitam e causam pontilhados basofílicos. O diagnóstico é confirmado pela diminuição da proporção do nucleotídeo OD260:OD280 e por medida da atividade enzimática. A gravidade da doença é variável, mas os pacientes geralmente manifestam hemólise vitalícia com as sequelas esperadas.[27]

A *adenosina deaminase (ADA)* é uma enzima catabólica da purina que converte adenosina em inosina. A deficiência de ADA causa grave imunodeficiência combinada hereditária. Em contraste, elevações na ADA causam anemia hemolítica. Estudos mostram que a amplificação de ADA nos reticulócitos resulta de aumento da tradução de mRNA de ADA.[28]

Heme oxigenase-1 é uma enzima envolvida na conversão de heme em bilirrubina. Heme oxigenase-1 ainda proporciona proteção contra certos estresses oxidativos. Dois pacientes pediátricos foram descritos com grave retardo de crescimento, asplenia, um sistema anormal de coagulação/fibrinólise e persistente anemia hemolítica. Essa deficiência enzimática pode causar achados únicos de fragmentação de eritrócitos e hemólise intravascular na ausência de hiperbilirrubinemia ou haptoglobina potencialmente diminuída em decorrência de um defeito na capacidade dos macrófagos para catabolizar heme.[29]

Lecitina colesterol aciltransferase (LCAT) é uma enzima envolvida no metabolismo de lipoproteína. As deficiências de LCAT resultam em defeitos da membrana eritroide causados pelo excesso de colesterol não esterificado. Os pacientes também desenvolvem doença renal com proteinúria, opacificações corneanas e seus perfis lipídicos séricos incluem diminuição de níveis séricos de HDL (normal 55-10%).[30]

■ DEFEITOS DA MEMBRANA ERITROIDE

A membrana da RBC compreende proteínas integrais e periféricas distribuídas no contexto de uma bicamada de lipídios. As proteínas de membrana integrais interagem para formar uma estrutura semelhante à treliça (citoesqueleto) na superfície citoplasmática da bicamada lipídica que é responsável pela força e deformabilidade da célula sanguínea vermelha. Banda 3, que funciona como um trocador de ânions (AE1), é uma importante proteína que liga, fisicamente, a bicamada lipídica ao citoesqueleto de membrana subjacente. As proteínas do citoesqueleto incluem espectrina, ankirina, actina, banda 3, banda 4.1 e banda 4.2. Outras proteínas de membrana da célula vermelha servem aos papéis de manutenção do equilíbrio osmótico ou têm propriedades adesivas. A exata função de muitas proteínas de membrana de eritroide permanece vaga.

A hemólise imunomediada resulta de anticorpos direcionados a proteínas de membrana eritrocítica. Aproximadamente 24 proteínas são principalmente responsáveis pela aloimunidade relacionada com a transfusão (veja Capítulo 24). A hemólise não imune também pode-se dever a fenótipos eritroides raros envolvendo essas proteínas. A hemólise não imune ocasionada pelo fenótipo Rh-nulo geralmente é leve e bem compensada com uma contagem de reticulócitos abaixo de 10%. A morfologia da célula vermelha pode ser estomatocítica ou esferocítica, e a fragilidade osmótica da RBC é aumentada.[31] A fraca expressão do grupo sanguíneo Kell resulta no chamado "fenótipo de McLeod." Esse fenótipo é ligado ao X e ocorre com frequência relativamente alta em indivíduos que têm doença granulomatosa crônica (CGD). Neurodegeneração e acantocitose são características do fenótipo McLeod. A hemólise associada é leve, com contagens de reticulócitos ligeiramente elevada.[32]

A primeira indicação de que um paciente possa ter uma anormalidade de membrana como causa de hemólise geralmente provém do exame microscópico do esfregaço de sangue periférico. Conforme mostrado no Quadro 3.2, a presença de esferócitos, eliptócitos, estomatócitos, acantócitos pode ser um alerta primário para um defeito na membrana subjacente.

A *esferocitose hereditária* (HS) é a anemia hereditária mais comum em pessoas de descendência norte-europeia, que ocorre a uma frequência de 1 em 5.000. É causada, geralmente, por mutações nos genes que codificam os componentes do citoesqueleto eritroide (α ou β-espectrina, ankirina, banda 3, proteína 4.2). Padrões de herança autossômicos recessivos ou dominantes foram identificados, e uma história familiar positiva é reunida em mais da metade dos casos. Os pacientes geralmente são diagnosticados na infância com a tríade clínica de anemia, icterícia e esplenomegalia. Esferócitos são identificados por seu pequeno tamanho (MCV baixo) e ausência de palidez central vista em eritrócitos normais. A esferocitose com base imune é descartada por testes DAT negativos.

Na maioria dos casos, a apresentação clínica e os parâmetros hematológicos são suficientes para fazer o diagnóstico.[33] Se o diagnóstico for sutil ou complicado, pode ser considerada a confirmação do diagnóstico usando ensaios de fragilidade da membrana, quantificação eletroforética de proteínas de membrana ou análises genéticas. O teste de fragilidade osmótica para HS é usado para detectar hemólise pela mensuração da fração de hemoglobina total liberada das células em concentrações de sal progressivamente mais diluídas. A hemólise ocorre nos esferócitos HS circulantes em concentrações de sal que não afetam a RBC normal. Um teste de crio-hemólise também pode ser usado para detectar o aumento de hemólise nos eritrócitos HS. As células vermelhas são suspensas em uma solução hipertônica, aquecidas brevemente a 37°C, e depois resfriadas a 4°C por 10 minutos. Um grau de hemólise amplamente separado entre esferócitos e células normais é visto com um teste de crio-hemólise, e os portadores assintomáticos de doença também podem ser identificados.[34] Embora historicamente interessantes, os testes de fragilidade de membrana não têm sensibilidade e especificidade, e, portanto, devem ser solicitados de maneira conservadora, uma vez que adicionam pouco à avaliação de um esfregaço sanguíneo bem preparado.

A *eliptocitose hereditária (HE)* é endêmica em áreas da África e Ásia. A doença também resulta de mutações nos genes da α-espectrina, β-espectrina e banda 4.1. No estado homozigótico, a hemólise pode ser vitalícia e exacerbada por doenças agudas ou crônicas.[35] No estado heterozigótico, pessoas com HE não têm síndrome clínica, mostram leve reticulocitose e as anormalidades características da morfologia da célula sanguínea vermelha fornecem os únicos indícios em direção ao diagnóstico.

Piropoiquilocitose hereditária é um tipo grave de HE resultante de uma mutação na proteína 4.1 ou na α-espectrina. A apresentação usual envolve anemia hemolítica de leve a moderada com evidência de marcada poiquilocitose. A espectrina nessas células anormais tem maior sensibilidade à desnaturação térmica, e as células exibem fragilidade mecânica. Como resultado, a distribuição de volume celular é ampla, e um número surpreendente de células fragmentadas e microesferócitos são observados no esfregaço periférico.[36]

A *estomatocitose hereditária* é identificada por uma área comprimida em vez da área circular de palidez central nos eritrócitos. Embora todos os pacientes compartilhem a característica clínica comum de estomatócitos, a pesquisa para definir a causa subjacente da alteração morfológica resultou em descrições clínicas mais específicas, incluindo estomatocitose hereditária desidratada (xerocitose), estomatocitose hereditária super-hidratada e crio-hidrocitose. As características comuns incluem hemólise e extravasamento de cátions das células vermelhas e gravidade variável de hemólise.[37] Mais importante, a esplenectomia não é útil e pode resultar em alto risco de doença tromboembólica.[38]

A *acantocitose* no esfregaço periférico pode ser causada por lipídios anormais em cirrose hepática, ou por outras anormalidades em lipídicos ou banda 3. Abetalipoproteinemia é um distúrbio genético raro que resulta em hipolipidemia, acantocitose, má absorção de gordura, retinite pigmentar e ataxia. Bebês com esse distúrbio autossômico recessivo são normais ao nascimento, mas logo desenvolvem esteatorreia, distensão abdominal e falha de crescimento. Retinite pigmentar e a ataxia aparece entre as idades de 5 e 10 anos e são progressivas. Portanto, a acantocitose vista no esfregaço periférico das crianças na ausência de hemólise ou doença hepática deve alertar o clínico a considerar condições neurodegenerativas associadas.[39]

▪ OPÇÕES DE TRATAMENTO DE HEMÓLISE CONFIRMADA

As estratégias terapêuticas para anemia hemolítica são determinadas pela causa subjacente de destruição de células vermelhas, a magnitude da anemia e o estado cardiopulmonar do paciente.

Para causas extrínsecas, o plano de tratamento geralmente se torna óbvio no momento do diagnóstico. A hemólise imunomediada pode necessitar de infusão de imunoglobulina, corticosteroides ou outras terapias imunossupressivas. A terapia de transfusão de concentrado de hemácias deve ser evitada, a não ser que seja absolutamente necessária. No entanto, a transfusão de hemácias não deve ser impedida se existir um estado cardiopulmonar gravemente comprometido mesmo quando a compatibilidade das células doadoras é incompleta. Nesses casos raros, o departamento de medicina de transfusão envolvido deve ser solicitado a identificar o produto disponível mais compatível, e a transfusão deve ser cuidadosamente monitorada. Infecções são tratadas com antimicrobianos. Para púrpura trombocitopênica trombótica, a plasmaférese é especificamente indicada juntamente com terapia imunossupressiva para reverter a depleção de ADAMTS-13 que resulta em excesso de multímeros de alto peso molecular do fator de von Willebrand desencadeando trombos plaquetários disseminados. A prevenção de hemólise imunomediada ou mediada por G6PD envolve a descontinuação ou evita medicações associadas. O monitoramento da hemoglobina urinária e dos níveis de hemossiderina pode determinar a resposta à terapia para hemólise intravascular.

Um distúrbio intrínseco adquirido de célula vermelha, PNH, pode ser tratado com eficácia com eculizumab, um anticorpo anti-C5 que pode controlar a hemólise intravascular pela conversão para uma hemólise extravascular mais leve (Capítulo 6). Também se demonstrou que eculizumab reduz o risco de trombose que acompanha a hemólise intravascular. A imunização com vacinação antimeningocócica é necessária antes de se prescrever eculizumab.[40,41] Também há relatos de que o eculizumab também reverte microangiopatia trombótica e insuficiência renal em pacientes com síndrome hemolítico-urêmica atípica.[42]

Apesar dos consideráveis avanços na definição dessas doenças genéticas em nível molecular, faltam regimes de tratamento igualmente específicos para outras causas intrínsecas de hemólise. Em geral, as causas intrínsecas de hemólise são hereditárias e estão presentes durante a lactância ou infância. Nesses casos, o prognóstico e o tratamento são complexos, uma vez que o quadro hemolítico pode-se alterar com o tempo. A primeira pergunta a fazer é indagar se o tratamento é necessário. A hemólise crônica pode requerer apenas uma avaliação clínica anual de hemograma completo (CBC), ARC e esfregaço sanguíneo para determinar se o paciente é capaz de manter níveis adequados de eritropoese. Infecções por parvovírus nesses pacientes podem resultar na piora aguda de sua anemia em razão da súbita diminuição de sua eritropoese. O ácido fólico deve ser administrado a todos os pacientes com hemólise crônica (1 mg/dia) porque essa vitamina é consumida com a produção acelerada de eritrócitos. Se a suplementação com ácido fólico ainda é necessária nos Estados Unidos, onde a fortificação de folato no alimento ocorreu a partir de meados dos anos 1990, não foi avaliada. Os regimes de transfusão devem ser feitos para cada paciente, e a sobrecarga de ferro deve ser prevista. Mesmo na ausência de transfusão, a sobrecarga de ferro pode resultar de eritropoese ineficaz. O metabolismo aumentado de heme também leva a significativo aumento na formação de cálculo biliar pigmentado.

Tratamentos como esplenectomia ou transplante de medula óssea devem ser reservados à hemólise acentuada que produz anemia potencialmente fatal. Conforme mencionado anteriormente, a esplenectomia deve ser desencorajada para pacientes com síndromes de estomatocitose hereditária.[38] Quando a hemólise grave se deve a outros defeitos de membrana, a esplenectomia pode ser benéfica e indicada. Em crianças, a esplenectomia deve ser retardada até os 6 anos de idade (se possível) em decorrência do maior risco de sepse. Em geral, os riscos da esplenectomia devem ser comparados àqueles associados à transfusão vitalícia. Após a realização de uma esplenectomia, deve-se ter o cuidado de compensar a perda da função esplênica. O baço é responsável pela *clearance* de bactérias encapsuladas, como *Streptococcus pneumoniae*, *Haemophilus influenzae* ou *Neisseria meningitidis*. O uso combinado de imunização pneumocócica de polissacarídeo e terapia empírica precoce com antibiótico oferece alto nível de proteção para pacientes pós-esplenectomia. Estima-se que a sepse seja fatal em 40 a 50% de todos os pacientes esplenectomizados. Dentro desse grupo, as crianças com talassemia e síndromes falciformes têm risco mais alto de morte.[43] Em todos os casos, os pacientes devem ser informados de que o estado asplênico acarreta significativo risco de infecção irresistível e que ameaça a vida.

■ CONCLUSÃO

Ampla gama de doenças genéticas e adquiridas manifesta-se por hemólise. O diagnóstico diferencial é útil no desenvolvimento de estratégias diagnósticas e terapêuticas e deve ser pensado em termos de causas intrínsecas ou extrínsecas de dano eritrocitário. Deve-se procurar fazer uma cuidadosa pesquisa sobre a causa de hemólise porque os tratamentos são muito diferentes. Quando uma causa comum de hemólise não é encontrada, deve-se procurar uma enzima subjacente ou defeito de membrana.

A gravidade clínica em todos os casos de hemólise é determinada pela taxa de destruição da célula vermelha, e a capacidade dos hospedeiros para compensar por meio da produção de eritrócitos frescos. A doença pode variar de uma síndrome sutil e clinicamente silenciosa até a hemólise de intensidade suficiente para dominar o quadro clínico e até causar morte, se não for tratada. Cada plano terapêutico deve ser planejado tanto para a gravidade da doença como para a causa da hemólise.

■ *SITES* ÚTEIS DA INTERNET

http://www.ncbi.nlm.nih.gov:80/entrez/query.fcgi?db=OMIM
http://fmp-8.cit.nih.gov/hembase/index.php

Referências

1. Lichtman MA, Beutler E, Kipps TJ, et al. *Williams Hematology.* 8th ed. New York, NY: McGraw-Hill Publishers; 2010.
2. Dacie JV. *The Haemolytic Anaemias: Secondary or Symptomatic Haemolytic Anaemias.* 3rd ed. Vols. 1-5. New York, NY: Churchill Livingstone; 1985-1999.
3. Nathan DG, Orkin SH, Oski FA. *Hematology of Infancy and Childhood.* 6th ed. Philadelphia, PA: WB Saunders; 2003.
4. Foerster J, Lee RG. Wintrobe MM, eds. *Wintrobe's Clinical Hematology.* 10th ed. Philadelphia, PA: Williams & Wilkins; 2008.
5. Hoffman, R, Benz EJ, Shattil, SJ, et al. *Hematology: Basic Principles and Practice.* 4th ed. Philadelphia, PA: Elsevier; 2005.
6. Beutler E, Luzzatto L. Hemolytic anemia. *Semin Hematol.* 1999;36:38-47.
7. Strassburg CP. Hyperbilirubinemia syndromes (Gilbert-Meulengracht, Crigler-Najjar, Dubin-Johnson, Rotor syndrome). *Best Pract Res Clin Gastroenterol.* 2010;5:555-571.
8. Finch CA, Hillman RS. *Red Cell Manual.* 7th ed. Philadelphia, PA: F.A. Davis; 1996.
9. Riley RS, Ben-Ezra JM, Tidwell A, et al. Reticulocytes and reticulocyte enumeration. *J Clin Lab Anal.* 2001;15:267-294.
10. Körmöczi GF, Säemann MD, Buchta C, et al. Influence of clinical factors on the haemolysis marker haptoglobin. *Eur J Clin Invest.* 2006;36:202-209.
11. Cappellini MD, Fiorelli G. Glucose-6-phosphate dehydrogenase deficiency. *Lancet.* 2008;371:64-74.
12. Youngster I, Arcavi L, Schechmaster R, et al. Medications and glucose-6-phosphate dehydrogenase deficiency: an evidence-based review. *Drug Saf.* 2010;33:713-726.
13. Hamilton D, Wu JH, Alaoui-Jamali M, et al. A novel missense mutation in the γ-glutamylcysteine synthetase catalytic subunit gene causes both decreased enzymatic activity and glutathione production. *Blood.* 2003;102:725-730.
14. Gondo H, Ideguchi H, Hayashi S, et al. Acute hemolysis in glutathione peroxidase deficiency. *Int J Hematol.* 1992;55:215-218.
15. Mojzikova R, Dolezel P, Pavlicek J, et al. Partial glutathione reductase deficiency as a cause of diverse clinical manifestations in a family with unstable hemoglobin (Hemoglobin Haná, β63(E7) His-Asn). *Blood Cells Mol Dis.* 2010;45:219-222.
16. Ristoff E, Larsson A. Inborn errors in the metabolism of glutathione. *Orphanet J Rare Dis.* 2007;2:16-24.
17. Zanella A, Fermo E, Bianchi P, et al. Red cell pyruvate kinase deficiency: molecular and clinical aspects. *Br J Haematol.* 2005;130:11-25.
18. Wang C, Chiarelli LR, Bianchi P. Human erythrocyte pyruvate kinase: characterization of the recombinant enzyme and a mutant form (R510Q) causing nonspherocytic hemolytic anemia. *Blood.* 2001;98(10):3113-3120.
19. Kugler W, Lakomek M. Glucose-6-phosphate isomerase deficiency. *Baillière's Clin Haematol.* 2000;13:89-101.
20. Yao DC, Tolan DR, Murray MF, et al. Hemolytic anemia and severe rhabdomyolysis caused by compound heterozygous mutations of the gene for erythrocyte/muscle isozyme of aldolase, ALDOA. *Blood.* 2004;103:2401-2403.
21. Jacobasch G, Rapoport SM. Hemolytic anemias due to erythrocyte enzyme deficiencies. *Mol Aspects Med.* 1996;17:143-170.
22. Boulard-Heitzmann P, Boulard M, Tallineau C. Decreased red cell enolase in 40 year old woman with compensated haemolysis. *Scand J Haematol.* 1984;33:401-404.
23. Kanno H. Hexokinase: gene structure and mutations. *Baillière's Clin Haematol.* 2000;13:83-88.
24. Sabina RL, Waldenström A, Ronquist G. The contribution of Ca^{2+}-calmodulin activation of human erythrocyte AMP deaminase (isoform E) to the erythrocyte metabolic dysregulation of familial phosphofructokinase deficiency. *Haematologica.* 2006;91:652-655.
25. Beutler E. PGK deficiency. *Br J Haematol.* 2007;136:3-11.
26. Oláh J, Orosz F, Keserü GM, et al. Triosephosphate isomerase deficiency: a neurodegenerative misfolding disease. *Biochem Soc Trans.* 2002;30:30-38.

27. Zanella A, Bianchi P, Fermo E, et al. Hereditary pyrimidine 5'-nucleotidase deficiency: from genetics to clinical manifestations. *Br J Haematol.* 2006;133:113-123.
28. Chottiner EG, Cloft HJ, Tartaglia AP, et al. Elevated adenosine deaminase activity and hereditary hemolytic anemia: evidence for abnormal translational control of protein synthesis. *J Clin Invest.* 1987;79:1001-1005.
29. Fraser ST, Midwinter RG, Berger BS, et al. Heme oxygenase-1: a critical link between iron metabolism, erythropoiesis, and development. *Adv Hematol.* 2011;2011:473709.
30. Hovingh GK, de Groot E, van der Steeg W, et al. Inherited disorders of HDL metabolism and atherosclerosis. *Curr Opin Lipidol.* 2005;16:139-145.
31. Nash R, Shojania AM. Hematological aspect of Rh deficiency: a case report and review of literature. *Am J Hematol.* 1987;24:267-275.
32. Walker RH, Danek A, Uttner I, et al. McLeod phenotype without the McLeod syndrome. *Transfusion.* 2007;47:299-305.
33. Bolton-Maggs PH, Stevens RF, Dodd NJ, et al. Guidelines for the diagnosis and management of hereditary spherocytosis. *Br J Haematol.* 2004;126:455-474.
34. Iglauer A, Reinhardt D, Schöter W, et al. Cryohemolysis test as a diagnostic tool for hereditary spherocytosis. *Ann Hematol.* 1999;78:555-557.
35. Delaunay J. The molecular basis of hereditary red cell membrane disorders. *Blood Rev.* 2007;21:1-20.
36. Ramos MC, Schafernak KT, Peterson LC. Hereditary pyropoikilocytosis: a rare but potentially severe form of congenital hemolytic anemia. *J Pediatr Hematol Oncol.* 2007;29:128-129.
37. Delaunay J. The hereditary stomatocytoses: genetic disorders of the red cell membrane permeability to monovalent cations. *Semin Hematol.* 2004;41:165-172.
38. Stewart GW, Amess JA, Eber SW, et al. Thrombo-embolic disease after splenectomy for hereditary stomatocytosis. *Br J Haematol.* 1996;93:303-310.
39. Jung HH, Danek A, Walker RH. Neuroacanthocytosis syndromes. *Orphanet J Rare Dis.* 2011;25:68.
40. Brodsky RA, Young NS, Antonioli E, et al. Multicenter phase 3 study of the complement inhibitor eculizumab for the treatment of patients with paroxysmal nocturnal hemoglobinuria. *Blood.* 2008;111:1840-1847.
41. Parker CJ. Management of paroxysmal nocturnal hemoglobinuria in the era of complement inhibitory therapy. *Hematology Am Soc Hematol Educ Program.* 2011;2011:21-29.
42. Nurnberger J, Witzke O, Opazo Saez A, et al. Eculizumab for atypical hemolytic-uremic syndrome. *N Engl J Med.* 2009;360:542-544.
43. Bisharat N, Omari H, Lavi I, et al. Risk of infection and death among post-splenectomy patients. *J Infect.* 2001;43:182-186.

4
Anemia Hemolítica: Talassemias e Distúrbios Falciformes

Matthew M. Hsieh ▪ John F. Tisdale ▪ Griffin P. Rodgers

A hemoglobina normal dentro das hemácias compreende duas cadeias α e duas cadeias β, com uma relação de síntese de α para β de 1:1. As talassemias são um grupo de distúrbios *quantitativos* com produção insuficiente de cadeias α ou β, o que leva ao acúmulo desequilibrado de cadeias α ou β, respectivamente. Em contraste, as hemoglobinopatias (ou as variantes estruturais anormais da hemoglobina) são um grupo distinto de distúrbios *qualitativos*, com cadeias α ou β anormais em quantidade normal, dos quais a doença falciforme (SCD) é o distúrbio mais bem reconhecido. Embora esses dois distúrbios compartilhem características de anemia hemolítica e complicações relacionadas com a transfusão, diferem em sua fisiopatologia, manifestações clínicas e tratamento (Quadro 4.1). As talassemias e as hemoglobinopatias são encontradas geralmente em áreas onde a malária é endêmica porque genes anormais oferecem proteção contra a malária.[1]

▪ FISIOPATOLOGIA

Talassemias

Normalmente, há quatro cópias de um gene de α-globina, duas cópias em cada cromátide do cromossomo 16 (Quadro 4.2). As cadeias de α-globina são essenciais na síntese tanto de hemoglobina fetal como adulta. Síndromes de α-talassemia resultam de deleções de um grande segmento do gene de α-globina com *crossover* (cruzamento) desigual ou de recombinação, e menos frequentemente de mutações. Os segmentos deletados do DNA são de tamanho variável e podem envolver um (– +, o mesmo que α+ ou *trans*) ou ambos os alelos (– –, o mesmo que α0 ou *cis*) na mesma cromátide. A deleção de um gene (–+/++) confere um portador silencioso. A deleção de dois genes (– –/++ ou –+/–+) é comumente referida como α-talassemia menor ou traço com microcitose, hipocromia, mas pouca ou nenhuma anemia (Figura 4.1). A deleção de três genes (– –/–+) leva à Hb H (β4), que é uma forma instável de hemoglobina. A doença da Hb H manifesta-se por hipocromia, anemia hemolítica moderadamente grave e esplenomegalia. A ausência dos quatro genes leva à hidropsia fetal com Hb Bart (γ4). Hb Bart transporta O_2 precariamente, causa profunda hipóxia, leva à insuficiência cardíaca e hepática, e quase sempre é incompatível com a vida sem transfusão de hemácias *in utero*.

Ambos, os haplótipos de deleção do gene de α-globina, (–+) e (– –), ocorrem igualmente em indivíduos do sudeste asiático, enquanto o haplótipo (– –) é muito menos comum em indivíduos do Mediterrâneo e raro em africanos. Consequentemente, todas as síndromes α-talassêmicas são vistas em indivíduos do sudeste asiático, mas a ocorrência de hidropsia fetal é de incomum a rara em indivíduos do Mediterrâneo e africanos. Além das deleções do gene de α-globina, existem variantes estruturais de α-globina que podem ocorrer isoladamente ou em combinação com deleções de α-gene, e levam a mais redução da síntese de α-globina. A variante mais bem caracterizada de α-globina é a Hb Constant Spring.

Quadro 4.1 Características Gerais de Talassemia e Doença Falciforme

	α-Talassemia	β-Talassemia	Doença Falciforme
Geográfica	África Equatorial; Oriente Médio Mediterrâneo; Península Arábica; Caribenhos; Índia; sudeste da Ásia; sul da China		África; algumas regiões mediterrâneas; países do Oriente Médio; partes da Índia
Fisiopatologia	Defeito quantitativo de Hb: deleção(ões) de gene levando à produção reduzida de cadeia α e anemia hemolítica	Defeito quantitativo de Hb: mutações levando à produção reduzida de cadeia β e anemia hemolítica	Defeito qualitativo de Hb: polimerização de Hb S levando à vasoclusão e anemia hemolítica
Terapia	Transfusões simples Quelação de ferro	Transfusões simples Quelação de ferro Hidroxiureia em indivíduos selecionados Transplante	Transfusões simples e exsanguineotransfusões Analgesia Hidroxiureia Transplantes

Hb S, hemoglobina falciforme.

Em contraste com os genes de α-globina, existem somente dois genes de β-globina, um em cada cromátide do cromossomo 11. Embora existam quase 200 mutações descritas, somente cerca de 20 delas respondem pela maioria dos indivíduos β-talassêmicos. As mutações são agrupadas pelas localizações étnicas regionais: bacia do mediterrâneo, sudeste da Ásia, África e Índia asiática. Mutações causadoras de todas as doenças alteram a transcrição, o processamento ou tradução do mRNA do gene de β-globina. Algumas mutações diminuem a produção de β-globina em apenas 10% enquanto outras chegam a 90%. Homozigosidade ou heterozigosidade de alelos variavelmente afetados explica a ampla gama de síndromes β-talassêmicas.

Os pacientes com um alelo anormal têm β-talassemia menor ou traço: a síntese da cadeia β está reduzida em cerca da metade. Embora a Hb A normal $(\alpha_2\beta_2)$ esteja ligeiramente diminuída, não há excesso acumulado de cadeias α. Há hipocromia e microcitose, mas sem anemia clinicamente significativa, hemólise ou eritropoese ineficaz. Talassemia intermediária refere-se à condição em pacientes com um grau menor de anemia hemolítica, geralmente secundária à heterozigosidade composta por dois alelos de β-talassemia leve, δ e β-talassemia, Hb E e β-talassemia, β-talassemia, com persistência hereditária de hemoglobina fetal (HPFH), ou coexistência de α e β-talassemias. O fenótipo de dois alelos graves de cadeias β é referido como β-talassemia maior ou anemia de Cooley: a síntese de cadeia β e Hb A está praticamente ausente, com significativo excesso de cadeias α e, consequentemente, levando à anemia hemolítica grave. O aumento compensatório em Hb A_2 e F é inadequado para compensar a falta de produção de cadeia β.

Quadro 4.2 Hemoglobina Normal e Variante

Nome	Designação	Estrutura Molecular	Proporção em
Hemoglobina adulta	A	$\alpha_2\beta_2$	Adultos: 97% Recém-nascidos: 20-25%
Hemoglobina adulta	A_2	$\alpha_2\delta_2$	Adultos: 2,5% Recém-nascidos: 0,5%
Hemoglobina fetal	F	$\alpha_2\gamma_2$	Adultos: < 1% Recém-nascidos: 75-80%
	Hb H	β_4	Adultos: 0% Recém-nascidos: 15-25% na doença da Hb H
	Hb Bart	γ_4	Adultos: 0% Recém-nascidos: 15-25% na doença da Hb H, 100% na doença da Hb H, 100% na hidropsia fetal

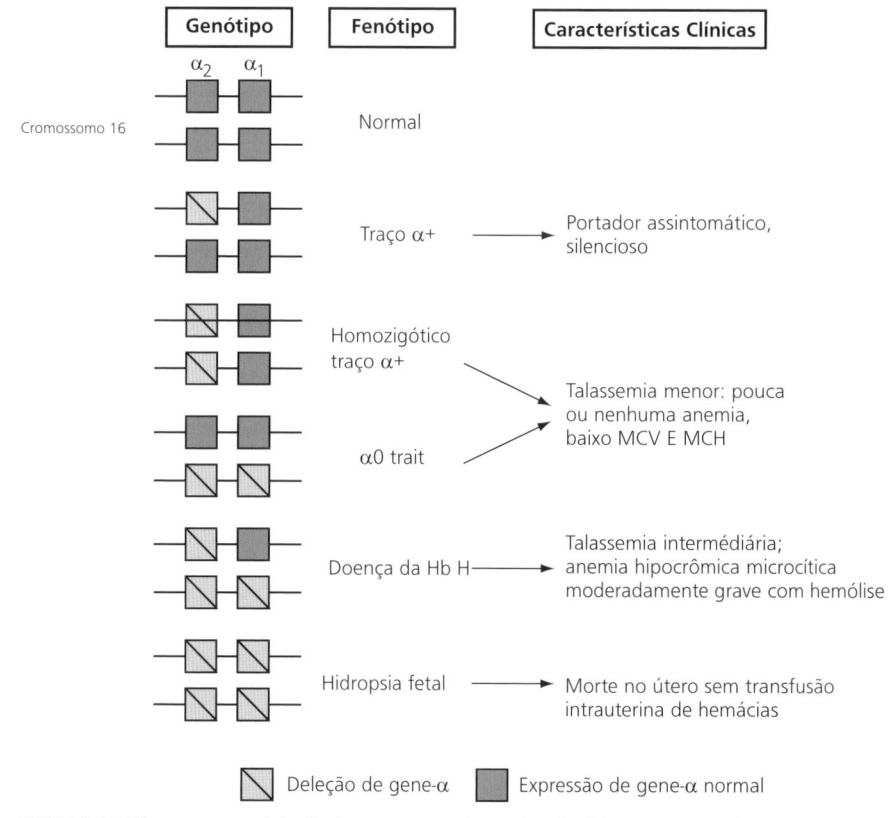

FIGURA 4.1 Diagrama para deleção de gene na α-talassemia e fenótipos correspondentes.
Hb, hemoglobina; MCH, hemoglobina corpuscular média; MCV, volume corpuscular médio.

Hemoglobinopatias: Variantes Estruturais da Hemoglobina

As variantes de hemoglobina de cadeias α ou β, ou as hemoglobinopatias, são causadas, com mais frequência, por mutações pontuais. A nomenclatura das hemoglobinopatias emprega letras do alfabeto (S, C ou E), e, às vezes, ocorre com localizações de primeira descoberta (0^{Arab} or D^{Punjab}) ou denomina o caso-índice (Lepore ou Constant Spring), seguida, então, por cadeia, localização e substituição de aminoácido nessa cadeia de hemoglobina ($\beta^{6\ Glu\rightarrow Val}$).

Hemoglobina S

A hemoglobina falciforme (Hb S) é a hemoglobinopatia mais bem caracterizada. A SCD é um distúrbio hereditário em que o ácido glutâmico normal é substituído por valina no sexto códon da cadeia de β-globina ($\beta^{6\ Glu\rightarrow Val}$) o que favorece a ligação de moléculas de hemoglobina. Como resultado, Hb S é menos solúvel quando desoxigenada (no ciclo oxigenação-desoxigenação normal), precipita-se e polimeriza-se rapidamente em hemácias, e causa uma alteração morfológica para um formato em crescente. Essas células falciformes rígidas levam à anemia hemolítica e vasoclusão, que em conjunto causa todas as complicações da SCD.

O ciclo de vida é de cerca de 10 a 20 dias, comparado aos 120 dias em hemácias normais. Na ausência de episódios clinicamente significativos, ocorre anemia hemolítica crônica com hemoglobina média de 6 a 8 g/dL, apesar da reticulocitose compensatória superior a 5% ou 150 k/μL. A maioria das hemácias falciformes é removida no baço; algumas são destruídas intravascularmente por forças mecânicas ou estresse oxidativo. A hemólise tem sido implicada na ativação de mediadores inflamatórios, como o fator de necrose tumoral alfa (TNF-α), interleucina-2 (IL-2), trombina e fator de ativação plaquetária.[2] A leucocitose é comum em contagens basais, enquanto contagens mais altas de leucócitos geralmente estão associadas a crises de dor mais frequentes, acidente vascular encefálico e expectativa de vida mais curta em pacientes com doença falciforme homozigótica (Hb SS). A hemoglobina livre, liberada pela hemólise, pode consumir óxido nítrico e participar da disfunção endotelial para promover vasoconstrição.

Outras Hemoglobinopatias (E, C, Lepore, D, O^{Arab}, Constant Spring)

Hb E é uma variante comum da hemoglobina, presente em cerca de 15 a 30% dos indivíduos no sul da China e sudeste da Ásia. A Hb E resulta da substituição do ácido glutâmico normal por lisina no 26º aminoácido da cadeia β ($β^{26\ Glu \rightarrow Lys}$), e leva a uma divisão (*splicing*) normal de somente 50% de mRNAs. Indivíduos com Hb E heterozigótica e homozigótica têm anemia leve, hipocromia e microcitose. Quando a Hb E é combinada com β-talassemia, as características clínicas assemelham-se às da β-talassemia intermediária.

A Hb C resulta da substituição do ácido glutâmico normal por lisina no 6º aminoácido da cadeia β. A Hb C é encontrada principalmente em indivíduos de descendência africana e é a segunda hemoglobinopatia mais comum nos Estados Unidos e terceira mais comum no mundo inteiro. Os portadores de Hb C são assintomáticos; os indivíduos homozigóticos (Hb CC) exibem anemia hemolítica leve, mas são em grande parte assintomáticos. A Hb C combinada com β-talassemia produz anemia hemolítica leve a moderada com algumas características de β-talassemia maior. A heterozigosidade composta com Hb C e S (Hb SC) leva à anemia mais leve com menos úlceras na perna, crises de dor e osteonecrose do que na SCD homozigótica (Hb SS). Também há risco um pouco menor de infecção por organismos encapsulados. Doença proliferativa retiniana, necrose avascular e esplenomegalia, porém, manifestam-se mais cedo e com mais frequência na doença de Hb SC.

Hb Lepore é uma cadeia fundida de globina, que consiste em metade N-terminal da cadeia δ e em metade C-terminal da cadeia β; é produzida em níveis muito baixos (2,5%) em comparação com as cadeias β normais. Embora seja vista tipicamente em gregos ou italianos, essa variante pode ocorrer em muitos grupos étnicos de descendentes de norte-europeus. Hb Lepore pode ocorrer isoladamente ou em combinação com mutações β-talassêmicas, levando a sintomas similares aos da β-talassemia maior. Hb D (a mesma de Hb Los Angeles ou Hb Punjab), outra variante da cadeia β, é vista na população da Índia asiática. Quando combinada com a β-talassemia ou SCD, a anemia é leve. Hb O^{Arab}, uma variante rara da cadeia β, quando combinada com SCD (Hb SO^{Arab}), comporta-se de modo similar à SCD grave.

Hb Constant Spring, presente em 5 a 10% dos indivíduos do sudeste da Ásia, é causada por mutação pontual no códon de interrupção do mRNA da cadeia α, levando a uma cadeia α alongada ($α^{CS}$). Como a síntese de $α^{CS}$ é muito reduzida (em cerca de 1%), da Hb Constant Spring comporta-se como uma deleção de cadeia α. Quando um defeito $α^{CS}$ é combinado com um defeito *cis* α-talassêmico, assemelha-se à doença Hb H ($--/α^{CS}\ α$). Felizmente $α^{CS}$ tipicamente está acoplado a um gene de cadeia α normal ($α^{CS}\ α$) no mesmo alelo, não sendo observada hidropsia fetal.

■ DIAGNÓSTICO E TRIAGEM

O diagnóstico de SCD e talassemias agora é realizado por testes neonatais ou pré-natais. O objetivo de testes pós-natais é identificar portadores de α ou β-talassemia, Hb S, C, E e de outras hemoglobinopatias clinicamente importantes. O processo inicia-se tipicamente com um hemograma completo (CBC). Quando os índices de células vermelhas são sugestivos (Quadro 4.3), esfregaço de sangue periférico e cromatografia líquida de alto desempenho (HPLC) fornecem um diagnóstico provisório. A HPLC substituiu em grande parte a eletroforese tradicional porque quantifica de maneira confiável a fração das hemoglobinas A, F e S. As hemoglobinopatias são confirmadas por focalização isoelétrica ou eletroforese em gel sob condições alcalinas (separa Hb S de Hb D/G) ou ácidas (separa Hb C, E, e O^{Arab}). Mutações específicas da talassemia requerem exame por reação em cadeia da polimerase (PCR) com base em testes de DNA. Os índices de contagem sanguínea variam amplamente e podem-se desviar dos valores típicos, se houver deficiência de ferro concomitante ou heterozigosidase composta por outras hemoglobinopatias. Qualquer transfusão também alteraria os parâmetros hematológicos geralmente encontrados em cada síndrome.

Quadro 4.3 Características Hematológicas da Doença Falciforme e Talassemias

Normal	Hemograma completo (RBC) normal: MCV > 78 fL (ou microlitro cúbico) ou MCH > 27 pg *Hb A > 95%, F < 1%, A_2 < 3%
α-Talassemia menor (silenciosa ou traço)	MCV < 78 fL ou MCH < 25 pg, RBC total elevado *Hb A, F 1-7%,† A_2 ~3,5%‡
Traço de β-talassemia	MCV < 78 fL ou MCH < 25 pg, RBC total elevado *Hb A, F 1-7%,† A_2 ~4-5%‡
α-Talassemia maior (doença da Hb H)	MCV < 70 fL ou MCH < 25 pg, RBC elevado *Hb A,F 1-7%,† A_2 normal, Hb H 0,8-40% Grave microcitose, anisocitose, hipocromia e Hb H no esfregaço periférico
β-Talassemia maior	MCV < 70 fL ou MCH < 25 pg, RBC total elevado *Hb A_2 > 4%, Hb F 1-7%,† Hb A_2 > 4%‡ Grave microcitose, anisocitose, hipocromia no esfregaço periférico
Traço falciforme	*Hb A próximo de 50%, Hb S 35-40%
Doença falciforme	*Hb SS: Hb S > 70%, A_2 < 4% e % variável de Hb F; células falciformes no esfregaço periférico Hb SC: Hb e C 30-40% cada; menos células falciformes, porém mais células-alvo e esferócitos no esfregaço periférico
Hb S/β⁺-talassemia	*% variável de Hb A, Hb S tipicamente > 50%
Hb S/β⁰-talassemia	*Hb S tipicamente > 50%, % variável de Hb A (10-30%)

*Eletroforese para triagem de hemoglobina ou cromatografia líquida de alto deempenho (HPLC) padrão.

†Hb F pode estar mais alta em indivíduos com δβ-talassemia concomitante ou persistência hereditária de hemoglobina fetal (HPFH).

‡Hb A2 pode estar abaixo de 3,5% em indivíduos com deficiência concomitante de ferro, alguma α-talassemia, δβ-talassemia, ou certas mutações da cadeia β.

Hb, hemoglobina: MCH, hemoglobina corpuscular média; MCV, volume corpuscular médio; RBC, células vermelhas; SC, heterozigoto para hemoglobina S e C.

Traço e Doença α-Talassêmicos

Pode-se suspeitar do traço α-talassêmico quando há número total elevado de células sanguíneas vermelhas Hb A_2 normal ou limítrofe, volume corpuscular médio (MCV) inferior a 78 fL e hemoglobina corpuscular média (MCH) inferior a 25 pg. O esfregaço de sangue periférico na doença da Hb H pode ser corado com azul de cresol para demonstrar precipitados de Hb H em hemácias e reticulócitos.

Traço β-Talassêmico e β-Talassemia Maior

Pode-se suspeitar do traço β-talassêmico quando há um elevado número total de hemácias, MCV inferior a 78 fL, MCH inferior a 27 pg e hemoglobina normal ou ligeiramente baixa. À HPLC, há um padrão característico de eluição de Hb F variavelmente elevado (mais alto na variante mediterrânea, e mais baixa na variante africana), Hb A normal, e > 4% Hb A_2. No entanto, a Hb A_2, pode estar normal (menos de 3%) em indivíduos com deficiência de ferro concomitante ou α-talassemia, heterozigoto composto δ e β-talassemias, ou naqueles com certas mutações na cadeia β. Na β-talassemia maior, o MCV geralmente está abaixo de 70 fL, o MCH está abaixo de 25 pg, havendo variavelmente baixa hemoglobina (5-9 g/dL), e nenhuma Hb A à HPLC.

Traço e Doença Falciformes

Pode-se diagnosticar a doença ou o traço falciforme (SCT) pela combinação de CBC, HPLC e teste de solubilidade falciforme. A SCT tem índices de células vermelhas quase normais; a hemoglobina pode estar ligeiramente abaixo do normal e tanto o MCH como a amplitude de distribuição de hemácias (RDW) podem estar ligeiramente elevados. A Hb S será de 35 a 40% à HPLC. Por outro lado, na SCD, a hemoglobina mostrará variação de 6 a 8 g/dL, e as hemácias falciformes serão vistas no esfregaço periférico. A Hb S compreenderá 80 a 90% da hemoglobina total, e a Hb A estará ligeiramente elevada, à HPLC (em decorrência com a coeluição de Hb S com Hb A). Confirma-se, então, o traço falciforme ou a SCD por teste de solubilidade falciforme e eletroforese em gel ácida ou alcalina para a triagem de outras hemoglobinopatias concomitantes, como Hb D ou G. A doença falciforme SC é facilmente distinguida por HPLC. Além disso, o esfregaço periférico na doença Hb SC mostra menos células falciformes, mais esferócitos e células-alvo, além de uma distribuição desigual de hemoglobina entre as hemácias.

■ SÍNDROMES CLÍNICAS E TRATAMENTO DA DOENÇA FALCIFORME
Episódios Vasoclusivos (Crises de Dor)

O episódio vasoclusivo (VOE) é a manifestação clínica mais frequente de SCD,[3] e pode ocorrer espontaneamente ou precipitado por infecção, estresse, desidratação ou alterações no clima/temperatura. A avaliação frequente e o ajuste da terapia para dor, o envolvimento do serviço de controle de dor e consultas médicas são importantes para abordar a complexa etiologia da dor na SCD. A avaliação começa com a obtenção de uma história completa de VOEs atuais e anteriores. O exame físico e os sinais vitais identificam quaisquer sinais ou sintomas relacionados a um episódio de dor. A dor pode afetar múltiplos locais: ossos, articulações, o sistema cardiopulmonar, CNS ou órgãos viscerais abdominais. A dor crônica é tipicamente confinada a úlceras na perna e ao sistema esquelético.

Dores agudas leves geralmente são tratadas em situação ambulatorial com uma combinação de drogas anti-inflamatórias não esteroides (NSAIDs), acetaminofeno, e/ou um opioide oral. A dor aguda moderada a intensa tipicamente requer a intervenção em um dia de internação hospitalar ou em departamento de emergência, que começa com a rápida avaliação da dor, hidratação com o uso de dextrose a 5% em metade de solução salina normal (D5 1/2 NS) e 20 mEq KCL, não excedendo a 1,5 vez de manutenção, e um analgésico opioide (tipicamente morfina, hidromorfona ou fentanila). A escolha, dose e frequência da medicação dependem dos pacientes em regime de medicações ambulatoriais e das respostas anteriores. A dor intensa é tratada com *bolus* em regime de internação e infusão contínua de um opioide analgésico, geralmente por meio de bombas de liberação controlada pelo paciente (PCA). Naqueles indivíduos com acesso intravenoso difícil, a injeção subcutânea é uma alternativa aceitável a curto prazo; no entanto, a injeção intramuscular deve ser evitada em vista da absorção variável. A meperidina parenteral não deve ser usada como tratamento de primeira linha porque o metabólito, normeperidina, tem uma meia-vida longa e aumenta os riscos e os transtornos do humor bem como as crises epilépticas. Os agonistas opioides são metabolizados pelo fígado e excretados variavelmente pelo rim, e a redução da dose pode ser necessária naqueles com comprometimento hepático. Meperidina e morfina têm metabólitos ativos, e devem ser usadas com grande cautela em pacientes com comprometimento renal. Os efeitos colaterais comuns de todos os opioides – náusea, vômito, prurido, constipação e depressão respiratória – devem ser monitorados e tratados em conformidade.

Os analgésicos não opioides, como acetaminofeno e NSAIDs têm um efeito de teto e geralmente são usados em conjunto com um agonista opioide oral. A dose de acetaminofeno total não deve exceder 4 gramas diárias em adultos com função hepática normal. Toxicidades gastrointestinais, renais e hematológicas devem ser monitoradas. Benzodiazepínicos, antidepressivos, antieméticos e agonistas-antagonistas de opioides (como pentazocina, nalbufina e butorfanol) são adjuvantes úteis dos agonistas opioides e potencializam seus efeitos analgésicos. Gabapentina e antidepressivos tricíclicos podem ser úteis à dor neuropática.

Em revisão recente de terapia crônica opioide,[4] a falha em alcançar a desejada analgesia pode resultar de (i) tolerância a opioides, em que o número de receptores opioides esteja reduzido; (ii) hipersensibilidade induzida por opioide, em que as experiências individuais aumentaram a sensibilidade de estímulos nocivos conhecidos; ou (iii) piora da dor em decorrência de progressivo dano tecidual. A terapia prolongada com opioide em alta dose está associada à deficiência de testosterona e supressão da imunidade. A redução escalonada da dose de opioide a cada 6 a 8 semanas ou a rotação do opioide com um período de abstinência desses fármacos pode melhorar a analgesia desejada e minimizar os efeitos adversos na terapia a longo prazo com analgésico (Quadro 4.4).

As transfusões de hemácias não são rotineiramente administradas durante VOEs típicos, mas são importantes para as complicações concomitantes, como a síndrome torácica aguda (ACS), acidente vascular ou outra isquemia e dano de órgãos.

Quadro 4.4 Perfis Comparativos de Agonistas Opioides Comuns para Dor aguda

	Dosagem Analgésica Equivalente	Local de Metabolismo e Excreção*	Ajuste de Dose no Comprometimento Hepático	Ajuste de Dose no Comprometimento Renal
Fentanila	IV ou transdérmica 25 µg/h	Fígado: metabólitos inativos Rim: 75% dos metabólitos	Nenhum	
Hidromorfona	IV: 1,5 mg VO: 7,5 mg	Fígado: metabólitos inativos Rim: pouca excreção	Considerar	GFR 20-50 mL/min: 50-75% da dosagem normal GFR: < 20 mL/min: 25-50% da dosagem normal
Oximorfona	IV: 1 mg VO: 10 mg	Fígado: metabólitos ativos e inativos Rim: excreção de 30-40%	Considerar	
Meperidina	IV: 75 mg VO: 300 mg	Fígado: vários metabólitos ativos Rim: excreção > 70%	Sim	Deve-se evitar o uso de meperidina no caso de comprometimento renal
Morfina	IV: 10 mg VO: 30 mg	Fígado: metabólitos ativos e inativos Rim: excreção > 90%	Sim	GFR 20-50 mL/min: 50-75% da dosagem normal GFR < 20 mL/min: evite morfina ou 25-50% da dosagem normal com cautela
Oxicodona	IV: não disponível VO: 30 mg	Fígado: metabólitos ativos Rim: excreção variável de metabólitos	Sim, comece com 1/3 até ½ da dose normal	GFR 20-50 mL/min: 33-50% da dosagem normal GFR < 20 mL/min: 33% da dosagem normal
Hidrocodona	IV: não disponível VO: 20-30 mg	Fígado: metabólitos ativos Rim: excreção de 30%	Considerar	GFR 20-50 mL/min: 50-75% da dosagem normal

*Agonistas opioides são tipicamente metabolizados no fígado em produtos ativos ou inativos e são variavelmente excretados pelos rins.
GFR, taxa de filtração glomerular; IV, intravenoso; VO, via oral.

Infecções

Por causa da asplenia funcional, os pacientes com SCD estão em risco mais alto de infecção por organismos encapsulados: *Streptococcus pneumoniae, Haemophilus influenzae* e *Neisseria meningitidis*. Assim, a febre deve ser avaliada e tratada imediatamente como evento séptico em potencial, e antibióticos empíricos devem ser administrados ao mesmo tempo que se esperam resultados de hemocultura ou cultura de urina e de radiografia torácica. O diagnóstico neonatal permite o início imediato da profilaxia com penicilina e educação familiar sobre o monitoramento vigilante para infecções. Em um estudo clínico controlado por placebo,[5] a penicilina profilática preveniu 84% das infecções potencialmente fatais por *S. pneumoniae*. As vacinações contra *S. pneumoniae* devem iniciar concomitantemente com a profilaxia com penicilina. A penicilina pode ser descontinuada naqueles pacientes com mais de 5 anos de idade que completaram a vacinação, porque não houve benefício adicional estatisticamente significativo comparado com o placebo. Pacientes alérgicos à penicilina podem receber azitromicina (10 mg/kg, até 250 mg/dia).

O parvovírus B19 humano geralmente se difunde entre crianças em idade escolar. O B19 infecta os progenitores eritroides e causa aplasia transitória de células vermelhas. Embora ocorra ampla gama de sintomas com gravidade clínica semelhante aos da *influenza*, a febre, a dor e o sequestro esplênico podem acompanhar uma infecção aguda. Testes laboratoriais podem revelar anemia aguda, reticulocitopenia e anticorpo IgM contra parvovírus. Nas formas mais leves de SCD, por exemplo Hb SC ou Hb S/β^+ talassemia, o tratamento com hidroxiureia ou com transfusões crônicas, não protege os indivíduos com SCD contra o desenvolvimento das graves complicações relacionadas ao B19.[6] A infecção por parvovírus também é conhecida como a Quinta Doença, mas em pacientes que sofrem de crise aplástica transitória, está ausente a característica erupção facial. O B19 pode atravessar a placenta e causar hidropsia fetal e natimortos; portanto, funcionárias hospitalares grávidas devem ser estritamente isoladas.

Sistema Nervoso Central e Doença Ocular

AVE (Acidente Vascular Encefálico)

O acidente vascular encefálico é uma importante complicação observada com mais frequência na Hb SS do que na Hb SC. As crianças tendem a ter acidentes vasculares encefálicos trombóticos, e os adultos acidentes vasculares hemorrágicos. Como a incidência de acidente vascular encefálico é de 11% até os 20 anos de idade, deve ser feita triagem em crianças com Hb SS usando Doppler transcraniano (TCD), a cada 6 a 12 meses, dos 2 a 18 anos de idade. Para a prevenção primária do acidente vascular encefálico, o estudo *Stroke Prevention* (STOP) demonstrou que crianças (dos 2 aos 16 anos de idade) com uma velocidade de TCD superior a 200 cm/s na artéria carótida interna ou encefálico média tinham melhora na velocidade na TCD e incidência muito menor de infarto encefálico, quando tratadas com transfusões a longo prazo para manter a Hb S inferior a 30%, comparadas aos cuidados de suporte (profilaxia com penicilina, vacinações, suplementação com folato, tratamento de crises agudas e transfusões, se necessário).[7] Um estudo de acompanhamento do estudo STOP original demonstrou que quando as transfusões a longo prazo foram descontinuadas, a velocidade de TCD rapidamente se tornava anormal e as crianças desenvolviam acidentes vasculares encefálicos agudos.[8] Indivíduos com 18 anos e acima tendem a ter velocidades transcranianas inferiores, assim, a TCD pode não ser um bom instrumento de triagem.

Crianças com suspeita de acidente vascular encefálico ou ataques isquêmicos transitórios (TIAs) são avaliadas imediatamente e deve-se seguir logo a hidratação, terapia para hipóxia ou hipertermia, bem como a estabilização da pressão sanguínea. O ativador de plasminogênio tecidual (t-PA) não foi usado extensivamente em crianças e, portanto, não é recomendado rotineiramente. O uso de agentes antiplaquetários, aspirina ou clopidogrel, é incerto, mas pode ser apropriado em circunstâncias selecionadas. Se um acidente vascular encefálico trombótico estiver presente, são iniciadas as exsanguineotransfusões para reduzir o nível de Hb S para menos de 30%. Se um acidente vascular encefálico hemorrágico estiver presente, a fonte e a extensão do sangramento são identificadas e os tratamentos são individualizados; as exsanguineotransfusões podem ser indicadas para reduzir o nível de Hb S para menos de 30%. Se os estudos por imagens não identificarem qualquer anormalidade, as próximas etapas podem envolver observação, transfusões simples e/ou participação em estudos clínicos.

Como a taxa de recorrência dos acidentes vasculares cerebrais trombóticos é alta, deverá ser planejada a hemoterapia a longo prazo para manter a Hb S inferior a 30% até os 16 a 18 anos de idade. As transfusões a longo prazo também podem ser consideradas em acidente vascular encefálico hemorrágico ou vasculopatia (aneurisma, estenose arterial ou doença moyamoya). O transplante alógeno de células-tronco deve ser encorajado em irmãos com HLA semelhantes. Um estudo multicêntrico, *Stroke with Transfusion Changing to Hydroxyurea* (SWiTCH), que comparou transfusões a longo prazo + quelação de ferro com hidroxiureia + flebotomia para prevenção secundária de acidente vascular encefálico foi interrompida precocemente. Os resultados mostraram uma diferença sem significado estatístico: nenhum acidente vascular encefálico em 66 pacientes no ramo de transfusão e 7 acidentes vasculares encefálicos em 60 pacientes no ramo de hidroxiureia.[9] Está em andamento um estudo *internacional Silent Infarct Transfusion* (SIT) que compara a transfusão a longo prazo com ausência de transfusões em crianças que tiveram infarto silencioso em MRI cerebral com velocidades normais TCD.

Adultos com acidentes vasculares encefálicos agudos ou TIAs são tratados de modo similar ao das crianças.[3] Se um acidente vascular encefálico trombótico for identificado, t-PA, terapia antiplaquetária e/ou exsanguineotransfusões podem ser consideradas. Se um acidente vascular encefálico hemorrágico for identificado, o tratamento tem como base a origem e a extensão do sangramento; exsanguineotransfusão para reduzir o nível de Hb S para menos de 30% podem ser indicadas. Para terapia a longo prazo ou profilaxia secundária, terapia antiplaquetária pode ser continuada, com ou sem transfusões crônicas para manter o nível de Hb S inferior a 30%. Varfarina ou dipiridamol podem ser adicionados ou substituir a terapia antiplaquetária para pacientes com acidentes vasculares encefálicos recorrentes. Em geral, para a prevenção secundária em adultos, as transfusões sanguíneas deverão ser continuadas; a mudança para hidroxiureia deverá ser feita, idealmente, em um estudo clínico. Aqueles com irmãos com HLA semelhantes devem ser encorajados a procurar o transplante alógeno de células-tronco.

Atualmente, não há um único método melhor de triagem para identificar adultos que estão em alto risco de acidente vascular encefálico. MRI/MRA do cérebro pode ser considerada naqueles pacientes com fatores de risco gerais de acidentes vasculares encefálicos trombóticos (idade, TIAs anteriores e hipertensão sistêmica) ou fatores de risco específicos de SCD (história anterior de ACSs, dactilite, anemia grave e leucocitose).

Doença Ocular

A neovascularização resulta de episódios vasoclusivos repetitivos dentro do olho e leva ao comprometimento visual. Essas alterações proliferativas geralmente são assintomáticas no início do processo da doença; alterações retinianas clinicamente detectáveis são descobertas, em geral, entre os 15 e 30 anos de idade. Pacientes com Hb SC e talassemia falciforme são desproporcionalmente mais propensos a desenvolver problemas oftalmológicos clinicamente significativos. Exames oculares anuais com início na adolescência, avaliando cuidadosamente a acuidade visual, reatividade papilar e estruturas anterior e posterior são importantes. Na doença ocular de estágio I, há oclusão arteriolar periférica; nos estágios II e III ocorrem remodelagem vascular e neovascularização; no estágio IV, hemorragia vítrea; e no estágio V, descolamentro da retina.

Em pacientes com SCD ou SCT, trauma ocular direto que causa sangramento na câmara anterior requer avaliação urgente, porque as hemácias podem ocluir os canais trabeculares, aumentar a pressão intraocular e causar glaucoma agudo.

Manifestações Cardiovasculares

Os indivíduos com SCD têm pressões sanguíneas mais baixas, comparados aos indivíduos com outros tipos de anemia crônica. A perda de sódio renal é postulada como uma possível causa, embora outros mecanismos possam estar presentes. As pressões sanguíneas em SCD correlacionam-se com idade, hemoglobina e índice de massa corporal. Quando pressões sanguíneas sistólicas ou diastólicas se aproximam daquelas dos indivíduos normais de mesma idade, sexo e etnia, o risco de acidente vascular encefálico e mortalidade aumenta.

Outras manifestações cardíacas incluem sopros frequentes de fluxo sistólico, tipicamente relacionadas ao grau de anemia. Um P_2 alto pode sugerir elevada pressão do lado direito ou hipertensão pulmonar. Nos ecocardiogramas, são encontradas pequenas quantidades de efusões pericárdicas em aproximadamente 10% de todos os estudos; débito cardíaco, tamanho da câmara cardíaca e espessura da parede miocárdica estão aumentados para melhorar o volume de ejeção sem aumentar a frequência cardíaca. Com os aumentos consistentes e a longo prazo do débito cardíaco, a capacidade de realizar trabalho físico é reduzida à metade em adultos e a um terço nas crianças. A insuficiência cardíaca congestiva é incomum, exceto em indivíduos com sobrecarga transfusional de ferro, levando à cardiomiopatia dilatada. O infarto do miocárdio devido à oclusão arterial coronariana é raro, mas pode ocorrer dano decorrente de doenças em pequenos vasos. A morte súbita causada por arritmia inexplicada ou disfunção autonômica também tem sido descrita em adultos com SCD, presumivelmente decorrente de excesso de ferro que interfere no sistema de condução cardíaca.

Complicações Pulmonares

Complicações Agudas

A ACS tipicamente apresenta-se com tosse, dor torácica e outros sintomas respiratórios, e é confirmada por uma temperatura mais alta que 38,5°C, um novo infiltrado pulmonar na radiografia torácica, e estertores à ausculta (geralmente em múltiplos lobos).[10] As crianças tendem a apresentar mais sintomas respiratórios (sibilos, tosse e febre), embora os adultos relatem dor musculoesquelética e dispneia, e tenham um curso mais grave. Os fatores de risco para ACS são Hb SS, baixa Hb F, hemoglobina basal alta (11 g/dL ou acima), leucograma alto (acima de 15 k/μL), e episódios anteriores de ACS. ACS é uma causa frequente de morte tanto em crianças como em adultos com SCD, a segunda principal causa de hospitalização, e a complicação mais frequente após cirurgia e anestesia. Complicações da ACS incluem lesão ao CNS (anoxia, infarto ou hemorragia), convulsões ou comprometimento respiratório com ou sem falência de múltiplos órgãos. Episódios frequentes de ACS estão associados a menor sobrevida.

Somente menos da metade dos eventos de ACS têm causas identificáveis. Esses incluem pneumonia, infarto pulmonar de vasoclusão dentro da vasculatura pulmonar, embolia gordurosa ou tromboembolismo pulmonar. A cultura microbiológica do escarro pode revelar uma variedade de organismos atípicos (*Chlamydia* ou *Mycoplasma*), vírus (vírus sincicial respiratório) e bactérias (*Staphylococcus aureus*, *S. pneumoniae* ou *H. influenzae*); até 30% de culturas microbiológicas são negativas.[11] A síndrome da embolia gordurosa sistêmica é rara, e ocorre quando há infarto/necrose da medula óssea e gordura sendo liberada e alojada na vasculatura pulmonar. A embolização gordurosa pode-se precipitar ou se desenvolver, concomitantemente, com ACS; pode resultar em falência de múltiplos órgãos. Os fatores de risco para o desenvolvimento da síndrome da embolia gordurosa sistêmica são genótipo Hb SC, gravidez e tratamento anterior com corticosteroide.

O tratamento de ACS inclui oxigênio, cobertura de antibióticos para organismos atípicos transfusões, simples ou exsanguineotransfusões para melhorar a saturação do oxigênio, broncodilatadores (uma vez que a hiper-reatividade da via aérea geralmente acompanha a ACS) e analgesia para dor. Todos esses esforços visam reduzir a porcentagem de hemácias falciformes e minimizar a polimerização falciforme. Após um episódio de ACS ser tratado com sucesso, as estratégias para prevenir futuros episódios podem incluir vacinações (especialmente contra *S. pneumoniae*), hidroxiureia, as transfusões continuadas ou transplante alógeno de células-tronco.

Complicações Crônicas

A hipertensão pulmonar é multifatorial em sua patogênese incluindo vasculopatia relacionada com a célula falciforme, dano pulmonar decorrente de ACS recorrente, alto fluxo sanguíneo decorrente de anemia, doença tromboembólica crônica e hemólise crônica. Clinicamente, a hipertensão pulmonar pode-se manifestar como dispneia, baqueteamento dos dedos, segunda bulha cardíaca alta (P_2), lado direito do coração aumentado de tamanho à radiografia torácica, e 95% ou menos de saturação de oxigênio ao ar ambiente em repouso. Inicialmente, pode-se fazer a triagem da hipertensão pulmonar com um ecocardiograma que mostra uma velocidade de jato de regurgitação tricúspide (TRV) $\geq$ 2,9 m/s e que, subsequentemente, é confirmada por cateterismo do coração direito com uma pressão arterial pulmonar média de $\geq$ 25 mmHg.[12]

Não há, atualmente, um tratamento único preferido para os pacientes com hipertensão pulmonar. A transfusão simples para manter a hemoglobina em aproximadamente 9 g/dL pode reduzir a pressão pulmonar em alguns pacientes, mas o possível desenvolvimento de anticorpos para células vermelhas limita a ampla aplicabilidade dessa abordagem. A hidroxiureia reduz a frequência e a gravidade das crises vasoclusivas e ACS, mas pode apenas retardar o início da hipertensão pulmonar. A melhora da anemia, descartar insuficiência cardíaca do lado direito do coração, sildenafila, anticoagulação com varfarina (alvo INR 2-3), análogos de prostaciclina, antagonistas do receptor de endotelina e óxido nítrico são agentes adjuvantes a considerar; pode-se considerar o oxigênio contínuo ou noturno.

Manifestações de Vesícula Biliar, Hepática e Esplênica

A SCD pode afetar os sistemas hepatobiliar e esplênico de múltiplas maneiras (Quadro 4.5). A hiperbilirrubinemia (tipicamente inferior a 4 mg/dL de bilirrubina não conjugada) decorrente da hemólise crônica é comum. Outros fatores que aumentam o nível de bilirrubina total: ingestão de colesterol, presença de síndrome de Gilbert, e uso do antibiótico cefalosporina. O sedimento biliar e a colelitíase podem ocorrer já aos 2 a 4 anos de idade, e podem ter manifestações clínicas similares sendo tratados de maneira semelhante ao daqueles indivíduos sem SCD. A elevação da bilirrubina direta ou conjugada do basal de 0,1 a 0,4 mg/dL pode indicar doença hepática relacionada à doença falciforme.

O sequestro esplênico agudo é causado pela captura de hemácias, e apresenta-se com fraqueza, palidez, taquipneia e queda aguda da hemoglobina (tipicamente 2 g/dL ou acima de 20% do basal), ou plenitude abdominal decorrente de esplenomegalia aguda (aumento de 2 cm no lado esplênico palpa-

Quadro 4.5	Manifestações na Vesícula Biliar, Fígado e Baço
Vesícula biliar	1. Sedimento biliar 2. Colelitíase aguda e crônica
Fígado	1. Hemossiderose: decorrente de sobrecarga de ferro por transfusão 2. Crise hepática (síndrome RUQ): pode ocorrer com crise de dor e apresenta-se, clinicamente, com febre, icterícia, dor em RUQ com aumento do tamanho hepático e elevação transitória de AST/ALT. Os níveis de transaminase melhoram ao longo de vários dias 3. Hepatite viral: principalmente decorrente de transfusões. AST e ALT tipicamente aumentam devagar durante meses 4. Sequestro hepático: geralmente com bilirrubina elevada (> 20 mg/dL), fosfatase alcalina (2-3 vezes o limite superior do normal) e hepatomegalia. É tipicamente tratado com transfusões simples
Baço	1. Infarto esplênico: ocorre tipicamente aos 2-3 anos de idade em indivíduos com Hb SS 2. Sequestro esplênico agudo: queda aguda > 2 g/dL de hemoglobina, esplenomegalia aguda; visto com mais frequência em crianças. É tratado com transfusões simples; pode-se considerar um programa de transfusão crônica

ALT, alanina aminotransferase; AST, aspartato aminotransferase; RUQ, quadrante superior direito; SCD, doença falciforme.

do). Essa síndrome pode ser precipitada por infecções, e é vista tipicamente em crianças com menos de 5 anos de idade com Hb SS, crianças mais velhas com Hb SC ou em alguns adultos com talassemia Hb S/β^+. As crianças tendem a ter episódios recorrentes e graves que requerem atenção imediata com transfusão; um plano de hemoterapia de transfusão crônica e/ou esplenectomia a longo prazo deverá ser discutido. Embora o sequestro esplênico em crianças tenda a ser mais grave, em adultos ele é tipicamente autolimitado, necessitando apenas de cuidados de suporte e observação.

Anormalidades Renais

Existem várias manifestações relacionadas com a doença falciforme nos rins. Há secreção supranormal de creatinina nos túbulos proximais, o que explica creatinina sérica mais baixa (próximo a 0,5 mg/dL). Uma creatinina sérica que se aproxime de 1,0 mg/dL pode indicar insuficiência renal sutil. A medula renal é composta por túbulos e vasos sanguíneos coletivamente chamados de vasos retos; essa região encontra-se cronicamente em ambiente ácido, hipóxico e hipertônico, e, portanto, é muito suscetível à polimerização com Hb S. Com o tempo, a perda gradual dos vasos retos leva à incapacidade de concentrar urina. A hipostenúria se desenvolve precocemente na infância, e, frequentemente, está associada à noctúria, sendo a principal razão para que indivíduos com SCD sejam tão suscetíveis à desidratação. A falcização da Hb S também pode levar à necrose papilar e hematúria. Outras manifestações renais incluem proteinúria decorrente de dano glomerular crônico, que em alguns indivíduos pode progredir para insuficiência ou falência renal; os inibidores da enzima conversora de angiotensina (ACE) pode melhorar essa progressão. A diminuição da hemoglobina a partir do basal por insuficiência renal pode ser tratada com injeção de eritropoetina (sobreposta à hidroxiureia) e/ou transfusão. Embora os níveis séricos de eritropoetina já estejam elevados na insuficiência renal, eles são relativamente mais baixos quando corrigidos pelo grau de anemia.

Priapismo

Priapismo é uma ereção dolorosa sustentada, que é intermitente (duração < 3 horas e resolução espontânea) ou prolongada (> 3 horas). O priapismo começa no início da puberdade, e até 80% dos homens com SCD aos 20 anos de idade já teriam experimentado pelo menos um episódio. O priapismo é causado por vasoclusão da drenagem venosa do pênis, e o exame físico revelará um pênis endurecido com glande amolecida. A hidratação e a analgesia orais devem ser instituídas no início do priapismo. Se prolongado, representa uma emergência urológica e requer avaliação urgente, hidratação intravenosa e analgesia. Se não melhorar dentro de 1 hora, a aspiração de sangue e a irrigação com epinefrina diluída do corpo cavernoso sob anestesia local são necessárias.[15] Algumas vezes, são empregadas transfusões simples ou exsanguineotransfusões.

O priapismo recorrente pode levar à impotência e à fibrose. Nenhum tratamento foi bem estudado. Um procedimento de desvio entre a glande e o corpo cavernoso distal (procedimento de Winters), α-adrenérgicos (p. ex., pseudoefedrina), e medicações que reduzem a frequência da ereção, antidepressivos tricíclicos, β-bloqueadores ou leuprolida têm mostrado sucesso variável. Transfusões simples ou exsanguineotransfusões podem ser consideradas. Estudos recentes agruparam pacientes em duas apresentações fenotípicas potencialmente distintas: um grupo que tem priapismo e úlceras na perna e outro que tem frequentes crises vasoclusivas e osteonecrose.

Complicações Esqueléticas e Úlceras nas Pernas

A vasoclusão repetitiva em sinusoides medulares eventualmente causa infarto ósseo. A osteonecrose resulta quando ocorre necrose isquêmica de osso justa-articular no fêmur, úmero ou tíbia. Em crianças, antes da maturação óssea, a osteonecrose é tratada de maneira conservadora com analgesia, drogas anti-inflamatórias não esteroides (NSAIDs) e proteção contra levantamento de peso. Em adultos, a artrite degenerativa secundária pode compor a osteonecrose, e o tratamento conservador usual é ineficaz. Há relatos de que a descompressão do núcleo e a osteotomia com fisioterapia agressiva ofereçam alívio temporário à dor e maior mobilidade articular;[14] a substituição da articulação é reservada àqueles com sintomas graves e doença avançada.

A dactilite, ou síndrome "mão-pé" em bebês e crianças pequenas, apresenta-se com dor ou edema em uma ou mais extremidades (mãos ou pés). A radiografia simples pode mostrar elevação periosteal e uma aparência de "roído de traças". Essa síndrome geralmente requer hidratação e analgesia, mas as transfusões ou os antibióticos não são necessários. Não há sequelas associadas a longo prazo.

Bacteremia pode levar à osteomielite ou artrite séptica. Ambas se apresentam com calor, sensibilidade e edema causado por vasoclusão nos ossos; febre na fase aguda, aumento da contagem de leucócitos e hemoculturas positivas ajudam a distinguir infecção de crise de dor. Uma cultura microbiana positiva decorrente de aspiração do osso ou articulação é diagnóstica. Essas duas infecções são tratadas com drenagem cirúrgica e (2-6 semanas) antibióticos intravenosos a longo prazo. Além disso, a mobilidade articular temporária com exercícios para melhorar a amplitude de movimento na fase convalescente pode ser indicada para artrite séptica.

Úlceras na perna são vistas em 10 a 20% dos indivíduos com Hb SS, e bem menos em indivíduos com Hb SC ou Hb Sβ$^+$-talassemia. A frequência das úlceras na perna aumenta com o envelhecimento e está associada à hemoglobina média (6 g/dL ou menos) e LDH mais alta. Sua etiologia exata não é clara, mas trauma, vasoclusão crônica, edema e hemólise todos estes têm sido implicados.[15] As úlceras tendem a se localizar no dorso dos pés, tornozelos ou tíbia; outros locais são raros. Começam como pequenas áreas hiperpigmentadas com edema, dor e disestesia, aparecendo, subsequentemente, como úlceras desnudas e "estampadas (*punched out*)". As úlceras geralmente são infectadas localmente, e a osteomielite é rara. Dois princípios são importantes na promoção da cicatrização de feridas: redução de edema local por elevação e/ou curativo de pressão, e debridamento das úlceras pelas trocas frequentes de curativo *wet-to-dry* (aplicado úmido para secar) para maximizar granulação. Existem muitos tratamentos tópicos disponíveis, mas nenhuma terapia única trabalha uniformemente. Antibióticos tópicos ou sistêmicos geralmente não são úteis e, eventualmente, selecionam organismos resistentes a medicamentos. Úlceras com menos de 4 cm geralmente cicatrizam em semanas; as maiores podem necessitar de consulta ao serviço de cuidados de feridas e cirurgia plástica para aplicação de retalhos de pele. As transfusões podem ser consideradas para as úlceras recorrentes ou persistentes. O uso de hidroxiureia em úlcera na perna é controverso. Há relatos de que a hidroxiureia causa úlceras na perna em indivíduos com SCD e doença mieloproliferativa. Mas no Multicenter Study of Hidroxiureia (MSH), a hidroxiureia não pareceu alterar a incidência das úlceras na perna.[16] Outros relatos, porém, sugerem que a elevação de Hb F está associada a taxas reduzidas de úlceras na perna.

TERAPIA

Transfusões

Transfusões são uma terapia importante de SCD (Quadro 4.6), e, em geral, são usadas de forma aguda, mas também cronicamente para a prevenção primária ou secundária de uma complicação específica. As transfusões podem ser separadas em episódicas simples, crônicas simples ou exsanguineotransfu-

Quadro 4.6 Indicações para Transfusões na Doença Falciforme

Indicações para Transfusões *Episódicas Simples*	Considerar em
1. Síndrome torácica aguda (leve a moderada) 2. Anemia grave (hgb < 5 g/dL) ou uma diminuição de > 20% do basal 3. No pré-operatório para cirurgia de grande porte com anestesia geral (hgb-alvo 9-10 g/dL e Hb S ≤ 60%)[17] 4. Pacientes sintomáticos com insuficiência cardíaca, dispneia, hipotensão ou outra falência de órgão 5. Anemia relacionada com infecção (parvovírus B19) ou anemia relacionada com hemólise (deficiência de G-6-PD concomitante) 6. Sequestro hepático 7. Sequestro esplênico (mais em crianças, queda na Hb por 2 g/dL, esplenomegalia aguda, com trombocitopenia)	1. Priapismo prolongado 2. Úlceras na perna que não cicatrizam
Indicações para Transfusões *Simples Crônicas*	**Considerar em**
1. Prevenção primária ou secundária de acidente vascular encefálico[7] 2. Gravidez complicada (por anemia progressiva, pré-eclâmpsia, aumento dos episódios de dor, antes de perda de gravidez, múltiplas gestações) – iniciando na 20ª semana[18]	Em crianças após síndrome torácica aguda:[19] 1. Hipertensão pulmonar moderada ou grave 2. Acidente vascular encefálico vasculopático ou hemorrágico silencioso 3. Insuficiência cardíaca congestiva 4. Sequestro esplênico em criança: transfundir até os 5-6 anos de idade 5. Dor debilitante crônica 6. Anemia relacionada com insuficiência renal 7. Priapismo recorrente
Indicações para *Transfusões Exsanguíneas*	

1. Síndrome torácica aguda (moderada ou grave)
2. Acidente vascular encefálico (trombótico, considere no hemorrágico)
3. Falência única ou de múltiplos órgãos
4. Pacientes com Hb SC com qualquer um dos seguintes:
  – No pré-operatório de cirurgia de grande porte que requer anestesia geral[20]
  – Sequestro hepático	

sões. É importante notificar banco de sangue do tipo (simples ou exsanguineotransfusão), indicação e duração (episódica ou crônica). Deverá ser mantido um histórico detalhado da transfusão que inclua o número total de unidades de células vermelhas anteriores, presença de quaisquer anticorpos para hemácias, porcentagem de Hb S e a hemoglobina ou hematócrito-alvo.

A diferença de antígeno para hemácias entre pacientes com células falciformes e doadores de sangue (principalmente caucasianos) é a principal razão para a alta taxa de aloimunização. A aloimunização pode ser minimizada pela tipagem de outros antígenos Rh (D, E/e e C/c), e Kell (K), além da tipagem ABO usual. Nos países em desenvolvimento, o uso não rotineiro dos filtros de leucócitos é outra razão para a elevada taxa de aloimunização. A depleção de leucócitos pré-armazenamento agora é empregada geralmente nos bancos de sangue. Quando um paciente tem uma história anterior de transfusão, deve-se fazer também a tipagem de outros antígenos menores (Kidd, S e Duffy). Outras complicações em potencial incluem as reações usuais da transfusão que podem ocorrer em pacientes sem SCD: sobrecarga de volume, reações hemolíticas agudas/tardias, infecções transmitidas pela transfusão e sobrecarga de ferro.

Indução de Hemoglobina Fetal (Hb F)

O efeito benéfico da Hb F foi reconhecido pela primeira vez por observações que os neonatos com Hb SS não desenvolvem sintomas relacionados com SCD nos primeiros 6 meses, e os pacientes com a co-herança de SCD e HPFH, como na Arábia Saudita e Índia, têm sintomas mais leves. Atualmente, a hidroxiureia é o único fármaco aprovado pela Food and Drug Administration (FDA) para indução de Hb F. A hidroxiureia é um agente específico do ciclo celular (S-phase) que bloqueia a conversão de ribonucleotídeos para desoxirribonucleotídeos. Seu impacto clínico primário é a indução de Hb F, que inibe a polimerização da Hb S, mas outros benefícios podem incluir reduzidas contagens de leucócitos e plaquetas, hemólise diminuída, diminuição da celularidade da medula óssea e geração de óxido nítrico.

O estudo MSH foi um estudo clínico randomizado controlado por placebo que confirmou os efeitos benéficos e a segurança de hidroxiureia. Os 150 pacientes tratados com hidroxiureia tiveram menos episódios de dor e ACS, necessitaram de poucas transfusões, e experimentaram toxicidade mínima.[16] Aproximadamente 70% dos pacientes com SCD são provavelmente responsivos à hidroxiureia: a Hb F em estado estável deve aumentar duas vezes a partir do basal, ou aproximadamente 10 a 15%, a hemoglobina total deve aumentar em 1 a 2 g/dL, ou deve haver uma redução subjetiva na gravidade e frequência da dor (Quadro 4.7). Está sob investigação se a hidroxiureia previne ou reverte o dano orgânico terminal.

A hidroxiureia pode ser iniciada em 10 a 15 mg/kg ao dia, e ajustada em incrementos de 5 mg/kg/dia a cada 6 a 8 semanas, até um alvo de aproximadamente de 25 mg/kg ao dia. A função hepática ou renal comprometida pode necessitar de menor dosagem. Dentro de uma semana de terapia, surgirão reticulócitos contendo Hb F; no fim de 2 a 3 semanas, as hemácias contendo Hb F aumentarão. Outros efeitos hematológicos incluem aumento do MCV (a > 100) e diminuição dos leucócitos (principalmente neutrófilos), plaquetas e reticulócitos. Dois a 3 meses geralmente são necessários antes que os efeitos sobre a Hb F e sobre as contagens sanguíneas sejam estabilizados; um estudo de 6 a 12 meses é adequado para avaliar o benefício clínico. A hidroxiureia em vários grupos de crianças demonstrou ser segura e eficaz na redução da dor e das complicações relacionadas com doença falciforme.[21]

Existem outros indutores de hemoglobina fetal disponíveis em estudos de pesquisa: 5-azacitadina, decitabina e inibidores de HDAC. Esses fármacos visam "reativar" expressão de gamaglobina que foi silenciada no processo de alteração da hemoglobina pós-natal.

Quadro 4.7 Uso de Hidroxiureia

Indicações	• Qualquer idade
	• S/β⁰-talassemia por Hb SS ou Hb com dor frequente, história de ACS, eventos vasoclusivos graves que requerem hospitalizações (≥ 3/ano), anemia grave
Dosagem	• Inicie com 10-15 mg/kg/dia
	• Ajuste a incrementos de 5 mg/kg/dia a cada 6-8 semanas, alvo de 25-35 mg/kg/dia
	• Duração: estudo de 6-12 meses
Monitoramento	• Inicialmente: CBC a cada 2-4 semanas, perfil bioquímico a cada 2-4 semanas, Hb F a cada 6-8 semanas
	• Em dose estável de hidroxiureia, CBC e perfil bioquímico a cada 8-12 semana, Hb F a cada 8-12 semanas
	• Mantenha a ANC > 2.000/μL, reticulócitos > 100 k/μL, e plaquetas > 100 k/μL
	• Se ocorrer toxicidade na medula, pare por 2 semanas e inicie em dose mais baixa quando houver a recuperação de contagens sanguíneas
Objetivo do tratamento	• Dor menos intensa ou frequente
	• Hb F aumentada para 10-20% ou aumento de 2-2,5 vezes do basal
	• Aumento da hemoglobina se houver anemia grave, tipicamente 1-2 g/dL
	• Aumento do bem-estar, ganho de peso
Cuidados	• Redução da dose na insuficiência hepática ou renal
	• Contracepção para homens e mulheres

ACS, síndrome torácica aguda; ANC, contagem absoluta de neutrófilos; CBC, hemograma completo; Hb, hemoglobina.

Outros Fármacos

Agentes que modificam a fisiopatologia da SCD baseiam-se em sua capacidade para reduzir a polimerização de Hb S *in vitro*. Esses incluem modificadores de Hb S (ureia, componentes orgânicos), inibidores do canal de Gardos (clotrimazol, ICA 17403), cloreto e bloqueadores do canal de cátions (dipiridamol, pidolato de magnésio, NS-3623) e agentes antiaderência (Poloxamer 188, pentoxifilina). Eritropoetina, em doses de 2 a 5 vezes aquelas usadas na insuficiência renal, em combinação com hidroxiureia, pode aumentar a hemoglobina total.

■ TÓPICOS ESPECIAIS

Contracepção e Gravidez

A hidroxiureia é teratogênica em modelos animal, portanto tanto pacientes masculinos como femininos que a utilizam devem empregar a contracepção e descontinuar o fármaco se a gravidez for planejada. Atualizações recentes a longo prazo dos investigadores de MSH indicaram que os neonatos filhos de mulheres que recebiam a terapia com hidroxiureia ao longo de toda a gravidez ou de homens que tomavam hidroxiureia não tiveram quaisquer efeitos teratogênicos,[22] mas qualquer gravidez não planejada deve ser discutida. A hidroxiureia também é secretada no leite materno, e a amamentação deve ser evitada.

A hidroxiureia é considerada um fármaco quimioterápico oral, assim não surpreende que haja um risco percebido de desenvolvimento de malignidade. Embora existam relatos de casos de pacientes com SCD que desenvolveram leucemia enquanto recebiam esse medicamento, essa taxa é, provavelmente, similar à da população geral. Nenhum aumento de risco definitivo foi atribuído diretamente à hidroxiureia para os indivíduos com doenças mieloproliferativas ou doença cardíaca cianótica.

Mulheres grávidas com SCD estão em risco aumentado de abortamento, pré-eclâmpsia, crises de dor falciforme, anemia aguda ou hemólise ou infecções.[23,24] A taxa de mortalidade materna é baixa e o resultado geral das gestações é favorável, mas os bebês tendem a nascer prematuramente (34-37 semanas em média) e são pequenos para a idade gestacional (abaixo do percentil 10). Mulheres com Hb SS tendem a ter complicações mais frequentes ou graves do que aquelas com Hb SC. Geralmente, as transfusões se reservam às gestações complicadas por anemia progressiva, aumento dos episódios de dor, pré-eclâmpsia, perda anterior de gravidez ou múltiplas gestações; as transfusões profiláticas geralmente são desencorajadas.

Anestesia e Cirurgia

A cirurgia e a anestesia geral têm morbidade e mortalidade mais altas na SCD, comparada à população geral. O risco é maior naqueles pacientes com talassemia Hb SS ou Hb S/β^0 do que naqueles com talassemia Hb SC ou Hb S/β^+.[17] As complicações podem ser tão frequentes quanto naqueles pacientes que recebem anestesia regional. ACS e infecção pós-operatória são as complicações mais comuns, seguidas por crise de dor e acidente vascular encefálico (Quadro 4.8).

■ TRAÇO FALCIFORME (SCT)

Aproximadamente 8% dos afro-americanos têm SCT. Sob condições fisiológicas, não ocorre vasoclusão. Os portadores têm expectativa de vida normal e muitos participam com sucesso em esportes com-

---

Quadro 4.8 Considerações Perioperatórias para Pacientes com Doença Falciforme

Pré-operatório
1. Transfusões simples para alcançar hemoglobina de 10 g/dL em Hb SS e Hb S/β^0-talassemia. Indivíduos com Hb SC podem necessitar de exsanguineotransfusão, especialmente antes da cirurgia abdominal
2. Tipagem sanguínea para antígenos adicionais, como C, E, Kell, Kidd (Jk), S e Duffy (Fy), para minimizar a aloimunização
3. Hidratação

Pós-operatório
1. Hidratação, oxigênio e monitoramento da respiração e perfusão periférica
2. Monitoramento para síndrome torácica aguda, infecção, crise de dor ou acidente vascular encefálico

petitivos ou treinamento militar rigoroso. Há mortalidades relacionadas ao exercício em decorrência de rabdomiólise, que podem ser minimizadas evitando-se o estresse térmico, desidratação e privação de sono. Existe, atualmente, controvérsia sobre implementar ou não a triagem universal para célula falciforme em esportes colegiais competitivos. No entanto, a maioria das sociedades médicas (incluindo hematologistas e pediatras) concorda que a educação adequada, os esforços para prevenir a desidratação e o monitoramento vigilante para rabdomiólise, conforme se emprega atualmente nos serviços militares americanos, são melhores do que a triagem universal de atletas para prevenir morbididade e mortalidade em portadores do traço falciforme.

Em comparação com a população geral, pessoas com SCT têm risco normal de desenvolver doença cardíaca, acidente vascular encefálico, úlceras na perna ou artrite. Mais provavelmente, essas pessoas não desenvolverão complicações decorrente de agentes anestésicos. No entanto, a SCT está associada a risco maior de lesão ocular traumática, hipostenúria, hematúria, infarto esplênico, embolia pulmonar e proteinúria.[25] Se ocorrer lesão ocular traumática com hemorragia na câmara anterior (hifema), as hemácias podem obstruir os canais do fluxo de saída trabecular, elevar a pressão intraocular, e isto pode levar ao glaucoma agudo, que requer avaliação e tratamento urgentes. Mulheres grávidas com SCT estão em maior risco de infecções do trato urinário.

■ SÍNDROMES CLÍNICAS E TRATAMENTO DAS TALASSEMIAS

Embora as síndromes talassêmicas sejam altamente variáveis, a gravidade é diretamente relacionada ao desequilíbrio de relação entre cadeias α e β: quanto maior o desequilíbrio, mais grave o fenótipo em que o excesso não pareado das cadeias α ou β precipita-se em precursores de hemácias, resultando em sua morte precoce e eritropoese ineficaz. Cadeias α ou β não pareadas em excesso também desnaturam a hemoglobina intracelular, promovendo o sequestro esplênico e hemólise, e eventual esplenomegalia e anemia. Na β-talassemia maior, quaisquer condições genéticas que reduzam o excesso da cadeia α (co-herança de α-talassemia, ou aumento da produção de cadeia δ ou γ) ou preservem um pouco da síntese da cadeia β (um alelo β-talassêmico leve ou silencioso) melhora a gravidade da β-talassemia.

Sem transfusões regulares de hemácias, a anemia hemolítica crônica e a hipóxia tecidual estimulam a expansão da medula óssea e produzem desarranjos esqueléticos e metabólicos: deformidades ósseas, fraturas, hematopoese extramedular e maior absorção de ferro gastrointestinal. Além disso, o dano à membrana da célula vermelha, ativação de plaquetas e endotélio, bem como níveis anormais de inibidores da coagulação (antitrombina III, proteínas C e S), todos estes contribuem para aumentar o risco de tromboembolismo.

Outras complicações de talassemia incluem úlceras na perna, cálculos biliares e deficiência de folato. Também existem formas raras de α-talassemia com retardo mental e anormalidades de desenvolvimento (mutações no gene *ATRX*), e β-talassemia menor com trombocitopenia (mutação em GATA1).

Transfusões e Esplenomegalia

As transfusões e a quelação de ferro são a base da terapia, e melhoraram a qualidade de vida e estenderam a expectativa de vida em indivíduos com talassemia. Após o diagnóstico na lactância ou infância, a decisão de iniciar a transfusão depende do grau de impacto que a anemia tem sobre a criança: fadiga, menor velocidade de crescimento, dismorfismo esquelético, precário ganho de peso ou organomegalia. Uma vez iniciada, a hemoglobina-alvo de 9 a 10 g/dL é razoável, embora outros tenham usado um alvo mais alto. As transfusões são mantidas a cada 2 a 4 semanas e continuadas ao longo da vida adulta. Melhoras dos sinais e sintomas clínicos podem ser vistas nos indivíduos que receberam transfusões de maneira adequada. A aloimunização de hemácias pode estar minimizada como na SCD por tipagem para antígenos de grupo sanguíneo maior e menor (ABO, Rh, Kell, Kidd e Duffy) e depleção de leucócitos dos pré-armazenados.

A esplenomegalia pode ser vista naqueles pacientes que receberam transfusões inadequadas ou aloimunização de hemácias, e está associada à piora da anemia, leucopenia e trombocitopenia. A hemoglobina geralmente cai em cerca de 1,5 g/dL/semana em indivíduos não esplenectomizados; no hiperesplenismo, essa taxa de declínio será mais alta e, eventualmente, haverá uma elevação inadequada na hemoglobina pós-transfusão. A esplenectomia melhorará esses parâmetros hematológicos e eficácia da transfusão, mas deve ser realizada após vacinação contra organismos encapsulados (*S. pneu-*

moniae, *H. influenzae* e *N. meningitidis*), e em crianças com mais de 5 anos de idade. As transfusões pós-esplenectomia devem produzir uma diminuição de 1 g/dL/semana na hemoglobina. A profilaxia com penicilina é apropriada. A trombocitose pós-esplenectomia pode ser variável, mas geralmente não requer terapia antiplaquetária.

Sobrecarga e Quelação de Ferro

As transfusões crônicas e a precoce quelação de ferro mudaram de principais complicações talassêmicas secundárias à anemia hemolítica para sequelas de sobrecarga de ferro. A quelação de ferro deve iniciar quando a ferritina estiver se aproximando de 1.000 ng/L, com cerca de 20 unidades de hemácias ou dentro de 18 meses do início da transfusão crônica de hemácias. O excesso de ferro em decorrência de transfusões cumulativas domina o sistema de transferrina e se acumula no fígado, coração e vários órgãos endócrinos. O resultado mais sério é a deposição não uniforme de ferro nos miócitos cardíacos que eventualmente leva à insuficiência cardíaca e à arritmia imprevisível súbita, que, anteriormente, era responsável pela maioria das mortes em indivíduos talassêmicos. A MRI com sequências T2* está se tornando, rapidamente, o método padrão de avaliação cardíaca: 5 a 10 ms são vistos na sobrecarga grave, 10 a 20 ms na sobrecarga moderada e > 20 ms em estados normais sem sobrecarga.[26] O excesso de ferro também se acumula no fígado, produzindo inflamação hepática, disfunção e fibrose. Embora a MRI com sequências T2*, susceptometria de supercondução (SQUID) e a ferritina sérica sejam úteis para a estimativa da quantidade de ferro no fígado, a biópsia continua a ser o padrão. Além disso, a sobrecarga de ferro também afeta os órgãos endócrinos e pode causar redução da velocidade de crescimento nas crianças, hipotireoidismo, hipogonadismo com atraso ou interrupção puberal, hipoparatireoidismo levando à hipocalcemia e osteoporose e diabetes. Todos são tratados em colaboração com endocrinologistas.

Os efeitos tóxicos do excesso podem ser minimizados pela manutenção a longo prazo da quelação de ferro. A desferroxamina (Desferal) pode ser administrada já aos 2 anos e meio de idade na dose de 20 a 60 mg/kg (ou 1,5-4 g por adolescente ou adulto) ao dia, liberada por injeção subcutânea ou intravenosa durante 8 a 12 ou 24 horas,[27,28] e tipicamente por, no mínimo, 5 dias por semana. A injeção em *bolus* subcutâneo também pode ser eficaz.[29] Os efeitos colaterais da desferroxamina são infrequentes; eles incluem comprometimento visual ou auditivo, neuropatia motora-sensitiva, alterações da função renal ou pulmonar, dor articular, displasia metafisária ou retardo de crescimento. O deferasirox oral (Exjade) deve ser titulado até uma dose-alvo de 30 mg/kg/dia, e de 40 mg/kg/dia para aqueles pacientes com deposição cardíaca de ferro. Os efeitos colaterais incluem dor abdominal, diarreia, erupção cutânea, artralgia e ligeiros aumentos das enzimas hepáticas e da creatinina sérica. A deferiprona oral foi aprovada recentemente e tem efeitos colaterais como desconforto gastrointestinal, dor articular e agranulocitose. Esses três quelantes, individualmente, demonstraram que reduzem a carga de ferro no fígado ou no coração; muitos hematologistas preferem a terapia de combinação para aqueles pacientes com grave deposição de ferro cardíaco para a remoção rápida deste. Avaliações oculares e audiológicas devem ser realizadas antes da quelação de ferro e anualmente enquanto forem realizadas transfusões e quelação.

Indução da Hemoglobina Fetal

O principal objetivo para a indução da Hb F na talassemia é o aumento da hemoglobina total. Infelizmente, a hidroxiureia não foi capaz de atingir esse objetivo na maioria dos pacientes com talassemia maior que recebem transfusões crônicas, possivelmente em razão da perda de resposta da Hb F com a transfusão ou se deve a certas mutações resistentes à indução da Hb F. A hidroxiureia, porém, tem algum efeito na Hb Lepore/β-talassemia, Hb E/β-talassemia e na β-talassemia intermédia. A eritropoetina também pode ser usada com a hidroxiureia, mas a resposta é variável. Outros indutores de Hb F (como a decitabina) podem ser considerados.

■ TERAPIA COM INTENÇÃO CURATIVA

Transplante de Célula-Tronco Hematopoética

O transplante mieloablativo de células-tronco estaminais hematopoéticas (HSCT) é atualmente a única cura de SCD e talassemia,[30,31] sendo o melhor resultado proveniente de doadores irmãos com HLA semelhantes. Na SCD, o HSCT geralmente é recomendado para pacientes com menos de 17 anos de idade, aqueles não responsivos à hidroxiureia, ou que haviam sofrido dano de órgão relacionado com a SCD anterior (p. ex., acidente, ACS, crises frequentes de dor e múltiplos locais de osteonecrose). No caso de talassemia, o HSCT geralmente também é recomendado para indivíduos com menos de 17 anos com sinais de disfunção hepática ou fibrose decorrente de dano por ferro (Pesaro classe II ou III). A sobrevida livre de doença pode chegar a 90 a 95% com um risco de 10% de doença do enxerto *versus* hospedeiro (GVHD). Geralmente, a GVHD é facilmente tratada, e, muitas vezes, a maioria das crianças pode descontinuar, gradualmente, a imunossupressão. Após o transplante eles desfrutam de melhor qualidade de vida e velocidade de crescimento. O dano preexistente de órgão por doença de base e os efeitos a longo prazo do HSCT (pequeno aumento no câncer secundário, redução dos hormônios gonadais/esterilidade, alterações da função tireóidea) são monitorados com cuidado periodicamente.

Dados clínicos encorajadores recentes mostraram que o HSCT não mieloablativo pode conseguir doador misto e hematopoese do hospedeiro com sucesso que se aproxima ao do HSCT mieloablativo.[32] Essa abordagem não ablativa, com menos toxicidade do regime de condicionamento, é uma alternativa razoável para adultos jovens ou idosos que, sob outros aspectos, atendem aos critérios para um HSCT mieloablativo ou para aqueles com grave disfunção de órgão. Para pacientes sem doadores irmãos semelhantes, pode-se considerar o transplante de cordão umbilical para pacientes pediátricos. Atualmente, abordagens com o uso de doadores semelhantes não aparentados para caucasianos e de doadores haploidênticos para afro-americanos estão sendo testadas e otimizadas.

Quadro 4.9 Características Clínicas de Dois Distúrbios Comuns e Graves de β-globina

Doença Falciforme e Síndromes Talassêmicas	

Características comuns relacionadas com a fisiologia:
1. Anemia hemolítica (grau variável)
2. Cálculos biliares
3. Úlceras nas pernas (menos comuns na talassemia)
4. Hipertensão pulmonar (menos comum na talassemia)
5. Proteinúria
Características comuns relacionadas com a transfusão crônica: (mais comum na talassemia)
1. Aloimunização de hemácia
2. Infecções (HIV, hepatite, WNV, CJD)
3. Sobrecarga de ferro
   • Cardiomiopatia dilatada e arritmia
   • Endocrinopatia (hipotireoidismo, hipogonadismo, diabetes, osteoporose)
   • Disfunção hepática e cirrose	

Manifestações Específicas de SCD	**Manifestações Específicas da Talassemia**
1. Dor vasoclusiva 2. Acidente vascular encefálico, doenças retinianas 3. Síndrome torácica aguda 4. Necrose avascular (osteonecrose), embolia gordurosa, osteomielite 5. Sequestro esplênico e infarto eventual na Hb SS ou Hb S/β⁰-talassemia; esplenomegalia na Hb SC 6. Priapismo 7. Hipostenúria; dano renal decorrente de dano glomerular ou tubular ou necrose papilar em alguns indivíduos 8. Infecções: parvovírus B19, *Salmonella* spp., *S.pneumoniae, H. influenzae* 9. Sequestro ou crise hepática	1. Esplenomegalia 2. Tromboembolismo 3. Infecções: *Yersinia* spp.

CJD, doença de Creutzfeldt-Jakob; Hb, hemoglobina; HIV, imunodeficiência humana; SCD, doença falciforme; WNV, vírus do Oeste do Nilo.

Terapia Genética

O transplante autólogo após a inserção de um gene de globina normal ou terapêutica em células-tronco hematopoéticas está sendo continuamente refinado para SCD e talassemia.[33] Avanços significativos ocorreram em direção a esse objetivo com o uso do vetor lentiviral com base no vírus da imunodeficiência humana. A correção terapêutica de modelos murinos tanto de β-talassemia quanto de SCD foi alcançada usando essa abordagem. Há um progresso adicional na obtenção de níveis moderados de enxertos de células geneticamente modificadas no modelo primata não humano de transplante autólogo. Estudos clínicos humanos de terapia genética tiveram início e os resultados do primeiro paciente relatado com β-talassemia/Hb E demonstram o potencial terapêutico dessa abordagem.[34] Progresso adicional é claramente necessário, já que o efeito terapêutico nesse paciente derivou da contribuição equivalente da Hb F endógena, Hb E, e transgene terapêutico. Sumários sobre SCD e talassemias são apresentados nos Quadros 4.9 e 4.10.

Quadro 4.10 Programa Sugerido de Manutenção de Saúde

	Manutenção Rotineira da Saúde	Suplementos	Exames de Sangue	Estudos Especiais
Doença falciforme				
Idade 0-2 anos	Profilaxia com penicilina; vacinações rotineiras com Prevnar (valência 13)	Folato, polivitamínico, ferro, se apropriado	CBC a cada 3-6 meses	
Idade 2-18 anos	Profilaxia com penicilina até os 5 anos de idade; vacinações rotineiras com Pneumovax (valência 23), vacinação anual contra *influenza* Exame oftalmológico anual	Folato; ferro, se apropriado	CBC a cada 6 meses, funções renal e hepática e exames laboratoriais anuais de ferro	TCD e saturação de O_2 a cada 6-12 meses
Idade > 18 anos	Pneumovax, vacinação anual contra *influenza*; vacinação contra hepatites A e B Exame oftalmológico anual	Folato; ferro, se apropriado	CBC, Hb F (se em hidroxiureia) a cada 3-6 meses UA para proteinúria, B_{12}, funções renal e hepática a cada 6 meses	Avalie para detecção de sobrecarga de ferro. Quando clinicamente indicado: ultrassom abdominal para detecção de sedimentos biliares e alterações renais; eco e PFTs DEXA
Talassemia				
Idade 0-2 anos	Vacinações rotineiras Possível quelação de ferro Curva de velocidade de crescimento	Folato, polivitamínico	CBC a cada 3-6 meses	
Idade 2-18 anos	Vacinações rotineiras; vacinações para possível esplenectomia naqueles com > 5 anos de idade Possível quelação de ferro; Curva de velocidade de crescimento	Folato, polivitamínico	Exames laboratoriais de CBC, funções hepática e renal, e de ferro a cada 3-6 meses	Avalie para sobrecarga de ferro Avaliações anuais endócrina, oftalmológica e audiológica
Idade > 18 anos	Vacinações para possível esplenectomia	Folato, polivitamínico	CBC, avaliações hepática, renal (incluindo avaliação para proteinúria), estudos de ferro a cada 6-12 meses	Avalie para sobrecarga de ferro Acompanhamentos anuais endócrino, oftalmológico, audiológico DEXA

CBC, hemograma completo; DEXA, absorciometria de raios X de dupla energia; PFTs, testes de função hepática; SC, heterozigoto para hemoglobina S e C; TCD, Doppler transcraniano.

Referências

1. Gong L, Maiteki-Sebuguzi C, Rosenthal PJ, et al. Evidence for both innate and acquired mechanisms of protection from *Plasmodium falciparum* in children with sickle cell trait. *Blood*. 2012;119:3808-14.
2. Ataga KI, Cappellini MD, Rachmilewitz EA. Beta-thalassaemia and sickle cell anaemia as paradigms of hypercoagulability. *Br J Haematol*. 2007;139:3-13.
3. National Heart, Lung, and Blood Institute, National Institutes of Health. *The Management of Sickle Cell Disease*; 2002. 4th edition, NHLBI NIH Pub. 02-2117.
4. Ballantyne JC, Mao J. Opioid therapy for chronic pain. *N Engl J Med*. 2003;349:1943-1953.
5. Gaston MH, Verter JI, Woods G, et al. Prophylaxis with oral penicillin in children with sickle cell anemia. A randomized trial. *N Engl J Med*. 1986;314:1593-1599.
6. Smith-Whitley K, Zhao H, Hodinka RL, et al. Epidemiology of human parvovirus B19 in children with sickle cell disease. *Blood*. 2004;103:422-427.
7. Adams RJ, McKie VC, Hsu L, et al. Prevention of a first stroke by transfusions in children with sickle cell anemia and abnormal results on transcranial doppler ultrasonography. *N Engl J Med*. 1998;339:5-11.
8. Adams RJ, Brambilla D. Discontinuing prophylactic transfusions used to prevent stroke in sickle cell disease. *N Engl J Med*. 2005;353:2769-2778.
9. Ware RE, Helms RW. Stroke with transfusions changing to hydroxyurea (SWiTCH). *Blood*. 2012;119:3925-32.
10. Platt OS. The acute chest syndrome of sickle cell disease. *N Engl J Med*. 2000;342:1904-1907.
11. Vichinsky EP, Neumayr LD, Earles AN, et al. Causes and outcomes of the acute chest syndrome in sickle cell disease. *N Engl J Med*. 2000;342:1855-1865.
12. Parent F, Bachir D, Inamo J, et al. A hemodynamic study of pulmonary hypertension in sickle cell disease. *N Engl J Med*. 2011;365:44-53.
13. Mantadakis E, Ewalt DH, Cavender JD, Rogers ZR, Buchanan GR. Outpatient penile aspiration and epinephrine irrigation for young patients with sickle cell anemia and prolonged priapism. *Blood*. 2000;95:78-82.
14. Mukisi-Mukaza M, Manicom O, Alexis C, et al. Treatment of sickle cell disease's hip necrosis by core decompression: a prospective case-control study. *Orthop Traumatol Surg Res*. 2009;95:498-504.
15. Kato GJ, McGowan V, Machado RF, et al. Lactate dehydrogenase as a biomarker of hemolysis-associated nitric oxide resistance, priapism, leg ulceration, pulmonary hypertension, and death in patients with sickle cell disease. *Blood*. 2006;107:2279-2285.
16. Charache S, Terrin ML, Moore RD, et al. Effect of hydroxyurea on the frequency of painful crises in sickle cell anemia. *N Engl J Med*. 1995;332:1317-1322.
17. Vichinsky EP, Haberkern CM, Neumayr L, et al. A comparison of conservative and aggressive transfusion regimens in the perioperative management of sickle cell disease. The Preoperative Transfusion in Sickle Cell Disease Study Group. *N Engl J Med*. 1995;333:206-213.
18. Koshy M, Burd L, Wallace D, Moawad A, Baron J. Prophylactic red-cell transfusions in pregnant patients with sickle cell disease. A randomized cooperative study. *N Engl J Med*. 1988;319:1447-1452.
19. Miller ST, Wright E, Abboud M, et al. Impact of chronic transfusion on incidence of pain and acute chest syndrome during the Stroke Prevention Trial (STOP) in sickle-cell anemia. *J Pediatr*. 2001;139:785-789.
20. Neumayr L, Koshy M, Haberkern C, et al. Surgery in patients with hemoglobin SC disease. Preoperative Transfusion in Sickle Cell Disease Study Group. *Am J Hematol*. 1998;57:101-108.
21. Wang WC, Ware RE, Miller ST, et al. Hydroxycarbamide in very young children with sickle-cell anaemia: a multicentre, randomised, controlled trial (BABY HUG). *Lancet*. 2011;377:1663-1672.
22. Ballas SK, McCarthy WF, Guo N, et al. Exposure to hydroxyurea and pregnancy outcomes in patients with sickle cell anemia. *J Natl Med Assoc*. 2009;101:1046-1051.
23. Villers MS, Jamison MG, De Castro LM, James AH. Morbidity associated with sickle cell disease in pregnancy. *Am J Obstet Gynecol*. 2008;199:e121-125.
24. Yu CK, Stasiowska E, Stephens A, Awogbade M, Davies A. Outcome of pregnancy in sickle cell disease patients attending a combined obstetric and haematology clinic. *J Obstet Gynaecol*. 2009;29:512-516.
25. Key NS, Derebail VK. Sickle-cell trait: novel clinical significance. *Hematology Am Soc Hematol Educ Program*. 2010;2010:418-422.
26. Pennell DJ, Porter JB, Cappellini MD, et al. Continued improvement in myocardial T2* over two years of deferasirox therapy in beta-thalassemia major patients with cardiac iron overload. *Haematologica*. 2011;96:48-54.
27. Giardina PJ, Grady RW. Chelation therapy in beta-thalassemia: an optimistic update. *Semin Hematol*. 2001;38:360-366.
28. Davis BA, Porter JB. Long-term outcome of continuous 24-hour deferoxamine infusion via indwelling intravenous catheters in high-risk beta-thalassemia. *Blood*. 2000;95:1229-1236.
29. Franchini M, Gandini G, de Gironcoli M, et al. Safety and efficacy of subcutaneous bolus injection of deferoxamine in adult patients with iron overload. *Blood*. 2000;95:2776-2779.
30. Angelucci E. Hematopoietic stem cell transplantation in thalassemia. *Hematology Am Soc Hematol Educ Program*. 2010;2010:456-462.
31. Hsieh MM, Fitzhugh CD, Tisdale JF. Allogeneic hematopoietic stem cell transplantation for sickle cell disease: the time is now. *Blood*. 2011;118:1197-1207.
32. Hsieh MM, Kang EM, Fitzhugh CD, et al. Allogeneic hematopoietic stem-cell transplantation for sickle cell disease. *N Engl J Med*. 2009;361:2309-2317.
33. Arumugam P, Malik P. Genetic therapy for beta-thalassemia: from the bench to the bedside. *Hematology Am Soc Hematol Educ Program*. 2010;2010:445-450.
34. Cavazzana-Calvo M, Payen E, Negre O, et al. Transfusion independence and HMGA2 activation after gene therapy of human beta-thalassaemia. *Nature*. 2010;467:318-322.

5

Porfirias

Peiman Hematti

As porfirias são um grupo diversificado de distúrbios metabólicos incomuns causados por deficiências hereditárias das enzimas envolvidas na via biossintética do heme,[1] exceto uma síndrome de porfiria recentemente descrita decorrente de uma mutação em ganho de função. As mutações nos genes de todas essas enzimas sintetizadoras de heme foram identificadas em nível molecular. Uma exceção à origem genética desses distúrbios é a porfiria cutânea tarda (PCT), em que a deficiência enzimática, na maioria dos casos, é adquirida. Em todos esses distúrbios ecogênicos, é a interação de fatores genéticos, fisiológicos e ambientais, que causa a doença em indivíduos afetados. Cada enzima defeituosa resulta em um fenótipo clínico característico de porfiria, embora os mecanismos da doença não sejam totalmente conhecidos. Qualquer paciente com uma longa história de dor abdominal não diagnosticada e/ou sintomas neuropsiquiátricos atípicos devem ter a porfiria em seu diagnóstico diferencial, uma vez que testes simples podem ser usados para confirmar o diagnóstico em pacientes sintomáticos para fazer a triagem dos membros da família para identificar portadores assintomáticos.[2] O aconselhamento sobre a prevenção de fatores precipitantes pode diminuir as manifestações clínicas no último grupo.

▪ EPIDEMIOLOGIA

A PCT é a mais prevalente das porfirias, tanto genéticas quanto adquiridas combinadas, mas a porfiria intermitente aguda (AIP) é a mais comum das porfirias genéticas. A incidência estimada da AIP é de 5 em 100.000 nos Estados Unidos e países do norte-europeus. Aproximadamente 90% dos pacientes com essa deficiência enzimática hereditária permanecem livres de sintomas durante toda a vida. Em contrapartida, somente seis casos de deficiência de ácido δ-aminolevulínico desidratase (ALAD) foram relatados até agora.

▪ FISIOPATOLOGIA

Heme é um complexo de um átomo de ferro e protoporfirina IX. O (grupo/radical) heme é produzido em múltiplas etapas por vias biossintéticas que funcionam principalmente na medula óssea eritroide e hepatócitos. Aproximadamente 85% do heme produzido no corpo é sintetizada nas células eritroides para sustentar a formação de hemoglobina; a maior parte do resto é produzida no fígado para fornecer heme para o citocromo P-450 e outras enzimas. Oito enzimas estão envolvidas nessa via biossintética fortemente regulada que converte sequencialmente glicina e succinil CoA em heme (Figura 5.1). Nas células eucarióticas, a primeira e a última das três etapas dessa via localizam-se nas mitocôndrias, enquanto as outras são citoplasmáticas. As sequências dos genes para todas essas enzimas e seus defeitos moleculares foram bem caracterizados.

A primeira enzima ativa na via do ácido δ-aminolevulínico sintetase (ALAS) é codificada por dois genes: *ALAS1*, que é expresso de maneira ubíqua em todas as células, e *ALAS2*, que é expresso somente em células eritroides. Até agora, nenhuma mutação foi identificada em *ALAS1*, e até muito recentemente todas as mutações patogênicas relatadas de ALAS2 eram a perda de função e resultavam em anemia sideroblástica recessiva ligada ao X, a única síndrome não porfiria decorrente de anormalidades na via biossintética da heme. Recentemente, mutações em ganho de função foram relatadas no

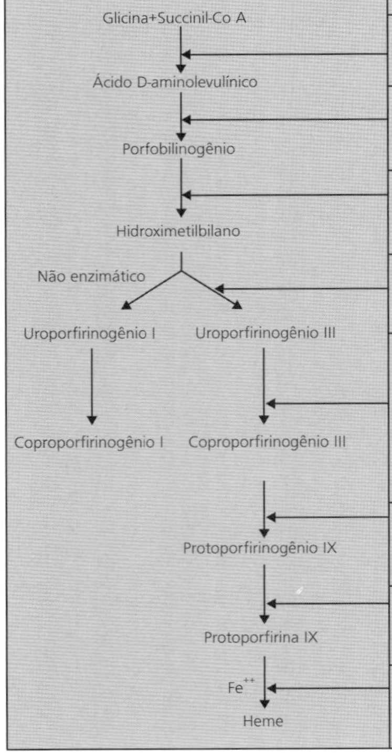

	Deficiência enzimática	Doença	Herança	Sintomatologia	Sintomas hematológicos	Produtos acumulados
Glicina+Succinil-CoA ↓	ALA sintase (ALAS)	Anemia sideroblástica (XLSA)	Anemia sideroblástica ligada ao X	Anemia hipocrômica	Anemia hipocrômica	Sideroblastos em anel
Ácido D-aminolevulínico ↓	ALA desidratase (ALAD)	Porfiria deficiente em ácido D-aminolevulínico desidratase	Autossômica recessiva	Neurovisceral	Nenhum	ALA urinária & coproporfirina; protoporfirina RBC Zn
Porfobilinogênio ↓	Porfobilinogênio desaminase (PBGD)	Porfiria intermitente aguda (AIP)	Autossômica dominante	Neurovisceral	Nenhum	ALA & PBG urinários
Hidroximetilbilano ↓ Não enzimático ↓↘ Uroporfirinogênio I Uroporfirinogênio III	Uroporfirinogênio III cossintase (UCoS)	Porfiria eritropoética congênita (AIP)	Autossômica recessiva	Fotocutânea	Anemia hemolítica, Esplenomegalia	Urinárias e eritrocitária Uroporfirina I & coproporfirina I
↓ ↓ Coproporfirinogênio I Coproporfirinogênio III	Uroporfirinogênio descarboxilase (UROD)	Porfiria cutânea tarda (CEP)	Adquirida (tipo I) Autossômica dominante (tipos II & III)	Fotocutânea	Nenhum	Uroporfirina urinária & porfirina 7-carboxílica; isocoproporfirina fecal
↓ Protoporfirinogênio IX	Coproporfirinogênio oxidase (CPO)	Coproporfiria hereditária (HCP)	Autossômica recessiva	Fotocutânea	Anemia hemolítica, Esplenomegalia	Uroporfirina urinária; isocoproporfirina fecal, protoporfirina RBC Zn
↓ Protoporfirina IX	Protoporfirinogênio oxidase (PPO)	Porfiria variegata (VP)	Autossômica recessiva	Neurovisceral e fotocutânea	Nenhum	ALA & PBG urinários; coproporfirina fecal
↓ Fe++ ↓ Heme	Ferroquelatase (FeC)	Protoporfiria eritropoética (EPP)	Autossômica dominante	Neurovisceral e fecal	Nenhum	ALA urinária & PBG; coproporfirina urinária & fecal
			Autossômica dominante	Fotocutânea	Anemia	Protoporfirina RBC; protoporfirina fecal

FIGURA 5.1 Classificação das porfirias com base em suas correspondentes deficiências enzimáticas, modo de herança, principais sintomas e anormalidades bioquímicas.

Quadro 5.1 Fármacos Considerados Inseguros ou Seguros nas Porfirias Agudas

Fármacos Inseguros	Fármacos Seguros
Álcool	Acetaminofeno
Barbitúricos	Alopurinol
Bloqueadores do canal de cálcio	Aspirina
Carbamazepina	Atropina
Danazol	Cimetidine
Diclofenaco	Corticosteroides
Eritromicina	Varfarina
Metoclopramida	Gabapentina
Isoniazida	Gentamicina
Fenitoína	Insulina
Progesterona	Analgésicos narcóticos
Rifampina	Penicilina e derivados
Antibióticos sulfonamídicos	Fenotiazínicos
Ácido valproico	Propanolol

Esta lista não é abrangente e não reflete todas as informações e opiniões. Consulte os textos e *sites* disponíveis para obter uma lista mais extensa de fármacos e seu estado atual de uso nas porfirias.

gene *ALAS2* em oito famílias causando protoporfiria dominante ligada ao X (XLDPP). Em geral, as mutações dessas enzimas resultam em síndromes de porfiria causada pela superprodução de precursores metabólicos e intermediários e/ou ao seu acúmulo nos tecidos. Todos esses produtos intermediários são potencialmente tóxicos e sua superprodução causa sintomas neuroviscerais e/ou fotocutâneos característicos das síndromes de porfiria.

Apesar da caracterização desses distúrbios em nível molecular, os mecanismos fisiopatológicos exatos responsáveis por manifestações de órgãos específicos não são totalmente conhecidos.[3] As porfirias são heterogêneas em nível molecular, sendo encontradas numerosas mutações em cada gene. Existe significativa interação entre os defeitos genéticos específicos hereditários e os fatores ambientais ou adquiridos que resultam em um espectro de manifestações clínicas nos pacientes afetados. Os pacientes com mutações genéticas para as formas hepáticas agudas de porfirias podem permanecer assintomáticos, a não ser que sejam expostos a certas medicações (Quadro 5.1) ou hormônios ou estejam sob o estresse de inanição, infecção, cirurgia ou outros distúrbios intercorrentes. Sob essas circunstâncias ambientais, os pacientes afetados desenvolvem distúrbios neurológicos característicos. A hipersensibilidade fotocutânea e o dano cutâneo ocorrem após exposição à luz ultravioleta. Quando as porfirias absorvem a luz desse comprimento de onda, elas produzem radicais livres que podem induzir dano tecidual oxidativo. Consequentemente, evitar os fatores precipitantes é a chave na terapia das porfirias.[4]

■ CLASSIFICAÇÃO E MANIFESTAÇÕES CLÍNICAS

Para fins clínicos, as porfirias podem ser classificadas em tipos hepático e eritropoético, dependendo do principal local de produção e acúmulo dos precursores de heme. As principais manifestações das porfirias hepáticas são os sintomas neuroviscerais, incluindo dor abdominal, sintomas neurológicos e distúrbios psiquiátricos, enquanto as porfirias eritropoéticas geralmente se apresentam primariamente com fotossensibilidade cutânea e anemia hemolítica. As porfirias também podem ser classificadas de acordo com suas apresentações clínicas em a) porfirias agudas que apresentam manifestações neuroviscerais com risco de vida e b) porfirias não agudas (ou cutânea) caracterizadas por síndromes de fotossensibilidade, mas pode haver alguma sobreposição nas manifestações clínicas. No entanto, como as porfirias são bem caracterizadas em nível genético molecular, elas são mais bem classificadas, especificamente, por suas deficiências de enzima única.[5,6]

■ DIAGNÓSTICO

Muitos sintomas das porfirias são inespecíficos, e o diagnóstico requer alto índice de suspeita. Mas, embora as porfirias geralmente sejam suspeitadas em um paciente com queixas vagas e inexplicadas, o seu diagnóstico real é raro. Um primeiro passo útil é determinar que uma das três principais manifestações das porfirias – sintomas neuroviscerais, fotossensibilidade ou anemia hemolítica – está presente.[7,8]

- Sintomas neuroviscerais estão presentes na porfiria com deficiência de ALAD (ADP), AIP, coproporfiria hereditária (HCP) e porfiria variegada (VP).
- A fotossensibilidade está presente na porfiria eritropoética congênita (CEP), PCT, porfiria hepatoeritropoética (HEP), HCP, VP, protoporfiria eritropoética (EPP) e XLDPP.
- Sintomas neuroviscerais e fotossensibilidade estão presentes em HCP e VP.
- A anemia hemolítica está presente em CEP, HEP e EPP.

Exames laboratoriais são então necessários para confirmar ou excluir os vários tipos de porfirias. O diagnóstico é feito inicialmente pela detecção dos metabólitos produzidos e/ou excretados em excesso nas hemácias, plasma, urina e/ou fezes.[7] Precursores de porfirina na urina e porfirinas totais no plasma são os exames diagnósticos iniciais para porfirias aguda e cutânea, respectivamente. Hoje, o diagnóstico de muitas das porfirias pode ser confirmado pela medição da atividade enzimática no tecido apropriado diretamente ou por testes genéticos moleculares específicos. A triagem da família é recomendável para prevenir crises agudas nos estágios pré-sintomáticos, sendo a análise de DNA para a identificação das mutações o padrão ouro.

■ TIPOS ESPECÍFICOS DE PORFIRIAS

Protoporfiria Dominante Ligada ao X

Essa síndrome, descrita mais recentemente, é a única porfiria não causada por deficiência enzimática, mas por deleções de ganho de função em *ALAS2*.[9] O ganho de função do *ALAS2* leva à produção excessiva de protoporfirina nas hemácias, e a uma apresentação clínica similar à da EPP. Todos os pacientes nessas oito famílias tinham fotossensibilidade; cinco deles também tinham doença hepática evidente, mas não tinham anemia. As intervenções de suporte e preventivas para esses pacientes são similares àquelas para as porfirias eritropoéticas.

Porfiria da Deficiência do Ácido δ-Aminolevulínico Desidratase

ADP é uma porfiria autossômica recessiva causada pela atividade acentuadamente deficiente de ALA desidratase, a segunda enzima na via biossintética do heme. O diagnóstico é, inequivocamente, confirmado apenas em alguns casos. As manifestações clínicas são primariamente neuroviscerais, e seu tratamento e prevenção são as mesmas das outras porfirias agudas. O envenenamento por chumbo deve ser excluído, porque também diminui a atividade da ALA desidratase, pode apresentar-se como uma fenocópia clínica, e é muito mais comum.

Porfiria Intermitente Aguda (AIP)

A AIP é uma condição autossômica dominante hereditária que resulta de deficiência parcial da atividade de porfobilinogênio desaminase (PBGD), a terceira enzima da via. Aproximadamente 90% dos heterozigotos permanecem bioquimicamente normais e clinicamente assintomáticos ao longo da vida. A expressão clínica da doença geralmente é o resultado da exposição a fatores como os hormônios corticosteroides endógenos e exógenos, uma dieta de baixa caloria, certas drogas (barbitúricos e antibióticos sulfonamídicos são os implicados com mais frequência), ingestão de álcool e estresses, como doenças intercorrentes, infecção e cirurgia. Os sintomas geralmente se desenvolvem após a puberdade e são mais frequentes em mulheres. A característica fisiopatológica da doença é a disfunção neurológica afetando os sistemas nervosos periférico, autônomo e/ou central que ocorre como crises intermitentes agudas. O sintoma mais comum é a dor abdominal aguda (em 90% dos casos), que pode ser generalizada ou localizada, mas sensibilidade, febre e leucocitose estão ausentes porque os sintomas são de origem neurológica, em decorrência do envolvimento do sistema nervoso autônomo visceral. As manifestações gastrointestinais também incluem distensão abdominal, náusea, vômito, diarreia ou constipação. A neuropatia sensorial periférica ou motora é outra característica comum da AIP. Os sintomas psiquiátricos, incluindo histeria, ansiedade, apatia, depressão, fobia, psicose, agitação, desorientação, alucinações e comportamentos do tipo esquizofrênicos podem ser as únicas manifestações da doença. Crises agudas podem ser acompanhadas de convulsões, ou uma manifestação da própria porfiria ou causada por hiponatremia (decorrente da secreção inapropriada de hormônio antidiurético), que também ocorre comumente durante as crises. A hiperatividade simpática resulta em taquicardia (em 80% dos casos), hipertensão, tremores e sudorese. Devido à natureza inespecífica dos sintomas e sinais, o uso de exames laboratoriais altamente sensíveis e específicos é essencial para o diagnóstico.

Durante as crises agudas, o tratamento sintomático pode incluir analgésicos narcóticos, fenotiazínicos, benzodiazepínicos em baixas doses e propranolol para hipertensão e taquicardia. Embora a glicose intravenosa (no mínimo 300 g/dia) possa ser eficaz nas crises agudas de porfiria, heme intravenoso é, agora, considerado o tratamento de escolha para reduzir a excreção das porfirinas. A infusão de heme deve ser iniciada logo que possível após o início de uma crise, mas a taxa de recuperação depende do grau de dano neuronal e pode levar dias a meses. A solução de heme humana estabilizada com arginina (Normosang) encontra-se amplamente disponível exceto nos Estados Unidos, onde a forma liofilizada (PanHaematin) é aprovada pela FDA.[6] Qualquer infecção intercorrente ou doença também deve ser tratada imediatamente. Identificar e evitar os fatores precipitantes também é essencial para a prevenção. Crises cíclicas, em algumas mulheres, associadas a flutuações do estrógeno e das progestinas podem ser prevenidas com análogo do hormônio liberador de gonadotrofina de longa ação.

Porfiria Eritropoética Congênita (CEP)

CEP, um distúrbio autossômico recessivo, também conhecido como doença de Gunther, é causada pela atividade deficiente de uroporfirinogênio III cossintase (a quarta enzima da via) e está associada a anemia hemolítica e lesões cutâneas. A fotossensibilidade cutânea grave geralmente começa no início da infância com formação de bolhas nas áreas da pele expostas ao sol. Vesículas recorrentes, bolhas e infecção secundária podem levar à formação cicatricial cutânea e a deformidades. A deposição de porfirina também pode ocorrer em ossos, levando à descoloração castanha dos dentes. A proteção da pele contra a luz solar é essencial.

A anemia hemolítica de leve a grave e a esplenomegalia secundária são características de CEP, e a anemia pode ser grave. A transfusão é eficaz, mas resulta em sobrecarga de ferro, se crônica. A esplenectomia pode reduzir a hemólise e diminuir a necessidade de transfusão. Em crianças dependentes de transfusão, o transplante de células-tronco alogênico pode ser considerado.

Porfiria Cutânea Tarda (PCT)

PCT, a mais comum das porfirias, é causada pela deficiência adquirida ou hereditária ou de uroporfirinogênio descarboxilase (a quinta enzima da via). A doença ocorre no mundo todo, mas sua exata incidência não é conhecida. A doença pode ser esporádica (não hereditária ou tipo I, mais comum) ou familiar (tipos II e III), embora esses subtipos não sejam clinicamente distinguíveis. A frequência da doença varia em relação aos fatores de risco, como o uso de álcool, tabagismo e hepatite C e infecção pelo vírus da imunodeficiência humana (HIV). A característica da PCT é a fotossensibilidade cutânea que se apresenta como lesões vesiculares crônicas nas áreas da pele expostas ao sol sem manifestações neurológicas.[8] Alterações crônicas, incluindo espessamento, formação cicatricial e calcificação, podem simular a esclerose sistêmica. Também são comuns hipertricose facial e hiperpigmentação. A PCT quase sempre está associada a anormalidades nos testes de função hepática, e o risco de desenvolvimento de carcinoma hepatocelular é significativamente maior nessa doença.

A ingestão de álcool, estrógenos, suplementos de ferro e, se possível, quaisquer outros fármacos que possam exacerbar a doença, e a exposição ao sol devem ser evitados. Uma resposta completa geralmente pode ser alcançada com flebotomia repetida para reduzir o ferro hepático e ainda é considerada o tratamento padrão. Cloroquina ou hidroxicloroquina em baixa dose também são eficazes, especialmente quando a flebotomia não é indicada. A cloroquina mobiliza lentamente as porfirinas do fígado e aumenta sua excreção na urina. Em contraste, as lesões cutâneas similares em VP, HCP, CEP e HEP são irresponsivas a essas intervenções terapêuticas.

Porfiria Hepatoeritropoética

Essa forma rara de porfiria foi descrita recentemente. A HEP é clinicamente indistinguível da CEP e é causada por defeitos homozigóticos ou heterozigóticos compostos da mesma enzima envolvida na PCT. Os pacientes geralmente se apresentam após o nascimento com urina escura nas fraldas seguida de grave fotossensibilidade com formação de lesões cutâneas vesiculares e formação cicatricial do tipo esclerodermia. A anemia hemolítica geralmente está presente com esplenomegalia. É essencial evitar a luz solar.

Coproporfiria Hereditária

A HCP é uma porfiria autossômica dominante resultante da deficiência de coproporfirinogênio oxidase (a sexta enzima da via). Os sintomas neuroviscerais e outras manifestações, assim como os fatores precipitantes são praticamente idênticos aos da AIP, mas a fotossensibilidade similar à PCT também pode ocorrer em um terço dos pacientes. É importante evitar os fatores precipitantes como na AIP. Os sintomas neurológicos são tratados como na AIP, mas ao contrário da PCT, a flebotomia ou a cloroquina não é eficaz para lesões cutâneas.

Porfiria Variegada

Essa porfiria hepática, o resultado de uma mutação do gene da protoporfiria oxidase (a sétima enzima da via), é transmitida como um distúrbio autossômico dominante e é particularmente comum em brancos sul-africanos (prevalência de 3 em 1.000) em razão de um efeito genético fundador de um casal que emigrou da Holanda para a África do Sul no final dos anos 1600. A doença foi chamada de variegada porque pode-se apresentar com sintomas neuroviscerais, fotossensibilidade cutânea ou ambos. Os sintomas neuroviscerais são muito semelhantes aos da AIP e são provocados pelos mesmos precipitadores. As crises agudas são tratadas com glicose e infusão de heme como na AIP. A ocorrência de manifestações cutâneas geralmente é separada dos sintomas neuroviscerais, e a única medida preventiva eficaz é evitar a exposição solar no caso de fotossensibilidade cutânea.

Protoporfiria Eritropoética

A EPP, também conhecida como protoporfiria, resulta da atividade deficiente da ferroquelatase, a última enzima na via biossintética do heme. A EPP é a mais comum porfiria eritropoética e a terceira mais comum em geral. A fotossensibilidade cutânea, que começa na infância, é típica da doença, mas as lesões da pele são diferentes das outras porfirias. Eritema, queimação e prurido, acompanhados por edema podem-se desenvolver dentro de minutos de exposição solar, mas vesículas e bolhas esparsas são vistos apenas em uma minoria dos casos. Alterações cutâneas crônicas podem ocorrer, mas a formação cicatricial grave é rara. O tratamento envolve evitar a exposição solar e o uso de protetores solares tópicos. O β-caroteno oral (120 a 180 mg/dia) pode ser eficaz em muitos pacientes com EPP, em contraste com aqueles com fotossensibilidade decorrente de outras formas de porfiria. O mecanismo de ação do β-caroteno não é claro, mas é atribuído ao seu efeito antioxidante. Em alguns pacientes, o acúmulo de protoporfirina causa doença hepática crônica que pode progredir para insuficiência hepática e morte. Os sintomas neuroviscerais são vistos somente em pacientes com graves complicações hepáticas. Podem ocorrer cálculos biliares ricos em protoporfirinas. A anemia leve é vista, algumas vezes, em pacientes com EPP, mas a hemólise é infrequente ou muito leve. A esplenectomia pode ser útil quando a doença é acompanhada de hemólise e significativa esplenomegalia. Restrição calórica, fármacos e hormônios sexuais exógenos devem ser evitados. A terapia intravenosa com heme algumas vezes é benéfica. O transplante de fígado é realizado, mas o dano induzido pela protoporfirina pode recidivar no fígado do doador.[10]

Referências

1. Sassa S. Hematologic aspects of the porphyrias. *Int J Hematol.* January 2000;71(1):1-17.
2. Sassa S. Modern diagnosis and management of the porphyrias. *Br J Haematol.* November 2006;135(3):281-292.
3. Foran SE, Abel G. Guide to porphyrias. A historical and clinical perspective. *Am J Clin Pathol.* June 2003;(119 suppl):S86-S93.
4. Dombeck TA, Satonik RC. The porphyrias. *Emerg Med Clin North Am.* August 2005;23(3):885-899.

5. Kauppinen R. Porphyrias. *Lancet.* January 2005;365(9455):241-252.
6. Puy H, Gouya L, Deybach JC. Porphyrias. *Lancet.* March 2010;375(9718):924-937.
7. Anderson KE, Bloomer JR, Bonkovsky HL, *et al.* Recommendations for the diagnosis and treatment of the acute porphyrias. *Ann Intern Med.* March 2005;142(6):439-450.
8. Poblete-Gutierrez P, Wiederholt T, Merk HF, Frank J. The porphyrias: clinical presentation, diagnosis and treatment. *Eur J Dermatol.* May–June 2006;16(3):230-240.
9. Whatley SD, Ducamp S, Gouya L, *et al.* C-terminal deletions in the ALAS2 gene lead to gain of function and cause X-linked dominant protoporphyria without anemia or iron overload. *Am J Hum Genet.* September 2008;83(3):408-414.
10. Seth AK, Badminton MN, Mirza D, Russell S, Elias E. Liver transplantation for porphyria: who, when, and how? *Liver Transpl.* September 2007;13(9):1219-1227.

6

Síndromes de Disfunção da Medula Óssea: Anemia Aplástica, Constitucional e Adquirida; Hemoglobinúria Paroxística Noturna; Aplasia Pura de Células Vermelhas; e Agranulocitose

Phillip Scheinberg ▪ Neal S. Young ▪ Johnson M. Liu

▪ SÍNDROMES ADQUIRIDAS DE DISFUNÇÃO DA MEDULA ÓSSEA

As síndromes de disfunção da medula óssea são caracterizadas pela produção inadequada das células sanguíneas levando à baixa contagem de células vermelhas, células brancas e/ou plaquetas no sangue periférico. A disfunção da medula pode ser adquirida ou constitucional e pode afetar todas as três linhagens de células sanguíneas, resultando em pancitopenia, ou apenas uma única linhagem. Na maioria, a medula óssea apresenta deficiência simples das células precursoras relacionadas, porém, a disfunção da medula também pode ocorrer com medula relativamente celular, possivelmente em decorrência de hematopoese ineficaz e pode estar associada a anormalidades citogenéticas (veja o capítulo sobre síndromes mielodisplásicas (MDSs) ou a uma célula geneticamente alterada, como na hemoglobinúria paroxística noturna (PNH), discutida neste capítulo por sua íntima relação com a anemia aplástica (AA).[1] Mesmo a paradigmática síndrome da AA apresenta, clínica e fisiopatologicamente, uma sobreposição com doenças relacionadas (Figura 6.1).

▪ ANEMIA APLÁSTICA ADQUIRIDA

AA adquirida é caracterizada por pancitopenia com medula óssea hipocelular, frequentemente vazia. AA é incomum no ocidente: a sua incidência na Europa é cerca de dois novos casos por milhão na população. Entretanto, a doença é duas ou três vezes mais frequente na Ásia Oriental e, provavelmente, em outros lugares no mundo em desenvolvimento. Na maioria das séries, os pacientes são jovens, com a maioria se situando entre 15 e 25 anos de idade. Historicamente, substâncias químicas (benzeno) e drogas médicas (cloranfenicol) foram implicadas como causadoras, porém sem mecanismos de patogênese satisfatórios. As associações atuais mais importantes são com drogas anti-inflamatórias não esteroidais, drogas antitireoide, penicilamina, alopurinol e ouro (Quadro 6.1).[2] No entanto, a maioria das AA é idiopática e geralmente não é possível atribuir uma causa ambiental em um paciente individual. Uma associação objetiva é com hepatite soronegativa prévia, presente em 5 a 10% dos pacientes na maioria das séries de casos.

Etiologia e Fisiopatologia

- A *hematopoese* é gravemente reduzida em todas as AA, conforme observado em amostras da medula óssea, contagem de células CD34, imagem por ressonância magnética ou em ensaios de cultura de colônias dos progenitores.

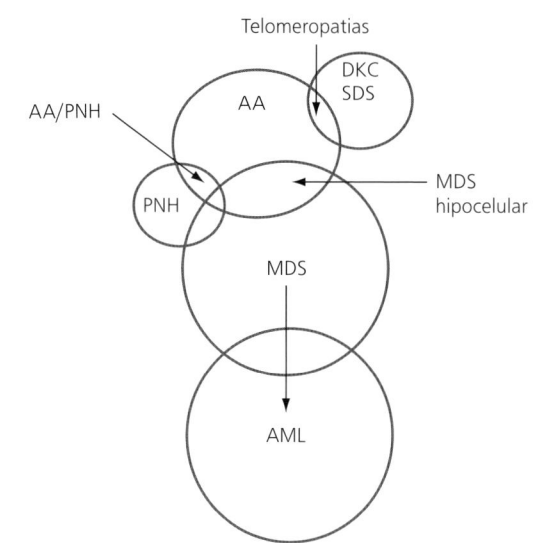

FIGURA 6.1 Diagrama de Venn da relação entre as síndromes de disfunção da medula óssea. AA, anemia aplástica; AML, leucemia mieloide aguda; DKC, disceratose congênita; MDS, mielodisplasia; PNH, hemoglobinúria paroxística noturna; SDS, síndrome de Shawchman-Diamond.

- Estudos clínicos e laboratoriais sugerem que a maioria das AA mais adquiridas é secundária à destruição *imunologicamente* mediadas células hematopoéticas por linfócitos citotóxicos (CTL) e seus produtos da citocina, especialmente interferon-γ (IFN-γ) e fator de necrose tumoral-α (TNF-α).
- A disfunção da medula raramente pode acompanhar mononucleose infecciosa (infecção por vírus Epstein-Barr [EBV]) e é um componente da síndrome da AA estereotípica pós-hepatite. O EBV e o suposto agente da hepatite soronegativa provavelmente atuam como desencadeantes para a atividade do sistema imunológico. Em contraste, o parvovírus B19 infecta diretamente e mata as células progenitoras eritroides, causando aplasia transitória das células vermelhas e, ocasionalmente, aplasia pura de células vermelhas (PRCA), mas não AA.

Quadro 6.1 Drogas Associadas à Anemia Aplástica no Estudo Internacional da Anemia Aplástica e Agranulocitose

Analgésicos não esteroidais
Butazonas
Indometacina
Piroxicam
Diclofenaco
Antibióticos
Sulfonamidas[†]
Drogas antitireoide
Drogas cardiovasculares
Furosemida
Drogas psicotrópicas
Fenotiazinas
Corticosteroides
Penicilamina
Alopurinol
Ouro

[†]Além da combinação trimetoprim-sulfonamida.

- A morte direta de células da medula por agentes citotóxicos ocorre após quimioterapia para câncer, produzindo aplasia transitória da medula, mas é, provavelmente, incomum como um mecanismo de AA idiossincrática associada a drogas.

Características Clínicas
- Anemia leva a fadiga, fraqueza, lassidão, cefaleias e, em pacientes mais velhos, dispneia e dor torácica, e estes sintomas são mais comumente responsáveis pela apresentação clínica.
- Trombocitopenia produz, principalmente, hemorragia na mucosa: petéquia da pele e membranas mucosas, epistaxe e sangramento de gengiva são queixas frequentes e iniciais. A hemorragia não é decorrente das plaquetas baixas, a não ser em presença de lesões físicas concomitantes, como na gastrite e infecção fúngica dos pulmões. A complicação mais temida de trombocitopenia é a hemorragia intracraniana.
- Infecção é incomum na apresentação.
- Urina escura sugere PNH.
- Ocasionalmente, citopenias moderadas são identificadas, fortuitamente, por exame de sangue de rotina ou na avaliação pré-operatória.
- Sintomas constitucionais (mal-estar, anorexia e perda de peso) devem estar ausentes.

Os achados físicos variam desde um paciente de boa aparência com achados mínimos até um paciente agudamente doente com sinais de toxicidade sistêmica. Caquexia, linfadenopatia e esplenomegalia não são vistas e sugerem diagnóstico alternativo.

- Trombocitopenia resulta em petéquia, equimoses, gotejamento gengival, epistaxe e hemorragia subconjuntival e retinal.
- A anemia é refletida na palidez da pele, membranas mucosas e leito ungueal.
- AA constitucional é sugerida por áreas de hiper ou hipopigmentação da pele, mãos e polegares anormais, baixa estatura (anemia de Fanconi [FA]) e distrofia das unhas e leucoplasia oral (disceratose congênita [DKC]).

Diagnóstico e Diagnóstico Diferencial
Ao diagnóstico:
- Acentuada pancitopenia ou redução em duas ou três ou, menos comumente, uma das três linhagens celulares.
- O esfregaço do sangue periférico mostra plaquetas e neutrófilos reduzidos, células vermelhas normais.
- Microesferócitos e plaquetas gigantes sugestivos de destruição periférica não estão presentes.
- Medula óssea acentuadamente hipocelular na biópsia (1 cm core); principalmente linfócitos residuais, células plasmáticas, mastócitos no esfregaço do aspirado.
- A celularidade global na biópsia da medula é baixa (< 30%, excluindo linfócitos), mas pode haver bolsas de celularidade, assim chamadas áreas quentes.
- Mieloblastos não devem estar aumentados.
- Megacariócitos estão quase sempre ausentes.
- A citogenética medular deve ser normal, mas algumas autoridades aceitam anormalidades citogenéticas como trissomia do 6 ou 8, perda de Y ou del20q quando consistente com AA na ausência de achados displásicos medulares significativos.

Na disfunção medular secundária, o grau de pancitopenia é geralmente moderado e a doença subjacente é geralmente óbvia a partir da história e exame clínico (p. ex., estigma de doença hepática alcoólica, presença de outra doença autoimune ou infecção). Contudo, a pancitopenia possui muitas causas, das quais AA não é a mais comum (Quadro 6.2).

O mais importante é distinguir entre as doenças medulares primárias (Quadro 6.3, Figura 6.2):
- AA constitucional apresentando-se em adultos. Uma história familiar é altamente sugestiva. Linhagens de FA frequentemente têm casos de leucemias e mielodisplasia (MDS); as famílias com telomeropatia frequentemente incluem não só doenças hematológicas malignas, como também fibrose

Quadro 6.2 Diagnóstico Diferencial de Pancitopenia

Pancitopenia com Medula Óssea Hipocelular
   Anemia aplástica adquirida
   Anemia aplástica hereditária
   Algumas síndromes mielodisplásicas
   Leucemia aleucêmica rara
   Alguma leucemia linfoblástica aguda
   Alguns linfomas da medula óssea

Pancitopenia com Medula Óssea Celular
Doenças Primárias da Medula Óssea
   Síndromes mielodisplásicas
   Hemoglobinúria paroxística noturna
   Mielofibrosa
   Anemia mielotísica
   Leucemia de células pilosas
   Alguma leucemia aleucêmica
   Mieloftise
   Linfoma de medula óssea
Secundária a Doenças Sistêmicas
   Lúpus eritematoso sistêmico, síndrome de Sjögren
   Hiperesplenismo
   Deficiência de vitamina B12, folato (deficiência familiar)
   Infecção aguda
   Alcoolismo
   Brucelose
   Erliquiose
   Sarcoidose
   Tuberculose e micobactéria atípica

Medula Óssea Hipocelular com ou sem Citopenia
   Febre Q
   Doença dos legionários
   Toxoplasmose
   Micobactéria
   Tuberculose
   Anorexia nervosa, inanição
   Hipotireoidismo

pulmonar e cirrose hepática. Pode não haver nenhum estigma físico ou ser apenas sutil. Pacientes com menos de 40 anos de idade (ou mais velhos se a história ou exame forem sugestivos) devem ser testados para FA. Embora anormalidades fenotípicas tenham sido classicamente descritas tanto em FA quanto em DKC, os pacientes com AA constitucional com início adulto podem ter sinais sutis ao exame físico de rotina ou nenhum achado característico.[3]

- MDS é hipocelular em cerca de 20% dos casos. As alterações displásicas em AA quando presentes são leves e limitadas aos eritrócitos. Em MDS, as alterações megaloblásticas são mais extremas; os megacariócitos estão preservados e podem ser assustadoramente pequenos e mononucleares; e os precursores mieloides podem estar aumentados, desviados para a esquerda e pouco granulados. A análise cromossômica das células da medula óssea é quase sempre normal em AA, enquanto MDS está frequentemente associada a anormalidades citopatogênicas. Entretanto, a distinção pode ser tão difícil que alguns pacientes são mais bem rotulados como AA/MDS.

- PNH/AA. São comuns pequenos clones expandidos de PNH – em cerca de 50% dos casos na apresentação – no contexto da disfunção da medula agora que a citometria de fluxo substituiu o teste de Ham. O aumento no tamanho do clone ao longo do tempo pode levar à hemólise clínica. Trombose é rara.

- Leucemia linfocítica aguda em crianças e leucemia mieloide aguda em idosos podem, ocasionalmente, se apresentar com pancitopenia e hipocelularidade medular.
- Mielofibrose possui um quadro sanguíneo leucoeritroblástico característico, a medula associa-se à punção seca (em vez de aquosa, como na AA) e hepatoesplenomegalia é comum.
- A linfocitose de células grandes e granulares é caracterizada por neutropenia prolongada, menos frequentemente anemia ou trombocitopenia e números aumentados de linfócitos granulares grandes no sangue periférico. A medula é, habitualmente, celular; o diagnóstico se baseia na citometria de fluxo ou em evidências moleculares de reorganização do receptor de células T.

AA severa é definida por dois dos três seguintes critérios de contagem do sangue periférico (Camitta)

- Contagem absoluta de neutrófilos (ANC) < 500/µL.
- Contagem de plaquetas < 20.000/µL.
- Contagem de reticulócitos (automatizada) < 60.000/µL.

Tratamentos Definitivos

A terapia definitiva da AA consiste em transplante de células-tronco estaminais hematopoéticas (HSCT) ou imunossupressão; ambos modificaram dramaticamente o curso natural da doença, com sobrevida em 5 anos de 75% em pacientes que se submeteram a um dos tratamentos.[4] O suporte com fatores de crescimento, isoladamente ou em combinação com transfusão, é de benefício não comprovado no longo prazo e é improvável que trate da fisiopatologia subjacente da doença. As principais distinções entre imunossupressão e HSCT são apresentadas no Quadro 6.4.

- HSCT cura AA. A maioria dos transplantes é realizada usando um irmão doador histocompatível, e a maioria dos receptores é jovem. De modo geral, a sobrevida a longo prazo é de cerca de 70 a 80%, com os melhores resultados observados em crianças.[5,6] O HSCT é preferido em crianças até, aproximadamente, 20 anos que têm um doador apropriado. Com o condicionamento atual baseado em

Quadro 6.3 Doenças Facilmente Confundidas com Anemia Aplástica

Doença	Características Distintivas	Teste Diagnóstico
Constitucional[†]		
Anemia de Fanconi	Pacientes mais jovens; história familiar e anomalias físicas (baixa estatura, manchas café com leite, anomalias dos membros superiores ou polegares)	Análise cromossômica de culturas de linfócitos sanguíneos sob condições de estresse
Disceratose congênita	Pacientes mais jovens; história familiar e anomalias físicas (alterações nas unhas, leucoplasia)	Mutações dos telômeros curtos em *TERC, TERT, DKCI*
Mielodisplasia adquirida	Pacientes mais velhos, início insidioso, medula geralmente normo- ou hipercelular	Morfologia da medula Citogenética da medula
Anemia aleucêmica	Pacientes muito jovens ou muito velhos	Blastos em camada leucoplaquetária e espículas
PNH	Hemólise (LDH alta, haptoglobina baixa, hemoglobinúria), trombose venosa	Proteínas ancoradas por GPI deficientes na citometria de fluxo
Mielofibrose	Hepatoesplenomegalia Esfregaço de sangue leucoeritroblástico	Fibrose na biópsia medular
Linfocitose de células grandes e granulares	Idade mais avançada, insidiosa, neutropenia	Linfócitos grandes e granulares no esfregaço periférico Citometria de fluxo Rearranjo do gene do receptor de células T

[†]Anormalidades fenotípicas podem ser sutis ou ausentes.

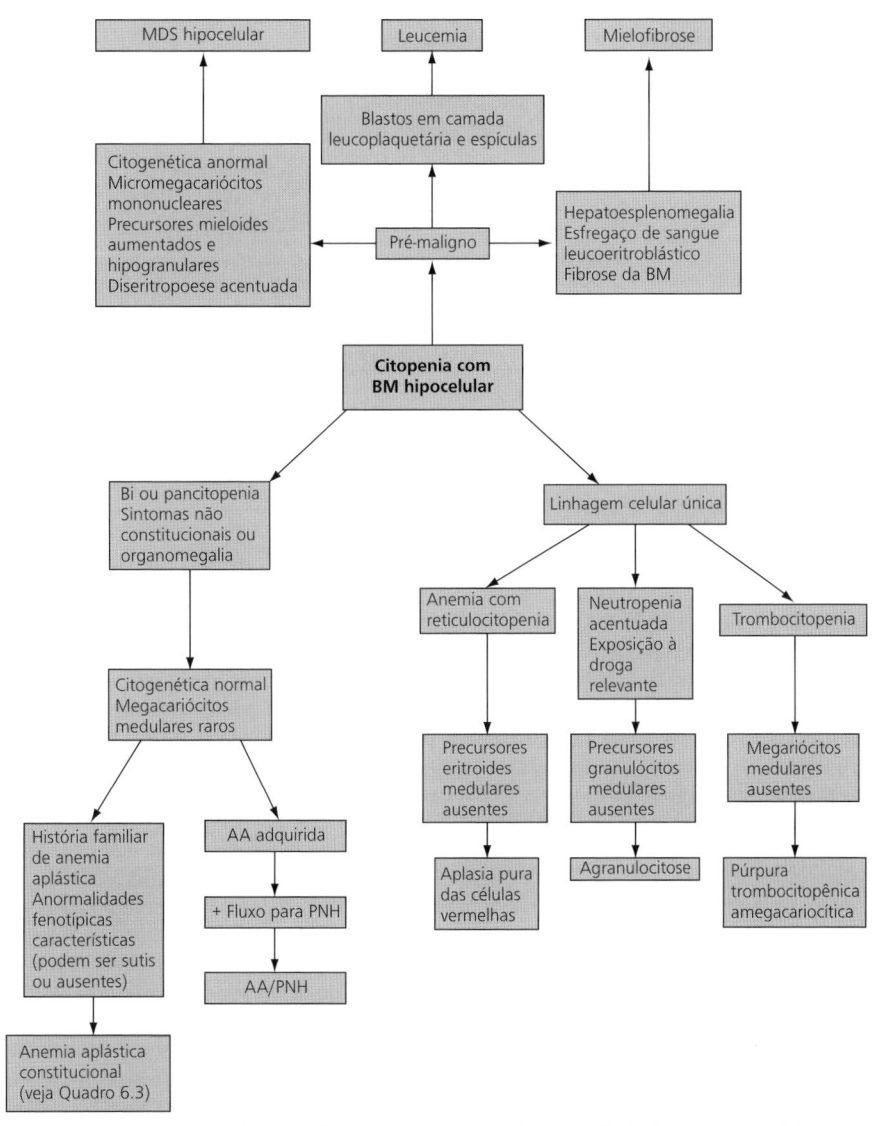

6 ■ Síndromes de Disfunção da Medula Óssea: Anemia Aplástica, Constitucional ...

FIGURA 6.2 Diagnóstico diferencial de citopenias. MDS, síndrome mielodisplásica; BM, medula óssea; PNH, hemoglobinúria paroxística noturna.

ciclosfamida, as toxicidades maiores estão relacionadas com a doença do enxerto contra hospedeiro (GVHD) e infecção (nem sempre facilmente separáveis). A GVHD e o risco de mortalidade aumentam com a idade do receptor.[5] A fonte das células doadoras pode ser importante: em estudos retrospectivos recentes, as células-tronco estaminais mobilizadas pelo fator de estimulação de colônia de granulócitos (G-CSF) produziram uma taxa mais elevada de GVHD crônica e mortalidade em pacientes mais jovens do que as células da medula óssea.[7,8] Números modestos de transfusão de eritrócitos e plaquetas não parecem aumentar o risco de rejeição do enxerto, especialmente com produtos depletados de leucócitos.[9]

- Cerca de 70% dos pacientes não terão irmão doador compatível. O transplante de doadores compatíveis não aparentados (MUDs) é, atualmente, mais viável com o desenvolvimento de grandes registros

Quadro 6.4 Transplante de Medula Óssea *versus* Imunossupressão

	Transplante de Células-Tronco Hematopoéticas	Imunossupressão
Aplicabilidade	Irmão HLA compatível	Todos
Custo	Alto	Moderado
Limites de idade	Melhor em crianças Adultos < 40 anos	Todas as idades
Resultados	65-90% de sobrevida no longo prazo	70% de resposta hematológica
Toxicidade no curto prazo	10-30% morrem de GVHD, infecção, pneumonite, doença hepática veno-oclusiva ou falha do enxerto	Anafilaxia rara
Efeitos a longo prazo	Cura hematológica; aumento modesto no risco de tumores sólidos Disfunção orgânica secundária retardada (endócrina, ossos)	Cura incompleta com possibilidade de desenvolvimento de recidiva e evolução clonal (MDS, AML)

AML, leucemia mieloide aguda; GVHD, doença do enxerto-*versus*-hospedeiro; HLA, antígeno leucocitário humano; MDS, síndrome mielodisplásica; PNH, hemoglobinúria paroxística noturna.

de doadores e uma rede efetiva. Os bons resultados têm ocorrido em cerca da metade dos membros da família compatíveis com antígeno leucocitário humano (HLA), mas, provavelmente, irão melhorar com modificações dos regimes de condicionamento e tipagem molecular de alta resolução para a seleção dos doadores;[10,11] em alguns estudos pequenos, os resultados com fontes doadoras alternativas se aproximam dos resultados de transplante padrão.[12,13] As buscas por doadores devem ser iniciadas cedo para pacientes mais jovens que podem ser elegíveis, posteriormente, para um MUD. É digno de nota que a taxa de sucesso para identificação de um doador compatível não aparentado nos Estados Unidos diminui em pacientes não caucasianos, como nos grupos étnicos afro-americanos e hispânicos. Por razões pouco claras, o transplante de sangue do cordão umbilical foi associado a resultados insatisfatórios em estados de disfunção medular.[14] Na prática atual, é oferecido transplante não aparentado para crianças que fracassaram em um curso de imunossupressão e para adultos que são refratários a cursos múltiplos de globulina antimócito (ATG) e terapias alternativas como androgênios.

- *Imunossupressão* usando regimes que combinam ATG e ciclosporina (CsA) é a terapia padrão. Cerca de 2/3 dos pacientes evoluem para independência de transfusão e as taxas globais de sobrevida aos 5 anos são comparáveis ao HSCT. A imunossupressão é quase sempre preferida em pacientes mais velhos, especialmente se a contagem de neutrófilos não for severamente reduzida. Um protocolo frequentemente usado para ATG de cavalo é 40 mg/kg/dia por 4 dias. O ATG de coelho é administrado 3,5 mg/kg/dia por 5 dias. Corticosteroides, como metilprednisolona a 1 mg/kg, são administrados durante as duas primeiras semanas para melhorar a doença de soro. Em um recente estudo randomizado, a taxa de resposta hematológica aos 6 meses era inferior com ATG de coelho (37%) comparada ao ATG de cavalo (68%) quando ministrada como primeira terapia.[15] Esta grande diferença na resposta se traduziu em pior sobrevivência aos 3 anos após ATG de coelho (70%) quando comparada com ATG de cavalo (94%).[16] Assim, a ATG de cavalo é o tratamento imunossupressivo inicial preferido em SAA.

Em pacientes que são refratários à ATG de cavalo inicial, a recuperação hematológica pode ser alcançada com um segundo curso de ATG de coelho;[17] em nossa experiência institucional, cerca de 30% dos pacientes apresentaram uma resposta hematológica.[18] Alemtuzumab também tem atividade em SAA primariamente nos contextos de reincidência e refratários.[19] Na reincidência, alemtuzumab (sem CsA) produziu resposta hematológica em 55% dos casos, o que é comparável às taxas relatadas de ATG de coelho neste contexto; em SAA refratária, a taxa de resposta com alemtuzumab foi de 37%, o que foi similar à ATG de coelho (33%) na comparação direta.[19] Como primeira terapia, alemtuzumab teve mau desempenho, com uma taxa de resposta de apenas 19% em um estudo randomizado prospectivo.[19] Desta forma, alemtuzumab pode ser uma opção em SAA reincidente e refratária, especialmente naqueles intolerantes a ATG e/ou CsA, ou em pacientes mais velhos.

As toxicidades principais da ATG incluem reação alérgica imediata, doença do soro e depressão transitória da contagem sanguínea. Anafilaxia é rara, mas tem sido fatal e pode ser previsível através do teste cutâneo. O tratamento da alergia à ATG é sobretudo sintomático: hidratação intravenosa, anti-histaminas (para urticária) e meperidina (para rigidez) e doses aumentadas de corticosteroides (para doença do soro sintomática). A CsA é iniciada com 10 mg/kg em adultos e 12 mg/kg em crianças, com ajuste das doses para manter os níveis sanguíneos em cerca de 200 ng/mL. Administramos CsA por 6 meses após ATG. É comum que a CsA seja reduzida depois de 6 a 12 meses com dados limitados para apoiar esta prática. Um estudo italiano retrospectivo sugeriu que uma redução da CsA pode ser benéfica na prevenção de recidiva, porém, em nossa experiência com cerca de 70 respondedores que tiveram sua CsA reduzida, prospectivamente, de 2003 a 2010, observamos um retardo na ocorrência de recidiva, mas não a preveniu em última análise quando comparada com o controle histórico.[15,20] É necessário o monitoramento da função renal e hepática para evitar nefrotoxicidade; hipertensão, hipertrofia gengival e tremor, que são efeitos colaterais comuns. Alemtuzumab é geralmente bem tolerado com toxicidades relacionadas com infusão mais manejáveis do que com ATG. Em AA, embora a imunossupressão (ATG, alemtuzumab) reative infecção por vírus de herpes latente e aumente EBV e citomegalovírus (CMV) na circulação, a doença é rara e não é necessária terapia antiviral profilática ou preventiva de rotina.[19,21]

O prognóstico está fortemente correlacionado com a resposta hematológica aos 3 meses, especialmente a robustez da recuperação da contagem sanguínea absoluta definida pelos reticulócitos e plaquetas.[22] Na pré-terapia, o reticulócito absoluto também foi correlacionado com melhor taxa de resposta e sobrevida.[23,24] Em uma análise recente, a contagem de neutrófilos não se correlacionou aos resultados de resposta hematológica, mas se associou à mortalidade a curto prazo.[25] Apesar da falta de progresso no desenvolvimento de regimes imunossupressivos mais eficazes, a sobrevida em SAA melhorou ao longo dos anos, especialmente entre os não respondedores a um curso inicial de ATG de cavalo, com a sobrevida em 5 anos aumentando quase três vezes entre este grupo (de 23% na década de 90 para 57% recentemente).[25] Essa melhora foi atribuída a melhores cuidados de apoio (com antifúngicos) e terapias de salvamento mais efetivas com repetição da imunossupressão e HSCT de resgate. As taxas de rejeição de enxerto e sobrevida também melhoraram ao longo do tempo com melhores protocolos de transplante e cuidados de apoio, menos produtos sanguíneos imunogênicos e compatibilidade mais próxima de HLA entre doadores e receptores não aparentados com tipagem tecidual de alta resolução.[13,26,28] Entretanto, as taxas de GVHD aguda e crônica permaneceram constantes ao longo dos anos. Uma fonte de medula óssea de células-tronco estaminais (comparada a células CD34+ mobilizadas de sangue periférico) e condicionamento com alemtuzumab foram associados a taxas mais baixas de GVHD.[7,8,29]

Mesmo depois da resposta hematológica a ATG, a contagem sanguínea pode cair, especialmente na retirada da CsA. A reinstituição de CsA geralmente é suficiente, mas o re-tratamento com ATG pode ser necessário e a recidiva é, por vezes, irreversível e fatal. Ocorre evolução para uma doença hematológica clonal em cerca de 15% dos pacientes durante uma década após a terapia inicial, manifestando-se como uma medula óssea displásica ou anormalidades citogenéticas, especialmente monossomia do 7. O comprimento do telômero pré-tratamento pode identificar risco aumentado de evolução clonal a longo prazo. Em um relatório recente, pacientes com o comprimento de telômero mais curto (ajustado para a idade) tinham risco três vezes maior de adquirir uma anormalidade citogenética e 5 a 6 vezes mais para monossomia do 7 e citogenética complexa, quando comparados com aqueles com comprimento mais longo de telômero pré-tratamento. Essas diferenças se traduziram em uma desvantagem na sobrevivência associada a telômeros curtos (66%) comparados a telômeros longos (84% em 6 anos).

- Outras terapias que são, ocasionalmente, bem-sucedidas incluem combinações do fator de crescimento (eritropoetina e G-CSF), androgênios e alta dose de ciclofosfamida (controverso em razão de neutropenia prolongada que ela induz).[30] Nossa abordagem de tratamento é apresentada na Figura 6.3.

▪ HEMOGLOBINÚRIA PAROXÍSTICA NOTURNA

A PNH é uma rara doença clonal da medula óssea, que pode produzir uma tríade clínica de (1) hemólise, (2) trombose venosa (e raramente arterial) e (3) AA.[31]

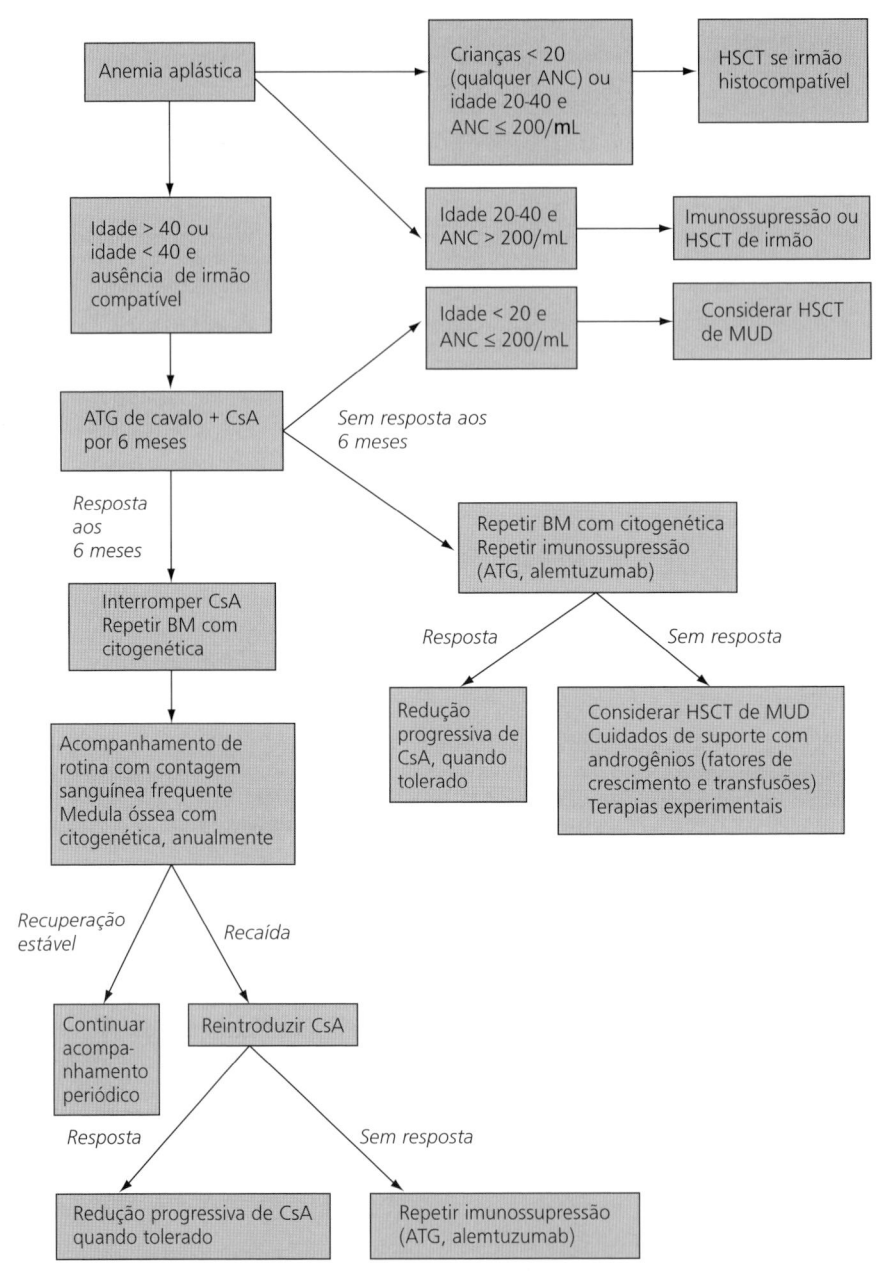

6 ■ Síndromes de Disfunção da Medula Óssea: Anemia Aplástica, Constitucional ...

```
Anemia aplástica
    │
    ├──► Crianças < 20 (qualquer ANC) ou idade 20-40 e ANC ≤ 200/mL ──► HSCT se irmão histocompatível
    │
    ├──► Idade 20-40 e ANC > 200/mL ──► Imunossupressão ou HSCT de irmão
    │
    ├──► Idade < 20 e ANC ≤ 200/mL ──► Considerar HSCT de MUD
    │
    ▼
Idade > 40 ou idade < 40 e ausência de irmão compatível
    │
    ▼
ATG de cavalo + CsA por 6 meses
    │
    ├── Resposta aos 6 meses ──► Interromper CsA; Repetir BM com citogenética
    │         │
    │         ▼
    │   Acompanhamento de rotina com contagem sanguínea frequente; Medula óssea com citogenética, anualmente
    │         │
    │         ├── Recuperação estável ──► Continuar acompanhamento periódico
    │         │
    │         └── Recaída ──► Reintroduzir CsA
    │                           │
    │                           ├── Resposta ──► Redução progressiva de CsA quando tolerado
    │                           │
    │                           └── Sem resposta ──► Repetir imunossupressão (ATG, alemtuzumab)
    │
    └── Sem resposta aos 6 meses ──► Repetir BM com citogenética; Repetir imunossupressão (ATG, alemtuzumab)
                                           │
                                           ├── Resposta ──► Redução progressiva de CsA, quando tolerado
                                           │
                                           └── Sem resposta ──► Considerar HSCT de MUD; Cuidados de suporte com androgênios (fatores de crescimento e transfusões); Terapias experimentais
```

FIGURA 6.3 Tratamento de anemia aplástica severa. ANC, contagem absoluta de neutrófilos; ATG, globulina antitimócito; BM, medula óssea; CsA, ciclosporina A; HSCT, transplante de células-tronco estaminais hematopoéticas; MUD, doador compatível não aparentado.

Etiologia e Fisiopatologia
- Ocorre uma *mutação* somática em um gene denominado *PIG-A* em uma célula-tronco estaminal hematopoética.
- Leva à *síntese* deficiente da camada glicolipídica denominada *âncora de glicosilfosfoinositol (GPI)*.
- Ausência de apresentação da superfície celular de uma grande família de *proteínas ligadas ao GPI*.
- A *ausência* de uma dessas proteínas, *CD59*, na superfície celular de eritrócitos leva à sua suscetibilidade, ao complemento e à hemólise intravascular.
- Células PIG-A mutantes estão provavelmente presentes na medula adulta normal, mas a expansão clonal destas células não é habitual – exceto especialmente em AA (cerca de 50% dos casos) e em MDS, onde elas podem variar em tamanho de pequenas a grandes.
- Desconhece-se quais proteínas ancoradas em GPI são importantes para permitir a expansão clonal em AA e MDS e na proclividade trombótica.

Características Clínicas
- *Hemólise intravascular*, classicamente como ataques periódicos de urina escura pela manhã, mas também como destruição contínua das células vermelhas e sem hemoglobinúria.
- *Trombose venosa em lugares incomuns*, especialmente veias hepáticas, mesentéricas e portais e veias intracranianas.
- *Disfunção medular*, AA franca ou função medular deficiente apesar de uma histologia relativamente celular.

Diagnóstico
Em geral, hemólise intravascular é incomum (veja Capítulo 3) e deve ser considerada PNH no contexto de uma história sugestiva, hemoglobinúria e LDH elevada. Pode acompanhar deficiência de ferro e neutropenia/trombocitopenia.

Pacientes com PNH podem apresentar dor abdominal decorrente da síndrome de Budd-Chiari ou sintomas de derrame.

Deve ser procurada expansão clonal da PNH em pacientes com AA e MDS. A citometria do fluxo do sangue periférico fornece evidências de uma expansão clonal da PNH através da quantificação de proteínas ancoradas em GPI em eritrócitos e granulócitos (especialmente estes últimos no paciente transfundido). No entanto, hemólise grave e trombose ocorrem, geralmente, apenas em pacientes com clones grandes (> 50% de eritrócitos).

Tratamento
O curso é altamente variável, onde o tamanho do clone pode variar de pequeno e clinicamente inconsequente até grande e associado à hemólise clínica. Os pacientes com AA em terapia pós-imunossupressiva com clones expandidos podem ser assintomáticos; hemólise modesta e intermitente manejada somente com transfusões é consistente com longa sobrevivência; ao contrário, PNH pode estar associada a eventos trombóticos catastróficos. Os clones podem desaparecer espontaneamente em alguns pacientes.
- Transfusão para manter os níveis de hemoglobina consistentes com a atividade plena. O uso de eritrócitos lavados não é necessário.
- Poderá ser necessária a suplementação de ferro; a perda de hemoglobina em consequência de destruição intravascular previne hemocromatose secundária.
- Corticosteroides, geralmente em doses moderadas (30 a 50 mg de prednisona em dias alternados) foram empregados para controlar a hemólise, porém, nunca foram testados rigorosamente. Um pequeno ensaio em um paciente com destruição contínua das células vermelhas pode ser justificado.
- A disfunção da medula como AA franca com PNH associada deve ser tratada com HSCT ou imunossupressão (veja anteriormente).
- A maioria dos pacientes nas séries ocidentais morre de complicações trombóticas e as tromboses, depois que ocorrem, podem ser refratárias à anticoagulação. Um ensaio não controlado sugeriu que a profilaxia com coumadina é eficaz, mas o risco relativo de hemorragia secundária à anticoagulação crônica durante anos, mesmo décadas, nesta população permanece incerto.[32]

- HSCT é a única terapia curativa, mas pode acarretar maior risco na PNH em razão de condições de comorbidades; regimes de condicionamento não mieloablativo podem oferecer maior sobrevivência.[9] Pode ser considerado transplante em pacientes mais jovens com disfunção medular grave ou complicações trombóticas.
- Eculizumab (um anticorpo monoclonal direcionado para o componente ativo de C5) foi aprovado pelo FDA para pacientes com PNH e é comercializado como Soliris. Em um grande ensaio multicentro prospectivo, a droga bloqueou a hemólise intravascular, o que se traduziu em uma melhora clinicamente significativa na anemia, necessidade para transfusão e nas medidas da qualidade de vida.[33] Eculizumb também pareceu reduzir dramaticamente o risco de tromboses clínicas em pacientes com PNH, que é a causa principal de morbidade e mortalidade nesta doença.[34]

APLASIA PURA DE CÉLULAS VERMELHAS

A PRCA é definida como anemia com reticulócitos e células medulares eritroides precursoras ausentes.[35] Esta rara anemia arregenerativa possui inúmeras associações clínicas e também é, geralmente, responsiva ao tratamento.

Etiologia e Fisiopatologia

- A PRCA constitucional é anemia de Diamond-Blackfan (DBA) e é secundária a mutações herdadas em genes de proteínas ribossomais.
- A PRCA adquirida, frequentemente, se comporta como uma doença imunologicamente mediada. As associações clínicas incluem timoma (mas provavelmente < 10% dos casos de PRCA), síndromes vasculares do colágeno, miastenia *gravis*, leucemia linfocítica crônica e leucemia linfocítica de grandes células granulares.
- A PRCA também pode ser vista em MDS, especialmente com síndrome 5q. O fenótipo é causado por perda adquirida de um gene da proteína ribossômica no cromossomo 5, como ocorre na linha germinal na DBA.
- Infecção por parvovírus B19 causa eritema infeccioso (quinta doença) em crianças e crise aplástica transitória em pacientes com hemólise subjacente. A infecção por vírus normalmente é terminada pela produção de anticorpos neutralizantes. A persistência do parvovírus resulta da falha em preparar uma resposta neutralizadora, levando à destruição crônica do precursor eritroide e anemia. A persistência de parvovírus B19 pode ocorrer em um hospedeiro imunodeficiente: em imunodeficiências congênitas (síndrome de Nezelof), imunodeficiência iatrogênica (drogas imunossupressivas e quimioterapia citotóxica) e induzida por infecção por HIV.

Características Clínicas e Diagnóstico

Os reticulócitos estão muitos baixos ou ausentes; as células precursoras eritroides estão geralmente ausentes, mas poucos normoblastos podem estar presentes na medula. Existem sinais morfológicos: pronormoblastos gigantes sinalizam parvovírus; micromegacariócitos uninucleares, síndrome 5q. Outras contagens sanguíneas são normais, assim como a citogenética (exceto pela PRCA associada à MDS).

Timoma deve ser excluído por CT.

Em infecção persistente por parvovírus e PRCA, anticorpos para vírus estão geralmente ausentes ou somente IgM podem ser observados; podem ser detectados vírus no sangue através de hibridização do DNA.

Tratamento

- Para DBA, corticosteroides são padrão; os pacientes podem ser dependentes de doses extraordinariamente baixas, e a recidiva pode nem sempre ser responsiva à reinstituição do tratamento.
- Para PRCA adquirida, corticosteroides em doses moderadas são, geralmente, a primeira terapia, seguidos de outros imunossupressores como CsA, ATG ou drogas citotóxicas como doses moderadas de azatioprina ou ciclofosfamida, administradas oralmente. Em alguns poucos relatos de casos, os anticorpos monoclonais para CD20 (rituximab) e CD25 (daclizumab) demonstraram ser eficazes e, mais recentemente (em poucos relatos de casos), a ciclofosfamida.[36]

- Timomas devem ser excisados quando são localmente invasivos, porém, a cirurgia não resolve, necessariamente, a anemia.
- Infecção persistente por parvovírus B19 responde a imunoglobulinas intravenosas com 0,4 g/kg diariamente por 5 a 10 dias. Pacientes com grandes cargas virais, especialmente na síndrome de imunodeficiência adquirida, podem recair e requerem tratamento periódico.

AGRANULOCITOSE

Neutropenia severa com ausência parcial ou completa de células precursoras mieloides é agranulocitose.

Etiologia e Fisiopatologia
- A maioria das agranulocitoses está associada a drogas (Quadro 6.5). Aplasia pura idiopática de células brancas (sem exposição a droga suspeita) é extremamente rara (e como a PRCA também pode estar associada a timoma).[37,38]

Quadro 6.5 Drogas Associadas à Agranulocitose

Metais pesados	Sulfassalazina
Ouro	Dapsona
Componentes do arsênico	Antibióticos com sulfa
Analgésicos	Antibióticos
Aminopirina, dipirona	Antibióticos com sulfa
Butazonas	Pirimetamina
Indometacina	Penicilinas
Ibuprofeno	Cefalosporinas
Acetaminofeno	Macrólidos
Ácido para-aminossalicílico	Vancomicina
Sulindaco	Clindamicina
Antipsicóticos, sedativos, antidepressivos	Aminoglicosídeos
Fenotiazinas	Agentes antituberculose
Tricíclicos	Levamisol
Clordiazepóxido	Antimalariais
Barbitúricos	Mebendazol
Inibidores da recaptação da serotonina	Antifúngicos
Anticonvulsivantes	Fluconazol
Fenitoína	Antivirais
Etossuximida	Zidovudina
Carbamazepina	Anti-histaminas
Drogas antitireoide	Cimetidina
Propiltiouracil	Ranitidina
Metimazol	Clorfeniramina
Drogas cardiovasculares	Variadas
Procainamida	Isotretinoína
Captopril	Omeprazol
Nifedipina	Colchicina
Quinidina	Alopurinol
Propranolol	Aminoglutetimida
Metildopa	Metoclopramida
Propafenona	Ticlopidina
Aprinidina	Tamoxifeno
Drogas com sulfa	Penicilamina
Diuréticos tiazídicos como espironolactona e acetazolamida	Inseticidas
	Coloração para cabelos
Hipoglicemiantes orais	Remédios herbários chineses

Quadro 6.6 Agranulocitose Imune *versus* Tóxica

	Imunológica	Tóxica
Droga paradigma	Aminopirina	Fenotiazina
Tempo para início	Dias a semanas	Semanas a meses
Clínica	Sintomas agudos, frequentemente explosivos	Frequentemente assintomática ou início insidioso
Novo desafio	Provoca recorrência com pequena dose de teste	Período de latência, alta dose necessária
Laboratório	Leucoaglutininas	Evidências de toxicidade das células direta ou mediada por metabólitos

- Os mecanismos de destruição de precursores de granulócitos incluem efeitos diretos (como com torazina) e imunomediados (anticorpos) (como com dipirona) (Quadro 6.6).

Diagnóstico e Tratamento

- O paciente é geralmente mais velho com uma história de clara exposição a um agente incriminado, geralmente com introdução da droga nos 6 meses anteriores. Neutrófilos ausentes no esfregaço devem levar a um exame confirmatório da medula óssea.
- A apresentação clássica é febre e irritação na garganta.
- A recuperação ocorre espontaneamente, mas por um período de tempo altamente variável, desde alguns dias até várias semanas. G-CSF ou fator de estimulação de colônia de granulócitos e monócitos (GM-CSF) é, quase sempre, administrado sem evidência clara de eficácia.
- Febre e sinais de infecção requerem imediata administração de antibióticos de amplo espectro por uma via parenteral.
- A mortalidade permanece substancial (cerca de 10%) em razão da combinação de idade do paciente, condições comórbidas e sepse letal.

SÍNDROMES DE DISFUNÇÃO DA MEDULA ÓSSEA CONSTITUCIONAIS

Entre os distúrbios constitucionais que só apresentam com AA, é importante considerar FA e DC. Foram identificados genes mutados em FA e em DC e são importantes nas funções na célula; eles possuem um papel-chave na estabilidade genômica e na manutenção de telômeros, respectivamente. É apresentado abaixo um algoritmo para teste laboratorial para excluir FA e DC.

ANEMIA DE FANCONI

- Herança autossômica recessiva ou ligada ao X; a mais comum das síndromes constitucionais, vista em todas as raças; diagnosticada com base em teste de ruptura cromossômica positivo (veja adiante).
- Mutações em alguns destes genes: *FANCA, FANCB, FANCC, FANCD1/BRCA2, FANCD2, FANCE, FANCF, FANCG, FANCI, FANCJ/BACHI1/BRIP1, FANCL, FANCM, FANCN/PALB2, FANCO, FANCP.*
- Critério principal de pancitopenia, hiperpigmentação, malformação do esqueleto, baixa estatura e hipogonadismo.
- Podem ocorrer malformações dos olhos, orelhas, trato geniturinário e gastrointestinal e sistema cardiopulmonar e nervoso central.
- FA é, notoriamente, heterogênea quanto ao grau e número de manifestações clínicas, e os pacientes que apresentam unicamente malformações congênitas ou anormalidades hematológicas podem ser subdiagnosticados ou permanecem inteiramente irreconhecíveis.

Características Clínicas
- O diagnóstico é sugerido quando uma criança apresenta lesões cutâneas hiper ou hipopigmentadas; baixa estatura (crescimento deficiente); anormalidades dos membros superiores ou polegares; hipogonadismo masculino; microcefalia; traços faciais característicos, incluindo uma base nasal alargada, dobras epicantais e micrognatia; e anormalidades renais estruturais. Quando esta constelação de anomalias físicas é acompanhada de disfunção da medula óssea (o que pode, frequentemente, desencadear a avaliação médica inicial), a confirmação do diagnóstico pode ser feita através de DEB padrão ou análise da ruptura do cromossomo MMC (veja adiante).
- A média de idade ao diagnóstico é 8 a 9 anos.

Testes Diagnósticos
- Teste de ruptura do cromossomo com diepoxibutano (DEB) ou mitomicina C (MMC), realizado nas células do sangue periférico.
- Com base, unicamente, na definição pelo teste com DEB, aproximadamente 40% dos pacientes podem estar livres de anomalias físicas importantes. Estes pacientes com FA com aparência normal podem permanecer irreconhecíveis a não ser que exista alto índice de suspeita de doença familiar.
- Um desafio é o diagnóstico de FA em pacientes mais velhos. Embora a média de idade dos diagnósticos seja na primeira década da vida, a FA também foi descrita na 5^a e 6ª décadas da vida.

Apresentações Hematológicas e Predisposição ao Câncer
- Os sintomas e sinais da FA tipicamente se relacionam com a apresentação hematológica de citopenias por disfunção da medula. Frequentemente é observada trombocitopenia ou leucopenia antes da pancitopenia plena; além do mais, a pancitopenia geralmente piora com o tempo. Quase todos os pacientes com FA irão desenvolver anormalidades hematológicas ao longo da vida. A eritropoese é, geralmente, macrocítica.
- Classicamente, a medula óssea é hipocelular e gordurosa, indistinguível da medula da AA adquirida. O exame microscópico da medula pode apresentar diseritropoese e displasia. Alguns pacientes podem desenvolver ou mesmo apresentar uma MDS definida ou leucemia mieloide aguda (AML) franca.
- O risco bruto de leucemia (exclusiva da MDS) é ~5 a 10%, enquanto a incidência cumulativa de leucemia é cerca de 10% com a idade de 25 anos. Reconhecida menos comumente é a probabilidade de desenvolvimento de MDS, aproximadamente 5%, o que parece também se correlacionar com um mau prognóstico para pacientes com FA. Anormalidades cariotípicas clonais, idênticas àquelas vistas em MDS não FA e AML secundária, são, frequentemente, encontradas em pacientes com FA, satisfazendo ou não os critérios morfológicos medulares para uma MDS definida. No entanto, a significância prognóstica dessas anormalidades cromossômicas clonais em pacientes com FA não está inteiramente clara, uma vez que as alterações citogenéticas podem flutuar com o tempo. Certas anormalidades clonais podem estar associadas a mau prognóstico, como ganhos de cromossomo 3q.
- Malignidades de órgãos sólidos ocorrem frequentemente, com um risco bruto de 5 a 10% dos pacientes em geral (o risco aumenta com a idade, já que aqueles pacientes que sobreviveram até a idade adulta desenvolvem tumores sólidos). Particularmente comuns são os cânceres vulvares, esofágicos e de cabeça e pescoço. Além destes (presumidos) tumores de primeira ocorrência, um subgrupo dos sobreviventes de SCT no longo prazo irá desenvolver malignidades secundárias, em geral de cabeça e pescoço.
- Para *FANCD1/BRCA2* e *FANCN/PALB2*, conforme foi demonstrado até aqui, os membros da família afetados com mutações monoalélicas são predispostos a câncer de mama, enquanto aqueles com mutações bialélicas presentes com um fenótipo de FA estão associados a cânceres infantis e leucemia.

Transplante de Células-Tronco Estaminais e Cuidados de Suporte
- O SCT alógeno de um doador irmão HLA-compatível é a única terapia curativa para as manifestações hematológicas de FA (aplasia ou MDS). Tipicamente, doses reduzidas de ciclofosfamida e irradiação devem ser usadas para evitar toxicidade grave em decorrência de quimio e radiossensibili-

dade dos pacientes com FA. Os centros de transplante, que adotaram, em geral, este regime de condicionamento modificado com ou sem irradiação toracoabdominal, relataram bons resultados para pacientes com FA que não apresentaram leucemia ou transformação pré-leucêmica.
- O transplante de sangue do cordão umbilical de doadores aparentados também foi aplicado com sucesso a um pequeno número de pacientes com FA. Poucos pacientes com FA também se submeteram com sucesso a HSCT com sangue do cordão umbilical de doadores não aparentados.
- Claramente, pacientes jovens com um irmão HLA-compatível devem ser tratados por HSCT nos primeiros estágios da disfunção medular como preferência em relação a outras terapias. No entanto, a maioria dos pacientes não tem um doador idêntico HLA-compatível e dependem da identificação de um parente não irmão compatível ou de um doador não aparentado. Um pequeno número de pacientes com FA se submeteu a HSCT através dessas fontes alternativas (doadores não aparentados e familiares haploidênticos) para tratar aplasia ou MDS, com ou sem anormalidades cromossômicas clonais. Os resultados destes transplantes com doadores alternativos foram, em geral, inferiores aos dos transplantes de irmãos compatíveis, mas estão melhorando.

Pacientes que não possuem doador HLA-compatível (seja irmão ou não aparentado compatível) podem-se beneficiar com a administração crônica de androgênios ou fatores hematopoéticos de crescimento, que podem servir como medidas temporizadoras.

Androgênios
- Foi constatado que os androgênios induzem respostas hematológicas em aproximadamente 50% dos pacientes com FA, embora sua eficácia na elevação da contagem sanguínea possa não ser durável nem completa em todas as linhagens. Tipicamente, a terapia com androgênio é iniciada quando a contagem de plaquetas está consistentemente abaixo de 30.000/µL e/ou a hemoglobina é menor do que 7 g/dL. É administrada oximetolona oralmente, com uma dose de 2 a 5 mg/kg/dia, é geralmente combinada com prednisona, 5 a 10 mg em dias alternados, para contrabalançar as propriedades anabólicas da oximetolona com as ações catabólicas dos corticosteroides.
- A terapia androgênica está associada a toxicidades hepáticas, incluindo elevação da enzima transaminase, colestase, peliose hepática e tumores hepáticos.

Fatores de Crescimento Hematopoéticos
- Os níveis da maioria dos fatores de crescimento são acentuadamente aumentados na FA, assim como na AA adquirida, provavelmente como uma resposta fisiológica compensatória.
- Um aspecto preocupante da administração crônica do fator de crescimento é o risco teórico de estimulação de um clone leucêmico, particularmente em pacientes propensos a desenvolver MDS ou AML, ou de acelerar o processo de esgotamento das células-tronco.
- A administração crônica de G-CSF pode ter efeitos benéficos transitórios sobre múltiplas linhagens hematopoéticas em alguns pacientes.

■ DISCERATOSE CONGÊNITA
- A DKC é uma síndrome de disfunção da medula óssea hereditária caracterizada pela tríade mucocutânea de pigmentação cutânea anormal, distrofia das unhas e leucoplasia de mucosa.
- Foi observada em muitas raças e a prevalência estimada da DKC é, aproximadamente, 1 por 1.000.000 pessoas.
- São reconhecidas as formas de doença recessiva ligada ao X (mutações em *DKC1*), autossômica dominante (alguns casos devido a mutações heterozigóticas no componente do RNA da telomerase, *TERC*) e autossômica recessiva (alguns casos devido a mutações no gene *NOP10*). Mutações heterozigóticas no componente enzimático da telomerase (*TERT*), bem como em *TERC* podem levar a fenótipos variáveis.
- Também foi relatada uma variedade de outras anormalidades (dentária, gastrointestinal, geniturinária, envelhecimento/perda do cabelo, imunológica, neurológica, oftálmica, pulmonar e esquelética).

- A disfunção da medula óssea é a causa principal de mortalidade precoce com uma predisposição adicional para malignidade e complicações pulmonares fatais.
- As manifestações clínicas na DKC frequentemente aparecem durante a infância, embora exista ampla variação na idade. A pigmentação da pele e as alterações nas unhas tipicamente aparecem primeiro, geralmente por volta dos 10 anos. A disfunção da BM geralmente se desenvolve abaixo da idade de 20 anos; 80 a 90% dos pacientes terão desenvolvido anormalidade da BM até os 30 anos de idade. Em alguns pacientes, as anormalidades da BM podem aparecer antes das manifestações mucocutâneas e podem levar a um diagnóstico inicial de AA idiopática.
- As características clínicas destes distúrbios são muito heterogêneas e isso faz com que o diagnóstico baseado unicamente em critérios clínicos seja difícil e não confiável. Em muitas linhagens, a doença só se manifesta na idade adulta, as manifestações hematológicas podem variar de AA severa e AML até macrocitose leve, e os membros afetados podem ter apenas doença pulmonar ou hepática.
- A oximetolona pode produzir respostas hematológicas duráveis em mais de 50% dos pacientes com DKC e FA, mas os pacientes devem ser cuidadosamente monitorados quanto aos efeitos colaterais. Os androgênios podem funcionar aumentando a transcrição de *TERT*.
- O tratamento atual definitivo é HSCT alógeno. Em pacientes com DKC e FA, protocolos de transplante de baixa intensidade estão produzindo enxerto imediato, toxicidade reduzida e têm o potencial de reduzir o risco de malignidades secundárias.

Teste Diagnóstico para Anemia Aplásica com Telômeros Curtos

Telômeros são as pontas dos cromossomos e são mantidos por um complexo que inclui a transcriptase reversa da enzima telomerase (TERT), seu componente do RNA (TERC), a proteína disquerina e outras proteínas associadas (NHP2, NOP10 e GAR1). A medida do comprimento do telômero está, agora, comercialmente disponível e deve ser um teste de rastreio na maioria dos casos de AA severa, especialmente com uma história clínica típica (AA moderada, lentamente progressiva) ou se a história familiar sugerir uma síndrome hereditária.

AA com telômeros curtos é típica em pacientes com DKC. Como os genes mutados no gene recessivo ligado ao X (*DKC1*) e outros subtipos de DKC (*TERC* e outros) são agora conhecidos, é possível justificar o diagnóstico em uma proporção significativa de pacientes com DKC. Em particular, é apropriado rastrear para o gene *DKC1* se os pacientes forem do sexo masculino e tiverem duas das seguintes características: pigmentação cutânea anormal, distrofia das unhas, leucoplasia ou disfunção da medula óssea.

No entanto, além dos pacientes com um *pedigree* típico de DKC, existem também pacientes com AA adquirida com telômeros curtos que podem ser portadores de mutações em TERT e TERC e não possuem as anormalidades físicas observadas na DKC ou têm uma história familiar sugestiva de telomeropatia. De um modo geral, as mutações em genes de telomerase (*TERC* ou *TERT*, mas não *DKC1*) parecem explicar os telômeros curtos detectados em cerca de 10% dos pacientes com AA, com alguns respondendo à terapia imunossupressiva convencional quando é aplicada em casos de AA adquirida. A falência de outros órgãos além da medula óssea, incluindo o fígado e os pulmões, também pode estar associada a mutações em TERT.

Disfunção da Medula Envolvendo uma Linhagem Única
■ ANEMIA DE DIAMOND-BLACKFAN

- Provavelmente a segunda síndrome de disfunção constitucional da medula mais comum depois da FA.
- A maioria dos pacientes apresenta anemia no período neonatal ou primeira infância.
- Aproximadamente 30% das crianças afetadas apresentam uma variedade de anomalias físicas associadas. Malformações nos polegares e membros superiores e anormalidades craniofaciais são comuns. Outros defeitos: defeitos septais atriais ou ventriculares, anomalias urogenitais e retardo no crescimento pré- ou pós-natal.
- Um risco moderadamente aumentado de desenvolvimento de MDS e malignidades em órgãos sólidos.

- Os casos são esporádicos, com uma proporção igual entre os sexos, mas 10 a 25% dos pacientes têm uma história familiar positiva do distúrbio.
- Mutações heterozigóticas nos genes de proteínas ribossômicas *RPS19, RPS24, RPS17, RPS6, RPS10, RPS26, RPL5, RPL11* e *RPL35A* são responsáveis por alguns casos.

Achados Hematológicos
- Critérios diagnósticos mínimos para DBA: anemia normocrômica na primeira infância (< 2 anos), baixa contagem de reticulócitos, precursores das células vermelhas ausentes ou reduzidos (< 5% das células nucleadas) na medula óssea e um teste de ruptura cromossômica normal (para excluir FA).
- Características adicionais: presença de malformações, macrocitose, hemoglobina fetal elevada (HbF) e nível elevado de adenosina desaminase eritrocitária (eADA).
- Alguns pacientes identificados após a idade de 2 anos depois de um membro da família afetado acentuado ser diagnosticado primeiro.
- Anemia geralmente grave no momento do diagnóstico (geralmente macrocítica).
- O aspirado da medula óssea é, geralmente, normocelular, porém, os eritroblastos são acentuadamente reduzidos ou ausentes. As outras linhagens celulares são normais, mas neutropenia moderada, trombocitopenia ou ambas podem ocorrer no curso, posteriormente.
- A progressão da deficiência eritroide de linhagem única de DBA para pancitopenia e AA é rara, mas pode ocorrer.
- O diagnóstico diferencial inclui eritroblastopenia transitória da infância (TEC). Tanto TEC quanto DBA apresentam morfologia medular semelhante, mas a TEC é autolimitada, com uma recuperação no espaço de 5 a 10 semanas.

Tratamento
- O tratamento inicial em DBA é transfusões, mas a administração no longo prazo de células vermelhas pode causar hemocromatose secundária.
- Corticosteroides são o apoio principal do tratamento, e pelo menos 50% dos pacientes respondem. Não existe um preditor conhecido da resposta aos esteroides e ocorrem recidivas posteriores. Durante o tratamento, alguns pacientes podem recuperar a sensibilidade aos corticosteroides ou até mesmo se encaminhar para uma remissão espontânea.
- BMT alógeno é uma opção de tratamento para DBA em pacientes resistentes a esteroides.
- A terapia com fatores de crescimento hematopoético com interleucina-3 (IL-3) ou EPO foi experimentada para DBA.

SÍNDROME DE SHWACHMAN-DIAMOND
- Provavelmente a terceira síndrome de disfunção medular constitucional mais comum depois da FA.
- O transtorno autossômico recessivo geralmente se manifesta na primeira infância e é caracterizado por insuficiência pancreática exócrina, baixa estatura e disfunção da medula óssea.
- Mutações no gene *SBDS* respondem por 90% dos casos.
- A proteína SBDS parece estar envolvida em múltiplas funções, incluindo a maturação ribossômica.
- As características adicionais incluem: disostose metafiseal, displasia epifiseal, disfunção imune, doença hepática, falha no crescimento, defeitos tubulares renais, *diabetes melittus* dependente de insulina e retardo psicomotor.
- Manifestações hematológicas: neutropenia, níveis elevados de HbF, anemia, trombocitopenia, quimiotaxia de neutrófilos prejudicada.
- Predileção por transformação mieloide maligna e MDS.

Critérios para Diagnóstico Clínico
Diagnóstico Clínico
Satisfaz a presença combinada de citopenia hematológica de uma determinada linhagem (mais frequentemente neutropenia) e disfunção pancreática exócrina.

As anormalidades hematológicas podem incluir:
- Neutropenia $< 1,5 \times 10^9/L$ em pelo menos duas ocasiões por pelo menos 3 meses.
- Citopenia hipoprodutiva detectada em duas ocasiões por pelo menos 3 meses.

A disfunção pancreática pode ser diagnosticada pelos seguintes:
- Níveis reduzidos de enzimas pancreáticas ajustadas à idade [elastase fecal, tripsinogênio sérico, amilase sérica (iso), lipase sérica].

Testes que apoiam o diagnóstico, mas requerem confirmar:
- Análise da gordura fecal em 72 horas anormal.
- Níveis reduzidos de pelo menos duas vitaminas solúveis em água (A, D, E, K).
- Evidência de lipomatose pancreática (p. ex., ultrassom, CT, MRI ou exame patológico do pâncreas por autópsia).

Diagnóstico Molecular: Mutação Bialélico do Gene SBDS
Teste genético positivo para mutações de *SBDS* conhecidas ou previstas como prejudiciais, por exemplo, da modelagem de proteínas ou sistemas de expressão para SBDS mutante.

Tratamento
- O tratamento de manifestações hematológicas (neutropenia, disfunção da medula óssea) pode envolver terapia com fatores de crescimento hematopoéticos com G-CSF. Para neutropenia não responsiva a G-CSF, SAA, MDS ou leucemia, o HSCT hematopoético pode ser considerado.

NEUTROPENIA CONGÊNITA SEVERA E NEUTROPENIA CÍCLICA
- Originalmente descritas como distúrbio autossômico recessivo (síndrome de Kostmann), mas a maioria dos casos de SCN se deve a mutações pontuais com ação dominante no gene da elastase dos neutrófilos (*ELANE* ou *ELA2*). Mutações no proto-oncogene *GF11* que visa e reprime *ELANE* também foram implicadas.
- Caracterizadas por neutropenia acentuada e parada da maturação de mielopoiese em estágio inicial, levando a infecções bacterianas desde o início da infância.
- > 90% destes pacientes respondem a G-CSF (filgrastim, lenograstim) com ANC que pode ser mantida em torno de $1,0 \times 10^9/L$. Os eventos adversos incluem esplenomegalia leve, trombocitopenia moderada, osteoporose e transformação maligna em MDS/leucemia. O desenvolvimento de aberrações genéticas adicionais (mutações no receptor do G-CSF ou gene *RAS*, monossomia 7) durante o curso da doença indica uma instabilidade genética subjacente.
- SCT hematopoética ainda é o único tratamento disponível para pacientes refratários a G-CSF.
- Neutropenia cíclica (CN), que também é causada por mutações em *ELANE*, é um distúrbio autossômico dominante (esporádico ou hereditário) caracterizado por oscilações regulares de neutrófilos que variam de níveis perto do normal até acentuadamente baixos, geralmente com uma periodicidade de 21 dias. Os pontos mais baixos da ANC estão associados à febre, úlceras da boca, faringite, sinusite ou infecções mais graves. A CN, geralmente, se apresenta no início da infância, mas é assintomática, e a transformação para MDS e AML não foi relatada. A CN sintomática é responsiva a G-CSF, o que, geralmente, encurta a duração dos pontos mais baixos e aumenta a ANC, mas geralmente não interrompe a periodicidade.

TROMBOCITOPENIA AMEGACARIOCÍTICA CONGÊNITA
- Caracterizada por trombocitopenia acentuada pela falta de megacariócitos na medula óssea desde o nascimento.
- Diagnóstico com base principalmente, na exclusão de outras formas de trombocitopenia congênita com megacariopoese ineficaz como FA.

- A base molecular para esse distúrbio autossômico recessivo pode ser mutações homozigóticas ou heterozigotas compostas no gene *c-mpl* que codifica o receptor de trombopoetina.
- No momento do diagnóstico, a medula óssea de pacientes com trombocitopenia amegacariocítica congênita (CAMT) é normocelular com uma representação normal de todas as linhagens hematopoéticas, exceto pelos megacariócitos. Durante o curso da CAMT, a doença geralmente evolui para AA.
- SCT demonstrou ser a única terapia curativa.

Referências

1. Young NS, Calado RT, Scheinberg P, et al. Current concepts in the pathophysiology and treatment of aplastic anemia. *Blood*. 2006;108:2511-2521.
2. Kaufman DW, Kelly JP, Levy M, et al. *The Drug Etiology of Agranulocytosis and Aplastic Anemia*. New York, NY: Oxford; 1991.
3. Fogarty PF, Yamaguchi H, Wiestner A, et al. Late presentation of dyskeratosis congenita as apparently acquired aplastic anaemia due to mutations in telomerase RNA. *Lancet*. 2003;362:1628-1630.
4. Bacigalupo A, Brand R, Oneto R, et al. Treatment of acquired severe aplastic anemia: bone marrow transplantation compared with immunosuppressive therapy—the European Group for Blood and Marrow Transplantation experience. *Semin Hematol*. 2000;37:69-80.
5. Gupta V, Eapen M, Brazauskas R, et al. Impact of age on outcomes after transplantation for acquired aplastic anemia using HLA-identical sibling donors. *Haematologica*. 2010. doi: haematol. 2010.026682.
6. Locasciulli A, Oneto R, Bacigalupo A, et al. Outcome of patients with acquired aplastic anemia given first line bone marrow transplantation or immunosuppressive treatment in the last decade: a report from the European Group for Blood and Marrow Transplantation (EBMT). *Haematologica*. 2007;92:11-18.
7. Eapen M, Le Rademacher J, Antin JH, et al. Effect of stem cell source on outcomes after unrelated donor transplantation in severe aplastic anemia. *Blood*. 2011;118:2618-2621.
8. Schrezenmeier H, Passweg JR, Marsh JC, et al. Worse outcome and more chronic GVHD with peripheral blood progenitor cells than bone marrow in HLA-matched sibling donor transplants for young patients with severe acquired aplastic anemia. *Blood*. 2007;110:1397-1400.
9. Srinivasan R, Takahashi Y, McCoy JP, et al. Overcoming graft rejection in heavily transfused and allo-immunised patients with bone marrow failure syndromes using fludarabine-based haematopoietic cell transplantation. *Br J Haematol*. 2006;133:305-314.
10. Passweg JR, Perez WS, Eapen M, et al. Bone marrow transplants from mismatched related and unrelated donors for severe aplastic anemia. *Bone Marrow Transplant*. 2006;37:641-649.
11. Margolis DA, Casper JT. Alternative-donor hematopoietic stem-cell transplantation for severe aplastic anemia. *Semin Hematol*. 2000;37:43-55.
12. Kennedy-Nasser AA, Leung KS, Mahajan A, et al. Comparable outcomes of matched-related and alternative donor stem cell transplantation for pediatric severe aplastic anemia. *Biol Blood Marrow Transplant*. 2006;12:1277-1284.
13. Maury S, Balere-Appert ML, Chir Z, et al. Unrelated stem cell transplantation for severe acquired aplastic anemia: improved outcome in the era of high-resolution HLA matching between donor and recipient. *Haematologica*. 2007;92:589-596.
14. Peffault de Latour R, Purtill D, Ruggeri A, et al. Influence of nucleated cell dose on overall survival of unrelated cord blood transplantation for patients with severe acquired aplastic anemia: a study by eurocord and the aplastic anemia working party of the European group for blood and marrow transplantation. *Biol Blood Marrow Transplant*. 2011;17:78-85.
15. Scheinberg P, Nunez O, Scheinberg P, Weinsten B, Wu CO, Young NS. Cyclosporine taper does not prevent relapse in severe aplastic anemia. *ASH Annual Meeting Abstracts*. 2011;117:2406.
16. Scheinberg P, Nunez O, Weinstein B, et al. Horse versus rabbit antithymocyte globulin in acquired aplastic anemia. *N Engl J Med*. 2011;365:430-438.
17. DiBona E, Coser P, Bruno B, et al. Rabbit ATG (r-ATG) plus cyclosporin (CYA) and granulocyte colony stimulating factor (G-CSF) is an effective treatment for aplastic anemia (AA) patients (pts) unresponsive to a first course with horse ALG (h-ALG) therapy. *Bone Marrow Transplant*. 1999;23(suppl 1):S28-S28.
18. Scheinberg P, Nunez O, Young NS. Retreatment with rabbit anti-thymocyte globulin and cyclosporine for patients with relapsed or refractory severe aplastic anaemia. *Br J Haematol*. 2006;133:622-627.
19. Scheinberg P, Nunez O, Weinstein B, Scheinberg P, Wu CO, Young NS. Activity of alemtuzumab monotherapy in treatment-naive, relapsed, and refractory severe acquired aplastic anemia. *Blood*. 2012;119:345-354.
20. Saracco P, Quarello P, Lori AP, et al. Cyclosporin A response and dependence in children with acquired aplastic anaemia: a multicentre retrospective study with long-term observation follow-up. *Br J Haematol*. 2008;140:197-205.
21. Scheinberg P, Fischer SH, Li L, et al. Distinct EBV and CMV reactivation patterns following antibody-based immunosuppressive regimens in patients with severe aplastic anemia. *Blood*. 2007;109:3219-3224.
22. Rosenfeld S, Follman D, Nunez O, Young NS. Antithymocyte globulin and cyclosporine for severe aplastic anemia. Association between hematologic response and long-term outcome. *J Am Med Assoc*. 2003;289:1130-1135.
23. Scheinberg P, Wu CO, Nunez O, Young NS. Predicting response to immunosuppressive therapy and survival in severe aplastic anaemia. *Br J Haematol*. 2009;144:206-216.

24. Afable MG II, Shaik M, Sugimoto Y, et al. Efficacy of rabbit anti-thymocyte globulin in severe aplastic anemia. *Haematologica*. 2011;96:1269-1275.
25. Valdez JM, Scheinberg P, Nunez O, Wu CO, Young NS, Walsh TJ. Decreased infection-related mortality and improved survival in severe aplastic anemia in the past two decades. *Clin Infect Dis*. 2011;52:726-735.
26. Perez-Albuerne ED, Eapen M, Klein M, et al. Outcome of unrelated donor stem cell transplantation for children with severe aplastic anemia. *Br J Haematol*. 2008;141:216-223.
27. Viollier R, Socie G, Tichelli A, et al. Recent improvement in outcome of unrelated donor transplantation for aplastic anemia. *Bone Marrow Transplant*. 2008;41:45-50.
28. Bacigalupo A, Socie' G, Lanino E, et al. Fludarabine, cyclophosphamide, antithymocyte globulin, with or without low dose total body irradiation, for alternative donor transplants, in acquired severe aplastic anemia: a retrospective study from the EBMT-SAA working party. *Haematologica*. 2010;95:976-982.
29. Marsh JC, Gupta V, Lim Z, et al. Alemtuzumab with fludarabine and cyclophosphamide reduces chronic graft-versus-host disease after allogeneic stem cell transplantation for acquired aplastic anemia. *Blood*. 2011;118:2351-2357.
30. Tisdale JF, Dunn DE, Geller N, et al. High-dose cyclophosphamide in severe aplastic anemia: a randomized trial. *Lancet*. 2000;356:1554-1559.
31. Rosse WF, Nishimura J. Clinical manifestations of paroxysmal nocturnal hemoglobinuria: present state and future problems. *Int J Hematol*. 2003;77:113-120.
32. Hall C, Richards S, Hillmen P. Primary prophylaxis with warfarin prevents thrombosis in paroxysmal nocturnal hemoglobinuria (PNH). *Blood*. 2003;102:3587-3591.
33. Hillmen P, Hall C, Marsh JC, et al. Effect of eculizumab on hemolysis and transfusion requirements in patients with paroxysmal nocturnal hemoglobinuria. *N Eng J Med*. 2004;350:552-559.
34. Hillmen P, Muus P, Duhrsen U, et al. Effect of the complement inhibitor eculizumab on thromboembolism in patients with paroxysmal nocturnal hemoglobinuria. *Blood*. 2007. doi: blood-2007-2006-095646.
35. Kang EM, Tisdale J. Pure red cell aplasia. In: *The Bone Marrow Failure Syndromes, Neal S. Young*. Philadelphia, PA: W.B. Saunders; 2000;135-155.
36. Sloand EM, Scheinberg P, Maciejewski J, Young NS. Successful treatment of pure red-cell aplasia with an anti-interleukin-2 receptor antibody (Daclizumab). *Ann Intern Med*. 2006;144:181-185.
37. Young NS, Young NS. Agranulocytosis. In: *The Bone Marrow Failure Syndromes, Neal S. Young*. Philadelphia, PA: W.B. Saunders; 2000;156-182.
38. Andersohn F, Konzen C, Garbe E. Systematic review: agranulocytosis induced by nonchemotherapy drugs. *Ann Intern Med*. 2007;146:657-665.

7
Síndromes Mielodisplásicas

Jeffrey K. Klotz ■ Ankur R. Parikh ■ Minoo Battiwalla

As síndromes mielodisplásicas (MDSs) formam um grupo heterogêneo de distúrbios das células-tronco estaminais clonais caracterizados por hematopoese ineficaz e uma tendência variável a progredir para leucemia mieloide aguda (AML). Cada vez mais, a MDS é diagnosticada, incidentalmente, quando a contagem sanguínea modestamente anormal leva à realização de um exame da medula óssea.

A MDS é uma doença de adultos mais velhos; a média de idade se localiza próxima aos 65 anos. As estimativas da sua incidência variam de 4 a 160 por 100.000 pessoas, e em idosos a taxa pode ser 10 vezes maior, fazendo da MDS uma doença hematológica relativamente comum.[1-3] Em um estudo populacional bem caracterizado que incluía biópsias da medula óssea para todos os sujeitos, a incidência de MDS em homens acima de 80 anos foi de 35 por 100.000 pessoas.[4] Ocorre morte causada por MDS por complicações de citopenias e/ou progressão para AML, porém muitos pacientes irão sucumbir primeiro a comorbidades por serem idosos.

A displasia da medula também pode ser vista em anemia aplástica, especialmente como um evento tardio após tratamento imunossupressivo, no curso de anemia de Fanconi e com hemoglobinúria paroxística noturna (PNH) e distúrbios linfoproliferativos dos linfócitos grandes e granulares T (T-LGL), e precedendo AML (Figura 7.1).

■ ETIOLOGIA E PATOGÊNESE

A MDS está relacionada ao acúmulo de mutações somáticas em uma célula-tronco hematopoética. Na maioria dos casos (85%), a MDS é um fenômeno de novo sem causa antecedente definitiva. Na MDS secundária (15%), quimioterapia prévia (agentes alquilantes e inibidores da topoisomerase) e radiação ionizante são claramente etiológicas; o período de latência entre a exposição e o desenvolvimento de MDS secundária é, geralmente, de 2 a 10 anos. A radiação foi implicada nas síndromes de disfunção da medula óssea historicamente relatada em indivíduos ocupacional e acidentalmente expostos e em vítimas da bomba atômica; solventes e fumo também estão associados. Para a maior parte das MDS, a idade é o fator de risco dominante. Na verdade, MDS na infância é extremamente rara (taxa de incidência = 0,01/100.000); ela pode ser vista de novo ou em pacientes com história de anemia aplástica adquirida ou constitucional, especialmente anemia de Fanconi.

A medula óssea, geralmente, é hipercelular, implicando que a hematopoese ineficaz, em vez da ausência de células-tronco estaminais, resulta nas citopenias. Em geral, a MDS precoce (anemia refratária) é caracterizada por uma suscetibilidade aumentada para apoptose, enquanto que a MDS tardia (em transição para leucemia) está associada à apoptose reduzida. Embora o defeito principal esteja nas células-tronco estaminais hematopoéticas, fatores imunológicos e o microambiente da medula óssea contribuem para a disfunção da medula óssea. Existem anormalidades significativas na apoptose, perfis de citocina, angiogênese e o repertório de células T. Mutações específicas, em particular anormalidades no cromossomo 7 e um cariótipo complexo, predispõem à transformação leucêmica. Em contraste, 5q-, del 20q e -Y são anormalidades cromossômicas recorrentes não associadas a alto risco de transformação.

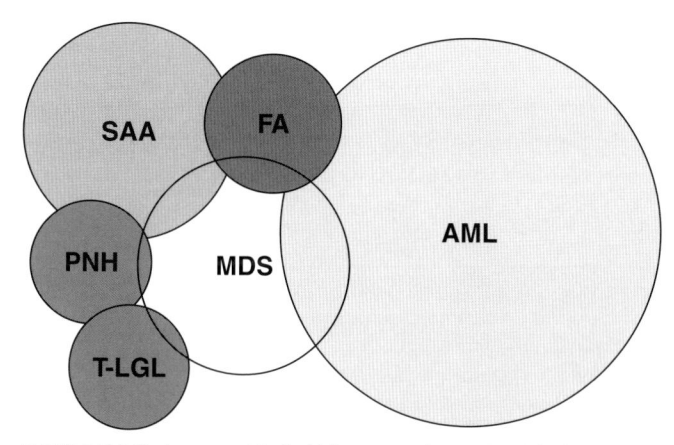

FIGURA 7.1 Síndromes mielodisplásicas. AML, leucemia mieloide aguda; FA, anemia de Fanconi; MDS, síndrome mielodisplásica; SAA, anemia aplásica severa; T-LGL, leucemia linfocítica de células grandes granular T. Esquema sugerido para manejo da MDS.

Continuam a ser feitos avanços para o refinamento da compreensão dos mecanismos celulares subjacentes a subtipos específicos de MDS. Além da identificação de haploinsuficiência do gene *RPS14* para o fenótipo de del(5q), a importância da ciclina D1 na trissomia 8 e a alta frequência de dissomia uniparental por arranjos de polimorfismo de nucleotídeo único (SNP) em pacientes com citogenética de metáfase normal, entendimentos mais recentes incluem a identificação frequente de mutações somáticas específicas em aproximadamente 50% dos pacientes com MDS, incluindo a maioria dos pacientes com citogenética normal, a forte associação de mutações de *SF3B1* em síndromes MDS caracterizadas por sideroblastos em anel e mutações recorrentes em *DNMT3A* implicando alterações epigenéticas na patogênese da MDS.[5-11]

■ CARACTERÍSTICAS CLÍNICAS

Os pacientes apresentam sintomas devido a citopenias, geralmente anemia. Aproximadamente 17% dos pacientes com anemia inexplicável acima de 65 anos ("Anemia do Idoso") possuem anormalidades na contagem do sangue periférico consistentes com MDS.[12,13] Linfadenopatia e esplenomegalia estão ausentes. O curso clínico é variável: os pacientes podem ser assintomáticos ou ter anemia leve, progredindo para dependência de transfusão por muitos anos, enquanto outros têm um curso agressivo com envolvimento multilinhagem e evolução rápida para leucemia aguda.

■ ESTUDOS DIAGNÓSTICOS

Os critérios diagnósticos mínimos para MDS requerem citopenia(s) persistente inexplicável e evidências de clonalidade (tal como com uma anormalidade citogenética) ou morfologia da medula inequívoca displásica (displasia em pelo menos 10% das células de uma das linhagens mieloides ou excesso de blastos).[14,15]

- O esfregaço do sangue periférico tipicamente apresenta macrocitose; neutrófilos hipogranulares; às vezes com núcleos de Pelger-Huet e outros padrões nucleares anormais; e micromegacariócitos circulantes. Números significativos de linfócitos grandes e granulares devem aumentar a suspeita de uma síndrome de superposição T-LGL/MDS.
- A biópsia da medula óssea é, frequentemente, hipercelular, mas pode ser francamente hipocelular ou fibrótica em cerca de 20% das MDS. Fibrose na medula óssea de moderada a acentuada, embora histologicamente caracterizada de forma variável, é uma característica prognóstica adversa importante.[16,17] Precursores imaturos de localização anormal (ALIPs) perto das trabéculas ósseas é uma

característica. Aumento nos mieloblastos e morfologia displásica nas células brancas e/ou linhagens megacariocíticas podem ser vistos no esfregaço aspirado. Megacariócitos mononucleares, pequenos ou displásicos são evidência de MDS. Displasia eritroide isolada é menos específica, mas grande número de sideroblastos em anel identificam um subtipo específico de MDS.
- A análise cromossômica das células medulares é essencial; uma citogenética anormal influencia fortemente o prognóstico. Mesmo na ausência de displasia morfológica conclusiva, um diagnóstico presuntivo de MDS pode ser feito na presença de anormalidades cromossômicas recorrentes específicas, incluindo -5 e -7.[15] Contudo, aproximadamente 50% dos pacientes com MDS terão um cariótipo normal por citogenética de metáfase de rotina.[18] A cariotipagem deve ser repetida periodicamente, pois os padrões cromossômicos podem-se desenvolver. A análise da hibridização fluorescente *in situ* (FISH) pode oferecer informações mais sutis do que a cariotipagem isoladamente. Um teste de quebra cromossômica para anemia de Fanconi é recomendado para pacientes mais jovens, mesmo que o exame físico seja normal. A cariotipagem por arranjo do SNP e o teste de mutação somática, embora atualmente usados apenas no contexto de pesquisa, podem-se tornar mais amplamente disponíveis, já que a significância prognóstica de anormalidades moleculares específicas é esclarecida.
- A citometria de fluxo possui utilidade limitada; a enumeração dos blastos, essencial para o prognóstico, pode ser avaliada por morfologia de rotina. No entanto, a citometria de fluxo especializada pode ser altamente específica no diagnóstico de MDS e pode oferecer informações fenotípicas úteis.[19]
- A tipagem de HLA é necessária para avaliar pacientes mais jovens para alotransplante e pode fornecer informações preditivas sobre a responsividade à imunossupressão.

CLASSIFICAÇÕES
- É necessária uma classificação e prognóstico precisos para este distúrbio altamente heterogêneo para individualizar a terapia.
- A primeira classificação validada, Francesa-Americana-Britânica (FAB; ampliada em 1982) foi baseada na morfologia (Quadro 7.1). Este esquema reconheceu que o risco de progressão leucêmica era proporcional à contagem de blastos na medula.
- O Sistema de Escore Prognóstico Internacional (IPSS; Quadro 7.2), derivado de análises de resultados em grandes séries de pacientes, combinou informações de citogenética, citopenias e contagem de blastos para gerar uma classificação prognóstica.[20] Estes valores separam as sobrevidas medianas para pacientes com MDS de baixo risco (5,7 anos), intermediário-1 (3,5 anos), intermediário-2 (1,2 anos) e alto risco (0,4 anos). Um IPSS revisado (IPSS-R) foi proposto recentemente pelo Grupo Internacional de Trabalho Prognóstico para Prognóstico em MDS (IWG-PM) que dá

Quadro 7.1 Subtipos Francês-Americano-Britânico (FAB)

Tipo	Abreviação	Blasto BM (%)	Frequência (%)	Sobrevida Mediana (mo)
Anemia refratária	RA	< 5	30-40	35
Anemia refratária com sideroblastos em anel	RARS	< 5	15-25	35
Leucemia mielomonocítica crônica	CMMoL	< 20	15	12
Anemia refratária com excesso de blastos	RAEB	5-20	15-25	18
Anemia refratária com excesso de blastos em transformação	RAEB-t	20-30	5-15	6

Quadro 7.2 Sistema de Escore Prognóstico Internacional

	0	0,5	1,0	1,5
Blastos%	< 5	5-10		11-20
Cariótipo*	Bom	Intermediário	Fraco	
Citopenias	0 ou 1	2 ou 3		

*Bom, normal, -Y, del(5q), del(20q); Fraco, complexo (> 3 anormalidades) ou anomalias no cromossomo 7; Intermediário, outras anormalidades. Classificações: Baixo, 0; INT-1, 0,5; INT-2, 1,5; e Alto, > 2,5.

maior ênfase à citogenética de baixo risco, caracteriza, mais precisamente, as citopenias e coloca os pacientes em cinco grupos clínicos de risco.

- A classificação da WHO (Quadro 7.3) tenta definir melhor o risco e separa as síndromes individuais.[15] Algumas das deficiências da FAB são tratadas pela inclusão da relevância prognóstica das citopenias e informações cariotípicas além da contagem de blastos (Quadro 7.3). RAEB-t é descartada e o limiar para definir AML é reduzido para 20% dos blastos. Contudo, esta distinção pode ser enganadora, pois adultos mais velhos com 20 a 30% dos blastos (WHO-AML) tinham resultados superiores comparados aos cuidados convencionais quando tratados com azacitidina, uma terapia para MDS.[21]
- A síndrome 5q é uma das várias síndromes específicas de MDS. A deleção de 5q, entre as bandas q31 e q33, é separada na classificação da WHO. 5q geralmente se manifesta como anemia, com ou sem neutropenia leve e contagem de plaquetas preservada ou elevada. O prognóstico é relativamente bom. Várias citocinas, fatores de crescimento e seus receptores são encontrados no lócus 5q; foi identificada haploinsuficiência do gene ribossômico RPS14 como potencialmente causadora. A lenalidomida (Celgene Corporation, Summit, NJ), um análogo da talidomida, é especialmente eficaz na síndrome 5q⁻.
- A MDS hipocelular, embora não classificada em nenhum esquema, pode ser facilmente confundida com anemia aplástica, e os pacientes podem responder mais favoravelmente à imunossupressão com ATG.
- Citopenia idiopática de significado indeterminado (ICUS) e displasia idiopática de significado incerto (IDUS) são duas síndromes recentemente descritas caracterizadas por citopenias significativas e displasia, respectivamente, o que não satisfaz os critérios diagnósticos mínimos para MDS.[22] Embora a história natural destas condições ainda não tenha sido bem caracterizada, em alguns casos elas podem preceder uma malignidade mieloide e justificar o acompanhamento seriado.
- A leucemia mielomonocítica crônica (CMML) é biologicamente distinta, agora classificada como neoplasia mielodisplásica/mieloproliferativa pela WHO, o que é discutido em outros capítulos.
- MDS relacionada (ou secundária) à terapia é um subtipo importante, constituindo cerca de 15% dos casos na maioria das séries. Este subtipo tem a taxa mais alta de progressão (75%) para leucemia aguda, é difícil de tratar e rapidamente fatal. Quase todos os pacientes possuem anormalidades cromossômicas recorrentes: deleções nos cromossomos 5 e/ou 7 ocorrem em um intervalo médio de 4 a 5 anos após a exposição a agentes alquilantes, e anormalidades em 11q23 seguem-se em período mais curto de tempo depois de inibidores da topoisomerase II. Uma frequência muito alta de MDS relacionada à terapia é vista em pacientes que se submeteram a altas doses de quimioterapia com resgate de células-tronco estaminais autólogas (até 19% aos 10 anos), mais provavelmente em razão da terapia cumulativa prévia, especialmente agentes alquilantes, em vez do próprio autotransplante. De um modo geral, a sobrevida mediana é de apenas 9 meses.
- A MDS pode estar associada à linfocitose de células grandes granulares (LGL). Números significativos de T-LGLs circulantes devem levantar suspeita desta síndrome de sobreposição; o diagnóstico é confirmado por um padrão clonal de rearranjo do gene do receptor de células T. Casos de T-LGL/MDS podem ter respostas hematológicas à terapia direcionadas contra o componente do T-LGL, como ciclosporina (CsA) ou anticorpos monoclonais para CD52 (Campath); HLA-DR4 é um forte preditor de responsividade.

Quadro 7.3 Classificação da WHO de Tumores dos Tecidos Hematopoéticos e Linfoides (ARC 2008[15])

Categoria	Casos de MDS%	Sangue Periférico	Medula Óssea
RCUD		Unicitopenia	Displasia unilinhagem: ≥ 10% de células em uma linhagem celular
RA	10	< 1% de blastos	< 5% de bastos
RN	< 1		< 15% de sideroblastos em anel
RT	< 1		
RARS	5	Anemia Sem blastos	Displasia eritroide *somente* ≥ 15% de sideroblastos em anel < 5% de blastos
RCMD	20	Citopenia(s)	Displasia em > 10% das células em ≥ 2 linhagens celulares < 5% de blastos na medula
		< 1% de blastos Sem bastões de Auer < 1 × 10^9/L monócitos	Sem bastões de Auer ± 15% de sideroblastos em anel
RAEB-I	20	Citopenia(s)	Displasia uni ou multilinhagem 5-9% de blastos
		< 5% de blastos Sem bastões de Auer < 1 × 10^9/L monócitos	Sem bastões de Auer
RAEB-2	20	Citopenia(s)	Displasia uni ou multilinhagem 10-19% de blastos
		5-19% de blastos Bastões de Auer ± < 1 × 10^9/L monócitos	Bastões de Auer ±
MDS-U	10	Citopenia(s)	Displasia inequívoca em ≤ 10% das células em ≥ 1 linhagem celular com anormalidade citogenética considerada como evidência presuntiva para diagnóstico de MDS
		< 1% de blastos	< 5% de blastos
MDS associada com del (5q) isolado	5	Anemia < 1% de blastos Plaquetas normais ou aumentadas	Megacariócitos normais a aumentados < 5% de blastos Sem bastões de Auer del(5q) isolado

ICUS, citopenia idiopática de significância indeterminada; MDS, síndrome mielodisplásica; MDS-U, inclassificável; RA, anemia refratária; RAEB, anemia refratária com excesso de blastos; RARS, anemia refratária com sideroblastos em anel; RCMD, citopenia refratária com displasia multilinhagem; RCUD, citopenia refratária com displasia unilinhagem; RN, neutropenia refratária; RT, trombocitopenia refratária.

- A MDS pediátrica é incomun e deve conduzir à avaliação para síndromes genéticas, como anemia de Fanconi, síndrome MonoMAC, síndrome de Bloom, neurofibromatose tipo 1, síndrome de Schwachman, doença de Pearson, síndrome de Kostmann, monossomia do 7 familiar e anormalidades cromossômicas constitucionais.

TERAPIA

As estratégias terapêuticas combinam cuidados de suporte, supressão do clone de MDS e sua progênie leucêmica, esforços para melhorar a função da medula óssea e tentativas curativas com transplante de células-tronco estaminais alogênicas. O manejo ideal frequentemente requer a aplicação de algumas ou todas estas abordagens, preferivelmente no contexto de um protocolo de pesquisa (Quadro 7.4). Decisões baseadas em evidências podem ser restringidas pela heterogeneidade clínica das MDS e a escassez de dados adequados de ensaios clínicos.

Cuidados de Suporte

As citopenias são o contribuinte mais importante para a mortalidade.

Os cuidados de suporte para manter a contagem periférica adequada e prevenir ou tratar infecções são essenciais para o paciente com MDS. Mesmo os graus moderados de anemia podem não ser bem tolerados pelos idosos, especialmente na presença de doença cardiopulmonar, e a manutenção de níveis mais elevados de hemoglobina (> 9 g/dL) pode melhorar a qualidade de vida sem alterar a frequência da transfusão. Deve ser considerada quelação de ferro em pacientes mais jovens, sem comorbidades graves e que estão em categorias diagnósticas favoráveis.

- A leucodepleção de produtos sanguíneos e transfusões de plaquetas de um doador único reduzem o risco de eventual aloimunização das plaquetas. Se for adotado um regime profilático, 10.000/μL é geralmente um limiar adequado para a transfusão de plaquetas. O ácido aminocaproico pode ser um adjunto útil em pacientes que são refratários a transfusões de plaquetas, embora isto não tenha sido estudado em ensaios clínicos.
- Os neutrófilos podem ser disfuncionais nas MDS. Infecções no contexto de neutropenia devem ser tratadas imediata e agressivamente.
- Os fatores de crescimento são frequentemente usados nas MDS e são usados nas doses mais baixas que mantêm uma resposta.[23] As combinações de eritropoetina e fator de estimulação de colônia de granulócitos (G-CSF) são sinergísticas, com melhoras hematológicas em 40% dos pacientes com MDS de baixo grau.[24] As combinações de fatores de crescimento podem ser efetivas mesmo quando fatores individuais fracassaram em melhorar a contagem sanguínea. Pacientes que requerem menos de 2 unidades de células sanguíneas vermelhas por mês e um nível sérico de eritropoetina menor do que 500 U/L têm uma probabilidade maior de resposta (> 70%) à eritropoetina mais G-CSF de acordo com um modelo preditivo estabelecido.[24-26] A terapia com eritropoetina e G-CSF não parece acelerar a progressão leucêmica, mas também existem poucas evidências de um impacto positivo na sobrevida. Agonistas da trombopoetina estão em ensaios clínicos em pacientes com MDS e trombocitopênicos, mas criaram preocupações com leucemogênese. Romiplostim (Amgem, Thousand Oaks, CA) foi usado em ensaios clínicos iniciais em pacientes com MDS e trombocitopenia acentuada, mas foi observada uma taxa aumentada de progressão para AML. Eltrombopag (GlaxoSmithKline, Filadélfia, PA) está sendo usado, atualmente, em ensaios clínicos em pacientes com MDS de baixo e alto risco.

Transplante de Células-Tronco

O alotransplante é a única terapia curativa. Resultados de transplante favoráveis são mais prováveis em pacientes mais jovens, naqueles com curto intervalo entre o diagnóstico e o transplante e em pacientes com irmãos HLA idênticos.[27] Em geral, pacientes com IPSS de risco intermediário 2 ou Alto se beneficiariam com transplante alogênico assim que o doador é identificado, enquanto aqueles com IPPS de risco intermediário 1 ou baixo se beneficiariam esperando até a progressão.[28] Os resultados de sobrevida após o transplante de doadores não aparentados HLA compatíveis foram semelhantes ao alotransplante convencional de irmãos compatíveis; a melhora é atribuída em parte ao uso de tipagem de HLA com alta resolução para rastrear disparidade de HLA no nível do alelo.[27] Dados do Centro de Pesquisa Internacional de Transplante de Sangue e Medula (CIBMTR) documentam que as taxas de sobrevida decrescem drasticamente em MDS em estágio avançado; a sobrevida é de aproximadamente 30%, tanto para transplantes aparentados HLA compatíveis quanto para não aparentados, o que é comparável ou ligeiramente pior do que os resultados de transplante para uma faixa etária similar com AML. O escore de IPSS também prediz recidiva e sobrevida; pacientes com doença de baixo risco (baixo risco/Int-1 por IPSS) possuem taxas de recidiva significativamente mais baixas (13 vs. 43%) e melhor sobrevida livre da doença (55 vs. 28%) do que pacientes com MDS de alto risco.[29] Portanto, a decisão de transplante requer uma ponderação sobre a probabilidade de progressão da doença e complicações em comparação com a morbidade e mortalidade implicada com transplante (mais alta no primeiro ano após o procedimento). Embora o alotransplante permaneça sendo o tratamento de escolha em pacientes mais jovens, até recentemente o transplante não era viável para adultos mais velhos devido à mortalidade mais elevada relacionada com tratamento com idade avançada; como a maioria dos pacientes é diagnosticada em torno dos 60 anos, a idade limite eliminava a única opção curativa. Com o advento de regimes de intensidade reduzida (RIC) que empregam menos mielosupressão com imunossupressão mais intensa, pacientes mais velhos com MDS estão sendo transplantados agora. Os regimes RIC apresentam menos mortalidade relacionada ao tratamento, porém à custa de mais recaídas da doença.

Terapias Específicas: Inibidores de DNA Metiltransferase

As DNA metiltransferases funcionam para hipermetilar as regiões promotoras de CpG de muitos genes supressores de tumor e reduzir a expressão genética. A hipermetilação é uma das muitas modificações específicas que podem influenciar a expressão genética. Na malignidade (como em MDS), a hipermetilação adquirida dos genes supressores de tumor regula negativamente a expressão, aumentando o potencial para crescimento displásico. Dois agentes que inibem a hipermetilação são 5-azacitidina (Vidaza, Celgene Corporation, Summit, NJ) e o seu metabólito ativo 5-aza-2'-desoxiazacitidina (Decitabina ou Dacogen, EisaiInc, Woodcliff Lake, NJ). Em baixas doses eles induzem a diferenciação celular inibindo a DNA metiltransferase, embora em doses mais elevadas estes análogos de citidina possam ser incorporados ao DNA (decitabina) ou RNA e DNA (azacitidina) para exercer um efeito citostático direto.

A azacitidina está, atualmente, aprovada para uso em pacientes com todos os subtipos FAB. O ensaio decisivo que demonstrou a eficácia da 5-azacitidina, CALGB 9221, foi um ensaio randomizado de 5-azacitidina *versus* o melhor atendimento de suporte. Os dados deste ensaio foram reanalisados usando a classificação da WHO para MDS e os critérios de resposta do Grupo de Trabalho Internacional.[30] A taxa global de resposta foi 47%.[31] Embora as taxas de remissão completa e parcial fossem baixas (10 e 1%, respectivamente), houve uma melhora significativa na sobrevida geral, tempo de progressão para leucemia e qualidade de vida.[32,33] Nos respondedores, o tempo mediano para a primeira resposta foi de três ciclos, e 90% responderam até o sexto ciclo. Embora o agravamento de citopenias fosse visto em muitos pacientes, não houve aumento em infecção ou hemorragia. Um ensaio definitivo de fase III (Aza-001) comparou Azacitidina (75 mg/m^2/dia × 7 dia q4 semanas) *versus* uma escolha de três regimes convencionais (melhor atendimento de suporte, baixa dose de Ara-C ou Ara-C + Daunorrubicina) para pacientes em risco Int-2 ou Alto de IPSS.[34] Os pacientes foram tratados até a progressão da doença. Foi encontrado um benefício significativo na sobrevida para o tratamento com azacitidina em comparação com regimes de cuidados convencionais (mediana sobrevida geral de 24,5 meses *vs*. 15 meses). Ensaios clínicos que exploram a eficácia da azacitidina oral em MDS estão em andamento.[35]

A decitabina é aprovada pelo FDA para o tratamento de paciente IPSS escore de risco Intermediário-1 ou mais alto. Com uma dose de 15 mg/m^2 ministrada por via intravenosa em regime hospitalar a cada 8 horas por 3 dias a cada 6 semanas, um ensaio de fase III demonstrou uma taxa de resposta global estatisticamente significativa (17 *vs*. 0%) e melhora na qualidade de vida comparada como cuidados de suporte unicamente, mas somente uma tendência estatisticamente não significativa para melhor sobrevida geral ou tempo para leucemogênese.[36] Um programa alternativo ambulatorial com dosagem de 20 mg/m^2 ministrada por via intravenosa 1 vez ao dia por 5 dias consecutivos a cada 4 semanas demonstrou eficácia semelhante.[37] Um ensaio EORTC posterior comparando o programa com dosagem de 3 dias *versus* o melhor atendimento suporte em MDS intermediária ou de alto risco demonstrou melhoras na progressão – sobrevida livre e transformação da AML, mas sem impacto na sobrevida global.[38]

A otimização da dose e do esquema de uso dos agentes hipometilantes são contínuos. Se tolerado, os pacientes devem receber um curso estendido de terapia (p. ex., até 6 ciclos) antes de julgá-lo ineficaz. É importante a terapia de manutenção e respostas hematológicas não são uma pré-condição para um benefício da sobrevida. Os agentes hipometilantes devem agora ser considerados um padrão de cuidados em pacientes com IPSS Int-2 e alto que não são candidatos a transplante ou como uma ponte para BMT alogeneico.[26]

Terapias Específicas: Agentes Imunomoduladores

A lenalidomida é um análogo oral da talidomida com potência muito maior, segurança superior e eficácia estabelecida em MDS. A lenalidomida é aprovada para uso em pacientes com anemia dependente de transfusão e MDS de risco baixo ou intermediário 1 com deleção de 5q com ou sem outras anormalidades citogenéticas. Um ensaio clínico decisivo em pacientes com MDS demonstrou respostas rápidas (tempo mediano de resposta 4,6 semanas), incluindo resposta citogenética e independência completa de transfusão em 67% dos pacientes com deleção isolada de 5q.[39] Um estudo de fase III randomizado confirmatório comparando lenalidomida com o melhor atendimento de suporte em MDS de risco baixo ou intermediário 1 com deleção de 5q demonstrou resultados semelhantes.[40] Aproximadamente 50% dos pacientes com deleção de 5q experimentaram neutropenia de grau 3 ou 4 ou trombocitopenia no início do curso do tratamento. Aqueles pacientes que tiveram um declínio maior de plaquetas e neutrófilos enquanto em terapia tiveram uma resposta aumentada de independência de transfusão, o que sugere um efeito citotóxico direto da lenalidomida específico para a deleção do clone 5q.[41] Cerca de 50% dos pacientes terão uma recidiva clínica e citogenética após 2 a 3 anos do tratamento. Um estudo recente sugere que deve haver uma pequena deleção de 5q na população de células-tronco que persiste apesar do tratamento com lenalidomida, explicando assim a taxa de recidiva.[42] A lenalidomida é indicada em pacientes com risco mais baixo de MDS com deleção de 5q e dependência de transfusão. Pacientes que não têm deleção de 5q demonstraram uma taxa de resposta de independência da transfusão de 26%.[43]

Imunossupressão

A globulina antitimócito de cavalo (hATG) com 40 mg/kg/dia × 4 dias produz respostas hematológicas em cerca de um terço dos pacientes com MDS de baixo risco.[44] Sujeitos com menos de 50 anos de idade, com uma duração mais curta de dependência de transfusão de células vermelhas e que são HLA-DR15+ têm maior probabilidade de responder à imunossupressão.[45] Em uma análise retrospectiva de 129 pacientes com MDS tratados com globulina antitimócito (ATG) e/ou CsA, a idade mais precoce foi o fator mais significativo favorecendo a resposta à terapia.[46] Outros fatores favoráveis que afetaram a resposta foram positividade de HLA-DR15 e combinação de ATG mais tratamento com CsA. CsA (5 mg/kg/dia por 3 meses, reduzido para uma dose baixa de manutenção posteriormente) pode ser eficaz, especialmente em pacientes com T-LGL/MDS que são HLA-DR4 positivo. Alemtuzumab (Campath) é uma alternativa para terapia imunossupressora, que, recentemente, demonstrou melhorar a contagem sanguínea e induzir remissões citogenéticas em pacientes selecionados com MDS intermediária 1.[47]

Terapias Específicas: Inibidores de Histonas Desacetilase, Inibidores de Multiquinase

Os inibidores de **Histona Desacetilase** (HDAC) inibem a desacetilação de lisina nas caudas de histonas, resultando em menor condensação da cromatina e redução na transcrição do DNA envolvido. Os componentes possuem atividade em AML e MDS. Os inibidores de HDAC, atualmente sob investigação, incluem o ácido valproico, ácido hidroxamicossuberoilanilida (vorinosat), depsipeptídeo, fenilbutirato, MGCD0103, MS-275 e LBH589. Os inibidores de HDAC como terapia de agente único não têm forte impacto favorável na doença; porém, resultados iniciais de ensaios da fase I/II sugerem uma resposta sinergística com a combinação de inibidores da DNA metiltransferase e inibidores de HDAC. Os regimes de dosagem, toxicidade e impacto sobre a doença estão com investigação em andamento.[48]

ON 01910.Na (Onconova) é um inibidor de muitiquinase que induz seletivamente a parada mitótica, levando à apoptose em células e blastos cancerígenos. Ensaios recentes de fase I/II demonstraram respostas encorajadoras em pacientes com MDS de alto risco que não respondem mais aos inibidores de DNA metiltransferase.[49] Um ensaio de fase III está atualmente em andamento (NCT01241500 de ClinicalTrial.gov).

Fracasso da Terapia Baseada no Inibidor de DNA Metiltransferase

Embora os inibidores de DNA metiltransferase (azacitidina e decitabina) representem o padrão de cuidados para pacientes com MDS de alto risco não elegíveis para transplante, nem todos os pacientes responderão, e a maioria daqueles que responderem irá experimentar uma progressão da doença no espaço de 2 anos da resposta.[34] Nesta situação, o prognóstico é reservado sem opção de salvamento padrão definitivo.[50] Para tais pacientes são preferíveis ensaios clínicos e estudos atuais que usam vários agentes incluindo ezatiostat (TLK199), ON 01910.NA, clofarabina e alemtuzumab estão em andamento.[51] A troca de agentes hipometilantes pode ser considerada se não houver resposta ou progressão da doença após a resposta inicial, mas esta abordagem ainda não foi validada em um número significativo de pacientes.[52]

Quimioterapia

Muitas diretrizes sugeriram um papel para a quimioterapia de indução intensiva padrão com regimes tipicamente usados para AML para eliminar o clone neoplásico. Contudo, nenhum estudo prospectivo apresenta benefício de sobrevida no longo prazo, e esta abordagem deve ser desencorajada fora do contexto de um ensaio clínico. Embora a MDS avançada frequentemente demonstre altos índices de resposta à quimioterapia de indução, ela é, geralmente, seguida pela certeza virtual de recidiva (até 90%). Provavelmente esforços inúteis para erradicar um clone de MDS devem ser pesados em relação ao risco de maior redução da reserva medular. Quimioterapia de baixa intensidade (hidroxiureia ou etoposide) pode ser útil para citorredução com um objetivo paliativo depois que a MDS se transforma, especialmente no paciente idoso.

▪ RESUMO

A década passada viu um crescimento significativo nas opções de tratamento para MDS. Quando se avalia um paciente, muitos fatores devem ser considerados na decisão de tratar, incluindo idade, comorbidades, cariótipo, *status* de HLA, avaliação prognóstica do risco e disponibilidade de compatibilidades com irmão ou doador não aparentado (Figura 7.2). Terapias direcionadas ainda não causaram um claro impacto de longo prazo na sobrevida. Devem ser experimentados fatores de crescimento em pacientes de baixo risco com MDS se o nível de eritropoetina for baixo. Lenalidomida pode ser usada em pacientes com deleção 5q e agentes hipometilantes devem ser reservados para pacientes com MDS de mais alto nível ou como uma ponte para transplante de células-tronco. Pesquisas clínicas e laboratoriais em MDS são robustas e podem continuar a desenvolver avanços terapêuticos. Quando possível, os pacientes sempre devem ser encaminhados para um ensaio clínico para definir melhor a natureza heterogênea da MDS e melhorar as opções terapêuticas para subgrupos da doença.

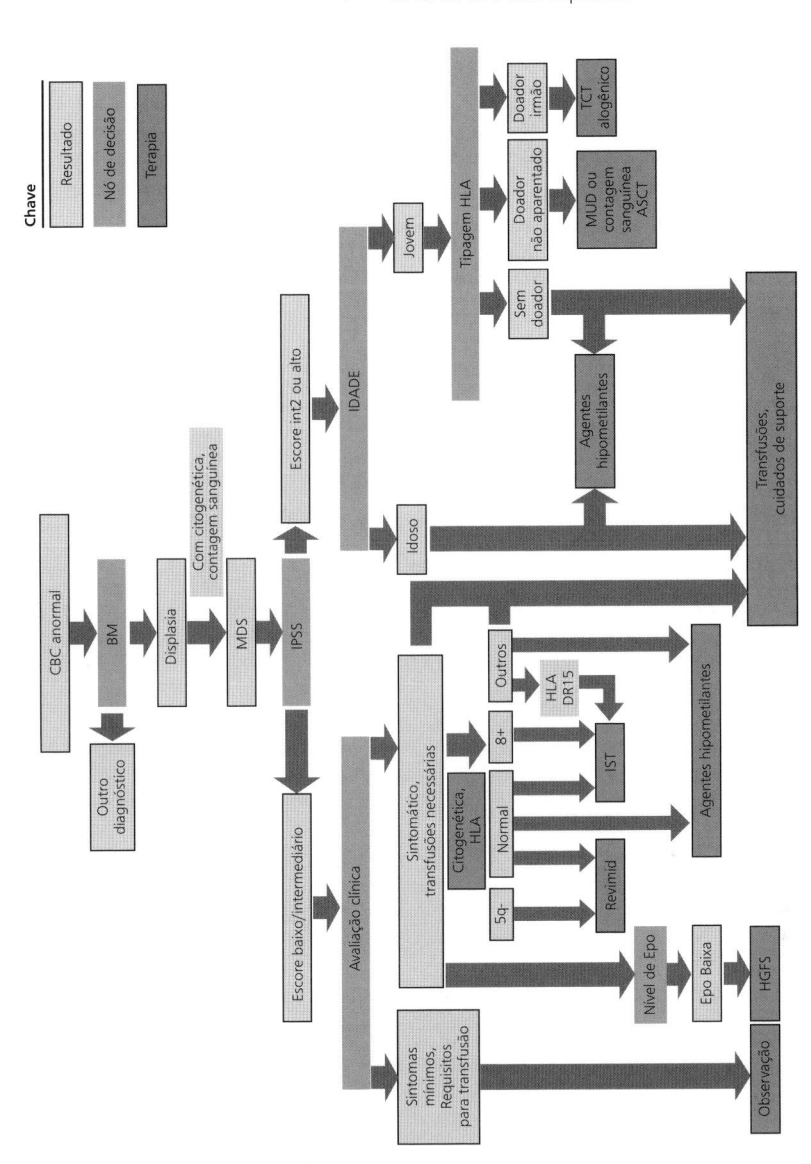

FIGURA 7.2 Esquema ajustado ao risco para manejo de MDS. Ao decidir sobre tratamento de MDS, é essencial uma avaliação prognóstica cuidadosa. A idade e comorbidades também influenciam opções de tratamento realistas. Observe que a 5-azacitidina é aprovada para uso em pacientes com todos os tipos FAB e escores de IPSS. A decitabina é aprovada para pacientes com escores de IPSS que são intermediários 1 ou mais altos.

Referências

1. Rollison DE, Howlader N, Smith MT, et al. Epidemiology of myelodysplastic syndromes and chronic myeloproliferative disorders in the United States, 2001-2004, using data from the NAACCR and SEER programs. *Blood.* 2008;112:45-52.
2. Cogle CR, Craig BM, Rollison DE, List AF. Incidence of the myelodysplastic syndromes using a novel claims-based algorithm: high number of uncaptured cases by cancer registries. *Blood.* 2011;117:7121-7125.
3. Goldberg SL, Chen E, Corral M, et al. Incidence and clinical complications of myelodysplastic syndromes among United States Medicare beneficiaries. *J Clin Oncol.* 2010;28:2847-2852.
4. Neukirchen J, Schoonen WM, Strupp C, et al. Incidence and prevalence of myelodysplastic syndromes: data from the Dusseldorf MDS-registry. *Leuk Res.* 2011;35:1591-1596.
5. Ebert BL, Pretz J, Bosco J, et al. Identification of RPS14 as a 5q- syndrome gene by RNA interference screen. *Nature* 2008;451:335-339.
6. Maciejewski JP, Mufti GJ. Whole genome scanning as a cytogenetic tool in hematologic malignancies. *Blood.* 2008;112:965-974.
7. Sloand EM, Pfannes L, Chen G, et al. CD34 cells from patients with trisomy 8 myelodysplastic syndrome (MDS) express early apoptotic markers but avoid programmed cell death by up-regulation of antiapoptotic proteins. *Blood.* 2007;109:2399-2405.
8. Bejar R, Stevenson K, Abdel-Wahab O, et al. Clinical effect of point mutations in myelodysplastic syndromes. *N Engl J Med.* 2011;364:2496-2506.
9. Delhommeau F, Dupont S, Della Valle V, et al. Mutation in TET2 in myeloid cancers. *N Engl J Med.* 2009;360:2289-2301.
10. Papaemmanuil E, Cazzola M, Boultwood J, et al. Somatic SF3B1 mutation in myelodysplasia with ring sideroblasts. *N Engl J Med.* 2011;365:1384-1395.
11. Walter MJ, Ding L, Shen D, et al. Recurrent DNMT3A mutations in patients with myelodysplastic syndromes. *Leukemia.* 2011;25:1153-1158.
12. Guralnik JM, Eisenstaedt RS, Ferrucci L, Klein HG, Woodman RC. Prevalence of anemia in persons 65 years and older in the United States: evidence for a high rate of unexplained anemia. *Blood.* 2004;104:2263-2268.
13. Steensma DP, Tefferi A. Anemia in the elderly: how should we define it, when does it matter, and what can be done? *Mayo Clin Proc.* 2007;82:958-966.
14. Valent P, Horny HP, Bennett JM, et al. Definitions and standards in the diagnosis and treatment of the myelodysplastic syndromes: consensus statements and report from a working conference. *Leuk Res.* 2007;31:727-736.
15. Vardiman JW, Thiele J, Arber DA, et al. The 2008 revision of the World Health Organization (WHO) classification of myeloid neoplasms and acute leukemia: rationale and important changes. *Blood.* 2009;114:937-951.
16. Della Porta MG, Malcovati L. Myelodysplastic syndromes with bone marrow fibrosis. *Haematologica.* 2012;96:180-183.
17. Della Porta MG, Malcovati L, Boveri E, et al. Clinical relevance of bone marrow fibrosis and CD34-positive cell clusters in primary myelodysplastic syndromes. *J Clin Oncol.* 2009;27:754-762.
18. Bejar R, Levine R, Ebert BL. Unraveling the molecular pathophysiology of myelodysplastic syndromes. *J Clin Oncol.* 2011;29:504-515.
19. Westers TM, Ireland R, Kern W, et al. Standardization of flow cytometry in myelodysplastic syndromes: a report from an international consortium and the European leukemianet working group. *Leukemia.* 2012;26(7):1730-1741.
20. Greenberg P, Cox C, LeBeau MM, et al. International scoring system for evaluating prognosis in myelodysplastic syndromes. *Blood.* 1997;89:2079-2088.
21. Fenaux P, Mufti GJ, Hellstrom-Lindberg E, et al. Azacitidine prolongs overall survival compared with conventional care regimens in elderly patients with low bone marrow blast count acute myeloid leukemia. *J Clin Oncol.* 2010;28:562-569.
22. Valent P, Bain BJ, Bennett JM, et al. Idiopathic cytopenia of undetermined significance (ICUS) and idiopathic dysplasia of uncertain significance (IDUS), and their distinction from low risk MDS. *Leuk Res.* 2012;36:1-5.
23. Rizzo JD, Brouwers M, Hurley P, Seidenfeld J, Somerfield MR, Temin S. American society of clinical oncology/american society of hematology clinical practice guideline update on the use of epoetin and darbepoetin in adult patients with cancer. *J Oncol Pract.* 2010;6:317-320.
24. Jadersten M, Malcovati L, Dybedal I, et al. Erythropoietin and granulocyte-colony stimulating factor treatment associated with improved survival in myelodysplastic syndrome. *J Clin Oncol.* 2008;26:3607-3613.
25. Hellstrom-Lindberg E, Gulbrandsen N, Lindberg G, et al. A validated decision model for treating the anaemia of myelodysplastic syndromes with erythropoietin +granulocyte colony-stimulating factor: significant effects on quality of life. *Br J Haematol.* 2003;120:1037-1046.
26. Greenberg PL, Attar E, Bennett JM, et al. NCCN Clinical Practice Guidelines in Oncology: myelodysplastic syndromes. *J Natl Compr Canc Netw.* 2011;9:30-56.
27. Runde V, de Witte T, Arnold R, et al. Bone marrow transplantation from HLA-identical siblings as first-line treatment in patients with myelodysplastic syndromes: early transplantation is associated with improved outcome. Chronic Leukemia Working Party of the European Group for Blood and Marrow Transplantation. *Bone Marrow Transplant.* 1998;21:255-261.
28. Cutler CS, Lee SJ, Greenberg P, et al. A decision analysis of allogeneic bone marrow transplantation for the myelodysplastic syndromes: delayed transplantation for low-risk myelodysplasia is associated with improved outcome. *Blood.* 2004;104:579-585.
29. de Witte T, Hermans J, Vossen J, et al. Haematopoietic stem cell transplantation for patients with myelo-dysplastic syndromes and secondary acute myeloid leukaemias: a report on behalf of the Chronic Leukaemia Working Party of the European Group for Blood and Marrow Transplantation (EBMT). *Br J Haematol.* 2000;110:620-630.

30. Cheson BD, Greenberg PL, Bennett JM, et al. Clinical application and proposal for modification of the International Working Group (IWG) response criteria in myelodysplasia. *Blood*. 2006;108:419-425.
31. Silverman LR, McKenzie DR, Peterson BL, et al. Further analysis of trials with azacitidine in patients with myelodysplastic syndrome: studies 8421, 8921, and 9221 by the Cancer and Leukemia Group B. *J Clin Oncol*. 2006;24:3895-3903.
32. Kornblith AB, Herndon JE 2nd, Silverman LR, et al. Impact of azacytidine on the quality of life of patients with myelodysplastic syndrome treated in a randomized phase III trial: a Cancer and Leukemia Group B study. *J Clin Oncol*. 2002;20:2441-2452.
33. Silverman LR, Demakos EP, Peterson BL, et al. Randomized controlled trial of azacitidine in patients with the myelodysplastic syndrome: a study of the cancer and leukemia group B. *J Clin Oncol*. 2002;20:2429-2440.
34. Fenaux P, Mufti GJ, Hellstrom-Lindberg E, et al. Efficacy of azacitidine compared with that of conventional care regimens in the treatment of higher-risk myelodysplastic syndromes: a randomised, open-label, phase III study. *Lancet Oncol*. 2009;10:223-232.
35. Garcia-Manero G, Gore SD, Cogle C, et al. Phase I study of oral azacitidine in myelodysplastic syndromes, chronic myelomonocytic leukemia, and acute myeloid leukemia. *J Clin Oncol*. 2011;29:2521-2527.
36. Kantarjian H, Issa JP, Rosenfeld CS, et al. Decitabine improves patient outcomes in myelodysplastic syndromes: results of a phase III randomized study. *Cancer*. 2006;106:1794-1803.
37. Steensma DP, Baer MR, Slack JL, et al. Multicenter study of decitabine administered daily for 5 days every 4 weeks to adults with myelodysplastic syndromes: the alternative dosing for outpatient treatment (ADOPT) trial. *J Clin Oncol*. 2009;27:3842-3848.
38. Lubbert M, Suciu S, Baila L, et al. Low-dose decitabine versus best supportive care in elderly patients with intermediate- or high-risk myelodysplastic syndrome (MDS) ineligible for intensive chemotherapy: final results of the randomized phase III study of the European Organisation for Research and Treatment of Cancer Leukemia Group and the German MDS Study Group. *J Clin Oncol*. 2011;29:1987-1996.
39. List A, Dewald G, Bennett J, et al. Lenalidomide in the myelodysplastic syndrome with chromosome 5q deletion. *N Engl J Med*. 2006;355:1456-1465.
40. Fenaux P, Giagounidis A, Selleslag D, et al. A randomized phase 3 study of lenalidomide versus placebo in RBC transfusion-dependent patients with Low-/Intermediate-1-risk myelodysplastic syndromes with del5q. *Blood*. 2011;118:3765-3776.
41. Sekeres MA, Maciejewski JP, Giagounidis AA, et al. Relationship of treatment-related cytopenias and response to lenalidomide in patients with lower-risk myelodysplastic syndromes. *J Clin Oncol*. 2008;26:5943-5949.
42. Tehranchi R, Woll PS, Anderson K, et al. Persistent malignant stem cells in del(5q) myelodysplasia in remission. *N Engl J Med*. 2010;363:1025-1037.
43. Raza A, Reeves JA, Feldman EJ, et al. Phase 2 study of lenalidomide in transfusion-dependent, low-risk, and intermediate-1 risk myelodysplastic syndromes with karyotypes other than deletion 5q. *Blood*. 2008;111:86-93.
44. Molldrem JJ, Leifer E, Bahceci E, et al. Antithymocyte globulin for treatment of the bone marrow failure associated with myelodysplastic syndromes. *Ann Intern Med*. 2002;137:156-163.
45. Saunthararajah Y, Nakamura R, Nam JM, et al. HLA-DR15 (DR2) is overrepresented in myelodysplastic syndrome and aplastic anemia and predicts a response to immunosuppression in myelodysplastic syndrome. *Blood*. 2002;100:1570-1574.
46. Sloand EM, Wu CO, Greenberg P, Young N, Barrett J. Factors affecting response and survival in patients with myelodysplasia treated with immunosuppressive therapy. *J Clin Oncol*. 2008;26:2505-2511.
47. Sloand EM, Olnes MJ, Shenoy A, et al. Alemtuzumab treatment of intermediate-1 myelodysplasia patients is associated with sustained improvement in blood counts and cytogenetic remissions. *J Clin Oncol*. 2010;28:5166-5173.
48. Gore SD. New ways to use DNA methyltransferase inhibitors for the treatment of myelodysplastic syndrome. *Hematology Am Soc Hematol Educ Program*. 2011;2011:550-555.
49. Seetharam M, Fan AC, Tran M, et al. Treatment of higher risk myelodysplastic syndrome patients unresponsive to hypo-methylating agents with ON 01910.Na. *Leuk Res*. 2012;36:98-103.
50. Prebet T, Gore SD, Esterni B, et al. Outcome of high-risk myelodysplastic syndrome after azacitidine treatment failure. *J Clin Oncol*. 2011;29:3322-3327.
51. Kadia TM, Jabbour E, Kantarjian H. Failure of hypomethylating agent-based therapy in myelodysplastic syndromes. *Semin Oncol*. 2011;38:682-692.
52. Borthakur G, Ahdab SE, Ravandi F, et al. Activity of decitabine in patients with myelodysplastic syndrome previously treated with azacitidine. *Leuk Lymphoma*. 2008;49:690-695.

8

Neoplasias Mieloproliferativas: Policitemia Vera, Trombocitemia Essencial e Mielofibrose Primária

Ankur R. Parikh ▪ Matthew J. Olnes

Neoplasias mieloproliferativas (MPNs) crônicas são doenças das células-tronco estaminais hematopoéticas clonais caracterizadas pela produção excessiva de uma ou mais linhagens de células sanguíneas que foram reconhecidas inicialmente por William Dameshek em 1951.[1] Ao contrário da mielodisplasia, as MPNs estão associadas à maturação normal e hematopoese eficaz (Figura 8.1). Organomegalia é comum e, frequentemente, sintomática. Graus variados de hematopoiese extramedular e transformação leucêmica também são vistos.

Um marcador diagnóstico importante das MPNs negativas para o cromossomo Filadélfia foi identificado em 2005 em Janus Kinase 2 (JAK2) V617F, uma tirosina quinase na via de JAK-STAT responsável pela sinalização do receptor da eritropoetina (EPO). A mutação somática JAK2V617F é uma substituição da valina para fenilalanina no códon 617 no cromossomo 9. Esta mutação está presente na maioria das policitemias vera (PV) e em graus variados na trombocitose essencial (ET) e mielofibrose primária (PMF), assim como em outras malignidades mieloides (Quadro 8.1).[2,3] Outras mutações que incluem MPL, LNK, CBL, TET2, ASXL1, IDH, IKZF1, EZH2 e DNMT3A também foram identificadas em subgrupos de pacientes com MPN, mas seu papel patogênico não está claro atualmente.

Embora tenham sido criados algoritmos para PV, ET e PMF, o diagnóstico pode permanecer problemático em alguns casos pela sobreposição significativa de manifestações hematológicas. Este capítulo foca na PV, ET e PMF. A leucemia mielógena crônica (CML) e mastocitose sistêmica também estão incluídas na categoria de MPNs, mas são discutidas em outros capítulos. Também está incluída leucemia mielomonocítica crônica (CMML), embora esteja colocada em uma categoria separada de doença (neoplasias mieloproliferativas/mielodisplásicas) pela Organização Mundial da Saúde (WHO).[4]

▪ POLICITEMIA VERA

A PV foi descrita pela primeira vez por Vaquez em 1892. No início da década de 1900, Osler recomendou flebotomia como tratamento para PV, e Dameshek classificou a PV como um distúrbio mieloproliferativo em 1951.[1] Em 1967, Wasserman organizou o Grupo de Estudos da Policitemia Vera (PSVG) designado para definir a história natural da PV e determinar o manejo terapêutico ideal.

Epidemiologia

A incidência de PV é de 2 por 100.000. Foram descritos raros casos familiares.[5] A idade mediana da apresentação é 60 anos e existe leve predominância masculina da doença. A sobrevida mediana de PV sintomática não tratada é de 6 a 18 meses a partir do diagnóstico, 3,5 anos para PV tratada com flebotomia e 7 a 12 anos para PV tratada com mielossupressão. A incidência de transformação leucêmica é de 5 a 10% nos primeiros 15 anos após o diagnóstico.

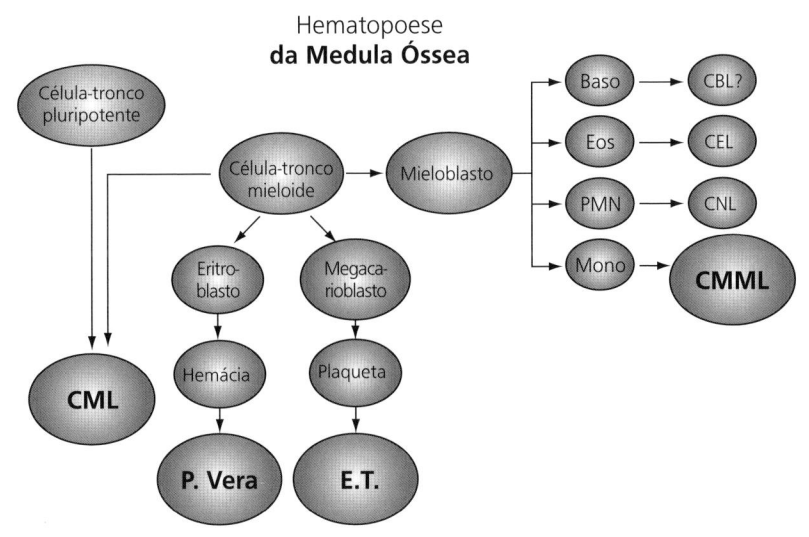

FIGURA 8.1 Hematopoiese da medula óssea. Baso, basófilo; CBL, leucemia basofílica crônica; CEL, leucemia eosinofílica crônica; CML, leucemia mielógena crônica; CMML, leucemia mielomonocítica crônica; CNL, leucemia neutrofílica crônica; Eos, eosinófilo; ET, trombocitose essencial; Mono, monócitos; PMN, leucócitos polimorfonucleares; P. vera, policitemia vera.

Fisiopatologia

A PV é um distúrbio das células-tronco clonais com envolvimento mieloide trilinhagem. Alguns estudos sugerem que a PV envolve também os linfócitos B. A PV é caracterizada pela proliferação eritroide independente de fatores de crescimento produzindo uma massa de células vermelhas elevada; *in vitro*, o crescimento da colônia eritroide endógena significa que progenitores formam colônias derivadas de unidades formadoras de colônia eritrocíticas derivadas (CFU-E-derived) e unidades formadoras de colônias de explosão eritroide derivada (BFU-E-derived) na ausência de EPO. A PV pode-se desenvolver a partir de uma fase proliferativa de atividade medular aumentada e esplenomegalia até uma fase de esgotamento caracterizada por esfregaço de sangue leucoeritroblástico e hematopoiese extramedular produzindo hepatoesplenomegalia maciça, conhecida como transformação fibrótica.

A mutação JAK2V617F foi identificada em 96% dos pacientes com PV. Em ET e PMF a mutação JAK2V617F é heterozigótica, enquanto em PV esta mutação é homozigótica.[5] Uma carga mais alta de alelos mutantes JAK2V617F está associada à transformação fibrótica e prurido em pacientes com PV.[6] Em uma minoria dos pacientes com PV que não possuem JAK2V617F, existem mutações pontuais ou

Quadro 8.1 Ocorrência da Mutação JAK2V617F*

Doença	Frequência (%)
Policitemia vera	96
Trombocitose essencial	55
Mielofibrose primária	65
Leucemia mielomonocítica crônica	3-9
Síndromes mielodisplásicas	3-5
Leucemia mieloide aguda	< 5

*A mutação JAK2V617F está presente em muitas neoplasias mieloides. Ela está presente na maioria dos pacientes com policitemia vera.

por desvio da fase de leitura no exon 12 de JAK2. Estes pacientes têm eritrocitose sem trombocitose ou leucocitose, um nível sérico de EPO baixo e hiperplasia eritroide medular sem anormalidades nos megacariócitos ou granulócitos.[7,8] Embora tenham sido descritos poucos casos de policitemia congênita causada pela expressão anormal de uma forma truncada do receptor de EPO,[9] não existem evidências de que mutações no receptor de EPO estejam envolvidas na patogênese de PV. Os defeitos de processamento do RNA do receptor de EPO em alguns pacientes com PV são de significância incerta.[10]

Ao diagnóstico, 10 a 20% dos pacientes com PV têm citogenética normal, incluindo trissomia do 8, trissomia do 9 e deleção 20q. A perda de heterozigosidade no cromossomo 9p24, indetectável na citogenética de rotina, é encontrada em 33% dos pacientes. A frequência das anormalidades cromossômicas aumenta com a progressão da doença.[4]

Características Clínicas

A massa elevada de células vermelhas em PV pode resultar em uma miríade de sinais clínicos e sintomas que incluem:

Hipertensão
Trombose, venosa ou arterial
Prurido
Eritromelalgia (uma repentina dor acentuada com queimação nas mãos ou pés, geralmente acompanhada de uma coloração da pele avermelhada ou azulada)
Ulceração dos dedos das mãos e dos pés
Dor nas articulações
Dor epigástrica
Perda de peso
Dor de cabeça
Fraqueza
Parestesias
Perturbações visuais
Vertigem
Zumbido
Cianose avermelhada
Pletora conjuntival

Prurido agravado com o banho é uma característica distintiva de PV e está presente em quase 50% dos pacientes. PV é a causa mais comum de eritromelalgia, que, frequentemente, responde à terapia com aspirina. A renovação celular aumentada em PV pode resultar em gota ou cálculos nos rins. Esplenomegalia palpável é encontrada em 70% dos pacientes.

Hemorragia e trombose podem ocorrer em PV. Menos de 10% dos pacientes experimentam episódios importantes de sangramento, e hemorragia é causa de morte em apenas 2 a 10% da PV. Uma variedade de defeitos plaquetários é detectável, e a doença de von Willebrand adquirida existe em 33% dos pacientes.

Eventos trombóticos (eventos coronarianos, acidentes vasculares encefálicos, trombose venosa profunda (DVT), embolia pulmonar (PE), trombose mesentérica e muitos outros) são uma complicação importante de PV. Eles, provavelmente, surgem de anormalidades na viscosidade do sangue, plaquetas e leucócitos.[11] Múltiplas séries documentaram uma incidência de trombose superior a 34 a 39% ao diagnóstico; 66% destes eventos são arteriais, e um terço é venoso.[11-13] O risco aumentado de trombose está associado a mais de 65 anos de idade, hematócrito > 45%,[14] leucocitose de $\geq 15 \times 10^9/L$[15] e uma história de trombose. Pacientes em alto risco de trombose e trombocitose (ou seja, indivíduos mais velhos, pacientes com uma história de trombose ou doença arterioslerótica) devem ser tratados com hidroxiureia para baixar a contagem de plaquetas até < 400.000 células/µL.[16]

Embora a eritrocitose distinga PV de outras MPN, apenas 20% dos pacientes apresentam eritrocitose isolada, enquanto 40% têm hiperplasia trilinhagem no início da doença. PV também pode apresentar leucocitose ou trombocitose isolada. As anormalidades laboratoriais incluem fosfatase alcalina nos leucócitos elevada, lactato desidrogenase (LDH), ácido úrico e B12 sérica elevada (em 40% dos pacientes). Causas secundárias de uma massa elevada das células vermelhas também devem ser excluídas. Os achados típicos na medula óssea em PV incluem hipercelularidade, agrupamento, hiperplasia megacariocítica atípica e ferro corável reduzido.

O risco de transformação em leucemia aguda é de 1,5% em pacientes tratados apenas com flebotomia. Pacientes com PV têm um risco de 10 a 25% de transformação fibrótica aos 10 e 25 anos do acompanhamento, respectivamente. A transformação fibrótica é caracterizada pela normalização da massa de células vermelhas associada a citopenias, aumentando a esplenomegalia causada por hematopoese extramedular, deposição progressiva de reticulina e fibrose de colágeno na medula óssea.

Critérios Diagnósticos

Os critérios da WHO para diagnóstico de PV estão baseados em características clínicas e laboratoriais (Quadro 8.2).[4] Não é obrigatória uma biópsia da medula para fazer diagnóstico de PV em um paciente que em outros aspectos atende aos critérios da WHO. Nas diretrizes da WHO de 2008, uma massa das células vermelhas elevada não é uma exigência absoluta para diagnóstico, enquanto uma mutação em JAK2V617F ou similar pode ser usada para diagnosticar PV. Embora a eritrocitose faça a distinção entre PV e outras MNs, nem todos os pacientes com PV possuem hematócritos elevados e nem todos os pacientes com hematócritos elevados têm PV. Embora desidratação possa causar falsa elevação do hematócrito, resultando em aparente eritrocitose, um hematócrito maior do que 60% em homens ou 55% em mulheres é, geralmente, causado por uma massa das células vermelhas elevada. Geralmente é necessária a determinação direta do volume sanguíneo e da massa de células vermelhas. Por outro lado, a eritrocitose pode ser mascarada pelo volume plasmático expandido secundário à esplenomegalia ou por perda de sangue oculta. Deficiência de ferro também pode causar um decréscimo no hematócrito em pacientes com PV. Eritrocitose secundária causada pela elevação de EPO sérica também deve ser excluída.

As condições associadas à produção fisiologicamente apropriada de EPO causada por hipoxemia, assim como as doenças associadas à produção inapropriada de EPO que resultam em eritrocitose, estão listadas no Quadro 8.3.

Os estudos laboratoriais que podem ser úteis na avaliação de eritrocitose são:

Medida da gasometria arterial
Estudos do ferro
Nível sérico de EPO
Estudos da função hepática e renal
Ultrassonografia abdominal ou tomografia computadorizada (CT)
Aspirado e biópsia da medula óssea
Massa das células vermelhas

O Quadro 8.4 apresenta achados clínicos e resultados de ensaios além do *status* mutacional de JAK2 que podem ser úteis na distinção entre policitemia secundária e PV. O perfil da expressão genética e a análise mutacional estão sendo investigados para auxiliar a discriminar PV de policitemia secundária.[3,16,17] Por exemplo, um ensaio com base na reação em cadeia da polimerase (PCR) para amplificação de mRNA de PRV1 (CD177) em granulócitos periféricos é positivo na maioria dos pacientes com PV, mas não na eritrocitose secundária.[18] Níveis reduzidos do receptor de trombopoetina (TPO) (c-MPL) foram descritos em megacariócitos e plaquetas na PV e em alguns pacientes com ET e PMF. A produção de colônias eritroides endógenas *in vitro* é vista em PV, mas não em eritrocitose secundária.[19] Quando é impossível fazer um diagnóstico definitivo, a avaliação laboratorial deve ser repetida em 3 meses.

Estadiamento e Características Prognósticas

Em PV não tratada, a sobrevida mediana é de apenas 6 a 18 meses; a morte resulta, mais frequentemente, de trombose.[12] Ter mais de 65 anos e uma história prévia de trombose são importantes fatores de risco para trombose.[16] Outras causas de mortalidade incluem a transformação em leucemia aguda ou transformação fibrótica.

Quadro 8.2 Critérios da Organização Mundial da Saúde de 2008 para o Diagnóstico de Policitemia Vera

	Policitemia Vera*	Trombocitemia Essencial*	Mielofibrose Primária*
Critérios maiores	1. Hgb > 18,5 g/dL (homens) > 16,5 g/dL (mulheres) ou Hgb ou Hct > 99º percentil de variação da referência para a idade, sexo ou altitude de residência ou Hgb > 17 g/dL (homens) ou > 15 g/dL (mulheres) se associada a aumento sustentado de ≥ 2 g/dL a partir do valor basal básico que não pode ser atribuído à correção de deficiência de ferro ou massa das células vermelhas elevada > 25% acima do valor médio normal previsto 2. Presença de JAK2V617F ou mutação similar	1. Contagem de plaquetas ≥ 450 × 10^9 L^{-1} 2. Proliferação de megacariócitos com morfologia grande e madura. Pouca ou nenhuma proliferação de granulócitos ou eritroides 3. Não atende aos critérios da WHO para CML, PV, PMF, MDS ou outra neoplasia mieloide 4. Demonstração de JAK2V617F ou outro marcador clonal ou sem evidência de trombocitose reativa	1. Proliferação de megacariócitos e atipia[†] acompanhada por fibrose da reticulina e/ou colágeno, ou na ausência de fibrose da reticulina, as alterações megacariocíticas devem ser acompanhadas por celularidade medular aumentada, proliferação de granulócitos e, frequentemente, eritropoese reduzida (ou seja, PMF pré-fibrótica) 2. Não atende aos critérios da WHO para CML, PV, MDS ou outra neoplasia mieloide 3. Demonstração de JAK2V617F ou outro marcador clonal ou sem evidência de fibrose medular reativa
Critérios menores	1. Medula óssea, mieloproliferação trilinhagem 2. Nível sérico de EPo subnormal 3. Crescimento de EEC		1. Leucoeritroblastose 2. LDH sérico aumentado 3. Anemia 4. Esplenomegalia palpável

*O diagnóstico de policitemia vera (PV) requer que sejam atendidos os critérios maiores e um critério menor ou o primeiro critério maior e 2 critérios menores. O diagnóstico de trombocitopenia essencial requer o atendimento de todos os quatro critérios maiores. O diagnóstico de mielofibrose primária (PMF) requer que sejam atendidos todos os três critérios maiores e dois critérios menores.

[†]Megacariócitos pequenos a grandes com uma relação nuclear/citoplásmica aberrante e núcleos hipercromáticos e dobrados irregularmente e agrupamento denso.

CML, leucemia mielógena crônica; EEC, colônia eritroide endógena; Epo, eritropoetina; Hct, hematócrito; Hgb, hemoglobina; LDH, lactato desidrogenase; MDS, síndrome mielodisplásica; WHO, Organização Mundial da Saúde.

Quadro 8.3 Condições Relacionadas com a Produção de Eritropoetina
Produção Excessiva de EPO Secundária à Hipóxia
Doença pulmonar
Alta altitude
Tabagismo (carboxi-hemoglobina)
Doença cardíaca cianótica
Metemoglobinemia
Hemoglobina com alta afinidade com oxigênio
Cobalto
Produção Excessiva de EPO
Tumores – renal, cerebral, hepatoma, fibroides uterinos, feocromocitoma
Estenose da artéria renal
Neonatal
Secreção inapropriada de EPO
Síndrome de Bartter
Cistos renais, hidronefrose
Outras Causas
Hipersensibilidade ao receptor de EPO
Eritrocitose congênita
Terapia com androgênio
Tumores suprarrenais
Autotransfusão (dopagem sanguínea), autoinjeção de EPO
Policitemia vera*

*Os níveis de EPO em PV podem ser baixos ou normais; níveis altos de EPO não são compatíveis com PV.

Tratamento

Os objetivos do tratamento são (i) aliviar os sintomas clínicos que resultam de uma massa elevada das células vermelhas, (ii) reduzir o risco trombótico e (iii) desacelerar ou prevenir a transformação leucêmica. A eficácia das terapias deve ser ponderada em relação às suas toxicidades.

O Grupo Internacional de Estudos de Policitemia Vera (PVSG) começou a organizar grandes ensaios randomizados em 1967. Os pacientes foram designados randomicamente para flebotomia, clorambucil ou P32. A taxa de trombose para os pacientes tratados com flebotomia, de forma isolada, foi de 37,3%, significativamente mais alta do que para aqueles tratados com clorambucil ou P32. No entanto, houve um número excessivo de mortes secundárias à leucemia nos braços do estudo com clorambucil e P32. O estudo PVSG08 mostrou que a hidroxiureia baixava significativamente o risco de trombose comparada à flebotomia, porém os pacientes que receberam hidroxiureia exibiram uma tendência de aumento no risco de transformação leucêmica. O ensaio de Colaboração Europeia sobre Aspirina de Baixa Dose (ECLAP) acompanhou uma coorte de 518 pacientes com PV sem contraindicação para terapia com aspirina que receberam aspirina de baixa dose e estavam se submetendo à flebotomia; houve um decréscimo de trombose maior em 60% nesta coorte comparada aos controles, sem um aumento significativo no sangramento.[15]

A terapia em PV está baseada no risco de complicações trombo-hemorrágicas. A estratificação atual do risco é descrita abaixo:

Baixo Risco

< 60 anos de idade e
Sem história de trombose

Quadro 8.4 Características que Distinguem Policitemia Vera de Policitemia Secundária e Policitemia Aparente*

Achados	Policitemia Vera	Policitemia Secundária	Policitemia Aparente
Esplenomegalia	+	−	−
Leucocitose	+	−	−
Trombocitose	+	−	−
Volume celular das células vermelhas	↑	↑	Normal
Saturação do oxigênio arterial	Normal	↓	Normal
Nível sérico de vitamina B12	↑	Normal	Normal
Fosfatase alcalina nos leucócitos	↑	Normal	Normal
Medula	Pan-hiperplasia	Hiperplasia eritroide	Normal
Nível de EPO	↓	↑	Normal
Crescimento de CFU-E endógenas	+	−	−

*As diferenças listadas aqui não estão presentes em todos os pacientes. CFU-E, unidades formadoras de colônias eritrocíticas.
De Beutler E, *Williams Hematology*. New York, NY: McGraw Hill; 2001, com permissão.

Baixo Risco com Trombocitose Extrema

Baixo risco com contagem de plaquetas > 1 milhão/µL.

Alto Risco

≥ 60 anos de idade, ou
História prévia de trombose

Flebotomia é o tratamento de escolha para a maioria dos pacientes. O hematócrito deve ser mantido a < 45% nos homens, 42% nas mulheres e < 37% no final da gravidez. Além disso, para pacientes acima de 60 anos, recomenda-se mielossupressão para reduzir o risco de trombose. Paradoxalmente, o início da flebotomia está transitoriamente associado a um aumento no risco de trombose é maior nos idosos. Interferon-α também foi usado para citorredução em pacientes mais jovens e durante a gravidez. Busulfan ou P32 podem ser usados em idosos que não consigam tolerar hidroxiureia. Um algoritmo do tratamento sugerido é visto na Figura 8.2.

Terapias adicionais podem ser necessárias para outras complicações relacionadas com a PV. Aspirina em baixa dose parece ser eficaz para o alívio de sequelas microvasculares, incluindo dor de cabeça, vertigem, perturbações visuais, parestesias distais e eritromelagia. A segurança e os benefícios da aspirina em baixa dose em PV foram investigados em um projeto multicêntrico (ECLAP):[10,20] a aspirina reduziu o risco de morte cardiovascular, infarto do miocárdio não fatal, derrame não fatal e mortalidade total; o tratamento aumentou de forma não significativa sangramentos maiores. A aspirina não deve ser usada em pacientes com uma história de hemorragia. Todos os pacientes com PV com trombocitose extrema (mais de 1 milhão de plaquetas/µL) devem ser avaliados para síndrome de von Willebrand adquirida com um nível de atividade de cofator de ristocetina < 30%.

Prurido é um problema em 40 a 50% dos pacientes com PV. Medidas com eficácia variável incluem a redução da temperatura da água e o uso de anti-histamínicos. Outros agentes de eficácia incerta para estes sintomas incluem colestiramina, psoralen + UVA (PUVA) e interferon-α. Os inibidores seletivos da recaptação da serotonina paroxetina (20 mg todos os dias) ou fluoxetina (10 mg todos os dias) demonstraram proporcionar alívio em muitos pacientes que sofrem de prurido.[21]

Pacientes com PV que se submetem a cirurgia estão em alto risco de complicações pós-operatórias. Os procedimentos eletivos devem ser adiados até que o hematócrito tenha se normalizado por mais de 2 meses.

Ocorre transformação fibrótica, em média, 10 anos após o diagnóstico inicial e é anunciada pelo desenvolvimento de citopenias e esplenomegalia. Hidroxiureia e interferon-α podem aliviar citopenias causadas por esplenomegalia. Embora a esplenectomia possa proporcionar algum alívio destes

```
                    Diagnóstico de Policitemia Vera
```

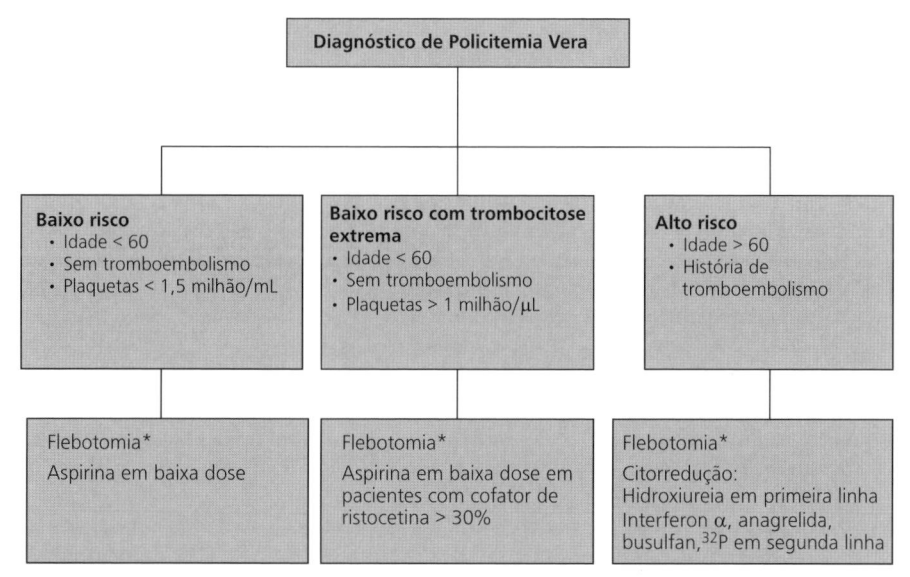

Baixo risco	Baixo risco com trombocitose extrema	Alto risco
• Idade < 60 • Sem tromboembolismo • Plaquetas < 1,5 milhão/mL	• Idade < 60 • Sem tromboembolismo • Plaquetas > 1 milhão/μL	• Idade > 60 • História de tromboembolismo
Flebotomia* Aspirina em baixa dose	Flebotomia* Aspirina em baixa dose em pacientes com cofator de ristocetina > 30%	Flebotomia* Citorredução: Hidroxiureia em primeira linha Interferon α, anagrelida, busulfan, ^{32}P em segunda linha

FIGURA 8.2 Algoritmo para tratamento de policitemia vera. *Os objetivos da flebotomia para a HCT são < 45% em homens, < 42% em mulheres e < 37% no terceiro semestre de gravidez.

sintomas, hepatomegalia secundária à hematopoese extramedular pode ser uma consequência. A irradiação esplênica em baixa dose geralmente proporciona alívio apenas a curto prazo.

O transplante de células-tronco estaminais permanece sendo uma opção para PV avançada e pode ser curativo. Os resultados são mais favoráveis naqueles transplantados em transformação fibrótica do que naqueles após evolução para leucemia aguda.[22]

TROMBOCITOSE ESSENCIAL

A ET foi descrita inicialmente por Eptein e Goedel em 1934 e chamada de trombocitemia hemorrágica. Dameshek classificou-a como um dos distúrbios mieloproliferativos em 1951.

Epidemiologia

A incidência anual de ET é estimada em 1 a 2,5 por 100.000. A maioria dos pacientes se encontra entre 50 e 60 anos na apresentação, e não há predileção por gênero. Um segundo pico ocorre em torno dos 30 anos, quando as mulheres são mais afetadas. A prevalência é mais alta em mulheres do que em homens, 1,5-2:1. A sobrevida mediana a ET é de mais de 10 anos.[4] A maioria dos pacientes com ET tem uma expectativa de vida normal sem complicações relacionadas com doença. A etiologia da doença é desconhecida.

Fisiopatologia

Embora a ET tenha sido tradicionalmente descrita como um distúrbio clonal, estudos da inativação do cromossomo X sugerem hematopoese policlonal em alguns pacientes.[23] JAK2V617F é encontrado em 55% dos pacientes com ET; a mutação está associada a hemoglobina e contagem de neutrófilos elevada, níveis mais baixos de EPO e aumento na progressão até policitemia.[24] Um por cento dos pacientes com ET têm uma mutação no gene codificador do receptor de TPO (c-MPL 515), e, em muitos casos, isto é encontrado com a mutação JAK2. Pacientes com ET tendem a ter níveis normais a altos de TPO e muitos têm baixos níveis do receptor de TPO (c-MPL).[25] A taxa de anormalidades citogenéticas clonais em ET é de aproximadamente 5%.

Características Clínicas

Metade dos pacientes é assintomática na apresentação. Ocorrem sintomas vasomotores em aproximadamente 40% dos pacientes e incluem perturbações visuais, tontura, dores de cabeça, palpitações, dor torácica atípica, eritromelalgia, livedo reticular e acroparestesias. Ocorre trombose em 15% dos casos na apresentação e em 10 a 20% durante o curso da doença. Os eventos trombóticos associados incluem DVT e PE, isquemia digital, trombose da veia porta e isquemia cerebrovascular e coronariana. Ocorre hemorragia maior em 5 a 10% dos pacientes durante o curso da doença. Outras associações da doença incluem abortos recorrentes no primeiro trimestre maiores do que na população não afetada e esplenomegalia palpável, que está presente em menos de 50% dos pacientes. O risco de transformação leucêmica é baixo na primeira década após o diagnóstico, aumentando a cada década subsequente, mas de um modo geral é menor do que para outras MPNs.

Testes Diagnósticos

ET é caracterizada por trombocitose não reativa persistente. Os critérios diagnósticos da WHO são apresentados no Quadro 8.2. O diagnóstico diferencial inclui trombocitose reativa e outras MPNs, além de transtornos mieloides crônicos. Outras causas de trombocitose além de ET são listadas a seguir:

Asplenia
Hemorragia aguda
Infecções
Hemólise
Recuperação pós-trombocitopênica
Câncer
Estados inflamatórios (infecção, distúrbios vasculares do colágeno)
Deficiência de ferro
Gravidez
MPN (note que a maioria das MPN pode apresentar trombocitose isolada.)

Frequentemente uma história detalhada do paciente irá excluir trombocitose reativa. Além da análise mutacional de JAK2, outros testes de laboratório que auxiliam no diagnóstico incluem:

Estudos do ferro para excluir deficiência de ferro.
Proteína C reativa (CRP), taxa de sedimentação de eritrócitos (ESR) e fibrinogênio para excluir um processo inflamatório oculto ou maligno.
Esfregaço de sangue: corpos de Howell-Jolly indicam asplenia anatômica ou funcional.
Morfologia da medula óssea.
Citogenética, incluindo hibridização fluorescente *in situ* (FISH) ou PCR para BCR/ABL para excluir leucemia mieloide crônica (CML).

Expressão reduzida de c-MPL de megacariócito e aumentada de PRV1 de granulócito e formação de colônia eritroide endógena podem ser vistas tanto em PV quanto em ET e não distinguem entre elas.[26] Quando um diagnóstico definitivo não é possível inicialmente, uma avaliação periódica posterior pode ser reveladora.

Tratamento

A decisão de tratar deve estar fundamentada em manejo com base no risco porque a expectativa de vida nesta doença é próxima do normal. Pacientes de alto risco são aqueles acima de 60 anos ou aqueles que têm uma história de trombose. Os pacientes de baixo risco têm menos de 60 anos, sem história de trombose e podem ter trombocitose extrema (contagem de plaquetas > 1 milhão/μL).

A escolha da terapia está baseada na eficácia e toxicidade.[16] As opções terapêuticas incluem redução mecânica da contagem usando plaquetaférese (em situações agudas), agentes mielossupressivos (agentes alquilantes, hidroxiureia ou fósforo radioativo), moduladores de maturação (interferon-α ou anagrelide) ou agentes antiplaquetários (Quadro 8.5). O tratamento deve ser focado em uma meta para a contagem de plaquetas de menos de 400.000/μL.

Tabela 8.5 Propriedades dos Agentes Usados para Tratar Policitemia Vera e/ou Trombocitose Essencial

	Hidroxiureia	Anagrelide	Interferon Alfa	Fósforo-32
Classe de droga	Antimetabólito	Imidazoquinazolina	Modificador da resposta biológica	Emissor da partícula-β
Mecanismo de ação	Não genotóxico, prejudica reparo do DNA inibindo ribonucleotídeo redutase	Interfere na diferenciação terminal de megacariócitos	Mielossupressivo	
Especificidade	Afeta todas as linhagens celulares	Afeta a produção de plaquetas, primariamente	Afeta todas as linhagens celulares	Afeta todas as linhagens celulares
Farmacologia	Meia-vida aprox. 4 h, excreção renal	Meia-vida aprox. 1,5 h, excreção renal	Rim é o lugar principal de metabolismo	Meia-vida aprox. 14 d
Dose inicial	500 mg oralmente, 2 ou 3 vezes ao dia	0,5 mg oralmente 3 ou 4 vezes ao dia	3-5 milhões de unidades sc 3-5 d/sem	2,3 mCi/m², pode ser repetido em 3-6 m
Início da ação	Aprox. 3-5 d	Aprox. 6-10 d	3-26 sem. para obter remissão	4-8 sem
Efeitos colaterais observados em mais de 10% dos pacientes	Anemia neutropenia, úlceras orais, erupção hiperpigmentação, alterações nas unhas	Dores de cabeça, batimento cardíaco, palpitações, diarreia, retenção de líquidos	Síndrome gripal, fadiga, anorexia, perda de peso, falta de ambição, alopecia	Citopenia(s) leve(s) transitória(s)
Efeitos colaterais observados em menos de 10% dos pacientes	Úlceras nas pernas, lesões do tipo líquen plano da boca e pele, diarreia	Insuficiência cardíaca congestiva, arritmias, anemia, desorientação, náusea	Confusão, depressão, tireoidite ou artrite autoimune, prurido, mialgia	Pancitopenia prolongada em pacientes idosos
Efeitos colaterais raros	Febre, anormalidades no teste da função hepática	Hipertensão pulmonar, fibrose pulmonar	Prurido, hiperlipidemia, transaminasemia	Desenvolvimento lento de leucemia aguda
Contraindicações	Gravidez, idade fértil, amamentação	Insuficiência cardíaca congestiva	Relatos empíricos sugerem segurança durante a gravidez	Gravidez, idade fértil
Custo anual	$1.700, para 500 mg 3 vezes ao dia	$6.300, para 0,5 mg 4 vezes ao dia	$17.000 para 5 milhões de unidades sc 5 d/sem	Aprox. $1.000 por tratamento

Quadro 8.6 Algoritmo para o Tratamento de Trombocitose Essencial

Baixo risco: Terapia com aspirina em baixa dose
Baixo risco com trombocitose extrema: Aspirina de baixa dose para pacientes em quem foi excluída síndrome de von Willebrand
Alto risco: Aspirina em baixa dose e terapia citorredutora

O algoritmo para o tratamento de ET é apresentado no Quadro 8.6. Todos os pacientes com mais de 60 anos são de alto risco. Todos os pacientes com ET com trombocitose extrema mais de 1 milhão de plaquetas/μL) devem ser testados para síndrome de von Willebrand adquirida com um nível de atividade do cofator da ristocetina. Pode ser usada aspirina de baixa dose se o nível do cofator da ristcetina for maior que 30%. Mulheres em idade reprodutiva que não usam controle de natalidade devem ser tratadas com interferon-α com base em evidências empíricas de segurança na gravidez.

Pacientes de baixo risco (com ou sem trombocitose extrema) devem ser observados e não tratados com terapia citorredutora a menos que desenvolvam características de alto risco. A terapia citorredutora deve ser administrada a pacientes de alto risco. Hidroxiureia é, geralmente, a primeira escolha em pacientes de alto risco, com interferon-α ou busulfan usados como segunda linha.

Como em PV, aspirina em baixa dose é segura e pode até reduzir complicações trombóticas em pacientes que não têm risco significativo de hemorragia.[27,28] A aspirina é eficaz para o tratamento de sintomas vasomotores. A aspirina é contraindicada em pacientes que tiveram episódios de sangramento e naqueles com síndrome de von Willebrand adquirida.

Os agentes alquilantes geralmente são evitados devido ao risco de leucemia, mas são úteis nos muito idosos cujas comorbidades os tornam intolerantes a outras terapias.

A hidroxiureia reduz as complicações trombóticas em pacientes com ET,[16] mas pode causar supressão da medula óssea. Permanecem questões quanto ao seu potencial leucemogênico na ausência de ensaios clínicos randomizados controlados. A hidroxiureia é contraindicada em mulheres em idade reprodutiva.

Anagrelide age interferindo na maturação das plaquetas, mas está associada a toxicidades, incluindo retenção de líquidos, dor de cabeça e palpitações e é extremamente cara comparada à hidroxiureia. A maioria dos efeitos colaterais é reduzida dentro de 2 a 4 semanas após o início da terapia, portanto é prudente titular lentamente a dose. Anagrelide deve ser evitado em pacientes com comorbidades cardiovasculares devido ao seu perfil de efeitos colaterais. Em um ensaio onde pacientes randomizados receberam aspirina mais hidroxiureia ou anagrelide, houve taxas mais baixas de tromboembolia venosa no braço com anagrelide, mas trombose arterial, hemorragia e fibrose medular foram aumentadas.[29]

Interferon-α é eficaz na redução da contagem de plaquetas, porém está associado a efeitos colaterais significativos, incluindo sintomas semelhantes aos da gripe e depressão.

A plaquetaférese é usada em trombose emergente, onde o decréscimo abrupto na contagem de plaquetas é imperativo.

Todos os pacientes com ET devem ser instruídos a evitar fumar e usar drogas anti-inflamatórias não esteroidais.

MIELOFIBROSE PRIMÁRIA

A mielofibrose foi descrita, inicialmente, em 1879, por Hueck, e foi incluída pela primeira vez como uma das doenças mieloproliferativas por Dameshek em 1951.[1]

Epidemiologia

A incidência anual de PMF é de 0,5 a 1,5 por 100.000. A idade mediana da apresentação é 67 anos. A relação entre homens e mulheres é de 1:1. PMF tem o pior prognóstico entre as MPNs, com uma sobrevida mediana de 3 a 5 anos. A etiologia da doença é desconhecida, porém foi relatada uma ocorrência familiar em raros parentes.[4] Foi observada uma alta incidência de PMF em indivíduos expostos à radiação em Hiroshima.

A PMF que se desenvolve no estágio final de PV ou ET é referida como metaplasia pós-policitêmica (PPMM) ou metaplasiamieloide pós-trombocitêmica (PTMM). PMF de novo é referida como mielofibrose idiopática.

Fisiopatologia

A PMF é caracterizada por fibrose medular e hematopoese extramedular. Os fibroblastos medulares na PMF não são derivados do clone anormal. Níveis aumentados de fator de crescimento derivado de plaquetas (PDGF), fator de transformação do crescimento (TGF) β e outras citocinas produzidas por megacariócitos podem ser responsáveis pela fibrose medular. São encontradas anormalidades citogenéticas em aproximadamente 50% dos pacientes e incluem 13q, 20q, 12p, trissomia 8 e trissomia 9. Altos níveis de células CD34+ e de células formadoras de colônia hematopoética são típicos na circulação de pacientes com PMF e parecem estar relacionados com a extensão da mieloproliferação.[30]

A mutação JAK2V617F é encontrada em 65% dos pacientes. A mutação MPL 515, também identificada em ET, está presente em aproximadamente 5% destes pacientes. Outras mutações somáticas que estão sendo investigadas atualmente são LNK, TET2, ASXL1, IDH1/IDH2, EZH2, DNMT3A, CBL, IKZF1, TP53 e SF3B1.[3,16]

Características Clínicas

Aproximadamente um terço dos pacientes é assintomático ao diagnóstico. As queixas apresentadas incluem fadiga profunda, hemorragia, perda de peso e edema periférico. Os sintomas constitucionais de febre e suor noturno ocorrem na maioria dos pacientes durante o curso da doença. Esplenomegalia é comum em PMF e pode ser acentuada. Pode ocorrer dor episódica no quadrante superior esquerdo, secundária a infarto esplênico. É encontrada hepatomegalia palpável na maioria dos casos. Pode ocorrer hematopoese extramedular em quase todos os órgãos.

As anormalidades laboratoriais em pacientes com PMF podem incluir leucocitose ou leucopenia e trombocitose ou trombocitopenia. O esfregaço de sangue clássico mostra leucoeritroblastose, mas os achados morfológicos da medula óssea variam de fibrose leve a acentuada.[31] Osteosclerose e periostite podem causar dor óssea acentuada. São comumente encontradas elevações de LDH, B12 sérico e fosfatase alcalina. A transformação em leucemia aguda ocorre em aproximadamente 20% dos pacientes durante a primeira década após o diagnóstico.

Testes Diagnósticos

Os critérios diagnósticos da WHO para PMF estão listados no Quadro 8.2. A medula óssea é frequentemente inaspirável, uma "aspiração seca." O esfregaço periférico clássico mostra células vermelhas em forma de lágrima, células vermelhas nucleadas e precursores de granulócitos (leucoeritroblastose). No entanto, outros processos infiltrativos medulares podem causar um quadro semelhante e devem ser excluídos (Quadro 8.7). A ausência de esplenomegalia deve tornar suspeito o diagnóstico de PMF. Muitas condições benignas e malignas simulam PMF, incluindo câncer metastático, doença granulomatosa, doença do tecido conectivo, linfoma, doença sistêmica dos mastócitos, síndrome hipereosinofílica e outros distúrbios mieloides. Tanto ET quanto PV podem-se transformar em PMF. Deve ser realizada citogenética e FISH ou PCR para BCR/ABL para excluir CML fibrótica.

Estadiamento e Características Prognósticas

A PMF frequentemente progride para insuficiência medular. As características associadas à diminuição na sobrevida incluem as seguintes:

Idade avançada
Sintomas hipercatabólicos*
Anemia (hemoglobina abaixo de 10 g/dL)**
Leucopenia (contagem de células brancas < 4.000/mm^3)**
Leucocitose (contagem de células brancas > 30.000/mm^3)
Citogenética anormal ou a presença de precursores de granulócitos ou blastos circulantes*
(*Podem ser uma indicação para esplenectomia ou **transplante.)

Quadro 8.7 Causas de Fibrose Medular	
Não Hematológica	**Hematológica**
Infecções	Distúrbios mieloproliferativos ET, PV, MMM
TB	
Leishmaniose	Síndrome hipereosinofílica
Histoplasmose	Mastocitose sistêmica
HIV	CML
Doença do tecido conectivo	AML-M7
Osteodistrofia renal	MDS
Câncer metastático	Mieloma múltiplo
Deficiência de vitamina D	Leucemia de células pilosas
Hipotireoidismo	Linfoma
Hipertireoidismo	ALL
Doença de Paget	Síndrome da plaqueta cinza
Doença de Gaucher	

ALL, leucemia linfocítica aguda; AML-M7, leucemia megacarioblástica aguda; CML, leucemia mielomonocítica crônica; ET, trombocitose essencial; HIV, vírus da imunodeficiência adquirida; MDS, síndrome mielodisplásica; MMM, mielofibrose com metaplasia mieloide; PV, policitemia vera; TB, tuberculose.

A irradiação esplênica pode proporcionar melhora no curto prazo em pacientes com sintomas atribuíveis a organomegalia que não são candidatos cirúrgicos.

A sobrevida mediana em pacientes de alto risco é menos de 2 anos, enquanto os pacientes com características de baixo risco têm sobrevida mediana de mais de 10 anos. Até 30% dos pacientes podem progredir para leucemia mieloide aguda (AML), e considera-se que isso seja mais comum após esplenectomia.

Inúmeros sistemas de classificação prognóstica foram desenvolvidos para PMF. O Sistema Internacional de Classificação Prognóstica (IPSS) desenvolvido pelo Grupo Internacional de Trabalho para Pesquisa e Tratamento da Mielofibrose (IWG-MRT) está fundamentado em cinco características prognósticas adversas observadas em análise multivariada: presença de sintomas constitucionais, mais de 65 anos de idade, hemoglobina abaixo de 10 g/dL, contagem de leucócitos acima de 25.000/μL e blastos circulantes igual ou maior que 1%.[32] Cada categoria recebeu um ponto e os indivíduos com zero (baixo risco), um (risco intermediário-1), dois (risco intermediário-2) ou igual ou maior que 3 (alto risco) na apresentação tinham sobrevida mediana de 135, 95, 48 e 27 meses, respectivamente. Foi desenvolvida uma classificação dinâmica de IPSS (DIPSS), que pode ser usada a qualquer momento durante o curso da doença, e um sistema de escore mais recente denominado DIPSS-plus incorpora os fatores anteriores mais contagem de plaquetas, necessidade de transfusão de células vermelhas e cariótipo desfavorável.[33]

Tratamento

O tratamento para PMF é, em grande parte, paliativo. Aproximadamente 30% dos pacientes com anemia irão apresentar alguma melhora com uma combinação de terapia com androgênio (oximetalona 50 mg 4 vezes ao dia ou fluoximesterona 10 mg 3 vezes ao dia) e prednisona (30 mg/dia). As respostas são geralmente de duração rápida. EPO é mais frequentemente ineficaz. Em pacientes com um prognóstico mais favorável que requerem transfusões para anemia sintomática, é justificado o início oportuno de terapia de quelação.

Hidroxiureia, busulfan, interferon ou melfalan podem ser usados para controlar trombocitose, leucocitose ou organomegalia. Doses mais baixas de hidroxiureia são usadas mais em PMF do que em ET ou PV (iniciar com 20 a 30 mg/kg duas ou três vezes por semana). Nenhum desses agentes é eficaz na prevenção da progressão da doença ou melhora da sobrevida. Anagrelide e imatinibe não são eficazes. Talidomida e prednisona podem tratar anemia e lenalidomida pode ser usada se houver uma anormalidade como a deleção 5q.[34] Inibidores de JAK2 apresentaram redução significativa no tamanho esplênico e alívio dos sintomas em alguns pacientes. O inibidor de JAK2 ruxolitinib foi aprovado para o tratamento de mielofibrose de risco intermediário e alto risco.[35] Existem estudos em andamento usando inibidores da quinase mTOR e inibidores de proteassomo.

O transplante alógeno de células-tronco continua sendo o único tratamento com potencial curativo para pacientes com PMF.[36] Continua a discussão quanto ao valor da esplenectomia antes do transplante. As preocupações acerca da falha do enxerto devido à fibrose medular se revelaram injustificadas e, na verdade, o sucesso do transplante está associado à resolução da fibrose medular. Nos estudos cooperativos multicêntricos europeus e ensaios em instituições únicas em Seattle, a sobrevida global após transplante mieloablativo foi de 60%. O condicionamento de intensidade reduzida está sob exploração para pacientes mais velhos e para aqueles que não são candidatos a protocolos mieloablativos.

LEUCEMIA MIELOMONOCÍTICA CRÔNICA

Epidemiologia
A incidência anual de CMML é estimada em 4 casos por 100.000. Existe uma predominância masculina de 1,5-3:1. A idade mediana de apresentação é 70 anos. A sobrevida mediana é estimada em 12 a 18 meses. A etiologia da doença é desconhecida.

Fisiopatologia
A classificação da WHO coloca a CMML na categoria rotulada como mielodisplásica/mieloproliferativa, o que é apropriado porque as células medulares nesta doença apresentam características displásicas, e também existem muitas características de mieloproliferação. Baço, fígado e linfonodos são os locais mais comuns de envolvimento extramedular. Anormalidades citogenéticas clonais estão presentes em 20 a 40% da CMML e incluem trissomia 8, deleção 7q e translocações que envolvem 5q31-35; estas últimas ativam o receptor β do fator de crescimento derivado de plaquetas (PDGFRβ) e estão associadas a eosinofilia.[4,37,38] A análise do espectro mutacional demonstrou a heterogeneidade de CMML com várias mutações em TET2, ASXL1, CBL, IDH1/2, KRAS, NRAS, JAK2V617F, UTX, DNMT3A e EZH2. Um estudo recente de 72 pacientes com CMML encontrou pelo menos 1 mutação em 86% dos casos.[39] Estudos que avaliam a significância prognóstica estão atualmente em andamento.

Características Clínicas
CMML frequentemente apresenta fadiga, febre, perda de peso ou suores noturnos. Existe risco de infecção devido à neutropenia e de hemorragia secundária à trombocitopenia. Em aproximadamente 50% dos pacientes, a contagem de células brancas na apresentação pode ser normal ou reduzida, enquanto no restante é elevada. Em todos os casos, existe monocitose persistente no sangue periférico, a característica definidora da doença. Ocorre progressão para leucemia aguda em 15 a 30% dos casos.[40]

Testes Diagnósticos
Os critérios diagnósticos da WHO incluem os seguintes:

> Monocitose persistente no sangue periférico (mais de 1×10^9 por litro por mais de 3 meses)
> Ausência do cromossomo Filadélfia ou gene de fusão BCR/ABL
> Menos de 20% de blastos no sangue ou medula óssea
> Displasia de uma ou mais linhagens mieloides
> Anormalidade citogenética clonal

Se displasia estiver ausente, o diagnóstico pode ser feito se houver anormalidade clonal e sem outras causas de monocitose.

Estadiamento e Características Prognósticas

Com base na contagem de leucócitos no sangue periférico, o grupo Francês Americano Britânico (FAB) propôs a divisão da CMML em uma forma displásica e uma proliferativa com uma contagem de células brancas de mais de 13.000/mm^3. Tentativas de avaliar o valor prognóstico destas distinções produziram resultados díspares. A análise recente da CMML diagnosticada com base na classificação FAB identificou os seguintes fatores como independentemente associados à sobrevida mais curta: hemoglobina < 12 g/dL; contagem de linfócitos > 2.500/mm^3; contagem de blastos medulares de 10% ou mais e a presença de células mieloides imaturas circulantes. A sobrevida mediana foi de 12 meses.[41] Uma investigação recente de 414 pacientes revelou que um cariótipo anormal estava associado à pior sobrevida global e um risco mais elevado de transformação leucêmica. A categoria de baixo risco incluía um cariótipo normal ou perda do cromossomo Y como anomalia única; pacientes de alto risco tinham trissomia 8, anormalidades do cromossomo 7 ou cariótipo complexo. Todas as outras anormalidades eram de risco intermediário. A sobrevida global aos 5 anos para citogenética de risco baixo, intermediário e alto foi de 35, 26 e 4%, respectivamente.[42]

Tratamento

As abordagens de tratamento são todas experimentais e nenhuma se revelou efetiva na modificação do curso natural da doença. A avaliação das respostas dos pacientes ao tratamento com CMML especificamente é difícil porque historicamente elas têm sido agrupadas dentro das síndromes mielodisplásicas. Foram usados fatores de crescimento em uma tentativa de tratar citopenias e quimioterapia de baixa dose durante a fase pré-leucêmica da doença. Embora muitos pacientes respondam inicialmente à quimioterapia, respostas completas são raras e as remissões geralmente são de curta duração. Uma variedade de agentes quimioterápicos de baixa dose, incluindo citarabina, topotecan, fludarabina, idarubicina oral e etoposida oral apresentou pouco sucesso na alteração das taxas de sobrevida no longo prazo. Mesilato de imatinibe é efetivo nos cuidados de pacientes com CMML que têm translocações de PDGFRβ.[43,44] Agentes hipometilantes podem induzir remissões completas ou parciais em subgrupos de pacientes. O transplante de células-tronco apresentou sucesso em um pequeno número de casos e permanece sendo a única opção para cura.

Referências

1. Dameshek W. Some speculations on the myeloproliferative disorders. *Blood.* 1951;6:372-375.
2. Levine RL, Pardanani A, Tefferi A, Gilliland DG. Role of JAK2 in the pathogenesis and therapy of myeloproliferative disorders. *Nat Rev Cancer.* 2007;7:673-683.
3. Vainchenker W, Delhommeau F, Constantinescu SN, Bernard OA. New mutations and pathogenesis of myeloproliferative neoplasms. *Blood.* 2011;118:1723-1735.
4. Vardiman JW, Thiele J, Arber DA, et al. The 2008 revision of the World Health Organization (WHO) classification of myeloid neoplasms and acute leukemia: Rationale and important changes. *Blood.* 2009;114:937-951.
5. Baxter EJ, Scott LM, Campbell PJ, et al. Acquired mutation of the tyrosine kinase JAK2 in human myeloproliferative disorders. *Lancet.* 2005;365:1054-1061.
6. Passamonti F, Rumi E, Pietra D, et al. A prospective study of 338 patients with polycythemia vera: The impact of JAK2 (V617F) allele burden and leukocytosis on fibrotic or leukemic disease transformation and vascular complications. *Leukemia.* 2010;(24):1574-1579.
7. Scott LM, Tong W, Levine RL, et al. JAK2 exon 12 mutations in polycythemia vera and idiopathic erythrocytosis. *N Engl J Med.* 2007;356:459-468.
8. Passamonti F, Elena C, Schnittger S, et al. Molecular and clinical features of the myeloproliferative neoplasm associated with JAK2 exon 12 mutations. *Blood.* 2011;117:2813-2816.
9. Kralovics R, Indrak K, Stopka T, et al. Two new EPO receptor mutations: truncated EPO receptors are most frequently associated with primary familial and congenital polycythemias. *Blood.* September 1997;90(5):2057-2061.
10. Spivak JL, Barosi G, Tognoni G, et al. Chronic myeloproliferative disorders. *Hematology Am Soc Hematol Educ Program.* 2003:200-224.
11. Tefferi A, Elliot M. Thrombosis in myeloproliferative disorders: prevalence, prognostic factors, and the role of leukocytes and JAK2V617F. *Semin Hematol.* 2007;33:313-320.
12. Gruppo Italiano Studio Policitemia. Polycythemia vera: the natural history of 1213 patients followed for 20 years. *Ann Intern Med.* 1995;123:514-515.
13. Marchioli R, Finazzi G, Landolfi R, et al. Vascular and neoplastic risk in a large cohort of patients with polycythemia vera. *J Clin Oncol.* 2005;23:2224-2232.

14. McMullin MF, Bareford D, Campbell P, et al. Guidelines for the diagnosis, investigation and management of polycythaemia/erythrocytosis. *Br J Haematol*. 2005;130:174-195.
15. Landolfi R, Di GL, Barbui T, et al. Leukocytosis as a major thrombotic risk factor in patients with polycythemia vera. *Blood*. 2007;109:2446-2452.
16. Tefferi A, Vainchenker W. Myeloproliferative neoplasms: molecular pathophysiology, essential clinical understanding, and treatment strategies. *J Clin Oncol*. 2011;29:573-582.
17. Goerttler PS, Kreutz C, Donauer J, et al. Gene expression profiling in polycythaemia vera: overexpression of transcription factor NF-E2. *Br J Haematol*. 2005;129:138-150.
18. Klippel S, Strunck E, Temerinac S, et al. Quantification of PRV-1 mRNA distinguishes polycythemia vera from secondary erythrocytosis. *Blood*. 2003;102:3569-3574.
19. Streiff MB, Smith B, Spivak JL. The diagnosis and management of polycythemia vera in the era since the Polycythemia Vera Study Group: a survey of American Society of Hematology members' practice patterns. *Blood*. 2002;99:1144-1149.
20. Landolfi R, Marchioli R, Kutti J, et al. Efficacy and safety of low-dose aspirin in polycythemia vera. *N Engl J Med*. 2004;350:114-124.
21. Diehn F, Tefferi A. Pruritus in polycythaemia vera: prevalence, laboratory correlates and management. *Br J Haematol*. 2001;115:619-621.
22. Fruchtman SM. Transplant decision-making strategies in the myeloproliferative disorders. *Semin Hematol*. 2003;40:30-33.
23. Harrison CN, Gale RE, Machin SJ, Linch DC. A large proportion of patients with a diagnosis of essential thrombocythemia do not have a clonal disorder and may be at lower risk of thrombotic complications. *Blood*. 1999;93:417-424.
24. Campbell PJ, Scott LM, Buck G, et al. Definition of subtypes of essential thrombocythaemia and relation to polycythaemia vera based on JAK2 V617F mutation status: a prospective study. *Lancet*. 2005;366:1945-1953.
25. Cerutti A, Custodi P, Duranti M, Noris P, Balduini CL. Thrombopoietin levels in patients with primary and reactive thrombocytosis. *Br J Haematol*. 1997;99:281-284.
26. Kralovics R, Buser AS, Teo SS, et al. Comparison of molecular markers in a cohort of patients with chronic myeloproliferative disorders. *Blood*. 2003;102:1869-1871.
27. Landolfi R, Marchioli R. European Collaboration on Low-dose Aspirin in Polycythemia Vera (ECLAP): a randomized trial. *Semin Thromb Hemost*. 1997;23:473-478.
28. van Genderen PJ, Mulder PG, Waleboer M, et al. Prevention and treatment of thrombotic complications in essential thrombocythaemia: efficacy and safety of aspirin. *Br J Haematol*. 1997;97:179-184.
29. Harrison CN. Essential thrombocythaemia: challenges and evidence-based management. *Br J Haematol*. 2005;130:153-165.
30. Barosi G. Myelofibrosis with myeloid metaplasia. Hematol. *Oncol Clin North Am*. 2003;17:1211-1226.
31. Tefferi A. Myelofibrosis with myeloid metaplasia. *N Engl J Med*. 2000;342:1255-1265.
32. Cervantes F, Dupriez B, Pereira A, et al. New prognostic scoring system for primary myelofibrosis based on a study of the International Working Group for Myelofibrosis Research and Treatment. *Blood*. 2009;113:2895-2901.
33. Gangat N, Caramazza D, Vaidya R, et al. DIPSS plus: a refined Dynamic International Prognostic Scoring System for primary myelofibrosis that incorporates prognostic information from karyotype, platelet count, and transfusion status. *J Clin Oncol*. 2011;29:392-397.
34. Arana-Yi C, Quintás-Cardama A, Giles F, et al. Advances in the therapy of chronic idiopathic myelofibrosis. *Oncologist*. 2006;11:929-943.
35. Verstovsek S, Kantarjian H, Mesa RA, et al. Safety and efficacy of INCB018424, a JAK1 and JAK2 inhibitor, in myelofibrosis. *N Engl J Med*. 2010;363:1117-1127.
36. Guardiola P, Anderson JE, Bandini G, et al. Allogeneic stem cell transplantation for agnogenic myeloid metaplasia: a European Group for Blood and Marrow Transplantation, Societe Francaise de Greffe de Moelle, Gruppo Italiano per il Trapianto del Midollo Osseo, and Fred Hutchinson Cancer Research Center Collaborative Study. *Blood*. 1999;93:2831-2838.
37. Gunby RH, Cazzaniga G, Tassi E, et al. Sensitivity to imatinib but low frequency of the TEL/PDGFRbeta fusion protein in chronic myelomonocytic leukemia. *Haematologica*. 2003;88:408-415.
38. Magnusson MK, Meade KE, Brown KE, et al. Rabaptin-5 is a novel fusion partner to platelet-derived growth factor beta receptor in chronic myelomonocytic leukemia. *Blood*. 2001;98:2518-2525.
39. Jankowska A, Makishima H, Tiu R, et al. Mutational spectrum analysis of chronic myelomonocytic leukemia includes genes associated with epigenetic regulation: UTX, EZH2, and DNMT3A. *Blood*. October 2011;118(14):3932-3941.
40. Cortes J. CMML: a biologically distinct myeloproliferative disease. *Curr Hematol Rep*. 2003;2:202-208.
41. Onida F, Kantarjian HM, Smith TL, et al. Prognostic factors and scoring systems in chronic myelomonocytic leukemia: a retrospective analysis of 213 patients. *Blood*. 2002;99:840-849.
42. Such E, Cervera J, Costa D, et al. Cytogenetic risk stratification in chronic myelomonocytic leukemia. *Haematologica*. 2011;96:375-383.
43. Apperley JF, Gardembas M, Melo JV, et al. Response to imatinib mesylate in patients with chronic myeloproliferative diseases with rearrangements of the platelet-derived growth factor receptor beta. *N Engl J Med*. 2002;347:481-487.
44. Magnusson MK, Meade KE, Nakamura R, et al. Activity of STI571 in chronic myelomonocytic leukemia with a platelet-derived growth factor beta receptor fusion oncogene. *Blood*. 2002;100:1088-1091.

9

Distúrbios Neutrofílicos e Neutropenias

Matthew M. Hsieh ▪ Harry L. Malech

Os neutrófilos ou células polimorfonucleares (PMN) têm 5 μm de diâmetro com um núcleo multilobado característico e muitos grânulos pequenos. A maturação dos neutrófilos começa com mieloblastos na medula óssea. Os mieloblastos diferenciam-se em promielócitos, que são caracterizados pelo aparecimento de grânulos primários (azurofílicos) contendo mieloperoxidase (MPO), seguido pela diferenciação em mielócitos, caracterizada pela formação de grânulos secundários contendo lactoferrina e gelatinase, e progridem até metamielócitos, formas em bastão e, finalmente, neutrófilos maduros. Este processo de diferenciação ocorre, geralmente, por 10 a 14 dias, mas pode ser acelerado no contexto de infecção, em alguns casos levando a formas maduras retendo grandes grânulos azurofílicos (granulação tóxica). Depois que os neutrófilos saem da medula óssea, eles circulam por cerca de 6 a 12 horas. Em sítios de infecção ou inflamação, os neutrófilos aderem e migram entre as células endoteliais pós-venulares para saírem dos vasos sanguíneos e entrarem nos tecidos, onde permanecem por 1 a 3 dias. Na ausência de infecção explícita, a maioria dos neutrófilos na circulação sofrem por apoptose e são absorvidos pelos macrófagos no baço. Mesmo sem infecção, existe uma taxa básica de migração de neutrófilos para a boca e trato gastrointestinal onde, juntamente com a função de barreira da mucosa, eles impedem a entrada de bactérias nos tecidos em locais específicos. No contexto de neutropenia grave, o trato gastrointestinal é, frequentemente, o primeiro local de infecção bacteriana invasiva.

Os neutrófilos circulam em um estado metabolicamente quiescente. Quando estimulados por citocinas relacionadas com infecção, inflamação ou fatores quimiotáticos, eles saem da circulação por aderência às células endoteliais e migram para locais de inflamação. Os neutrófilos estão entre as primeiras células a migrarem para locais de inflamação e representam, assim, a primeira linha de defesa contra os microrganismos. Eles internalizam partículas microbianas por fagocitose através dos receptores Fc e complemento C_3, e conteúdos de grânulos e oxidantes reativos são liberados nos fagossomos para matar os microrganismos. Números crescentes de infecções bacterianas que ameaçam a vida ocorrem em associação a distúrbios hereditários ou adquiridos caracterizados por formação anormal de grânulos, fraca aderência dos neutrófilos, falha em produzir oxidantes microbianos ou onde existe uma produção muito baixa ou aumento da destruição dos neutrófilos.[1] O Quadro 9.1 apresenta uma visão geral dos distúrbios neutrofílicos e a Lista Abreviada de Drogas Comuns que Causam Neutropenia.

▪ DISTÚRBIOS NEUTROFÍLICOS

Deficiência na Adesão Leucocitária

As β_2 integrinas são particularmente importantes para a saída de neutrófilos normais do sangue nas vênulas pós-capilares, para migração através dos tecidos e para fagocitose mediada por complemento. Existem três moléculas de adesão de β_2 integrina aos leucócitos que compartilham o antígeno da proteína CD18 como uma subunidade comum; CD11a/CD18 (antígeno-1 associado à função linfocitária), CD11b/CD18 (antígeno-1 no macrófago) e CD11c/CD18 (também conhecido como p150/95). Mutações no gene codificador de CD18 que levam à expressão quase ausente da proteína CD18, são responsáveis por uma doença conhecida como deficiência de adesão leucocitária 1 (LAD-1). LAD-2 e

Quadro 9.1 Distúrbios Neutrofílicos e Neutropenias

Doença	Defeito Molecular ou Genético	Organismos Patogênicos e Locais Afetados	Apresentação Clínica
LAD	CD18	Bactérias entéricas Gram-negativas, S. aureus, Candida spp, Aspergillus spp	Leucocitose; infecções recorrentes da pele, tecido mole, tratos respiratório e GI; doença periodontal; separação tardia do cordão umbilical
Deficiência de MPO	MPO reduzida pelos defeitos múltiplos	Espécies de Candida naqueles com diabetes	Geralmente sem ou com doença clínica leve
CGD	NADPH oxidases defeituosas	Organismos catalase-positivos: S. aureus, B. cepacia, Aspergillus spp, Nocardia spp, S. marcescens	Celulite, linfadenite, pneumonia; formação de abcesso nos pulmões, fígado, cérebro e ossos; granuloma no trato gastrointestinal ou geniturinário
CHS	Mutação em LYST → grânulos gigantes	S. aureus, organismos orofaríngeos	Albinismo, neuropatia periférica, infecções bacterianas recorrentes, periodontite, hematomas
SGD	C/EBPε	S. aureus, S. epidermidis, bactérias entéricas	Infecções recorrentes na pele e pulmões
Neutropenia induzida por drogas	Clearance periférica ou supressão da medula	Não específicos	Gravidade da infecção dependente do grau de neutropenia
Neutropenia relacionada com infecção	Clearance periférica ou supressão da medula		Não específica, anemia e trombocitopenia também podem ocorrer
Neutropenia congênita grave	Mutações em ELA2 e HAX1	S. aureus, P. aeruginosa, celulite, estomatite, meningite, abscesso perirretal	Infecções recorrentes iniciando aos 3-6 meses de idade; responsivo a G-CSF; risco aumentado de MDS/AML
Neutropenia cíclica	Alguns com mutação ELA 19p13.3	Úlceras aftosas, gengivite, estomatite, celulite	Padrão de neutropenia de 21 dias; alguns podem requerer G-CSF; sem risco de MDS/AML
Neutropenia autoimune	Anticorpos antineutrofílicos	Não específicos	Distúrbios autoimunes coexistentes em recém-nascidos e bebês
Neutropenia idiopática	Desconhecido	Pele e orofaringe	Geralmente infecções leves; infecções graves raras; anticorpos antineutrofílicos negativos
Neutropenia étnica benigna	Desconhecido	Assintomático	Visto em descendentes de africanos, contagem de neutrófilos varia de 1.000 a 1.500/μL

AML, leucemia mielogênica aguda; CGD, doença granulomatosa crônica; CHS, síndrome de Chediak-Higashi; G-CSF, fator estimulador de colônia de granulócitos; LAD, deficiência de adesão leucocitária; MDS, síndrome mielodisplásica; MPO, mieloperoxidase; SGD, deficiência de grânulos específicos.
Dados de Lekstrom-Himes[1] e Klempner e Malech.[2]

-3 foram descritas em alguns indivíduos e são ocasionadas por uma anormalidade na glicosilação da fucose (ligante necessário à ligação da selectina) e ativação da integrina mediada pela proteína FERMT3, respectivamente.[3] Em geral, "LAD" usado sem a identificação numérica refere-se a LAD-1, o defeito responsável pela grande maioria dos casos. A LAD possui um padrão de herança autossômica recessiva, afetando apenas alguns indivíduos por milhão. A LAD está associada a infecções recorrentes que ameaçam a vida e outras manifestações clínicas características. O diagnóstico geralmente é feito pela citometria de fluxo para avaliar a quantidade de CD11b ou CD18 na superfície dos neutrófilos com o uso de anticorpos específicos. A grave das manifestações da doença, incluindo o risco de morte prematura por infecção, parece estar correlacionada com a quantidade de β_2 integrinas presentes. O fenótipo moderado tem 1 a 10% dos níveis normais de β_2 integrinas; enquanto o fenótipo grave está associado à presença de menos de 1% de β_2 integrinas detectáveis. Em nível celular, existe fraca adesão dos neutrófilos às células endoteliais e outras células imunes, e os neutrófilos não saem da musculatura e migram para locais de inflamação. A contagem basal de neutrófilos no sangue periférico, mesmo na ausência de infecção, é, caracteristicamente, cerca de 2 a 3 vezes o normal; com infecção, a contagem de neutrófilos pode ultrapassar 60 k/μL e simular uma condição leucêmica. Apesar dos níveis circulantes de neutrófilos muito altos, pode haver somente eritema leve ou dor nos locais de infecção, e os pacientes não formam pus (denominada "neutropenia tecidual"). Uma das características de LAD grave é o retardo na separação do cordão umbilical, indicando um papel para os neutrófilos no fornecimento das proteases e hialuronidases necessárias para esse evento. Uma manifestação proeminente de LAD grave são as infecções recorrentes com grandes úlceras cutâneas que não cicatrizam, particularmente sobre o abdome inferior, períneo e pernas. Os pacientes também sofrem de infecções recorrentes da cavidade oral (gengivite, periodontite com perda precoce de dentes primários e secundários), trato respiratório (sinusite, otite média e pneumonia), trato gastrointestinal e mucosa genital. Infecção da parede do intestino delgado ou cólon complicada por perfuração é um risco particular que, frequentemente, conduz a resultados fatais. As infecções são comumente causadas por *Staphylococcus aureus*, organismos entéricos e espécies de *Candida* e *Aspergillus*. Em pacientes com formas mais leves de LAD, que não são transplantados e sobrevivem além da primeira década, grandes úlceras das extremidades inferiores e virilha que não cicatrizam se tornam crônicas e são muito difíceis de controlar ou tratar. As terapias incluem profilaxia bacteriana com trimetoprim/sulfametoxazol (TMP/SMX), antibióticos de suporte durante infecções agudas, desbridamento cirúrgico da pele e enxerto cutâneo. Ocorre alta taxa de mortalidade (~75%) de LAD grave no primeiro ano de vida. O transplante da medula óssea bem-sucedido é curativo e deve ser considerado para todos os pacientes com LAD grave.[4]

Deficiência de Mieloperoxidase

MPO é a proteína mais abundante nos grânulos neutrofílicos. A MPO reside nos grânulos primários (azurofílicos) e tem funções antimicrobianas (catalisa a produção de ácido hipocloroso do cloreto e o produto de peróxido de hidrogênio da NADPH oxidase dos fagócitos). Deficiência de MPO é a anormalidade neutrofílica mais comum, com uma incidência de cerca de um por 2.000 para deficiência parcial e um por 4.000 para deficiência completa.[5] A maioria dos indivíduos com deficiência de MPO não se manifesta clinicamente, embora ensaios *ex vivo* de morte bacteriana ou fúngica demonstrem um defeito associado à deficiência de MPO. A deficiência de MPO é herdada em um padrão autossômico recessivo, mas a deficiência de MPO também pode aparecer como uma anormalidade adquirida associada à leucemia ou mielodisplasia. Foram identificadas mutações específicas no gene da MPO, o que pode afetar a transcrição, tradução e/ou inserção do grupo heme. Neutrófilos com deficiência de MPO amadurecem, migram e fazem fagocitose normalmente, mas conforme observado existem defeitos na morte bacteriana. Alguns indivíduos podem ter uma frequência levemente aumentada de infecções bacterianas, e no contexto de cofatores como diabetes pode haver dificuldade particular na eliminação de infecções por espécies de cândida (*albicans, tropicalis, stelatoidea* e *krusei*). O diagnóstico de deficiência de MPO pode ser feito pela medida da atividade da peroxidase, usando citometria de fluxo ou certos contadores automáticos de células sanguíneas que usam a atividade da peroxidase, para realizar contagens diferenciais de leucócitos no sangue. Como a maioria dos pacientes afetados tem uma doença leve, é suficiente uma terapia antimicrobiana e de suporte. Os antibióticos profiláticos devem ser limitados àqueles com infecções recorrentes ou com outro distúrbio que predisponha a infecções, como diabetes.

Doença Granulomatosa Crônica

As doenças granulomatosas crônicas (CGDs) formam um grupo de distúrbios hereditários intimamente relacionados caracterizados por NADPH oxidase defeituosa nos fagócitos manifestada por uma falha nos neutrófilos, monócitos, eosinófilos e macrófagos estimulados na produção de superóxido e peróxido de hidrogênio.[6] A CGD afeta, aproximadamente, cinco indivíduos por milhão, afetando igualmente todos os grupos étnicos. As CGDs são causadas por mutações em um dos cinco componentes da subunidade da NADPH oxidase nos fagócitos. A forma de CGD clinicamente mais grave é a subunidade com deficiência em gp91phox ligada ao X, geralmente associada à ausência total de produção de oxidante e afetando quase 70% dos pacientes com CGD. Os outros quatro tipos de CGD são herdados em um padrão autossômico recessivo e consistem, preponderantemente, em pacientes com CGD com deficiência em p47phox (25% dos pacientes com CGD) com o restante constituído de formas de CGD deficientes de CGD p67phx, p40phox ou p22phox bem menos comuns. As manifestações clínicas de CGDs envolvem infecções recorrentes e a formação de granulomas inflamatórios, para os quais a gravidade e manifestações individuais podem variar amplamente. A idade média de diagnóstico de CGD ligada ao X é 3 anos, porém a idade média de diagnósticos de mulheres com a forma p47phox de CGD é 9 anos de idade. Assim, alguns pacientes sem história familiar podem atingir o início da idade adulta antes que a doença seja reconhecida.

Ao contrário de pacientes com neutropenia grave ou LAD que são infectados primariamente com organismos comensais (como bactérias entéricas normalmente encontradas no trato gastrointestinal), os pacientes com CGD geralmente não são suscetíveis a organismos comensais como *E. coli*. Os pacientes são particularmente propensos à infecção por organismos ambientais que são catalase positivos: os patógenos bacterianos usuais são *Staphylococcus aureus*, nocardia, *Buskholderia cepacia (e outras espécies de Burkholderia)* e *Serratia marcescens*. Pneumonia fúngica e outras infecções fúngicas são, primariamente, espécies *Aspergillus*, com *Aspergillus nidulans* sendo um problema particular para pacientes com CGD. Contudo, infecções com *Paecilomyces* e outros fungos incluindo formas dematiáceas são um problema crescente; elas precisam ser consideradas porque podem ser resistentes a variconazol, mas sensíveis a posaconazol. Pacientes com CGD não parecem ser particularmente suscetíveis à *Candida albicans*, embora ocorram infecções com outras espécies de cândida como *C. glabrata*. Embora as infecções sejam geralmente recorrentes, prolongadas e episódicas, os pacientes com CGD que estão em profilaxia efetiva apropriada podem ter muitos meses ou até mesmo anos entre as infecções graves.

Na infância, osteomielite por *S. marcescens* ou infecção dos tecidos moles é uma infecção de primeira apresentação muito comum que leva ao diagnóstico. Em crianças mais velhas e adultos com CGD, as infecções mais comuns que ameaçam a vida são pneumonias bacterianas ou fúngicas, mesmo que infecções locais dos tecidos moles e infecções nos linfonodos sejam mais comuns. Outros tecidos podem ser infectados, incluindo locais tão diversos quanto osteomielite ou abscesso cerebral. Depois de pneumonia, as infecções graves mais comuns são abscessos hepáticos. É digno de nota que em pacientes com CGD que tomam TMP/SMX como profilaxia diária, infecções estafilocócicas graves dos tecidos moles são relativamente incomuns, embora quase 90% dos abscessos hepáticos sejam causados por *S. aureus*. O abscesso hepático por *S. aureus* resistente à meticilina é um problema crescente. Um abscesso hepático geralmente não é uma lesão pustular facilmente drenável, mas, frequentemente, consiste em uma massa granulomatosa sólida com microabscessos. Em um passado recente, o padrão de cuidados frequentemente envolvia a extirpação cirúrgica da massa granulomatosa infectada juntamente com terapia prolongada com antibióticos para a cura mais efetiva. Mais recentemente, um período de uso de corticosteroides em alta dose, juntamente com terapia prolongada com antibióticos direcionados para patogenia associada ao abcesso hepático se revelou eficaz no tratamento de abscesso hepático em CGD sem a necessidade de intervenção cirúrgica na maioria dos casos. Os esteroides provavelmente reduzem a inflamação granulomatosa e a reação fibrótica, permitindo a melhor penetração do antibiótico na massa infectada no fígado.

Em alguns indivíduos com CGD, a formação de granuloma na ausência de infecção ativa pode predominar sobre infecções recorrentes; em alguns casos, a inflamação granulomatosa pode causar obstrução da junção gastroesofágica ou saída gástrica, obstrução da saída da bexiga ou dor abdominal crônica com diarreia. Um processo granulomatoso gastrointestinal pode ser indistinguível da doença de Crohn e até mesmo responder a tratamentos similares como os usados para a doença de Crohn. Os granulomas da CGD são diferentes dos granulomas das doenças autoimunes, pois são responsivos a doses de redução progressiva de corticosteroides e controláveis no longo prazo com prednisona em baixa dose em dias alternados. Os distúrbios autoimunes do tipo padrão de citocinas Th1 (doença de Crohn, artrite reumatoide, lúpus, sarcoidose) ocorrem com frequência aumentada na CGD. Ainda não está determinado se esta associação é desencadeada por infecções recorrentes, pela hiperinflamação associada à CGD ou uma característica intrínseca dos linfócitos na CGD.

Deve-se suspeitar de CGD em pacientes com uma história familiar de mortes inexplicáveis em bebês ou meninos jovens, ou em meninos ou meninas infectados com organismos específicos característicos de infecções por CGD (osteomielite por serratia em um bebê é quase diagnóstico de CGD) e em crianças com pneumonia que não se resolve rapidamente com terapia convencional. O diagnóstico é feito por uma citometria de fluxo da di-hidrorrodamina, demonstrando atividade defeituosa da oxidase nos neutrófilos e confirmada por ensaios quantitativos de produção de superóxido. As infecções agudas são manejadas com antibióticos e terapia de suporte. Em razão da propensão dos pacientes com CGD a infecções com organismos incomuns como nocardia ou *Aspergillus*, a procura agressiva de um organismo patogênico é essencial para efetuar a terapia antimicrobiana correta. Quando as infecções se resolvem, a profilaxia é implantada com boa higiene oral usando enxaguante bucal à base de clorexidina e/ou peróxido, TMP/SMX oral diariamente (TMP equivalente a 5-6 mg/kg/dia), itraconazol oral diariamente (4-5 mg/kg/dia) e injeções subcutâneas de gama interferon recombinante três vezes por semana (0,05 mg/m^2). Pode ser necessária intervenção cirúrgica para identificar patógenos, desbridar tecidos desvitalizados ou acelerar a recuperação e a resposta à terapia. Podem ocorrer processos granulomatosos com ou sem infecções; portanto, culturas microbianas apropriadas são uma parte importante da avaliação. Granulomas gastrointestinais ou geniturinários não associados a algum patógeno podem ser tratados com 0,5 a 1 mg/kg de prednisona por 2 semanas, seguida de redução gradual, embora alguns pacientes requeiram 0,1 a 0,25 mg/kg de prednisona a longo prazo para controle de lesões do (GI) e/ou (GU). Alguns pacientes com CGD podem ter dificuldade com deiscência de feridas cirúrgicas, particularmente no abdome ou pescoço, e, paradoxalmente, podem requerer um curso de corticosteroide em baixa dose para suprimir a formação de granuloma na ferida para permitir a cicatrização. O transplante de células-tronco da medula óssea ou outra fonte pode ser considerado para alguns pacientes com doença grave e/ou muitas infecções recorrentes que têm um doador irmão HLA compatível.[7] A terapia genética parece ser uma alternativa promissora para aqueles que não são elegíveis para o transplante de células-tronco.[8]

Síndrome de Chédiak-Higashi

A síndrome de Chédiak-Higashi (CHS) é um distúrbio autossômico recessivo raro causado por mutações no gene LYST, levando ao transporte intracitoplásmico anormal e à formação de vacúolos.[8,9] O defeito genético resulta na fusão de grânulos intracelulares e distribuição irregular de grânulos gigantes no citoplasma dos neutrófilos e muitas outras células, como as plaquetas, melanócitos, células tubulares renais, células de Schwann, células foliculares da tireoide e mastócitos. As células que contêm grânulos gigantes têm sua função prejudicada e se manifestam como infecções bacterianas; sangramento ou hematomas; hipopigmentação da pele, olhos e cabelo; infecções recorrentes; defeitos dos nervos periféricos (neuropatia, nistagmo); ou funções anormais das células assassinas naturais. O diagnóstico é feito através da detecção de grandes grânulos nos neutrófilos no esfregaço do sangue periférico. O tratamento inclui terapia de suporte e profilaxia bacteriana com TMP/SMX. Nem todos os pacientes parecem ter infecções recorrentes; problemas maiores incluem uma neuropatia periférica progressiva que se manifesta durante a terceira década da vida e o risco de uma condição semelhante a linfoma, a qual pode ser fatal. A vitamina C demonstrou reverter parcialmente parte do defeito celular observado *in vitro*, levando ao seu uso em pacientes, mas ainda não está claro se ela reduz a infecção ou altera o curso da doença. Transplante de medula óssea, imunossupressão ou rituximab podem ser considerados para aqueles que desenvolvem uma "fase acelerada" com síndrome linfoproliferativa semelhante a linfoma.

Deficiência Granular Específica

Grânulos neutrofílicos secundários (ou específicos) contêm uma variedade de proteases e outras moléculas antimicrobianas. Estas proteínas desempenham funções normais importantes no controle de infecções e, possivelmente, também na cicatrização de feridas. A deficiência granular específica (SGD) ocorre como um distúrbio hereditário muito raro ou mais comumente aparece associado à leucemia e mielodisplasia.[10] Também se observou que ferimento de queimadura aguda pode resultar em neutrófilos deficientes em grânulos específicos, talvez secundária à de granulação. A SGD hereditária pode resultar de uma mutação no gene codificador de um fator chave regulatório necessário, para eventos durante a diferenciação mieloide (proteína ε de ligação/facilitador CCAAT). A falha da função da proteína fator de diferenciação de ligação do DNA resulta na incapacidade de produzir o próprio grânulo específico, os conteúdos do grânulo específico, além da incapacidade de produzir outras proteínas normalmente produzidas durante a fase final de diferenciação mieloide. Clinicamente, pacientes com SGD têm infecções bacterianas recorrentes iniciando no começo da infância. Os locais comuns de infecção são a pele (celulite) e trato respiratório (sinusite, pneumonia, otite média). Semelhante a LAD, não existe eritema ou pus no local das infecções, e grandes úlceras recorrentes que não cicatrizam são um problema crônico. A presença de úlceras que não cicatrizam tanto em SGD quanto em LAD provavelmente aponta para um papel importante dos neutrófilos não só para controle de infecções, mas possivelmente também na cicatrização de feridas. O tratamento inclui antibióticos para infecções agudas e profilaxia com TMP/SMX e itraconazol diariamente.

NEUTROPENIAS

Neutropenia é tipicamente definida como uma contagem de neutrófilos absolutos (ANC) menor que $1,5 \times 10^9$/L (ou < 1.500/μL). A neutropenia é característica de algumas síndromes hereditárias específicas e pode resultar de infecções, drogas ou toxinas ou distúrbios autoimunes. O risco de infecção decorrente de neutropenia depende de três fatores: a ANC, a reserva de neutrófilos na medula óssea e a duração da neutropenia. O risco é aumentado com contagem de neutrófilos de 0,5 a $1,0 \times 10^9$/L (500-1.000/μL) e é maior com menos de $0,5 \times 10^9$/L (<500/μL). Uma contagem de neutrófilos em queda ou um decréscimo significativo em relação a níveis estáveis, com uma falha em aumentar a contagem de neutrófilos no contexto de infecção ou outro estresse da medula óssea implica em risco mais alto de complicações do que uma contagem de neutrófilos cronicamente baixa estável durante muitos meses ou anos que se eleva, significativamente, em resposta à infecção.

Neutropenias Adquiridas

Neutropenia Induzida por Droga

Drogas podem causar neutropenia através de um ou mais dos seguintes mecanismos: efeito citotóxico direto para dividir rapidamente as células da medula óssea, destruição de neutrófilos imunomediada ou outra não imunomediada. Uma revisão recente indicou que a duração de exposição à droga até o início da neutropenia pode variar de menos de 1 semana até 60 dias.[11] O grau de neutropenia pode ser acentuado (ANC menos de $0,1 \times 10^9$/L ou 100/μL), mas, geralmente, requer apenas que a droga sensibilizante seja descontinuada. A contagem de neutrófilos geralmente começa a se recuperar dentro de 5 a 10 dias depois de ser interrompida a droga agressora. A readministração da droga sensibilizante pode reduzir abruptamente a contagem de neutrófilos. Embora algumas drogas (Quadro 9.2) tenham sido citadas mais frequentemente como uma causa de neutropenia relacionada com droga, neutropenia acentuada imunomediada induzida por droga pode ocorrer com qualquer droga, incluindo agentes improváveis como aspirina ou acetaminofen.

Neutropenia Relacionada com Infecção

É comum neutropenia após infecções, a partir de um ou mais dos seguintes mecanismos: destruição, marginação, sequestro ou supressão medular. Neutropenia por infecções virais pode ser vista em poucos dias e pode persistir pela duração da viremia. O grau e duração de neutropenia induzida por vírus é geralmente leve ou curto, mas neutropenia por vírus Epstein-Barr, hepatite e HIV pode ser acentuada e prolongada. Infecções bacterianas Gram-negativas podem causar neutropenia em indivíduos com reserva prejudicada de neutrófilos medulares, como nos recém-nascidos, idosos e cronicamente imunossuprimidos. Infecções por protozoários (Leishmaniose) e quétsias (RMSF e Ehrlichia) também podem causar neutropenia, frequentemente acompanhada de anemia e/ou trombocitopenia.

Neutropenia Imunorrelacionada

Esta forma de neutropenia está tipicamente associada a anticorpos específicos direcionados a antígenos neutrofílicos (não confundir com anticorpos antinucleares). Estes anticorpos podem ocorrer com

Quadro 9.2 Lista Abreviada de Drogas Comuns que Causam Neutropenia
Agentes antiplaquetários: ticlopidina
Drogas contendo sulfa: sulfassalazina, dapsona
Agentes antitireoide: metimazol, propiltiouracil
Dobesilato de cálcio
Antimicrobianos: particularmente penicilinas, cefalosporinas, carbapenemas
NSAIDs: dipirona, indometacina
Antidepressivos tricíclicos: clomipramina
Medicações cardíacas: agentes antiarrítmicos, digoxina, diuréticos, inibidores de ACE
Agentes no antirrefluxo/úlcera: cimetidina, ranitidina
Agentes antipsicóticos: clozapina, clorpromazina
Agentes antivirais (contra HIV, HSV, CMV)
Agentes na artrite reumatoide: penicilamina, componentes de ouro
Quimioterapia

ACE, enzima de conversão de angiotensina; CMV, citomegalovírus; HIV, vírus da imunodeficiência humana; HSV, vírus herpes simples; NSAIDs, drogas anti-inflamatórias não esteroides.
De Palmblad JE, von dem Borne AE. Idiopatic, immune, infectious, and idiosincraticneutropenias. *Semin Hematol.* 2002;39:113-120.

ou sem distúrbios autoimunes. Muitas síndromes são clinicamente semelhantes e serão discutidas brevemente a seguir.

Na *neutropenia aloimune (ou isoimune) neonatal*,[12] os anticorpos IgG maternos são direcionados para os antígenos paternos nos neutrófilos fetais causando neutropenia moderada que é autolimitante, durando apenas de algumas semanas até alguns meses. Estes recém-nascidos têm risco aumentado de infecções e podem desenvolver infecções pulmonares, cutâneas ou do trato urinário por organismos Gram-positivos ou negativos. O tratamento é de suporte com antibióticos, g IVI e algumas vezes G-CSF.

A neutr*openia autoimune da primeira infância/infância*[13] geralmente é encontrada em indivíduos com menos de 2 anos de idade. O grau de neutropenia é variável e podem ocorrer infecções na orofaringe, orelhas, seios da face e trato respiratório superior. A neutropenia pode-se resolver espontaneamente ao longo de muitos meses ou anos, e, tipicamente, não requer tratamento. Antibióticos e G-CSF são administrados durante infecções agudas, e TMP/SMX frequentemente é dado como profilaxia.

A *leucemia linfocitose de células grandes (LGL)*[14] é causada por células T ou NK anormalmente expandidas que se infiltram na medula óssea, baço e fígado, resultando em graus variáveis de pancitopenia e esplenomegalia. A LGL pode ser uma doença oligoclonal ou monoclonal, e em sua forma mais agressiva é considerada uma forma de leucemia. A LGL é geralmente diagnosticada em indivíduos com cerca de 60 anos. A avaliação laboratorial apresenta múltiplas anormalidades: 80% dos indivíduos afetados terão linfocitose $> 2 \times 10^9/L$, 80% com ANC $< 1,5 \times 10^9/L$, 50% com hemoglobina < 11 g/dL, 20% com plaquetas $< 150 \times 10^9/L$. LGL também pode ocorrer com outros distúrbios autoimunes (artrite reumatoide, mais comumente), malignidades nas células mieloides e B ou tumores sólidos. Não é necessário tratamento até que haja infecções recorrentes, neutropenia grave ou anemia sintomática.[15] Corticosteroides, metotrexato, ciclofosfamida e outras terapias imunossupressoras foram usadas com boas taxas de resposta, de um modo geral. Contudo, a doença de LGL monoclonal agressiva deve ser considerada uma forma de leucemia, requerendo quimioterapias específicas apropriadas para o controle da doença.

Neutropenias Congênitas

Neutropenia Congênita Grave (Síndrome de Kostmann e Formas Autossômicas Dominantes)

O Dr. Kostmann descreveu, em 1956, a neutropenia grave associada a infecções bacterianas recorrentes em várias famílias no norte da Suécia. Esta síndrome foi posteriormente observada em outras localidades geográficas. A síndrome de Kostmann é uma forma autossômica recessiva de neutropenia congênita grave que é uma entidade clinicamente rara com uma taxa de incidência de cerca de 1 a 2 por milhão.[16] As mutações na elastase neutrofílica (ELA 2 ou ELANE) são responsáveis por quase metade dos indivíduos com as formas autossômica dominante ou esporádica de neutropenia congênita grave. Foi levantada a hipótese de que mutações em ELA 2 causam transdução de sinal defeituosa e causam morte celular programada (apoptose) a nível dos mielócitos.[17] Estes efeitos podem ser um resultado de mecanismos celulares que detectam mau desdobramento da proteína. Existem outras anormalidades que podem ser adquiridas, o que pode levar à mielodisplasia e/ou à leucemia mieloide aguda: mutação no receptor do G-CSF, mutação no oncogene RAS ou monossomia no cromossomo 7. Uma forma autossômica dominante de neutropenia foi relatada como resultado de mutações heterozigotas no gene GF11 que podem afetar ELA 2.[18] Estudos recentes mostraram que a síndrome de Kostmann também pode ser causada por mutações nos genes HAX1,[19] G6PC3[20] ou outros genes.

Clinicamente, os indivíduos são afetados aos 2 ou 3 meses de idade por bactérias Gram-positivas ou Gram-negativas em um ou mais dos seguintes locais: pele, orelhas, mucosa oral e gastrointestinal, trato respiratório superior ou inferior, trato urinário ou sangue. A contagem sanguínea geralmente revela neutrófilos com menos de $500/\mu L$ ($< 0,5 \times 10^9/L$) com monocitose compensatória e eosinofilia. Biópsias da medula óssea mostram parada da maturação ao nível dos promielócitos-mielócitos e formas em bastão ou neutrófilos maduros ausentes. O tratamento inclui terapia de suporte e antibióticos para infecções agudas. G-CSF entre 3 e 10 μg/kg aumenta a contagem de neutrófilos e reduz a frequência de infecções. Uma minoria dos indivíduos precisará de uma dose superior de 30 μg/kg/dia. G-CSF atualmente não é considerada associada à aquisição de mutações de G-CSF e não é tida como causa da leucemia associada a este distúrbio. No entanto, indivíduos que requerem doses de G-CSF de mais longa duração ou altas doses cumulativas podem ter uma forma mais grave do distúrbio e, portanto, risco mais alto de transformação maligna em leucemia. As toxicidades da administração crônica de G-CSF incluem dor óssea pela expansão da medula, osteopenia ou osteoporose e esplenomegalia. Transplante de medula óssea é uma opção curativa para aqueles com doadores irmãos HLA compatíveis.

Neutropenia Cíclica

A incidência de neutropenia cíclica hereditária não é conhecida,[17,21] nem a etiologia é completamente compreendida, embora as mutações na elastase neutrofílica em 19p13.3 estejam associadas a este distúrbio e tenha sido levantada a hipótese de que causam apoptose neutrofílica e, assim, iniciam o ciclo. Clinicamente, a contagem de neutrófilos oscila previsivelmente entre uma variação muito baixa ou agranulocítica até normal baixa; a duração média do ciclo é 21 dias com duração neutropênica de 3 a 6 dias. A contagem mais baixa de neutrófilos pode ser zero ou até $200/\mu L$ ($0,2 \times 10^9/L$). As contagens de plaquetas, reticulócitos, linfócitos e monócitos também podem apresentar um "contraciclo" entre a variação normal a alta, coincidindo ou não com os ciclos de neutrófilos. Os exames seriados da medula óssea parecerão normais, quando a contagem de neutrófilos for alta, e apresentarão precursores mieloides reduzidos na fase neutropênica. Os indivíduos com neutropenia cíclica podem ser assintomáticos durante períodos de contagem neutrofílica normal e podem ter febre, linfadenopatia, infecções cutâneas leves e/ou úlceras mucosais orais durante períodos de neutropenia. As infecções cutâneas leves e/ou úlceras na boca são tratadas sintomaticamente. G-CSF, a 2 a 3 μg/kf por um ou dois dias, parece melhorar o valor neutrofílico mais baixo, encurtar os ciclos e, assim, reduzir as infecções. GM-CSF não trata, efetivamente, neutropenia cíclica hereditária.

Outros Distúrbios Hereditários Associados à Neutropenia Clinicamente Significativa

Existem inúmeros distúrbios hereditários onde é observada neutropenia clinicamente significativa, mas onde a neutropenia não é considerada a característica mais proeminente da síndrome hereditária. Três exemplos são apresentados. Uma mutação específica responsável pela síndrome de Wiskott-Aldrich está associada à neutropenia.[22] Pacientes com síndrome de WHIM, que é causada por truncagens C-terminais em CXCR4 hereditárias sofrem de neutropenia clinicamente significativa que é responsiva ao tratamento com G-CSF.[23] Um subgrupo de pacientes com deficiência no ligante CD40 (síndrome de hiperIgM ligada ao X) tem neutropenia clinicamente significativa.[24]

Outras Neutropenias

Neutropenia Idiopática

A neutropenia idiopática, ou neutropenia idiopática crônica, afeta cerca de 2 a 4 indivíduos por milhão e pode ser vista tanto em crianças quanto em adultos.[25] Clinicamente, ela se comporta de forma muito semelhante à neutropenia autoimune, exceto pelos anticorpos antineutrófilos não serem detectados e outros estudos não serem diagnósticos. A maioria destes indivíduos tem neutropenia moderada com sintomas leves. As citocinas pró-inflamatórias que promovem a apoptose neutrofílica e mielossupressão dos linfócitos ativados foram propostas como possíveis mecanismos. Existe um pequeno subgrupo de indivíduos que tem neutropenia acentuada, febre recorrente, infecções orofaríngeas (úlceras nas mucosas, gengivite) ou infecções sistêmicas graves. Os tratamentos são, em grande parte, ajustados para o alívio sintomático e os antibióticos indicados com base nos locais de infecção. G-CSF, 1 a 3 µg/kg por dose semanalmente ou em dias alternados, é usada naqueles com síndromes clínicas graves. O desenvolvimento de síndrome mielodisplásica ou leucemias é muito raro. Em geral, os pacientes que aumentam sua contagem neutrofílica com infecção ou com outro estresse têm bom desfecho clinicamente.

Neutropenia Étnica Benigna

Neutropenia étnica benigna (BEN) é uma condição vista, sobretudo, em indivíduos descendentes de africanos, incluindo afro-americanos, judeus iemenitas e certas populações no Caribe e oriente médio. Estudos anteriores mostraram que até 25% dos indivíduos não americanos de descendência africana e cerca de 4% de afro-americanos têm contagem de neutrófilos entre 1 e $1,5 \times 10^9/L$.[26] A causa para esta observação é desconhecida, mas vários investigadores excluíram distúrbio das células-tronco, marginação excessiva e defeito de diferenciação, sugerindo que esta pode ser uma variante com base na população normal. Os mecanismos fisiológicos que controlam o ponto de ajuste normal para os níveis circulantes de neutrófilos são desconhecidos, mas existem evidências acumuladas de que o antígeno Duffy e o receptor de quimiocina (DARC) estão associados àqueles de descendência africana com contagem de leucócitos/neutrófilos mais baixa.[27,28] O receptor da quimiocina CXCR4 para a quimiocina SDF-1 também pode desempenhar um papel na saída dos neutrófilos da medula e, pelo menos teoricamente, diferenças na expressão ou função deste receptor de citocina/citocina pode afetar este ponto de ajuste. Talvez as variantes normais neste ou em outros receptores possam ser responsáveis por estas diferenças na população observadas na contagem média de neutrófilos circulantes. Clinicamente, indivíduos com esta variante de neutropenia de base étnica são assintomáticos, sem infeções orais, cutâneas ou sistêmicas recorrentes. Quando estes indivíduos adquirem infecções virais ou bacterianas típicas, estas infecções não são mais graves e não precisam de períodos mais longos de tratamento. As avaliações laboratoriais mostrarão muitas contagens sanguíneas que são anormais durante muitos anos, e os exames da medula óssea serão normais. Além do tratamento sintomático usual e antibióticos quando necessário (para um adulto saudável normal), não é necessário qualquer tratamento adicional, mas é importante observar esta variação para evitar avaliação médica desnecessária.

Referências

1. Lekstrom-Himes JA, Gallin JI. Immunodeficiency diseases caused by defects in phagocytes. *N Engl J Med.* 2000;343:1703-1714.
2. van de Vijver E, Maddalena A, Sanal O, et al. Hematologically important mutations: leukocyte adhesion deficiency (first update). *Blood Cells Mol Dis.* 2012;48:53-61.
3. Qasim W, Cavazzana-Calvo M, Davies EG, et al. Allogeneic hematopoietic stem-cell transplantation for leukocyte adhesion deficiency. *Pediatrics.* 2009;123:836-840.
4. Lanza F. Clinical manifestation of myeloperoxidase deficiency. *J Mol Med.* 1998;76:676-681.
5. Malech HL, Hickstein DD. Genetics, biology and clinical management of myeloid cell primary immune deficiencies: chronic granulomatous disease and leukocyte adhesion deficiency. *Curr Opin Hematol.* 2007;14:29-36.
6. Kang EM, Marciano BE, DeRavin S, et al. Chronic granulomatous disease: overview and hematopoietic stem cell transplantation. *J Allergy Clin Immunol.* 2011;127:1319-1326.
7. Kang EM, Malech HL. Gene therapy for chronic granulomatous disease. *Methods Enzymol.* 2012;507:125-154.
8. Kaplan J, De Domenico I, Ward DM. Chediak-Higashi syndrome. *Curr Opin Hematol.* 2008;15:22-29.
9. Gombart AF, Koeffler HP. Neutrophil specific granule deficiency and mutations in the gene encoding transcription factor C/EBP(epsilon). *Curr Opin Hematol.* 2002;9:36-42.

10. Andersohn F, Konzen C, Garbe E. Systematic review: agranulocytosis induced by nonchemotherapy drugs. *Ann Intern Med.* 2007;146:657-665.
11. Palmblad JE, von dem Borne AE. Idiopathic, immune, infectious, and idiosyncratic neutropenias. *Semin Hematol.* 2002;39:113-120.
12. Audrain M, Martin J, Fromont P, et al. Autoimmune neutropenia in children: analysis of 116 cases. *Pediatr Allergy Immunol.* 2011;22:494-496.
13. Bareau B, Rey J, Hamidou M, et al. Analysis of a French cohort of patients with large granular lymphocyte leukemia: a report on 229 cases. *Haematologica.* 2010;95:1534-1541.
14. Lamy T, Loughran TP Jr. How I treat LGL leukemia. *Blood.* 2011;117:2764-2774.
15. Welte K, Zeidler C, Dale DC. Severe congenital neutropenia. *Semin Hematol.* 2006;43:189-195.
16. Horwitz MS, Duan Z, Korkmaz B, et al. Neutrophil elastase in cyclic and severe congenital neutropenia. *Blood.* 2007;109:1817-1824.
17. Person RE, Li FQ, Duan Z, et al. Mutations in proto-oncogene GFI1 cause human neutropenia and target ELA2. *Nat Genet.* 2003;34:308-312.
18. Klein C, Grudzien M, Appaswamy G, et al. HAX1 deficiency causes autosomal recessive severe congenital neutropenia (Kostmann disease). *Nat Genet.* 2007;39:86-92.
19. Boztug K, Rosenberg PS, Dorda M, et al. Extended spectrum of human glucose-6-phosphatase catalytic subunit 3 deficiency: novel genotypes and phenotypic variability in severe congenital neutropenia. *J Pediatr.* 2012;160(4):679-683.
20. Dale DC, Welte K. Cyclic and chronic neutropenia. *Cancer Treat Res.* 2011;157:97-108.
21. Devriendt K, Kim AS, Mathijs G, et al. Constitutively activating mutation in WASP causes X-linked severe congenital neutropenia. *Nat Genet.* 2001;27:313-317.
22. Hernandez PA, Gorlin RJ, Lukens JN, et al. Mutations in the chemokine receptor gene CXCR4 are associated with WHIM syndrome, a combined immunodeficiency disease. *Nat Genet.* 2003;34:70-74.
23. Winkelstein JA, Marino MC, Ochs H, et al. The X-linked hyper-IgM syndrome: clinical and immunologic features of 79 patients. *Medicine (Baltimore).* 2003;82:373-384.
24. Palmblad J, Papadaki HA. Chronic idiopathic neutropenias and severe congenital neutropenia. *Curr Opin Hematol.* 2008;15:8-14.
25. Hsieh MM, Everhart JE, Byrd-Holt DD, et al. Prevalence of neutropenia in the U.S. population: age, sex, smoking status, and ethnic differences. *Ann Intern Med.* 2007;146:486-492.
26. Nalls MA, Couper DJ, Tanaka T, et al. Multiple loci are associated with white blood cell phenotypes. *PLoS Genet.* 2011;7:e1002113.
27. Reiner AP, Lettre G, Nalls MA, et al. Genome-wide association study of white blood cell count in 16,388 African Americans: the continental origins and genetic epidemiology network (COGENT). *PLoS Genet.* 2011;7:e1002108.
28. Klempner MS, Malech HL. Phagocytes: normal and abnormal neutrophil host defenses. In: Gorbach SL, Bartlett JG, Blacklow NR, eds. *Infections Diseases.* 3rd ed. Philadelphia, PA: Lippincott Williams & Wilkins; 2004:24.

10

Doenças Hematológicas na Infância

Hema Dave ▪ Alan S. Wayne

Apesar de alguma sobreposição com os distúrbios encontrados em adultos, muitas doenças hematológicas congênitas e adquiridas se manifestam, primariamente, na infância. Além disso, a hematologia pediátrica é distinguida por diferenças desenvolvimentais na fisiologia normal e nos parâmetros sanguíneos.[1] O propósito deste capítulo é destacar as caraterísticas peculiares na avaliação, diagnóstico e tratamento de condições hematológicas pediátricas comuns. O leitor é remetido a outros capítulos nesta edição para detalhes adicionais do manejo de distúrbios específicos.

▪ ANEMIA

Os valores normais das hemácias (RBC) variam com a idade e são afetados por fatores como raça, sexo e altitude (Quadro 10.1). A contagem de hemácias é mais elevada ao nascimento e vai diminuindo gradualmente até um nadir fisiológico aos 2 a 4 meses (antes disso para bebês prematuros), em cujo ponto a eritropoese é estimulada. Anemia é definida como uma redução global na massa de células vermelhas ou na concentração de hemoglobina (Hb), dois desvios padrão abaixo do valor normal médio para a população específica.

A anemia pediátrica é comumente classificada de acordo com o tamanho das RBC (Quadro 10.2). As anemias microcíticas correspondem à maioria dos casos de anemia no início da infância (Quadro 10.3). As recomendações atuais da Academia Americana de Pediatria incluem o rastreio para anemia testando Hb a transferrina sérica entre 9 e 12 meses de idade com rastreio adicional entre as idades de 1 e 5 anos para pacientes em risco e adolescentes do sexo feminino pós-puberdade (Quadro 10.4).[2-5]

A avaliação diagnóstica inicial de uma criança com anemia deve consistir de uma história detalhada e exame físico e os seguintes testes laboratoriais mínimos: hemograma completo (CBC), contagem de reticulócitos e exame do esfregaço de sangue periférico. A consideração da base fisiológica para anemia pode ser útil para orientar uma investigação adicional (Quadro 10.5).

Anemias Microcíticas

Deficiência de ferro é a causa mais comum de anemia durante a infância e pode resultar de uma combinação de baixas reservas ao nascimento, altas exigências em razão do crescimento e expansão do volume sanguíneo, nutrição inadequada e pouca biodisponibilidade de ferro na dieta. A deficiência de ferro causada por perda sanguínea é, geralmente, resultado de irritação no trato gastrointestinal e hemorragia oculta associados à introdução de leite de vaca antes do primeiro ano de vida ou menstruação durante a adolescência. Na história, outros fatores de risco para deficiência de ferro podem incluir prematuridade, amamentação limitada ou prolongada, fórmulas não fortificadas com ferro ou ingestão excessiva de leite integral (geralmente mais de 1/4 por dia). A deficiência precoce de ferro pode resultar somente em um nível baixo de ferritina. A queda nas reservas de ferro leva à redução no ferro sérico e saturação de transferrina e um aumento na capacidade total de ligação do ferro (TIBC) e protoporfirina eritrocitária livre (FEP). Com franca deficiência, existe hipocromia, microcitose e anisocitose no esfregaço de sangue. A contagem de plaquetas também pode ser aumentada. Uma resposta a um ensaio de ferro elementar (3 mg/kg/dia) é frequentemente útil na diferenciação entre deficiência de ferro e traço talassêmico: um aumento na Hb de mais de 1 g/dL com 1 mês e pico de reticulócitos com 10 a 14

Quadro 10.1 Padrões Hematológicos Normais em Crianças

Idade	Hemoglobina (g/dL) Média	-2 SD	Hematócrito (%) Média	-2 SD	MCV (fL) Média	-2 SD	Neutrófilos ($10^3/\mu L$) Média	Variação
Nascimento	16,5	13,5	51	42	108	98	11	6-26
1 mês	14	10	43	31	104	85	3,8	1-9
3-6 meses	11,5	9,5	35	29	91	74	3,8	1-8,5
0,5-2 anos	12	10,5	36	33	78	70	3,5	1,5-8,5
2-6 anos	12,5	11,5	37	34	81	75	4,3	1,5-8
6-12 anos	13,5	11,5	40	35	86	77	4,4	1,8-8
12-18 anos								
Mulheres	14	12	41	36	90	78	4,4	1,8-8
Homens	14,5	13	43	37	88	78	4,4	1,8-8

Modificado de Dallman PR, Shannon K. Developmental changes in red blood cell production and function. In: Rudolf A (ed): Pediatrics. 20th ed. New York, Appleton-Lange, 1995, Chpt 17, p. 1170.
MCV, volume corpuscular médio; SD, desvio padrão.

Quadro 10.2 Classificação de Anemia na Infância

Microcítica	Normocítica	Macrocítica
• Deficiência de ferro • Envenenamento por chumbo • Síndromes talassêmicas • Anemias sideroblásticas • Inflamação crônica • Hipoproteinemia	• Inflamação crônica, infecção, supressão da medula óssea ou infiltração • Anemias hemolíticas congênitas • Anemia hemolítica adquirida (auto ou aloimune, microangiopática) • Perda sanguínea aguda ou subaguda • Sequestro esplênico/hiperesplenismo • Eritroblastopenia transitória da infância (TEC)	• Reticulocitose • Deficiência de vitamina B12, folato • Aplasia pura de células vermelhas congênita (Diamond-Blackfan) • Disfunção da medula óssea (anemia aplástica, Fanconi) • Doença hepática • Hipotireoidismo • Relacionada com droga • Recém-nascido normal

Quadro 10.3 Avaliação de Anemia Microcítica

	Deficiência de Ferro	Traço Talassêmico	Talassemia Maior	Toxicidade do Chumbo	Doença Crônica
RDW	↑	NL	↑↑	NL	NL
MCV	↓	↓	↓	↓	↓
RBC#	↓	NL	↓	↓	↓
FEP	↑	NL	NL	↑↑	↑
Ferro	↓	NL	↑	NL	↓
Transferrina (TIBC)	NL↑	NL	NL↑	NL	NL↓
% TIBC Saturação	↓	NL	↑	NL	↓
Ferritina	↓	NL	↑	NL	NL↑
Hgb A_2	↓	β > 3,5% α < 3,5%	β > 3,5% α < 3,5%	NL	NL

FEP, protoporfirina eritrocitária livre; Hgb, hemoglobina; MCV, volume corpuscular médio; NL, normal; RBC, hemácias; RDW, amplitude de distribuição dos eritrócitos; TIBC, capacidade total de ligação do ferro.

Quadro 10.4 Recomendações para Rastreio de Anemia
Recomendações da Academia Americana de Pediatria (AAP)[4]
Opção 1: Rastreio universal (comunidades com populações de alto risco) 9-12 meses, 15-18 meses Adolescentes: homens no pico do crescimento, mulheres em exames de rotina
Opção 2: Rastreio seletivo (comunidades com populações de baixo risco) Rastrear pacientes de alto risco aos 9-12 meses, 15-18 meses, anualmente até 5 anos Adolescentes: homens no pico do crescimento, mulheres em exames de rotina
Centro para Controle de Doenças (CDC)[5]
Populações em alto risco: 9-12 meses, 15-18 meses, anualmente até 5 anos
Adolescentes do sexo feminino a cada 5-10 anos/anualmente se fatores de risco
Adolescentes do sexo masculino no pico do crescimento

dias é diagnóstico. Deve ser feita suplementação de ferro (3 mg/dia para anemia leve, 6 mg/kg/dia para anemia moderada a grave) durante 3 a 6 meses.[2-6] A razão mais comum para uma ausência de resposta à terapia com ferro por via oral é a falta de adesão. Se a anemia persistir, outras causas de anemia microcítica devem ser consideradas (Quadro 10.2).

A toxicidade pelo chumbo frequentemente coexiste com deficiência de ferro em populações em risco e pode inibir ainda mais a absorção gastrointestinal do ferro. Deve-se suspeitar de envenenamento por chumbo se houver história de pica ou exposição à tinta à base de chumbo, particularmente em crianças com retardo no desenvolvimento ou autismo, pois estas podem ser condições comórbidas. Podem ser encontrados uma FEP elevada e pontilhado basofílico no esfregaço periférico. A terapia deve incluir tratamento oral com succimer ou, em casos graves, tratamento parenteral com dimercaprol (BAL) ou ácido etilenodianimo tetra-acético cálcio-sódio (EDTA).[7] As recomendações do Centro para Controle de Doenças (CDC) para o manejo de crianças com níveis elevados de chumbo podem ser encontradas no Quadro 10.6.

As síndromes talassêmicas são causas comuns de anemia microcítica na infância. Elas são classificadas em talassemias α e β com base na cadeia de globinas afetada. As talassemias-α se apresentam *in utero* ou ao nascimento, enquanto as talassemias-β não são evidentes até os 6 meses de idade, quando a síntese da globina-β se torna predominante. O traço talassêmico é frequentemente confundido com deficiência de ferro.[8] Em contraste com a deficiência de ferro, o traço talassêmico-β é associado a uma amplitude de distribuição dos eritrócitos (RDW) normal, pontilhado basofílico e hemácias em alvo no esfregaço de sangue, e uma Hb A2 elevada na eletroforese. O traço talassêmico-α está associado à eletroforese de Hg normal fora do período de recém-nascido, embora Hb de Bart (γ_4) esteja presente em amostras de rastreio no recém-nascido. Na avaliação de talassemias, a herança étnica frequente-

Quadro 10.5 Características da Anemia com Base na Fisiopatologia

Produção Reduzida	Destruição Aumentada	Perda de Sangue	Fisiopatologia Mista
• ↓ Reticulócitos • +/− ↓ WBC, plaquetas • Hipoplasia eritroide na medula	• ↑ Reticulócitos • ↑ Bilirrubina indireta, LDH • ↓ Haptoglobina • Hemoglobinúria • Morfologia anormal no esfregaço • Pode ter esplenomegalia	• Perda de sangue aguda ou subaguda pode ser oculta) • ↑ Reticulócitos • Deficiência de ferro em desenvolvimento	• ↓ Reticulócitos no contexto de aumento de destruição (como em crise aplástica associada a parvovírus B19 na anemia falciforme ou outra anemia hemolítica congênita)

WBC, células brancas do sangue; LDH, lactato desidrogenase.

Quadro 10.6 Resumo das Recomendações para Crianças com Níveis Elevados de Chumbo no Sangue Venoso

	Nível de Chumbo no Sangue (µg/dL)			
10-14	15-19	20-44	45-69	> 70
Educação sobre chumbo – Dietética – Ambiental	Educação sobre chumbo – Dietética – Ambiental	Educação sobre chumbo – Dietética – Ambiental	Educação sobre chumbo – Dietética – Ambiental	Hospitalizar e começar terapia de quelação
Monitoramento de chumbo no sangue (3 meses) durante acompanhamento	Monitoramento de chumbo no sangue (1-3 meses)	Monitoramento de chumbo no sangue (1-3 meses, se nível 20-24; 2-4 semanas, se nível 25-44)	Monitoramento de chumbo no sangue (assim que possível)	Prosseguir de acordo com ações para 45-69 µg/dL
	Proceder de acordo com as ações para 20-44 µg/dL se: – nível sanguíneo durante o seguimento estiver nesta faixa pelo menos 3 meses após teste venoso inicial ou – nível sanguíneo aumenta	História completa e exame físico	História completa e exame físico	
		Trabalho laboratorial: – Hemoglobina ou hematócrito – Status do chumbo	Trabalho laboratorial: – Hemoglobina ou hematócrito – Status do chumbo – Porfirina eritrocitária livre ou protoporfirina zinco	
		Investigação ambiental	Investigação ambiental	
		Redução do risco de chumbo	Redução do risco de chumbo	
		Monitoramento do desenvolvimento neurológico	Monitoramento do desenvolvimento neurológico	
		Radiografia abdominal (se suspeita de ingestão de partículas de chumbo) com descontaminação intestinal, se indicado	Radiografia abdominal com descontaminação intestinal (se indicado)	
			Terapia de quelação	

Modificado de National Center for Environmetal Health, Center for Disease Control and Prevention. Managing elevated blood lead levels among young children: recommendations from the Advisory Committee on Childhood Lead Poisoning Prevention. Atlanta (GA). 2002. Disponível em http://www.cdc.gov/nceh/lead/casemanagement/casemanage_chap3.htm#Table%203.1. Acessado 13 de janeiro de 2012.

mente é sugestiva e deve estar presente microcitose em pelo menos um dos pais. O traço talassêmico (talassemia-α heterozigótica com deleção do gene β-1 e 2) não requer terapia. Em contraste, na talassemia maior, a transfusão agressiva de concentrado de RBC concentradas deve ser iniciada cedo na vida para eliminar o impulso eritropoético aumentado e permitir o crescimento linear normal. Foi usada transfusão *in utero* para prevenir hidropsia fetal na talassemia-α com deleção do gene 4 (doença da hemoglobina de Bart), o que é, de outra forma, fatal. Deve ser dada a devida atenção à sobrecarga de ferro e terapia de quelação em crianças dependentes de transfusão para prevenir dano terminal ao órgão na vida posterior. Como uma alternativa à transfusão ao longo da vida e terapia de quelação, o transplante alógeno de células-tronco (SCT) hematopoiéticas é uma abordagem curativa para crianças com talassemia maior que têm doadores irmãos HLA compatíveis. O diagnóstico pré-natal de talassemia pode ser feito com 10 semanas de gestação usando amostra de vilo coriônico.[9]

Anemias Normocíticas

Anemia é uma manifestação comum de inúmeras condições sistêmicas em pediatria. A anemia de inflamação aguda e doença crônica é frequentemente leve e geralmente normocítica, embora o volume celular médio (MCV) seja, ocasionalmente, baixo. A transferrina frequentemente está diminuída (Quadro 10.3). O tratamento é direcionado para a condição primária. Infecção viral é a causa mais comum de supressão medular transitória em crianças e pode resultar em anemia e leucopenia. A característica da supressão viral é a falha no aumento de reticulócitos em face da anemia. Geralmente, é necessária apenas a observação atenta porque a supressão da medula óssea é autolimitada.

Eritroblastopenia transitória da infância (TEC) é uma aplasia pura de células vermelhas adquirida que também pode-se seguir à doença viral em crianças previamente saudáveis.[10] A idade mediana para apresentação é 2 anos, em contraste com a aplasia pura de células vermelhas congênita, que comumente se apresenta na primeira infância. São encontradas reticulocitopenia e, ocasionalmente, leucopenia e trombocitopenia. A maioria das crianças com TEC se recupera em 1 a 2 meses. Somente observação é geralmente suficiente, embora possa ser necessária terapia com transfusão de curto prazo para comprometimento cardiovascular associado à anemia grave.

Hemólise, em geral, resulta em anemia normocítica. Existe um grande número de condições hemolíticas congênitas e adquiridas, incluindo distúrbios da membrana, hemoglobinopatias, defeitos metabólicos, enzimopatias e hemólise imunomediada. A hemólise imunomediada, seja ela isoimune ou aloimune, pode-se apresentar em recém-nascidos; a anemia hemolítica autoimune é vista em crianças mais velhas. Hemoglobinopatias como anemia falciforme, deficiências enzimáticas como a deficiência de glicose-6-fosfato desidrogenase e distúrbios da membrana como esferocitose hereditária (HS) devem ser consideradas no diagnóstico diferencial de hemólise. A hemólise microangiopática pode ser vista na síndrome hemolítico-urêmica (HUS) e coagulação intravascular disseminada (DIC). As características laboratoriais consistentes com hemólise incluem reticulocitose, lactato desidrogenase elevada (LDH), hiperbilirrubinemia indireta, haptoglobina sérica reduzida e, em casos graves, hemoglobinúria. Um teste de Coombs direto indica hemólise imunomediada. O exame do esfregaço periférico pode revelar morfologia característica das células vermelhas. Trombocitopenia e insuficiência renal são características adicionais de HUS. O tratamento da hemólise deve ser direcionado para a causa subjacente, com as transfusões reservadas para anemia grave comprometimento cardiovascular. A hemólise imune frequentemente requer corticosteroides e/ou outras medicações imunossupressivas.

O diagnóstico de anemia falciforme geralmente é feito durante o rastreio de rotina no recém-nascido por eletroforese de Hb. As crianças diagnosticadas com anemia falciforme devem ser atendidas por profissionais com *expertise* específica no manejo e prevenção das suas complicações.[11,12] É fortemente recomendada consulta com um hematologista pediátrico. Uma apresentação inicial da crise de anemia falciforme em pacientes pediátricos é a dactilite, pela crise vasoclusiva das mãos e pés. As crianças devem receber vacina contra gripe, anualmente, começando aos 6 meses de idade, doses de vacina pneumocócica conjugada 7-valente no primeiro ano de vida, e vacina pneumocócica de polissacarídeo 23-valente e vacina meningocócica aos 2 anos. A profilaxia com penicilina deve começar ao diagnóstico e continuar até os cinco anos de idade e a conclusão das doses de vacinas pneumocócicas. É importante assinalar que o risco de sepse pneumocócica é por toda a vida e os indivíduos com anemia falciforme necessitam de atenção médica imediata para febre ou sinais de infecção. Em razão do risco de acidente cerebrovascular e à dificuldade do diagnóstico clínico na população pediátrica, crianças devem-se submeter a Doppler transcraniano (TCD) anual, começando aos 2 anos de idade.[11] Transfusões de sangue crônicas podem prevenir derrame em crianças com TCD anormal (velocidades ≥ 200 cm/s).[11,13,14] Hidroxiureia aumenta a Hb fetal e reduz crises de dor vasoclusiva, síndrome torácica aguda e a necessidade de transfusão.[15] Recomenda-se ecocardiograma anual para detectar hipertensão pulmonar, iniciando aos 15 anos, e exame ocular anual aos 10 anos para avaliar a possibilidade de retinopatia.[12]

Anemias Macrocíticas

A deficiência de vitamina B12 causa alterações megaloblásticas na medula óssea.[16] Em bebês, a deficiência de B12 pode ser resultado da depleção materna e reservas reduzidas ao nascimento. Em crianças mais velhas e adolescentes, as etiologias incluem anemia perniciosa, má absorção, deficiência alimentar e erros congênitos do metabolismo. Deficiência grave não reconhecida no início da vida pode causar retardo no desenvolvimento e até mesmo danos neurológicos permanentes. Os sintomas em crianças mais velhas podem incluir anorexia, perda de peso, diarreia, constipação, fraqueza, glossite, neuropatia periférica, ataxia e demência. A anemia é comumente acompanhada por neutropenia, neutrófilos hipersegmentados e trombocitopenia. Um baixo nível sérico de B12 e uma resposta à terapia de reposição são confirmatórios.

A deficiência de folato também resulta em uma medula óssea megaloblástica.[16] O recém-nascido tem demandas aumentadas por folato. Os fatores de risco para deficiência precoce incluem prematuridade, baixos níveis no leite materno e uma predominância de ingestão de leite de cabra. Em crianças mais velhas, a deficiência de folato é geralmente resultado de desnutrição, embora também possa ser causada por certas medicações, hemólise crônica, má absorção e erros congênitos de metabolismo. Os níveis séricos de folato e nos eritrócitos serão baixos, e a anemia deve responder a pequenas doses de reposição de ácido fólico.

Anemia de Diamond-Blackfan (DBA) ou aplasia eritroide pura adquirida é, geralmente, observada logo após o nascimento ou durante o primeiro ano de vida. A principal entidade concorrente no diagnóstico diferencial é TEC, mas TEC se apresenta mais comumente após o primeiro ano de vida. Vinte e cinco por cento dos pacientes com DBA têm anomalias associadas, como baixa estatura e/ou anormalidades da cabeça, face e membros superiores. As características laboratoriais incluem reticulocitopenia, MCV alto (com frequência apenas levemente elevado), Hb F aumentada, atividade elevada de adenosina desaminase, contagem de leucócitos (WBC) normal ou reduzida e contagem de plaquetas normal ou aumentada. Foram encontradas mutações nos genes que codificam proteínas ribossômicas em cerca de 50% dos pacientes[17] e grandes deleções ou alterações nas regiões regulatórias provavelmente justificam o restante. A medula óssea apresenta hipoplasia eritroide. Ao ser considerado o diagnóstico diferencial, um CBC normal no passado apoia TEC, e um estudo da quebra cromossômica anormal confirma anemia de Fanconi (FA). A maioria das crianças com DBA responde a corticosteroides. A prednisona é iniciada com uma dosagem de 2 mg/kg/dia com uma resposta geralmente vista dentro de 1 mês. Depois que a Hb atingiu um nível satisfatório, os esteroides devem ser reduzidos até a dose mais baixa possível (idealmente em uma programação com dias alternados). Embora tenham ocorrido remissões espontâneas, a dependência de corticosteroide é a regra e transfusão crônica e terapia de quelação devem ser consideradas para aqueles com toxicidade associada. O SCT alogênico pode ser curativo.[18]

FA pode, frequentemente, ser diferenciada de anemia aplástica adquirida através de características como crescimento prejudicado e/ou anomalias dos polegares, rádios, rins, cabeça, olhos, orelhas, pele e/ou sistema geniturinário. A herança é autossômica recessiva e a história familiar pode ser positiva para disfunção medular e leucemia. Existe um risco de 10 a 35% de desenvolvimento de leucemia ou síndrome mielodisplásica.[19] Embora a idade média do diagnóstico seja entre 8 e 9 anos, os primeiros sinais hematológicos de FA podem-se desenvolver na primeira infância e, frequentemente, incluem macrocitose, Hb F elevada e/ou citopenia(s) leve(s). Pancitopenia grave geralmente se desenvolve em uma fase da vida posterior. O diferencial inclui outras síndromes de disfunção medular familiares ou adquiridas. A análise da quebra cromossômica anormal ou genotipagem de FA confirma o diagnóstico. A anemia frequentemente é responsiva à terapia androgênica. Somente SCT é curativo para as manifestações hematológicas de FA, porém um condicionamento pré-transplante modificado é essencial para evitar toxicidade grave causada por quimioterapia e sensibilidade à radiação.

■ SANGRAMENTO

Muitos distúrbios de hemostasia congênitos e adquiridos, incluindo anormalidades nas plaquetas, se apresentam na primeira infância e infância. Os distúrbios hemorrágicos na primeira infância podem-se manifestar como sangramento no umbigo, no local da circuncisão, céfalo-hematomas incomumente grandes e hemorragias intracranianas mais sérias, porém, felizmente, raras. As variações normais para ensaios de coagulação dependem da idade e diferem grandemente do período neonatal até a primeira e segunda infâncias (Quadro 10.7). A maioria das proteínas de coagulação aumenta em paralelo com a idade gestacional. Como os níveis fisiológicos de muitos fatores de coagulação são baixos ao nascimento, frequentemente é difícil diagnosticar distúrbios de hemostasia em recém-nascidos.

Deficiências Adquiridas de Fatores

A doença hemorrágica do recém-nascido (HDN) é uma complicação dos níveis fisiologicamente baixos de fatores dependentes de vitamina K no recém-nascido.[20] A HDN clássica se apresenta nos dias 2 a 7 de vida em bebês a termo saudáveis em outros aspectos e ocorre em 1/10.000 nascimentos vivos sem profilaxia com vitamina K. Os fatores de risco incluem fraca transferência placentária de vitamina K, níveis marginais no leite materno, ingestão inadequada de leite e o intestino estéril do recém-nascido. Embora raramente necessário, o diagnóstico pode ser confirmado por testes de rastreio da coagulação e níveis de fatores dependentes de vitamina K. A determinação de formas decarboxiladas de fatores dependentes de vitamina K ou induzidos por proteína por antagonistas da vitamina K também pode ser útil. A HDN deve ser prevenida em todos os recém-nascidos através da administração profilática de vitamina K ao nascimento com uma dose única de 0,5 a 1 mg por via intramuscular (via preferida) ou uma dose oral de 2 a 4 mg, seguida pela suplementação continuada em bebês que estão sendo amamentados.

A deficiência de vitamina K também pode ser vista em crianças com doença hepática, com uso crônico de antibióticos e em razão da ingestão inadequada ou distúrbios que interferem na absorção da vitamina K, como diarreia crônica, fibrose cística ou outras síndromes de má absorção. A terapia deve incluir a administração de vitamina K, além de medidas direcionadas à doença subjacente.

A DIC pode ser diferenciada de deficiência de vitamina K e doença hepática por ensaio dos níveis do fator de coagulação. DIC reduz todos os fatores de coagulação em decorrência do consumo. Em contraste, o fator VIII, a única proteína de coagulação não sintetizada unicamente no fígado, é normal ou elevado em doença hepática. A terapia deve ser direcionada à causa subjacente, embora as medidas de suporte possam incluir o tratamento com plasma fresco congelado (FFP).

Deficiências Hereditárias de Fator

As hemofilias A e B frequentemente se apresentam no início da infância. Os recém-nascidos com hemofilia podem sangrar com circuncisão e, raramente, podem sofrer de hemorragia intracraniana após o parto. Na ausência de uma história familiar, o diagnóstico de hemofilia é mais frequentemente feito quando uma criança com deficiência de fator moderada a grave começa a engatinhar ou andar. Os sintomas comuns incluem hematomas, hemartrose nas articulações que suportam o peso e hemorragia intramuscular profunda. Sangramento no sistema nervoso central (CNS) é a causa comum de mortalidade precoce. As evidências laboratoriais de hemofilia incluem um tempo de tromboplastina parcial (PTT) prolongado, que se corrige em testes de misturas. Um nível anormalmente baixo do fator VIII ou IX confirma o diagnóstico. Deve-se tomar cuidado ao avaliar e tratar hemartroses agressivamente em crianças para prevenir o desenvolvimento posterior de artropatia crônica. O tratamento de hemofilia em crianças é semelhante ao dos adultos e inclui reposição do fator dosado de acordo com o local, tipo e gravidade da hemorragia.[21] A disponibilidade de concentrados de fatores recombinantes aumentou a segurança e viabilidade da profilaxia em crianças com episódios hemorrágicos frequentes. Para determinação da dose dos concentrados de fatores, os níveis do fator VIII irão tipicamente

Quadro 10.7 Valores Normais de Coagulação Específicos para a Idade

Teste de Coagulação	30-36 Semanas de Gestação ao Nascimento	Bebê a Termo ao Nascimento	1-5 Anos	6-10 Anos	11-16 Anos	Adulto
PT (s)	13 (10,6-16,2)	13 (10,14-15,9)	11 (10,6-11,4)	11,1 (10,1-12,1)	11,2 (10,2-12)	12 (11-14)
aPTT (s)	53,6 (27,5-79,4)	42,9 (31,3-54,5)	30 (24-36)	31 (26-36)	32 (26-37)	33 (27-40)
Fibrinogênio (g/L)	2,43 (1,5-3,73)	2,83 (1,67-3,99)	2,76 (1,7-4,05)	2,79 (1,57-4)	3 (1,54-4,48)	2,78 (1,56-4)
II (U/mL)	0,45 (0,2-0,77)	0,48 (0,26-0,7)	0,94 (0,71-1,16)	0,88 (0,67-1,07)	0,83 (0,61-1,04)	1,08 (0,7-1,46)
V (U/mL)	0,88 (0,41-1,44)	0,72 (0,36-1,08)	1,03 (0,79-1,27)	0,9 (0,63-1,16)	0,77 (0,55-0,99)	1,06 (0,62-1,5)
VII (U/mL)	0,67 (0,21-1,13)	0,66 (0,28-1,04)	0,82 (0,55-1,16)	0,85 (0,52-1,2)	0,83 (0,58-1,15)	1,05 (0,67-1,43)
VIII (U/mL)	1,11 (0,5-2,13)	1,0 (0,22-1,78)	0,9 (0,59-1,42)	0,95 (0,58-1,32)	0,92 (0,53-1,31)	0,99 (0,5-1,49)
IX (U/mL)	0,35 (0,19-0,65)	0,53 (0,15-0,91)	0,73 (0,47-1,04)	0,75 (0,63-0,89)	0,82 (0,59-1,22)	1,09 (0,55-1,63)
X (U/mL)	0,41 (0,11-0,71)	0,4 (0,12-0,68)	0,88 (0,58-1,16)	0,75 (0,55-1,01)	0,79 (0,5-1,17)	1,06 (0,7-1,52)
XI (U/mL)	0,3 (0,08-0,52)	0,38 (0,1-0,66)	0,97 (0,56-1,5)	0,86 (0,52-1,2)	0,74 (0,5-0,97)	0,97 (0,67-1,27)
XII (U/mL)	0,38 (0,1-0,66)	0,53 (0,13-0,93)	0,93 (0,64-1,29)	0,92 (0,6-1,4)	0,81 (0,34-1,37)	1,08 (0,52-1,64)
XIIIa (U/mL)	0,7 (0,32-1,08)	0,79 (0,27-1,31)	1,08 (0,72-1,43)	1,09 (0,65-1,51)	0,99 (0,57-1,4)	1,05 (0,55-1,55)
vWF (U/mL)	1,36 (0,78-2,1)	1,53 (0,19-2,87)	0,82 (0,6-1,2)	0,95 (0,44-1,44)	1 (0,46-1,53)	0,92 (0,5-1,58)
ATIII (U/mL)	0,38 (0,14-0,62)	0,63 (0,39-0,87)	1,11 (0,82-1,39)	1,11 (0,9-1,31)	1,05 (0,77-1,32)	1,0 (0,74-1,26)
Proteína C (U/mL)	0,28 (0,12-0,44)	0,35 (0,17-0,53)	0,66 (0,4-0,92)	0,69 (0,45-0,93)	0,83 (0,55-1,11)	0,96 (0,64-1,28)
Proteína S, Total (U/mL)	0,26 (0,14-0,38)	0,36 (0,12-0,6)	0,86 (0,54-1,18)	0,78 (0,41-1,14)	0,72 (0,52-0,92)	0,81 (0,6-1,13)
Proteína S, Livre (U/mL)	N/A	N/A	0,45 (0,21-0,69)	0,42 (0,22-0,62)	0,38 (0,26-0,55)	0,45 (0,27-0,61)

Os valores expressos em unidades por milímetro são comparados com plasma de um grupo de doadores (*pool*), que contém 1,0 U/mL. No entanto o plasma contém 0,4 U/mL de proteína S livre.

Dados de Andrew M, Vegh P, Johnston M et al. Maturation of the hemostatic system in childhood. *Blood.* 1992;80:1998-2005; Andrew M, Paes B, Milner R et al. Development of the coagulation system in the healthy premature infant. *Blood.* 1988;72:1651-1657; and Andrew M, Paes B, Milner R et al. The development of the human coagulation system in the fullterm infant. *Blood.* 1987;70:165-170.

aumentar em aproximadamente 2% para cada 1 unidade/kg administrada e os níveis do fator IX em cerca de 1% para cada 1 unidade/kg administrada. Em pacientes com hemofilia A leve, a desmopressina é, frequentemente, efetiva para o manejo a curto prazo de sangramento leve. Como em adultos, deve ser realizado o rastreio de rotina para inibidores.

A doença de von Willebrand (vWD) geralmente se apresenta com hemorragia menos grave, primariamente mucocutânea, quando comparada à hemofilia. Como hematomas e epistase recorrentes são relativamente comuns em crianças, a história deve ser direcionada à presença de hemorragia prolongada, incomum ou grave. Uma história familiar detalhada pode revelar sintomas semelhantes nos pais ou irmãos. O diagnóstico é confirmado por ensaios anormais para o fator VIII, antígeno e atividade do fator de von Willebrand (vWF) e análise do multímero. O Fator VIII e vWF são reagentes da fase aguda e, em crianças, níveis falsamente elevados causados por doenças no intervalo podem obscurecer o diagnóstico. Assim sendo, deve ser considerada a repetição dos testes se houver suspeita de vWD como diagnóstico. A terapia é como em adultos.[22]

Distúrbios Plaquetários

A trombocitopenia aloimune neonatal (NAIT) resulta da transferência placentária de aloanticorpos maternos contra antígenos herdados do pai (mais comumente HPA-1a) nas plaquetas fetais. Os recém-nascidos apresentam trombocitopenia transitória e isolada, porém acentuada, que deve ser distinguida de outras causas, incluindo púrpura trombocitopênica imune materna (ITP), infecção grave, DIC, hiperesplenismo e síndrome de Kasabach-Merritt. Aproximadamente 15% dos recém-nascidos afetados experimentam hemorragia intracraniana, seja *in utero* ou no período pós-natal imediato. Ao contrário da doença de Rh do recém-nascido, não é necessária sensibilização prévia, e, assim, a NAIT pode ocorrer com a primeira gravidez. Uma contagem de plaquetas normal na mãe ajuda a diferenciar NAIT de ITP materna. A imunofenotipagem das plaquetas maternas e paternas é útil para confirmar o diagnóstico. O tratamento de escolha em NAIT grave é a transfusão de plaquetas maternas. Quando elas não estão prontamente disponíveis, as plaquetas obtidas de um doador conhecido HPA-1a-negativo ou de doadores aleatórios podem ser usadas para sangramento ativo. Imunoglobulina intravenosa (IVIG) ou corticosteroides também podem ser usados como uma medida temporária nos períodos pré-natal ou pós-natal, com dosagem como em ITP.

A ITP afeta aproximadamente 1 em 10.000 crianças anualmente nos Estados Unidos. Em contraste com a doença em adultos, a ITP na infância é geralmente uma condição benigna autolimitada. As crianças geralmente se apresentam com menos de 10 anos de idade. Oitenta por cento têm resolução espontânea dentro de 6 meses. Bebês e crianças maiores têm mais probabilidade de ter trombocitopenia prolongada. A apresentação típica da ITP aguda é o início abrupto de hemorragia na mucosa, petéquia e hematoma em crianças saudáveis, frequentemente precedidos por uma doença viral. A maioria das crianças tem trombocitopenia acentuada (contagem de plaquetas menor que 20.000/µL), mas um CBC normal em outros aspectos. Plaquetas grandes são comuns no esfregaço de sangue periférico. Embora ITP aguda seja um diagnóstico de exclusão, crianças saudáveis em outros aspectos sem história médica ou achados significativos ao exame médico raramente requerem testes laboratoriais. Pode ser considerado um teste para infecção pelo vírus da imunodeficiência humana (HIV). A utilidade diagnóstica do exame da medula óssea em suspeita de ITP aguda é baixa. A avaliação para ITP crônica deve incluir estudos da medula óssea e teste para imunodeficiência e doença autoimune. A necessidade de tratamento da ITP aguda frequentemente é debatida; diretrizes atuais recomendam terapia para sangramento significativo (Quadro 10.8).[23] Embora o risco de hemorragia intracraniana seja

---

Quadro 10.8 Regimes de Tratamento para ITP na Infância

IVIG: 0,8-1 g/kg × 1 d *OU*
Prednisona 2 mg/kg/d × 14 d com redução progressiva *OU*
Anti-D: 50-75 µg/kg ×1 d (Rh positivo, somente pacientes não esplenectomizados)

Modificado de Neunert C, Lim W, Crowther M et al. The American Society of Hematology 2011 evidence-based practice guideline for immune thrombocytopenia. *Blood.* 2011;117(16):4190-4207.

pequeno, devem ser tomadas precauções para prevenir trauma na cabeça e são recomendados capacetes para bebês que estejam aprendendo a andar.

Os distúrbios plaquetários hereditários podem ser qualitativos ou quantitativos; eles são uma causa rara de trombocitopenia na primeira infância e infância. A variedade de distúrbios qualitativos inclui trombastenia de Glanzmann (GT), síndrome de Bernard-Soulier (BSS), pseudo-vWD tipo plaquetário e defeitos dos grânulos de armazenamento plaquetários. São encontrados defeitos congênitos em trombocitopenia amegacariocítica, trombocitopenia com ausência de rádio (TAR), trombocitopenia ligada ao X, síndrome de Wiskott-Aldrich (WAS) e anomalia de May-Hegglin. Crianças com estes distúrbios apresentam petéquia, machucados fáceis ou hemorragia mucocutânea. Raramente pode ocorrer hemorragia gastrointestinal ou intracraniana. O rastreio para distúrbios qualitativos requer estudos de agregação plaquetária. Devem ser investigados traços característicos de distúrbios específicos, como deformidades do antebraço em TAR, imunodeficiência em WAS e macrotrombócitos na anomalia de May-Hegglin. O tratamento para hemorragia é, geralmente, de suporte. Transfusões plaquetárias devem ser evitadas, se possível, em pacientes com BSS e GT em razão do risco de desenvolvimento de aloanticorpos para os antígenos plaquetários ausentes, GPIb-IX e αIIb-β3, respectivamente.

TROMBOSE

Assim como com os níveis do fator de coagulação, as variações normais para proteínas antitrombóticas endógenas dependem da idade e gestação (Quadro 10.7). Eventos tromboembólicos venosos (TEE) são menos comuns em crianças do que em adultos, com exceção de populações específicas de pacientes em risco.[24] A menos que os fatores de risco sejam identificados, a trombose arterial é extremamente infrequente.

A terapia anticoagulante e trombolítica deve ser dosada de acordo com a idade e peso (Quadros 10.9 e 10.10). A duração, monitoramento, eficácia e efeitos a longo prazo da anticoagulação no manejo de TEE em crianças requerem mais estudo. O tratamento de crianças com anticoagulantes orais é complicado pelo risco de complicações hemorrágicas. Como nos adultos, é necessário cuidado quando é instituída terapia com varfarina. Para evitar trombose paradoxal, a heparinização deve ser continuada até que o índice internacional normalizado (INR) esteja na faixa terapêutica.

Distúrbios Protrombóticos Congênitos

As crianças que são homozigotas ou heterozigotas compostas para deficiências de proteínas anticoagulantes geralmente se apresentam no período neonatal ou no início da infância. No entanto, na ausência de fatores de risco adicionais, os indivíduos que são heterozigotos para condições trombofílicas infrequentemente experimentam o seu primeiro TEE no início da vida. Em geral, a avaliação para possível deficiência hereditária é recomendada para crianças com uma história familiar de trombofilia congênita, e se as tromboses forem inexplicáveis, ocorrerem em locais incomuns, forem particularmente graves e/ou forem recorrentes.

Quadro 10.9 Terapia com Heparina em Crianças

Idade	Bolus de Heparina (U/kg)	Infusão com Heparina (U/kg/h)*	Enoxaparina (Tratamento)†	Enoxaparina (Profilaxia)
Bebês	75	28	< 2 meses 1,5 mg/kg q12 h	< 2 meses 0,75 mg/kg q12 h
Crianças	75	20	≥ 2 meses 1 mg/kg q12 h	≥ 2 meses 0,5 mg/kg q12 h
Adultos	80	18	1 mg/kg q12 h	30 mg q12 h

*A meta é o controle de aPTT de 1,5-2,5 × (60-85 s).
†A meta é o nível do antifator Xa de 0,5-1,0 U/mL 2-6 h após a injeção.
Modificado de Monagle P, Chan AK, Goldenberg NA, Ichord RN, Journeycake JM, Nowak-Göttl U, Vesely SK; American College of Chest Physicians. Antithrombotic therapy in neonates and children: Antithrombotic Therapy and Prevention of Thrombosis, 9th ed: American College of Chest Physicians Evidence-Based Clinical Practice Guidelines. Chest. 2012 Feb.;141(2 Suppl):e737S-801S.

Quadro 10.10 Terapia com Varfarina em Crianças*

Dia 1	Dias 2-4		Manutenção	
	INR	Ação	INR	Ação
Dose-ataque de 0,2 mg/kg PO se INR basal de 1,0-1,3	1,1-1,3	Repetir dose de ataque inicial	1,1-1,4	Aumentar em 20% da dose
	1,4-1,9	50% da dose de ataque	1,5-1,9	Aumentar em 10% da dose
	2,0-3,0	50% da dose de ataque	2-3	Sem mudança
	3,1-3,5	25% da dose de ataque	3,1-3,5	Reduzir em 10% da dose
	> 3,5	Manter até INR < 3,5, reiniciar em 50% menos do que a dose prévia	> 3,5	Manter até INR < 3,5, reiniciar em 20% menos do que a dose prévia

*Não iniciar varfarina até heparinização terapêutica. A heparina não deve ser descontinuada até que INR seja terapêutico.
INR, índice internacional normalizado.
Modificado de Monagle P, Chan AK, Goldenberg NA, Ichord RN, Journeycake JM, Nowak-Göttl U, Vesely SK. American College of Chest Physicians. Antithrombotic therapy in neonates and children: Antithrombotic Therapy and Prevention of Thrombosis, 9th ed: American College of Chest Physicians Evidence-Based Clinical Practice Guidelines. Chest. 2012 Feb.;141(2 Suppl):e737S-801S.

As deficiências de proteína C e S, no estado homozigoto, classicamente se apresentam como púrpura fulminante com horas ou dias de nascimento. A púrpura fulminante é mais comum com deficiência de proteína C e é caracterizada por DIC aguda com necrose hemorrágica da pele rapidamente progressiva e outras complicações trombóticas/hemorrágicas, incluindo morte. Bebês homozigotos geralmente têm níveis indetectáveis para proteína C e S e seus pais têm deficiência heterozigota. Devem ser utilizados ensaios funcionais e imunológicos para proteína C e S. Causas adquiridas de deficiência de proteína C e S, como doença hepática e sepse, devem ser excluídas. A púrpura fulminante deve ser tratada com FFP e, se disponível, concentrado de proteína C purificada. Necrose cutânea induzida por varfarina foi descrita em crianças com deficiência de proteína C e S heterozigota, e é necessário cuidado extremo quando tais indivíduos convertem de anticoagulação com heparina para varfarina.

Outros estados trombofílicos hereditários, incluindo deficiência de antitrombina III, fator V de Leiden, mutações G20210A no gene da protrombina e homocisteinemia também foram associados à tromboembolia recorrente em crianças e adolescentes.[24] A incidência de trombose venosa profunda relacionada com essas condições é baixa e o valor de uma avaliação extensa do primeiro TEE foi questionado.

Distúrbios Protrombóticos Adquiridos

Como em pacientes adultos, a tromboembolia em crianças é geralmente secundária; cateteres venosos centrais são a causa mais comum. Recém-nascidos estão em risco particularmente alto, e o uso de linhas umbilicais pode estar associado à trombose do sistema venoso portal. Outros fatores de risco incluem malignidade, cirurgia, trauma, gravidez, doença cardíaca congênita, doença de Kawasaki, síndrome nefrótica e lúpus eritematoso sistêmico (SLE). Deve ser realizada avaliação completa para possíveis condições subjacentes. O exame laboratorial deve ser guiado pelos achados clínicos e fatores de risco, e, na maioria dos casos, deve incluir ensaio de anticoagulante lúpico ou anticorpo antifosfolipídico.

■ NEUTROPENIA

A contagem normal de neutrófilos varia com a idade e é afetada pela raça e outros fatores (Quadro 10.1). Por exemplo, o limite inferior do normal em negros pode ser 200 a 600/μL menos do que em brancos.

Neutropenia é comumente encontrada em pediatria, mais frequentemente causada por supressão viral. As crianças, assim como os adultos, estão em risco aumentado para infecção bacteriana que ameaça a vida quando a contagem absoluta de neutrófilos (ANC) cai abaixo de 500/μL. As infecções piogênicas comuns vistas em associação à neutropenia incluem celulite, abscessos superficiais ou profundos, pneumonia, sepse e otite média e sinusite recorrentes ou crônicas.

As recomendações gerais de manejo incluem o monitoramento agressivo e o tratamento de infecções, o uso judicioso de antibióticos, a instituição empírica rápida de antibióticos parenterais de amplo espectro para febre ou possível infecção e a manutenção da boa higiene cutânea e oral. O fator estimulador de colônia de granulócitos (G-CSF, filgrastima) frequentemente é eficaz em aumentar a taxa de recuperação de ANC em certos distúrbios.

Infecções virais são a causa mais comum de neutropenia transitória na infância. A neutropenia geralmente se desenvolve durante as primeiras 24 a 48 horas da doença e comumente dura até uma semana ou mais. Também pode ocorrer neutropenia com infecções bacterianas sérias, especialmente em recém-nascidos.

Neutropenia autoimune da infância é a causa mais comum de neutropenia crônica em pediatria, afetando, principalmente, crianças com menos de 3 anos de idade. A ANC na apresentação está geralmente abaixo de 250/µL. É comum monocitose associada e anticorpos antineutrófilos podem ser detectados na maioria dos pacientes.[25] Outras causas de neutropenia devem ser excluídas, como imunodeficiência, distúrbios neutrofílicos relacionados com droga, pós-infecciosos transitórios e congênitos. Embora a ANC seja frequentemente extremamente baixa ou ausente, a maioria das crianças passa somente por infecções menores e, portanto, esta condição é, por vezes, referida como neutropenia benigna crônica da infância. No entanto, antibióticos parenterais empíricos de amplo espectro são recomendados para os primeiros episódios de febre. Se uma criança parece ter um curso benigno, os episódios febris subsequentes podem ser manejados mais rotineiramente, a não ser que exista infecção documentada ou sinais de sepse. Trimetroprim/sulfametoxazol podem ser úteis na prevenção de infecções bacterianas menos recorrentes. G-CSF é, geralmente, eficaz em baixas doses (1 a 2 µg/kg/dia) e deve ser considerado para crianças com complicações neutropênicas graves recorrentes. É comum a remissão espontânea dentro dos primeiros anos, especialmente em crianças pequenas.

A neutropenia cíclica é caracterizada por oscilações periódicas na ANC. Os ciclos comumente ocorrem a cada 21 dias e o valor mais baixo está geralmente abaixo de 200/µL. Os sintomas tipicamente começam no primeiro ano de vida e comumente incluem febre recorrente, gengivite, estomatite com úlceras aftosas orais e faringite. O diagnóstico é confirmado pelo monitoramento seriado das CBCs 2 vezes por semana por 6 a 8 semanas para estabelecer a periodicidade da neutropenia, que também pode ser acompanhada por oscilações assintomáticas em outras contagens sanguíneas. A neutropenia cíclica é um transtorno autossômico dominante causado por mutação no gene codificador da elastase neutrofílica (ELANE). A história parental e/ou CBS pode ser útil. Embora na maioria dos casos a neutropenia cíclica seja uma condição benigna, podem ocorrer complicações infecciosas sérias e o tratamento com G-CSF, às vezes, é indicado. Baixas doses de G-CSF frequentemente são suficientes e doses de 2 a 3 µg/kg diariamente ou em dias alternados podem ser tituladas para manter a contagem de neutrófilos acima de 500/µL.

Neutropenia congênita grave (doença de Kostmann) é um transtorno associado à neutropenia crônica grave desde o nascimento. A ANC é, geralmente, menos de 200/µL e infecções bacterianas recorrentes são comuns, incluindo aquelas vistas em condições neutropênicas mais benignas, além de sepse que ameaça a vida, meningite e infecção do trato intestinal. Os recém-nascidos podem apresentar onfalite. O exame da medula óssea revela parada de maturação neutrofílica. A herança é mais frequentemente decorrente de mutações autossômicas recessivas em ELANE, embora outros defeitos genéticos e padrões hereditários sejam bem descritos.[26] A terapia padrão consiste em G-CSF diário; porém, altas doses podem ser necessárias e os pacientes submetidos à terapia a longo prazo estão em risco de síndrome mielodisplásica e leucemia mielógena aguda. Deve ser considerado SCT como uma abordagem curativa.

A síndrome de Shwachman-Diamond e a síndrome de Chédiak-Higashi são, ambas, neutropenias constitucionais recessivas autossômicas. A síndrome de Shwachman-Diamond, causada por mutações compostas heterozigóticas ou homozigóticas no gene *SBDS*, é caracterizada pela falência progressiva da medula, insuficiência exócrina pancreática, baixa estatura, deformidades esqueléticas e predisposição à síndrome mielodisplásica e leucemia mieloide aguda. Dois terços dos pacientes têm uma neutropenia moderada que pode ser intermitente e responsiva a G-CSF. A síndrome de Chédiak-Higashi é também uma doença multi-órgão que inclui albinismo oculocutâneo, infecção bacteriana recorrente, um distúrbio hemorrágico leve devido à disfunção plaquetária e neuropatia. O acúmulo de grânulos gigantes nos neutrófilos leva à sua destruição prematura. Este distúrbio é causado por mutações homozigóticas ou heterozigóticas compostas no gene regulador da via lisosomal (*LYST* ou

CHS1). Os indivíduos afetados comumente progridem para uma fase acelerada caracterizada por linfo-histiocitose hemofagocítica, a qual frequentemente é fatal. A terapia é, predominantemente, de suporte e SCT é a única cura conhecida para as manifestações hematológicas.

Outras causas de neutropenia incluem erros congênitos do metabolismo induzidos por droga, deficiência nutricional ou infiltração da medula óssea. O tratamento deve ser direcionado à etiologia subjacente.

▪ LEUCOCITOSE

Leucocitose se refere a um aumento na contagem total de WBC para a idade. Neutrofilia é um aumento na ANC acima de 7.500/μL, porém o limite superior do normal pode ser mais alto em recém-nascidos e bebês (Quadro 10.1). A neutrofilia pode resultar de produção aumentada, mobilização da medula óssea ou desvio do compartimento marginal periférico. Em crianças, a neutrofilia aguda é mais frequentemente causada pela infecção bacteriana ou viral. Linfocitose absoluta geralmente indica um processo viral agudo ou crônico. A avaliação da leucocitose deve incluir uma história detalhada e exame físico direcionado para sinais e sintomas de infecção e para linfadenopatia e hepatoesplenomegalia. O exame do esfregaço de sangue periférico é essencial para distinguir WBCs normais de atípicos e malignos.

A deficiência na adesão leucocitária tipo 1 (LAD 1) é um distúrbio da adesão fagocítica prejudicada, quimiotaxia e ingestão, causado pela deficiência parcial ou total de glicoproteínas de superfície relacionadas com CD18 em razão da deficiência do gene codificante da cadeia da beta-2 integrina (ITGB2).[27] A característica deste distúrbio é a ocorrência repetida de infecções bacterianas ou fúngicas graves na ausência de pus apesar da neutrofilia persistente. Os bebês geralmente apresentam no período de recém-nascidos onfalite ou atraso na separação do cordão umbilical. O diagnóstico de LAD pode ser confirmado por citometria de fluxo, que revela deficiência de expressão superficial das moléculas CD18/CD11. O tratamento é de suporte, consistindo primariamente de profilaxia contra e tratamento de infecção. SCT pode ser curativo, e mais recentemente foi estudada a terapia genética investigativa.

A mononucleose infecciosa (IM) está classicamente associada à linfocitose atípica e é causada por infecção com o vírus Epstein-Bar (EBV). Em adolescentes e jovens adultos, um pródromo de fadiga e anorexia geralmente precede o desenvolvimento de febre, linfadenopatia, faringite exsudativa e hepatoesplenomegalia. Crianças pequenas comumente apresentam apenas uma doença respiratória leve. Pode ocorrer uma erupção mucocutânea, especialmente depois do tratamento com penicilina e ampicilina. Podem ser vistas complicações hematológicas, incluindo anemia hemolítica imunomediada, trombocitopenia, anemia aplásica e hemofagocitose, assim como muitas outras complicações raras de envolvimento no CNS, miocardite, orquite e ruptura esplênica. Crianças com estados de imunodeficiência adquirida ou congênita podem desenvolver síndrome linfoproliferativa associada a EBV, o que pode evoluir para linfoma não Hodgkin. EBV em meninos com síndrome linfoproliferativa ligada ao X resulta em IM fulminante, linfo-histiocitose hemofagocítica, linfoma e/ou outras complicações graves associadas a EBV que são fatais na maioria dos casos.[28]

Linfocitose atípica e evidência imunológica precoce de infecção por EBV, seja por teste para anticorpos heterófilos ou específicos de EBV, são os achados laboratoriais mais consistentes. Os testes para anticorpos heterófilos não específicos são frequentemente negativos em crianças com menos de 4 anos de idade. Outras infecções, como citomegalovírus (CMV), tosse convulsa e doença da arranhadura do gato, devem ser excluídas no contexto de IM negativa para EBV.

A terapia para IM é de suporte. Raramente são usados corticosteroides de curso curto para manejar manifestações que ameaçam a vida, como obstrução das vias aéreas superiores por hipertrofia tonsilar/adenoidal. Para reduzir o risco de ruptura esplênica, devem ser evitados esportes de contato até que a esplenomegalia se resolva.

▪ MANIFESTAÇÕES HEMATOLÓGICAS DE CONDIÇÕES SISTÊMICAS

Muitas condições sistêmicas podem resultar em anormalidades hematológicas secundárias. A avaliação do CBC e esfregaço periférico também podem fornecer indícios importantes durante a avaliação de um dilema diagnóstico. Os distúrbios sistêmicos que têm achados hematológicos proeminentes e se apresentam predominantemente na infância são detalhados a seguir.

As doenças de armazenamento lisossômico são causadas por deficiência em enzimas específicas da via metabólica lisossômica e resultam no acúmulo patológico de substrato normal, levando a alterações dramáticas no sistema nervoso central e sistema hematológico, além de uma expansão dos órgãos que compõem o sistema reticuloendotelial, incluindo o fígado e o baço. São comumente observados linfócitos vacuolados e neutrófilos hipergranulados no sangue periférico e macrófagos carregados de lipídios (células de "espuma" ou "armazenamento") na medula óssea. Outros tipos celulares característicos incluem histiócito azul-marinho na doença de Niemann-Pick e a célula de Gaucher. A terapia de reposição da enzima específica está disponível para alguns destes distúrbios, enquanto a terapia é apenas de suporte para outros e SCT curativo em determinadas condições.[29]

A síndrome linfoproliferativa autoimune (ALPS) é um distúrbio raro do início da infância causado por apoptose linfocitária defeituosa.[30] Os sintomas incluem linfadenopatia, esplenomegalia, autoimunidade e um risco aumentado de malignidade linfoide. As citopenias autoimunes são comuns. A presença de números aumentados de células T duplo-negativas (CD4–/CD8–) na citometria de fluxo apoia o diagnóstico. Foram identificados inúmeros defeitos moleculares, mais comumente mutações em Fas (*TNFRSF6*, CD95). A terapia é, sobretudo, de suporte, embora drogas imunossupressoras possam ser necessárias para manejar complicações de autoimunidade e linfoproliferação. SCT pode ser curativo.

Doenças vasculares do colágeno comumente têm manifestações hematológicas, mais frequentemente anemia de doença crônica e/ou citopenias autoimunes mediadas. Foi descrita anemia aplástica em SLE. Pacientes com distúrbios autoimunes estão em maior risco de desenvolvimento de anticorpos antifosfolipídicos. Embora tais anticoagulantes lúpicos resultem em prolongamento do tempo de protrombina (PT) e PTT, eles predispõem à tromboembolia em vez de hemorragia.

▪ SUPORTE TRANSFUSIONAL

As indicações para transfusão em bebês e crianças são semelhantes às dos adultos. Tamanho do paciente, volume sanguíneo e condição subjacente exigem precauções especiais em relação à dosagem e riscos. Em todos os casos, deve ser dada uma atenção especial à indicação, dose apropriada e toxicidades potenciais do produto sanguíneo específico. As fórmulas para calcular as exigências de transfusão pediátrica estão detalhadas no Quadro 10.11.

Os concentrados de hemácias (PRBCs) devem ser transfundidos em crianças de acordo com os volumes de sangue específicos para a idade e níveis-alvo de Hb. A menos que seja necessária a reposição rápida para choque ou perda rápida, o ritmo recomendado para infusão é de 2 a 4 mL/kg/hora ou alíquotas de 10 a 15 mL/kg por 4 horas. Com intolerância ao volume, a correção gradual pode ser obtida com a infusão de pequenas alíquotas (5 a 10 mL/kg) por 4 a 6 horas. Diuréticos podem ser úteis. Quando é necessária uma correção rápida, mas está limitada pela intolerância a fluidos, pode ser usada exsanguineotransfusão parcial com todo o sangue removido em pequenas alíquotas e substituído por volumes iguais de PRBCs.

Espera-se que as plaquetas transfundidas a uma dose de 0,1 U/kg aumentem a contagem de plaquetas em aproximadamente 50.000/μL na maioria dos bebês e crianças. A contagem plaquetária alvo pós-transfusão varia com o cenário clínico. Em geral, a meta deve ser elevar a contagem até um nível no qual a hemorragia seja interrompida. Valores em torno de 50.000/μL geralmente são suficientes, embora a contagem normal deva ser mantida para circunstâncias que ameaçam a vida, como hemorragia do CNS, vascular ou cirúrgica. No contexto de mielossupressão sem fatores de risco adicionais para hemorragia grave, recomenda-se transfusão plaquetária profilática em um nível de 10.000/μL. Para minimizar o risco de hemorragia em recém-nascidos, as recomendações padrão são manter a contagem de plaquetas acima de 30.000/μL para bebês a termo e 50.000/μL para bebês prematuros. Transfusões profiláticas não são indicadas no contexto de ITP e outras formas de destruição de plaquetas mediadas por anticorpos, onde não é esperado incremento relacionado com a transfusão; em vez disso, as transfusões devem ser reservadas para hemorragia que ameace a vida. Para diminuir o risco de aloimunização em crianças que requerem múltiplas transfusões, sempre que possível devem ser usadas plaquetas de doador único (aférese) e pobres em leucócitos.

FFP é recomendado para crianças com coagulopatia, conforme evidenciado por PT e/ou PTT prolongados, que têm sangramento ativo ou para prevenir hemorragia naqueles em alto risco (p. ex.,

Quadro 10.11 Dosagem para Transfusão em Pediatria	
Estimativa do volume sanguíneo total (TBV)	
Recém-nascido	100 mL/kg
Criança	80 mL/kg
Adulto	65 mL/kg
Concentrado de Hemácias (PRBC)	
Volume de PRBC (mL) = $\dfrac{(HCT_d - HCT_i) \times TBV}{HCT_{prbc}}$	
Troca manual parcial de hemácias (RBC)*	
Trocar volume (mL) = $\dfrac{(HCT_d - HCT_i) \times TBV}{HCT_{prbc} - \dfrac{HCT_i - HCT_d}{2}}$	
Plaquetas	
0,1 unidade/kg deve aumentar a contagem de plaquetas em aproximadamente 50.000/μL	
Plasma fresco congelado (FFP)	
10 mL/kg deve aumentar o nível de atividade de fator em aproximadamente 20%	
Crioprecipitado	
0,3 unidade/kg deve aumentar o nível de fibrinogênio em aproximadamente 200 mg/dL	

HCT deve ser em frações (p. ex., 40% = 0,4).
HCT_i inicial.
HCT_d desejado.
HCT_{prbc} geralmente 0,65-0,8.
*Adaptado de Neiburg PI, Stockman JA. Rapid correction of anemia with partial exchange transfusion. *Am J Dis Child*. 1977;131:60-61.

pré-operatoriamente). FFP deve ser usado para substituir fatores coagulantes para os quais concentrados específicos não estão mais disponíveis e uma dose de 10 a 15 mL/kg geralmente eleva a atividade coagulante em aproximadamente 20%. Podem ser necessárias múltiplas doses se houver consumo contínuo. O ritmo da transfusão é limitado pela toxicidade do citrato, e os sinais vitais e os níveis de cálcio ionizado devem ser monitorados cuidadosamente quando são usadas infusões grandes ou rápidas.

Crioprecipitado é usado, primariamente, para combater hemorragia com hipofibrinogenemia. Uma dose de 0,3 U/kg irá aumentar o nível de fibrinogênio em aproximadamente 200 mg/dL.

Produtos Sanguíneos Especializados para Prevenir Toxicidades

A remoção dos WBC por leucofiltragem deve ser realizada para receptores de produtos sanguíneos que requerem múltiplas transfusões para reduzir o risco de sensibilização a antígenos leucocitários. A leucodepleção também reduz os riscos de reações febris e a transmissão de CMV. A irradiação de produtos celulares sanguíneos com 2.500 cGy deve ser usada para prevenir doença do enxerto contra hospedeiro associada à transfusão nas seguintes situações: (i) hospedeiro potencial imunocomprometido, incluindo bebês com peso muito baixo ao nascimento, imunodeficiência, malignidade, transplante de medula ou órgão; (ii) sangue de membros da família em primeiro grau ou doadores HLA compatíveis; e (iii) todas as transfusões de granulócitos.

Referências

1. Orkin SH, Fisher DE, Nathan DG, Ginsburg D, Look AT, eds. *Nathan and Oski's Hematology of Infancy and Childhood*. 7th ed. Philadelphia, PA: Elsevier Health Sciences; 2009.
2. Baker RD, Greer FR; Committee on Nutrition American Academy of Pediatrics. Diagnosis and prevention of iron deficiency and iron-deficiency anemia in infants and young children (0-3 years of age). *Pediatrics*. 2010;126(5):1040-1050.

3. Kohli-Kumar M. Screening for anemia in children: AAP recommendations—a critique. *Pediatrics*. 2001;108(3):E56.
4. Iron. In: Kleinman RE, ed. *Pediatric Nutrition Handbook*. 6th ed. Elk Grove Village, IL: American Academy of Pediatrics, Committee on Nutrition; 2009:403-422.
5. Recommendations to prevent and control iron deficiency in the United States. *MMWR* 1998;47(No. RR-3).
6. Arcara K, Tschudy M, eds. *The Harriet Lane Handbook: A Manual for Pediatric House Officers*. 19th ed. Philadelphia, PA: Elsevier Mosby Publishers; 2011.
7. Woolf AD, Goldman R, Bellinger DC. Update on the clinical management of childhood lead poisoning. *Pediatr Clin North Am*. 2007;54(2):271-294.
8. Earley A, Valman HB, Altman DG, Pippard, MJ. Microcytosis, iron deficiency, and thalassaemia in preschool children. *Arch Dis Child*. 1990;65:610-614.
9. Rachmilewitz E and Giardina P. How I treat thalassemia. *Blood*. 2011;118(13):3479-3488.
10. Cherrick I, Karayalcin G, Lanzkowsky P. Transient erythroblastopenia of childhood. Prospective study of fifty patients. *Am J Pediatr Hematol Oncol*. 1994;16:320-324.
11. The Management of Sickle Cell Disease. U.S. Department of Health and Human Services, Public Health Service, National Institutes of Health, National Heart, Lung, and Blood Institute. NIH Publication No. 02-2117. 4th ed. 2002. http://www.nhlbi.nih.gov/guidelines/current.htm
12. Section on Hematology/Oncology and Committee on Genetics. Health supervision for children with sickle cell disease. *Pediatrics*. 2002;109:526-535.
13. Adams RJ, McKie VC, Hsu L, et al. Prevention of first stroke by transfusions in children with sickle cell anemia and abnormal results on transcranial doppler ultrasonography. *N Engl J Med*. 1998;339:5-11.
14. Scothorn DJ, Price C, Schwartz D, et al. Risk of recurrent stroke in children with sickle cell disease receiving blood transfusion therapy for at least five years after initial stroke. *J Pediatr*. 2002;140(3):348-354.
15. Wang WC, Ware RE, Miller ST, et al. Hydroxycarbamide in very young children with sickle-cell anaemia: a multicentre, randomised, controlled trial (BABY HUG). *Lancet*. 2011;377(9778):1663-1672.
16. Rosenblatt DS, Whitehead VM. Cobalamin and folate deficiency: acquired and hereditary disorders in children. *Semin Hematol*. 1999;36:19-34.
17. Boria I, Garelli E, Gazda HT, et al. The ribosomal basis of Diamond-Blackfan Anemia: mutation and database update. *Hum Mutat*. 2010;31(12):1269-1279.
18. Vlachos A, Federman N, Reyes-Haley C, Abramson J, Lipton JM. Hematopoietic stem cell transplantation for Diamond Blackfan anemia: a report from the Diamond Blackfan Anemia Registry. *Bone Marrow Transplant*. 2001;27:381-386.
19. Rosenberg PS, Greene MH, Alter BP. Cancer incidence in persons with Fanconi anemia. *Blood*. 2003;101:822-826.
20. Sutor AH, von Kries R, Cornelissen EA, McNich AW, Andrew M. Vitamin K deficiency bleeding (VKDB) in infancy. ISTH Pediatric/Perinatal Subcommittee. International Society on Thrombosis and Haemostasis. *Thromb Haemos*. 1999;81:456-461.
21. Report of Joint WHO/WFH Meeting on the Control of Haemophilia: Delivery of Treatment for Haemophilia. World Health Organization, 2002. http://www.who.int/genomics/publications/reports/en/index.html
22. The Diagnosis, Evaluation, and Management of von Willebrand Disease. U.S. Department Of Health And Human Services, National Institutes of Health, National Heart, Lung, and Blood Institute. NIH Publication No. 08-5832. 2007. http://www.nhlbi.nih.gov/guidelines/current.htm
23. Neunert C, Lim W, Crowther M, et al. The American Society of Hematology 2011 evidence-based practice guideline for immune thrombocytopenia. *Blood*. 2011;117(16):4190-4207.
24. Goldenberg NA. Thrombophilia states and markers of coagulation activation in the prediction of pediatric venous thromboembolic outcomes: a comparative analysis with respect to adult evidence. *Hematology Am Soc Hematol Educ Program*. 2008:236-244.
25. Kobayashi M, Nakamura K, Kawaguchi H, et al. Significance of the detection of antineutrophil antibodies in children with chronic neutropenia. *Blood*. 2002;99:3468-3471.
26. Ward AC, Dale DC. Genetic and molecular diagnosis of severe congenital neutropenia. *Curr Opin Hematol*. 2009;16(1):9-13.
27. Etzioni A. Defects in the leukocyte adhesion cascade. *Clin Rev Allergy Immunol*. 2010;38(1):54-60.
28. Rezaei N, Mahmoudi E, Aghamohammadi A, Das R, Nichols KE. X-linked lymphoproliferative syndrome: a genetic condition typified by the triad of infection, immunodeficiency and lymphoma. *Br J Haematol*. 2011;152(1):13-30.
29. Boelens JJ, Prasad VK, Tolar J, Wynn RF, Peters C. Current international perspectives on hematopoietic stem cell transplantation for inherited metabolic disorders. *Pediatr Clin North Am*. 2010;57(1):123-145.
30. Oliveira JB, Bleesing JJ, Dianzani U, et al. Revised diagnostic criteria and classification for the autoimmune lymphoproliferative syndrome (ALPS): report from the 2009 NIH International Workshop. *Blood*. 2010;116:e35-40.

11

Leucemia Mieloide Aguda

Fang Yin ▪ Vera Malkovska

Leucemia mieloide aguda (AML) é um grupo heterogêneo de doenças caracterizadas pela proliferação descontrolada de células progenitoras mieloides que gradualmente substituem a hematopoese normal na medula óssea. As alterações genéticas que surgem no clone neoplásico levam a cascatas de eventos moleculares que causam proliferação anormal e diferenciação aberrante das células malignas e, por fim, resultam em inibição da hematopoese normal.

A caracterização de eventos genéticos transformadores está se tornando cada vez mais importante no estabelecimento do diagnóstico, definição do prognóstico e planejamento da terapia da AML. A quimioterapia agressiva com tratamento de suporte ideal melhorou os resultados em pacientes mais jovens com AML. A maioria destes pacientes atinge uma remissão completa (CR), porém muitos recaem e a sua sobrevida aos 5 anos permanece abaixo de 50% em grandes estudos.[1] Pacientes acima de 60 anos têm uma sobrevida mediana de menos de um ano e taxas de sobrevida a longo prazo abaixo de 10%. Tanto a biologia desfavorável da AML quanto a fraca tolerância à quimioterapia nos idosos são os responsáveis.[2] O desafio atual é aprimorar o conhecimento dos mecanismos moleculares da AML e projetar tratamentos específicos para leucemia que sejam efetivos em doença resistente à quimioterapia e aplicáveis a pacientes mais velhos.

▪ EPIDEMIOLOGIA

A taxa de incidência de AML ajustada para a idade nos Estados Unidos é de 3,5 por 100.000, correspondendo a, aproximadamente, 10.000 mortes por ano. A AML representa cerca de 15 a 20% das leucemias agudas em crianças e adolescentes e 80% em adultos. A incidência de AML aumenta rapidamente após os 60 anos, e a idade mediana ao diagnóstico é de 67 anos (Figura 11.1).[1-3]

▪ EPIDEMIOLOGIA

As origens moleculares da AML são desconhecidas. Os mecanismos fisiopatológicos são múltiplos, agem em conjunto e são distintos nos diferentes tipos de AML. A predisposição genética herdada e agentes mutagênicos ambientais como radiação, drogas e outras toxinas desempenham um papel no desenvolvimento da AML.[4] As causas genéticas são sugeridas pelo aumento na incidência de AML em gêmeos idênticos, bem como a associação conhecida da AML com uma variedade de distúrbios congênitos. A predisposição genética é, provavelmente, importante no desenvolvimento de AML em crianças e adultos jovens, embora não tenha demonstrado desempenhar um papel importante em adultos mais velhos. Um grande estudo europeu de base populacional não encontrou agregação familiar significativa para AML ou síndromes mielodisplásicas (MDS).[4] Estes achados sugerem que na maioria dos pacientes com AML/MDS os fatores ambientais desempenham um papel mais importante do que as mutações embrionárias. AML que surge de distúrbios hematológicos preexistentes, mais comumente MDS ou distúrbios mieloproliferativos, tem prognóstico inferior. A AML após exposição à quimioterapia e radiação é caracterizada por resistência ao tratamento e sobrevida curta.

Os fatores de risco conhecidos para o desenvolvimento de AML são apresentados no Quadro 11.1.

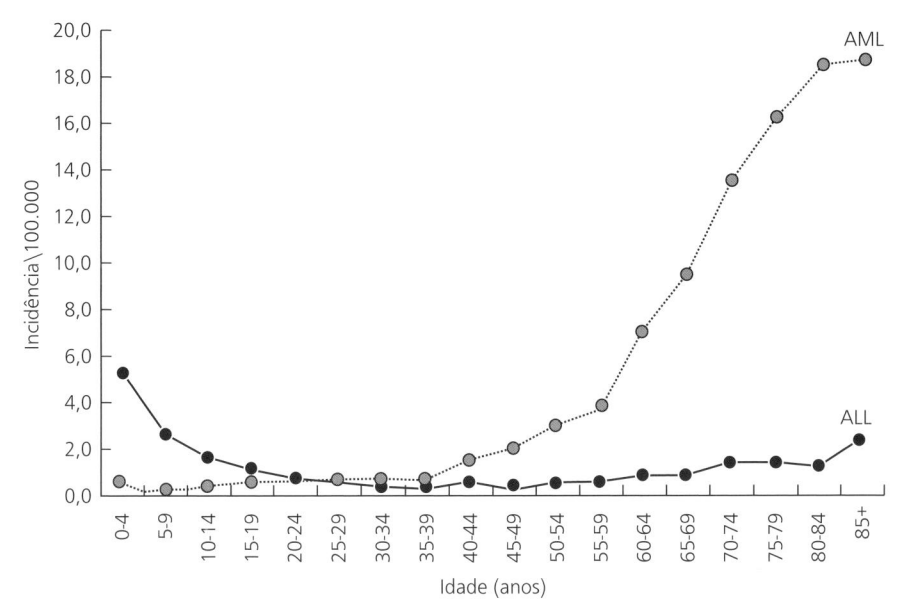

FIGURA 11.1 Incidência de AML relacionada com a idade nos Estados Unidos.

■ PATOGÊNESE

Em nível molecular, a patogênese da AML é um processo complexo de múltiplos passos que resulta da interação de duas classes diferentes de mutações. A primeira classe de mutações prejudica a diferenciação celular resultando na expansão clonal de progenitores mieloides. A segunda classe causa proliferação celular anormal pela ativação constitutiva de proto-oncogenes celulares, incluindo tirosina quinase FLT3, RAS, c-KIT e outros. O silenciamento dos genes supressores tumorais também contribui para a patogênese. Algumas alterações genéticas na AML são destacadas por alterações cromossômicas distintas que incluem translocações, inversões e deleções enquanto outras podem ser identificadas somente pela análise molecular. As mutações comuns encontradas em AML que supostamente cooperam na transformação maligna são apresentadas no Quadro 11.2.[5] A análise destas alterações citogenéticas e moleculares é usada para predizer os resultados clínicos e formular paradigmas de tratamento em AML. Estão em andamento estudos para compreender as vias moleculares subsequentes desencadeadas por estas mutações que levam ao crescimento irrestrito de células leucêmicas e à supressão da hematopoese normal pelo clone maligno. O sequenciamento genético completo das células da AML e suas contrapartes normais abrem a possibilidade de identificação de todas as mutações patogênicas e o seu uso para a classificação da doença e a terapia.

■ CARACTERÍSTCAS CLÍNICAS

Os pacientes com AML geralmente apresentam falência da medula óssea que causa sintomas de anemia, hemorragia por trombocitopenia e infecções neutropênicas. A infiltração do tecido com blastos leucêmicos envolvendo gengivas, pele, meninges e outro órgãos está mais comumente associada à morfologia monocítica.Hematomas notáveis e hemorragia que ameaça a vida devem levantar suspeita de coagulação intravascular disseminada (DIC) frequentemente vista em leucemia promielocítica aguda (APL). No entanto, a DIC pode ocorrer em qualquer tipo de AML. Leucostase e hiperviscosidade causando disfunção de órgãos geralmente ocorrem com contagem de células blásticas acima de 100.000/µL. Manifestada por confusão, deficiência visual e falta de ar, a leucostase também pode levar à hemorragia na retina, cérebro, pulmões e outros órgãos. As manifestações raras, mas notáveis de AML incluem a síndrome de Sweet, uma erupção cutânea com infiltrados neutrofílicos na derme e cloromas, tumores de blastos mieloides. Leucemia extramedular prenuncia um prognóstico pior.

Quadro 11.1 Fatores de Risco para o Desenvolvimento de Leucemia Mieloide Aguda

Exposições Ambientais

Benzeno
Radiação ionizante
Fumo

Distúrbios Genéticos

Síndrome de Down
Síndrome de Bloom
Anemia de Fanconi
Disceratose congênita
Ataxia-telangiectasia
Síndrome de Li-Fraumeni
Síndrome de Kostmann
Síndrome de Klinefelter

Distúrbios Hematológicos Preexistentes

Síndromes mielodisplásicas (MDS)
Distúrbios mieloproliferativos
Anemia aplástica

Associados ao Tratamento

Agentes alquilantes: AML geralmente surge de MDS, após um período de latência de 3-10 anos e está associada a deleções envolvendo os cromossomos 5 ou 7
Inibidores da topoisomerase II: AML não possui mielodisplasia anterior, tem uma latência mais curta (1-3 anos), exibe morfologia monocítica e está associada a mudanças envolvendo o braço longo do cromossomo 11 (11q23).
Radioterapia isoladamente ou em combinação com quimioterapia

Quadro 11.2 Anormalidades Citogenéticas Comuns e Mutações em Leucemia Mieloide Aguda

Mutações que Prejudicam a Diferenciação	Mutações que Promovem a Proliferação
Translocações e inversões balanceadas	Mutações no proto-oncogene
• t (8;21): AML-I ETO	• Mutação ativadora de FLT3
• t (15;17): PML-RARA	• Mutações em RAS
• Inv 16:CBFB-MYH 11	• Mutações ativadoras de c-KIT (CD 117)
• 11q23:MLL PTD	• Mutações em NPMI
• Raro – t(6;11), t(9;11), t(6;9), inv 3	• Superexpressão de BAALC e ERG
Mutações pontuais em fatores de transcrição	Mutações no gene supressor de tumor
• Mutações no fator ligação ao core	• P53, retinoblastoma
• Mutações em CEBPA	
• Mutação no tumor de Wilms (WT-I)	

AML-I ETO, leucemia mieloide aguda – gene ETO; BAALC, leucemia cerebral e aguda, citoplásmica; CBFB-MYH, gene do fator de ligação ao core – cadeia pesada de miosina no músculo liso; CD, designação de grupo; CEBPA, proteína alfa de ligação ao facilitador CCAAT; ERG, gene relacionado com ETS; FLT3, tirosina quinase 3 do tipo Fms; MLL PTD, leucemia de linhagem mista – duplicação parcial em sequência; NPM, nucleofosmina; PML-RARA, receptor de ácido retinoico-leucemia promielocítica; RAS, síndrome de ácido retinoico.

Os sintomas e sinais na apresentação incluem os seguintes:

Falência da medula

- Fadiga.
- Falta de ar.
- Febre.

- Infecções bacterianas focais.
- Petéquia.
- Hematomas.
- Hemorragia (se grave, suspeitar de leucemia promielocítica).

    Envolvimento do tecido
- Dor óssea, sensibilidade.
- Esplenomegalia moderada.
- Hiperplasia gengival.
- Disfunção do sistema nervoso central (CNS) e nervo craniano.
- Alterações visuais (envolvimento da retina, hemorragia, papiledema).

    Manifestações raras
- Síndrome de Sweet.
- Cloromas.

ACHADOS LABORATORIAIS

Os achados laboratoriais mais comuns na AML incluem anemia, trombocitopenia, neutropenia e blastos mieloides no esfregaço de sangue. Os blastos têm imunofenótipos distintos detectados por citometria de fluxo. Em leucemia aleucêmica, os blastos podem ser vistos somente na medula óssea. Coagulopatia resultante da DIC é comum em leucemia promielocítica. Hiperuricemia pela alta renovação celular frequentemente é observada na apresentação e piora durante a quimioterapia. Níveis séricos de ácido úrico, potássio e fosfato que se elevam rapidamente com decréscimo no cálcio prenunciam uma síndrome de lise tumoral que pode resultar em insuficiência renal aguda. A disfunção tubular renal causada pela muramidase liberada de blastos leucêmicos pode-se somar às anormalidades eletrolíticas comumente vistas em AML. A acidose láctica tende a ocorrer com leucostase, enquanto a lactato desidrogenase (LDH) alta está associada a envolvimento do CNS. Números altos de blastos leucêmicos em amostras sanguíneas podem levar a falsa hipoglicemia, hipoxemia, hipocalemia e outras anormalidades resultantes da atividade metabólica celular *in vitro*. O processamento rápido de amostras sanguíneas anticoaguladas evita esta distorção.

Além de radiografias torácicas de rotina, estudos de imagem incluindo tomografia computadorizada (CT) e ressonância magnética (MRI) direcionados de acordo com os sintomas podem revelar infiltrados leucêmicos, hemorragia ou infecção.

Os achados laboratoriais na AML incluem os seguintes:

Hematológicos
- Contagem aumentada de leucócitos com blastos no sangue periférico.
- Anemia.
- Granulocitopenia.
- Trombocitopenia.
- DIC.

    Química
- Hiperuricemia.
- Ureia e creatinina elevados no sangue (nefropatia do urato).
- LDH alta.
- Hipocalemia (disfunção tubular).
- Acidose láctica (leucostase).
- Hipercalcemia, raramente hipocalcemia.
- Hipoxemia, hipoglicemia, hipercalemia ou hipocalemia espúria.

    Estudos de imagem
- Hemorragia intracraniana (frequentemente com hiperviscosidade) (CT).
- Bainhas nervosas espessadas (MRI).
- Infiltrados pulmonares (CT).

CLASSIFICAÇÃO

A classificação da AML evoluiu da *French-American-British* (FAB), principalmente, com base na morfologia até a classificação mais abrangente da Organização Mundial da Saúde (WHO). A classificação FAB mais antiga fundamentada na morfologia, coloração citoquímica e imunofenótipo das células predominantes divide AML em oito subtipos (M0-M7) (Quadros 11.3 e 11.4).

A classificação da WHO está baseada no conceito de que diferentes subgrupos de AML podem ser definidos como doenças únicas através da correlação da morfologia, citoquímica, imunofenótipo, genética e características clínicas.[6] Nesta classificação, doenças associadas a anormalidades genéticas específicas, principal AML com t(8;21)(q22;q22), AML com inv(16)(p13,1q22) ou t(16;16)(p13.1;q22) e APL com t(15;17)(q22;q12), podem ser diagnosticadas como AML independente da contagem de células blásticas. Em todas as outras entidades dentro da categoria da AML com anormalidades genéticas recorrentes, 20% ou mais blastos devem estar presentes no sangue ou medula óssea para estabelecer o diagnóstico de AML. A categoria "AML com alterações relacionadas com mielodisplasia" inclui doença que evolui de MDS previamente documentada, AML com anormalidades citogenéticas associadas à mielodisplasia (p. ex., -7 ou -5) ou AML que exibe displasia em 50% ou mais das células em duas ou mais linhagens mieloides.[6]

A classificação da WHO para AML continua a se desenvolver e a incorporar mutações moleculares recentemente detectadas com um impacto definido sobre a biologia da doença. A esperança é que o refinamento contínuo da classificação em entidades biologicamente distintas defina o prognóstico e ajude a orientar o tipo e intensidade da terapia.

AVALIAÇÃO DIAGNÓSTICA

Geralmente são vistos mieloblastos leucêmicos no esfregaço de sangue e são sempre encontrados na biópsia da medula óssea. De acordo com o consenso da WHO, o diagnóstico de AML requer, pelo menos, 20% de blastos mieloides no sangue periférico ou medula óssea. A avaliação de um paciente com AML ao diagnóstico inclui o seguinte:

- Hemograma e inspeção do esfregaço de sangue.
- Aspirado e biópsia da medula óssea.
  - Morfologia com coloração de Wright-Giemsa.
  - Imunofenotipagem por citometria de fluxo multiparamétrica.

Quadro 11.3 Classificação French-American-British (FAB) de Leucemia Mieloide Aguda (AML)

Subtipo	Descrição
M0	AML minimamente diferenciada: reação da peroxidase negativa, dois ou mais marcadores mieloides por citometria de fluxo, frequentemente possui anormalidades citogenéticas associadas a mau prognóstico
M1	AML sem maturação: menos de 10% de mielócitos ou formas mieloides mais maduras
M2	AML com maturação: subgrupo de pacientes tem a translocação t(8;21) associada a prognóstico favorável
M3	Leucemia promielocítica aguda (APL): na maioria dos casos, granulação grosseira e contorno nuclear bilobado; raramente variante microganular com grânulos imperceptíveis. A maioria dos casos tem translocação t(15;17) e prognóstico favorável
M4	Leucemia mielomonocítica aguda: monócitos e promonócitos na medula excedem 20%. A variante M4Eo contém mais de 5% dos eosinófilos anormais; associada à anormalidade citogenética inv (16) e prognóstico favorável
M5	Leucemia monocítica aguda: 80% ou mais das células não eritroides são monoblastos, monócitos ou promonócitos. Coloração para esterase inespecífica é positiva. Associada a doença extramedular e anormalidades no braço longo do cromossomo 11 (11q)
M6	Eritroleucemia aguda: mais de 50% das células medulares nucleadas são eritroides, com frequência acentuadamente deseritropoéticas. Os eritroblastos são, distintamente, ácido periódico-Schiff (PAS) positivo e glicoforina A positiva
M7	Leucemia megacariocítica aguda: pode ter micromegacarioblastos. O diagnóstico é confirmado por imunofenotipagem (CD41) ou microscopia eletrônica (peroxidase plaquetária)

Quadro 11.4 Classificação da Organização Mundial da Saúde de Leucemias Mieloides Agudas (AMLs)

AML com Translocações Citogenéticas Recorrentes
  AML com t(8;21)(q22;q22); RUNXI-RUNXITI
  AML com inv(16)(p13.1q22) ou t(16;16)(p13.1;q22); CBFB-MYHII
  APL com t(15:17) (q22;q12); PML-RARA
  AML com t(9;11)(p22;q23); MLLT3-MLL
  AML com t(6;9)(p23;q34); DEK-NUP214
  AML com inv(3)(q21q26.2) ou t(3;3)(q21;q26.2); RPNI-EVII
  AML (megacarioblástico) com t(1;22)p13;q13); RBM15-MKLI
  AML com NPMI mutado
  AML com CEBPA mutado

AML com Alterações Relacionadas com a Mielodisplasia

Neoplasia Mieloide Relacionada com a Terapia

AML, Não Especificada de Outra Forma
  AML com diferenciação mínima
  AML sem maturação
  AML com maturação
  Leucemia mielomonocítica aguda
  Leucemia monoblástica/monocítica aguda
  Leucemia eritroide aguda
  Leucemia megacarioblástica aguda
  Leucemia basofílica aguda
  Panmielose aguda com mielofibrose

Sarcoma Mieloide

Proliferações Mieloides Relacionadas com a Síndrome de Down
  Mielopoese anormal transitória
  Leucemia mieloide associada à síndrome de Down

Leucemias Agudas de Linhagem Ambígua

APL, leucemia promielocítica aguda.
Modificado de Vardiman JW, Thiele J. Arber DA et al. The 2008 revision of the World Health Organization (WHO) classification of myeloid neoplasms and acute leukemia: rationale and important changes. *Blood*. 2009;114:937-951.

- Citogenética.
- Análise molecular.
- Punção lombar (após desaparecimento dos blastos do sangue): se sintomas do CNS, morfologia monocítica ou contagem alta de blastos.

O diagnóstico morfológico de AML pode ser apoiado pela presença de bastões de Auer no citoplasma, citoquímica positiva com Sudanblack e coloração para mieloperoxidase e esterases. A imunofenotipagem com um painel de anticorpos monoclonais é particularmente útil para distinguir AML de leucemia linfoblástica aguda (ALL) e para identificação dos subtipos, incluindo AML com diferenciação mínima, eritroleucemia e leucemia megacarioblástica. Anormalidades citogenéticas e moleculares associadas aos subtipos morfológicos podem dar melhor suporte ao diagnóstico e ajudam a predizer os resultados do tratamento (Quadro 11.5).

FATORES PROGNÓSTICOS

Os fatores prognósticos mais poderosos que foram estabelecidos ao longo de décadas incluindo idade acima de 60 anos, citogenética, MDS anterior e AML relacionada com o tratamento foram recentemente suplementados por anormalidades genéticas moleculares.[6] As variáveis prognósticas independentes associadas aos resultados do tratamento são listadas a seguir:

Fatores prognósticos clínicos

- Idade.
- AML se originando de MDS preexistente.

- AML relacionada com o tratamento.
- *Status* de desempenho.
- Doença extramedular.
- Condições comórbidas.

Fatores prognósticos com base em exames laboratoriais
- Contagem de leucócitos > 20.000/µL na apresentação.
- Citogenética.
- Alterações genéticas moleculares (mutações em nucleofosmina1 (NPM1), FLT3, proteína alfa ligadora do facilitador de CCAAT (CEBPA), KIT).
- Blastos CD34 positivos.
- Resistência à multidroga.

Os melhores preditores de resultados de longo prazo ao lado de idade são achados genéticos cromossômicos e moleculares em células leucêmicas (Quadros 11.6 e 11.7).[6,7] A análise citogenética é a base da estratificação dos pacientes em três grupos de risco com diferentes respostas à quimioterapia (Quadro 11.3). Por exemplo, pacientes no grupo de melhor risco com mutações no fator de ligação ao core têm maior probabilidade de obter uma longa remissão após a consolidação de citocina arabinósido em alta dose, enquanto pacientes com citogenética de baixo risco não se beneficiam com este tratamento. Aproximadamente 40 a 50% de todos os pacientes têm um cariótipo normal no momento do diagnóstico, e a maioria deles se enquadra na categoria de risco intermediário (Quadro 11.3). As alterações genéticas moleculares em AML citogeneticamente normal que se correlacionam com o prognóstico foram usadas para subdividir este grupo e criar algoritmos de tratamento mais refinados.[7] O impacto da frequência e o prognóstico das mutações genéticas em AML com cariótipo normal estão listados no Quadro 11.7.[7,8] Algumas dessas mutações que incluem NPM1, FLT3, CEBPA e KIT já impactam a terapia, enquanto que o resto está em investigação. As mutações mais estudadas, as duplicações internas em sequência (ITD) do gene FLT3 que codifica um receptor da tirosina quinase, são encontradas em aproximadamente 20 a 30% de todos os pacientes com AML. Vários estudos retrospectivos demonstraram que os pacientes que possuem tais mutações respondem mal ao tratamento e

Quadro 11.5 Marcadores Diagnósticos em Leucemia Mieloide Aguda

Classe FAB	Citoquímica	Imunofenótipo	Citogenética
M0 minimamente diferenciada	MPO < 3%	CD34+, HLA DR+ CD33+/–, CD13+/–	11q13
M1 Sem maturação	MPO < 3%	CD34+, HLA DR+ CD33+, CD13+	–5, –7, –17 Del 3p, +21, +8
M2 Com maturação	MPO > 10%	CD34–, HLA DR+ CD33+, CD13+	t(8;21), del3p ou inv 3 –5, –7, +8, t(6;9)
M3 Promielocítica	MPO++	CD34–, HLA DR–, CD13+, CD33+	t(15;17)
M4 Mielomonocítica	MPO+, Esterase +	CD34, HLA DR+, CD13+, CD 33+ CD11+, CD14+	Inv 16, t(16;16) –5, –7, t(6;9)
M5 Monocítica	Esterase ++, PAS+	CD34, HLA DR+, CD13+/–, CD33+ CD11+, CD14+	t(9;11)(p21;23), +8
M6 Eritroide	PAS++ Esterase –	Glicoforina A+	–5q, –5, –7, –3. +8
M7 Megacariocítica	PAS+/–	CD41+	+8, +21, inv ou del 3p

CD, designação do grupo; FAB, Francês-Americano-Britânico; HLA DR, antígenos leucocitários humanos relacionados com D; MPO, mieloperoxidase; PAS, ácido periódico-Schiff. Marcadores mieloides: CD13, CD33; marcadores monocíticos: CD11, CD14.

têm sobrevida livre da doença (DFS) e sobrevida global (OS) significativamente menor.[7] Em contrapartida, na ausência de mutações em FLT3 os pacientes com mutações em NPM1 e CEBPA melhoraram as taxas de CR e OS (Quadro 11.6).[7] Estas mutações proporcionam uma compreensão substancial da patogênese da AML e ajudam a identificar alvos moleculares para tratamento. Estudos de sequências da totalidade do genoma, microRNA e expressão genética em células de AML podem alterar as categorias prognósticas no futuro próximo.[7,9]

Os resultados de pacientes mais jovens com AML melhoraram acentuadamente durante as últimas três décadas por conta dos avanços na quimioterapia e cuidados de suporte. Mais de 50% dos pacientes com menos de 60 anos na categoria de prognóstico favorável podem ser curados com a quimioterapia atual. As taxas de cura de pacientes mais jovens sem marcadores de melhor risco cromossômico e molecular estão em torno de 30 a 40%. Infelizmente, foi feito pouco progresso na sobrevida de longo prazo de adultos mais velhos com AML. Estes pacientes têm mais características de doença de risco ruim, frequência mais alta de condições comórbidas e baixa tolerância à terapia tóxica. Novas estratégias de tratamento são necessárias à maioria dos pacientes mais velhos.[2,20]

■ TRATAMENTO

Como a AML é extraordinariamente heterogênea, o seu tratamento deve ser individualizado. Os planos de tratamento de pacientes com AML dependem da idade, *status* de desempenho e fatores prognósticos detectados pela citogenética convencional, hibridização fluorescente *in situ* e reação em cadeia da polimerase (PCR).[7,8] O primeiro exemplo de um tratamento direcionado contra uma mutação específica é o uso bem-sucedido de ácido transretinoico (ATRA) para APL, que é discutido separadamente neste capítulo.

O tratamento para AML geralmente é dividido em duas fases: terapia de indução da remissão e pós-remissão. O objetivo da primeira é atingir uma CR definida pelos seguintes critérios: menos de 5% de blastos em uma medula óssea que é 20% ou mais celular, leucemia extramedular ausente, uma contagem de neutrófilos maior que 1.000/μL e uma contagem de plaquetas maior que 100.000/μL. A

Quadro 11.6 *Status* do Risco em Anormalidades Citogenéticas e Moleculares

Situação do Risco	Anormalidades Citogenéticas e Moleculares
Melhor Risco	Inv(16) ou t(16;16)
	t(8;21)
	t(15;17)
	Cariótipo normal com mutação em NPM 1 ou mutação isolada em CEBPA na ausência de FLT3-ITD
Risco intermediário	Citogenética normal
	+8
	t(9;11)
	t(8;21), inv(16), t(16;16) com mutação em c-KIT
	Não definidas como melhor risco ou risco ruim
Risco ruim	Cariótipo complexo (≥ 3 anormalidades cromossômicas clonais)
	Cariótipo monossômico (pelo menos 2 monossomias ou 1 monossomia + 1 anormalidade estrutural)
	-5, 5q-, -7, 7q-
	11q23 – não t(9;11)
	Inv(3), t(3;3)
	t(6;9)
	t(9;22)
	Citogenética normal com mutação em FLT3-ITD

CEBPA, proteína alfa de ligação ao facilitador CCAAT; c-KIT, tirosina quinase receptora de CD117; FLT3-ITD, duplicação interna em sequência de tirosina quinase 3 do tipo Fms; NMP 1, nucleofosmina.

Quadro 11.7 Frequência e Impacto Prognóstico de Mutações Genéticas em Leucemia Mieloide Aguda com Cariótipo Normal

Mutação Genética	Frequência (%)	Prognóstico
NPM1	45-62	Favorável em FLT3-ITD– Adverso em FLT3-ITD+
FLT3-ITD	20-30	Adverso
FLT3-TKD	11-14	Incerto
DNMT3a	25-35	Adverso
IDH1/2	8-15	Variado com base em combinações com outros genótipos
TET2	12-27	Variado com base em combinações com outros genótipos
MLL1	5-11	Adverso
CEBPA	15-20	Favorável
NRAS	11-25	Incerto
WT1	~10%	Incerto, provavelmente adverso
RUNX	14-34	Incerto

CEBPA, proteínas ligadoras ao CCAAT/amplificador alfa; DNMT3A, DNA metiltransferase 3A; FLT3-ITD, duplicação interna em sequência de tirosina quinase 3 do tipo Fms; FLT3-TKD, domínio quinase de tirosina quinase 3 do tipo Fms; IDH1/2, isocitrato desidrogenase 1 e 2; MLL1, leucemia de linhagem mista-1; NPMI, nucleofosmina; NRAS, neuroblastoma sarcoma de ratos; RUNX, fator de transcrição associado ao Runt; TET2, translocação dez-onze 2; WTI, tumor de Wilms 1.

obtenção da CR conforme definida por estes critérios simples se traduz em aumento da sobrevida. Não é necessário o desaparecimento das anormalidades cariotípicas ou moleculares para a definição de CR. Portanto, não é de causar surpresa que ensaios clínicos confirmem um risco de quase 100% de recidiva quando os pacientes recebem apenas quimioterapia de indução. A sobrevida a longo prazo requer tratamento pós-remissão. A quimioterapia intensiva ministrada após ser atingida a CR (similar à ministrada durante a indução) é denominada terapia de consolidação.

Manejo Inicial

O manejo inicial de pacientes com AML deve ser bem organizado e implantado por uma equipe experiente.

A avaliação inicial deve incluir o seguinte:

- História e exame físico.
- Hemograma completo com a contagem diferencial.
- Exame de esfregaço do sangue periférico.
- Estudos da coagulação: tempo de protrombina (PT), tempo de tromboplastina parcial ativada (aPTT), fibrinogênio, dímero D.
- Químicas séricas com ácido úrico, cálcio e fósforo.
- Avaliação das funções renais e hepática.
- Sorologias para hepatite B e C, vírus herpes simples (HSV), citomegalovírus (CMV), varicela e vírus da imunodeficiência humana (HIV).
- Teste de gravidez em mulheres em idade reprodutiva.
- Aspirado da medula óssea para morfologia, citoquímica, citogenética, estudos da genética molecular e citometria de fluxo.
- Biópsia da medula óssea.
- Tipagem do antígeno leucocitário humano (HLA) de pacientes que são candidatos a transplante de células-tronco hematopoéticas.
- Punção lombar postergada até que os blastos desapareçam do sangue em pacientes de alto risco para envolvimento do CNS (sintomas do CNS, contagem de leucócitos elevada, doença extramedular e morfologia monocítica FAB M4 ou M5).

- Radiografia do tórax e eletrocardiograma.
- Avaliação da função cardíaca através de ecocardiograma ou varredura de aquisição múltipla (MUGA) em pacientes selecionados.
- Colocação de cateter de acesso venoso central.

O trabalho deve ser seguido por uma discussão sem pressa com o paciente sobre diagnóstico, prognóstico, efeitos colaterais da terapia, provável impacto no estilo de vida e previsão das necessidades de suporte da família e amigos. Em pacientes idosos frágeis, pode-se chegar a uma decisão de dar apenas tratamento de suporte sem quimioterapia, combinado de forma conjunta entre o paciente e o médico-assistente.

O resultado final depende não só da escolha da quimioterapia, mas também do monitoramento atento, prevenção e manejo meticuloso das complicações. Muitos eventos estão associados à terapia para AML e o seu momento é previsível. Por exemplo, hiperleucocitose, lise tumoral e DIC tendem a ocorrer no início, enquanto aplasia medular com as complicações resultantes pode ser esperada a partir da segunda semana de quimioterapia. Os pacientes devem ser monitorados para efeitos colaterais como cardiotoxicidade em decorrência de antraciclinas ou neurotoxicidade pelas altas doses de citosina arabinosídeo. A profilaxia de infecção inclui o cuidado meticuloso para cateteres venosos centrais de inserção e prevenção de mucosite. Antibióticos intravenosos de amplo espectro empíricos devem ser administrados imediatamente se o paciente ficar febril durante a neutropenia. Devem ser obtidas culturas antes da administração de antibióticos. O pronto tratamento ou profilaxia de ulcerações herpéticas orais e perianais previne desconforto e superinfecção bacteriana. A profilaxia contra vírus herpes pode prevenir estas complicações e reduzir a gravidade da mucosite. A terapia antifúngica profilática pode levar à diminuição das infecções fúngicas. O suporte transfusional com produtos sanguíneos irradiados ou leucodepletados deve ser fornecido para prevenir sintomas de anemia grave e manter a contagem de plaquetas acima de 10.000/μL. As transfusões de produtos sanguíneos em AML são guiadas pelos mesmos princípios descritos para ALL (Capítulo 12).

Terapia de Indução

O regime de terapia mais comumente usado consiste de um ou dois ciclos de uma combinação de citarabina 100 a 200 mg/m^2 ministrada por infusão intravenosa (IV) contínua por 7 dias e 3 dias de uma antraciclina (p. ex., daunorrubicina 60-90 mg/m^2, idarrubicina 10-13 mg/m^2 ou mitoxantrona 10-12 mg/m^2 por *bolus* IV). Este regime "3 + 7" resulta em taxas de CR de aproximadamente 70 a 80% em pacientes com menos de 55 a 60 anos.[10-12] Se a leucemia persistir na medula óssea nos dias 14 a 21, geralmente é ministrado um segundo curso idêntico ou modificado de quimioterapia.

Vários estudos recentes demonstraram que daunorrubicina em alta dose a 90 mg/m^2/dia por 3 dias é bem tolerada e resulta em taxas maiores de CR e uma OS significativamente mais alta, especialmente em adultos mais jovens com menos de 50 ou 65 anos e aqueles com citogenética de melhor risco ou risco intermediário. Assim sendo, daunorrubicina em alta dose é considerado agora um novo padrão de cuidados no tratamento inicial de pacientes com menos de 65 anos de idade com um bom *status* de desempenho e função cardíaca adequada.[12] Idarrubicina pode ser uma alternativa para a daunorrubicina porque um estudo recente não mostrou diferença nos resultados entre daunorrubicina em alta dose e idarrubicina em dose padrão.[13]

Pacientes idosos sem comorbidades têm melhor resultado com quimioterapia de indução intensiva do que com cuidados de suporte.[14,15] A clorfarabina é ativa como agente único e atualmente é explorada como parte dos regimes de indução para pacientes idosos.[16] Em pacientes mais velhos que provavelmente não se beneficiarão com quimioterapia, agentes como azacitidina, decitabina e lenalidomida, podem prolongar a sobrevida mesmo na ausência de CR. Novos agentes incluindo tipifarnib, sapacitabina e lenalidomida estão sendo testados nesta população. Os objetivos e os critérios de avaliação da terapia para pacientes idosos estão, portanto, mudando.

Outras estratégias para intensificar a quimioterapia de indução incluem a adição de citarabina em alta dose, etoposida, 6-tioguanina, dupla indução e terapia sequencial de duração específica, *priming* e suporte do fator de crescimento. Ensaios randomizados demonstram benefício em DFS, mas não em OS com as abordagens acima que podem causar toxicidades adicionais.

O imunoconjugado anti-CD33, gemtuzumabe ozogamicina, usado em terapia de combinação apresenta resultados promissores em AML de novo.[17,18] Em um recente ensaio prospectivo fase III, os pacientes foram randomizados para receber um regime de indução tradicional 3 + 7 ou receber o mesmo regime em combinação com pequenas doses fracionadas de gemtuzumabe. O ensaio não demonstrou diferença significativa em eventos adversos fatais entre os dois braços e uma vantagem altamente significativa na sobrevida livre de eventos e DFS aos 2 anos para pacientes que foram tratados no braço com gemtuzumabe. Isto se traduziu em uma vantagem de 10 meses de OS para o braço com combinação.[17] Outro estudo randomizado recente no Reino Unido apresentou resultados semelhantes em pacientes com AML com mais de 60 anos.[18] Embora gemtuzumabe tenha sido retirado do mercado americano em junho de 2010 em decorrência das preocupações com a toxicidade, os resultados acima são encorajadores. Nos Estados Unidos, estudos adicionais poderão ser conduzidos com gemtuzumabe como uma nova droga de investigação (IND).

Tratamento Pós-Remissão

Quase todos os pacientes em CR após terapia de indução têm doença residual que, sem tratamento adicional, leva à recidiva. As principais estratégias para prevenir recidiva envolvem o tratamento pós-remissão com citarabina em alta dose e transplante de células-tronco hematopoéticas (HSCT) alogeneico ou autólogo. A terapia de manutenção não faz parte do tratamento padrão atual para AML. Contudo, terapias de manutenção incluindo imunoterapia, agentes hipometilantes e terapias direcionadas estão, atualmente, sendo testadas nesta doença com a intenção de alcançar a cura da leucemia.

O tratamento de consolidação intensivo melhora a sobrevida em pacientes mais jovens com AML. Uma resposta dose-dependente à citarabina foi demonstrada em ensaios randomizados controlados.[11] A consolidação com terapia com base em citarabina em altas doses (HDAC) usando doses diárias de 1 a 6 g/m^2 (p. ex., 2-3 g/m^2 duas vezes por dia nos dias 1, 3 e 5, ou duas vezes por dia por 6 dias) é o padrão para pacientes com menos de 60 anos. HDAC parece ser mais benéfica para pacientes mais jovens com citogenética de melhor risco, especialmente aqueles com mutações no fator de ligação ao core (isto é, t(8;21) e inv(16)). Pacientes com mais de 60 anos não se beneficiam com a consolidação de HDAC.[19] O número ideal de cursos de consolidação com base em HDAC não foi determinado, porém evidências sugerem que 1 a 4 cursos é razoável.[20,21] Para pacientes mais velhos também existem estudos que não sugeriram valor particular na terapia de intensificação pós-remissão além de um curso único de consolidação.[21,22] A dose cumulativa ideal de citarabina na terapia inicial de pacientes mais jovens com AML ainda é uma questão em aberto. A redução na dose de citarabina (dose cumulativa não além de 12 g/m^2 na primeira consolidação) durante quimioterapia convencional não pareceu piorar o resultado do tratamento.[14,23] Para pacientes mais jovens com AML, a escolha entre quimioterapia de consolidação e HSCT alogeneico deve estar baseada no risco de recidiva.

Transplante de Células-Tronco Hematopoéticas

Altas doses de quimioterapia ablativa da medula e radiação corporal total seguidas por resgate de células-tronco autólogo ou alogeneico foram amplamente usados em AML. O HSCT autólogo (auto-HSCT) requer coleta das células estaminais do paciente enquanto em CR. As células estaminais alogeneicas são obtidas de irmãos HLA compatíveis, doadores não aparentados e sangue do cordão umbilical ou mais recentemente doadores haploidênticos. O HSCT alogeneico (alo-HSCT) confere uma atividade antileucêmica imunomediada adicional, o assim chamado efeito enxerto *versus* leucemia.

Múltiplos Ensaios randomizados prospectivos comparando quimioterapia de consolidação padrão com HSCT demonstraram que o alo-HSCT fornece a melhor terapia antileucêmica com o mais baixo risco de recorrência, seguido por auto-HSCT, o qual em alguns estudos é superior à quimioterapia pós-remissão convencional (Quadro 11.8). Assim sendo, em pacientes que não possuem um doador HLA compatível disponível, auto-HSCT pode oferecer um benefício em relação à quimioterapia de consolidação convencional. No entanto, a OS não melhorou em pacientes com AML que se submeteram a auto-HSCT comparados a pacientes que receberam quimioterapia de consolidação intensiva por mais oportunidades para salvamento com quimioterapia de segunda linha e transplante de células-tronco em pacientes que recaem no braço com quimioterapia.[26,27]

Quadro 11.8 Taxas de Recidiva após Alo-HSCT, Auto-HSCT e Quimioterapia em Estudos Randomizados Prospectivos

Estudo	Alo-HSCT	Auto-HSCT	Quimioterapia
GIMEMA 8[24]	24	40	57
MRC 10[25]	19	35	53
ECOG/SWOG[26]	29	48	61

Alo-HSCT, transplante alogeneico de células-tronco hematopoéticas; Auto-HSCT, transplante autólogo de células-tronco hematopoéticas.

A potente atividade leucêmica do alo-HSCT nem sempre se traduziu em melhor OS, em virtude da alta mortalidade relacionada com o tratamento (TRM) associada ao alo-HSCT (Quadro 11.9). A disponibilidade de um doador foi usada como um substituto para randomização nesses estudos. Estas comparações doador-não doador podem ser confundidas pela aplicação limitada da terapia designada e os resultados de estudos comparativos nem sempre foram consistentes. Análises recentes demonstram OS superior após alo-HSCT para pacientes com AML excluindo aqueles com citogenética de melhor risco, e este benefício é mais pronunciado em pacientes mais jovens.[30] Uma grande metanálise de 24 estudos prospectivos incluindo mais de 6.000 pacientes com AML em primeira CR (CR1) comparou o papel do HSCT e tratamentos não HSCT. Globalmente, 3.638 pacientes foram analisados por categoria de risco citogenético, incluindo 547 pacientes com melhor risco, 2.499 com risco intermediário e 592 com risco ruim. Comparada com a terapia não alogeneica, a taxa de risco de recidiva ou morte com um alo-HSCT para pacientes em CR1 foi 0,80 (95% intervalo de confiança 0,74-0,86). Quando a análise foi dividida por categoria de risco e resultados, houve uma sobrevida livre de recidiva significativa e benefício de OS para alo-HSCT durante CR1 em pacientes com AML com risco intermediário e risco ruim, mas não para pacientes com AML com melhor risco.[31]

O papel do alo-HSCT mieloablativo é limitado em pacientes mais velhos em razão da mais baixa tolerância à quimioterapia intensiva e comorbidades significativas. Regimes de condicionamento de intensidade reduzida (RIC) ampliaram a aplicabilidade de alotransplantes para pacientes idosos e para pacientes mais jovens com comorbidade que não tolerariam regimes de condicionamento mieloablativo padrão. Estudos revelam que mais de um terço dos pacientes podem obter sobrevida a longo prazo com transplante com RIC.[32] A melhor percepção das diferenças nos resultados provém de grandes estudos prospectivos baseados em registros que demonstram que RIC está associado a uma redução na TRM, mas a um risco aumentado de recidiva. Pacientes que se submetem a transplante de células-tronco com RIC em remissão têm DFS e OS semelhantes comparados ao condicionamento mieloablativo.[32]

Na ausência de um doador HLA compatível, doadores alternativos como sangue do cordão umbilical não aparentado (UCB) ou doadores haploidênticos estão sendo cada vez mais usados. Ambas as estratégias têm vantagens importantes, como o tempo mais curto para transplante, o que é particularmente relevante para pacientes que requerem transplante urgente, e a disponibilidade de doadores

Quadro 11.9 Ensaios Avaliando Alo-HSCT com Base na Intenção de Tratamento

Ensaio	DFS (%)		OS (%)	
	Doador	Não Doador	Doador	Não Doador
GIMEMA 8[24]	46	33	48	40
GOELAM[28]	44	38	53	53
MCR AML 10[25]	50	42	55	50
ECOG/SWOG[26]	43	35	46	52
GIMEMA 10[29]	51	41	58	49
HOVON-SAKK[30]	48	37	54	46

Alo-HSCT, transplante alogeneico de células estaminais hematopoéticas; DFS, sobrevivência livre da doença; Doador, paciente com doador compatível com HLA; Não doador, paciente sem doador; OS, sobrevida global.

incompatíveis para quase todos os pacientes. Estudos recentes demonstraram sobrevida livre de leucemia similar após transplante de UCB comparado a HSCT HLA compatível em pacientes com leucemia aguda.[33,34] O estudo do *European Bone Marrow Transplant Registry* (EBMTR) também indicou que os resultados de haplo-HSCT para AML de baixo risco em CR são semelhantes aos relatados para transplantes de doadores não aparentados.[35] Como tanto a tecnologia de transplantes quanto a quimioterapia continuam a melhorar, a melhor abordagem de tratamento continua a ser variável. Uma vez que a AML é uma malignidade heterogênea, a terapia mais apropriada será por fim determinada pela citogenética e as características moleculares da doença. Com o progresso do conhecimento da biologia da doença e a identificação de novos marcadores moleculares, a prática atual continuará a evoluir.

Abordagem com base em Riscos para o Tratamento de Leucemia Mieloide Aguda em Pacientes mais Jovens

Leucemia Mieloide Aguda com Melhor Risco

Pacientes com cariótipos de melhor risco (AML com fator de ligação ao core com t(8;21) ou inv(16), cariótipo normal com uma mutação em NPM1, mas sem FTL3-ITD) ou (com uma mutação em CEBPA) têm melhor resultado com quimioterapia de consolidação intensiva ou HSCT autólogo (Quadro 11.6). DFS a longo prazo de 60 a 70% pode ser alcançado com estas abordagens em pacientes mais jovens. Alo-HSCT, com seu TRM mais alto, geralmente não é usado neste subgrupo de pacientes fora de ensaios clínicos.[10,31]

Leucemia Mieloide Aguda com Risco Ruim

Pacientes com citogenética de risco ruim ou pacientes com cariótipo e FLT3-ITD normais, assim como pacientes com AML secundária, têm prognóstico muito ruim (Quadro 11.6). Se um doador HLA compatível estiver disponível, estes pacientes devem ser avaliados para HSCT assim que possível. O resultado permanece desanimador com consolidação convencional ou HSCT autólogo neste grupo de pacientes. Alo-HSCT de doadores não aparentados compatíveis por tipagem de HLA de alta resolução tem resultados comparáveis a transplantes de doadores familiares HLA compatíveis.[19] Pacientes mais jovens ou mais saudáveis sem doador HLA compatível devem ser considerados para alo-HSCT de um membro da família haploidêntico ou transplante de UCB. Pacientes com comorbidade significativa que atingem CR podem receber alo-HSCT com RIC. Novos agentes terapêuticos ministrados em ensaios clínicos devem ser oferecidos à maioria dos pacientes sem um doador. Pacientes com FLT3-ITD devem ser considerados para ensaios clínicos com inibidores de tirosina quinase FLT3, como midostaurina, lestaurtinibe, sorafenibe e quizartinibe.[7,36]

Leucemia Mieloide Aguda com Risco Intermediário

As decisões de tratamento são particularmente complexas no maior e mais heterogêneo grupo prognóstico de pacientes com citogenética normal, sem marcadores moleculares ou marcadores de impacto desconhecido sobre a terapia (p. ex., mutações em IDH1 e IDH2, RUNX1, TET2 e DNMT3A) (Quadros 11.6 e 11.7). Alo-HSCT, quimioterapia de consolidação e auto-HSCT são considerados de benefício equivalente. Metanálises recentes revelaram que HSCT alógeno tem sobrevida livre de recidiva e benefício de OS significativos para AML com risco intermediário em CR1 comparado a terapias de HSCT não alogeneico.[31] Contudo, lesões genéticas novas detectadas por novas tecnologias, como análises do genoma completo, perfis de RNA e microRNA continuam a refinar o risco de AML. Até que estejam disponíveis dados sobre os resultados para estes novos subgrupos, as decisões de tratamento devem ser cuidadosamente individualizadas com base na idade do paciente, comorbidade, tipo de transplante e risco de recaída. Se um doador familiar HLA compatível estiver disponível, deve ser oferecido alo-HSCT aos pacientes com menos de 55 a 60 anos de idade com bom *status* de desempenho, dada a atividade antileucêmica superior desta terapia. Auto-HSCT, após consolidação intensiva para purgação *in vivo*, pode ser oferecido a pacientes sem um doador HLA compatível. Em geral, o benefício de alo-HSCT em relação ao auto-HSCT ou consolidação de HDAC será visto em subgrupos de pacientes mais jovens e mais saudáveis em que a melhora no risco de recidiva prevalece sobre a mortalidade mais alta do procedimento.

Tratamento de Leucemia Promielocítica Aguda

APL é uma doença bem-definida com uma epidemiologia distinta, morfologia característica e coagulopatia potencialmente ameaçadora à vida na apresentação, mas com um prognóstico global melhor do que outros subgrupos de AML. Este é o primeiro exemplo de leucemia em que a terapia direcionada contra o evento leucemogênico, t(15;17) resultando no transcrito de fusão PML-RARα, leva a melhores resultados. Com o melhor manejo da coagulopatia associada e a introdução dos agentes diferenciadores, ATRA e trióxido de arsênio (ATO), APL agora representa o subtipo de AML mais curável com índices de cura de superior a 90% citados em grandes ensaios clínicos.[37,38] O tratamento mais amplamente testado para APL consistiu em uma combinação de ATRA e quimioterapia baseada em antraciclina para indução, seguida por pelo menos dois cursos de quimioterapia com base em antracilcina e ATRA para consolidação, e terapia de manutenção com ATRA intermitente isoladamente (15 dias a cada 3 meses) ou combinada com 6-mercaptopurina e metotrexato. Dados acumulados de ensaios historicamente controlados e randomizados sugerem um benefício para ara-C durante indução e/ou consolidação em pacientes de baixo risco (contagem de WBC < 10.000/μL) e de alto risco.[37,38]

Atualmente está estabelecido que ATO é um agente mais efetivo em APL do que ATRA. Em particular, ATO como agente único pode curar APL muito mais frequentemente do que ATRA como agente único.[38] A terapia inicial baseada em ATO pode ser usada como uma alternativa para pacientes que não conseguem tolerar a terapia com antraciclina. O *North American Intergroup Trial* incorporou ATO ao esquema de consolidação objetivando reduzir a toxicidade. Pacientes randomizados para receber dois cursos de 25 dias de ATO (5 dias por semana durante 5 semanas) tiveram sobrevida livre de eventos e OS significativamente melhor do que aqueles que receberam somente dois cursos de ATRA mais quimioterapia.[39]

Apesar da introdução de ATRA e da melhoria no tratamento da coagulopatia, a hemorragia permanece sendo uma causa importante de morte durante o manejo inicial. Assim sendo, APL deve ser tratada como uma emergência médica. ATRA e medidas de suporte agressivas devem ser iniciados assim que houver suspeita do diagnóstico, mesmo antes que os testes genéticos confirmatórios estejam disponíveis. A coagulopatia é tratada com plasma fresco congelado, fibrinogênio e plaquetas com o objetivo de manter o nível de fibrinogênio acima de 150 mg/dL e plaquetas bem acima de 30.000/μL até a resolução da coagulopatia.[38,39] A síndrome de diferenciação de APL emergiu como uma toxicidade principal associada a ATRA e ATO. Ela é caracterizada por efusões pleurais e pericárdicas, ganho de peso, edema, dispneia, febre, hipotensão episódica e infiltrados pulmonares. Deve ser prontamente tratada com administração intravenosa de dexametasona a uma dose de 10 mg, 2 vezes ao dia. A incidência desta complicação é reduzida em pacientes que recebem quimioterapia concomitante durante a indução. Pacientes que recebem ATO também devem ser monitorados de perto para o prolongamento do intervalo QT e seus eletrólitos devem ser mantidos dentro da variação normal.[38,39] O objetivo da terapia de indução e consolidação deve ser a obtenção da negatividade de PCR para o rearranjo de PML-RARα, pois a persistência de tal doença residual mínima (MRD) prediz recidiva. Pacientes tratados em recidiva molecular podem ter melhores resultados comparados àqueles tratados em franca recidiva hematológica.[40] Novas formulações dos mesmos agentes direcionados, como a formulação oral de ATO e um retinoide sintético oral (Tamibarotene), desenhadas para superar a resistência de ATRA podem ser uma opção terapêutica promissora para pacientes com doença recidivada.

Tratamento de Leucemia Mieloide Aguda Recidivada e Refratária

Infelizmente, a AML reincide na maioria dos pacientes. Além do mais, aproximadamente 25% dos pacientes mais jovens são refratários à quimioterapia de indução padrão. Pacientes com AML recorrente experimentam taxas mais baixas de CR com terapia de reindução comparado ao tratamento inicial. Se for obtida segunda CR, ela tende a ser mais curta. Portanto, pacientes com AML recidivada e refratária são candidatos a ensaios clínicos que explorem estratégias terapêuticas inovadoras. Os melhores cuidados de suporte são uma opção para aqueles que não desejam seguir tratamento intensivo.

Se um doador HLA compatível adequado estiver disponível, a primeira escolha de terapia é um alo-HSCT.[19] Pacientes transplantados no momento da recidiva têm resultados semelhantes àqueles tratados em segunda CR. Se um doador adequado não estiver disponível, o manejo deve ser guiado

Quadro 11.10 Mortalidade em 30 D de Iniciação de Terapia de Indução 3 + 7 de Acordo com a Idade e Situação de Desempenho (PS) em Estudos do Grupo de Oncologia do Sudoeste (SWOG)

	< 56 Anos	56-65 Anos	66-75 Anos	> 75 Anos
Nº de pacientes	364	242	270	70
PS 0	3/129 (2%)	8/72 (11%)	9/73 (12%)	2/14 (14%)
PS 1	6/180 (3%)	6/11 (5%)	20/126 (16%)	7/40 (18%)
PS 2	1/46 (2%)	6/34 (18%)	16/52 (31%)	7/14 (50%)
PS 3	0/9	7/24 (29%)	9/19 (47%)	9/11 (82%)

Adaptado de Appelbaum FR, Gundacker H, Head DR et al. Age and acute myeloid leukemia. *Blood*. 2006;107:3481-3485.

pela duração da CR1. Para pacientes com CR maior do que 12 meses, a reindução com regime contendo HDAC é razoável, já que pode atingir uma taxa de CR de 50 a 60% e um DFS a longo prazo de 5 a 10%. Para pacientes com durações mais curtas da CR, a prioridade é o tratamento em um ensaio clínico. Novos agentes que estão sendo investigados atualmente incluem clofarabina, inibidores da farnesiltransferase (inibidores de FTIs, FLT3 e outros agentes) (Quadro 11.11). Devem ser considerados ensaios clínicos em pacientes recidivados ou refratários, uma vez que as taxas de resposta com agentes atualmente disponíveis permanecem desanimadoras.

Fatores de Crescimento Hematopoéticos

Os fatores estimuladores de colônia (CSFs) podem encurtar a duração da neutropenia durante o tratamento para AML e têm o potencial de melhorar os resultados. Tanto o fator estimulador de colônias de granulócitos e macrófagos (GM-CSF) quanto o fator estimulador de colônias de granulócitos (G-CSF) demonstraram acelerar a recuperação dos neutrófilos após quimioterapia de indução. G-CSF e GM-CSF também foram usados para sensibilizar blastos para quimioterapia recrutando células no ciclo celular. No entanto, inúmeros ensaios clínicos não conseguiram apresentar um benefício de sobrevida reprodutível de tal abordagem. Os estudos até o momento demonstram que o benefício dos CSFs está limitado à redução dos dias neutropênicos e febris (FTI). A adição de CSFs à quimioterapia não produziu diferenças na mortalidade por todas as causas, CR ou taxas de recidiva em pacientes com AML.[41] Os fatores de crescimento podem ser considerados nos idosos depois que a quimioterapia estiver concluída. O seu uso pode confundir a interpretação da biópsia da medula óssea. O paciente deve estar sem G-CSF e GM-CSF por um mínimo de 7 dias antes da obtenção de medula óssea para documentar a remissão. Fatores de crescimento mieloides não devem ser usados em APL.

Leucemia Mieloide Aguda em Pacientes mais Velhos

Os pacientes mais velhos têm um prognóstico reservado que não se alterou significativamente durante as últimas três décadas. Os cuidados a estes pacientes são desafiadores devido às taxas mais elevadas de características prognósticas de risco ruim incluindo comorbidades, citogenética e risco ruim e resistência multidroga dos blastos leucêmicos.[2,10] Entretanto, idade avançada por si só não deve ser uma razão para deter a terapia intensiva.

Estudos sugerem que a quimioterapia de indução da remissão proporciona melhor qualidade de vida e sobrevida mais longa do que apenas cuidados de suporte.[15] Pacientes acima de 60 anos sem comorbidades significativas podem ser tratados com terapia de indução "3 + 7" padrão. Seus resultados pioram com o avanço da idade e o decréscimo do *status* de desempenho (Quadro 11.10). Os pacientes que mais se beneficiam com a quimioterapia padrão podem ser satisfatoriamente selecionados pelos seguintes critérios: 60 a 69 anos de idade, sem AML secundária ou MDS preexistente, bom *status* de desempenho, sem infecção pré-tratamento e bilirrubina e creatinina normais.[2] Os resultados do *MD Anderson Cancer Center* neste pequeno subgrupo de pacientes apresentam uma CR de 70% e uma sobrevida mediana de 14 meses.[2] A opção de terapia pós-remissão para pacientes mais velhos permanece sendo problemática. Em contraste com os pacientes mais jovens, nenhum estudo com terapia baseada em HDAC demonstrou uma vantagem na sobrevida em pacientes com mais de 60 anos. Como esta população representa a maioria dos pacientes com AML, novas estratégias são necessárias para melhorar seus resultados. Para a maioria dos pacientes idosos, devem ser considerados ensaios clínicos com novos agentes no momento do diagnóstico devido aos maus resultados com terapia convencional. Diversas opções com sucesso modesto estão disponíveis fora de ensaios clínicos, incluindo azacitidina, decitabina, citarabina em baixa dose e transplante de células-tronco com RIC. O regime de azacitidina 75 mg/m^2/dia por 7 dias a cada 4 semanas usado como terapia ambulatorial em pacientes adultos mais velhos com baixa contagem de blastos medulares (20 a 30%) prolonga significativamente a OS e melhora diversas medidas de morbidade se comparado com tratamento paliativo.[42] Dados de ensaios randomizados publicados recentemente sugerem que a eficácia do tratamento com agentes hipometilantes, incluindo decitabina, pode ser comparável à da quimioterapia intensiva e superior à de outras abordagens de tratamento paliativas.[42,43]

Aazacitidina se tornou uma opção inicial para pacientes que não podem tolerar indução intensiva ou para quem os ensaios clínicos estão indisponíveis. Decitabina em baixa dose também foi usada em pacientes com MDS de alto risco e pacientes idosos com AML com taxas de CR de 14 a 28% e é mais bem tolerada do que a indução padrão.[42,43] Citarabina em baixa dose (20 mg subcutânea duas vezes ao dia por 10 dias a cada 4 a 6 semanas) também produziu OS melhor do que cuidados de suporte e hidroxiureia em um ensaio randomizado anterior.[44] A clofarabina é ativa como agente único e, atualmente, é explorada como parte dos regimes de indução para pacientes idosos.[16] A escolha entre estes agentes está baseada na preferência individual porque as comparações de eficácia ou toxicidade são problemáticas entre os diferentes estudos. Em muitos pacientes, especialmente naqueles com *status* de desempenho ruim, função orgânica anormal ou infecção ativa, os cuidados paliativos podem ser o tratamento de escolha.

Leucemia Mieloide Aguda na Gravidez

A prevalência de leucemia durante a gravidez é baixa, aproximadamente uma em 75.000 a 100.000 gravidezes. A AML representa dois terços dos casos.[45] Geralmente é relatada leucemia aguda durante o segundo e o terceiro trimestres de gravidez. Isto pode ser resultado de um viés de seleção dos casos não relatados que ocorreram anteriormente e resultaram em término da gravidez. O manejo de pacientes grávidas com AML apresenta desafios importantes. As pacientes estão em alto risco de complicações associadas à gravidez em razão da hemorragia e infecção.

A leucemia aguda precisa de tratamento imediato independente do estágio gestacional porque o retardo ou modificação da terapia resulta em resultados maternos inferiores. Uma revisão sistemática recente identificou 87 pacientes com AML (88 gravidezes) tratadas com terapia sistêmica durante o curso da gravidez. Com poucas exceções, as pacientes foram tratadas eletivamente depois do término do primeiro trimestre.[46] Aproximadamente 50% daquelas que foram expostas a quimioterapia durante o primeiro trimestre tiveram resultados fetais inferiores. Agentes quimioterápicos e terapias direcionadas, como ATRA, devem ser evitados durante o primeiro trimestre. ATRA, um agente altamente efetivo em APL, está associado a toxicidade substancial para o feto quando usado no primeiro trimestre, incluindo malformações no CNS e cardiovasculares. Portanto, para mulheres diagnosticadas no início da gestação deve ser oferecida uma interrupção da gravidez. A administração de quimioterapia e ATRA no segundo e terceiro trimestres resultará menos provavelmente em teratogênese, embora aumente o risco de retardo no crescimento intrauterino.[45] Em resumo, o manejo de AML na gravidez deve focar na sobrevivência da mãe enquanto minimiza os efeitos tóxicos fetais relacionados com o tratamento.

Avaliação de Doença Residual Mínima

As avaliações pós-remissão de MRD usando PCR e técnicas de citometria de fluxo multiparamétricas estão rapidamente se tornando parte do padrão de cuidados em AML. O desenvolvimento recente de PCR quantitativa em tempo real permite o monitoramento de pacientes com marcadores genéticos conhecidos com a sensibilidade de detecção de uma célula leucêmica em até 10^5 de células normais. A citometria de fluxo também pode ser usada para detectar e quantificar números baixos de células de

AML com um imunofenótipo único associado à leucemia. Ela é aplicável a mais de 85% da AML. A maioria dos laboratórios consegue detectar as células leucêmicas com uma sensibilidade entre 10^{-4} e 10^{-5} usando a combinação de citometria de fluxo em 10 cores.[8]

Dados exaustivos apoiam o valor prognóstico da detecção de MDR em pacientes com AML após a terapia. A quantificação das células residuais da AML em pontos definidos no tempo permite a individualização da terapia pós-remissão. Também serve como um critério substituto para a avaliação de novos tratamentos. O objetivo da detecção de MRD é identificar pacientes em risco mais elevado de recidiva e atribuir-lhes diferentes abordagens terapêuticas. A MRD foi mais bem estudada na APL, onde a persistência do transcrito da fusão PML-RAR no final da terapia de consolidação ou recorrência posterior de positividade da PCR após uma remissão molecular precede a recidiva explícita. Em outros tipos de AML, a MRD pode ser um preditor precoce de recidiva clínica, porém o momento e a frequência ideal de monitoramento da MRD e a intervenção ideal baseada na MRD ainda não foram determinados. Deve ser tomado cuidado na aplicação das técnicas de detecção de MRD à prática clínica fora de estudos prospectivos bem concebidos.

Novos Alvos Terapêuticos em Leucemia Mieloide Aguda

O tratamento padrão para AML está fundamentado em quimioterapia citotóxica agressiva ministrada em ciclos repetitivos para erradicar a doença. Apenas uma minoria dos pacientes é curada por esta abordagem. O sucesso de ATRA e ASO em APL demonstra que drogas mais seletivas e menos tóxicas podem aumentar substancialmente as taxas de cura de AML. O conceito de se direcionar para as células leucêmicas e poupar as normais do amplo ataque da quimioterapia está agora em investigação em outros tipos de AML. Com a maior compreensão dos mecanismos subjacentes à leucemogênese, novas classes de drogas entraram nos ensaios clínicos (Quadro 11.11). Estas incluem terapias baseadas em anticorpos e outras abordagens imunoterapêuticas, inibidores de FLT3 e outros inibidores da tirosina quinase, FTIs, clofarabina e inibidores de metilação (Quadro 11.11). A maioria destas drogas tem atividade limitada como agentes únicos e seu potencial pleno pode ser apenas realizado em terapia de combinação.

Gemtuzumabe ozogamicina (Mylotarg) é a primeira quimioterapia monoclonal direcionada a anticorpos que tem como alvo o epítopo do CD33. Ela foi retirada do mercado americano em junho de 2010 devido a preocupações com a toxicidade, embora possa ser de benefício para pacientes com citogenética de melhor risco ou APL. Em dois ensaios randomizados fase III recentes, pequenas doses de gemtuzumabe em combinação com o regime tradicional 3 + 7 não demonstraram diferença significativa em eventos adversos fatais comparadas à quimioterapia, isoladamente, e uma vantagem altamente significativa em DFS e OS para o braço da combinação.[17,18] Ambos os ensaios sugerem que gemtuzumabe justifica investigação mais aprofundada.

Inibidores da quinase FLT3 geraram interesse porque a ativação de mutações em FLT3 confere um mau prognóstico. Inibidores específicos de FLT3 como sorafenibe, lestaurtinibe (CEP-701) e quizartinibe (AC220) foram estudados em AML recidivada ou refratária. Um ensaio randomizado fase III de quimioterapia de salvamento com ou sem lestaurtinibe não conseguiu demonstrar um benefício geral.[36] A inibição alvo de FLT3 foi alcançada em apenas 58% dos pacientes que recebem lestaurtinibe, mas não se correlacionou com taxa mais elevada de remissão ou OS mais longa. Isto sugere que a inibição de FLT3 permanece sendo uma abordagem promissora e os inibidores com propriedades farmacocinéticas e farmacodinâmicas aperfeiçoadas devem ser estudados. Sorafenibe demonstrou desacelerar a progressão da doença em AML recidivada, mas não induziu a segunda remissão.[51] Os resultados de ensaios fase II em grande escala com quizartinibe em AML recidivada ainda estão pendentes.[36]

Os FTIs representam uma nova classe de inibidores de pequenas moléculas que inibem seletivamente a farnesilação de inúmeras proteínas intracelulares como Ras. Tipifarnibe como agente único demonstrou atividade antileucêmica em pacientes com MDS e AML refratária/de risco ruim.[52] No entanto, um estudo fase III comparando tipifarnibe como agente único com os melhores cuidados de suporte, incluindo hidroxiureia em pacientes acima de 70 anos com AML não tratada, não conseguiu demonstrar uma vantagem na sobrevida.[53] Posteriormente, um ensaio fase I combinando tipifarnibe e etoposida em pacientes idosos com AML de baixo risco levou a uma melhora em 25% na taxa de CR entre os níveis de múltiplas doses de ambas as drogas comparadas com 14% para tipifarnibcomo agen-

Quadro 11.11 Experiência Clínica com Novos Agentes em Leucemia Mieloide Aguda

Classe de Droga e Exemplos	Resultados Clínicos
Anticorpos monoclonais conjugados à toxina: Gemtuzumabe	Gemtuzumabe em combinação com "3 + 7" pode melhorar OS em dois estudos recentes fase III[17,18]
Inibidores de FLT3: Midostaurina, lestaurnitibe, sorafenibe, semaxanibe, sunitinibe, tandutinibe, KW-2449, quizartinibe (AC220)	Sem OS melhorada em tratamento de combinação. Inibidores com propriedades farmacocinéticas e farmacodinâmicas melhoradas são promissores.[36] Ensaios fase III estão em andamento
Inibidores de farnesiltransferase: Tipifarnibe, lonafarnibe, BMS 214662	Combinação de tipifarnibe e etoposida em pacientes idosos com AML com risco ruim levou a melhora na taxa de CR. É planejado um estudo posterior para selecionar pacientes com mais probabilidade de responder usando ensaio de expressão genética de RASGRPI/APTX[47]
Agentes hipometilantes: Azacitidina, decitabina	5-azacitidina prolongou OS em pacientes idosos com AML com doença pouco proliferativa.[42] Azacitidina e decitabina retardam a recidiva e permitem que alguns pacientes realizem transplante de células-tronco se dados com o primeiro sinal de recidiva molecular[42,43]
Análogos de nucleosídeo: Clorfarabina, sapacitabina, elacitarabina	Clofarabina é um agente ativo com toxicidade aceitável em pacientes idosos com AML não tratada e pelo menos um fator prognóstico de baixo risco.[16] Otimização citarabina via conjugação com o ácido eláidico na fração lipídica: elacitarabina
Agentes alquilantes: Cloretazina (laromustina)	Taxa de CR foi significativamente mais alta (35%) quando combinada com Ara-c em alta dose em pacientes refratários ou em recidiva, com uma taxa de mortalidade precoce mais alta. Sem benefício na OS[48]
Inibidores de histona deacetilase: Romidepsina, vorinostat	Foi relatada atividade clínica modesta com o uso de terapia com agente único. Várias classes estão atualmente em desenvolvimento
Agente imunomodulador: Lenalidomida	Segunda remissão induzida por lenalidomida em alta dose em 5 de 31 (16%) pacientes com pouca recidiva proliferativa.[49] Ensaios combinando lenalidomida com quimioterapia ou agentes de hipometilação estão em andamento
Atividade inibitória de quinolinas com topoisomerase II: Vosaroxina	Está em andamento ensaio fase III de citarabina ± vosaroxina para primeira recidiva de AML ou AML refratária
Inibidores de mTOR: Sirolimus, deforolimus, everolimus	Sirolimus fracassou em obter resposta sinergística em combinação com quimioterapia de salvamento para recidiva de AML ou AML refratária em estudo fase I. Uma nova classe e inibidores mais potentes de mTOR estão em desenvolvimento
Imunoterapia: Vacinação e terapia de célula T adotiva	Vacinação com células dendríticas direcionadas para o antígeno de WTI induziu CR1 em dois pacientes quimiorrefratários que atingiram a resposta apenas parcial com protocolo de indução.[50] Células T adotivas direcionadas contra antígenos associados ao tumor estão em desenvolvimento

CR, remissão completa; FLT3, tirosina quinase 3 do tipo Fms; mTOR, proteína alvo da rapamicina em mamíferos; OS, sobrevida global; WTI, tumor de Wilms.

te único.[47] Uma expressão genética alta de RSGRP1 e baixa de APTX demonstrou predizer resposta clínica a tipifarnabe e etoposida.[47]

Também estão em andamento esforços para otimizar a liberação de ara-C, por exemplo, através da conjugação ao ácido graxo eláidico, o que permite contornar a proteína transportadora de nucleosídeo hENT1. Outra nova formulação, CPX-351, fixa uma razão de 5:1 de citarabina para daunorrubicina dentro de um correador lipossômico. Novos inibidores da topoisomerase II também estão em desenvolvimento. Existe um grande número de novos agentes e combinações de drogas aguardando sua testagem em AML. Todos os pacientes com AML, incluindo os idosos, devem receber terapia em ensaios clínicos bem desenhados sempre que possível.

▪ SUMÁRIO

AML representa um grupo genética, morfológica e clinicamente heterogêneo de malignidades hematopoéticas caracterizadas por um crescimento rápido de blastos mieloides e supressão da hematopoese normal. Os eventos genéticos iniciadores e as vias envolvidas na patogênese da AML são tema de intensas investigações. Estes eventos determinam o tipo de AML, a resposta à terapia e, até certo ponto, o resultado final. Os fatores prognósticos bem estabelecidos incluindo idade e alterações citogenéticas são continuamente expandidos por características moleculares. A testagem para mutação está, agora, incorporada aos modelos prognósticos e é usada para identificar alvos de tratamento. Infelizmente, menos da metade dos pacientes mais jovens e menos de 10% dos pacientes com mais de 60 anos são curados da sua doença com as terapias atuais. Em pacientes mais jovens, DFS pode ser obtida com ciclos repetidos de quimioterapia intensiva contendo antraciclinas e citarabina. A terapia de consolidação pós-remissão é crucial, embora não seja necessária manutenção, com exceção de APL. HDAC é a consolidação de escolha para pacientes mais jovens com citogenética de melhor risco. Pacientes com doença com risco intermediário ou ruim que têm um doador HLA compatível e bom *status* de desempenho se beneficiam com alo-HSCT. Embora permaneçam questões sobre as drogas ideais para indução e sobre os números de ciclos de consolidação, é improvável que maiores modificações de quimioterapia padrão resultem em melhora dramática na sobrevida. A quimioterapia agressiva não é adequada para pacientes mais velhos com comorbidades e redução no *status* de desempenho. Estes pacientes podem derivar um benefício modesto a partir de agentes hipometilantes ou citarabina em baixa dose. Novos tratamentos direcionados, incluindo terapias baseadas em anticorpos, inibidores do tirosino quinase e outras drogas direcionadas para a transdução do sinal e vacinas demonstraram alguma atividade e toxicidade aceitável em estudos clínicos. As combinações destes agentes baseadas em estudos de biologia celular devem conduzir a melhores resultados do que a terapia citotóxica não seletiva.

Referências

1. Howlander N, Noone AM, Krapcho M, et al., eds. *SEER Cancer Statistics Review, 1975-2008*. Bethesda, MD: National Cancer Institute., http://seer.cancer.gov/csr/1975_2009_pops09/, based on November 2010 SEER data submission, posted to the SEER web site; 2011.
2. Appelbaum FR, Gundacker H, Head DR, et al. Age and acute myeloid leukemia. *Blood*. 2006;107:3481-3485.
3. Dores GM, Devesa SS, Curtis RE, et al. Acute leukemia incidence and patient survival among children and adults in the United States, 2001-2007. *Blood*. 2012;119:34-43.
4. Goldin LR, Kristinsson SY, Liang SX, et al. Familial aggregation of acute myeloid leukemia and myelodysplastic syndromes. *J Clin Oncol*. 2011;30:179-183.
5. Bernasconi P. Molecular pathways in myelodysplastic syndromes and acute myeloid leukemia: relationship and distinctions—a review. *Br J Haematol*. 2008;142:695-708.
6. Vardiman JW, Thiele J, Arber DA, et al. The 2008 revision of the World Health Organization (WHO) classification of myeloid neoplasms and acute leukemia: rationale and important changes. *Blood*. 2009;114:937-951.
7. Dohner H, Gaidzik VI. Impact of genetic features on treatment decisions in AML. ASH Education Book. *Hematology Am Soc Hematol Educ Program*. 2011;2011:36-42.
8. Buccisano F, Maurillo L, Del Principe MI, et al. Prognostic and therapeutic implications of minimal residual disease detection in acute myeloid leukemia. *Blood*. 2012;119(2):332-341.
9. Ley TJ, Ding L, Walter MJ, et al. DNMT3A mutations in acute myeloid leukemia. *N Engl J Med*. 2010;363(25):2424-2433.
10. Döhner H, Estey EH, Amadori S, et al. Diagnosis and management of acute myeloid leukemia in adults: recommendations from an international expert panel, on behalf of the European Leukemia Net. *Blood*. 2010;115:453-474.
11. Mayer R, Davis R, Schiffer C, et al. Intensive postremission chemotherapy in adults with acute myeloid leukemia, Cancer and Leukemia Group B. *N Engl J Med*. 1994;331:896-903.
12. Dombret H, Gardin C. An old AML drug revisited. *N Engl J Med*. 2009;361(13):1301-1303.
13. Pautas C, Merabet F, Thomas X, et al. Randomized study of intensified anthracycline doses for induction and recombinant interleukin-2 for maintenance in patients with acute myeloid leukemia age 50 to 70 years: results of the ALFA-9801 study. *J Clin Oncol*. 2010;28(5):808-814.
14. Löwenberg B, Pabst T, Vellenga E, et al. Cytarabine dose for acute myeloid leukemia. *N Engl J Med*. 2011;364(11):1027-1036.
15. Juliusson G, Antunovic P, Derolf Å, et al. Age and acute myeloid leukemia: real world data on decision to treat and outcomes from the Swedish Acute Leukemia Registry. *Blood*. 2009;113(18):4179-4187.
16. Kantarjian HM, Erba HP, Claxton D, et al. Phase II study of clofarabine monotherapy in previously untreated older adults with acute myeloid leukemia and unfavorable prognostic factors. *J Clin Oncol*. 2010;28(4):549-555.

17. Castaigne S, Pautas C, Terre C, *et al.* Fractionated doses of Gemtuzumab Ozogamicin (GO) combined to standard chemotherapy (CT) improve event-free and overall survival in newly-diagnosed de novo AML patients aged 50-70 years old: a prospective randomized phase 3 trial from the Acute Leukemia French Association (ALFA). ASH Annual Meeting Abstracts. *Blood*. 2011;118:Abstract 6.
18. Burnett AK, Hills RK, Hunter AE, *et al.* The addition of gemtuzumab ozogamicin to intensive chemotherapy in older patients with AML produces a significant improvement in overall survival: results of the UKNCRI AML16 randomized trial. ASH Annual Meeting Abstracts. *Blood*. 2011;118:Abstract 582.
19. Tallman MS, Gilliland G, Rowe JM. Drug therapy for acute myeloid leukemia. *Blood*. 2005;106:1154-1163.
20. Byrd JC, Ruppert AC, Mrózek K, *et al.* Repetitive cycles of high-dose cytarabine benefit patients with acute myeloid leukemia and inv(16)(p13q22) or t(16;16)(p13;q22): results from CALGB 8461. *J Clin Oncol*. 2004;22:1087-1094.
21. Grimwade D, Walker H, Harrison G, *et al.* The predictive value of hierarchical cytogenetic classification in older adults with acute myeloid leukemia (AML): analysis of 1065 patients entered into the United Kingdom Medical Research Council AML11 trial. *Blood*. 2001;98(5):1312-1320.
22. Goldstone AH, Burnett AK, Wheatley K, *et al.* Attempts to improve treatment outcomes in acute myeloid leukemia (AML) in older patients: the results of the United Kingdom Medical Research Council AML11 trial. *Blood*. 2001;98(5):1302-1311.
23. Schaich M, Rollig C, Soucek S, *et al.* Cytarabine dose of 36 g/m2 compared with 12 g/m2 within first consolidation in acute myeloid leukemia: results of patients enrolled onto the prospective randomized AML96 study. *J Clin Oncol*. 2011;29:2696-2702.
24. Zittoun RA, Mandelli F, Willemze, *et al.* Autologous or allogeneic bone marrow transplantation compared to intensive chemotherapy for acute myeloid leukemia in first remission. EORTC and GIMEMA Leukemia Cooperative Groups. *N Engl J Med*. 1995;332:217-223.
25. Burnett AK, Goldstone AH, Stevens RM, *et al.* Randomized comparison of addition of autologous bone-marrow transplantation to intensive chemotherapy for acute myeloid leukaemia in first remission: results of MRC AML 10 trial. *Lancet*. 1998;351:700-708.
26. Cassileth PA, Harrington DP, Appelbaum FR, *et al.* Chemotherapy compared with autologous or allogeneic bone marrow transplantation in the management of acute myeloid leukemia in first remission. *N Engl J Med*. 1998;339:1649-1656.
27. Vellenga E, Van Putten W, Ossenkoppele GJ, *et al.* Autologous peripheral blood stem cell transplantation for acute myeloid leukemia. *Blood*. 2011;118(23):6037-6042.
28. Harousseau JL, Cahn JY, Pignon B, *et al.* Comparison of autologous bone marrow transplantation and intensive chemotherapy as postremission therapy in adult acute myeloid leukemia. The Groupe Ouest Est Leucemies Aigues Myeloblastiques (GOELAM). *Blood*. 1997;90:2978-2986.
29. Suciu S, Mandelli F, de Witte T, *et al.* EORTC and GIMEMA Leukemia Groups. Allogeneic compared with autologous stem cell transplantation in the treatment of patients younger than 46 years with acute myeloid leukemia (AML) in first complete remission (CR1): an intention-to-treat analysis of the EORTC/GIMEMA AML-10 trial. *Blood*. 2003;102:1232-1240.
30. Cornelissen JJ, Van Putten WLJ, Verdonck LF, *et al.* Results of a HOVON/SAKK donor versus no-donor analysis of myeloablative HLA-identical sibling stem cell transplantation in first remission acute myeloid leukemia in young and middle-aged adults: benefits for whom? *Blood*. 2007;109:3658-3666.
31. Koreth J, Schlenk R, Kopecky KJ, *et al.* Allogeneic stem cell transplantation for acute myeloid leukemia in first complete remission: systematic review and meta-analysis of prospective clinical trials. *JAMA*. 2009;301:2349-2361.
32. Horwitz ME. Reduced intensity versus myeloablative allogeneic stem cell transplantation for the treatment of acute myeloid leukemia, myelodysplastic syndrome and acute lymphoid leukemia. *Curr Opin Oncol*. 2011;23(2):197-202.
33. Eapen M, Rocha V, Sanz G, *et al.* Effect of graft source on unrelated donor haemopoietic stem-cell transplantation in adults with acute leukaemia: a retrospective analysis. *Lancet Oncol*. 2010;11:653-660.
34. Brunstein CG, Gutman JA, Weisdorf DJ, *et al.* Allogeneic hematopoietic cell transplantation for hematologic malignancy: relative risks and benefits of double umbilical cord blood. *Blood*. 2010;116:4693-4699.
35. Ciceri F, Labopin M, Aversa F, *et al.* A survey of fully haploidentical hematopoietic stem cell transplantation in adults with high-risk acute leukemia: a risk factor analysis of outcomes for patients in remission at transplantation. *Blood*. 2008;112:3574-3581.
36. Levis M, Ravandi F, Wang ES, *et al.* Results from a randomized trial of salvage chemotherapy followed by lestaurtinib for patients with FLT3 mutant AML in first relapse. *Blood*. 2011;117:3294-3301.
37. Sanz MA, Montesinos P, Rayon C, *et al.* Risk-adapted treatment of acute promyelocytic leukemia based on all-trans retinoic acid and anthracycline with addition of cytarabine in consolidation therapy for high-risk patients: Further improvements in treatment outcome. *Blood*. 2010;115:5137-5146.
38. Estey EH, Hutchinson F. Newly diagnosed acute promyelocytic leukemia: arsenic moves front and center. *J Clin Oncol*. 2011;29(20):2743-2746.
39. Powell BL, Moser B, Stock W, *et al.* Arsenic trioxide improves event free and overall survival for adults with acute promyelocytic leukemia: North American Leukemia Intergroup Study C9710. *Blood*. 2010;116:3751-3757.
40. Esteve J, Escoda L, Martin G, *et al.* Outcome of patients with acute promyelocytic leukemia failing to front-line treatment with all-trans retinoic acid and anthracycline-based chemotherapy (PETHEMA protocols LPA96 and LPA99): benefit of an early intervention. *Leukemia*. 2007;21(3):446-452.
41. Gurion R, Belnik-Plitman Y, Gafter-Gvili A, *et al.* Colony-stimulating factors for prevention and treatment of infectious complications in patients with acute myelogenous leukemia. *Cochrane Database Syst Rev*. September 2011;9:CD008238.

42. Fenaux P, Mufti GJ, Hellström-Lindberg E, et al. Azacitidine prolongs overall survival compared with conventional care regimes in elderly patients with low bone marrow blast count acute myeloid leukemia. *J Clin Oncol.* 2010;28:562-569.
43. Lübbert M, Suciu S, Baila L, et al. Low-dose decitabine versus best supportive care in elderly patients with intermediate- or high-risk myelodysplastic syndrome (MDS) ineligible for intensive chemotherapy: final results of the randomized phase III study of the European Organisation for Research and Treatment of Cancer Leukemia Group and the German MDS Study Group. *J Clin Oncol.* 2011;29(15):1987-1996.
44. Burnett AK, Milligan D, Prentice AG, et al. A comparison of low-dose cytarabine and hydroxyurea with or without ATRA for acute myeloid leukemia and high risk MDS in patients not considered fit for intensive treatment. *Cancer.* 2007;109:1114-1124.
45. Brenner B, Avivi I, Lishner M. Haematological cancers in pregnancy. *Lancet.* 2012;379(9815):580-587.
46. Azim HA Jr, Pavlidis N, Peccatori FA. Treatment of the pregnant mother with cancer: a systematic review on the use of cytotoxic, endocrine, targeted agents and immunotherapy during pregnancy. Part II: hematological tumors. *Cancer Treat Rev.* 2010;36(2):110-121.
47. Karp JE, Vener TI, Raponi M, et al. Multi-institutional phase 2 clinical and pharmacogenomic trial of tipifarnib plus etoposide for elderly adults with newly diagnosed acute myelogenous leukemia. *Blood.* 2012;119(1):55-63.
48. Giles F, Vey N, DeAngelo D, et al. Phase 3 randomized, placebo-controlled, double-blind study of high-dose continuous infusion cytarabine alone or with laromustine (VNP40101M) in patients with acute myeloid leukemia in first relapse. *Blood.* 2009;114:4027-4033.
49. Blum W, Klisovic RB, Becker H, et al. Dose escalation of lenalidomide in relapsed or refractory acute leukemias. *J Clin Oncol.* 2010;28:4919-4925.
50. Van Tendeloo VF, Van de Velde A, Van Driessche A, et al. Induction of complete and molecular remissions in acute myeloid leukemia by Wilms tumor 1 antigen-targeted dendritic cell vaccination. *Proc Natl Acad Sci USA.* 2010;107(31):13824-13829.
51. Sharma M, Ravandi F, Bayraktar UD, et al. Treatment of FLT3-ITD-positive acute myeloid leukemia relapsing after allogeneic stem cell transplantation with sorafenib. *Biol Blood Marrow Transplant.* 2011;17:1874-1877.
52. Lancet JE, Gojo I, Gotlib J, et al. A phase 2 study of the farnesyltransferase inhibitor tipifarnib in poor-risk and elderly patients with previously untreated acute myelogenous leukemia. *Blood.* 2007;109(4):1387-1394.
53. Harousseau JL, Martinelli G, Jedrzejczak WW, et al. A randomized phase 3 study of tipifarnib compared with best supportive care, including hydroxyurea, in the treatment of newly diagnosed acute myeloid leukemia in patients 70 years or older. *Blood.* 2009;114(6):1166-1173.

12

Leucemia Linfoblástica Aguda

Nirali N. Shah ▪ Alan S. Wayne

Aproximadamente 5.000 novos casos de leucemia linfoblástica aguda (ALL) são diagnosticados a cada ano nos Estados Unidos, mais da metade em crianças. Tem havido avanços significativos no desenvolvimento de terapias curativas, de modo que as crianças e adultos com ALL hoje apresentam taxas de sobrevida livre de doença (DFS) em torno de 80 e 50%, respectivamente.[1,2]

▪ EPIDEMIOLOGIA

A ALL representa a malignidade pediátrica mais comum, correspondendo a cerca de 25% dos casos de câncer na infância. Os picos de prevalência da ALL ocorrem entre as idades de 2 e 5 anos e após os 50 anos. Existe uma discreta predominância masculina, e os caucasianos apresentam um risco 2 vezes maior de desenvolver a condição em comparação aos afro-americanos, enquanto a maior incidência é observada entre as crianças hispânicas.[3]

▪ ETIOLOGIA E FATORES DE RISCO

Algumas condições predispõem à ALL, mas, notavelmente, a trissomia do 21 (síndrome de Down), em que o risco relativo é 15 vezes maior. Outras condições predisponentes incluem as síndromes de imunodeficiência e de quebra cromossômica; contudo, é mais comum que nenhum destes distúrbios subjacentes esteja presente. A infecção pelo vírus Epstein-Barr (EBV) está implicada em uma minoria de casos de ALL de células B maduras. Foram sugeridos riscos de exposição ambiental e, com exceção da radiação ionizante, poucos são comprovadamente causais. As anormalidades cromossômicas adquiridas confinadas aos linfoblastos estão presentes em mais de 90% dos casos, incluindo aneuploidia (mais comumente, hiperdiploidia) e/ou translocações que, em certos casos, têm origem pré-natal. Os genes envolvidos na leucomogênese frequentemente são fatores de transcrição expressos em tecidos hematopoéticos.[4]

▪ ACHADOS CLÍNICOS

Os sinais e sintomas manifestados quase sempre são causados pela infiltração linfoblástica da medula óssea com as resultantes anormalidades de hemograma (Quadro 12.1). Também pode haver envolvimento de outros órgãos, mais comumente o sistema nervoso central (CNS) e os testículos. A ALL de células T frequentemente se manifesta com adenopatia volumosa, massa mediastínica, efusão pleural e/ou hiperleucocitose. A manifestação gastrointestinal decorrente do envolvimento das placas de Peyer, geralmente uma intussuscepção ileocecal, quase sempre permanece restrita à ALL de células B maduras. Existem algumas manifestações prejudiciais à vida ou a certos órgãos que requerem intervenção emergencial (Quadro 12.2).

▪ ACHADOS LABORATORIAIS

O diagnóstico é prontamente confirmado pela demonstração de linfoblastos no sangue e/ou na medula óssea. A morfologia do blasto pode ser classificada em três categorias (L1, L2, L3), com base no sistema franco-americano-britânico (FAB) (Quadro 12.3). Apenas a última tem relevância clínica e prognóstica, porque a morfologia de L3 é indicativa de ALL de células B maduras ou do tipo Burkitt. Análise

Quadro 12.1 Manifestações Características

Sinais e Sintomas Comuns		Sítios de Envolvimento	
70%	Hepatoesplenomegalia	100%	Medula óssea
60%	Febre	10%	Massa mediastínica anterior
50%	Fadiga	5%	Sistema nervoso central (CNS)
50%	Linfadenopatia	2%	Testicular
40%	Sangramento	< 5%	Outros (p. ex., olho, pele, pericárdio, pleura, rim, mama, ovário, priapismo, intussuscepção)
40%	Dor óssea ou articular		
20%	Anorexia		
10%	Dor abdominal		

Quadro 12.2 Manifestações Emergenciais

Manifestação Emergencial	Intervenção
Leucostase	Oxigênio, leucaférese
Neutropenia com febre ou infecção	Antibióticos IV de amplo espectro
Trombocitopenia	Transfusão de plaquetas
Coagulação intravascular disseminada	Plasma fresco congelado, crioprecipitado
Síndrome da lise tumoral	Hidratação IV, alopurinol ou rasburicase, e medidas de suporte conforme a indicação clínica (p. ex., diálise)
Obstrução de vias respiratórias	Oxigênio, corticosteroides e/ou radiação
Síndrome da veia cava superior	Corticosteroides e/ou radiação
Tamponamento pericárdico	Pericardiocentese, corticosteroides
Intussuscepção	Descompressão cirúrgica
Manifestações no CNS	Corticosteroides e/ou radiação
Envolvimento ocular	Radiação
Compressão medular espinal	Corticosteroides e/ou radiação

CNS, sistema nervoso central.

Quadro 12.3 Classificação

Morfologia FAB

L1: blastos homogêneos, citoplasma mínimo
L2: maior heterogeneidade nuclear, nucléolos proeminentes
L3: citoplasma basofílico com vacuolização proeminente

Medula Óssea

M1: < 5% de blastos
M2: 5-25% de blastos
M3: > 25% de blastos

Citologia do Líquido Cefalorraquidiano

CNS-1: ausência de blastos
CNS-2: leucócitos < 5/µL com blastos
CNS-3: leucócitos ≥ 5/µL com blastos ou envolvimento sintomático do CNS (p. ex., paralisia de nervo craniano)

CNS, sistema nervoso central; FAB, franco-americano-britânico.

Quadro 12.4 Translocações Cromossômicas Comuns

t(12;21): *TEL/AML I* (25% dos casos de ALL na infância)
t(1;19): *E2A/PBX I*
t(9;22): p190 de fusão do *BCR/ABL* (25% dos casos de ALL na infância)
11q23: *MLL*, pares de fusão múltipla (70% dos casos de ALL na infância)
14q11 ou 7q35: *TCR*, fenótipo de célula T
t(8;14), t(8;22), t(2;8): *c-myc/Ig*, fenótipo de célula B madura (Burkitt)

ALL, leucemia linfoblástica aguda.

hematopatológica de rotina, imuno-histoquímica, citometria de fluxo e citogenética são usadas para definir o subtipo e identificar, adicionalmente, os fatores prognósticos. Na maioria dos casos, a ALL exibe fenótipo de célula B precursora (pré-B) (CD10, CD19, CD22, HLA-DR, TDT+), 10-20% dos casos são de célula T (CD2, CD7+), e menos de 5% são de células B maduras ou do tipo Burkitt (CD20, IgM de superfície κ ou λ+). Algumas anormalidades citogenéticas não são evidenciadas pela carotipagem de rotina e, por isso, pode haver necessidade de testes moleculares, mais notavelmente para detecção de t(12;21) observada em cerca de 25% dos casos envolvendo crianças (Quadro 12.4). A punção lombar é requerida para avaliar a possibilidade de leucemia meníngea.

▪ FATORES PROGNÓSTICOS

Características clínicas e biológicas, assim como a resposta inicial à terapia, são usadas para determinar o tratamento dirigido pelo risco de muitos pacientes com ALL pré-B (Quadro 12.5).[5] A idade é forte determinante prognóstico e o resultado é inferior em bebês e adultos, se comparado ao resultado alcançado pelas crianças. A doença de células T e de células B maduras tem estado historicamente associada a taxas de DFS mais baixas, em comparação à ALL pré-B. Todavia, o tratamento estratificado tem minimizado esta diferença. Recentemente, a análise genômica tem revelado alterações e perfis moleculares associados ao resultado desfavorável, permitindo, assim, a discriminação adicional do subtipo diagnóstico, classificação do risco e predição da resposta ao tratamento.[4]

▪ TRATAMENTO

Muitos regimes quimioterápicos são efetivos para crianças e adultos com ALL. A terapia é estratificada com base nos achados clinicopatológicos, e o tratamento deve ser conduzido por médicos familiariza-

Quadro 12.5 Atribuição do Grupo de Risco na Leucemia Linfoblástica Aguda de Células B Precursoras

	Risco Padrão	Alto Risco	Risco Altíssimo
Idade (anos)	1-9	10-35	< 1
			> 35
			> 55
Leucócitos (μL)	< 30.000	≥ 30.000	
	< 50.000	≥ 50.000	
CNS	Negativo	Positivo	
Cromossomos	t(12;21)	11q23	
	Duplo ou triplo	t(1;19)	
	Trissomia 4/10/17	t(9;22)	
Índice de DNA	Hiperdiploidia	Hipodiploidia	
Resposta ao tratamento	RER	SER	Falha da indução
MRD pós-indução (%)	< 0,01	0,01-0,1	> 0,1
			≥ 1,0

CNS, sistema nervoso central; MRD, doença residual mínima; RER, resposta inicial rápida; SER, resposta inicial lenta.

dos com regimes subtipo-específicos. As recomendações centrais listadas a seguir são baseadas em estudos clínicos realizados por amplos grupos de triagem.[1,2,6-9]

- A terapia deve ser instituída o mais rápido possível, após o diagnóstico.
- O tratamento é com base no fenótipo e em fatores prognósticos, e inclui as seguintes fases: indução, consolidação, esterilização do CNS e manutenção por um período total de 2-3 anos (Quadro 12.6). A terapia de indução inicial frequentemente consiste em 3-5 fármacos administrados em um ciclo de 28 dias, embora existam abordagens alternativas.[8] Diversos regimes de consolidação e intensificação costumam ser empregados, alguns dos quais são detalhados adiante. Múltiplos blocos de consolidação/intensificação são recomendados com frequência para pacientes de alto risco. Uma fase de reindução tardia, também conhecida como intensificação tardia, melhora a DFS de crianças que apresentam resposta inicial lenta (SER).[10] Estudos randomizados de vários blocos de intensificação para adultos apresentaram resultados mistos.[11,12] A aplicação de regimes pediátricos para a ALL de adulto tem

Quadro 12.6 Regimes Terapêuticos Comuns para Leucemia Linfoblástica Aguda de Células Pré-B e Leucemia Linfoblástica Aguda de Células T*

Regime de Indução (1ª a 4ª Semanas)

3-Fármacos
- Prednisona (40-60 mg/m^2/d) *ou* dexametasona (6 mg/m^2/d) em doses divididas, PO x 21-28 dias (dias 0 a 28)
- Vincristina (1,5 mg/m^2/d, dose máxima de 2 mg), IV, semanalmente × 4 doses (dias 0, 7, 14, 21)
- L-asparaginase de *Escherichia coli* (6.000-10.000 UI/m^2/dose), IM x 6-9 doses, em dias alternados, 3 dias/semana x 2-3 semanas
- Metotrexato IT: (ou terapia IT tripla com metotrexato, hidrocortisona e citarabina)
  - CNS-1: a cada 2 semanas × 2 doses (dias 0,14)
  - CNS-2 ou CNS-3: semanalmente × pelo menos 4 doses e até 2 CNS-1 sucessivos (dias 0, 7, 14, 21)

4-Fármacos: adicionar aos regimes anteriores os regimes a seguir
- Doxorrubicina (25-30 mg/m^2/dose) *ou* daunorrubicina (25-45 mg/m^2/dose), IV, semanalmente × 4 doses (dias 0, 7, 14, 21) *ou* IV, diariamente × 2-3 doses (dias 0, 1 +/− 2)

5-Fármacos: adicionar ao regime anterior os regimes a seguir
- Ciclofosfamida (800-1.200 mg/m^2/dose), IV × 1 dose (dia 0)

Avaliação da resposta
14º dia de medula óssea
- M1: resposta inicial rápida
- M2 ou M3: resposta inicial lenta

28º dia de medula óssea
- M1: remissão, continua como a seguir. Havendo MRD, é possível alocar para um grupo de risco maior e administrar terapia intensiva
- M2 ou M3: falha da indução, com necessidade de reindução de salvamento

Regimes de Pós-Indução

Critérios pré-tratamento
- ANC ≥ 750/μL; plaquetas ≥ 75.000/μL
- ALT < 2 vezes o limite superior ou normal; bilirrubina direta normal para a idade
- Creatinina sérica normal para a idade
- Ausência de infecção ativa ou de disfunção orgânica potencialmente fatal

Consolidação (5ª semana)

Standard Berlin-Frankfurt-Munster Study Group (BFM)
- Ciclofosfamida (1.000 mg/m^2/dose), IV × 2 doses (dias 0,14)
- Mercaptopurina (6-MP) (60 mg/m^2/dose), PO, uma vez ao dia (administrar na hora de dormir, com o estômago vazio, para melhorar a absorção) × 28 dias (dias 0-27)
- Vincristina (1,5 mg/m^2/dose; dose máxima de 2 mg), IV × 4 doses (dias 14, 21, 42, 49)
- Citarabina (75 mg/m^2/dose), IV ou SC (dias 1-4, 8-11, 15-18, 22-25)
- Metotrexato IT, semanalmente x 4 doses (dias 1, 8, 15, 22)

Quadro 12.6 Regimes Terapêuticos Comuns para Leucemia Linfoblástica Aguda de Células Pré-B e Leucemia Linfoblástica Aguda de Células T* *(Continuação)*

BFM aumentado
- Ciclofosfamida (1.000 mg/m^2/dose), IV × 2 doses (dias 0, 28)
- Mercaptopurina (6-MP) (60 mg/m^2/dose), PO, uma vez ao dia (administrar na hora de dormir, com o estômago vazio, para melhorar a absorção) × 28 dias (dias 0-13, 28-41)
- Vincristina (1,5 mg/m^2/dose; dose máxima de 2 mg), IV × 4 doses (dias 14, 21, 42, 49)
- Citarabina (75 mg/m^2/dose), IV ou SC (dias 1-4, 8-11, 29-32, 36-39)
- L-asparaginase de *Escherichia coli* (6.000 UI/m^2/dose), IM × 12 doses, em dias alternados, 3 doses/semana (dias 14, 16, 18, 21, 23, 25, 42, 44, 46, 49, 51, 53)
- Metotrexato IT, semanalmente × 4 doses (dias 1, 8, 15, 22)

Dose alta de metotrexato com leucovorina de salvamento
- Consultar as diretrizes de dosagem, administração e resgate com leucovorina específicas do protocolo

Capizzi
- Citarabina (Ara-C) (3.000 mg/m^2/dose), IV, ao longo de 3 horas a cada 12 horas × 4 doses, semanalmente × 2 vezes (dias 0, 1 e dias 7,8)
- L-asparaginase (6.000UI/m^2/dose), IM, na 42ª hora subsequente à administração de Ara-C (3 horas após a conclusão da quarta infusão de Ara-C nos dias 1 e 8)

Ifosfamida/etoposide
- Etoposide (VP-16): 100 mg/m^2/dose, IV × 5 doses (dias 1-5)
- Ifosfamida: 1,8 mg/m^2/dose, IV × 5 doses (dias 1-5). Começar imediatamente após a conclusão da infusão de VP-16
- Mesna: 360 mg/m^2/dose, IV, antes da ifosfamida, e a cada 3 horas × 8 doses/dia (dias 1-5)

Manutenção interina
- Comumente empregada entre os cursos de consolidação e reindução/intensificação tardia

Reindução/intensificação tardia
- Dexametasona (10 mg/m^2/dia) em doses divididas, PO × 14-28 (dia 0-)
- Vincristina (1,5 mg/m^2/dose; dose máxima de 2 mg), IV × 5 doses (dias 0, 14, 21, 42, 49)
- Doxorrubicina (25-30 mg/m^2/dose), IV, semanalmente × 3 doses (dias 0, 7, 14)
- Ciclofosfamida (1.000 mg/m^2/dose), IV (dias 28)
- 6-tioguanina (6-TG) (60 mg/m^2/dose), PO, uma vez ao dia × 14 dias (dias 28-41)
- Citarabina (75 mg/m^2/dose), IV ou SC (dias 29-32, 36-39)
- Metotrexato, IT, × 2 doses (dias 29, 36)

Com ou sem:
- L-asparaginase de *Escherichia coli* (6.000UI/m^2/dose) IM × 6-12 doses (dias 3, 5, 7, 10, 12,14 +/– 42, 44, 46, 49, 51, 53)

Regime de Manutenção/Continuação

Repetir os ciclos para completar 24-36 meses de tratamento no total
- Prednisona (40-60 mg/m^2/d) *ou* dexametasona (6 mg/m^2/d), em doses divididas, PO × 5 dias a cada 28 dias
- Vincristina (1,5 mg/m^2/dose; dose máxima de 2 mg), IV, a cada 4 semanas
- Mercaptopurina (6-MP) (75 mg/m^2/dose†), PO, uma vez ao dia (administrar na hora de dormir, com o estômago vazio para melhorar a absorção)
- Metotrexato (20 mg/m^2/dose†), PO, uma vez por semana
- Metotrexato, IT, a cada 4-12 semanas por 1-2 anos de tratamento

*Um inibidor da quinase de BCR/ABL deve ser incorporado ao regime de tratamento para indivíduos com LLA positiva para cromossomo Philadelphia.
†As doses de 6-MP e metotrexato devem ser ajustadas para manter a ANC em 750-1.500/µL e a contagem de plaquetas > 75.000/µL.
IM, intramuscular; IT, intratecal; IV, intravenoso; PO, oral; SC, subcutâneo; MRD, dose residual mínima.

melhorado as taxas de DFS, especialmente no caso de adolescentes e adultos jovens, porém às custas de toxicidade em indivíduos de idade mais avançada.[2,9,13-15] A manutenção prolongada com duração total do tratamento de 24-36 meses melhora a DFS de adultos e crianças.

- Transplante de células-tronco (SCT) alógeno: embora as taxas de recidiva sejam menores após o SCT alógeno, em comparação ao observado após a quimioterapia, as taxas de mortalidade associadas ao tratamento são maiores após o transplante.[16] Assim, o SCT raramente é usado para tratar crianças na primeira remissão (CR1), exceto no contexto de estudos clínicos para indivíduos com achados prognósticos extremamente desfavoráveis, como falha de indução.[17,18] Em razão dos resultados relativamente precários da quimioterapia em indivíduos com idade avançada, alguns grupos recomendam o SCT alógeno na CR1, para adultos que disponham de irmão doador com antígeno leucocitário humano (HLA) compatível.[2] Quando o SCT é usado no tratamento da ALL, o regime de condicionamento geralmente usa irradiação corporal total (TBI), que, comprovadamente, diminui o risco de recidiva.[18]

- Atribuição do grupo de risco para ALL de células B precursoras: apesar da variabilidade protocolo-específica da abordagem para terapia adaptada ao risco, de um modo geral, a idade, a contagem de leucócitos, o envolvimento do CNS, o índice de DNA e o fenótipo são usados para a atribuição do grupo de risco inicial (Quadro 12.5).[1,2,5,9] Subsequentemente, o grupo de risco pode ser elevado com base na citogenética e resposta à terapia, sendo esta última definida, morfologicamente, pela diminuição blástica (no sangue periférico, no dia 7; ou na medula óssea, nos dias 7 ou 14) e, adicionalmente, quantificada pela determinação da doença residual mínima (MRD) por citometria de fluxo ou por amplificação via reação em cadeia da polimerase.[1,2,9] Estudos recentes demonstraram o valor prognóstico da determinação da MRD em várias fases do tratamento, para adultos e crianças com ALL.[19,20]

- ALL infantil: crianças com menos de 1 ano no momento do diagnóstico devem ser tratadas com protocolos específicos para a idade, empregando certos agentes dosados de acordo com o peso, para diminuir o risco de toxicidade grave.

- ALL-T: pacientes com fenótipo de célula T recebem tratamento similar ao do grupo de ALL-pré-B de maior risco. Resultados melhores têm sido associados ao uso de terapia intensificada, que em geral inclui dose alta de metotrexato e L-asparaginase intensificada.[21,22]

- ALL de células B maduras: pacientes com ALL de fenótipo de células B maduras devem ser tratados com regimes para linfoma de Burkitt, com inclusão do anticorpo monoclonal anti-CD20 rituximabe.[23]

- Terapia dirigida CNS: todos os pacientes requerem esterilização do CNS. A quimioterapia intratecal intensiva combinada a agentes sistêmicos com boa penetração no CNS, mais notavelmente a dexametasona e doses altas de metotrexato, é altamente efetiva (Quadro 12.7). Para minimizar a neurotoxicidade, a radiação geralmente é reservada para os pacientes com leucemia meníngea ativa ou que apresentam risco muito alto de recidiva no CNS (Quadro 12.8).[24]

- Leucemia testicular: historicamente, homens com envolvimento testicular têm recebido radiação em ambos os testículos, embora estudos recentes sugiram que a radiação possa ser dispensada quando o envolvimento testicular é totalmente resolvido durante a indução inicial.[25]

■ MODIFICAÇÃO DA DOSE

O melhor resultado está associado à maior exposição farmacológica, e todos os esforços devem ser empreendidos no sentido de administrar doses especificadas em protocolo, a menos que a toxicidade seja impeditiva. Significativamente, a dosagem de 6-mercaptopurina (6-MP) e metotrexato deve ser aumentada durante a manutenção, a fim de alcançar um grau desejado de mielossupressão (Quadro 12.6). No evento de toxicidade significativa relacionada à quimioterapia, os agentes individuais devem ter a dose diminuída ou serem descontinuados, conforme indicação clínica. Agentes específicos podem requerer ajuste de dose para disfunção renal ou hepática. Pacientes com deficiência de tiopurina S-metiltransferase (incidência aproximada de 1:300) requerem diminuições significativas de dose de 6-MP, para evitar uma toxicidade grave. Indivíduos com síndrome de Down apresentam tolerância precária ao metotrexato e requerem eliminação ou diminuição da dose desse fármaco.

> **Quadro 12.7** Quimioterapia Intratecal
>
> - A quimioterapia intratecal administrada por punção lombar é parte de todas as fases do tratamento (a menos que haja necessidade da dose integral de radiação para o CNS)
> - O metotrexato, como agente único intratecal, é o tratamento padrão
> - A quimioterapia intratecal tripla às vezes é empregada especialmente em casos de doença de alto risco, leucemia do CNS ou recidiva meníngea
> - Para minimizar o risco de contaminação meníngea decorrente de punção lombar traumática, as punções espinais devem ser realizadas por clínicos com experiência na execução do procedimento. Além disso, a quimioterapia intratecal deve ser sempre administrada no momento da punção lombar inicial (i. e., diagnóstico)
> - Para facilitar a distribuição no CNS, o volume de CSF removido deve ser igual ao volume administrado e os pacientes devem permanecer em decúbito dorsal por 30 minutos
> - A quimioterapia intratecal é dosada por idade, do seguinte modo:
>
> | Idade (Anos) | Metotrexato (mg) | Hidrocortisona (mg) | Citarabina (mg) | Volume (mL) |
> |---|---|---|---|---|
> | < 1 | 7,5 | 7,5 | 15 | 5 |
> | 1 | 8 | 8 | 16 | 6 |
> | 2 | 10 | 10 | 20 | 7 |
> | 3-8 | 12 | 12 | 24 | 8 |
> | ≥ 9 | 15 | 15 | 30 | 10 |
>
> *Esquema de indução*
> - CNS-1: a cada 2 semanas × 2 doses
> - CNS-2 ou CNS-3: semanalmente × pelo menos 4 doses e até 2 CNS-1 sucessivos
>
> *Esquema de consolidação*
> - A cada 1-4 semanas
>
> *Esquema de manutenção*
> - A cada 4-12 semanas, por 1-2 anos de tratamento

CNS, sistema nervoso central; CSF, líquido cefalorraquidiano.

LEUCEMIA EXTRAMEDULAR

Os regimes quimioterápicos atuais estão associados a baixas taxas de recidiva extramedular, tanto no CNS como nos testículos. De modo significativo, os pacientes com história de recidiva extramedular isolada também requerem terapia sistêmica. A radiação hoje é reservada, primariamente, ao tratamento da leucemia de CNS manifesta (Quadro 12.8).

NOVAS ABORDAGENS TERAPÊUTICAS

Agentes molecularmente direcionados têm sido usados no tratamento da ALL e alcançado resultados melhores. Um exemplo são os inibidores de tirosino quinase de BCR/ABL mesilato de imatinibe (Gleevec), dasatinibe e nilotinibe, que têm sido combinados à quimioterapia de forma bem-sucedida, para melhorar os resultados alcançados na ALL positiva para cromossomo Philadelphia.[26,27] As terapias à base de anticorpo monoclonal dirigidas contra antígenos de diferenciação expressos na superfície de linfoblastos (p. ex., CD19, CD20, CD22, CD52) também têm-se mostrado promissoras no contexto da ALL.[8,23,28,29]

> **Quadro 12.8** Diretrizes para Radiação
>
> - A radiação do CNS deve ser evitada em crianças com idade < 2 anos
> - A dose de radiação deve ser baseada na indicação específica e regime de tratamento geral
>
> | Sítio | Dose Total (cGy) | Dose Fracionária (cGy) |
> |---|---|---|
> | Crânio | 1.200-2.400 | 150-200 |
> | Coluna espinal | 600-1.200 | 150-200 |

CNS, sistema nervoso central.

TRATAMENTO DA RECIDIVA

A probabilidade de cura diminui substancialmente após a recaída. Obter uma segunda remissão é fundamental e isso, muitas vezes, se torna possível com a instituição de regimes de reindução com 4-5 fármacos (Quadro 12.6).[30] A probabilidade de DFS prolongada com a adoção dos regimes padrão varia com base, em grande parte, na duração da remissão completa inicial e no sítio de recidiva. Entre aqueles que sofreram recidiva na medula óssea e que apresentaram CR1 com duração superior a 18-36 meses, cerca 35% alcançaram DFS prolongada com retratamento intensivo. O resultado é salvaguardado com durações de CR1 menores, múltiplas recidivas ou falha da indução.[30] O salvamento curativo com radiação e quimioterapia padrão é mais provável no contexto de recidiva extramedular isolada.[31,32]

Transplante Alógeno de Células-Tronco

Para pacientes que contam com irmão-doador HLA compatível, o SCT alógeno na segunda remissão (CR2) é o tratamento padrão.[16-18] Os riscos de morbidade e mortalidade associados ao transplante são maiores com doadores alternativos (não aparentados e parentes HLA-incompatíveis), de modo que estes transplantes comumente acabam sendo reservados a pacientes com CR1 de duração menor ou para recidivas subsequentes.

TRATAMENTO DE SUPORTE

Monitoramento agressivo e tratamento de suporte são essenciais ao longo de todas as fases do tratamento.

Antieméticos

Náusea e vômito, comuns durante a indução, consolidação, intensificação e terapia dirigida ao CNS, são controlados à base de profilaxia e tratamento antiemético de rotina.

Síndrome da Lise Tumoral

A rápida lise de blastos pode resultar em complicações metabólicas prejudiciais à vida. A síndrome da lise tumoral geralmente é observada durante as primeiras horas a dias do início da quimioterapia de indução. Pacientes com contagem de leucócitos acima de 100.000/µL, níveis séricos elevados de lactato desidrogenase (LDH) e/ou ácido úrico alto apresentam risco aumentado, enquanto aqueles com ALL de células B maduras (L3 ou do tipo Burkitt) estão em situação de risco extremo. As precauções contra a lise tumoral devem ser instituídas assim que possível, após o estabelecimento do diagnóstico, e com uma antecedência mínima de 6-12 horas em relação ao início da indução. A profilaxia e o monitoramento devem continuar até a carga da doença diminuir, os blastos periféricos serem eliminados e ficar evidente que não houve lise tumoral, geralmente por 3-7 dias. As medidas listadas a seguir são indicadas para todos os pacientes, durante a indução inicial:[33]

- Alopurinol: 100 mg/m^2 por dose, via oral, 3 vezes/dia. A urato oxidase (rasburicase) é uma alternativa para uso no tratamento da hiperuricemia extrema, sobretudo no contexto de insuficiência renal. A rasburicase pode causar hemólise grave em indivíduos com deficiência de glicose-6-fosfato desidrogenase (G6PD) e, por isso, deve ser evitada para estes pacientes.
- Hidratação: líquidos intravenosos, a uma velocidade mínima equivalente a 2 vezes os requerimentos de manutenção (120 mL/m^2/hora), devem ser titulados para manter uma densidade de urina específica ≤ 1.010 e um débito urinário normal. O potássio deve ser *evitado*, por causa do risco de hipercalemia.
- O monitoramento laboratorial seriado e frequente se faz necessário durante o início da quimioterapia de indução. O hemograma completo, potássio, fósforo, cálcio, creatinina, ureia e ácido úrico devem ser determinados a cada 4-6 horas durante as primeiras 24-48 horas e, uma vez alcançada a estabilização, com uma frequência menor.

Transfusões

A transfusão sanguínea deve ser usada para prevenir as complicações associadas às citopenias graves. Para diminuir o risco de complicações associadas à transfusão, recomenda-se usar produtos especializados.

- Plaquetas: para prevenir sangramentos, a contagem de plaquetas deve ser, rotineiramente, mantida acima de 10.000/µL. Níveis mais altos são recomendados para tratamento de sangramentos, antes de procedimentos invasivos (p. ex., punção lombar) para diminuir o risco de hemorragia do CNS relacionada com leucostase no contexto de hiperleucocitose. Recomenda-se usar plaquetas de um único doador, sempre que possível, a fim de diminuir a exposição do doador e o risco de aloimunização anti-HLA.
- Hemácias: a anemia concomitante compensa parcialmente a hiperviscosidade associada à hiperleucocitose grave. Desta forma, a transfusão de hemácias deve ser *evitada*, se possível quando a concentração de leucócitos estiver acima de 100.000/µL. Se houver necessidade de transfusão, os níveis de hemoglobina e o hematócrito devem ser aumentados lentamente, usando pequenas alíquotas de hemácias concentradas, até a contagem de blastos periféricos ser reduzida.
- Irradiação: para diminuir o risco de doença do enxerto *versus* hospedeiro associado à transfusão, todos os produtos do sangue celulares devem ser irradiados.
- Leucodepleção: plaquetas e hemácias devem ser leucorreduzidas para diminuir o risco de reações febris, aloimunização anti-HLA com subsequente refratariedade plaquetária, e transmissão de infecção por citomegalovírus (CMV).

Profilaxia contra Infecção

Para prevenir a morbidade e mortalidade, é essencial adotar medidas agressivas de vigilância, profilaxia e tratamento para infecções bacterianas, fúngicas, virais e oportunistas.

- Pneumonia por *Pneumocystis jiroveci* (PCP): os pacientes devem receber profilaxia contra PCP à base de trimetoprima/sulfametoxazol, que deve ser mantida por 6 meses após a conclusão da quimioterapia.
- Febre neutropênica: pacientes com contagem absoluta de neutrófilos (ANC) inferior a 500/µL e temperatura ≥ 38,3°C devem ser avaliados quanto à possibilidade de infecção e tratados de modo empírico, com administração parenteral de antibióticos de amplo espectro. A terapia antifúngica deve ser iniciada para os casos de febre neutropênica que persista por 5-7 dias. Os antibióticos devem ser mantidos até a ANC ultrapassar 500/µL, a febre ser resolvida, as culturas se tornarem negativas e qualquer suspeita de infecção ser totalmente tratada.
- Imunoglobulina intravenosa (IVIG): a hipogamaglobulinemia é comum durante o tratamento da ALL. Os níveis de imunoglobulina G (IgG) devem ser determinados em pacientes com infecções recorrentes e, quando baixos, a suplementação com IVIG deve ser considerada (cerca de 500 mg/kg a cada 4 semanas, conforme o necessário para manter os níveis de IgG em 500 mg/dL).
- Fatores de crescimento mieloide: foi demonstrado que a administração de fator estimulador de colônias de granulócito (G-CSF) durante a indução melhora o resultado para adultos, embora nenhum benefício tenha sido demonstrado em um estudo pediátrico. O suporte de fator de crescimento mieloide deve ser empregado durante o tratamento da ALL de células B maduras (Burkitt ou L3) em crianças e adultos.

Quimioterapia Profilática

A profilaxia agente-específica deve ser usada conforme a indicação clínica. Exemplificando, a profilaxia contra gastrite é recomendada durante a administração de corticosteroide. O resgate com leucovorina é indicado para prevenir a toxicidade grave subsequente a doses altas de metotrexato. Para diminuir o risco de conjuntivite associado a altas doses de Ara-C, deve ser administrada uma solução oftálmica de corticosteroide por um período de 24-48 horas após o tratamento. O Mesna deve ser usado para tentar prevenir a cistite hemorrágica associada a doses altas de ifosfamida e ciclofosfamida.

Suporte Nutricional

O estado nutricional deve ser monitorado, e suplementação deve ser fornecida conforme a indicação. O uso rotineiro de ácido fólico deve ser evitado com a administração de metotrexato, devido à possibilidade de anulação da eficácia terapêutica do antagonismo do folato.

Suporte Psicossocial

O suporte multidisciplinar para o paciente e seus familiares é parte importante do tratamento bem-sucedido.

■ AVALIAÇÕES

Avaliações seriadas para monitorar a resposta, recaída, complicações e toxicidade associada à terapia devem ser conduzidas ao longo de todas as fases do tratamento.

Avaliações durante o Tratamento

- Obtenção da história, exame físico e avaliações laboratoriais de rotina, incluindo contagem de leucócitos e perfil bioquímico, devem ser feitos regularmente no decorrer do tratamento.
- A aspiração da medula óssea deve ser feita nos seguintes momentos:
- Nos 7º ou 14º dia de indução, para avaliar a resposta inicial.
  - No 28º dia de indução, para avaliar o estado da remissão. Quando indeterminado, repetir a cada 1-2 semanas até a recuperação, para confirmar a remissão ou falha da indução.
  - Ao fim da terapia.
  - Quando houver suspeita de recidiva.
- Citometria de fluxo, citogenética e/ou exames de genética molecular podem ser usados para monitorar a doença residual, que é prognóstica.
- A contagem de células do líquido cefalorraquidiano (CSF) e a citologia devem ser realizadas no momento da administração de todas as quimioterapias intratecais. A punção lombar também deve ser realizada se houver suspeita de recidiva no CNS.

Avaliações após o Tratamento

- As avaliações de acompanhamento para inclusão da história, exame físico e exames laboratoriais de rotina (contagem de leucócitos, perfil bioquímico) devem ser conduzidas para monitorar a toxicidade e a doença recorrente por, pelo menos, 5 anos após a conclusão do tratamento, conforme o seguinte esquema (ou de acordo com a indicação clínica):
  - A cada 1-2 meses, durante o primeiro ano.
  - A cada 2-3 meses, durante o segundo ano.
  - A cada 3-4 meses, durante o terceiro ano.
  - A cada 6 meses, durante o quarto ano.
  - Todo ano, subsequentemente.

Efeitos Tardios

- O acompanhamento por toda a vida, para monitoramento de várias das possíveis complicações do tratamento, é recomendado.[34] Entre os efeitos tardios mais frequentes, estão:
  - Miocardiopatia: para diminuir o risco de cardiotoxicidade, as doses cumulativas de antraciclina geralmente são limitadas a menos de 400 mg/m^2. Os ecocardiogramas para determinação da função ventricular esquerda devem ser realizados no momento basal; no momento da conclusão do tratamento; a cada 1-2 anos após o tratamento, até todos os exames seriados permanecerem normais; e conforme a indicação clínica.
  - Toxicidade neurológica: as crianças estão especialmente sujeitas a alto risco de neurotoxicidade associado à quimioterapia e à radiação. Todos os pacientes devem ser monitorados quanto à toxicidade neurológica, inclusive para disfunção associada ao desenvolvimento neurológico.
  - Disfunção endocrinológica: os pacientes devem ser monitorados quanto a endocrinopatias, incluindo retardo do crescimento, hipotireoidismo e infertilidade.
  - Osteonecrose: os corticosteroides, em especial a dexametasona, estão associados à alta incidência de osteonecrose.

- Malignidade secundária: os pacientes devem ser monitorados quanto ao aparecimento de malignidades secundárias, porque estas continuam se desenvolvendo até mesmo na segunda década após a conclusão do tratamento.

Referências

1. Pui CH, Evans WE. Treatment of acute lymphoblastic leukemia. *N Engl J Med*. 2006;354:166-178.
2. Bassan R, Hoelzer D. Modern therapy of acute lymphoblastic leukemia. *J Clin Oncol*. 2011;29:532-543.
3. Smith MA, Ries LA, Gurney JG, et al. Leukemia. In: Ries LA, Smith MA, Gurney JG, et al., eds. *Cancer incidence and survival among children and adolescents: United States SEER Program 1975-1995*. Bethesda, MD: National Cancer Institute, SEER Program; 1999. NIH Pub. No. 99-4649:17-34.
4. Mullighan CG. New strategies in acute lymphoblastic leukemia: translating advances in genomics into clinical practice. *Clin Cancer Res*. 2011;17(3):396-400.
5. Smith M, Arthur D, Camitta B, et al. Uniform approach to risk classification and treatment assignment for children with acute lymphoblastic leukemia. *J Clin Oncol*. 1996;14:18-24.
6. Pui CH. Acute lymphoblastic leukemia. In: Pui CH., ed. *Childhood Leukemias*. 3rd ed. Cambridge, UK: Cambridge University Press; 2012:332-366.
7. Silverman LB, Stevenson KE, O'Brien JE, et al. Long-term results of Dana-Farber Cancer Institute ALL Consortium protocols for children with newly diagnosed acute lymphoblastic leukemia (1985-2000). *Leukemia*. 2010;24(2):320-334.
8. Thomas DA, O'Brien S, Faderl S, et al. Chemoimmunotherapy with a modified hyper-CVAD and rituximab regimen improves outcome in de novo Philadelphia chromosome-negative precursor B-lineage acute lymphoblastic leukemia. *J Clin Oncol*. 2010;28(24):3880-3889.
9. Stock W. Adolescents and young adults with acute lymphoblastic leukemia. *Hematology Am Soc Hematol Educ Program*. 2010;2010:21-29.
10. Nachman JB, Sather HN, Sensel MG, et al. Augmented post-induction therapy for children with high-risk acute lymphoblastic leukemia and a slow response to initial therapy. *N Engl J Med*. 1998;338:1663-1671.
11. Richards S, Burrett J, Hann I, et al. Improved survival with early intensification: combined results from the Medical Research Council childhood ALL randomised trials, UKALL X and UKALL XI. *Leukemia*. 1998;12:1031-1036.
12. Durrant IJ, Prentice HG, Richards SM. Intensification of treatment for adults with acute lymphoblastic leukemia: results of U.K. Medical Research Council randomized trial UKALL XA. *Br J Haematol*. 1997;99:84-92.
13. Huguet F, Leguay T, Raffoux E, et al. Pediatric-inspired therapy in adults with Philadelphia chromosome-negative acute lymphoblastic leukemia: The GRAALL-2003 study. *J Clin Oncol*. 2009;27: 911-918.
14. Barry E, DeAngelo DJ, Neuberg D, et al. Favorable outcome for adolescents with acute lymphoblastic leukemia treated on Dana-Farber Cancer Institute Acute Lymphoblastic Leukemia Consortium Protocols. *J Clin Oncol*. 2007;25:813-819.
15. Pui CH, Pei D, Campana D, et al. Improved prognosis for older adolescents with acute lymphoblastic leukemia. *J Clin Oncol*. 2011;29(4):386-391.
16. Barrett AJ, Horowitz MH, Pollock BH, et al. Bone marrow transplants from HLA-identical siblings as compared with chemotherapy for children with acute lymphoblastic leukemia in a second remission. *N Engl J Med*. 1994;331:1253-1258.
17. Pulsipher MA, Peters C, Pui CH. High-risk pediatric acute lymphoblastic leukemia: to transplant or not to transplant? *Biol Blood Marrow Transplant*. 2011;17(1 Suppl):S137-S148.
18. Hahn T, Wall D, Camitta B, Davies S, et al. The role of cytotoxic therapy with hematopoietic stem cell transplantation in the therapy of acute lymphoblastic leukemia in children: an evidence-based review. *Biol Blood Marrow Transplant*. 2005;11:823-861.
19. Brüggemann M, Gökbuget N, Kneba M. Acute lymphoblastic leukemia: monitoring minimal residual disease as a therapeutic principle. *Semin Oncol*. 2012;39(1):47-57.
20. Campana D. Should minimal residual disease monitoring in acute lymphoblastic leukemia be standard of care? *Curr Hematol Malig Rep*. 2012;7(2):170-7. PubMed PMID: 22373809.
21. Reiter A, Schrappe M, Ludwig WD, et al. Intensive ALL-type therapy without local radiotherapy provides a 90% event-free survival for children with T-cell lymphoblastic lymphoma: a BFM group report. *Blood*. 2000;95:416-421.
22. Amylon MD, Shuster J, Pullen J, et al. Intensive high-dose asparaginase consolidation improves survival for pediatric patients with T cell acute lymphoblastic leukemia and advanced stage lymphoblastic lymphoma: a Pediatric Oncology Group study. *Leukemia*. 1999;13:335-342.
23. Thomas DA, Faderl S, O'Brien S, et al. Chemoimmunotherapy with hyper-CVAD plus rituximab for the treatment of adult Burkitt and Burkitt-type lymphoma or acute lymphoblastic leukemia. *Cancer*. 2006;106:1569-1580.
24. Pui CH, Campana D, Pei D, et al. Treating childhood acute lymphoblastic leukemia without cranial irradiation. *N Engl J Med*. 2009;360(26):2730-2741.
25. Hijiya N, Liu W, Sandlund JT, et al. Overt testicular disease at diagnosis of childhood acute lymphoblastic leukemia: lack of therapeutic role of local irradiation. *Leukemia*. 2005;19:1399-1403.
26. Bassan R, Rossi G, Pogliani M, et al. Chemotherapy-phased imatinib pulses improve long-term outcome of adult patients with Philadelphia chromosome-positive acute lymphoblastic leukemia: Northern Italy Leukemia Group protocol 09/00. *J Clin Oncol*. 2010;28:3644-3652.
27. Schultz K, Bowman WP, Aledo A, et al. Improved early event-free survival with imatinib in Philadelphia chromosome-positive acute lymphoblastic leukemia: a Children's Oncology Group study. *J Clin Oncol*. 2009;27: 5175-5181.

28. Kantarjian H, Thomas D, Wayne AS, O'Brien S. Monoclonal antibody-based therapies: a new dawn in the treatment of acute lymphoblastic leukemia. *J Clin Oncol.* 2012;30(31):3876-83.
29. Hoelzer D, Gokbuget N. Chemoimmunotherapy in acute lymphoblastic leukemia. *Blood Rev.* 2012;26:25-32.
30. Ko RH, Ji L, Barnette P, Bostrom B, *et al.* Outcome of patients treated for relapsed or refractory acute lymphoblastic leukemia: a Therapeutic Advances in Childhood Leukemia Consortium study. *J Clin Oncol.* 2010;28:648-654.
31. Buchanan GR, Boyett JM, Pollock BH, *et al.* Improved treatment results in boys with overt testicular relapse during or shortly after initial therapy for acute lymphoblastic leukemia. A Pediatric Oncology group study. *Cancer.* 1991;68(1):48-55.
32. Ritchey AK, Pollock BH, Lauer SJ, *et al.* Improved survival of children with isolated CNS relapse of acute lymphoblastic leukemia: a pediatric oncology group study. *J Clin Oncol.* 1999;17(12):3745-3752.
33. Howard SC, Jones DP, Pui CH. The tumor lysis syndrome. *N Engl J Med.* 2011;364(19):1844-1854.
34. Oeffinger KC, Mertesn AC, Sklar CA, *et al.* Chronic health conditions in adult survivors of childhood cancer. *New Engl J Med.* 2006;355:1572-1582.

13

Leucemia Mielógena Crônica

Agnes S. M. Yong ▪ A. John Barrett

Embora seja rara, a leucemia mielógena crônica (CML) tornou-se significativamente proeminente na literatura médica porque sua base biológica foi elucidada com um grau de detalhamento sem precedentes. Como resultado, a CML se transformou em modelo para o desenvolvimento de tratamentos de base imunológica e molecularmente dirigidos efetivos para leucemia. Em 1960, Nowell e Hungerford descreveram o cromossomo do grupo G, exclusivo e inusitadamente pequeno, em pacientes com CML e chamaram-no cromossomo Philadelphia (Ph).[1] Esta foi a primeira vez que uma doença maligna humana foi associada a um marcador cromossômico consistente. Em 1973, o cromossomo Ph foi identificado como sendo o cromossomo 22 truncado, resultante de uma translocação recíproca envolvendo o cromossomo 9.[2] Somente a partir da década de 1980, as partes da fusão da translocação foram identificadas como sendo o oncogene *ABL1* no cromossomo 9 e a região do grupamento de ponto de quebra (BCR), no cromossomo 22.[3,4] Foi constatado que a oncoproteína BCR-ABL1 apresenta atividade de tirosino quinase e, quando o gene foi inserido em células-tronco murinas, induziu leucemia nos animais receptores.[5] Até a década de 1990, o transplante de células-tronco (SCT) alógeno era o tratamento de primeira linha preferido para pacientes com CML elegíveis, uma vez que a doença é altamente suscetível ao efeito de enxerto *versus* leucemia dos linfócitos transplantados dos doadores.[6] O advento do mesilato de imatinibe (Gleevec), o primeiro de uma nova classe de fármacos de molécula pequena projetados para bloquear, especificamente, a tirosina quinase BCR-ABL1, tem suplantado o SCT no tratamento da maioria dos pacientes, uma vez que estes fármacos conferem controle durável da doença, em particular nos estágios iniciais da CML.[7] Demonstrou-se, recentemente, que os inibidores de tirosina quinase (TKIs) de segunda geração dasatinibe e nilotinibe, de maior potência farmacológica, são mais eficientes em promover a rápida diminuição da carga leucêmica, em comparação ao imatinibe, e seu uso agora é defendido como tratamento de primeira linha pata CML.[8,9] Apesar dos avanços ocorridos na biologia e tratamento da CML, ainda não há resposta para algumas questões fundamentais acerca de sua origem. Evidências sugerem que uma predisposição ao desenvolvimento de CML precede a expansão clonal das células-tronco com a translocação do *BCR-ABL1*,[10] enquanto a descoberta de níveis muito baixos de BCR-ABL1 no sangue de indivíduos normais que não desenvolvem CML levanta a possibilidade de que a translocação *BCR-ABL1* isolada é insuficiente para causar leucemia.[11] A emergência de resistência farmacológica aos TKIs na era dos alvos moleculares para CML tem conduzido o desenvolvimento de TKIs de terceira geração, como o ponatinibe. Entretanto, apenas uma proporção das CMLs TKI-resistentes são atribuíveis a mutações no domínio quinase da BCR-ABL1. Os fármacos dirigidos para vias alternativas não quinase dependentes e de células-tronco também estão começando a serem perseguidos. Infelizmente, as fases avançadas da CML ainda são amplamente refratárias aos tratamentos disponíveis.

▪ EPIDEMIOLOGIA

Rara: incidência de 1,5 em 100.000.
Representa 10-15% de todas as leucemias.
A incidência aumenta com a idade (mediana da idade no momento do diagnóstico = 65 anos); extremamente rara em crianças.

Predominância masculina (1,5:1).
Distribuição mundial: ausência de preponderância sociogeográfica.
A radiação ionizante é o único fator causal conhecido e a leucemia geralmente surge em 6-8 anos de exposição.
A suscetibilidade à CML não é determinada por fatores genéticos conhecidos.

FISIOPATOLOGIA

Hematopoese Leucêmica tem Origem em uma Célula-Tronco Multipotente

A translocação *BCR-ABL1* é encontrada em todas as células da linhagem mieloide (megacariócitos e precursores eritroides e granulocíticos), bem como em células B, mas não nas células T.[12] Existem duas hipóteses principais para esta observação: em primeiro lugar, a aquisição de *BCR-ABL1* pode ocorrer em uma célula-tronco multipotente com pouca ou nenhuma capacidade de diferenciação em T; em segundo lugar, células T contendo *BCR-ABL1* podem ser sistematicamente eliminadas. A proliferação desregulada das células-tronco *BCR-ABL1*+ é responsável pela expansão em massa, primariamente na produção de granulócitos, que leva à leucocitose.

Dominância Clonal

O clone *BCR-ABL1*+ supera a hematopoese normal. Ao diagnóstico, é comum encontrar uma população mista de células positivas e negativas para Ph na medula óssea. Com o tempo, as células-tronco normais são progressivamente substituídas pelas células-tronco CML. As células progenitoras CD34+ da CML requerem menos fatores de crescimento hematopoéticos do que os progenitores normais para sobreviverem e proliferarem – uma característica que pode ser parcialmente causada pela ocorrência de produção autócrina de fatores de crescimento hematopoéticos pelas células CML.[13]

Base Molecular da Leucemia Mielógena Crônica na Translocação BCR-ABL1[14]

A oncoproteína BCR-ABL1 é uma tirosina quinase constitutivamente ativada que fosforila moléculas intermediárias em diversas vias importantes, afetando a proliferação, maturação, resistência à apoptose e adesão celular, resultando, enfim, no fenótipo leucêmico típico.

Instabilidade Genômica

A CML é caracterizada pela progressão para leucemia aguda refratária. A CML geralmente começa como um distúrbio relativamente benigno que evolui para uma fase acelerada (AP), quando se torna bem mais difícil controlar a leucemia e surgem novas anormalidades cromossômicas, seguida de aumento progressivo do número de células blásticas no sangue e na medula, na chamada fase blástica (BP) ou crise blástica, em que a doença se transforma em leucemia mieloide aguda ou leucemia linfocítica B.[15] A evolução clonal, que é correspondida por um comportamento cada vez mais maligno da leucemia, tem ritmo variável e é inevitável.

MANIFESTAÇÕES CLÍNICAS

Apresentação Clínica Clássica

A CML manifesta-se com uma história insidiosa de fadiga crescente, lassitude, perda de peso, suores noturnos, esplenomegalia maciça e gota. Alguns pacientes apresentam contagens de leucócito acima de 300×10^9/L e exibem sintomas de leucostase com cefaleia, déficits neurológicos focais e priapismo.

Apresentação Típica no Mundo Desenvolvido

Sinais e sintomas manifestos são raros, porque o diagnóstico é estabelecido antes. Os pacientes comumente apresentam fadiga, com ou sem perda de peso moderada, desconforto abdominal e saciedade a partir de um baço aumentado ou, simplesmente, em consequência da observação ao acaso de uma contagem de leucócitos elevada. A CML deve ser considerada no diagnóstico diferencial dos pacientes, seja qual for a idade, que apresentem esplenomegalia e aliada à contagem de leucócitos.

Apresentações Raras

Entre as manifestações raras, estão o cloroma, petéquias e contusões. Estes achados sugerem progressão da CML para uma fase acelerada ou blástica. Diferente de outras leucemias, a CML raramente se manifesta (quando se manifesta) com infecção bacteriana ou fúngica, porque a função dos neutrófilos é preservada.

■ DIAGNÓSTICO

Enquanto os exames de sangue e medula óssea são compartilhados com outros distúrbios mieloproliferativos, a apresentação típica com contagem de leucócitos elevada, e medula hipercelular com basofilia é patognomônica de CML. As análises cromossômica e molecular confirmam a presença de uma translocação *BCR-ABL1*.

Contagem de Sangue

O número de leucócitos varia de discretamente aumentado a acima de $200 \times 10^9/L$, com contagens de até $700 \times 10^9/L$ às vezes encontradas. A contagem de plaquetas é normal ou elevada e, frequentemente, há anemia normocítica normocrômica branda.

Esfregaço Sanguíneo

O exame de esfregaço sanguíneo tem grande valor diagnóstico, porque muitos achados típicos da CML são exclusivos – um desvio à esquerda com mieloblastos circulantes, mielócitos, metamielócitos e formas em bastão. A principal característica da CML é a *basofilia*, com contagens de basófilos que frequentemente excedem $1 \times 10^9/L$. A basofilia persistente quase nunca é encontrada fora da CML e alguns casos de mastocitose. Eosinofilia e hemácias nucleadas ocasionais também são achados comuns. A morfologia das plaquetas geralmente é normal, mas é possível encontrar formas gigantes.

Medula Óssea

O aspirado mostra espículas celulares e a biópsia revela hipercelularidade com obliteração quase total dos espaços adiposos. Há hiperplasia granulocítica das séries de neutrófilos, eosinófilos e basófilos. Os megacariócitos estão normais ou aumentados e podem ter número reduzido de núcleos. Histiócitos de cor azul-marinho comumente são vistos em medulas afetadas por CML. A fibrose medular é um achado da fase acelerada da CML, assim como o aumento dos blastos em mais de 10%. A fase blástica mostra mais de 20% de blastos.

Análise Cromossômica

Um cariótipo típico de CML mostra translocação recíproca t(9;22)(q34;q11) (Figura 13.1). As variantes incluem translocações em três vias entre os cromossomos 9, 22 e 11 ou 19. Uma anomalia cromossômica adicional ou duplicação do cromossomo Ph em geral indicam um estágio mais avançado da doença. A hibridização *in situ* fluorescente (FISH) é uma técnica rápida e sensível para detectar diretamente o cromossomo Ph no sangue ou na medula, que dispensa a presença de células em divisão.

Diagnóstico Molecular

Mais de 95% dos pacientes que apresentam achados clínicos e morfológicos de CML terão cromossomos Ph na medula. Dentre os 5% negativos para Ph, metade tem um transcrito *BCR-ABL1* crítico detectado por reação em cadeia da polimerase (PCR). Os demais pacientes são descritos como tendo CML Ph⁻ atípica. Alguns destes casos são morfologicamente indistinguíveis da CML Ph+; contudo, a maioria exibe achados atípicos detectados por um exame cuidadoso e é classificada como neoplasia mielodisplásica/mieloproliferativa.[16] A análise molecular fornece informação adicional acerca do transcrito preciso. Dependendo do ponto de quebra em *BCR*, quatro variantes comuns do transcrito *BCR-ABL1* são possíveis: e13a2 e e14a2 (antigos b2a2 e b3a2), ambas codificando a oncoproteína BCR-ABL1 de 210 kD (p210); e1a2, que é mais comum na leucemia linfoblástica aguda Ph+, codifi-

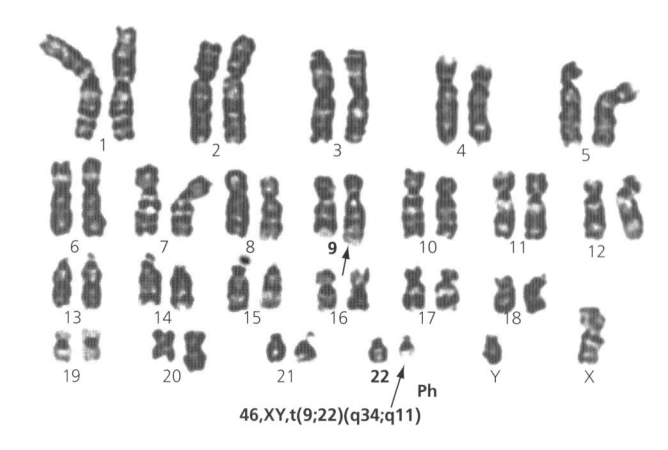

FIGURA 13.1 Cromossomo Philadelphia. Preparação de metáfase com banda G, mostrando cromossomo Ph+ diminuto e material extracromossômico no braço longo do cromossomo 9.

46,XY,t(9;22)(q34;q11)

cando a oncoproteína BCR-ABL1 de 190 kD (p190); e e19a2, codificadora da oncoproteína BCR-ABL1 de 230 kD da leucemia neutrofílica crônica. Nenhum significado prognóstico ou diagnóstico está associado às variantes e13a2 ou e14a2 na CML. Em casos raros, também foram descritas variantes de transcritos incomuns, como ela3 ou e6a2.[17]

■ DIAGNÓSTICO DIFERENCIAL

O diagnóstico de CML é estabelecido em três estágios (Figura 13.2):

- A leucocitose persistente sem nenhuma causa infecciosa evidente é sugestiva de neoplasia mieloproliferativa, levando, prontamente, à realização de exames adicionais de sangue e medula óssea.
- A morfologia e a contagem sanguínea mostrarão achados típicos de CML (com a basofilia sendo especialmente significativa) ou irão sugerir a existência de outras neoplasias mieloproliferativas (contagens plaquetárias elevadas, trombocitemia essencial; contagem de hemácias elevada, policitemia vera; hemácias em forma de "lágrima", mielofibrose). A displasia é sugestiva de síndrome mielodisplásica hiperproliferativa.

CML morfologicamente típica
SANGUE: basofilia, precursores granulocíticos circulantes
MEDULA: megacariócitos da "CML" sem displasia

CML morfologicamente atípica

Ph+ BCR-ABL1+

Translocações complexas BCR-ABL1+

CML Ph− BCR-ABL1+

Neoplasia mieloproliferativa CML-símile

Granulocitose sustentada medula hipercelular

+/− esplenomegalia sintomas B

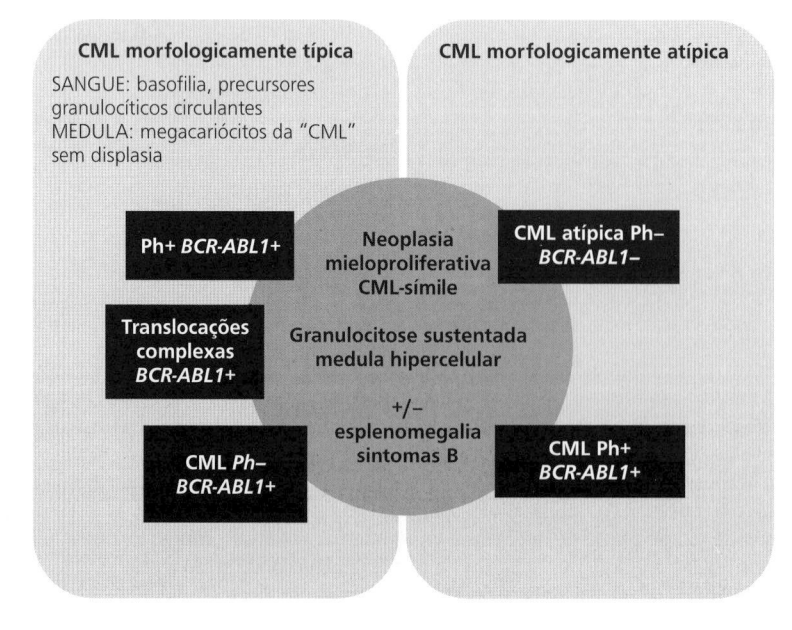

CML atípica Ph− BCR-ABL1−

CML Ph+ BCR-ABL1+

FIGURA 13.2 Diagnóstico diferencial de CML e distúrbios relacionados.

- O diagnóstico definitivo requer análise cromossômica da medula óssea. A citogenética identificará o cromossomo Ph+ e a translocação *BCR-ABL1* em todos os pacientes, exceto um pequeno percentual de pacientes com diagnóstico morfológico de CML. A confirmação da presença de transcritos *BCR-ABL1* por PCR é recomendada por ser útil para fins de monitoramento da doença após o tratamento[18] (Figura 13.3).

CURSO DA LEUCEMIA MIELÓGENA CRÔNICA

A CML é uma doença de múltiplos estágios que evolui da fase crônica (CP) para a AP e, então, para a BP (Figura 13.4).

Fase Crônica

Os pacientes em CP não tratados apresentam elevação gradual da contagem de leucócitos com emergência de esplenomegalia e, por fim, exibem o quadro completo de neoplasia mieloproliferativa com sintomas B, perda de peso e hiperleucocitose. A duração da CP é altamente variável: alguns pacientes evoluem alguns meses após receberem o diagnóstico, diretamente para AP e BP, enquanto outros podem permanecer mais de uma década em CP estável. Em certos casos, os pacientes apresentam AP ou BP sem uma CP nitidamente precedente. Nestas circunstâncias, é importante distinguir a CML que se manifesta como leucemia aguda de uma leucemia aguda *de novo* (Ph$^-$), uma vez que as abordagens terapêuticas são distintas.

O tempo mediano para progressão de CP para AP tem aumentado, em plena era dos TKIs, e pela tendência ao diagnóstico antecipado de CML.

Fase Acelerada

A AP é caracterizada por um ou mais dos seguintes achados[19] (Quadro 13.1):

Evolução clonal por uma mutação adicional. Os pacientes podem adquirir novas anomalias cromossômicas, como um segundo cromossomo Ph.
Contagens sanguíneas que escapam ao controle terapêutico.
Organomegalia.
Leucocitose, basofilia, trombocitose ou trombocitopenia em paciente previamente bem controlado com terapia.
Mielofibrose com células em "lágrima" no esfregaço sanguíneo e reticulina medular aumentada.
Cloromas em tecidos moles externos, espaços retroperitoneais, áreas paraspinais (levando à compressão da raiz nervosa) e espaços intramedulares.

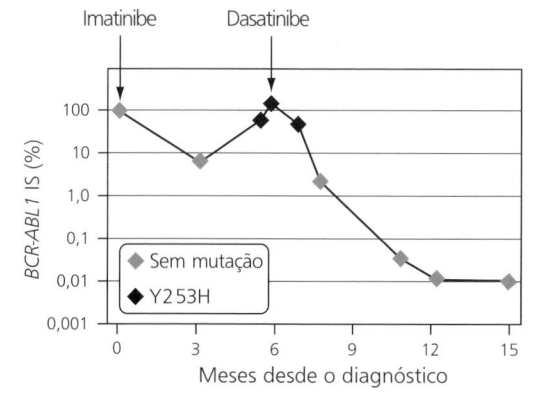

FIGURA 13.3 PCR para transcritos BCR-ABL1, no monitoramento do tratamento na CML. (Cortesia de S. Bradford, IMVS/SA Pathology, Adelaide, Australia.)

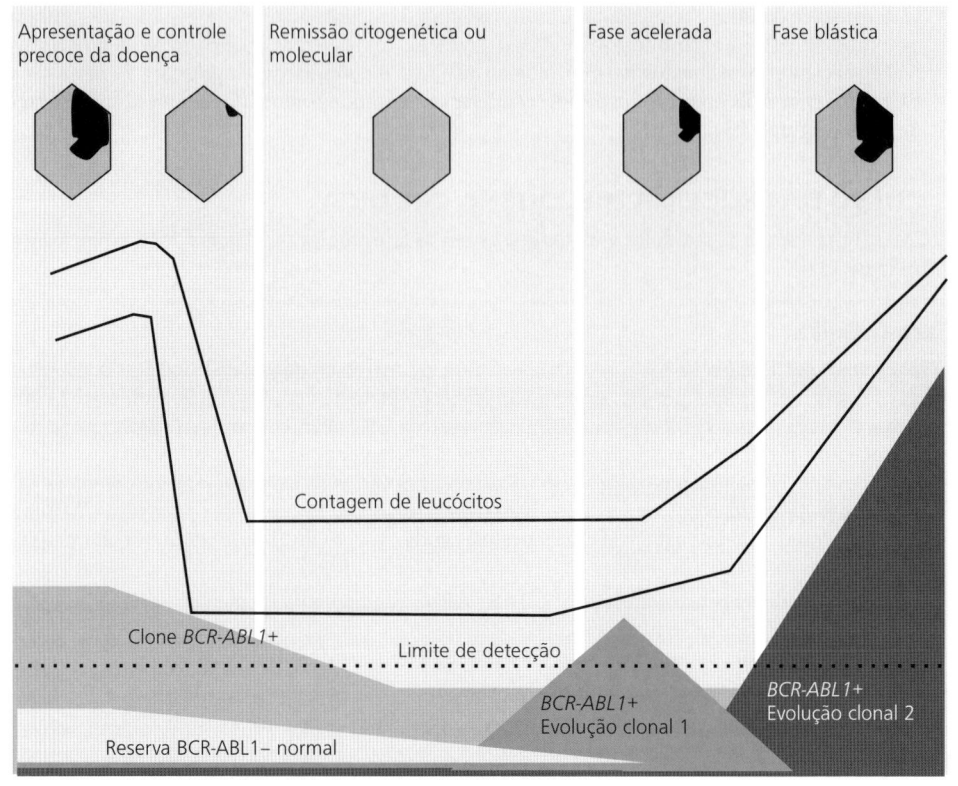

FIGURA 13.4 Curso e evolução clonal da CML.

Quadro 13.1 Características Distintivas da Leucemia Mielógena Crônica em Diferentes Estágios de Evolução[19]			
	CP	AP	BP
Blastos no sangue	< 10%	10-19%	> 20%
Blastos na medula	< 10%	> 10-19%	> 20%
Basófilos	< 20%	> 20%	
Cariótipo	Ph+	Anormalidades citogenéticas adicionais ausentes na CP (p. ex., segundo Ph+, +19, i17q)	
Fibrose medular		+	+
Displasia de granulócito e megacariócito		+	
Leucócitos fora de controle		+	+
Trombocitopenia < 100 × 10^9/L		+	
Esplenomegalia			
Blastos extramedulares			+
Amplos focos de blastos na medula			+

AP, fase aguda; BP, fase blástica; CP, fase crônica.

Quadro 13.2 Fármacos Comumente Usados no Tratamento da Leucemia Mielógena Crônica

Indicação	Fármaco	Dose
Citorredução no momento da apresentação	Hidroxiureia (Hydrea)	PO, 0,5-2,5 g/dia
Para WBC 100 × 10^9/L, *adicionar*	Alopurinol	PO, 300 mg/dia
tratamento padrão para fase crônica	Imatinibe	PO, 300-800 mg/dia
Tratamento de segunda linha	Dasatinibe	PO, 100 mg/dia
Nilotinibe		PO 300 mg, 2 ×/dia
Indução de remissão de AML-BP	Daunorrubicina	IV, 45 mg/m^2 × 2-3 dias
	Citosina arabinosídeo	SC/IV, 200 mg/m^2 × 4 dias
Indução de remissão de ALL-BP	Vincristina	IV, 1,4 mg/m^2/semana × 4 dias
	Prednisona +/− Daunorrubicina	PO, 60 mg/m^2/dia × 4 semanas
		IV, 45 mg/m^2/semana
Controle alternativo de WBC	Bussulfano	PO, 50-100 mg/4-8 semanas
Usado em estudos clínicos com TKI	Interferon-α	SC, 3-6 × 10^6 U, 2-5 × semana

ALL, leucemia linfoblástica aguda; AML, leucemia mielógena aguda; BP, fase blástica; IV, intravenoso; PO, oral; SC, subcutâneo; ITK, inibidor de tirosina quinase; WBC, leucócitos.

Fase blástica

Os sinais e sintomas de leucemia aguda são: dores ósseas, perda de peso e sintomas B, números aumentados de blastos no sangue e medula óssea.

Insuficiência medular: números decrescentes de contagem de hemácias e plaquetas. (As contagens de neutrófilos são mais bem conservadas.)

Evolução clonal: anomalias cromossômicas adicionais.

Caracterização da Leucemia Aguda na Fase Blástica

Cerca de 60% dos pacientes desenvolvem BP mieloide semelhante à leucemia mieloide aguda (AML). Os demais têm a BP linfoide que faz lembrar a leucemia linfoblástica aguda (ALL). Em ambos os fenótipos, os blastos estão precariamente diferenciados. Os corpúsculos de Auer não são vistos e a origem linfoide ou mieloide da leucemia somente é determinada com certeza por meio de colorações citoquímicas e fenótipo de superfície, revelando uma ALL pré-B (positividade em bloco para PAS, TdT+, CD10+, CD19+, CD33±, CD34±) ou AML indiferenciada (positividade fraca para peroxidase, CD33+, CD34+, CD13±). Um achado peculiar da CML é a variabilidade de sua evolução subsequente. Os pacientes que alcançam remissão a partir da AML podem reentrar em CP apenas para sofrerem nova recaída com ALL ou vice-versa.

■ FATORES PROGNÓSTICOS

Prognóstico desfavorável (tendência à progressão rápida para BP):

Contagens de leucócitos elevadas (> 100 × 10^9/L).

Esplenomegalia maciça e sintomas constitucionais.

Pacientes de origem africana.

Contagens de basófilos elevadas.

Dentre os escores preditivos usando características do paciente no momento do diagnóstico que foram validados na era pré-imatinibe para determinação de resultado e sobrevida,[20,21] o escore Sokal ainda parece ser prognóstico em casos de pacientes tratados com imatinibe.[7,22,23]

■ TRATAMENTO

O tratamento da CML envolve abordagens[18] diversas e em desenvolvimento destacadas no algoritmo da Figura 13.5. Os fármacos comumente usados para tratar a CML são detalhados no Quadro 13.2.

O tratamento da CML é guiado pelo monitoramento da doença, empregando contagens sanguíneas regulares e exame de medula óssea para comprovação de alterações hematológicas, análise cromossômica de medula ou análise FISH de amostras de sangue ou medula para detecção da resposta ou progressão ao nível do cariótipo, e PCR para transcritos de mRNA de *BCR-ABL1* em amostras de sangue para quantificação da resposta ao nível molecular (Figura 13.3). O grau de redução do volume da doença determina a abordagem de monitoramento adequada, enquanto o grau de resposta é definido como resposta hematológica, resposta citogenética e resposta molecular ou remissão molecular completa[18] (Figura 13.6).

Tratamento de Leucemia Mielógena Crônica Recém-Diagnosticada em Fase Crônica

A grande maioria (> 80%) dos pacientes com CML é diagnosticada na CP. O tratamento inicial tem a meta de diminuir a carga de doença e alcançar remissão hematológica (normalização das contagens sanguíneas). A terapia subsequente é ajustada para alcançar uma "cura" ou a "doença residual mínima" (MRD).

Imatinibe (400 mg/dia).

Adicionar hidroxiureia (0,5-2,5 g/dia) em casos de pacientes com contagens de leucócitos superiores a 100×10^9/L ou com esplenomegalia maciça.

Alopurinol (300 mg/dia) até a normalização das contagens sanguíneas.

Monitoramento da Resposta ao Imatinibe[18,24]

As contagens sanguíneas totais devem ser monitoradas a cada 2 semanas, até a obtenção de uma resposta hematológica (HR) completa, equivalente à normalização das contagens sanguíneas. A HR completa deve ser confirmada em duas ocasiões subsequentes.

A aspiração de medula óssea é realizada a cada 6 meses para avaliação da resposta citogenética, com análise de 20 metáfases para cromossomo Ph. Os pacientes que alcançam uma resposta citogenética completa (0% Ph) passam um período prolongado sem apresentar progressão da doença (ver definições na Figura 13.6). A resposta citogenética melhora com o passar do tempo em pacientes responsivos e, quando uma resposta citogenética completa é alcançada e confirmada em duas ocasiões subsequentes, os exames de medula óssea para citogenética podem ser realizados a cada 12 meses para detecção do possível aparecimento de displasia ou alterações clonais em células Ph⁻.[25]

A PCR quantitativa para transcritos de *BCR-ABL1* em amostras de sangue deve ser realizada, no mínimo, a cada 3 meses. As medidas seriadas de *BCR-ABL1* são clinicamente úteis para comprovar se os pacientes estão respondendo ao tratamento com declínio de transcritos, apresentam níveis estáveis (platô) de transcritos ou apresentam perda de resposta sinalizada por elevação dos transcritos. A diminuição dos transcritos *BCR-ABL1* em 3 ou mais logaritmos abaixo de um valor basal padronizado para pacientes não tratados (resposta molecular significativa) está associada a um resultado particularmente favorável.

Alcançando a Doença Residual Mínima

Administrar imatinibe na dose máxima tolerada (até 800 mg/dia). Continuar o tratamento indefinidamente, a menos que haja perda da resposta.

Mais de 85% dos pacientes com CML-CP tratados com imatinibe desde o diagnóstico alcançam uma resposta citogenética completa (0% Ph) e, destes, 80% apresentam redução de 3 logaritmos nos transcritos *BCR-ABL1* ao redor do 4° ano de acompanhamento.[7] Este *status* de MRD está associado a uma sobrevida maior. O tratamento de primeira linha com imatinibe pode diminuir o número de progenitores leucêmicos com risco de evolução clonal e progressão da doença. Os pacientes com CP-CML tratados com imatinibe desde o diagnóstico e que alcançam resposta citogenética completa parecem apresentar taxas anuais decrescentes de progressão da doença para AP ou BP com seguimentos mais lon-

13 ■ Leucemia Mielógena Crônica 179

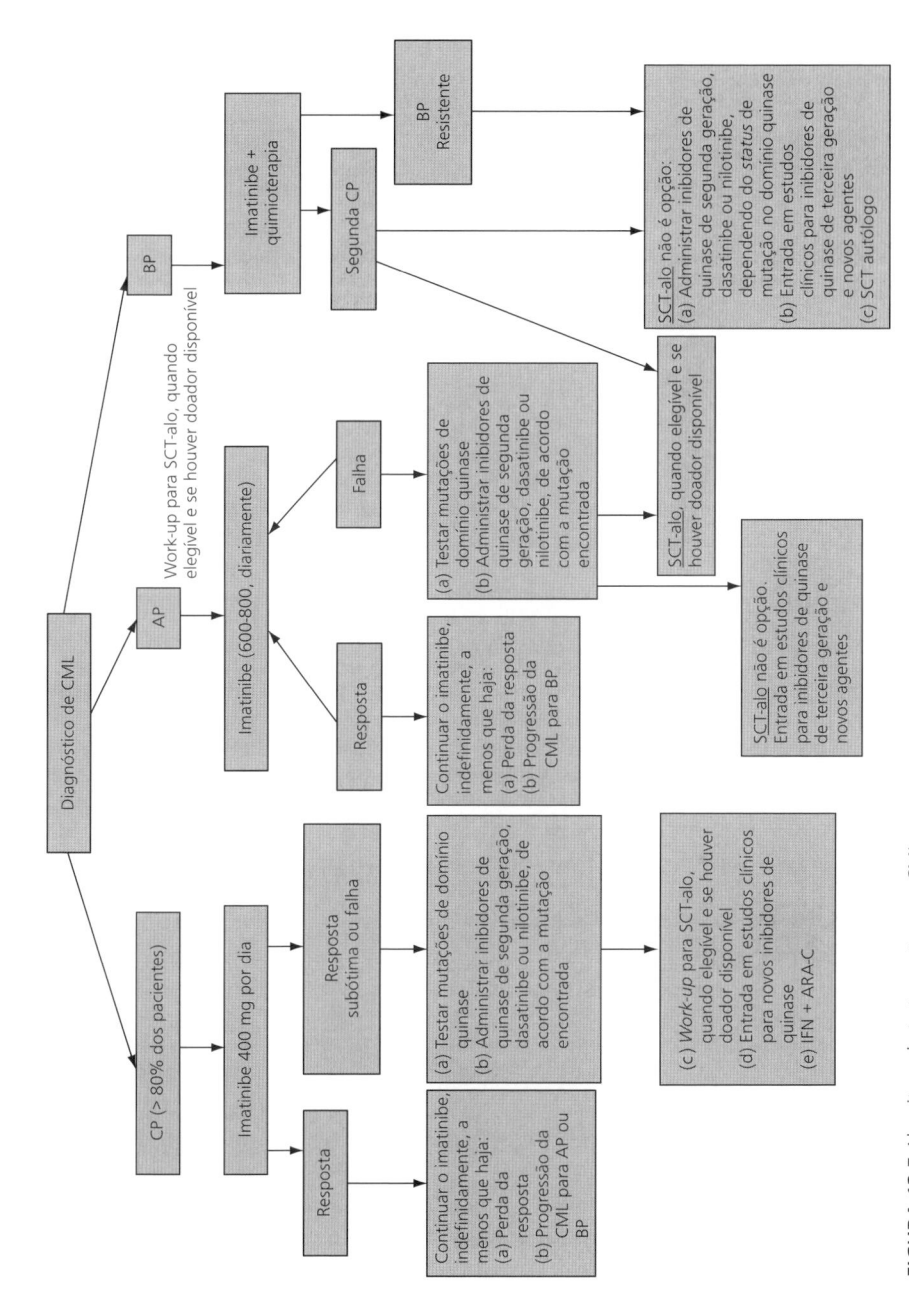

FIGURA 13.5 Algoritmo de tratamento para CML.

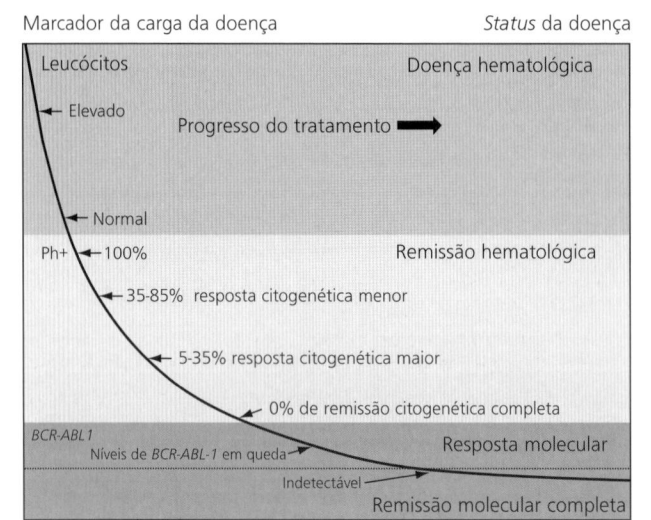

FIGURA 13.6 Monitoramento da doença na CML.

gos.[24] Embora a duração definitiva do tratamento com imatinibe ainda seja indeterminada, a atual recomendação é prosseguir com o tratamento até que ocorra recaída ou progressão da doença.[18] Uma remissão molecular completa (transcritos BCR-ABL1 indetectáveis no sangue por PCR) é alcançada por menos de 10% dos pacientes em remissão citogenética completa. O curso de imatinibe tem sido descontinuado em pacientes que apresentam remissão molecular completa por no mínimo 2 anos em dois ensaios clínicos, na França e na Austrália,[26,27] tendo sido constatado que até 60% dos pacientes sofrem recaída decorridos alguns meses da suspensão do tratamento, sugerindo que o imatinibe não erradica totalmente a CML na maioria dos pacientes. O monitoramento dos pacientes que ainda não sofreram recaída está sendo realizado, mas alguns pacientes suspenderam o uso de imatinibe por até 5 anos sem apresenta recidivas, refletindo a heterogeneidade da biologia da doença ou do controle imune.

Resposta Subideal ou Perda de Resposta ao Tratamento com Imatinibe

A falha em alcançar remissão hematológica com o uso combinado de imatinibe e hidroxiureia é incomum, a menos que a doença já tenha evoluído para AP.

Falha do tratamento com imatinibe:[18]

- Sem HR em 3 meses.
- Sem resposta citogenética (Ph > 95%) em 6 meses.
- Resposta citogenética inferior a uma resposta parcial (Ph > 35%) em 12 meses.
- Sem resposta citogenética completa (qualquer detecção de Ph) em 18 meses.
- Perda de respostas previamente alcançadas (p. ex., perda de HR completa ou resposta citogenética completa.

Resposta subideal ao tratamento com imatinibe:[18]

- Sem resposta citogenética (Ph > 95%) em 3 meses.
- Resposta citogenética inferior a uma resposta parcial (Ph > 35%) em 6 meses.
- Sem resposta citogenética completa (qualquer detecção de Ph) em 12 meses.
- Sem resposta molecular maior em 18 meses.
- Perda de respostas previamente alcançadas: perda de resposta molecular maior; anormalidades cromossômicas adicionais em células Ph+ em exames seriados de medula óssea.

Os pacientes que perdem a resposta inicial ao imatinibe podem ter desenvolvido resistência farmacológica em consequência de mutações pontuais no gene *BCR-ABL1*, que produzem alterações de aminoácidos no domínio catalítico da proteína BCR-ABL1 ("mutação no domínio quinase"), resultando em comprometimento da ligação do imatinibe.[28] Alternativamente, a CML pode ter progredido para AP ou BP. Um aspirado de medula óssea é indicado para determinar a fase da doença e a análise para detecção de mutações no domínio quinase também deve ser realizada.

Quando a MRD estável não é alcançada ou a progressão da doença não responde a doses maiores de imatinibe, o tratamento com inibidores de tirosina quinase BCR-ABL1 de segunda geração, como dasatinibe ou nilotinibe, é indicado.[18]

Os pacientes que não alcançam uma resposta citogenética satisfatória ou que progridem após apresentarem uma resposta inicial ao TKIs devem ter a oportunidade de receber SCT alógeno de um doador não aparentado ou gêmeo idêntico compatíveis quanto ao antígeno leucocitário humano (HLA).

No caso dos pacientes inadequados para SCT ou que não tenham doador compatível, a citosina arabinosídeo (ARA-C) e o interferon-α (IFN-α) melhoram o grau de resposta em certa proporção dos casos. Alguns pacientes podem ser beneficiados pela participação em estudos clínicos que investiguem a eficácia do uso combinado de TKIs com ARA-C ou IFN-α, ou que explorem o uso de SCT com doadores alternativos de sangue de cordão umbilical ou SCT haploidêntico. Mais abordagens experimentais com novos TKIs, inibidores de aurora quinase, SCT autólogo e vacinas com peptídeos também estão sendo avaliadas.

Transplante de Célula-Tronco Alógeno: Tratamento com Intenção Curativa

O SCT a partir de um irmão HLA-compatível durante a CP, dentro de um ano após o estabelecimento do diagnóstico, promove o controle da doença a longo prazo e uma sobrevida de 70% (cerca de 60% dos pacientes em CP submetidos ao transplante decorridos mais de um ano do diagnóstico). A idade exerce impacto significativo sobre o resultado, e este é especialmente favorável à minoria da população pediátrica com CML, enquanto os pacientes com mais de 40 anos exibem menor sobrevida livre de doença (DFS). O estágio da doença é outra variável significativa que afeta o sucesso do transplante. Tanto a mortalidade relacionada ao transplante (TRM) como a recaída são maiores em transplantes realizados para AP e BP (Figura 13.7). Entretanto, os pacientes que entram pela segunda vez em CP têm chances melhores de DFS, e os resultados têm sido mais favoráveis na era do imatinibe. A maioria dos resultados relatados analisa a sobrevida nos primeiros 5 anos. O acompanhamento a um prazo mais prolongado indica que as recidivas tardias e mortes decorrentes da doença do enxerto *versus* hos-

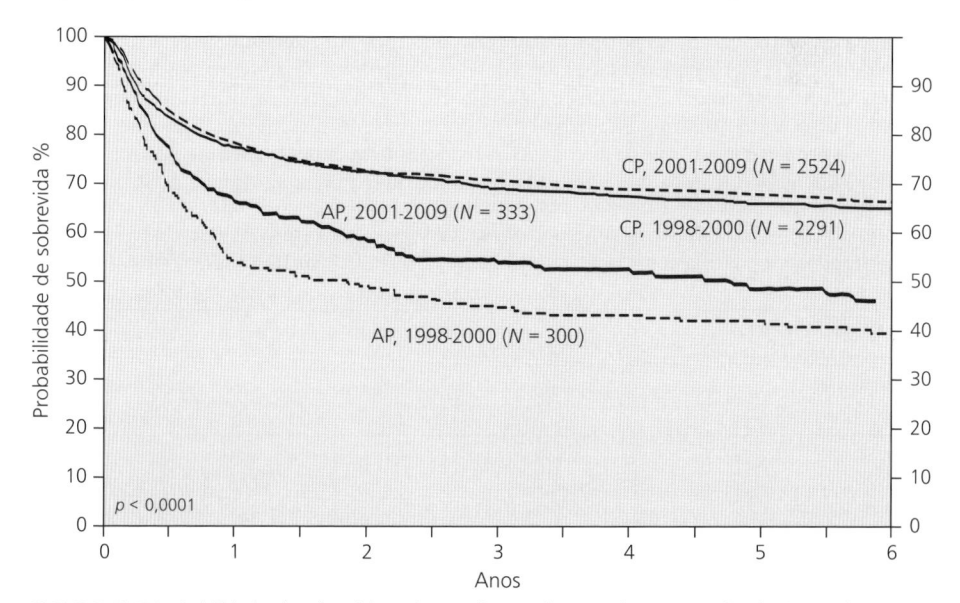

FIGURA 13.7 Probabilidade de sobrevida após a realização de transplantes com doador irmão de HLA-idêntico para tratamento da CML, no período de 1998 a 2009, por *status* da doença e ano.

pedeiro (GVHD) crônica continuam causando mortalidade tardia muitos anos após o transplante. Na avaliação do resultado após o transplante para CML, a medida da DFS subestima a taxa de cura final, porque as infusões de linfócitos do doador podem curar a doença recidivante. Em resumo, a longo prazo, o SCT alógeno a partir de um irmão compatível resulta em cura em cerca de 65% dos indivíduos com CML-CP. Na era do imatinibe, em que o SCT geralmente é uma opção de segunda linha para casos de resistência ao imatinibe, uma DFS maior que 50% pode ser esperada com o uso de SCT de intensidade diminuída e é aplicável a pacientes de até 75 anos de idade.

Transplantes de Doador Não Aparentado
Atualmente, existe vasta experiência com transplantes para CML usando doadores voluntários sem grau de parentesco. A idade, o momento do transplante (no início ou fim da CP, doença mais avançada) e o grau de compatibilidade são fatores que afetam fortemente o sucesso do transplante. Para os pacientes de baixo risco (definidos como indivíduos com menos de 40 anos, na primeira CP, com diagnóstico estabelecido há menos de um ano e com doador não aparentado HLA-compatível), é possível alcançar uma DFS de aproximadamente 60%. Resultados mais precários podem ser previstos para pacientes com manifestações menos favoráveis. Entretanto, os transplantes de intensidade diminuída têm melhorado a perspectiva para os pacientes mais velhos. Assim, é apropriado ofertar o SCT de menor intensidade aos pacientes com CML que tenham até 70 anos de idade e não apresentem comorbidades significativas.

Seleção de Pacientes para Transplante Alógeno
Gratwohl et al.[29] descreveram um sistema de escores simples para prever a probabilidade de um resultado bem-sucedido de transplante (Quadro 13.3). O SCT não é mais recomendado como terapia primária para CML-CP para a maioria dos pacientes.[30] Entretanto, como o SCT tem potencial curativo definido com sobrevida prolongada relatada ao longo de muitas décadas, ainda é apropriado recomendá-lo para pacientes jovens com menos de 30 anos, para os quais é prevista uma taxa de morbidade e mortalidade particularmente baixa, bem como em circunstâncias nas quais a obtenção de TKIs seja dificultada por questões econômicas. Para outros pacientes, o imatinibe é o tratamento de primeira linha, seguido de outros TKIs, e o SCT é reservado para pacientes que falham em responder, progridem ou apresentam CML além da CP.

Tratamento da Fase Acelerada
O SCT alógeno é a terapia curativa mais substanciada para CML-AP e deve ser oferecido aos pacientes com doadores com HLA idêntico total ou parcialmente compatíveis. Entretanto, até 40% dos pacientes com CML-AP respondem ao imatinibe (600 mg/dia).[16] Em adição, os TKIs de segunda geração são efetivos na doença resistente ao imatinibe. Alternativamente, a combinação de interferon com ARA-C pode propiciar o controle da doença. As abordagens terapêuticas experimentais incluem SCT de doador aparentado incompatível e dose alta de quimio ou radioterapia seguida de SCT autólogo.

Quadro 13.3 Escore de Gratwohl para Previsão de Resultado após o Transplante de Medula Óssea

Escore	0	1	2	3	4	5	6
Sobrevida em 5 anos (%)	72	70	62	48	40	18	22
Mortalidade relacionada com transplante (%)	20	23	31	46	51	71	73

Escore	0	1	2
Tipo de doador	Irmão de HLA idêntico	Não aparentado compatível	–
Estágio da doença	Primeira CP	AP	BP, CP2+
Idade do receptor	< 20 anos	20-40 anos	> 40 anos
Sexo doador/receptor	M/M, F/F, M/F	F/M	–
Diagnóstico-transplante	< 12 meses	12 meses	–

AP, fase aguda; BP, fase blástica; CP, fase crônica; F, feminino; HLA, antígeno leucocitário humano; M, masculino.

Tratamento da Fase Blástica

A primeira etapa no manejo da CML-BP é determinar se houve desenvolvimento de leucemia em BP linfoide ou mieloide. A sobrevida média na progressão para BP é entre 6 e 10 meses, discretamente maior do que na progressão para BP linfoide.[31] Os pacientes que ainda não desenvolveram resistência ao imatinibe devem ser tratados imediatamente com 800 mg/dia. Muitos pacientes tratados novamente com imatinibe apresentarão resposta completa ou no mínimo parcial. Os pacientes refratários ao imatinibe podem ser beneficiados pelo uso de inibidores de BCR-ABL de segunda geração, como dasatinibe ou nilotinibe, porém, aqueles com leucemia de progressão rápida necessitam de quimioterapia de indução com regimes padronizados – similar ao da ALL para BP linfoide: daunorrubicina (45 mg/m^2) nos dias 1 e 2, vincristina (2 mg/m^2/semana), prednisolona (60 mg/m^2/dia, durante 3 semanas); e similar ao da AML para pacientes com BP mieloide: daunorrubicina (50 mg/m^2/dia, por 2-3 dias) com ARA-C (200 mg/m^2/dia, por 5-7 dias). Os pacientes com BP linfoide também requerem tratamento profilático para o sistema nervoso central destinado à prevenção da leucemia meníngea. Até 40% dos pacientes alcançam uma segunda CP, porém a maioria rapidamente sofre recaída. O SCT alógeno, embora considerado uma terapia de salvamento e associado a uma significativa TRM em paciente que progridem para BP, oferece a única chance de cura e deve ser ofertado aos pacientes elegíveis. Um número significativo de pacientes apresenta citopenia prolongada após a erradicação bem-sucedida dos blastos. Por este motivo, a quimioterapia de indução de remissão de intensidade moderada é usada com frequência (p. ex., "2 + 5" para BP mieloide, e evitação de regimes com doses altas de ARA-C, como hiper-CVAD [ciclofosfamida, vincristina, doxorrubicina, dexametasona], para pacientes com BP linfoide). Em alguns casos, é possível induzir remissões adicionais, especialmente quando a recidiva ocorre na linhagem alternativa. Os pacientes que contam com poucas opções clínicas podem ser beneficiados pela participação em estudos clínicos de agentes investigativos.

ASPECTOS ESPECIAIS DO TRATAMENTO DA LEUCEMIA MIELÓGENA CRÔNICA

Tratamento de Recaída após o Transplante

Remissões moleculares duradouras subsequentes à infusão de linfócitos do doador (DLI) são alcançadas em 3-12 meses após a DLI, em até 80% dos pacientes recidivantes em CP e em mais de 90% dos casos de recidiva molecular. De modo previsível, a ocorrência de GVHD resulta em uma probabilidade significativamente maior de resposta leucêmica, e o efeito antileucêmico da DLI é maior na ausência de imunossupressão. Embora a DLI costume ser efetiva, pode causar insuficiência de medula óssea e GVHD letal. A insuficiência de medula óssea representa um risco maior em pacientes sem células medulares de doador residuais na recaída. Nestes pacientes, a aplasia medular pode ser prevenida ou tratada com a infusão de mais células-tronco de doador. Apesar das preocupações com a possibilidade de que a DLI, no contexto de transplante de doador não aparentado, resulte em toxicidade excessiva, as taxas de resposta e remissão duradoura são similares àquelas observadas com frequência após a DLI de irmão doador compatível. A GVHD ainda é perigosa, mas aparentemente não é mais frequente nem mais grave do que aquela observada após uma DLI de irmão doador compatível.[32]

- A leucostase é um problema incomum na CML e somente ocorre em uma minoria de pacientes com elevadas contagens de leucócitos (acima de 300×10^9/L). Em pacientes com priapismo ou déficit neurológico, a leucaférese de emergência pode ser efetiva, mas requer várias sessões de aférese com grandes volumes para promover diminuição significativa da contagem de leucócitos. No momento da apresentação, estes pacientes devem receber dose alta de hidroxiureia (até 4 g/dia) ou ARA-C (1 g/m^2/dia, por 2-3 dias) com alopurinol (300 mg/dia), além de hidratação adequada e monitoramento da bioquímica do sangue. O imatinibe pode ser iniciado tão logo o controle da contagem de leucócitos seja alcançado.
- Infartos esplênicos geralmente ocorrem na doença não controlada. O tratamento é sintomático, enquanto são feitas tentativas de diminuir a contagem sanguínea. A esplenectomia, em geral, não é indicada.
- A mielofibrose causadora de citopenias significativas pode ser tratada com esplenectomia; porém, esta manobra frequentemente é seguida de uma hepatomegalia cada vez mais sintomática. A mielofibrose não é contraindicação ao SCT alógeno e diminui após um SCT bem-sucedido.

- Os cloromas muitas vezes respondem de modo precário à quimioterapia e são mais bem tratados com radioterapia local.

Respostas Psicológicas de Pacientes com CML

São as respostas psicológicas dos pacientes com CML à sua doença. Os pacientes com CML muitas vezes são assintomáticos e podem ter dificuldade para aceitar que sofrem de uma doença potencialmente fatal. Talvez, por este motivo, alguns explorem tratamentos alternativos e experimentem técnicas psicossomáticas para controlar suas leucemias. A complexidade da evolução da doença e o dilema do tratamento na CML tornam essencial orientar os pacientes acerca da leucemia, a fim de lhes proporcionar uma base informada para a tomada de decisões referentes ao tratamento.

EVOLUÇÃO DO PADRÃO TERAPÊUTICO

Inibidores de Tirosina Quinase de Segunda Geração ou Imatinibe Combinados com Interferon-α como Tratamento de Primeira Linha

Atualmente, discute-se os pacientes com CML diagnosticados na CP devem receber dasatinibe ou nilotinibe como terapia de primeira linha, em vez de imatinibe. Dois estudos recentes[8,9] mostraram que os pontos de término da terapia são mais rapidamente alcançados com o uso de dasatinibe ou nilotinibe como linha de frente, em comparação ao imatinibe. No entanto, o benefício da sobrevida não tem sido demonstrado, e estes TKIs de segunda geração costumam ser mais caros do que o imatinibe. Em vista da menor experiência clínica com os TKIs de segunda geração, seus efeitos colaterais a longo prazo com a terapia prolongada são também desconhecidos. Estudos clínicos estão sendo conduzidos para resolver estas questões. Em favor da mudança antecipada para o tratamento de segunda linha, um estudo recente constatou que a avaliação dos níveis de transcrito BCR-ABL1 aos 3 meses é o único requisito para prever o resultado a ser alcançado pelos pacientes tratados com um TKI.[33]

Tem-se demonstrado que a terapia combinada de imatinibe com IFN-α alcança respostas moleculares mais satisfatórias, em comparação ao observado com o uso isolado de imatinibe em alguns estudos clínicos recentes,[34-36] mas não em outros.[37] O benefício da sobrevida ainda não foi demonstrado em pacientes que recebem terapia combinada, que, geralmente, apresentaram mais efeitos colaterais do que aqueles tratados apenas com imatinibe.

Inibidores de Tirosina Quinase de Terceira Geração

As mutações no domínio da quinase BCR-ABL1, como T315I, que são altamente resistentes ao imatinibe, dasatinibe e nilotinibe em muitos pacientes, prenunciam o aparecimento da CML de fase avançada. O ponatinibe, um TKI de terceira geração com atividade contra as mutações T315I, tem fornecido resultados bastante promissores em estudos clínicos, com um equilíbrio satisfatório de eficácia e perfil de efeitos colaterais aceitável, em comparação a outras terapias emergentes para CML resistente.

Referências

1. Nowell PC, Hungerford DA. A minute chromosome in human chronic granulocytic leukemia. *Science.* 1960;132:1497-1497.
2. Rowley JD. Letter: a new consistent chromosomal abnormality in chronic myelogenous leukaemia identified by quinacrine fluorescence and Giemsa staining. *Nature.* 1973;243:290-293.
3. Groffen J, Stephenson JR, Heisterkamp N, de Klein A, Bartram CR, Grosveld G. Philadelphia chromosomal breakpoints are clustered within a limited region, bcr, on chromosome 22. *Cell.* 1984;36:93-99.
4. Heisterkamp N, Stephenson JR, Groffen J, et al. Localization of the c-ab1 oncogene adjacent to a translocation break point in chronic myelocytic leukaemia. *Nature.* 1983;306:239-242.
5. Daley GQ, Van Etten RA, Baltimore D. Induction of chronic myelogenous leukemia in mice by the P210bcr/abl gene of the Philadelphia chromosome. *Science.* 1990;247:824-830.
6. Kolb HJ. Graft-versus-leukemia effects of transplantation and donor lymphocytes. *Blood.* 2008;112:4371-4383.
7. Druker BJ, Guilhot F, O'Brien SG, et al. Five-year follow-up of patients receiving imatinib for chronic myeloid leukemia. *N Engl J Med.* 2006;355:2408-2417.
8. Kantarjian H, Shah NP, Hochhaus A, et al. Dasatinib versus imatinib in newly diagnosed chronic-phase chronic myeloid leukemia. *N Engl J Med.* 2010;362:2260-2270.

9. Saglio G, Kim DW, Issaragrisil S, et al. Nilotinib versus imatinib for newly diagnosed chronic myeloid leukemia. *N Engl J Med.* 2010;362:2251-2259.
10. Raskind WH, Ferraris AM, Najfeld V, Jacobson RJ, Moohr JW, Fialkow PJ. Further evidence for the existence of a clonal Ph-negative stage in some cases of Ph-positive chronic myelocytic leukemia. *Leukemia.* 1993;7:1163-1167.
11. Biernaux C, Loos M, Sels A, Huez G, Stryckmans P. Detection of major bcr-abl gene expression at a very low level in blood cells of some healthy individuals. *Blood.* 1995;86:3118-3122.
12. Takahashi N, Miura I, Saitoh K, Miura AB. Lineage involvement of stem cells bearing the Philadelphia chromosome in chronic myeloid leukemia in the chronic phase as shown by a combination of fluorescence-activated cell sorting and fluorescence in situ hybridization. *Blood.* 1998;92:4758-4763.
13. Jiang X, Lopez A, Holyoake T, Eaves A, Eaves C. Autocrine production and action of IL-3 and granulocyte colony-stimulating factor in chronic myeloid leukemia. *Proc Natl Acad Sci U S A.* 1999;96:12804-12809.
14. Quintas-Cardama A, Cortes J. Molecular biology of bcr-abl1-positive chronic myeloid leukemia. *Blood.* 2009;113:1619-1630.
15. Perrotti D, Jamieson C, Goldman J, Skorski T. Chronic myeloid leukemia: mechanisms of blastic transformation. *J Clin Invest.* 2010;120:2254-2264.
16. Vardiman JW, Thiele J, Arber DA, et al. The 2008 revision of the World Health Organization (WHO) classification of myeloid neoplasms and acute leukemia: rationale and important changes. *Blood.* 2009;114:937-951.
17. Melo JV. The diversity of BCR-ABL fusion proteins and their relationship to leukemia phenotype. *Blood.* 1996;88:2375-2384.
18. Baccarani M, Cortes J, Pane F, et al. Chronic myeloid leukemia: an update of concepts and management recommendations of European LeukemiaNet. *J Clin Oncol.* 2009;27:6041-6051.
19. Vardiman JW, Harris NL, Brunning RD. The World Health Organization (WHO) classification of the myeloid neoplasms. *Blood.* 2002;100:2292-2302.
20. Hasford J, Pfirrmann M, Hehlmann R, et al. A new prognostic score for survival of patients with chronic myeloid leukemia treated with interferon alfa. Writing Committee for the Collaborative CML Prognostic Factors Project Group. *J Natl Cancer Inst.* 1998;90:850-858.
21. Sokal JE, Cox EB, Baccarani M, et al. Prognostic discrimination in "good-risk" chronic granulocytic leukemia. *Blood.* 1984;63:789-799.
22. Hughes TP, Kaeda J, Branford S, et al. Frequency of major molecular responses to imatinib or interferon alfa plus cytarabine in newly diagnosed chronic myeloid leukemia. *N Engl J Med.* 2003;349:1423-1432.
23. White D, Saunders V, Lyons AB, et al. In-vitro sensitivity to imatinib-induced inhibition of ABL kinase activity is predictive of molecular response in de-novo CML patients. *Blood.* 2005;106:2520-2526.
24. Hughes T, Deininger M, Hochhaus A, et al. Monitoring CML patients responding to treatment with tyrosine kinase inhibitors: review and recommendations for harmonizing current methodology for detecting BCR-ABL transcripts and kinase domain mutations and for expressing results. *Blood.* 2006;108:28-37.
25. Hochhaus A, O'Brien SG, Guilhot F, et al. Six-year follow-up of patients receiving imatinib for the first-line treatment of chronic myeloid leukemia. *Leukemia.* 2009;23:1054-1061.
26. Mahon FX, Rea D, Guilhot J, et al. Discontinuation of imatinib in patients with chronic myeloid leukaemia who have maintained complete molecular remission for at least 2 years: the prospective, multicentre Stop Imatinib (STIM) trial. *Lancet Oncol.* 2010;11:1029-1035.
27. Ross DM, Branford S, Seymour JF, et al. Patients with chronic myeloid leukemia who maintain a complete molecular response after stopping imatinib treatment have evidence of persistent leukemia by DNA PCR. *Leukemia.* 2010;24:1719-1724.
28. Weisberg E, Manley PW, Cowan-Jacob SW, Hochhaus A, Griffin JD. Second generation inhibitors of BCR-ABL for the treatment of imatinib-resistant chronic myeloid leukaemia. *Nat Rev Cancer.* 2007;7:345-356.
29. Gratwohl A, Hermans J, Goldman JM, et al. Risk assessment for patients with chronic myeloid leukaemia before allogeneic blood or marrow transplantation. Chronic Leukemia Working Party of the European Group for Blood and Marrow Transplantation. *Lancet.* 1998;352:1087-1092.
30. Gratwohl A, Heim D. Current role of stem cell transplantation in chronic myeloid leukaemia. *Best Pract Res Clin Haematol.* 2009;22:431-443.
31. Wadhwa J, Szydlo RM, Apperley JF, et al. Factors affecting duration of survival after onset of blastic transformation of chronic myeloid leukemia. *Blood.* 2002;99:2304-2309.
32. Savani BN, Montero A, Kurlander R, Childs R, Hensel N, Barrett AJ. Imatinib synergizes with donor lymphocyte infusions to achieve rapid molecular remission of CML relapsing after allogeneic stem cell transplantation. *Bone Marrow Transplant.* 2005;36:1009-1015.
33. Marin D, Ibrahim AR, Lucas C, et al. Assessment of BCR-ABL1 transcript levels at 3 months is the only requirement for predicting outcome for patients with chronic myeloid leukemia treated with tyrosine kinase inhibitors. *J Clin Oncol.* January 2012;30(3):232-238.
34. Palandri F, Castagnetti F, Iacobucci I, et al. The response to imatinib and interferon-alpha is more rapid than the response to imatinib alone: a retrospective analysis of 495 Philadelphia-positive chronic myeloid leukemia patients in early chronic phase. *Haematologica.* 2010;95:1415-1419.
35. Preudhomme C, Guilhot J, Nicolini FE, et al. Imatinib plus peginterferon alfa-2a in chronic myeloid leukemia. *N Engl J Med.* 2010;363:2511-2521.
36. Simonsson B, Gedde-Dahl T, Markevarn B, et al. Combination of pegylated IFN-alpha2b with imatinib increases molecular response rates in patients with low- or intermediate-risk chronic myeloid leukemia. *Blood.* 2011;118:3228-3235.
37. Hehlmann R, Lauseker M, Jung-Munkwitz S, et al. Tolerability-adapted imatinib 800 mg/d versus 400 mg/d versus 400 mg/d plus interferon-alpha in newly diagnosed chronic myeloid leukemia. *J Clin Oncol.* 2011;29:1634-1642.

14

Leucemia Linfocítica Crônica

Mohammed Z. H. Farooqui ▪ Adrian Wiestner ▪ Georg Aue

■ CONTEXTO

A leucemia linfocítica crônica (CLL) é um distúrbio de linfócitos B morfologicamente maduros, mas imunologicamente incompetentes. Manifesta-se por meio do acúmulo progressivo destas células no sangue, medula óssea e tecidos linfáticos.[1] A CLL corresponde a cerca de 25% de todas as leucemias e é a leucemia mais comum nos países ocidentais. Sua incidência aumenta com a idade, de menos de 1 em cada 100.000 indivíduos com menos de 40 anos para mais de 20 em cada 100.000 indivíduos com mais de 65 anos, sendo quase duas vezes mais frequente em homens do que nas mulheres. A CLL predomina entre os caucasianos e é rara entre hispânicos e asiáticos. Em 2011 foram registrados 14.570 casos novos de CLL nos Estados Unidos, dos quais 4.380 resultaram em morte.[2]

■ ETIOLOGIA E PATOGÊNESE

Historicamente, a CLL tem sido considerada uma doença de células B clonais que apresentam baixa taxa de proliferação e defeito na apoptose.[1] As células CLL expressam o receptor de célula B para antígenos e a estimulação antigênica das células clonais parece ser um dos principais fatores patogênicos a levar à condição. Trabalhos recentes destacaram a importância da proliferação que ocorre primariamente no microambiente tecidual da medula óssea e dos linfonodos. As principais vias promotoras da proliferação e sobrevivência das células da CLL nestes tecidos são a via de ativação do receptor da célula B e a via do NFκB.[3]

Um histórico familiar positivo é um dos fatores de risco mais fortes de desenvolvimento de CLL. Uma incidência aumentada de CLL está associada à exposição ao agente laranja. Por outro lado, nenhum fator ambiental nitidamente predisponente à CLL foi identificado.

■ MANIFESTAÇÕES CLÍNICAS

As manifestações iniciais mais comuns da CLL são uma linfocitose, detectada de modo incidental em um exame de sangue de rotina, ou a presença de linfadenopatia assintomática. Plenitude abdominal, fadiga, diminuição da tolerância ao exercício ou outros sintomas constitutivos também podem estar entre as queixas apresentadas. Os sintomas podem preceder o aparecimento da anemia ou organomegalia clinicamente manifesta. No estágio avançado, os pacientes podem apresentar infecções recorrentes, perda de peso ou sintomas relacionados com anemia e trombocitopenia.

A CLL pode causar a maioria dos sinais ou sintomas de linfoma não Hodgkin, especificamente aqueles relacionados com os sintomas B (suores noturnos, febres, perda de peso). O ritmo da doença é mais lento que o dos linfomas agressivos. O aparecimento abrupto de novos sintomas, especialmente em pacientes ainda não tratados, exige que esforços sejam prontamente empreendidos no sentido de excluir outros diagnósticos. A linfadenopatia é, tipicamente, indolor, mas o crescimento nodal pode causar desconforto abdominal, plenitude e mal-estar. Até mesmo a linfadenopatia volumosa raramente leva à obstrução ou comprometimento orgânico. A esplenomegalia ocorre com frequência e pode haver hepatomegalia decorrente da infiltração do fígado pela CLL. O envolvimento extranodal não é incomum e pode-se manifestar como lesões cutâneas ou nódulos pulmonares. Há relatos de infiltrações pulmonares que levam a efusões ou de um envolvimento do trato gastrointestinal (GI) levando ao sangramento GI. O envolvimento do sistema nervoso central é incomum e os sintomas neurológicos devem ser investigados para determinar outras etiologias, especialmente infecções. Embora os suores noturnos ou as febres baixas sejam possíveis sintomas da CLL, é importante considerar, também, as etiologias infecciosas. Em adição, em pacientes com CLL, as infecções podem levar a aumento exagerado e transitório da linfadenopatia ou esplenomegalia, que precisa ser diferenciado da transformação em linfoma de alto grau.

■ DIAGNÓSTICO E EXAMES LABORATORIAIS

De acordo com os critérios do *International Workshop on Chronic Lymphocytic Leukemia* (IWCLL), um diagnóstico de CLL requer a presença de $> 5 \times 10^9$ linfócitos B clonais/L (5.000/μL) com imunofenótipo típico no sangue periférico. A imunofenotipagem ou imuno-histoquímica são requeridas para estabelecer o diagnóstico (ver Imunofenotipagem e Citometria de Fluxo). A classificação da Organização Mundial da Saúde (WHO) das neoplasias hematopoéticas descreve a CLL como um linfoma linfocítico, em fase leucêmica, que se distingue do linfoma linfocítico pequeno (SLL) somente quanto ao aspecto leucêmico.[4] O diagnóstico de SLL requer a presença de linfadenopatia e/ou esplenomegalia, mas, por definição, a concentração de linfócitos B clonais no sangue periférico é $< 5 \times 10^9$/L. Embora a avaliação histopatológica de uma biópsia de linfonodo possa ser o teste diagnóstico padrão para SLL, a detecção de células B clonais circulantes com imunofenótipo típico pode ser suficiente em casos de manifestação indolente.

A presença de menos de 5×10^9 linfócitos B clonais/L de sangue na ausência de linfadenopatia ou organomegalia (definida pelo exame físico ou por tomografia computadorizada), citopenias ou sintomas relacionados com a doença é definida como linfocitose de células B monoclonal (MBL). A CLL muitas vezes é precedida de MBL, que evolui para CLL, requerendo tratamento a uma taxa de 1-2% ao ano.[5] Para os propósitos deste capítulo, o termo "CLL" englobará a CLL e o SLL, excluindo a MBL.

Hemograma Completo e Esfregaço de Sangue

As células da CLL são linfócitos pequenos e aparentemente maduros, com núcleos redondos, cromatina densa e citoplasma escasso. As células fantasma, núcleos desnudos que parecem espremidos, constituem um achado clássico. Os pró-linfócitos, que são células de tamanho médio com nucléolos proeminentes, correspondem a menos de 10% dos linfócitos nos casos típicos, mas podem aumentar em proporção na doença de progressão rápida. Casos com mais de 55% de pró-linfócitos são reconhecidos como uma entidade diagnóstica à parte, chamada leucemia pró-linfocítica (PLL). Na doença avançada, é comum haver anemia ou trombocitopenia, mais frequentemente em decorrência da substituição da medula óssea por células tumorais, com possível contribuição de hiperesplenismo ou mecanismos autoimunes.

Imunofenotipagem e Citometria de Fluxo

A citometria de fluxo é o ensaio diagnóstico mais informativo em casos de CLL. As células da CLL são células B (CD19+) que coexpressam CD5 e CD23. Estas células geralmente apresentam expressão fraca de CD20, CD22, imunoglobulina de superfície, e são negativas para FMC7, CD10 e CD103.

Biópsia de Medula Óssea

A medula óssea sempre é envolvida na CLL e na vasta maioria dos casos de SLL. Os padrões distintos de infiltração, que têm certo valor prognóstico, são reconhecidos: nodular, intersticial, difuso ou misto. A doença avançada muitas vezes está associada a um padrão difuso de infiltração. A biópsia de medula óssea, fora dos estudos clínicos, pode ser reservada para os casos com dificuldades diagnósticas ou para aqueles com contagens sanguíneas periféricas reduzidas. A imuno-histoquímica de amostras de medula óssea ou linfonodos pode ser usada para auxiliar a avaliação diagnóstica.

Biópsia de Linfonodo

Uma biópsia de linfonodo permite distinguir a CLL de outros linfomas, ou pode ser necessária à exclusão da hipótese de transformação em pacientes com linfonodos que estejam aumentando de tamanho rapidamente, em especial se o crescimento estiver afetando, preferencialmente, uma única área nodal. A arquitetura do linfonodo, na CLL, é ofuscada pela abundância de linfócitos pequenos contendo cromatina densa. A atividade mitótica geralmente é baixa.

■ DIAGNÓSTICO DIFERENCIAL

A morfologia, citometria de fluxo, imuno-histoquímica e citogenética (ver Fatores Prognósticos) são os testes com melhor rendimento diagnóstico. No Quadro 14.1, foram resumidas brevemente as principais características distintivas de entidades estreitamente relacionadas.

■ ESTADIAMENTO E HISTÓRIA NATURAL

O curso clínico e o prognóstico da CLL são extremamente variáveis. Dois sistemas de estadiamento foram usados para estratificação do risco na CLL: a classificação de Rai (Quadro 14.2), usada na América do Norte; e a classificação de Binet, comumente usada na Europa. Ambas são baseadas em parâmetros clínicos e laboratoriais, e conferem informação prognóstica.

A classificação de Binet diferencia três estágios: o estágio A é caracterizado por menos de três áreas de envolvimento linfoide, com o baço sendo considerado uma área linfoide; o estágio B envolve pelo menos três áreas linfoides; e o estágio C é caracterizado por anemia e/ou trombocitopenia, seja qual for a extensão do envolvimento linfoide.

■ IMAGEM E OUTRAS AVALIAÇÕES LABORATORIAIS

A CT é o método de imagem de escolha para determinar a extensão do envolvimento nodal na CLL e avaliar a resposta ao tratamento. A CT pode identificar os pacientes em estágio 0 de Rai com linfadenopatia visceral, cujo curso clínico é semelhante ao dos pacientes em estágio I de Rai.[7] Na CLL, os linfonodos envolvidos tipicamente apresentam fraca atividade metabólica ao teste de tomografia por emissão de pósitron (PET), mesmo na doença extensiva. Embora a PET não tenha utilidade diagnóstica na

Quadro 14.1 Imunofenótipo da Leucemia Linfocítica Crônica de Células B e Linfomas Semelhantes

Entidade	SIg	CD5	CD10	CD19	CD20	CD23	Cariótipo/FISH
B-CLL	Fraco	++	–	++	+	++	del13q, 11q, trissomia do 12, 17p
FL	++	–	++	++	++	+/–	t(14;18), BCL-2*
MCL	++	++	–	++	++	–	t(11;14), ciclina D1**
MZL	+	–	–	++	++	–	Sem anomalia consistente
PLL	++	+/–	–	++	++	–	t(11;18) ocasional

*BCL-2 no cromossomo 18; t(14;18) pouco frequente na CLL.
**A ciclina D1 no cromossomo 11 não é expressa em células B normais e pode ser detectada por imuno-histoquímica.
B-CLL, leucemia linfocítica crônica de células B; FL, linfoma folicular; MCL, linfoma de células do manto; MZL, linfoma de zona marginal; PLL, leucemia pró-linfocítica; sIg, imunoglobulina de superfície.

Quadro 14.2 Sistema de Estadiamento Clínico de Rai

Estágio de Rai	Estadiamento de Rai Modificado Grupo de Risco	Achados Clínicos	Sobrevida Mediana (anos)*
0	Baixo	Linfocitose no sangue e na medula	11,5
I	Intermediário	Linfocitose e adenopatia	11
II	Intermediário	Lifocitose e esplenomegalia ou hepatomegalia, com ou sem adenopatia	7,8
III	Alto	Anemia (Hb < 11 g/dL)	5,3
IV	Alto	Trombocitopenia (< 100.000/µL)	7

*Com base em 1.674 pacientes do MD Anderson Cancer Center.[6]

CLL, pode fornecer informação adicional valiosa na doença em estágio avançado ou recidivante, quando a transformação em linfoma de alto grau é uma consideração.

Outras Avaliações Laboratoriais

- O teste de antiglobulina direto (DAT) deve ser realizado antes de iniciar o tratamento e em pacientes com anemia. A conversão de um resultado de DAT negativo em resultado positivo pode prenunciar o aparecimento de anemia hemolítica autoimune (AIHA).
- As imunoglobulinas séricas geralmente declinam com a duração da doença. Ocasionalmente, um pequeno pico M pode estar presente.
- A β_2-microglobulina (B2M) pode estar alta e frequentemente sofre elevação com o volume da doença. Níveis elevados de B2M (> 3 mg/L) são associados a respostas inferiores ao tratamento.[8] É importante considerar que a insuficiência renal também pode aumentar os níveis de B2M.
- A LDH geralmente permanece normal. Os níveis de LDH estão elevados com a AIHA e podem estar modestamente aumentados na doença de progressão rápida. Níveis altos de LDH podem ser sinal de transformação da doença.
- É comum haver elevação discreta dos níveis de fosfatase alcalina. Níveis altos de transaminases devem levar à avaliação para detecção de hepatite viral, especialmente quando o tratamento com rituximabe é considerado.

FATORES PROGNÓSTICOS

Foram identificados diversos marcadores moleculares que fornecem informação prognóstica importante, independentemente do estágio clínico, sendo, por isso, particularmente valiosos para a avaliação de pacientes com doença em estágio inicial. Estes marcadores predizem, primariamente, o ritmo da progressão da doença em pacientes não tratados, bem como a sobrevida geral (OS). Em contraste, os fatores que predizem a resposta ao tratamento, embora definidos ainda de modo incompleto,[9,10] incluem a del 17p, B2M elevada e doença avançada.

Mutação do Gene da Região Variável da Cadeia Pesada de Imunoglobulina

A imunoglobulina (Ig) expressa pelas células B é composta por cadeias leves e pesadas codificadas por genes distintos. A presença ou ausência de mutações somáticas no gene da região variável da cadeia pesada (VH) diferencia dois subgrupos de doença: o subgrupo de pacientes com células da CLL que expressam genes de região variável da cadeia pesada de imunoglobina (IGHV) sem mutação (CLL com Ig sem mutação), cuja sobrevida é menor que a dos pacientes do outro subgrupo; e subgrupo de pacientes com células da CLL que expressam genes mutantes (CLL com Ig mutante). A CLL com Ig mutante está associada a uma sobrevida mediana de pelo menos 20 anos e a um curso normalmente estável ou de progressão lenta, podendo jamais requerer tratamento. Em contraste, a CLL com Ig sem mutação progride mais rápido, em geral requer tratamento dentro de alguns anos após o diagnóstico, e está associada uma sobrevida mediana menor (8-10 anos).[11]

ZAP-70

A tirosina quinase ZAP-70 é essencial à sinalização do receptor da célula T em resposta ao antígeno. A ZAP-70 é intensamente expressa em células T e NK, e pode ser expressa em células B ativadas. Uma expressão relativamente maior de ZAP-70 é, geralmente, observada na CLL com Ig sem mutação, mas é infrequente na CLL com Ig mutante.[12] A expressão de ZAP-70 pode ser avaliada por citometria de fluxo clínica e, quando aumentada, prediz a doença de progressão mais rápida, bem como OS menor. O tempo para tratamento (TTT), determinado como o intervalo de tempo desde o diagnóstico até o tratamento, é de aproximadamente 3 anos para a CLL ZAP-70$^+$ e chega a 9 anos para a CLL ZAP-70$^-$. A OS mediano em cada subtipo é, respectivamente, de cerca de 9 anos e de até 25 anos.[13,14] A ZAP-70 é uma proteína citoplasmática expressa em níveis mais baixos nas células da CLL B do que nas células T, tornando o teste tecnicamente desafiador. Os resultados próximos do limiar devem, portanto, ser interpretados com cautela.

Citogenética

Em razão da baixa taxa mitótica associada à CLL, os estudos de cromossomos em metáfase usando banda G costumam ser inúteis. Para avaliar as anormalidades citogenéticas na CLL é, então, necessário usar a técnica de hibridização *in situ* fluorescente (FISH). A FISH pode identificar anormalidades em cerca de 80% dos casos. Em um estudo principal, a deleção do cromossomo 13q estava presente em 55% dos casos; a deleção de 11q foi detectada em 18% dos pacientes; a trissomia do 12 estava presente em 16% dos pacientes; e a deleção 17p foi encontrada em 7% dos casos. Nenhuma anormalidade cariotípica foi detectada em 18% dos casos. Outras anormalidades foram encontradas com menos frequência, sendo que 29% dos pacientes apresentaram pelo menos uma aberração.[15] Estas lesões não são específicas da CLL e sua detecção é mais informativa ao prognóstico do que para o diagnóstico. Atualmente considerado um ensaio para pesquisa científica, a sequência genômica completa até agora identificou vários genes com mutação em até 20% dos pacientes com CLL não tratados, incluindo *TP53, ATM, MYD88, NOTCH1, SF3B1, ZMYM3, MAPK1, FBXW7, DDX3X*.[16]

As deleções cromossômicas 17p (*locus* p53) ou 11q (*locus* ATM) estão associadas ao resultado menos favorável: a sobrevida mediana destes pacientes tem sido estimada em 32 meses para a del 17p e 79 meses para a del 11q. Todavia, os pacientes virgens de tratamento, nos quais as células tumorais com del 17p constituem menos de 25% do clone, apresentam uma taxa de progressão que não difere, significativamente, daquela dos pacientes sem anormalidade.[17] A maior OS, de 133 meses, foi associada a uma del13q.[9,15] Como muitos pacientes podem apresentar mais de uma anomalia, foi proposto um modelo hierárquico de subgrupos genéticos que classifica os pacientes de acordo com o subgrupo genético da anomalia dominante prognóstica. Exemplificando, uma combinação de del13q e del17p é atribuída ao subgrupo prognóstico da del17p. As deleções 17p são relativamente infrequentes em pacientes recém-diagnosticados, mas são mais comuns na doença recidivante ou refratária. Também existe correlação entre 17p e uma resposta precária à quimioterapia.[9]

CD38

A expressão aumentada de CD38 na superfície celular das células CLL, medida por citometria de fluxo, está correlacionada a um resultado inferior.[18] A expressão de CD38 é um substituto parcial para a condição de mutação no gene da Ig e/ou expressão de ZAP-70 somente em alguns estudos e não em outros.

Tempo de Duplicação do Linfócito

Um tempo de duplicação de linfócito (LDT) inferior a 12 meses indica doença de progressão mais rápida e está associado a uma sobrevida diminuída independentemente do estágio. Um LDT < 6 meses é característico de doença ativa e pode indicar a necessidade de considerar o tratamento.

▪ TRATAMENTO

Quando? O Paradigma de Espera Vigilante

A maioria dos pacientes com CLL em estágio inicial é assintomática e tem um prognóstico a longo prazo relativamente satisfatório. Vários estudos randomizados, que investigaram o tratamento à base de clorambucil imediato *versus* retardado em pacientes com doença em estágio inicial, mostraram uma sobrevida discretamente inferior associada à quimioterapia imediata.[19] O adiamento do tratamento ou "espera vigilante" tem-se tornado, portanto, o padrão de tratamento para pacientes com CLL em estágio inicial. A realização de avaliações periódicas com inclusão de exames laboratoriais básicos a intervalos de 3-6 meses é uma estratégia razoável para pacientes assintomáticos com doença relativamente estável. O tratamento é reservado para os casos de doença sintomática ou de progressão rápida.[20] Não obstante as diretrizes, ao longo da última década, parece que os pacientes passaram a ser cada vez mais tratados nos estágios iniciais da doença, apesar da ausência de dados demonstrando que esta abordagem proporciona benefícios a longo prazo.

De acordo com os critérios do IWCLL,[4] a doença ativa deve:

- Apresentar sintomas constitutivos decorrentes da CLL (febres, suores noturnos, perda de peso).
- Ter linfadenopatia maciça (> 10 cm)/sintomática.

- Ter esplenomegalia maciça (> 6 cm abaixo da margem costal)/sintomática.
- Exibir insuficiência medular progressiva: piora da anemia e/ou trombocitopenia.
- Linfocitose de progressão rápida (TDL < 6 meses).
- Citopenias autoimunes (ITP, AIHA, PRCA) fracamente responsivas ao tratamento com corticosteroides.

Como? Uma Seleção Crescente de Agentes Ativos
Agentes Alquilantes
Antes da introdução dos análogos de purina, o clorambucil oral era o fármaco de escolha. Taxas de resposta entre 40 e 80% foram alcançadas.[18] Contudo, as remissões completas em resposta ao clorambucil são raras e a duração da resposta é curta. Isto ainda pode continuar sendo considerado em casos de pacientes de idade avançada com comorbidades, quando a terapia combinada agressiva não for uma opção.[21] A ciclofosfamida é usada com frequência nas terapias combinadas.[8,10] Os efeitos colaterais incluem mielossupressão, náusea e fadiga. A bendamustina possui atividade como agente único na CLL não tratada.[22] As toxicidades são similares às de outros agentes alquilantes.

Análogos de Purina
Em um estudo randomizado, o análogo de purina fludarabina induziu respostas mais completas e maior sobrevida livre de progressão, em comparação ao clorambucil.[23] Não houve diferença significativa de OS, provavelmente devido ao desenho de estudo cruzado e à alta taxa de resposta à fludarabina apresentada pelos pacientes que falharam em responder ao clorambucil. A mielossupressão, com nadir entre 12 e 16 dias, linfopenia, infecções oportunistas e precipitação de complicações hematológicas autoimunes, está entre as principais toxicidades da fludarabina. O uso prolongado ou repetitivo de análogos de purina pode levar à supressão grave da hematopoese e a citopenias prolongadas. Outros análogos de purina, como pentostatina e cladribina, são igualmente efetivos na CLL, embora tenham sido menos estudados. Pacientes que não apresentam resposta nem recidiva dentro do período de 6 meses de um regime contendo fludarabina são considerados refratários a esse fármaco.

Anticorpos Monoclonais
O rituximabe, um anticorpo monoclonal anti-CD20 humanizado, é usado, primariamente, em regimes combinados. O rituximabe como agente único, na dose de 375 mg/m^2/semana por 4 semanas, pode induzir respostas parciais relativamente curtas em cerca de 50% dos pacientes virgens de tratamento.[24] O rituximabe exibe atividade como agente único mais limitada na doença refratária ou recidivante. Estudos sobre escalonamento de dose observaram apenas aumentos discretos de respostas que continuaram tendo curta duração. A primeira infusão de rituximabe, muitas vezes, induz uma síndrome de liberação de citocinas sistêmica que pode ser prejudicial à vida em decorrência de hipotensão grave e broncospasmo. A pré-medicação com anti-histamínicos, infusão lenta e monitoramento cuidadoso, em especial durante a primeira infusão têm-se mostrado úteis. O rituximabe pode ser combinado com segurança à quimioterapia. Observa-se aumento discreto de complicações infecciosas; digno de preocupação especial em casos de leucoencefalopatia multifocal progressiva (PML) por vírus JC e de reativação de hepatite viral associados ao tratamento têm ocorrido.[25] O ofatumumabe é uma segunda geração de anticorpo monoclonal anti-CD20 totalmente humanizada. O fármaco é aprovado para pacientes refratários à fludarabina e ao alemtuzumabe. O estudo central sobre ofatumumabe alcançou respostas gerais de 58% em pacientes refratários à fludarabina e ao alemtuzumabe, e de 47% em pacientes refratários à fludarabina com linfonodos volumosos.[26] O ofatumumabe, atualmente, também está sendo incorporado à terapia combinada.

O alemtuzumabe, um anticorpo monoclonal anti-CD52 humanizado, tem aprovação do FDA para uso no tratamento da CLL virgem de tratamento e refratária à fludarabina. O estudo central encontrou uma taxa de resposta de 33% em pacientes refratários à fludarabina, consistindo principalmente de respostas parciais.[27] De forma relevante, o alemtuzumabe também foi efetivo em pacientes com ou sem del17p. Entretanto, o anticorpo parece ser menos ativo em pacientes com linfadenopatia maciça (> 5 cm). Os efeitos colaterais incluem a síndrome da liberação de citocinas, neutropenia e linfopenia pronunciada, com risco aumentado de infecções oportunistas que leva à necessidade de profilaxia antimicrobiana. O alemtuzumabe está associado à reativação do CMV e, por este motivo, o monitoramento da infecção por esse vírus é recomendado.

Regimes Combinados com Análogo de Purina

A combinação de fludarabina com rituximabe induziu a mais respostas (84%), inclusive respostas mais completas (CRs) (38%) do que aquelas obtidas com monoterapia com fludarabina, em pacientes previamente não tratados.[28] A combinação de ciclofosfamida com fludarabina rendeu taxas de resposta superiores e melhor sobrevida livre de progressão (PFS) em comparação ao uso da fludarabina como agente único.[29,30] A adição de rituximabe à ciclofosfamida e à fludarabina (FCR, estudo CLL8) resultou em uma melhor PFS e em taxas de resposta geral mais satisfatórias, em comparação ao observado com o uso isolado de ciclofosfamida e fludarabina.[8,10] Entretanto, a combinação com rituximabe apresentou associação mais frequente com a mielossupressão. Existem outras quimioterapias que são combinadas com rituximabe, como a pentostatina e ciclofosfamida (PCR) ou a cladribina. Entretanto, não há comprovação de que estas opções melhorem a taxa com FCR. As terapias combinadas contendo ciclofosfamida estão associadas ao risco aumentado de neoplasias mieloides relacionadas com a quimioterapia.[31] Portanto, é possível que seja o caso de reservar a ciclofosfamida para os pacientes com del11q, um grupo menos responsivo à fludarabina ou aos regimes de FR e bastante responsivo a FCR.[10] Os pacientes com del17p geralmente respondem a FCR, porém tais respostas são relativamente breves.

Transplante Alógeno de Células-Tronco

O transplante alógeno de células-tronco é potencialmente curativo, por seu poderoso efeito de enxerto *versus* leucemia. Regime condicionante não mieloablativo é preferível ao condicionamento mieloablativo, sobretudo porque a primeira abordagem produz menos toxicidade aguda e é mais bem tolerada em idosos. A maioria dos estudos relata uma taxa de mortalidade associada ao transplante de aproximadamente 20% em 1 ano, bem como uma sobrevida livre de doença a longo prazo na faixa de 50%.[32] O transplante alógeno, em especial para pacientes biologicamente ajustados apresentando aspectos adversos da doença, como refratariedade à fludarabina ou del17p, deve ser considerado e discutido no início do curso do tratamento, em vez de ser considerado apenas como último recurso.

Considerações sobre o Tratamento

O Quadro 14.3 resume os resultados de diferentes tratamentos, na CLL. É difícil comparar estudos distintos, porque a seleção dos pacientes e o estágio da doença afetam o resultado. Nitidamente, respostas melhores são observadas em pacientes com doença em estágio inicial do que em pacientes com doença avançada.[8,30] Deste modo, a resultante tendenciosidade relacionada com o tempo constitui um importante fator causador de confusão quando se compara a eficácia de diferentes regimes terapêuticos fora de estudos randomizados. Em adição, os dados fornecidos por muitos estudos randomizados ainda são preliminares demais para permitirem conclusões firmes. O efeito de regimes de tratamento mais intensos sobre a sobrevida para todos os subgrupos citogenéticos, portanto, não tem comprovação. As considerações acerca do tratamento devem incluir o condicionamento do paciente, comorbidades e perfil de efeitos colaterais do regime escolhido. As opções de tratamento de primeira linha comumente usadas para pacientes com CLL ajustados são combinações de dois ou três agentes de fludarabina, rituximabe e ciclofosfamida: FR e FCR são tipicamente repetidas a cada 28 dias, por até 6 ciclos. Os pacientes de alto risco (del17p) devem ser considerados para quimioimunoterapia agressiva ou estudo clínico com novos agentes seguido de transplante alogênico, caso esta seja uma opção. Os pacientes que são candidatos inadequados à quimioterapia podem ser considerados para tratamento com clorambucil oral.[21]

Os pacientes com doença recidivante ou refratária devem ser encaminhados para estudos clínicos. Em geral, os pacientes com CLL são beneficiados ao receberem tratamento de um hematologista/oncologista com experiência em CLL. Foi demonstrado que os pacientes tratados por hematologista especializado em CLL apresentam OS quase 2 anos maior do que a OS alcançada pelos pacientes tratados por hematologistas/oncologistas com especialização primária em outras áreas.[36] Os pacien-

Quadro 14.3 Opções de Tratamento na CLL

Estudo	Regime	N	CR %	ORR %	PFS (Meses)	OS	Regime Terapêutico (cada ciclo de 28 dias, a menos quando especificado de forma diferente) e comentários
Tratamento de Primeira Linha							
Fase III randomizada[23]	Flu versus Cb	170 / 181	20 / 4	63 / 37	20 / 14	66 / 56	**Fludarabina** 25 mg/m², IV, dias 1-5, comparado com clorambucil 40 mg/m², PO, dia 1
Fase III randomizado[21]	Flu versus Cb	87 / 98	7 / 0	72 / 51	18 / 11	46 / 64	**Fludarabina** 25 mg/m², IV, dias 1-5, comparado com clorambucil PO, 0,4 mg/kg, dia, 1 máx. de 0,8 mg/kg
Fase III randomizada[22]	B versus Cb	162 / 157	31 / 2	68 / 31	22 / 8	NA	Pacientes com idade ≥ 65 anos **Bendamustina**, 100 mg/m², IV, dia 1, comparado com clorambucil, PO 0,8 mg/kg, dias 1 e 15
Comparação retrospectiva[28]	Flu versus Flu + R	178 / 104	20 / 38	63 / 84	NA / 42	NA / 85	**Fludarabina** 25 mg/m², IV, dias 1-5, **rituximabe**, 375 mg/m², IV, dia 1
Fase III randomizada[30]	Flu versus Flu + Cy	137 / 141	5 / 23	59 / 74	19 / 32	NA	**Fludarabina**, 25 mg/m², IV, dias 1-5, e **ciclofosfamida**, 600 mg/m², IV, dia 1
CLL8 de fase III randomizado[10]	Flu + Cy versus Flu + Cy + R	408 / 409	22 / 44	80 / 90	45 / 65	83 / 87	**Fludarabina**, 25 mg/m², IV, dias 1-3, **ciclofosfamida**, 250 mg/m², IV, dias 1-3, com/sem **rituximabe**, 375 mg/m², IV, dia 0 do ciclo 1, e 500 mg/m² dia 1 do ciclo 2-6. PFS e OS aos 3 anos
Pacientes Recidivantes/Refratários							
Fase II, multicentro[27]	Alem	93	3	33	5	16	**Alemtuzumabe**, 30 mg, IV, 3 vezes por semana por 12 semanas
Fase II, multicentro[32]	SCT	90	NA	NA	42	65	Ver referência
Fase II, multicentro[33]	B + R	78	9	59	14,7	NA	**Bendamustina**, 70 mg/m², IV, dias 1 + 2, combinado com **rituximabe**, 375 mg/m², dia 0, ciclo 1 e 500 mg/m², dia 1, ciclo 2-6
Fase II, centro único[34]	Esteroides + R	14	36	93	15	NA	**Dose alta de metilprednisolona**, 1.000 mg/m², dias 1-5, **rituximabe**, 375 mg/m², dias 1, 7, 14 e 21, for 3 ciclos
Fase II, multicentro[35]	Ofa	59 FA / 79 BF	NA	58 / 47	5,7 / 5,9	13,7 / 15,4	**Ofatumumabe**, dose 1.300 mg, IV; doses 2-12, 2.000 mg, 8 semanais, seguido de 4 mensais, infusões IV

Alem, alemtuzumabe; B, bendamustina; BF, pacientes refratários à fludarabina com linfonodos volumosos; Cb, clorambucil; Cy, ciclofosfamida; FA, refratário à fludarabina e ao alemtuzumabe; Flu, fludarabina; IV, intravenoso; N/A, não aplicável; Ofa, ofatumumabe; OS, sobrevida geral, OS mediana em meses ou OS estimada com projeção de 1 ano; PFS, sobrevida livre de progressão, PFS mediana em meses ou PFS estimada com projeção de 1 ano; R, rituximabe.

Quadro 14.4 Tratamento Investigativo para Leucemia Linfocítica Crônica em Estudos Clínicos, em Pacientes com Leucemia Linfocítica Previamente Tratada (Atualmente sem Aprovação do FDA)

Estudo	Regime	N	CR %	ORR %	PFS	OS	Regime Terapêutico e Comentários (cada ciclo com 28 dias, exceto quando reportado de forma diferente)
Fase II, centro único[38]	Lenalidomida	45	9	47	NA	NA	**Lenalidomida** 25 mg/dia, PO, nos dias 1-21 e não nos dias 22-27
Fase II, centro único[39]	Lenalidomida	44	7	32	NA	NA	**Lenalidomida** 10 mg/dia, PO, com escalonamento da dose até 25 mg/dia
Fase I/II, multicentro[40]	Fostamatinibe	11	NA	55	6,4	NA	**Fostamatinibe,** 200 ou 250 mg, PO, 2×/dia
Fase Ib/II multicentro	PCI 32765	61	NA	70 40	NA	NA	**PCI 32765,** 420 ou 840 mg/dia, PO, (Obrien, S ASH 2011)
Fase I, multicentro	GS 1101	54	NA	26	> 11	NA	**GS 1101,** várias doses de 50-350 mg, PO, 1 ou 2×/dia (Coutre, SE ASCO 2011)

NA, não se aplica.

tes que alcançaram remissão prolongada com regime à base de fludarabina podem responder bem a um regime similar; contudo, a exposição repetida a análogos de purina está associada a um risco aumentado de mielossupressão grave. A doença refratária à fludarabina é definida pela falta de resposta à terapia com análogo de purina ou recidiva dentro de um período de 6 meses após a resposta a esse tratamento.[37] Estes pacientes apresentam perspectivas de sobrevida precárias e podem exibir aspectos citogenéticos adversos (del17p ou del11q) e/ou ter mutações adquiridas em p53. Outras opções terapêuticas adicionais incluem a bendamustina, alemtuzumabe, ofatuzumabe, transplante alógeno, doses altas de metilprednisolona e agentes investigativos (p. ex., inibidores da sinalização do receptor da célula B [PCI32765 ou GS1101] ou lenalidomida) (Quadro 14.4).

A doença residual mínima (MRD) refere-se a pequenos números de células CLL que persistem após o tratamento em pacientes que alcançaram a remissão, com base em critérios padrão. Recentemente, a MRD se tornou foco de muitos estudos clínicos, em razão de seu poder preditivo de PFS. A erradicação da MRD tem sido associada à maior MRD e, em alguns estudos, OS.

Tratamento de Suporte

O tratamento de suporte, na CLL avançada, muitas vezes enfoca as citopenias e infecções. As infusões de reposição de imunoglobulina intravenosa (IVIG) são algo benéficas à diminuição da incidência e gravidade das infecções bacterianas recorrentes, sendo, geralmente, reservadas à pacientes com episódios infecciosos frequentes. Por outro lado, não há demonstração de que o uso da IVIG melhore a OS.[41] A proteção conferida pelas vacinações pode ser limitada por causa do defeito imune, na doença avançada. As vacinas vivas, a exemplo da nova vacina contra o herpes-zóster, são contraindicadas. A profilaxia anti-infecciosa contra pneumocistose e/ou herpes não são, geralmente necessárias com o uso de fludarabina como agente único, embora, muitas vezes faça parte dos regimes combinados.[8]

COMPLICAÇÕES DA LEUCEMIA LINFOCÍTICA CRÔNICA E SEU TRATAMENTO

Manifestações Autoimunes

As manifestações hematológicas autoimunes ocorrem com bastante frequência na doença avançada ou durante o tratamento com análogos de purina. A AIHA e a trombocitopenia imune (ITP) são mais comuns do que a aplasia eritrocitária pura (PRCA), enquanto a neutropenia autoimune é rara. Estas complicações autoimunes frequentemente respondem à prednisona ou ciclosporina. O rituximabe parece ser uma terapia particularmente útil e direcionada em casos de pacientes em que o surgimento da doença autoimune ocorra durante o tratamento com análogos de purina.[42] O retratamento com análogos de purina geralmente não é recomendado, devido ao risco de recorrência e resultado potencialmente fatal, em especial com AIHA.

Infecções

As infecções por agentes bacterianos, virais e fúngicos são a causa mais importante de morbidade e mortalidade na CLL. As infecções mais comuns são causadas por *S. pneumonia*, *Haemophilus influenzae* e *Herpes-zóster*. A imunossupressão secundária à quimioterapia e aos agentes biológicos, em particular ao alemtuzumabe e também à fludarabina, contribuem para a incidência aumentada de infecções. O uso profilático de antibióticos em pacientes neutropênicos ou com hipogamaglobulinemia não é recomendado. A profilaxia contra infecção por *Pneumocystis* e herpes geralmente é administrada aos pacientes sob tratamento com alemtuzumabe ou imunoquimioterapias combinadas, podendo ser especialmente benéfica na doença recidivante.[27] O G-CSF pode ser útil para diminuir a duração da neutropenia associada aos regimes combinados de fludarabina, mas deve ser usado com cautela porque pode mascarar a toxicidade medular produzida pela fludarabina e propiciar o desenvolvimento de mielossupressão persistente.

Transformação de Richter

A transformação para linfoma de grandes células B, de alto grau e agressivo, ou para linfoma de Hodgkin é chamada síndrome Richter. Os fatores de risco de ocorrência da síndrome Richter ainda estão parcialmente definidos, mas sua incidência não parece aumentar em consequência do tratamento prévio com fludarabina. Entre os achados característicos estão os sintomas sistêmicos, aumento nodal rápido, elevação de LDH e paraproteinemia. A PET pode ser útil no diagnóstico da transformação de Richter. O tratamento desta condição é similar ao tratamento de um linfoma de alto grau; porém, a resposta ao tratamento frequentemente tem curta duração.

▪ FONTES SELECIONADAS NA INTERNET

Estudos em curso: http://www.clinicaltrials.gov
Estudos clínicos do NHLBI em curso: http://patientrecruitment.nhlbi.nih.gov/Lymphoma.aspx
Orientação e informação de pacientes: http://www.clltopics.org
Informação sobre financiamento de pesquisa, orientação e pacientes: http://www.lymphoma.org
Grupos de apoio voluntários dirigidos por pacientes: http://listserv.acor.org/archives/cll.html

Referências

1. Chiorazzi N, Rai KR, Ferrarini M. Chronic lymphocytic leukemia. *N Engl J Med*. 2005;352(8):804-815.
2. SEER Stat Fact Sheets: Chronic Lymphocytic Leukemia, National Cancer Institute Web Site, http://seer.cancer.gov/statfacts/html/clyl.html
3. Herishanu Y, Perez-Galan P, Liu D, et al. The lymph node microenvironment promotes B-cell receptor signaling, NF-kappaB activation, and tumor proliferation in chronic lymphocytic leukemia. *Blood*. 2011;117(2):563-574. PMCID: 3031480.
4. Hallek M, Cheson BD, Catovsky D, et al. Guidelines for the diagnosis and treatment of chronic lymphocytic leukemia: a report from the International Workshop on Chronic Lymphocytic Leukemia updating the National Cancer Institute-Working Group 1996 guidelines. *Blood*. 2008;111(12):5446-5456. PMCID: 2972576.
5. Marti G, Abbasi F, Raveche E, et al. Overview of monoclonal B-cell lymphocytosis. *Br J Haematol*. 2007;139(5):701-708.
6. Wierda WG, O'Brien S, Wang X, et al. Prognostic nomogram and index for overall survival in previously untreated patients with chronic lymphocytic leukemia. *Blood*. 2007;109(11):4679-4685.
7. Muntanola A, Bosch F, Arguis P, et al. Abdominal computed tomography predicts progression in patients with Rai stage 0 chronic lymphocytic leukemia. *J Clin Oncol*. 2007;25(12):1576-1580.
8. Keating MJ, O'Brien S, Albitar M, et al. Early results of a chemoimmunotherapy regimen of fludarabine, cyclophosphamide, and rituximab as initial therapy for chronic lymphocytic leukemia. *J Clin Oncol*. 2005;23(18):4079-4088.

9. Grever MR, Lucas DM, Dewald GW, et al. Comprehensive assessment of genetic and molecular features predicting outcome in patients with chronic lymphocytic leukemia: results from the US Intergroup Phase III Trial E2997. *J Clin Oncol.* 2007;25(7):799-804.
10. Hallek M, Fischer K, Fingerle-Rowson G, et al. Addition of rituximab to fludarabine and cyclophosphamide in patients with chronic lymphocytic leukaemia: a randomised, open-label, phase 3 trial. *Lancet.* 2010;376(9747):1164-1174.
11. Hamblin TJ, Davis Z, Gardiner A, et al. Unmutated Ig V(H) genes are associated with a more aggressive form of chronic lymphocytic leukemia. *Blood.* 1999;94(6):1848-1854.
12. Wiestner A, Rosenwald A, Barry TS, et al. ZAP-70 expression identifies a chronic lymphocytic leukemia subtype with unmutated immunoglobulin genes, inferior clinical outcome, and distinct gene expression profile. *Blood.* 2003;101(12):4944-4951.
13. Orchard JA, Ibbotson RE, Davis Z, et al. ZAP-70 expression and prognosis in chronic lymphocytic leukaemia. *Lancet.* 2004;363(9403):105-111.
14. Rassenti LZ, Huynh L, Toy TL, et al. ZAP-70 compared with immunoglobulin heavy-chain gene mutation status as a predictor of disease progression in chronic lymphocytic leukemia. *N Engl J Med.* 2004;351(9):893-901.
15. Dohner H, Stilgenbauer S, Benner A, et al. Genomic aberrations and survival in chronic lymphocytic leukemia. *N Engl J Med.* 2000;343(26):1910-1916.
16. Wang L, Lawrence MS, Wan Y, et al. SF3B1 and other novel cancer genes in chronic lymphocytic leukemia. *N Engl J Med.* 2011;(26):2497-506.
17. Tam CS, Shanafelt TD, Wierda WG, et al. De novo deletion 17p13.1 chronic lymphocytic leukemia shows significant clinical heterogeneity: the M. D. Anderson and Mayo Clinic experience. *Blood.* 2009;114(5):957-964.
18. Krober A, Seiler T, Benner A, et al. V(H) mutation status, CD38 expression level, genomic aberrations, and survival in chronic lymphocytic leukemia. *Blood.* 2002;100(4):1410-1416.
19. CLL Trialists' Collaborative Group. Chemotherapeutic options in chronic lymphocytic leukemia: a meta-analysis of the randomized trials. *J Natl Cancer Inst.* 1999;91(10):861-868.
20. Gribben JG. How I treat indolent lymphoma. *Blood.* 2007;109(11):4617-4626.
21. Eichhorst BF, Busch R, Stilgenbauer S, et al. First-line therapy with fludarabine compared with chlorambucil does not result in a major benefit for elderly patients with advanced chronic lymphocytic leukemia. *Blood.* 2009;114(16):3382-3391.
22. Knauf WU, Lissichkov T, Aldaoud A, et al. Phase III randomized study of bendamustine compared with chlorambucil in previously untreated patients with chronic lymphocytic leukemia. *J Clin Oncol.* 2009;27(26):4378-4384.
23. Rai KR, Peterson BL, Appelbaum FR, et al. Fludarabine compared with chlorambucil as primary therapy for chronic lymphocytic leukemia. *N Engl J Med.* 2000;343(24):1750-1757.
24. Hainsworth JD, Litchy S, Barton JH, et al. Single-agent rituximab as first-line and maintenance treatment for patients with chronic lymphocytic leukemia or small lymphocytic lymphoma: a phase II trial of the Minnie Pearl Cancer Research Network. *J Clin Oncol.* 2003;21(9):1746-1751.
25. Gea-Banacloche JC. Rituximab-associated infections. *Semin Hematol.* 2010;47(2):187-198.
26. Wierda WG, Padmanabhan S, Chan GW, et al. Ofatumumab is active in patients with fludarabine-refractory CLL irrespective of prior rituximab: results from the phase 2 international study. *Blood.* 2011;118(19):5126-5129.
27. Keating MJ, Flinn I, Jain V, et al. Therapeutic role of alemtuzumab (Campath-1H) in patients who have failed fludarabine: results of a large international study. *Blood.* 2002;99(10):3554-3561.
28. Byrd JC, Rai K, Peterson BL, et al. Addition of rituximab to fludarabine may prolong progression-free survival and overall survival in patients with previously untreated chronic lymphocytic leukemia: an updated retrospective comparative analysis of CALGB 9712 and CALGB 9011. *Blood.* 2005;105(1):49-53.
29. Eichhorst BF, Busch R, Hopfinger G, et al. Fludarabine plus cyclophosphamide versus fludarabine alone in first-line therapy of younger patients with chronic lymphocytic leukemia. *Blood.* 2006;107(3):885-891.
30. Flinn IW, Neuberg DS, Grever MR, et al. Phase III trial of fludarabine plus cyclophosphamide compared with fludarabine for patients with previously untreated chronic lymphocytic leukemia: US Intergroup Trial E2997. *J Clin Oncol.* 2007;25(7):793-798.
31. Smith MR, Neuberg D, Flinn IW, et al. Incidence of therapy-related myeloid neoplasia after initial therapy for chronic lymphocytic leukemia with fludarabine-cyclophosphamide versus fludarabine: long-term follow-up of US Intergroup Study E2997. *Blood.* 2011;118(13):3525-3527. PMCID: 3186330.
32. Dreger P, Dohner H, Ritgen M, et al. Allogeneic stem cell transplantation provides durable disease control in poor-risk chronic lymphocytic leukemia: long-term clinical and MRD results of the German CLL Study Group CLL3X trial. *Blood.* 2010;116(14):2438-2447.
33. Fischer K, Cramer P, Busch R, et al. Bendamustine combined with rituximab in patients with relapsed and/or refractory chronic lymphocytic leukemia: a multicenter phase II trial of the German Chronic Lymphocytic Leukemia Study Group. *J Clin Oncol.* 2011;29(26):3559-3566.
34. Castro JE, Sandoval-Sus JD, Bole J, et al. Rituximab in combination with high-dose methylprednisolone for the treatment of fludarabine refractory high-risk chronic lymphocytic leukemia. *Leukemia.* 2008;22(11):2048-2053.
35. Wierda WG, Kipps TJ, Mayer J, et al. Ofatumumab as single-agent CD20 immunotherapy in fludarabine-refractory chronic lymphocytic leukemia. *J Clin Oncol.* 2010;28(10):1749-1755.
36. Shanafelt TD, Kay NE, Rabe KG, et al. Hematologist/oncologist disease-specific expertise and survival: lessons from chronic lymphocytic leukemia (CLL)/small lymphocytic lymphoma (SLL). *Cancer.* 2012;118(7):1827-37.doi:10.1002/cncr.26474.Epub 2011 Aug 26.
37. Montserrat E, Moreno C, Esteve J, et al. How I treat refractory CLL. *Blood.* 2006;107(4):1276-1283.

38. Chanan-Khan A, Miller KC, Musial L, et al. Clinical efficacy of lenalidomide in patients with relapsed or refractory chronic lymphocytic leukemia: results of a phase II study. *J Clin Oncol.* 2006;24(34):5343-5349.
39. Ferrajoli A, Lee BN, Schlette EJ, et al. Lenalidomide induces complete and partial remissions in patients with relapsed and refractory chronic lymphocytic leukemia. *Blood.* 2008;111(11):5291-5297.
40. Friedberg JW, Sharman J, Sweetenham J, et al. Inhibition of Syk with fostamatinib disodium has significant clinical activity in non-Hodgkin lymphoma and chronic lymphocytic leukemia. *Blood.* 2010;115(13):2578-2585. PMCID: 2852362.
41. Intravenous immunoglobulin for the prevention of infection in chronic lymphocytic leukemia: a randomized, controlled clinical trial. Cooperative Group for the Study of Immunoglobulin in Chronic Lymphocytic Leukemia. *N Engl J Med.* 1988;319(14):902-907.
42. Hegde UP, Wilson WH, White T, Cheson BD. Rituximab treatment of refractory fludarabine-associated immune thrombocytopenia in chronic lymphocytic leukemia. *Blood.* 2002;100(6):2260-2262.

15

Linfoma de Hodgkin

Abraham S. Kanate ▪ Michael Craig ▪ Jame Abraham
Wyndham H. Wilson ▪ Elaine S. Jaffe

O linfoma de Hodgkin (HL) foi assim nomeado em homenagem a Thomas Hodgkin, que foi o primeiro a descrever alguns distúrbios neoplásicos do sistema linfático, em 1832. A classificação de neoplasias hematológicas da Organização Mundial de Saúde (OMS) de 2008 divide o HL em dois tipos distintos. O HL clássico (CHL) é caracterizado pela presença de células gigantes multinucleadas originárias da célula B, conhecidas como células de Reed-Sternberg (RS), com numerosos linfócitos reativos de fundo. O HL é uma das poucas malignidades para as quais há terapia combinada efetiva, com quimioterapia e/ou radiação, que tem-se traduzido em taxas de cura superiores a 80% e no declínio estável da mortalidade. A alta taxa de cura para o HL tem levado a uma ênfase maior das toxicidades a longo prazo relacionadas com o regime, nos últimos anos. O CHL é considerado uma entidade clinicopatológica distinta do HL com predominância linfocítica nodular (NLPHL).

▪ EPIDEMIOLOGIA

O HL está entre os cânceres mais comuns em adultos jovens. O HL corresponde a cerca de 1% de todas as malignidades e a 18% de todos os linfomas. As estimativas para 2012, nos Estados Unidos, eram de 9.060 casos novos de HL diagnosticados, com 1.190 óbitos de paciente.[1] Na Europa e América do Norte, observa-se uma distribuição etária bimodal, como frequência crescente entre a segunda e terceira décadas da vida, e um segundo pico após a quinta década.

▪ CLASSIFICAÇÃO PATOLÓGICA

O Quadro 15.1 lista as classificações da *World Health Organization/Revised European American Lymphoma*, em comparação a outros esquemas históricos mais antigos.[2]

- HL clássico:
  - HL clássico, esclerose nodular (NSCHL).
  - HL clássico, celularidade mista (MCCHL).
  - HL clássico depletação de linfocitário (LDCHL).
  - HL clássico, rico em linfócitos (LRCHL).
- HL, com predominância linfocítica nodular (NLPHL).

Os imunofenótipos para CHL e NLPHL são descritos no Quadro 15.2.[3]

▪ PATOLOGIA

Entre os linfomas malignos, o HL é o único em que as células RS e variantes (as células malignas) constituem a minoria das células presentes na massa tumoral (Figura 15.1). No CHL, as células neoplásicas estão associadas a um rico contexto inflamatório de linfócitos, eosinófilos, neutrófilos, histiócitos e plasmócitos, em proporções variáveis. Novos estudos moleculares forneceram evidências da origem das células neoplásicas na célula B, tanto no CHL como no NLPHL, a partir da ocorrência de mutações

Quadro 15.1 Evolução Histórica da Classificação dos Linfomas de Hodgkin

Jackson-Parker	Lukes-Butler	Rye	REAL/WHO
Paragranuloma	L&H, LP nodular	LPHL	NLPHL
	L&H, difuso		LRCHL
Granuloma	NS	NS	NS
	MC*	MC*	MC
Sarcoma	LD, dif. fibrose	LD	LD
	LD, reticular		

*Definido como categoria de exclusão e não com características específicas.
L&H, linfocítico e histiocítico; LD, depleção linfocitária; LP, predominância de linfócito; LPHL, linfoma de Hodgkin com predominância de linfócito; LRCHL, linfoma de Hodgkin clássico rico em linfócito; MC, celularidade mista; NLPHL, linfoma de Hodgkin com predominância linfocitária nodular; NS, esclerose nodular.

Quadro 15.2 Critérios Imunofenotípicos para Classificação do Linfoma de Hodgkin

Marcador	NLPHL	HL Clássico
CD45	+	–
CD30	–	+
CD15	–	+
CD20	+	–/+
EMA	+/–	–
LCA	+	–
BCL-6	+	–
Oct 2, BOB.1	+	

NLPHL, linfoma de Hodgkin com predominância linfocítica nodular.

somáticas na região variável de imunoglobulina nas células originais. Entretanto, as células tumorais regulam negativamente o programa das células B e são, tipicamente, negativas para a maioria dos marcadores associados à célula B[4], além de apresentarem atividade constitutiva de fator nuclear κB (NFκB).

O NSCHL requer a presença de um padrão de crescimento nodular, extensas faixas de fibrose e uma variante característica de célula RS conhecida como célula lacunar. O citoplasma da célula lacunar é claro e abundante, enquanto a membrana celular é precisamente demarcada. Em tecidos fixados em formalina, é comum encontrar um artefato característico; o citoplasma da célula se retrai, deixando um espaço vazio ou lacuna. O NSCHL é graduado de acordo com a proporção de células neoplásicas e a presença de necrose, bem como depleção de linfócitos normais. A classificação da OMS identifica dois graus de NSCHL.[2] Esta é a forma mais comum de CHL, que representa 60-70% dos casos, e apresenta distribuição equivalente na população masculina e feminina. O NSCHL frequentemente envolve os linfonodos mediastínicos, supraclaviculares e cervicais.

O MCCHL é caracterizado por numerosas células RS clássicas em um rico contexto inflamatório, com fibrose reticular fina, mas ausência de faixas fibrosas distintas. O MCCHL é mais comum na população masculina e é o segundo tipo mais comum de CHL afetando a população. O MCCHL frequentemente está associado à doença disseminada no momento da apresentação e à manifestação de sintomas B também é comum. É uma das variantes do CHL que ocorre na infecção pelo vírus da imunodeficiência humana (HIV) e é o subtipo mais frequentemente positivo para sequências do vírus Epstein-Barr (EBV).[2]

O LDCHL é a variante mais rara de CHL, representando cerca de 1% dos casos. Do ponto de vista epidemiológico, essa variante é encontrada nas regiões do mundo cujos recursos são limitados e sua frequência aumenta entre os indivíduos infectados por HIV. O LDCHL pode representar uma evolução adicional do MCCHL, com presença mais frequente de células malignas, depleção de linfócitos

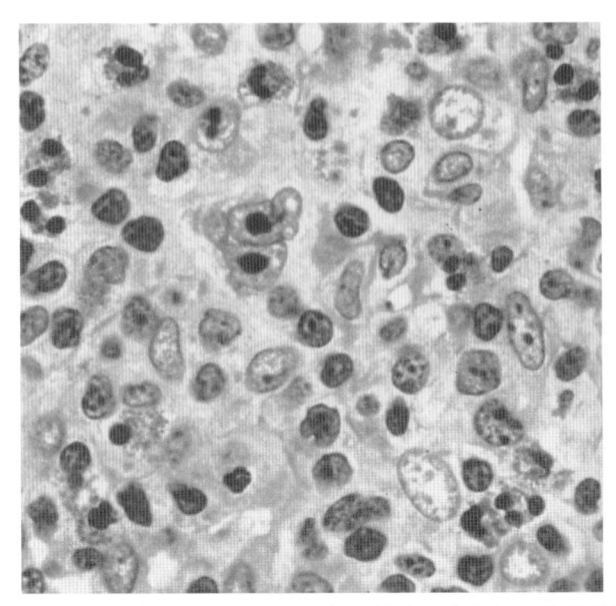

FIGURA 15.1 Célula de Reed-Sternberg encontrada nos tipos clássicos de linfoma de Hodgkin (celularidade mista, esclerose nodular, depleção linfocitária). As células neoplásicas presentes nos linfomas de Hodgkin com predominância linfocítica nodular são denominadas "células-pipoca" ou células L&H (predominância linfocítica ou histiocítica). As células de Reed-Sternberg do tipo clássico geralmente não são observadas em um linfoma de Hodgkin com predominância de linfócito nodular.

normais e fibrose aumentada, que, frequentemente, é difusa e de natureza reticular. Os pacientes podem ser idosos e apresentar-se com sintomas B, e doença em estágio avançado.

O LRCHL é caracterizado por um *milieu* celular de linfócitos normais abundantes, e uma escassez de células malignas que têm o apresentando imunofenótipo de células RS clássicas. O LHCRL pode apresentar padrão de crescimento difuso ou nodular e, especialmente em sua forma nodular, pode ser confundido com LHCRL. Tende a ser encontrado em indivíduos de idade avançada, muitas vezes com linfadenopatia periférica isolada.

O NLPHL difere do CHL quanto ao imunofenótipo, características histológicas e comportamento clínico.[3] As células RS clássicas estão ausentes. As células neoplásicas, inicialmente referidas como células linfocíticas e histiocíticas (L&H), são hoje denominadas células LP ou, de modo mais informal, "células-pipoca". Estas células exibem contornos nucleares lobulados, cromatina dispersa e nucléolos inconspícuos, e geralmente se aglomeram dentro dos nódulos associadas com linfócitos e histiócitos. No início, os linfócitos de fundo exibem predominantemente fenótipo de células B, mas as células T podem predominar em estágios posteriores. As células neoplásicas, as células LP, são positivas para CD20, geralmente negativas para CD15 e negativas ou fracamente positivas para CD30. O NLPHL afeta pacientes de todas as idades e é mais frequente na população masculina. Os sintomas B são pouco frequentes, e os pacientes tendem a seguir um curso indolente, todavia com múltiplas recaídas ao longo do tempo, de modo similar ao linfoma não Hodgkin de baixo grau.

ETIOLOGIA E FATORES DE RISCO

O EBV foi associado a muitos casos de CHL, mas está ausente no NLPHL. O EBV é mais comumente encontrado no MCCHL e LDCHL, mas é raro no NSCHL. A mononucleose infecciosa parece ser um fator de risco predisponente para um subsequente CHL positivo para EBV, mas não de CHL negativo para EBV.[5] O NSCHL é mais comum na América do Norte e mais prevalente entre indivíduos de condição socioeconômica mais alta, enquanto o MCCHL e LDCHL são encontrados nas regiões do mundo onde há limitação de recursos. O risco de CHL é 5-10 vezes maior entre os pacientes HIV+. Há relatos de casos familiares de CHL, sendo que os irmãos de pacientes com CHL apresentam risco discretamente aumentado. Existe uma associação fraca com certos tipos de HLA.

■ ACHADOS CLÍNICOS

Mais de 80% dos pacientes apresentam aumento volumétrico de linfonodo cervical e mais de 50% desenvolverão adenopatia mediastínica. Os linfonodos geralmente são indolores, firmes e com consistência de borracha.

- Sintomas constitucionais (sintomas "B"):
  - Febre inexplicável (temperatura > 38°C, que pode ser cíclica).
  - Suores noturnos profusos.
  - Perda de peso inexplicável (> 10% do peso corporal, mais de 6 meses antes do diagnóstico).
- Outros sintomas incluem fadiga, enfraquecimento, anorexia, dor nodal induzida por álcool e urticária.

O estadiamento (Ann Arbor/AJCC and Cotswold) é destacado no Quadro 15.3.[6-8]

■ AVALIAÇÃO PRÉ-TRATAMENTO

- A biópsia excisional (e não biópsia com agulha) de um linfonodo proeminente é altamente recomendada para fins diagnósticos.
- Obtenção de história detalhada, prestando atenção quanto à presença de febre inexplicável, suores noturnos e perda de peso significativa (sintomas constitucionais).
- Exame físico completo, incluindo exame de linfonodo e avaliação de hepatoesplenomegalia.
- Os exames laboratoriais incluem:
  - Hemograma completo, velocidade de sedimentação eritrocitária (ESR).
  - Exames bioquímicos de prova de funções hepática e renal, lactato desidrogenase (LDH) sérica e ácido úrico sérico. O teste de gravidez deve ser incluído sempre que a paciente estiver em idade fértil. O teste de HIV é recomendado para pacientes que apresentem fatores de risco.
- Exames radiológicos:
  - Radiografia torácica e tomografia computadorizada (CT) do tórax, abdome e pelve.
  - O uso de tomografia por emissão de pósitron (PET), muitas vezes combinada à CT, tem emergido como ferramenta poderosa e é recomendada para o estadiamento inicial e posterior acompanhamento.[9]
- Biópsia de medula óssea da crista ilíaca superior, para pacientes com hemograma anormal ou doença em estágio IIB, III ou IV.

Quadro 15.3	Estadiamento do Linfoma de Hodgkin
Estágio I	Envolvimento de uma única região nodal ou estrutura linfoide (baço, timo, anel de Waldeyer), ou envolvimento de um único sítio extralinfático (IE)
Estágio II	Envolvimento de duas ou mais regiões nodais no mesmo lado do diafragma (II), que pode ser acompanhado de envolvimento contíguo localizado de um órgão ou sítio extralinfático (IIE). O número de sítios anatômicos pode ser indicado pelo número subscrito
Estágio III	Envolvimento de regiões nodais em ambos os lados do diafragma (III), que também pode ser acompanhado de envolvimento localizado de um órgão ou sítio extralinfático associado (IIIE), envolvimento do baço (IIIB) ou ambos (IIIE+B)
Estágio IV	Envolvimento disseminado de um ou mais órgãos extralinfáticos, com ou sem envolvimento nodal associado, ou envolvimento de órgão extralinfático isolado com envolvimento nodal distante (não regional)

Cada estágio é dividido em categorias A e B: B, com sintomas sistêmicos definidos; A, sem sintomas sistêmicos definidos.
X, massa > 10 cm ou massa mediastínica maior que 1/3 do diâmetro torácico; E, envolvimento de um único sítio extranodal contíguo com um sítio nodal conhecido; CS, estadiamento clínico; PS, estadiamento patológico.

- As provas de função pulmonar (PFT) com capacidade de difusão para monóxido de carbono e a avaliação cardíaca da fração de ejeção são úteis antes do início da terapia.
- O aconselhamento adequado para criopreservação de sêmen/oócito deve ser considerado para certos regimes terapêuticos e radioterapia pélvica.

Achados Prognósticos

Os achados prognósticos desfavoráveis para a doença em estágio I/II são:
- Taxa de sedimentação de 50, na ausência de sintomas B.
- Idade > 50 anos.
- Presença de sintomas B (febre e perda de peso).
- Mais de três sítios com envolvimento nodal.
- Mais de uma área com envolvimento extranodal.
- Adenopatia volumosa, incluindo doença mediastínica em mais de 1/3 do diâmetro torácico ao exame de radiografia torácica ou tamanho tumoral > 10 cm à CT.

Escores prognósticos para HL do *International Prognostic Factors Project on Advanced Hodgkin* (somente para doença avançada; 1 ponto para cada fator positivo):
- Níveis de albumina < 4,0 g/dL.
- Níveis de hemoglobina < 10,5 g/dL.
- Sexo masculino.
- Idade ≥ 45 anos.
- Doença em estágio IV.
- Contagem de leucócitos > 15.000/mm^3.
- Contagem absoluta de linfócitos < 600/mm^3 ou contagem de linfócitos inferior a 8% da contagem de leucócitos total.

A sobrevida livre de progressão de 5 anos, conforme o escore prognóstico internacional, é a seguinte: 84% na ausência de fatores; 77% com um fator; 67% com dois fatores; 60% com 3 fatores; 51% com quatro fatores; e 42% com 5 ou mais fatores.[10]

A histologia do NLPHL prediz um curso de doença mais indolente. Recentemente foi demonstrado que a presença de macrófagos CD68+ (> 5%) relacionados com o tumor está associada a uma sobrevida relacionada, especificamente, com doença menos favorável na análise multivariada.[11]

■ TRATAMENTO DE LINFOMA DE HODGKIN CLÁSSICO RECÉM-DIAGNOSTICADO

O objetivo da terapia para CHL é a cura e, ao mesmo tempo, a limitação da toxicidade relacionada com terapia inicial e tardia sem comprometimento dos resultados. Os avanços alcançados no tratamento sistêmico do CHL melhoraram drasticamente a taxa de resposta e a sobrevida. Esta melhora é devida, principalmente, ao estadiamento cuidadoso, conhecimento do padrão de disseminação e avanços ocorridos na rádio e quimioterapia. De modo geral, a quimioterapia combinada com ou sem radiação é usada para a maioria dos pacientes com CHL.[12] A terapia com radiação consiste em tratar as regiões comprovadamente afetadas pela doença (em especial, quando volumosas) +/- grupos nodais adjacentes. A seleção do tratamento é influenciada pelo estágio, fatores prognósticos e toxicidade a curto e longo prazos. Os critérios de resposta para linfoma, incorporando os resultados da PET, foram atualizados por um painel de consenso.[9]

Radioterapia

Em razão da disponibilidade de regimes efetivos de quimioterapia, a radiação raramente é usada como único modo de tratamento no HL, exceto em alguns casos de NLPHL em estágio inicial. Foi demonstrado que a radioterapia de campo envolvido (IFRT) está similarmente livre da falha terapêutica e da sobrevida geral (OS), com perfis melhores de tolerabilidade e toxicidade, em comparação à radioterapia de campo estendido (EFRT, incluindo os sítios nodais adjacentes clinicamente negativos).[13] Classicamente, a radioterapia era aplicada em três campos principais: manto, campo para-aórtico e campo em Y invertido ou pélvico (Figura 15.2). A dose apropriada de radiação é tradicionalmente descrita

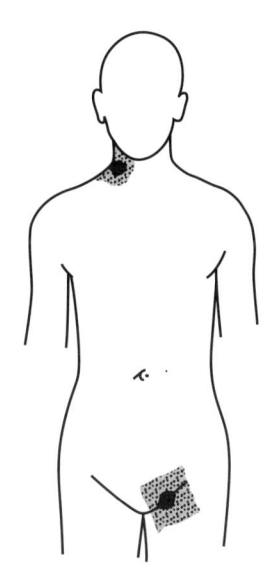

A. Irradiação do campo envolvido

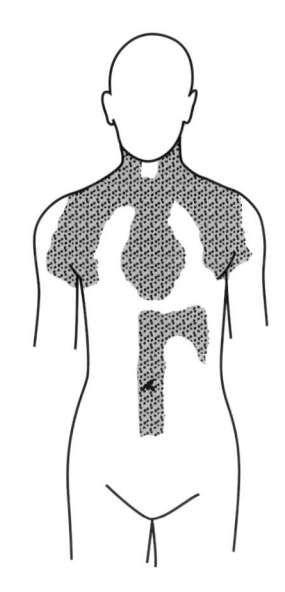

B. Irradiação nodal subtotal incluindo os campos do manto e espada

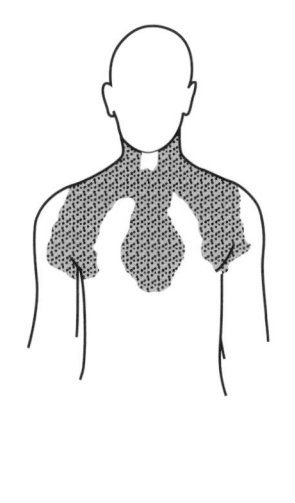

C. Irradiação do campo do manto

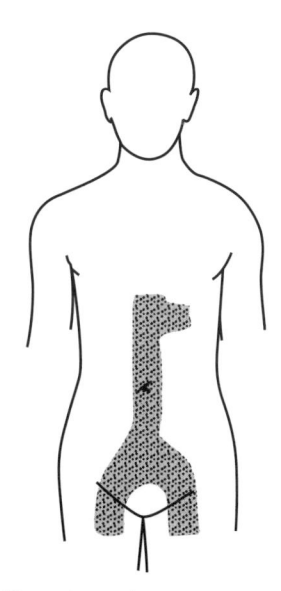

D. Irradiação do campo em Y invertido

FIGURA 15.2 Campos de radioterapia usados no tratamento da doença de Hodgkin. Quando os campos mostrados em **C** e **D** são combinados, isto comumente é chamado irradiação nodal total (TNI). (De Haskell CM. Cancer Treatment. 4th ed. Philadelphia, PA: WB Saunders; 1995:965.)

como sendo de 25-30 Gy para sítios sem envolvimento clínico, e de 30-40 Gy para regiões com envolvimento nodal inicial. As novas estratégias terapêuticas/estudos clínicos objetivam diminuir ou eliminar a exposição à radiação. Entre as sequelas a longo prazo da radiação, estão a doença cardiopulmonar, câncer de pulmão (especialmente, em fumantes) e o câncer de mama.

Regimes Quimioterápicos

Com a quimioterapia combinada, as remissões livres de doença a longo prazo são a regra, mesmo no CHL avançado. O primeiro "regime curativo" foi o de mecloretamina, oncovin (vincristina), procarbazina e prednisona (MOPP), que resultou em cerca de 70% de remissões completas em pacientes com doença em estágio III-IV. Historicamente, o MOPP era considerado o tratamento padrão para CHL avançado. Posteriormente, foram desenvolvidos muitos regimes incluindo adriamicina (doxorrubicina). Destes, o primeiro foi o regime de doxorrubicina, bleomicina, vimblastina e dacarbazina (ABVD), além dos regimes híbridos de MOPP e ABVD. Em um estudo randomizado, o *Cancer and Leukemia Group B* (CALGB) comparou três regimes (Quadro 15.4). Os resultados desse estudo mostraram que o ABVD isoladamente ou a combinação MOPP/ABVD eram superiores ao uso isolado de MOPP, em termos de remissão, libertação da progressão e sobrevida.[14] Um estudo intergrupos sobre o ABVD *versus* MOPP-ABV mostrou equivalência, todavia com maior toxicidade hematológica e pulmonar associada à combinação MOPP-ABV. Os estudos têm demonstrado, de forma consistente, que o ABVD é menos tóxico e mais efetivo do que o MOPP, com melhores taxas de liberação da progressão e de OS. Em 10 anos, o risco de desenvolvimento de leucemia relacionada com o tratamento com o uso do MOPP é de 2-3%, mas é de apenas 0,7% com o uso de ABVD.[15] O ABVD é considerado a opção de tratamento padrão na América do Norte.

O *German Hodgkin Study Group* (GHSG) desenvolveu o regime de bleomicina, etoposídeo, adriamicina (doxorrubicina), ciclofosfamida, oncovin (vincristina), procarbazida e prednisona (BEACOPP) para melhorar os resultados do tratamento no HL. O estudo clínico HD9, para pacientes com CHL em estágio avançado usando COPP/ABVD, BEACOPP ou dose aumentada de BEACOPP, e radioterapia de consolidação em sítios de doença volumosa (≥ 5 cm) inicial ou doença residual, mostrou uma OS de 83% em 5 anos com o uso de COPP/ABVD; 88% com BEACOPP; e 91% com dose aumentada de BEACOPP.[16] A taxa atuarial de leucemia aguda secundária decorridos 5 anos do diagnóstico de HL foi de 0,4% para COPP/ABVD; 0,6% para BEACOPP; e 2,5% para dose aumentada de BEACOPP (P = 0,03). Apesar de este estudo sugerir que a intensidade da dose melhora a sobrevida de pacientes com linfoma de Hodgkin, a melhora deve ser ponderada contra a toxicidade aumentada e o risco de leucemia.[17] O BEACOPP é considerado inadequado para pacientes com idade superior a 65 anos, associado a observações significativas, e o critério de avaliação primária deste estudo foi a libertação da primeira progressão, e os critério de avaliação secundárias incluíram a OS e a libertação da segunda progressão, e a sobrevida livre de eventos (EFS) após a terapia inicial.

Quadro 15.4 Resposta e Sobrevida a Partir de Diferentes Regimes *(CALGB Study e German Lymphoma Group Study)*

Regime	Taxa de Resposta Completa (%)	Taxa de Sobrevida (%)	Acompanhamento (Anos)
MOPP	67	64	8
ABVD	82	72	8
MOPP/ABVD	83	73	8
BEACOPP (dose padrão)	88	88	5
BEACOPP (dose aumentada)	96	91	5

ABVD, doxorrubicina (adriamicina), bleomicina, vimblastina e dacarbazina; BEACOPP, bleomicina, etoposídeo, doxorrubicina, ciclofosfamida, vincristina, procarbazina e prednisona; MOPP, mecloretamina, oncovin, procarbazina e prednisona.

Resultados: o BEACOPP foi superior ao ABVD na libertação da primeira progressão. Entretanto, com a inclusão da terapia de salvamento com autotransplante, BEACOPP e ABVD se mostraram equivalentes em termos de OS e libertação da segunda progressão, sugerindo a possibilidade de salvamento efetivo dos pacientes que sofreram recaída após o uso de ABVD com terapia de dose alta (HDT) e autotransplante de células-tronco (auto-HCT), protegendo a maioria dos pacientes contra o perfil de toxicidade associado ao uso de BEACOPP em primeira linha.

O regime de quimiorradioterapia resumido de 12 semanas, o Stanford V, foi desenvolvido para aumentar a intensidade da dose de quimioterapia por meio da alternância de tratamentos mielossupressores e não mielossupressores, semanalmente, e é aplicado em combinação com a radiação nos sítios de doença.[19] A radioterapia (para sítios nodais > 5 cm e doença esplênica macroscópica) é parte integral do regime. O estudo clínico E2496 (publicado em forma de resumo) do *Eastern Cooperative Oncology Group* comparou o ABVD ao Stanford V. Os resultados especificamente relacionados com a doença e de sobrevida foram semelhantes em ambos os grupos, em 5 anos. Houve mais linfopenia de grau 3 e neuropatia sensorial associadas ao Stanford V.[20] Outro estudo randomizado mostrou que o Stanford V é inferior ao ABVD, quando a radioterapia prescrita é modificada.[21]

Os regimes comumente usados incluem:

- ABVD: doxorrubicina + bleomicina + vimblastina + dacarbazina.
- BEACOPP: bleomicina + etoposídeo + doxorrubicina + ciclofosfamida + vincristina + procarbazina + prednisona.
- COPP/ABVD: ciclofosfamida + vincristina + procarbazina + prednisona/doxorrubicina + bleomicina + vimblastina + dacarbazina.
- MOPP: mecloretamina + vincristina + procarbazina + prednisona.
- MOPP/ABV Híbrido: mecloretamina + vincristina + procarbazina + prednisona/doxorrubicina + bleomicina + vimblastina.
- Stanford V: doxorrubicina + vimblastina + mecloretamina + etoposídeo + vincristina + bleomicina + prednisona. A radioterapia em campo envolvido é adicionada.

SELEÇÃO DO REGIME TERAPÊUTICO

Para a escolha do tratamento, os pacientes podem ser divididos em três grupos principais:

- Estágios IA e IIA, sem os fatores prognósticos desfavoráveis detalhados anteriormente, são considerados "estágio inicial favorável" e apresentam baixo risco de recorrência. O índice de cura é superior a 90%.
- Estágios IB-IIB e estágios I-II, com achados de risco desfavorável, são considerados "doença inicial desfavorável". O índice de cura é superior a 80%.
- Estágios III e IV são considerados "estágio avançado" e apresentam risco significativo de recorrência. O índice de cura gira em torno de 60-70%.

Recomendações para o Tratamento do Linfoma de Hodgkin Clássico

Além da informação apresentada a seguir, o Quadro 15.5 detalha os regimes terapêuticos comumente usados.

Doença em Estágio Inicial Favorável

- A modalidade terapêutica combinada de quimioterapia (2-4 ciclos de ABVD) + radiação era considerada o padrão. A terapia resumida com dois ciclos de ABVD seguidos de IFRT com 20 Gy é igualmente efetiva e bem menos tóxica em pacientes adequados.[22] Os critérios de exclusão para o estudo eram a presença de massa mediastínica volumosa, amplo envolvimento esplênico, > 2 sítios de doença e ESR elevada.
- Em um estudo randomizado controlado, foi recentemente demonstrado que 4 ciclos de ABVD sem radioterapia promovem OS e DFS em 12 anos superiores, em comparação à radioterapia usada como estratégia terapêutica.[23] Não obstante o protocolo de radioterapia usado no estudo, que

Quadro 15.5 Regimes Terapêuticos Comumente Usados

ABVD

Doxorrubicina, 25 mg/m^2 por dose, em *push* IV para 2 doses, dias 1 e 15 (dose/ciclo total, 50 mg/m^2)
Bleomicina, 10 U/m^2 por dose, em *push* IV para 2 doses, dias 1 e 15 (dose/ciclo total, 20 U/m^2)
Vimblastina, 6 mg/m^2 por dose, em *push* IV para 2 doses, dias 1 e 15 (dose/ciclo total, 12 mg/m^2)
Dacarbazina, 375 mg/m^2 por dose, infusão IV para 2 doses, dias 1 e 15 (dose/ciclo total, 750 mg/m^2)
Repetir o ciclo de tratamento a cada 28 dias

MOPP

Mecloretamina, 6 mg/m^2 por dose, IV para 2 doses, dias 1 e 8 (dose/ciclo total, 12 mg/m^2)
Vincristina, 1,4 mg/m^2 por dose, IV para 2 doses, dias 1 e 8 (dose/ciclo total, 2,8 mg/m^2)
Procarbazina, 100 mg/m^2/dia PO, por 14 doses, dias 1-14 (dose/ciclo total, 1.400 mg/m^2)
Prednisona, 40 mg/m^2/dia PO, por 14 doses, dias 1-14 (somente ciclos 1 e 14) (dose/ciclo total, 560 mg/m^2)
Repetir o ciclo terapêutico a cada 28 dias

MOPP/ABVD Alternado

Alternar ciclos de MOPP e ABVD por 28 dias

MOPP/ABV Híbrido

Mecloretamina, 6 mg/m^2, em *push* V, dia 1 (dose/ciclo total, 6 mg/m^2)
Vincristina, 1,4 mg/m^2, em *push* IV, dia 1 (dose/ciclo total, 1,4 mg/m^2; dose máxima, 2 mg)
Procarbazina, 100 mg/m^2/dia PO, por 7 doses, dias 1-7 (dose/ciclo total, 700 mg/m^2)
Prednisona, 40 mg/m^2/dia PO, por 14 doses, dias 1-14 (dose/ciclo total, 560 mg/m^2)
Doxorrubicina, 25 mg/m^2, em *push* IV, dia 8 (dose/ciclo total, 25 mg/m^2)
Hidrocortisona, 100 mg IV, dia 8, antes da bleomicina (dose/ciclo total, 100 mg)
Bleomicina, 10 U/m^2, em *push* IV, dia 8 (dose/ciclo total, 10 U/m^2)
Vimblastina, 6 mg/m^2, em *push* IV, dia 8 (dose/ciclo total, 6 mg/m^2)
Repetir o ciclo terapêutico a cada 28 dias

Dose Padrão de BEACOPP

Bleomicina, 10 mg/m^2 (dia 8); etoposídeo, 100 mg/m^2 (dias 1-3); *doxorrubicina*, 25 mg/m^2 (dia 1); ciclofosfamida, 650 mg/m^2 (dia 1); *vincristina*, 1,4 mg/m^2 (dia 8); *procarbazina*, 100 mg/m^2 (dias 1-7); e prednisona 40 mg/m^2 (dias 1-14)
O regime foi repetido no dia 22
A dose máxima de vincristina é 2 mg

Dose Aumentada de BEACOPP

Bleomicina, 10 mg/m^2 (dia 8); etoposídeo, 200 mg/m^2 (dias 1-3); *doxorrubicina*, 35 mg/m^2 (dia 1); ciclofosfamida, 1.250 mg/m^2 (dia 1); vincristina, 1,4 mg/m^2 (dia 8); procarbazina, 100 mg/m^2 (dias 1-7); e prednisona 40 mg/m^2 (dias 1-14)
O regime foi repetido no dia 22
G-CSF começando no dia 8 até a recuperação da contagem
A dose máxima de vincristina é 2 mg

Stanford V

Mostarda, 6 mg/m^2 IV, semanas 1, 5, 9
Vincristina, 1,4 mg/m^2 IV, semanas 2, 4, 6, 8, 10, 12 (dose máxima, 2 mg)
Prednisona, 40 mg/m^2/dia PO, em dias alternados, reduzir progressivamente nas semanas 1-9, afunilar
Doxorrubicina, 25 mg/m^2 IV, semanas 1, 3, 5, 7, 9, 11
Bleomicina, 5 U/m^2 IV, semanas 2, 4, 6, 8, 10, 12
Vimblastina, 6 mg/m^2 IV, semanas, 1, 3, 5, 7, 9, 11
Etoposídeo, 60 mg/m^2 IV, diariamente por 2 dias, semanas 3, 7, 11
 – A dose máxima de vincristina é 2 mg
 – Todos os fármacos são administrados no dia 1, exceto VP-16, que é administrado nos dias 1 e 2
 – Afunilar a prednisona com 10 mg da dose total em dias alternados, nas semanas 10 e 11
 – Diminuir a dose de vimblastina para 4 mg/m^2 nas semanas 9 e 11, para pacientes com mais de 50 anos de idade
 – Diminuir a dose de vincristina para 1 mg nas semanas 10 e 12, para pacientes com mais de 50 anos de idade
 – Em caso de indisponibilidade de mostarda, é possível substituir por ciclofosfamida 650 mg/m^2 IV nas semanas 1, 5, 9.

ABVD, doxorrubicina (adriamicina), bleomicina, vinblastina, e dacarbazina; BEACOPP, bleomicina, etoposídeo, doxorrubicina, ciclofosfamida, vincristina, procarbazina e prednisona; G-CSF, fator estimulador de colônia de granulócitos; IV, intravenoso; MOPP, mecloretamina, oncovin, procarbazina e prednisona; PO, via oral.

envolvia irradiação nodal subtotal com 35 Gy (não mais considerada padrão), a quimioterapia apenas com ABVD provavelmente representa uma alternativa efetiva. O estudo HD16 em curso, conduzido pelo GHSG, compara o uso de ABVD por 2 ciclos com e sem radiação (IFRT com 20 Gy), guiado por imagem de PET/CT funcional. A quimioterapia isolada pode ser considerada para pacientes com doença em estágio inicial.

Doença em Estágio Inicial Desfavorável
- 4-6 ciclos de ABVD seguidos de IFRT. A PET/CT de reestadiamento após 2 ciclos de ABVD pode guiar a terapia, considerando 2 ciclos adicionais após a obtenção de uma resposta completa, seguidos de IFRT com 30-36 Gy para consolidação. Alternativamente, os pacientes podem ser tratados com ABVD por 6 ciclos sem radiação.
- A doença mediastínica volumosa (definida como uma massa mediastínica com largura superior a 1/3 do diâmetro torácico máximo ou 10 cm de massa) geralmente é tratada com terapia de modalidade combinada. Entretanto, a quimioterapia isolada é curativa para mais da metade dos pacientes. Atualmente, estudos clínicos estão avaliando se a radiação pode ser omitida em casos de pacientes que apresentaram varreduras pós-quimioterapia de FDG-PET negativas. Regimes como o ABVD devem ser considerados para este grupo de pacientes.

Doença Avançada
- O uso de 6 ciclos de ABVD é o padrão atual. O tratamento geralmente é continuado 2 ciclos após a confirmação da resolução da doença por exames de imagem.
- Doses aumentadas de BEACOOP para pacientes submetidos ou não à radioterapia para doença de prognóstico desfavorável (IPS > 4) podem ser consideradas para pacientes mais jovens, mas é provável que não afetem a OS.
- A adição de IFRT costuma ser considerada, particularmente em casos de doença volumosa. Evidências sugerem que a adição de radiação pode ser desnecessária, se for possível obter uma resposta completa com a quimioterapia combinada.
- O Stanford V, quando administrado da forma descrita, é uma alternativa viável para pacientes selecionados.

Papel da Tomografia por Emissão de Pósitron
A varredura por PET emergiu como uma ferramenta poderosa no tratamento do HL. A varredura por PET/CT integrada é valiosa para a avaliação inicial e estadiamento da doença. Uma imagem interina negativa obtida por varredura de PET após 2 ciclos de quimioterapia constitui um forte fator prognóstico positivo implicando em melhores sobrevida livre de doença DFS e OS na análise multivariada.[25] Atualmente, a incorporação dos resultados de PET interinos com o intuito de guiar a terapia adicional (p. ex., diminuição da dose de quimioterapia ou suspensão da IFRT em pacientes PET-negativos após 2 ciclos de terapia) está sendo avaliada. A PET/CT pós-tratamento é útil para identificar a doença residual *versus* fibrose/necrose; contudo, o padrão para avaliação da doença residual/progressiva ainda é a biópsia e avaliação patológica.

Linfoma de Hodgkin com Predominância Linfocítica
Este subtipo está associado à propensão a múltiplas recidivas, mesmo após 15 anos da manifestação da condição. Os estágios iniciais do NLPHL, na ausência de fatores de risco, são tratados apenas com radiação ou, em certos casos, com observação subsequente à ressecção cirúrgica completa. Os estágios avançados são raros no momento do diagnóstico e podem ter prognóstico ruim. Embora estes casos geralmente sejam tratados como CHL, a biologia exclusiva do NLPHL levanta a questão sobre a necessidade de tratá-lo como se fosse um linfoma de células B agressivo.[3] De fato, os estudos de fase II mostram atividade alta como agente único para o rituximabe, no NLPHL, cujas células tumorais quase sempre são CD20+. O uso do rituximabe combinado com quimioterapia no contexto de 1ª linha ainda é considerado investigativo, e os pacientes afetados devem ser encaminhados para estudo em razão da raridade da doença.

COMPLICAÇÕES DA TERAPIA

Embora a mortalidade relacionada com a doença no HL tenha melhorado, gradativamente, graças aos avanços ocorridos na quimioterapia combinada, a toxicidade a longo prazo relacionada com terapia é bastante significativa. É extremamente importante que os pacientes sejam seguidos por um oncologista, mesmo anos após a conclusão da terapia.

Radioterapia
Complicações Iniciais
- A irradiação do campo em manto pode causar ressecamento da boca, faringite, tosse e dermatite.
- A irradiação subdiafragmática pode causar anorexia e náusea.
- A radiação pode causar mielossupressão ou trombocitopenia.

Complicações Tardias
- Hipotireoidismo.
- Pericardite e pneumonite.
- Sinal de Lhermitte: 15% dos pacientes submetidos à irradiação do manto podem apresentar uma sensação de choque elétrico que irradia para baixo, descendo pela parte posterior das pernas com a flexão da cabeça, decorridas 6-12 semanas do tratamento. A fisiopatologia pode ser a desmielinização transitória da medula espinal e a síndrome costuma se resolver espontaneamente.
- Doença arterial coronariana (CAD): risco aumentado em pacientes submetidos à irradiação cardíaca. Os pacientes devem ser monitorados e avaliados quanto a outros fatores de risco para CAD.
- Neoplasias secundárias (pulmão, mama, estômago e tireoide).
- Câncer de pulmão: aumento de 2-8 vezes na incidência de câncer de pulmão é observado decorridos mais de 5 anos da radioterapia, e persiste ao longo da segunda década. O risco aumentado é maior em usuários de tabaco inalado.
- O risco de câncer de mama é inversamente proporcional à idade da paciente no momento da radioterapia. O risco relativo (RR) é de 136, para pacientes com menos de 15 anos. O RR é igual a 19 para pacientes da faixa etária de 15-24 anos. O RR é igual a 7 para pacientes da faixa etária de 24-29 anos. O risco elevado é restrito às mulheres submetidas à irradiação antes de completarem 30 anos de idade. O intervalo de tempo médio decorrido entre a radioterapia e o diagnóstico de câncer de mama é de 15 anos. O exame da mama deve fazer parte do seguimento, para mulheres que apresentam risco. A mamografia de rotina deve ser iniciada em cerca de 8 anos após a conclusão da radioterapia.

Quimioterapia
Complicações Iniciais
- Náusea e vômito.
- Alopecia.
- Mielossupressão.
- Infecção.

Complicações Tardias
- Esterilidade (primariamente, com regimes à base de MOPP).
- Neuropatia (primariamente, com vincristina).
- Miocardiopatia (doxorrubicina).
- Fibrose pulmonar (bleomicina).
- Leucemia secundária (BEACOPP-escalonado [esc-BEACOPP], MOPP ± radiação).

■ LINFOMA DE HODGKIN RECIDIVANTE/REFRATÁRIO

Se a recaída for causada por tratamento inicial inadequado, é considerado o retratamento com quimioterapia ou radiação. Com base nos resultados de dois estudos randomizados, que mostraram melhora da DFS e nenhuma diferença na OS, a quimioterapia com doses altas seguida de transplante autólogo de células hematopoéticas (AHCT) é considerada o padrão. Cerca de 60-65% dos pacientes podem ser resgatados com AHCT, porém, um tempo decorrido até a recaída < 12 meses; doença refratária primária, sítio extranodal de recaída, e sintomas B são, cada um, prognósticos de um resultado menos favorável. A citorredução com regime quimioterápico de salvamento exibe ramificações significativas com relação ao resultado do AHCT. A doença quimiossensível à quimioterapia de segunda linha está associada a um resultado melhor com o AHCT. O brentuximabe vendotin (SGN35) é um conjugado de anticorpo-fármaco dirigido contra as células CD30+, que teve o uso recentemente aprovado para casos de HL em recaída após o AHCT.[24] O AHCT é considerado uma terapia investigativa, mas pode ser empregado em estudos de pesquisa clínica na doença refratária/progressiva.

■ REGIMES QUIMIOTERÁPICOS DE SALVAMENTO

Regimes sem Antraciclina
- ESHAP (etoposídeo, metilprednisolona, dose alta de citarabina e cisplatina).
- ICE (ifosfamida, carboplatina e etoposídeo).
- DHAP (dexametasona, dose alta de citarabina e cisplatina).
- EIP (etoposídeo, ifosfamida e cisplatina).

Regimes Contendo Antraciclina
- EPOCH com ajuste de dose (etoposídeo, prednisona, vincristina, ciclofosfamida, doxorrubicina).
- EVA (etoposídeo, vincristina, doxorrubicina).
- ASHAP (doxorrubicina, cisplatina, dose alta de citarabina e metilprednisolona).

■ TRATAMENTO PALIATIVO

O tratamento paliativo inclui o tratamento investigativo, radioterapia, quimioterapia de agente único (gencitabina ou vimblastina) sequencial.

Referências

1. Siegel R, Naishadham D, Jemal A. Cancer statistics, 2012. *CA Cancer J Clin.* January 2012;62(1):10-29.
2. Jaffe ES, Harris, NL, Stein H, Vardiman J. Pathology and genetics of tumours of haematopoietic and lymphoid tissues. World health Organization Classification of Tumours. Lyon, France: IARC Press; 2001;237-254.
3. Nogova L, Rudiger T, Engert A. Biology, clinical course and management of nodular lymphocyte-predominant Hodgkin lymphoma. *Hematology Am Soc Hematol Educ Program.* 2006;(3):266-272.
4. Mathas S. The pathogenesis of classical Hodgkin's lymphoma: a model for B-cell plasticity. *Hematol Oncol Clin North Am.* 2007;21:787-804.
5. Hjalgrim H, Askling J, Rostgaard K, et al. Characteristics of Hodgkin's lymphoma after infectious mononucleosis. *N Engl J Med.* 2003;349:1324-1332.
6. Lister TA, Crowther D, Suteliffe SB, et al. Report of a committee convened to discuss the evaluation and staging of patients with Hodgkin's disease: cotswolds meeting. *J Clin Oncol.* 1989;7:1630-1636.
7. Mauch P, Larson D, Osteen R, et al. Prognostic factors for positive surgical staging in patients with Hodgkin's disease. *J Clin Oncol.* 1990;8:257-265.
8. Urba WJ, Longo DL. Hodgkin's disease. *N Engl J Med.* 1992;326:678-687.
9. Cheson B, Pfistner B, Juweid M, et al. Revised response criteria for malignant lymphoma. *J Clin Oncol.* 2007;25:579-586.
10. Hasenclever D, Diehl V. A prognostic score for advanced Hodgkin's disease. *N Engl J Med.* 1998;339:1506-1514.
11. Steidl C, Lee T, Shah SP, et al. Tumor-associated macrophages and survival in classic Hodgkin's lymphoma. *N Engl J Med.* March 2010;362(10):875-885.
12. Conners J. State-of-the-art therapeutics: Hodgkin's lymphoma. *J Clin Oncol.* 2005;23:6400-6408.
13. Engert A, Schiller P, Josting A, et al. Involved-field radiotherapy is equally effective and less toxic compared with extended-field radiotherapy after four cycles of chemotherapy in patients with early-stage unfavorable Hodgkin's lymphoma: results of the HD8 trial of the German Hodgkin's Lymphoma Study Group. *J Clin Oncol.* October 2003;21(19):3601-3608.

14. Canellos GP, Anderson JR, Propert KJ, et al. Chemotherapy of advanced Hodgkin's disease with MOPP, ABVD, or MOPP alternating with ABVD. *N Engl J Med*. 1992;327:1478-1484.
15. Swerdlow AJ, Douglas AJ, Hudson GV, et al. Risk of second primary cancers after Hodgkin's disease by type of treatment: analysis of 2846 patients in the British National Lymphoma Investigation. *BMJ*. 1992;304:1137-1143.
16. Diehl V, Franklin J, Pfreundschuh M, et al. U The German Hodgkin's Lymphoma Study Group Standard and Increased-dose BEACOPP chemotherapy compared with COPP–ABVD for advanced Hodgkin's disease. *N Engl J Med*. 2003;348:2386-2395.
17. Federico M, Luminari S, Iannitto E, et al. ABVD compared with BEACOPP compared with CEC for the initial treatment of patients with advanced Hodgkin's lymphoma: results from the HD2000 Gruppo Italiano per lo Studio dei Linfomi Trial. *J Clin Oncol*. February 2009;27(5):805-811.
18. Viviani S, Zinzani PL, Rambaldi A, et al. ABVD versus BEACOPP for Hodgkin's lymphoma when high-dose salvage is planned. *N Engl J Med*. July 2011;365(3):203-212.
19. Horning SJ, Hoppe RT, Breslin S, Bartlett NL, Brown BW, Rosenberg SA. Stanford V and radiotherapy for locally extensive and advanced Hodgkin's disease: mature results of a prospective clinical trial. *J Clin Oncol*. 2002;20:630-637.
20. Gordon LI, Hong F, Fisher RI, et al. A randomized phase III trial of ABVD vs. Stanford V +/2 radiation therapy in locally extensive and advanced stage Hodgkin lymphoma: an intergroup study coordinated by the Eastern Cooperative Oncology Group (E2496). *Blood* (ASH Annual Meeting Abstracts). 2010;116:Abstract 415.
21. Chisesi T, Bellei M, Luminari S, et al. Long-term follow-up analysis of HD9601 trial comparing ABVD versus Stanford V versus MOPP/EBV/CAD in patients with newly diagnosed advanced-stage Hodgkin's lymphoma: a study from the Intergruppo Italiano Linfomi. *J Clin Oncol*. 2011;29:4227-4233.
22. Engert A, Plütschow A, Eich HT, et al. Reduced treatment intensity in patients with early-stage Hodgkin's lymphoma. *N Engl J Med*. August 2010;363(7):640-652.
23. Meyer RM, Gospodarowicz MK, Connors JM, et al. ABVD alone versus radiation-based therapy in limited-stage Hodgkin's lymphoma. *N Engl J Med*. February 2012;366(5):399-408.
24. Younes A, Bartlett NL, Leonard JP, et al. Brentuximab vedotin (SGN-35) for relapsed CD30-positive lymphomas. *N Engl J Med*. November 2010;363(19):1812-1821.
25. Gallamini A, Hutchings M, Rigacci L, et al. Early interim 2-[18F]fluoro-2-deoxy-D-glucose positron emission tomography is prognostically superior to international prognostic score in advanced-stage Hodgkin's lymphoma: a report from a joint Italian-Danish study. *J Clin Oncol*. August 2007;25(24):3746-3752.

16

Linfomas Não Hodgkin

Richard F. Little ▪ Wyndham H. Wilson

▪ INTRODUÇÃO

Os linfomas não Hodgkin (NHL) são um grupo heterogêneo de tumores linfoides com comportamentos clínicos e biológicos distintos. Atualmente, a classificação de tumores da Organização Mundial de Saúde (WHO) estabelece designações específicas para vários linfomas, enquanto as classificações mais antigas não o faziam. Por exemplo, na antiga Classificação Revisada Europeia-Americana de Linfomas (*Revised European-American Lymphoma Classification*) ou nos primeiros sistemas mais recentes, como Kiel ou Lukes-Collins, os tumores não eram diferenciados biologicamente. Os tumores de células B e T não eram classificados em separado. Consequentemente, muitos achados de estudos clínicos mais antigos refletem resultados com base na inclusão de entidades divergentes com comportamentos clínicos acentuadamente diferentes. Comparar os dados de estudos mais recentes com dados de um estudo de "controle histórico" mais antigo geralmente não é válido por essa razão, entre outras. O desenho atual de um estudo clínico, critérios de inclusão e interpretação de achados devem considerar esses avanços na classificação.

Este capítulo se concentra nas principais entidades nosológicas do NHL ao mesmo tempo em que menciona o espectro de doenças linfoides para enfatizar a imprecisão do termo "linfoma não Hodgkin". Esta visão geral procura deixar gravado que o diagnóstico preciso do subtipo específico de NHL é fundamental para a interpretação dos dados dos estudos clínicos, para estimular o aperfeiçoamento da terapêutica no futuro e para compreender o manejo individual do paciente.

O refinamento na resolução diagnóstica é uma ciência em evolução. Avanços recentes levaram à resolução de distinções de base molecular clinicamente relevantes entre os linfomas. Por exemplo, as assinaturas de transcrição dos genes permitem a distinção de múltiplos subtipos de linfoma de células-B grande e difuso (DLBCL). Embora alguns desses métodos não sejam adequados à prática clínica do dia a dia, algoritmos emergentes para classificar linfomas com base na imuno-histoquímica podem facilitar a incorporação de diferenças importantes na prática clínica no futuro.

▪ EPIDEMIOLOGIA

Um aumento uniforme na incidência de linfomas de acordo com a idade por 100.000 pessoas foi documentado com 11,1 casos em 1976, 19 em 2000 e 22,7 em 2008. Cerca de um terço desse aumento pode ser atribuído a uma combinação de imunossupressão iatrogênica e a epidemia de AIDS. Mais recentemente, os casos de NHL atribuíveis à infecção pelo HIV diminuíram como consequência da combinação efetiva da terapia antirretroviral (cART). Outras causas potenciais incluem aumento da exposição aos carcinógenos ambientais. A maioria, embora não todos, dos tipos de NHL ocorre mais usualmente entre os homens e os caucasianos são mais afetados que os negros.

▪ FISIOPATOLOGIA

Um fator de risco significativo para o NHL é a anormalidade da função imune (seja deficiência imune ou desregulação). Os exemplos incluem: infecção por HIV, supressão imune iatrogênica, doenças autoimunes e deficiências imunes congênitas (p. ex., Wiskott-Aldrich, distúrbio linfoproliferativo ligado ao X). Além disso, vírus oncogênicos também já foram implicados. Os gama herpes-vírus estão ligados a certos subtipos de NHL, especialmente aos linfomas associados aos estados de imunodeficiência. Estes incluem: vírus de Epstein-Barr (EBV), que está significativamente associado ao linfoma de Burkitt africano (BL) e ao DLBCL relacionado com a AIDS; o sarcoma de Kaposi associado ao vírus do herpes (KSHV) (também conhecido como do herpes-vírus humano-8 ou HHV-8) está etiologicamente ligado aos linfomas de efusão primária (PELs) e à doença multicêntrica de Castleman, um distúrbio linfoproliferativo raro associado ao risco aumentado de desenvolvimento de linfoma de células B agressivo. Essas duas últimas entidades são vistas, primariamente, em indivíduos com infecção por HIV. Outros vírus oncogênicos incluem: os retrovírus humanos e os vírus RNA. O vírus linfotrópico T Humano Tipo 1 (HTLV-1) causa o linfoma/leucemia de células T do adulto (ATLL) e o vírus da hepatite C (HCV) está associado ao linfoma da zona marginal esplênico. Além dos agentes infecciosos, as exposições ambientais e ocupacionais, especialmente a compostos orgânicos como inseticidas à base de fosfato orgânico, já foram associadas ao risco de linfoma.

CLASSIFICAÇÃO

A classificação atual da WHO utiliza elementos imunofenotípicos, moleculares, genéticos e clínicos para distinguir os subtipos de NHL. Novas tecnologias de alto rendimento como traçar o perfil da expressão do gene (GEP), hibridização genômica comparativa, ensaios únicos de polimorfismo de nucleotídeos únicos, micro-RNAs, metilação, acetilação e microensaios de tecidos incentivam a compreensão do mecanismo da biologia do linfoma que pode, eventualmente, informar a terapêutica direcionada ao alvo. Essas tecnologias não são bem adequadas à aplicação clínica de rotina, por causa do custo e das características complicadas de desempenho dos testes. Esforços para desenvolver algoritmos mais simples serão importantes para a aplicação clínica. Além disso, o procedimento de laboratório atualmente disponível deverá ser aplicado no ambiente clínico para classificar apropriadamente os tumores linfoides. O texto deste capítulo apresenta os tumores linfoides conforme a classificação de tumores linfoides da WHO de 2008 (Quadro 16.1). Os Quadros 16.2 a 16.5 fornecem resumos das características moleculares e imunofenotípicas de tumores selecionados encontrados na prática clínica.

Os NHLs são amplamente classificados como linfomas de células B ou de células T, dependendo da linhagem de linfócitos que dá origem ao tumor. Os linfócitos B dão origem ao NHL de células B, que representam 88% de todos os NHLs. Os linfócitos T dão origem ao NHL de células T, 12% dos NHLs. A expressão (ou a falta dela) de antígenos de superfície das células e proteínas da imunoglobulina depende do tipo de linfócito e de seu estágio de diferenciação. A análise dessas proteínas em células de tumor é útil, em termos diagnósticos, assim como para determinar a histogênese do tumor. E o mais importante, nenhum marcador imunofenotípico único é específico para qualquer tumor e uma constelação de características é exigida para o diagnóstico específico.

Existe uma apreciação cada vez maior da relação entre a origem do tecido do tumor e o comportamento clínico. Por exemplo, aqueles DLBCL com assinatura genética semelhante ao das células B ativadas (denominados ABC-DLBCL) podem ser diferenciados daqueles que possuem assinatura semelhante à de um centro germinativo (GCB-DLBCL), e estes últimos possuem prognóstico mais favorável.

A WHO reconhece quatro categorias principais de neoplasias linfoides: (1) neoplasias de células B; (2) neoplasias de células T e de células assassinas naturais (NK); (3) linfoma de Hodgkin; e (4) distúrbios linfoproliferativos associados à imunodeficiência. Esses últimos são considerados como entidades diagnósticas distintas, embora compartilhem características similares com tumores que surgem em hospedeiros imunocompetentes. Uma célula de origem é postulada para cada neoplasia, embora essa possa não ser, necessariamente, a célula em que ocorre o evento transformador inicial. Por isso, a célula de origem designada representa o estado de diferenciação das células do tumor visualizadas nos tecidos.

Pode ser útil também considerar as neoplasias linfoides amplamente em termos do braço do sistema imune do qual o tumor se origina: a resposta imune inata ou adaptativa. As respostas imunes inatas são a defesa mucocutânea de primeira linha e não exigem células apresentando antígenos para iniciar a resposta imune. Incluídas nos sistemas imunes inatos estão as células NK, as células T CD3+ CD56+ ou células T semelhantes às NKs, e células T γδ. As células do sistema imune inato são, principalmente, extranodais e os linfomas que surgem dessas células tendem, por isso, a ser extranodais. A resposta imune

Quadro 16.1 Classificação 2008 WHO para Tumores Linfoides

Neoplasias de Células B e T Precursoras

Leucemia/linfoma linfoblástico B precursor
  Leucemia/linfoma linfoblástico B, NOS
  Leucemia/linfoma linfoblástico B com anormalidades genéticas recorrentes
  Leucemia/linfoma linfoblástico B com t(9;22) (q34;q II.2; BCR-ABLI)
  Leucemia/linfoma linfoblástico B com t(v;IIQ23); MLL rearranjado
  Leucemia/linfoma linfoblástico B com t(12;21) (p13;22); TEL –AML1.(ETV 6-RUNX1)
  Leucemia/linfoma linfoblástico B com hiperdiploidia
  Leucemia/linfoma linfoblástico B com hipodiploidia (ALL hipodiploide)
  Leucemia/linfoma linfoblástico B com t(5;14) (q31;q32); IL-3-IGH
  Leucemia/linfoma linfoblástico B com t(1;19) (q23;p13.3); E2A-PBX1 (TCF3-PBX1)
Leucemia/linfoma linfoblástico T Precursor

Neoplasias de Células B Maduras

Leucemia linfocítica crônica/linfoma linfocítico de pequenas células
Leucemia pró-linfocítica B
Linfoma da zona marginal esplênica
Leucemia de células pilosas variante
Linfoma/leucemia esplênico de células B, não inclassificável
  Linfoma esplênico difuso da polpa vermelha de linfócitos B pequenos
  Leucemia de células pilosas variantes
Linfoma linfoplasmocítico/macroglobulinemia de Waldeström
Doença da cadeia pesada
  Doença da cadeia pesada γ
  Doença da cadeia pesada μ
  Doença da cadeia pesada α
Mieloma múltiplo
Plasmacitoma solitário do osso
Plasmacitoma extraósseo
Linfoma da zona marginal extranodal (linfoma MALT)
Linfoma da zona marginal nodal
  Linfoma da zona marginal nodal pediátrico
Linfoma folicular
  Linfoma folicular pediátrico
Linfoma de células do manto
DLBCL, NOS
  Linfoma de grandes células B rico em células T/histiócitos
  DLBCL Primário do CNS
  DLBCL da pele, tipo da perna
DLBCL associado à inflamação crônica
Granulomatose linfomatoide
Linfoma de grandes células B do mediastino (tímico)
Linfoma A de grandes células B intravascular
Linfoma de grandes células B LK-positivo
Linfoma plasmoblástico
Linfoma de grandes células B com origem na doença de Castleman multicêntrica associada ao HHV8
Linfoma primária de efusão
Linfoma de Burkitt
Linfoma de células B, inclassificável, com características intermediárias entre linfoma difuso de grandes células B e linfoma de Burkitt
Linfoma de células B, inclassificável, com características intermediárias entre linfoma difuso de grandes células B e o linfoma de Hodgkin clássico

(Continua)

Quadro 16.1 Classificação 2008 WHO para Tumores Linfoides *(Continuação)*

Neoplasmas de Células T e de Células NK Maduras

Leucemia prolinfocítica de células T
Leucemia linfocítica de células T granulares grandes
Distúrbio linfoproliferativo crônico de células NK
Leucemia agressiva de células NK
Doença linfoproliferativa sistêmica de células T EBV⁺ da infância
Linfoma hidroa vaciniforme-símile
Leucemia/linfoma de células T do adulto
Linfoma extranodal de células NK/T, tipo nasal
Linfoma de células T associado à enteropatia
Linfoma de células T hepatoesplênico
Linfoma de células T subcutâneo paniculite-símile
Micose fungoide
Síndrome de Sézary
Distúrbios linfoproliferativos de células T CD30+ primários da pele
Linfoma de grandes células anaplásicas primário da pele (ALCL)
Papulose linfomatoide
Linfoma de células Tγδ primário da pele
Linfoma agressivo de células T citotóxicas CD8+, epidermotrófico, primário da pele
Linfoma de células T pequeno, médio e CD4 positivos, primário da pele
Linfoma de células T periférico, NOS
Linfoma de células T angioimunoblástico
Linfoma de grandes células anaplástico, ALK+
Linfoma de grandes células anaplástico, ALK–

Linfoma de Hodgkin

Linfoma de Hodgkin com predominância linfocítica nodular
Linfoma de Hodgkin clássico
Linfoma de Hodgkin clássico com esclerose nodular
Linfoma de Hodgkin clássico com celularidade mista
Linfoma de Hodgkin clássico rico em linfócitos
Linfoma de Hodgkin clássico com depleção linfocitária

Distúrbios Linfoproliferativos Associados à Imunodeficiência

Doenças linfoproliferativas associadas a transtornos imunes primários
Linfomas associados à infecção por HIV
Distúrbios linfoproliferativos pós-transplante (PTLD)
Lesões iniciais
  Hiperplasia plasmocítica
  Mononucleose infecciosa símile
PTLD polimórfico
PTLD monomórfico PTLD (tipos de células B e T/NK)
Linfoma de Hodgkin clássico tipo PTLD

ALCL, linfoma de grandes células anaplásticas; ALL, leucemia linfoblástica aguda; CNS, sistema nervoso central; DLBCL, linfoma difuso de grandes células B; EBV, vírus Epstein-Barr; HHV-8, herpes-vírus humano 8; MALT, tecido linfoide associado à mucosa; NK, assassina natural; PTLD, distúrbios linfoproliferativos pós-transplante.

Quadro 16.2 Características Moleculares de Linfomas de Células B Selecionados

Histologia	Citogenética	Oncogene/Proteína	Rearranjos do Gene da Imunoglobulina	
			Cadeia Pesada	κ λ
CLL/SLL*	t(14;19) Trissomia 12, 13q	Bcl-3	+	+
Linfoplasmocitoide			+	+
Células do centro folicular** Graus I, II ou III	t(14;18)	Bcl-2	+	
Zona marginal[†]	Trissomia 3 t(11;18)		+	
Linfoma de células do manto	t(11;14)	Bcl-1/Ciclina-D1	+	
Difuso de grandes células B[‡]	t(3;22)(q27;q11)	Bcl-6/Bcl-2	+	+
Grandes células B[§] primárias do mediastino (tímico)		Gene MAL	+	+
Linfoma/leucemia linfoblástica			+	+/−
Linfoma de Burkitt	t(8;14)(q24;q32) t(2;8)(11p;q24) t(8;22)(q24;q11)	C-MYC	+	λ+ κ+

*A trissomia 12 é vista em 30% dos casos, e as anormalidades em 13q estão presentes em 25% dos pacientes.
**t(14;18) está presente em 75 a 95% dos NHL FCC.
[†]As anormalidades citogenéticas têm sido vistas em NHLs da zona marginal extranodais.
[‡]Os rearranjos de Bcl-2 até 30% e Bcl-6 até 45% dos casos de DLBCL d C-MYC são raros.
CLL/SLL, leucemia linfocítica crônica/linfoma linfocítico de pequenas células.

Quadro 16.3 Características Moleculares de Linfomas de Células T Selecionados

Histologia	Citogenética	Oncoproteína	Rearranjos do Gene TCR
Leucemia linfocítica crônica T	Inv14(q11;q32)	Bcl-3	+
Leucemia pró-linfocítica T	Trissomia 8q		
Micose fungoide			+
Linfoma de células T periféricas, sem outra especificação			+/−
Extranodal de células NK/T	EBV+		−
Angioimunoblástico*	Trissomia 3 ou 5		+
Linfoma de células T	EBV+		
Leucemia/linfoma de células T do adulto	Integração HTLV I+		+
Células T associadas à enteropatia	EBV−		β+
Linfoma de células T hepatoesplênico	Isocromossomo 7q		γ+/β+/−
Linfoma de células T γ/δ hepatoesplênico			δγ+
Linfoma de grandes células anaplásticas sistêmico[†‡]	T(2;5)	Alk+	+
Linfoma/leucemia linfoblástica T Precursor	Variável T(7;9)	Tcl-4	Variável

*O rearranjo do gene TCR está presente em 75% e IgH em 10%.
[†]Rearranjo do gene TCR em 60%+.
[‡]Alk, gene da quinase do linfoma anaplástico.
EBV, vírus Epstein-Barr; HTLV-1, vírus linfotrópico T humano tipo 1; NK, assassina natural.

Quadro 16.4 Imunofenótipo de Células B

Histologia	SIg	CIg	CD 5	CD 10	CD 11	CD 15	CD 20	CD 23	CD 30	CD 34	CD 43	CD 45
Leucemia linfocítica crônica/linfoma linfocítico pequeno*	+/–	–/+	+	–	–/+		fraco	+			+	
Linfoplasmacitoide*	+	+	–	–	–/+		+	–			+/–	
Células do centro folicular graus I–II*, **	+	–	–	+	–		+	–/+			–	
Zona marginal*†	+	+	–	–	+/–		+	–			–/+	
Linfoma de células do manto*‡	+	–	+	–	–/ (+ poucos)		+	–			+	
Difuso de grandes células B*	+/–	–/+	–/+	–/+			+	–				+/–
Células grandes primárias do mediastino*§	–	–	–/+	–/+		–	+	–		–/+		+/–
Leucemia/linfoma linfoblástico B precursor primário de mediastinal*¶	–	–/+		+/–			+			+/–		
Linfoma de Burkitt*	+	–		+			+	–				
Linfoma semelhante a Burkitt*	+/–	–/+	–	–/+			+					

*Antígenos positivos associados às células B: CD19, CD20, CD22 e CD79.
**SIg+: IgM +/–, IgG > IgA.
†SIg M > G > A e IgD–; CIg+ em 40%.
‡SIgM+ usualmente IgD+, κ > λ e CD11c–.
§M > G > A e IgD–; CIg+ em 40%.
¶TdT+, HLA – Dr+ e CD20–/+.

Quadro 16.5 Imunofenótipo de Células T

Histologia	CD 1a	CD 2	CD 3	CD 4	CD 5	CD 7	CD 8	CD 25	CD 56	TdT
Leucemia linfocítica T crônica/leucemia T pró-linfocítica*		+	+	+	+	+	+	–		
Micose fungoide		+	+	+	+	–/+	–	–		
Linfoma de células T periféricas†		+/–	+/–	+	+/–	–/+	+/–			
Linfoma angioimunoblástico de células T		+	+	+	+					
NK/T extranodal		+	–	–	+/–	+/–	–		+	
Células T‡ associadas à enteropatia		+	–		+	+/–				
Linfoma/leucemia de células T do adulto		+	+	+	+	–	–	+		
Linfoma sistêmico de grandes células anaplásicas§			–/+					+/–		
Hepatoesplênico γ/δ		+	–			–			+	
Linfoma/leucemia linfoblástica T Precursora	+/–	+/–	+	+	+/–	+	+			+

*Leucemia linfocítica crônica:60% são CD4+ e 21% são CD4+CD8+; raros casos são CD4-8+ e CD25–.
†As células T periféricas são mais usualmente CD4 > CD8. Ele pode ser CD4-8–; CD45RA pode ser + e CD45RA–.
‡A célula T intestinal é CD103+.
§ALCLs são CD30+, CD25±, EMA+ e CD15+.
NK, assassina natural.

adaptativa é mais complexa e específica para patógenos particulares e para a capacidade de desenvolver memória. A complexidade da resposta imune adaptativa não só dá origem à heterogeneidade molecular de muitos linfomas de células B, como também ajuda a determinar o tipo de linfoma relacionado com um estágio de desenvolvimento particular de células B. A maioria das neoplasias de células B tende a refletir os estágios de diferenciação normal de células B e a arquitetura do linfonodo é altamente relevante para esse processo: as neoplasias nodais têm mais probabilidade de serem visualizados.

A seguir apresentamos as entidades de doença específicas na ordem de apresentação de tumores linfoides da Classificação da WHO de 2008.[1]

Neoplasmas de Células Precursoras B e T

As entidades específicas são leucemia/linfoma linfoblástico B que são: (a) sem outra especificação e (b) aqueles com anormalidades genéticas recorrentes. Aqueles com t(9;22)(q34;q11.2); BCR-ABL1 possuem prognóstico melhor na era do imatinibe e da geração mais recente dos inibidores da tirosina quinase. A leucemia/linfoma linfoblástico T é chamada de linfoma quando a doença fica confinada às massas nodais e não envolve o sangue periférico e a medula. T-ALLs compreendem 25% das ALLs de adultos. Consultar o Capítulo 20 para discussão e tratamento.

Neoplasmas de Células B Maduras

Esses tumores variam significativamente em comportamento clínico. Os tumores muito indolentes possuem baixo potencial de cura, mas sobrevidas medianas medidas em anos a décadas. Os tumores agressivos possuem potencial de cura variável, mas sem tratamento podem ter um curso clínico rapidamente fatal.

Leucemia Linfocítica Crônica/Linfoma Linfocítico de Pequenas Células

O termo "Linfoma Linfocítico Pequeno" é usado para casos não leucêmicos com morfologia de tecido e imunofenótipo de leucemia linfocítica crônica (CLL). É preciso haver uma adenopatia e ausência de citopenias decorrentes da infiltração da medula óssea. Consultar o Capítulo 20 para discussão e tratamento.

Leucemia Prolinfocítica B

A leucemia prolinfocítica B (BPLL), antigamente considerada uma variante da CLL, é hoje reconhecida como um tumor agressivo distinto de prognóstico ruim com sobrevida mediana de aproximadamente três anos. Os análogos da purina, como fludarabina, cladribina e pentostatina estão associados a aproximadamente 50% de taxas de resposta (RRs), incluindo algumas respostas completas. O transplante alógeno de células-tronco pode oferecer potencial de cura em pacientes selecionados.

Linfoma da Zona Marginal Esplênico

O linfoma da zona marginal esplênico compreende < 2% das neoplasias linfoides, mas pode ser responsável pela maioria das CLL não classificáveis de outra maneira que são CD5-. Ele parece estar associado à infecção por hepatite C. Casos indolentes podem ser observados sem terapia. A esplenectomia pode ser efetiva. Pode ser usada terapia alquilante sistêmica ou análogo de purina com rituximabe.

Leucemia de Células Pilosas

A leucemia de células pilosas (HCL) é uma leucemia linfoide indolente rara. O tratamento inclui cladribina e pentostatina. Rituximabe também é útil. A imunoterapia direcionada contra CD22 é interessante. A terapia dirigida ao alvo, explorando o recente achado de mutações BRAF em HCL, pode se mostrar efetiva, apesar dos dados limitados atualmente existentes.

Leucemia/Linfoma Esplênico de Células B, não Inclassificável

Este tipo inclui o linfoma esplênico difuso de polpa vermelha de linfócitos B pequenos e a leucemia de células pilosas variante (HCLv). Ambos são indolentes e podem responder à esplenectomia. A HCLv pode responder à imunoterapia direcionada contra CD20 e/ou CD22.

Linfoma Linfoplasmocítico

Este tumor é a causa mais frequente da macroglobulinemia de Waldenström e está associado ao envolvimento nodal e da medula com paraproteinemia (usualmente IgM). Ele é sensível à quimioterapia, mas agentes mais novos como bortezomibe, bendamustina, azacitidina e vorinostat já apresentaram atividade. Combinados com rituximabe, esses agentes são interessantes e podem provar sua utilidade. Alguns especialistas sugerem o transplante autólogo de células-tronco (ASCT), mas isso pode não ser adequado para alguns pacientes. A identificação recente de uma mutação pontual no geme MYD88 levando à ativação do NF-κB pode fornecer a base lógica para uma terapia mais específica nessa doença, incluindo o uso de bortezomibe.

Doenças da Cadeia Pesada

As doenças da cadeia pesada (HCD) são caracterizadas como cadeias pesadas gama, alfa ou mu. A forma gama varia de um comportamento de indolente a agressivo; a HCD mu é de progressão lenta; a HCD alfa envolve uma doença imunoproliferativa do intestino delgado que pode ser tratada com terapia antibiótica nos estágios iniciais. A transformação em DLBCL e um desfecho fatal são frequentes.

Neoplasmas de Células Plasmáticas

A gamopatia monoclonal de significância indeterminada, o mieloma múltiplo e outras formas são cada vez mais observadas como representando entidades distintas com evolução clonal sobre a história natural das doenças. Para mais detalhes, consultar o Capítulo 30.

Linfoma da Zona Marginal Extranodal de Tecido Linfoide associado à Mucosa

Esse linfoma (linfoma MALT) é um tumor extranodal indolente composto de células B pequenas e morfologicamente heterogêneas e de imunoblastos e células semelhantes a centroblastos dispersos. Ele compõe até 50% do linfoma gástrico primário e está associado ao *Helicobacter pylori*. A terapia antibiótica de erradicação do *H. pylori* pode induzir a remissão do linfoma gástrico MALT em casos demonstrados como associados a essa infecção. Outros sítios localizados e casos não associados ao *H. pylori* podem ser tratados com cirurgia ou baixa dose de radiação.

Linfoma da Zona Marginal Nodal

Esse linfoma (NMZL) é uma neoplasia primária de células B nodais morfologicamente similar ao linfoma MALT. É essencial descartar: MALT, tireoidite de Hashimoto ou síndrome de Sjögren.

Linfoma Folicular

O linfoma folicular (FL) surge de células B do centro germinativo e forma cerca de 20% de todos os linfomas, afetando principalmente adultos na sexta década de vida. As células expressam a proteína BCL2 relacionada ao t(14:18)(q32;q21), que é a marca genética do FL. A doença disseminada à época do diagnóstico e o envolvimento da medula óssea são comuns. O FL é classificado determinando-se a quantidade de centroblastos por campo de alta resolução (1-5 no grau 1, 5-15 no grau 2 e > 15 n nos graus 3A e 3B. O grau 3B reflete camadas de centroblastos sem centrócitos vistos em 3A). Esse sistema de classificação tem sido criticado pela falta de relevância clínica e reprodutibilidade insatisfatória entre observadores. A doença localizada pode ser tratada somente com radioterapia. A doença disseminada assintomática pode ser observada. A doença sintomática ou causando desgaste psicológico pode ser tratada de várias maneiras (como discutido a seguir).

Linfoma Centrofolicular Primário da Pele

Esse linfoma (CFCL) se apresenta, geralmente, na cabeça ou no tronco. Ele é distinguido do DLBCL primário da pele, tipo da perna, pois possui um número variável de centrócitos/centroblastos como no FL. Rituximabe e outros agentes imunoterápicos são comumente usados; o controle da doença varia.

Linfoma de Células do Manto

Esse linfoma (MCL) se apresenta, em geral, com doença nos estádios III ou IV e o envolvimento de sangue periférico é comum. A expressão exagerada da proteína do ciclo celular ciclina D1 quase sempre está presente. Em geral, o MCL afeta os homens adultos mais idosos. Embora ele se comporte de maneira pouco agressiva, esse linfoma parece ser incurável, embora exista um potencial curativo com o transplante alógeno em pacientes selecionados.

Linfoma Difuso de Grandes Células B

O DLBCL é uma constelação de entidades de doença heterogêneas, cada uma com características morfológicas, biológicas e clínicas distintas. Essas diferenças estão associadas a achados moleculares e imunofenotípicos que ajudam a segregar as várias entidades nos vários subgrupos.

O **DLBCL sem outra especificação** compreende cerca de 30% de todos os NHLs adultos. Ele pode surgir *de novo* ou como consequência da progressão de outras malignidades linfoides como CLL/SLL, FL, linfoma da zona marginal ou linfoma de Hodgkin com predominância linfocítica nodular. As variantes morfológicas incluem os subtipos centroblástico, imunoblástico e anaplásico. Os subgrupos moleculares incluem: semelhante a células B (GCB) de centro germinativo e semelhante a células B ativadas (ABC). Ajustada para aspectos clínicos como o índice de prognóstico internacional (IPI – veja a seguir), a sobrevida geral (OS) de 5 anos para o subgrupo semelhante ao GCB é superior àquele do subgrupo semelhante ao ABC, estabelecendo esses dois subgrupos como entidades distintas em termos clínicos e biológicos. A maioria é CD20+, um alvo terapêutico explorado para beneficiar a sobrevida com o uso de anticorpos monoclonais, particularmente rituximabe.

Outros Subtipos de Linfoma Difuso de Grandes Células B

- **Linfoma de grandes células B rico em células T/histiócitos** responde por < 10% dos DLBCL e é encontrado, principalmente, em homens de meia-idade. As grandes células B são cercadas por abundantes células T e histiócitos.
- **DLBCL *primário do sistema nervoso central* (CNS)** compreende < 1% dos NHLs e aproximadamente 2% dos tumores cerebrais; eles ocorrem, principalmente, em pessoas idosas (idade mediana de 60 anos) ou naqueles com imunossupressão. Os últimos estão frequentemente associados ao EBV nas células do tumor. A apresentação neurológica e psiquiátrica é comum. Altas doses de metotrexato formam a base da terapia. A irradiação de todo o cérebro pode prolongar a sobrevida livre de progressão (PFS), embora os resultados de estudos randomizados não demonstrem vantagem na sobrevida em comparação com a terapia com base somente em altas doses de metotrexato. A neurotoxicidade tardia induzida pela radioterapia pode levar a grave déficit cognitivo.
- **DLBCL *EBV-positivo*** ocorre, principalmente, em mulheres com idade média de 70 anos. A apresentação é, em geral, em forma de tumor ulcerativo vermelho ou azulado na perna, embora outros sítios possam estar envolvidos. A sobrevida de 5 anos é de cerca de 50%. A combinação de rituximabe com ciclofosfamida, doxorrubicina, vincristina e prednisona (R-CHOP) é usada com frequência; a recidiva é comum. Tem sido informado o uso de radioterapia, imunoterapia e transplante de células-tronco para tratamento desses pacientes.
- **DLBCL *EBV-positivo do idoso*** ocorre, geralmente, após os 50 anos de idade e não está associado à imunodeficiência anterior, podendo apresentar curso agressivo.
- **DLBCL *associado à inflamação crônica*** como o nome implica, surge no ambiente da inflamação crônica duradoura, como piotórax ou na osteomielite crônica. A inflamação parece ter relação etiológica.
- **Granulomatose linfomatoide** é uma proliferação das células B positivas para EBV com células T reativas no ambiente de uma taxa mal definida de estado prejudicado por células T imunes. A doença avançada pode envolver o cérebro, rins, pulmões, fígado e pele. A doença precoce de grau baixo pode ser curada com a terapia de interferon.
- **Linfoma de grandes células B *primário do mediastino* (tímico) (PMBL)** surge no mediastino e tem origem putativa nas células B do timo. O PMBL tem características clínicas, imunofenotípicas e genotípicas distintas. Os aspectos da apresentação incluem doença localizada e sinais e sintomas re-

lacionados com grande massa mediastinal anterior. A disseminação para múltiplos órgãos pode ocorrer. CD19 e CD20 estão presentes, enquanto CD10 e CD5 estão ausentes. O GEP indica que o PMBL é um tipo molecular de DLBCL distinto dos tumores semelhantes a ABC- e GCB-. Dados da Fase II sugerem resultado favorável com a quimioterapia EPOCH-R com ajuste de dose.
- *Linfoma de grandes células B intravascular (IVLBCL)* linfoma extranodal raro. O crescimento no interior dos lúmens dos capilares e de outros vasos menores, com disseminação geralmente ampla para virtualmente qualquer órgão e medula óssea, é característico. Usualmente não há envolvimento de linfonodos. Trata-se de um tumor agressivo, pouco respondendo à quimioterapia. Rituximabe pode apresentar alguma atividade.
- *Linfoma de grandes células B ALK-positivo* também conhecido como linfoma de células B plasmablásticas ALK-positivo, compreende < 1% dos linfomas. A apresentação em estádio avançado é típica; por isso, os casos informados foram tão poucos que as informações sobre os resultados são limitadas, embora tenha sido informado uma sobrevida média curta de menos de 12 meses.
- *Linfoma plasmablástico (PBL)* visto como proliferações difusas de células parecendo imunoblásticas e com imunofenótipo de células plasmáticas. Originalmente, acreditava-se que ele envolveria, predominantemente, a cavidade oral, mas hoje observa-se que ele envolve também outros sítios extranodais. É um tumor incomum e visto, principalmente, em homens infectados pelo HIV. O tumor apresenta alta taxa de proliferação. A presença do EBV pelo sinal EBER pode ajudar a estabelecer o diagnóstico. A expressão de CD20 geralmente é fraca. O curso clínico é agressivo. Às vezes, alguns pacientes apresentam sobrevida duradoura. Alguns médicos já aplicaram ciclos abreviados de quimioterapia EPOCH com radioterapia de campo envolvido para doença limitada, com resultados encorajadores, apesar de os dados serem anedóticos.
- *Linfoma de grandes células B com origem na doença de Castleman multicêntrica associada ao HHV8* geralmente associado à infecção por HIV; as células têm a aparência de células plasmáticas e deverão ser distinguidas do PBL. Às vezes, outros neoplasias associados ao HHV8 são visualizados na apresentação (p. ex., o sarcoma de Kaposi).
- **PEL.** O linfoma de efusão primária é um tumor associado a vírus (HHV8) e apresenta-se, principalmente, como efusões serosas nas cavidades do corpo, estando associado à infecção por HIV. Todas as células do tumor contêm HHV8 em 100% dos casos e em 70% são também positivos para EBV. Em geral, não há marcadores de células B, embora expressem CD45, podendo expressar CD30 também. Os genes da imunoglobulina são clonalmente rearranjados e sofrem hipermutação. Alguns pacientes apresentam bom resultado, mas, em geral, o prognóstico é muito ruim.

Linfoma de Burkitt

Esse linfoma (BL) é um tumor de crescimento rápido envolvendo sítios extranodais e pode-se apresentar como um quadro de leucemia aguda. O padrão de "céu estrelado" no exame histopatológico resulta de macrófagos que fagocitaram as células apoptóticas do tumor. A forma endêmica encontrada na África equatorial está, em geral, associada ao EBV e é o tumor infantil mais comum nessa região. O tipo esporádico representa 1 a 2% dos linfomas nos países desenvolvidos. O BL associado à imunodeficiência é observado principalmente nos pacientes com infecção por HIV e pode ser uma condição inicial de definição da AIDS. A quimioterapia intensiva de curta duração com rituximabe é geralmente recomendada (para adultos) e as taxas de cura são bem altas para a doença de risco padrão. Os aspectos associados a pior risco (envolvimento da medula óssea, massa tumoral > 10 cm e LDH sérico elevada) não descartam a intenção de cura, mas esse resultado pode ser atingido em somente 60% desses pacientes. Dados preliminares sugerem que a quimioterapia EPOCH-R com ajuste de dose (administrada com doses complementares de rituximabe) é muito efetiva no BL, e um estudo clínico nacional está sendo desenvolvido para definir melhor esse regime para BL.

Linfoma de Células B, não Inclassificáveis, com Características Intermediárias entre Linfoma Difuso de Grandes Células B e Linfoma de Burkitt

Como o nome sugere, esses tumores agressivos possuem aspectos morfológicos tanto do DLBCL quanto do BL. A apresentação nodal e leucêmica pode ocorrer junto com as lesões maciças. CD19,

CD20 e CD22 são positivos. A positividade para BCL2 em um caso que, de outra forma, seja classificado como BL, sugere um linfoma tipo *double hit* com translocações tanto de MYC quanto de BCL2. O padrão de cuidados não está estabelecido, mas o resultado não é satisfatório com a terapia R-CHOP.

Neoplasias de Células T e de Células NK Maduras

Leucemia Prolinfocítica de Células T

A idade mediana é de 65 anos e a leucemia prolinfocítica de células T (T-PLL) compreende < 2% das leucemias linfocíticas maduras. O HTLV-1 é negativo. A terapia inclui alemtuzumabe e transplante alógeno de células-tronco. Essas terapias foram relatadas como benéficas para pacientes selecionados, nas OSs de 3 anos chegam a menos de 30%.

Leucemia Linfocítica de Células T Granulares Grandes

Esse tipo de leucemia (T-LGL) geralmente se apresenta com história de linfócitos granulares grandes do sangue periférico, persistentes e aumentados e de causa desconhecida. A maioria dos casos aparece após os 40 anos de idade, mas a doença é rara (< 2% das leucemias linfocíticas maduras). É importante distinguir a T-LGL de uma proliferação clonal restrita que, às vezes, ocorre após um transplante alógeno de células hematopoéticas. O curso indolente é típico. A neutropenia acentuada é frequente, embora a trombocitopenia não seja geralmente observada. Junto à associação de condições comórbidas inflamatórias, o imunofenótipo sugere um processo crônico direcionado por antígenos e informa o uso de terapia imunossupressora para T-LGL.

Distúrbios Linfoproliferativos Crônicos de Células NK

Caracterizada por mais de 6 meses de células NK aumentadas do sangue periférico sem etiologia clara, esse quadro raro se apresenta igualmente nos dois sexos com idade mediana de 60 anos. Na maioria dos casos, o curso é indolente. A remissão espontânea ou a transformação agressiva podem ocorrer.

Leucemia Agressiva de Células NK

Quase sempre associada ao EBV, com mediana de idade de 42 anos, essa leucemia afeta, predominantemente, grupos étnicos da Ásia. O imunofenótipo é idêntico ao do linfoma extranodal de células NK/T, exceto que CD16 frequentemente é positivo.

Distúrbios Linfoproliferativos de Células T Ebv-Positivos da Infância

Há duas formas. A *forma sistêmica* é uma proliferação potencialmente fatal de células T infectadas por EBV que ocorre logo após uma infecção primária aguda por EBV ou num quadro de infecção ativa crônica por EBV. A progressão rápida com insuficiência de múltiplos órgãos ocorre dentro de dias a semanas. O *linfoma semelhante à hidroa vaciniforme* é um linfoma cutâneo de células T (CTCL) que ocorre em crianças e está associado à sensibilidade à luz solar. Após um período de lesões cutâneas recorrentes durante um período de até 15 anos, pode ocorrer uma progressão sistêmica mais agressiva.

Leucemia/Linfoma de Células T do Adulto

Causada pelo retrovírus humano HTLV-1, o ATLL é endêmico no Sudoeste do Japão, na bacia do Caribe e em partes da África Central, onde a predominância do HTVL-1 é alta. Há várias variantes clínicas: agudo, linfomatoso, crônico e latente. O mais comum é a forma aguda com contagem elevada de leucócitos, erupção cutânea, linfadenopatia e hipercalcemia. O tratamento com zidovudina e interferon-alfa (IFN-α) pode prolongar a sobrevida, mas esta continua ruim, com a mediana de 9 meses. Uma análise retrospectiva recente apoia o uso da quimioterapia em sequência com zidovudina IFN-α. É interessante notar que o HTLV-1 também causa doença não hematológica: a paraparesia espástica tropical (TSP), também conhecida como mielopatia associada ao HTLV ou mielopatia progressiva crônica. A infecção por HTLV-1 da coluna vertebral resulta em paraparesia e fraqueza das pernas.

Linfoma Extranodal de Células NK/T, Tipo Nasal

Esse linfoma extranodal geralmente associado ao EBV resulta em dano vascular e mostra, com frequência, um fenótipo tóxico de células T (daí a designação NK/T). O envolvimento aerodigestivo superior é característico, embora possa envolver outras áreas do corpo. São observados também: lesões cutâneas nodulares, lesões intestinais perfurantes ou outros sítios. O prognóstico é variável, mas pode ser melhorado com a quimioterapia de combinação em primeira linha. O transplante de medula óssea pode ser curativo em pacientes selecionados.

Linfoma de Células T Associado à Enteropatia

Trata-se de um linfoma intestinal (principalmente do jejuno ou do íleo) composto de grandes células linfoides com histórico inflamatório. Ele parece estar associado à doença celíaca; a prevenção precoce com dieta sem glúten parece proteger contra o linfoma. Existe uma variante monomórfica que ocorre em regiões onde a doença celíaca é rara e, provavelmente, trate-se de uma entidade de doença diferente. Uma vez desenvolvido o linfoma, a resposta à terapia não é satisfatória e o prognóstico é desfavorável.

Linfoma de Células T Hepatoesplênico

As células T desse linfoma extranodal e sistêmico são, em geral, derivadas do tipo de receptor $\gamma\delta$ de células T. A incidência de pico ocorre em adolescentes e adultos jovens e responde por < 1% de todos os linfomas. Existe uma associação com a imunossupressão iatrogênica de longo prazo. A resposta inicial à quimioterapia é acompanhada por recidiva e a sobrevida mediana é, em geral, inferior a 2 anos.

Linfoma Subcutâneo de Células T Semelhante à Paniculite

A idade média para a ocorrência desse linfoma (SPTCL) é de 35 anos e até 20% dos casos pode apresentar doença autoimune associada, como lúpus eritematoso sistêmico. Com frequência, os pacientes se apresentam com múltiplos nódulos subcutâneos, particularmente nas extremidades e no tronco. Citopenias e testes elevados de função hepática são comuns. As células neoplásicas são, em geral, CD8-positivas. Elas expressam $\beta F1$ e são CD56-negativas; esse achado ajuda a distinguir a entidade do linfoma subcutâneo de células T $\gamma\delta$ (cujo prognóstico é pior). Se houver desenvolvimento da síndrome hemofagocítica, o prognóstico será ruim. Caso contrário, 80% atingem sobrevida de 5 anos ou mais. A quimioterapia de combinação é usada, mas relatos de terapia imunossupressora isolada sugerem atividade e podem ajudar nas escolhas de tratamento.

Micose Fungoide

A micose fungoide (MF) é um CTCL primário que indica a apresentação clássica de manchas cutâneas em evolução, placas e tumores ou variantes que mostram curso clínico evoluindo da mesma maneira. Ela responde por 50% dos CTCLs. A faixa etária é ampla, mas a maioria é de adultos mais idosos. Na doença avançada, pode-se observar o envolvimento de nodos, órgãos e medula óssea. O curso clínico indolente progride lentamente durante anos a décadas. Clinicamente, e estadiado de I a IV. A doença confinada à pele sem linfonodos é de estádio I e quando existe contagem elevada de células sanguíneas de Sézary superior a 10.000/μL, e/ou envolvimento extenso de linfonodos, a doença está em estádio IV. O estádio II apresenta certo envolvimento de linfonodos e o estádio III tem eritrodermia cutânea com ou sem linfonodos e/ou contagem baixa das células de Sézary. Tradicionalmente, a síndrome de Sézary (SS) é referida como a forma leucêmica (veja a seguir). A doença em estágio precoce não se beneficia da quimioterapia com vários agentes e a terapia dermatológica direcionada à pele é, em geral, a mais apropriada.

Síndrome de Sézary

A SS é definida pela tríade de eritrodermia, linfadenopatia generalizada e a presença de células T neoplásticas clonalmente relacionadas com núcleos cerebriformes (células de Sézary) na pele, linfonodos e sangue periférico. Além disso, a contagem absoluta de Sézary deve ser superior a 1.000/μL, precisa haver uma população expandida de células T CD4+ resultando na proporção CD4-CD8 superior a 10 e/ou perda de um ou mais antígenos de células T. Trata-se de doença agressiva com sobrevida inferior a 5 anos. Os pacientes frequentemente sucumbem a infecções oportunistas.

Distúrbios Linfoproliferativos de Células T CD30-Positivas Primários da Pele

Esses transtornos (PCALCL) respondem por 30% dos CTCL; os tipos são linfoma de grandes anaplásicas primário da pele (C-ALCL), papulose linfoide (LyP) e casos *borderline* (em que a distinção entre C-ALCL e LyP não é possível). Embora o prognóstico seja favorável, pode haver desenvolvimento de linfoma sistêmico, justificando-se, assim, a vigilância contínua. No PCALCL, são mais comuns a excisão cirúrgica e a radioterapia para tumores solitários, enquanto a quimioterapia é administrada para a doença multifocal. A fototerapia com luz UV e baixas doses de metotrexato são terapias comumente usadas para LyP. Para esses tumores é interessante também o uso de imunoconjugado monoclonal direcionado à CD30 brentuximabe vedotina.

Linfoma de Células T Periféricas Primário da Pele, Subtipos Raros

Esses tipos incluem: o linfoma de células T γδ com células T γδ primário da pele ativadas apresentando fenótipo citotóxico e o linfoma agressivo de células CD8-positivas epidermotrófico primário da pele, ambos de curso agressivo; os tipos CD4-positivos de células U pequenas/médias apresentam prognóstico mais favorável com 80% de sobrevida de 5 anos.

Linfoma de Células T Periféricas, sem Outra Especificação

Esses linfomas respondem por cerca de 30% dos tumores de células T periféricas no mundo ocidental e são observados, principalmente, em adultos, na proporção masculino: feminino de 2:1. O envolvimento de linfonodos é típico, mas qualquer sítio pode ser afetado, incluindo o sangue periférico. A maioria dos pacientes se apresenta com doença avançada e sintomas B. A expressão de CD30 é encontrada em alguns casos. Uma variante, o linfoepitelioide (linfoma de Lennert) pode-se misturar com células inflamatórias e células semelhantes às de Reed-Sternberg EBV +. A variante folicular pode aparecer similar ao linfoma de Hodgkin com predominância linfocítica nodular enquanto a variante da zona T pode ser confundida com uma hiperplasia benigna. Em razão da expressão de CD30, a terapia com brentuximabe vedotina pode ser interessante.

Linfoma de Células T Angioimunoblástico

O linfoma de células T angioimunoblástico (AITL) ocorre na meia-idade e na velhice e responde por 15 a 20% dos linfomas de células T periféricas. Ele está quase sempre associado ao EBV, embora as células neoplásicas sejam negativas para esse vírus. Em geral, o AITL se apresenta com linfadenopatia generalizada, hepatoesplenomegalia, sintomas sistêmicos e hipergamaglobulinemia policlonal. É comum a erupção cutânea pruriginosa. Efusões, artrite, complexos imunes em circulação, anemia hemolítica e expansão de células B positivas para EBV são comuns. A sobrevida mediana é inferior a 3 anos. Em muitos casos, a disfunção imune associada torna inviável a administração de quimioterapia agressiva. O GEP sugere a desregulação do fator de crescimento endotelial vascular como parte da patogênese, e criou-se interesse em direcionar esse alvo terapeuticamente.

Linfoma de Grandes Células Anaplásicas, ALK-Positivo

Esse linfoma (ALCL), positivo para ALK, é um linfoma de células T CD30+ que possui uma translocação envolvendo o gene da quinase anaplásica do linfoma (ALK) e a expressão da proteína ALK. É importante distinguir este tumor do ALCL cutâneo primário e de outros linfomas com aspectos anaplásicos. O ALCL ALK+ responde por cerca de 3% dos linfomas adultos e por até 20% dos linfomas infantis. A maioria dos casos se apresenta com doença em estádio avançado com adenopatia periférica e/ou abdominal e infiltração da medula óssea. A febre alta é comum. Esses tumores possuem melhor prognóstico que sua contrapartida, o ALCL ALK-negativo. A sobrevida geral de 5 anos beneficia cerca de 80% com a quimioterapia CHOP padrão. O tratamento com brentuximabe vedotin está aprovado para os ALCL recidivantes.

Linfoma de Grandes Células Anaplásicas, ALK-Negativo

Morfologicamente similar ao ALCL ALK+ e também CD30+, mas não possuindo a expressão da proteína ALK, essa entidade recebeu uma classificação provisória no sistema de classificação da WHO de 2008. O ALK-negativo ocorre, principalmente, em adultos após os 40 anos e tem prognóstico pior quando comparado ao ALCL ALK+. Espera-se OS de 5 anos em menos de 20% dos casos. O tratamento com brentuximabe vedotin está aprovado para os ALCL recidivantes.

Linfoma de Hodgkin

Este linfoma é apresentado no Capítulo 20.

Transtornos Linfoproliferativos Associados à Imunodeficiência

Doença Linfoproliferativa Associada a Transtornos Imunodeficiência Primários

A doença linfoproliferativa (LPD) mais comum nesse cenário é a ataxia-telangiectasia, a síndrome de Wiskott-Aldrich, a imunodeficiência variável comum (CVID), a imunodeficiência combinada grave, o distúrbio linfoproliferativo ligado ao X, a síndrome de quebra de Nijmegen, a síndrome de hiper-IgM e a síndrome linfoproliferativa autoimune. Além da LPD, outras neoplasias ocorrem em altas taxas nas pessoas afetadas. Com exceção da CVID, as crianças são as mais afetadas e o EBV está envolvido com frequência.

Linfomas Associados à Infecção por HIV

DLBCL (incluindo o primário do cérebro, Burkitt, PEL e PBL são condições indicadoras de AIDS naqueles com infecção por HIV. Desde o advento da cART, tem havido mudança epidemiológica acentuada na ocorrência e desfechos desses tumores. A quimioterapia baseada no rituximabe é o tratamento padrão para DLBCL e Burkitt. Muitos especialistas recomendam R-EPOCH nesse cenário. O tratamento CHOP não deverá ser usado para Burkitt associado ao HIV. O linfoma primário do cérebro (PCNSL) raramente é visto na era da cART. Entretanto, atrasos no diagnóstico prejudicam o resultado. O algoritmo diagnóstico padrão para PCNSL associado ao HIV e estabelecido logo no início da epidemia de AIDS não mais se justifica. As lesões cerebrais de massa deverão ser abordadas nessa população com o mesmo grau de urgência e usando o mesmo recurso diagnóstico usado no ambiente não relacionado ao HIV, especialmente em pacientes com possibilidade de responder à cART. Em particular, a terapia antibiótica empírica para avaliar falha de tratamento como meio de estabelecer um diagnóstico maligno deverá ser relegada aos livros de história. Quando a biópsia cirúrgica não for viável, o líquido cefalorraquidiano (CSF) deverá ser avaliado para a presença de EBV por PCR em conjunto com FDG-PET do cérebro. Se os dois testes forem positivos, o valor preditivo positivo para linfoma será de 100% e a terapia específica poderá ser iniciada. Pacientes com doença avançada por HIV e não acessíveis ao tratamento por causa de HIV resistente estão se tornando mais raros com o aperfeiçoamento na terapêutica para HIV. Por isso, se abordagens paliativas demonstrarem ser mais apropriadas com base no HIV subjacente, é essencial a obtenção de uma avaliação de um especialista em HIV para justificar essa decisão.

Distúrbios Linfoproliferativos Pós-Transplante

Esses transtornos ocorrem após um transplante de órgão sólido ou de células hematopoéticas. Existe uma faixa de doenças desde aquelas proliferações policlonais direcionadas pelo EBV (a maioria dos casos) até aquelas que são linfomas de células B e T EBV-positivos ou EBV-negativos semelhantes àqueles vistos no ambiente imunocompetente.

Outros Distúrbios Linfoproliferativos Iatrogênicos Associados à Imunodeficiência

Essas LPDs surgem em pacientes tratados com drogas imunossupressoras e aparecem como um espectro desde proliferações polimórficas, como as observadas nos PTLDs em uma ponta até os DLBCLs na outra ponta do espectro. A associação ao EBV varia dependendo da causa subjacente para supressão imune iatrogênica e a apresentação da LPD em si mesma.

MANEJO CLÍNICO
Estadiamento
Segue-se a avaliação de estadiamento pré-tratamento para NHL sistêmico.

I. Confirmação diagnóstica por biópsia de tecido:
   A. O material suficiente é crítico para conduzir os estudos necessários para garantir o diagnóstico preciso.
   B. As biópsias com agulha geralmente levam a tecido inadequado para esses estudos e deverão ser evitadas para o diagnóstico primário.
   C. Os estudos importantes para confirmação diagnóstica incluem:
      1. Avaliação de clonalidade.
      2. Estudos imunofenotípico, citogenético e moleculares.
      3. Marcadores de histogênese (origem de células B *versus* células T; em DLBCL, determinação de histogênese de centro germinal *versus* não germinal ainda não faz parte dos cuidados-padrão, mas estão sendo cada vez mais importantes no desenvolvimento de novas terapias).
      4. O rearranjo do oncogene pode ser útil em termos diagnósticos:
         a. t(8;14) ou MYC no linfoma de Burkitt.
         b. t(14;18) ou bcl-2 em FL.
         c. t(2;5) ou ALK em ALCL.
         d. t(11;14) ou bcl-1 em MCL.
         e. Trissomia 3 ou trissomia 18 (linfoma da zona marginal).
   D. Alguns tumores (p. ex. o linfoma de células B rico em células T ou granulomatose linfomatoide) possuem células T reativas em excesso que podem obscurecer a minoria das células B malignas diagnósticas se o tecido obtido for inadequado.
II. História e exame físico.
III. Testagem viral, se indicada pelo risco ou subtipo de linfoma:
   A. Sorologia para HIV para todos os NHLs agressivos.
   B. Sorologia para HTLV-1.
   C. Sorologia para hepatite B e C.
IV. Avaliação clínica e laboratorial de função orgânica:
   A. Incluir contagem de células CD4 se HIV-positivo.
   B. Em complementação aos testes de sangue de rotina:
      1. Lactato desidrogenase (LDH: medida indireta de carga tumoral e prognóstico).
      2. β_2-Microglobulina sérica.
      3. α-fetoproteína sérica ou gonadotropina coriônica β humana em homens jovens com massa mediastinal isolada, onde o diagnóstico diferencial inclua tumor mediastinal de células germinativas.
V. Radiografia do tórax, varreduras por tomografia computadorizada do tórax, abdome e pelve, [18F] fluorodesoxiglicose (FDG). A tomografia com emissão de pósitrons (PET) para linfomas potencialmente curáveis como Burkitt, DLBCL e HL está incorporada às diretrizes para estadiamento e avaliação da resposta.
VI. Biópsia da medula óssea.
VII. A punção lombar com citologia deverá ser realizada em pacientes em risco de doença do CNS:
   A. DLBCL com LDH elevada e mais de um sítio extranodal e/ou envolvimento linfomatoso na medula óssea.
   B. Todos os BL.
   C. Alguns investigadores recomendam que todos os casos de ARL (independente dos sítios da medula óssea ou extranodal ou subtipo histológico) sejam avaliados quanto à doença do CNS.

O sistema de estadiamento de Ann Arbor, desenvolvido, inicialmente, para pacientes com linfoma de Hodgkin, é usado para NHLs. Esse sistema não se aplica a leucemia/linfoma linfoblástico ou à MF (Quadro 16.6).

Quadro 16.6 Sistema de Estadiamento de Ann Arbor	
Estádio	**Descrição**
I	Região de linfonodo único ou órgão ou sítio extralinfático único (IE)
II	Duas ou mais regiões de linfonodos do mesmo lado do diafragma ou sítio único extranodal com linfonodos adjacentes (IIE)
III	Regiões linfonodais nos dois lados do diafragma (III) ou envolvendo sítio extranodal único com linfonodos adjacentes (IIIE), ou baço (IIIS) ou ambos (IIISE)
IV	Envolvimento difuso ou disseminado de um ou mais órgãos extralinfáticos: envolvimento da medula óssea, fígado, cérebro

A ausência de sintomas associados é designada A; a presença de sintomas é designada B; sintomas "B" incluem: febres inexplicadas, perda de peso superior a 10%, sudorese.

Reestadiamento após a Terapia para Avaliação de Resposta

Ao término da terapia, repetir todos os estudos de reestadiamento. Geralmente, o reestadiamento após quatro ciclos é indicado em linfomas agressivos (repetir todos os testes anormais). Em linfomas indolentes, a resposta à terapia pode ser mais lenta; o reestadiamento pode ser feito com menos frequência. A taxa de resposta pode refletir a sensibilidade do tumor ao tratamento e pode apresentar valor prognóstico. Entretanto, uma PET precoce em DLBCL não demonstrou, de forma consistente, ser capaz de predizer sobrevida. Outros métodos de imageamento mais novos e interessantes incluem a varredura por MRI ponderada por difusão e podem levar a características de resposta precoce similares às da FDG-PET.

A progressão da doença ou ausência de resposta implica em prognóstico extremamente ruim. A biópsia de massas residuais após a terapia pode ser solicitada para determinar a presença ou não de um tumor viável. A vigilância de rotina por PET não é recomendada, uma vez efetuado o reestadiamento após o término do tratamento.

■ ASPECTOS PROGNÓSTICOS

Os aspectos prognósticos estão relacionados com a doença e com o paciente individual. Os aspectos associados à doença incluem: volume do tumor, estádio, número de sítios extranodais da doença e tipo histológico e histogênese do tumor (ou biologia do tumor). Os fatores relacionados com o paciente incluem idade e *status* de desempenho e se existem ou não condições de comorbidade presentes que possam afetar a habilidade de se administrar a terapia.

Avaliação prognóstica e estratégias de modelagem foram desenvolvidas para prognosticar resultados com base na apresentação clínica. O modelo mais comumente usado é o IPI (Quadro 16.6). O IPI foi desenvolvido, inicialmente, para NHLs agressivos, mas se aplica ou foi adaptado a outros subtipos de NHL. Por exemplo (Quadro 16.7), o IPI folicular (FLIPI) e o IPI de células do manto (MIPI) são adaptações do IPI e apresentam valor prognóstico para os tipos histológicos de NHL respectivos (Quadro 16.8). No IPI, um (01) ponto é designado para cada item a seguir:

- Idade:
  - Para IPI e FLIPI com idade superior a 60 anos, 1 ponto.
  - Para MIPI, 1 ponto para idade entre 50 e 59, 2 pontos para idade 60-69, 3 pontos para idade ≥ 70 anos.

Quadro 16.7 Índice Prognóstico de Linfomas Foliculares e de Células do Manto				
	FLIPI		**MIPI**	
Categoria de Risco	**Escore**	**OS 5 Anos (%)**	**Escore**	**OS 5 Anos (%)**
Baixa	0-1	90	≤ 3	> 60
Intermediária	2	77	4-5	50
Alta	≥ 3	52	≥ 5	15

FLIPI, índice prognóstico internacional folicular; MIPI, índice prognóstico internacional do manto.

Quadro 16.8 Índice Prognóstico Internacional para Linfomas Difusos de Grandes Células B

Índice Prognóstico Internacional Categoria de Risco	Escore	Pacientes em Grupo de Risco (%)	Respostas Completas (%)	Sobrevida livre de Doença em 5 Anos (%)	Sobrevida de 5 Anos
Baixo	0 ou 1	35	87	70	73
Baixo-Intermediário	2	27	67	50	51
Alto-Intermediário	3	22	55	49	43
Alto	4 ou 5	16	44	40	26

- *Status* de desempenho 2 ou mais no *Eastern Cooperative Oncology Group* (ECOG):
  - Para IPI, 1 ponto.
  - Para MIPI, 2 pontos.
- LDH acima do normal:
  - Para IPI e FLIPI, 1 ponto.
  - Para MIPI 0,67 a 0,99, 1 ponto; 1,0-1,49, 2 pontos; ≥ 1,5, 3 pontos.
- Sítios extranodais:
  - Para IPI, dois ou mais, 1 ponto.
  - Para FLIPI, mais de quatro, 1 ponto.
- Doença em estádio III ou IV:
  - Para IPI e FLIPI, 1 ponto.
- Nível de hemoglobina:
  - Para FLIPI < 120 g/L, 1 ponto.
- WBC, 10^6/L:
  - Para MIPI 6,7-9,999, 1 ponto; 1,0-14,999, 2 pontos; ≥ 15,000, 3 pontos.

Com base nos pontos de acréscimo das várias características clínicas, é possível designar o risco. No IPI ajustado para a idade para pacientes com menos de 60 anos, 1 ponto para cada é designado para:

- *Status* de desempenho 2 ou mais.
- LDH acima do normal.
- Doença em estádio III ou estádio IV.

No ARL, a determinante prognóstica primária tem sido, tradicionalmente, a contagem de células CD4. Entretanto, entre aqueles em que o HIV é sensível a cART, o IPI e os aspectos específicos do linfoma parecem ser de importância prognóstica relativamente maior. A contagem baixa de células CD4 por si só não confere consequências piores para a terapia de intensão curativa. Entretanto, a contagem muito baixa dessas células aumenta o risco de morte em razão de outras causas relacionadas com a AIDS e a menos que o paciente apresente aumento nessas células esse risco persiste após o término bem-sucedido da terapia para o linfoma.

PRINCÍPIOS DE TRATAMENTO

O tratamento do NHL é orientado pelo comportamento clínico e isso depende, em grande parte, da entidade de doença específica. O comportamento clínico é descrito, geralmente, como indolente, agressivo ou altamente agressivo. Hoje, o tratamento convencional inclui quimioterapia, radioterapia, imunoterapia ou uma combinação dessas modalidades. Os novos tratamentos, incluindo os imunoconjugados, os moduladores imunes e os agentes dirigidos para alvos moleculares fazem agora parte da prática [clínica] do dia a dia ou são temas das investigações atuais. A pesquisa clínica em andamento aperfeiçoará a maneira como esses novos tratamentos são usados e combinados para aumentar ou superar os padrões atuais de cuidados.

Princípios de Terapia: Linfomas Indolentes de Células B e T

A história natural é a de um linfoma de crescimento relativamente lento com baixo potencial de cura, mas com a sobrevida mediana medida em anos a décadas. Para a doença sintomática disseminada, muitos especialistas recomendam rituximabe como agente único ou combinado com CHOP ou bendamustina. O ASCT aumenta as respostas completas, mas não cura. Rituximabe como manutenção melhora PFS. Outras abordagens que também podem ser usadas em pacientes com progressão da doença incluem: fludarabina (combinada com rituximabe e/ou mitoxantrona ou ciclofosfamida) e radioimunoterapia com ítrio 90 e ibritumomab tiuxetan. Agentes mais recentes como lenalidomida são interessantes. Os linfomas no Grau 3B são, frequentemente, tratados de maneira diferente que os de outros graus usando a terapia como no DLBCL. O FL pode progredir com transformação para um DLBCL e isso quase sempre exige tratamento. Em geral, o prognóstico é ruim após a transformação. Consultar a seção sobre DLBCL para tratamento da doença transformada.

Os aspectos prognósticos individuais devem ser considerados no planejamento do tratamento. Aqueles com prognóstico mais favorável podem-se beneficiar menos da terapia precoce, enquanto aqueles com prognóstico pior podem ter benefícios significativos dessa terapia. É importante considerar se a terapia planejada melhorará ou prejudicará o bem-estar do paciente. Se a toxicidade da terapia criar sintomas onde não há nenhum, a observação vigilante pode ser uma estratégia melhor.

Rituximabe como agente único em FLs não tratados previamente leva a RRs de até 75%. Esse medicamento como manutenção pode prolongar a remissão (aos 3 anos de acompanhamento mediano, a duração da remissão foi de 23 *versus* 12 meses, favorecendo o grupo de manutenção com rituximabe recebendo 375 mg/m^2 cada 2 meses para 4 doses após a indução). Como agente único em FLs tratados anteriormente, rituximabe pode levar a respostas em 50 a 60% dos casos, com duração mediana de resposta de 6 a 16 meses. Rituximabe com CHOP induz a respostas completas em até 95% dos FLs não tratados antes, com duração mediana da resposta não atingida aos 50 meses de acompanhamento. Rituximabe combinado com fludarabina leva a resultados simulares aos do CHOP + rituximabe (embora a fludarabina seja profundamente imunossupressora). Rituximabe combinado com bendamustina tem sido informado como tendo RR e PFS superiores e menos toxicidade em comparação com CHOP combinado com rituximabe, embora esses achados ainda não tenham sido reportados em formato de revisão dos pares.[8,9] Após a terapia inicial, 2 anos de manutenção com rituximabe podem melhorar a PFS. Além disso, alguns defendem o uso da radioimunoterapia para doença inicial usando ^{131}I-tositumomabe. A radioimunoterapia para doença recidivante inclui ítrio 90-ibritumomabe tiuxetan (Zevalin), aprovada pelo *Food and Drug Administration* (FDA) e bem tolerada. Em um estudo randomizado, Zevalin resultou em taxa de resposta objetiva (ORR) e resposta completa (CR) marginal e clinicamente mais alta, estatisticamente, mas não a duração da resposta, em comparação com rituximabe isolado em NHL de células B de baixo grau, folicular ou transformado e recidivante ou refratário. Tositumomabe e tositumomabe de iodo-131 (Bexxar) estão aprovados pelo FDA para o tratamento de pacientes com NHL folicular CD20-positivo, em casos com e sem transformação, quando a doença é refratária ao rituximabe e sofreu recidiva após a quimioterapia. Por isso, há uma quantidade substancial de escolhas terapêuticas (Quadro 16.9).

Os linfomas de células B indolentes em estádio I podem ser curáveis com sobrevida livre de doença (DFS) de 10 anos em aproximadamente 50% dos casos só com radiação. Por causa da história natural longa, essa doença é difícil de se estudar. Por exemplo, um grande estudo de fase II com mais de 100 pacientes foi iniciado em 1984, mas não foi completado nem publicado até 2003. Foi informada uma DFS de 10 anos em 76% dos casos, sugerindo que a radiação combinada com a quimioterapia pode ser superior à radioterapia isolada na doença em estádios I e II. Grandes bancos de dados retrospectivos indicam que a estratégia de observação não compromete a sobrevida, em comparação com a intervenção precoce.

Para linfomas linfocíticos de pequenas células/CLL as opções de tratamento incluem: bendamustina, fludarabina e rituximabe, administrados ao mesmo tempo ou em sequência. O alentuzumabe está aprovado para doença refratária à fludarabina, com RRs de aproximadamente 30%. A cladribina também pode ser usada. As terapêuticas mais recentes com agentes como os inibidores de PI3Kδ, lenalidomida e inibição da tirosina quinase de Bruton podem transformar a terapia para essa doença no futuro.

Para o tratamento de linfoma linfoplasmocitoide/macroglobulinemia de Waldenström as opções de tratamento incluem as terapias convencionais com agentes alquilantes (especialmente clo-

Quadro 16.9 Tratamento de Linfomas Indolentes	
Terapia de Combinação	**Descrição do Tratamento**
CVP	**Ciclofosfamida** 400 mg/m^2 PO diariamente por 5 dias, dias 1-5 (dose/ciclo total – 2.000 mg/m^2) **Vincristina** 1,4 mg/m^2 IV no dia 1 (dose/ciclo máximo – 2 mg; dose/ciclo total = 1,4 mg/m^2) **Prednisona** 100 mg/m^2 PO diariamente por 5 dias, dias 1-5 (dose/ciclo total = 500 mg/m^2) • O tratamento é repetido a cada 21 dias
Agentes Únicos	Descrição do Tratamento
Fludarabina	**Fludarabina** 25 mg/m^2/dia IV por 5 dias, dias 1-5 (dose/ciclo total = 125 mg/m^2) • O tratamento é repetido a cada 28 dias
Bendamustina	**Bendamustina** 50-60 mg/m^2 dias 1-5 cada 28 dias; 120 mg/m^2 dias 1-2 cada 21 dias
Rituximabe (isolado ou combinado com outros agentes)	**Rituximabe** 375 mg/m^2 IV semanalmente (dose/semana total = 375 mg/m^2)

IV, Intravenoso; PO, via oral.

rambucil) com ou sem corticosteroides. Às vezes usa-se também CHOP. Os análogos de purina como fludarabina ou cladribina também são ativos. A RR para terapia de primeira linha varia de 38 a 85%. A RR para fludarabina em pacientes tratados anteriormente varia de 30 a 50%. A terapia inicial com rituximabe já produziu RRs gerais de 20 a 40%, com o risco de exacerbação de paraproteína de IgM. Dados preliminares sugerem um papel para os agentes como alemtuzumabe e bortezomibe. Existe interesse na talidomida e análogos, particularmente lenalidomida e pomalidomida.

Para o linfoma da zona marginal, a erradicação efetiva da infecção por *H. pylori* pode resultar em regressão do tumor e provavelmente a cura, um achado que dá forte suporte à etiologia bacteriana do tumor. Quando associada à doença autoimune (como na síndrome de Sjögren ou na tireoidite de Hashimoto), a quimioterapia com ou sem rituximabe pode ser útil. A terapia local como cirurgia ou irradiação regional pode resultar em controle da doença por um período relativamente longo. A esplenectomia pode ser indicada para o linfoma da zona marginal esplênico. Os casos associados à infecção por HCV podem regredir com a terapia efetiva para HCV.

Princípios de Terapia: Linfomas Agressivos de Células B

Linfoma de Células do Manto

A maioria dos pacientes com MCL se apresenta com a doença em estágio avançado. Diferentemente de outros linfomas agressivos, este é incurável e tem sobrevida mediana curta de aproximadamente 6 anos. A variante blástica pode ser mais agressiva com propensão para envolvimento do CNS (25%) e sobrevida mais curta. Pode haver uma vantagem de sobrevida em pacientes mais jovens com [tumor] em estádio IA ou IIA tratado com radioterapia. A terapia CHOP baseada em rituximabe ou regimes mais intensivos como o HiperCVAD são usados, às vezes seguidos de transplante autólogo de medula óssea. Grandes estudos em grupo cooperativos geralmente não confirmaram que a terapia mais intensiva beneficie a população geral com MCL, pois muitos indivíduos não conseguiram completar a terapia planejada. O bortezomibe está aprovado para o tratamento de MCL recidivante. As terapias com base em alvos moleculares, incluindo os inibidores mTOR e as drogas imunomoduladoras (p. ex. lenalidomida), são interessantes.

Linfoma Difuso de Grandes Células B

A terapia R-CHOP é o padrão de cuidados para intenção curativa no DLBCL (Quadro 16.10). Para a maioria dos linfomas CD20+, a adição de rituximabe melhora o resultado e esse é, certamente, o caso

Quadro 16.10 Terapia Padrão para Linfoma Não Hodgkin Agressivo	
Quimioterapia de Combinação*	Descrição do Tratamento
R-CHOP	**Rituximabe** 375 mg/m^2 IV dia 1 **Ciclofosfamida** 750 mg/m^2 IV dia 1 (dose/ciclo total = 750 mg/m^2) **Doxorrubicina** 50 mg/m^2 IV dia 1 (dose/ciclo total = 50 mg/m^2) **Vincristina** 1,4 mg/m^2 IV dia 1 (dose/ciclo máximo = 2 mg; dose/ciclo total = 1,4 mg/m^2) **Prednisona** 50 mg/m^2/d PO por 5 dias, dias 1-5 (dose/ciclo total = 250 mg/m^2) • O tratamento é repetido cada 21 dias

*Consultar Quadro 16.11 para alternativas possíveis. IV, intravenoso; PO, via oral.

do DLBCL, em que rituximabe melhora a taxa de cura.[2] Para a doença localizada, muitos especialistas recomendam ciclos limitados de quimioterapia combinados com a radioterapia de campo envolvido. Por causa da toxicidade tardia e da doença recorrente, o benefício de OS dessa abordagem ainda não está esclarecido. A terapia de salvamento após a recidiva é mais efetiva para aqueles cuja doença permanece sensível à quimioterapia. Após o tratamento com regimes como rituximabe, ifosfamida, carboplatina e etoposida, o ASCT oferece potencial de cura para cerca de 50% dos pacientes. Entretanto, na era do rituximabe, os pacientes recidivantes dentro de 12 meses após a terapia inicial com R-CHOP parecem representar um grupo de prognóstico particularmente ruim. A sobrevida mediana livre da doença após o ASCT pode ser inferior a 12 meses para esse grupo.

A probabilidade de cura com a terapia inicial pode ser estimada usando modelos prognósticos, como o IPI. A adição de rituximabe ao CHOP parece "equalizar" vários regimes até certo ponto. Por exemplo, a vantagem do regime CHOEP (CHOP + etoposida) em relação ao CHOP isolado em pacientes jovens não é mais vista quando rituximabe é adicionado a qualquer desses regimes.

Para a doença em estádios I a II, três ciclos de CHOP + a radioterapia de campo envolvida resultam em PFS de 5 anos de 77% e OS de 82%, melhor que com 8 ciclos só de CHOP (64 e 72%, respectivamente). Entretanto, hoje o R-CHOP é usado com frequência na doença em estádio precoce sem radiação.

Na doença em estádio avançado, OS e PFS ficam em aproximadamente 50 e 32%, respectivamente, aos 5 anos com CHOP. Estudos clínicos randomizados mostram que a adição de rituximabe no Dia 1 de cada ciclo de CHOP ou ciclo semelhante ao CHOP resultou em melhora da sobrevida livre de evento, PFS e OS em todos os grupos de pacientes. A terapia de manutenção com rituximabe em DLBCL não mostra vantagem clara quando rituximabe é administrado concomitantemente com a quimioterapia. As possíveis alternativas ao R-CHOP como terapia de primeira linha ou como terapia de salvamento estão listadas no Quadro 16.11.

Para DLBCL associado ao HIV, foi reportado um ensaio clínico randomizado e de potência fraca de CHOP *versus* R-CHOP; não houve benefício nesses pacientes por causa do aumento da mortalidade relacionada com infecção. Entretanto, a infecção excessiva ficou restrita aos pacientes com células CD4 em quantidade inferior a 50/mm^3. A maioria dos especialistas recomenda que todos os pacientes HIV+ recebem rituximabe se a terapia de intenção curativa estiver planejada. A profilaxia com antibióticos é recomendada para aqueles com contagens baixas de células CD4. Um ensaio randomizado de fase II de R-EPOCH comparado a EPOCH seguido de rituximabe favoreceu o regime R-EPOCH concomitante e esse foi o padrão de cuidados recomendado por muitos especialistas que tratam linfoma relacionado com a AIDS.

▪ PRINCÍPIOS DE TRATAMENTO: LINFOMA DE CÉLULAS B ALTAMENTE AGRESSIVO

Linfoma de Burkitt/ALL de Células B

A terapia intensiva de curta duração forma a estratégia básica de tratamento para intenção de cura (Quadro 16.12). O tratamento pode provocar a síndrome de lise tumoral e a profilaxia deverá ser usada: alcali-

16 ▪ Linfomas Não Hodgkin

Quadro 16.11 Regimes Alternativos ou de Salvamento para Linfoma não Hodgkin Agressivo

Terapia de Combinação	Descrição do Tratamento
EPOCH (ajuste de dose)*	**Etoposida** 50 mg/m^2/dia por infusão IV contínua por 4 dias, dias 1-4 (dose/ciclo total = 250 mg/m^2)
	Doxorrubicina 10 mg/m^2/dia por infusão IV contínua por 4 dias, dias 1-4 (dose/ciclo total = 40 mg/m^2)
	Vincristina 4 mg/m^2/dia por infusão IV contínua por 4 dias, dias 1-4 (dose/ciclo total = 1,6 mg/m^2 (sem limite)
	Prednisona 60 mg/m^2 por dose PO cada 12 h por 5 dias, dias 1-5 (dose/ciclo total = 600 mg/m^2
	Ciclofosfamida 750 mg/m^2 IV dia 5 (dose/ciclo total = 750 mg/m^2)
	Filgrastim 5 µg/kg/dia SC começando no dia 6; continuar até ANC > 5.000 células/mm^3
	• O tratamento é ajustado pela dose com base nos nadires de neutrófilos e repetido a cada 21 dias
CHOEP[†]	**CHOP com etoposida** 100 mg/m^2 IV dias 1, 2 e 3
R-ICE	**Rituximabe** 375 mg/m^2 IV 48 horas antes do ciclo 1 e no dia 1 dos ciclos 1-3
	Etoposida 100 mg/m^2 IV dias 3, 4 e 5
	Carboplatina AUC 5: dose = 5 x [25 + clearance de Creatinina] com limites a 800 mg IV no dia 4
	Ifosfamida 5.000 mg/m^2 misturados com quantidade igual de MESNA CIV por 24 h no dia 4
DHAP	**Cisplatina** 100 mgm^2 por infusão IV contínua por 24 h no dia 1 (dose/ciclo total = 100 mg/m^2
	Citarabina 2.000 mg/m^2 por dose IV durante 3 h cada 12 h por 2 doses no dia 2 (dose/ciclo total = 4.000 mg/m^2)
	Dexametasona 40 mg/dia PO ou IV por 4 dias, dias 1-4 (dose/ciclo total = 160 mgm^2)
	• O tratamento é repetido a cada 21-28 dias
ESHAP	**Etoposida** 40 mg/m^2/dia durante 1 hora IV por 4 dias, dias 1-4 (dose/ciclo total = 160 mg/m^2)
	Metilprednisolona 250-500 mg/dia IV por 5 dias, dias 1-5 (dose/ciclo total = 1.250-2.500 mg)
	Citarabina 2.000 mg/m^2 IV durante 2 horas no dia 5 (dose/ciclo total = 2.000 mg/m^2)
	Cisplatina 25 mg/m^2/dia por infusão IV contínua por 4 dias, dias 1-4 (dose/ciclo total = 100 mg/m^2)
	• O tratamento é repetido a cada 21-28 dias
ACVBP	**Doxorrubicina** 75 mg/m^2 IV dia 1
	Ciclofosfamida 1.200 mg/m^2 por dose IV no dia 1
	Vindesina 2 mg/m^2 IV dias 1 e 5
	Bleomicina 10 mg IV dias 1 e 5
	Prednisona 60 mg/m^2/dia PO dias 1-5
	• O tratamento é repetido a cada 14 dias

*As dosagens de etoposida, ciclofosfamida e doxorrubicina podem ser aumentadas em 20% a partir da dosagem do ciclo anterior se não houver evidência de neutropenia absoluta (ANC < 500/mm^3) ou trombocitopenia (contagem de plaquetas < 25.000/mm^3).
[†]Vários esquemas de escalonamento de doses foram informados.
ANC, contagem absoluta de neutrófilos; IV, intravenoso; MESNA, 2-mercaptoetano sulfonato; PO, via oral; SC, subcutâneo.

Quadro 16.12 Resultados em Adultos e Crianças com Linfoma de Burkitt e semelhante a Burkitt com regime CODOX-M/IVAC

Número	CR (%)	EFS aos 2 Anos (%)
Crianças: 21	90	85
Adultos: 20	100	100
Total: 41	95	92

CR, resposta completa; EFS, sobrevida sem episódio.
De Magrath I, Adde M, Shaa A et al. Adults and Children with non-cleaved-cell lymphoma have a similar excelente outcome when treated with the same chemotherapy regimen, *J Clin Oncol* 1996;14:925-934.

nizar a urina com D5W + 100 mEq de acetato de sódio a 100 a 150 mL/h, adicionar alopurinol, 600 mg via oral diariamente durante 2 dias e depois 300 mg/dia via oral até a resolução da síndrome. A quimioterapia agressiva tem o potencial de cura nesses tumores. Para os adultos, rituximabe é hoje considerado como parte padrão do tratamento. Isso ainda não demonstrou trazer benefícios em crianças. Para adultos, ensaios randomizados não informaram a terapia. O regime CODOX-M/IVAC estratificado para risco se baseia em dados de fase II.[5,6] O regime consiste em três ciclos de CODOX-M para doença de baixo risco (Quadros 16.13 a 16.15). (Todos os seguintes: LDH normal, *status* 0 ou 1 de desempenho da WHO, estádio I a II da classificação Ann Arbor e sem massa tumoral de 10 cm ou maior). Para a doença de alto risco (*i. e.*, que não cumpre com os critérios para baixo risco) são administrados quatro ciclos alternados de CODOX-M e IVAC. Uma abordagem alternativa é o regime hiper-CVAD com o acréscimo de rituximabe.[4] Ainda assim, não há dados suficientes para recomendação rotineira desse tratamento fora de um protocolo de pesquisa, mas um perfil de toxicidade favorável pode justificar o uso, se um determinado paciente não puder tolerar uma terapia agressiva mais estabelecida com dosagem intensiva. O regime R-EPOCH com ajuste de dose é foco de um estudo clínico nacional (EUA) para definir sua eficácia no linfoma de Burkitt e no DLBCL positivo para o gene C-MYC.

Tratamento de Linfoma de Células B Recorrente e Refratário

Muitos pacientes com NHL exigem terapia complementar por causa da recidiva ou refratariedade da doença à terapia. Embora os FLs nos graus I e II não tenham cura, a quimioterapia com altas doses seguida de transplante autólogo melhora a PFS. No NHL agressivo, cerca de 40 a 50% dos pacientes falha em atingir a remissão com a quimioterapia convencional. Entre os que atingem uma CR, 30 a 40% sofrerão recidiva. Esses pacientes podem-se beneficiar da terapia de salvamento (Quadro 16.11).[3]

Princípios da Terapia de Salvamento

A prudência convencional promove o uso da quimioterapia sem resistência cruzada como (cisplatina, citarabina e dexametasona), ESHAP (etoposida, metil prednisolona, citarabina e cisplatina) e ICE

Quadro 16.13 Estimativa de Sobrevida Livre de Evento de 1 Ano para Subgrupos de Pacientes de Alto Risco Tratados com o Regime CODOX-M/IVAC para Linfoma de Burkitt não Relacionado com o HIV

Variável	N	EFS 1 Ano (%)	(CI 95%)	Valor de *P* Log-Rank
Escore do Índice Prognóstico Internacional				
0-1	6	83,3	(53,5-99)	
2	19	63,2	(41,5-84,9)	
3	14	57,1	(31,2-83,1)	0,8852

EFS, sobrevida sem o episódio; HIV, vírus da imunodeficiência humana.
Com base em dados de Mead GM, Sydes MR, Walewski J, *et al*. An international evaluation of CODOX-M and CODOX-M alternating with IVAC in adult Burkitt's lymphoma Group LY06 study. *Ann Oncol* 2002;13:1264-1274.

Quadro 16.14 Regime CODOX-M

Dia	Droga	Dose	Via	Tempo
1	Ciclofosfamida	800 mg/m^2	IV	
	Vincristina	1,5 mg/m^2 (máx. 2 mg)	IV	
	Doxorrubicina	40 mg/m^2	IV	
	Citarabina	70 mg	IT	
2-5	Ciclofosfamida	200 mg/m^2	IV	Diariamente
3	Citarabina	70 mg	IT	
8	Vincristina	1,5 mg/m^2 (máx. 2 mg)	IV	
10	Metotrexato	1.200 mg	IV	Durante 1 h
		240 mg/m^2	IV	Cada hora durante 23 h
11	Leucovorin	192 mg/m^2	IV	Na 36ª hora
		12 mg/m^2	IV	Cada 6 h até que o nível de MTX < 5 x 10^{-8} M
13	G-CSF	5 µg/kg	SC	Diariamente até que AGC > 10^9/L
15	Metotrexato	12 mg	IT	
16	Leucovorin	15 mg	PO	24 h após metotrexato IT

Começar novo ciclo no dia em que ANC não suportado > 1 x 10^9/L e plaquetas não suportadas > 75 x 10^9/L.
AGC, contagem absoluta de granulócitos; ANC, contagem absoluta de neutrófilos; G-CSF, fator de estimulação de colônia de granulócitos; IT, via intratecal; IV, via intravenosa; PO, via oral; SC, via subcutânea.

(ifosfamida, carboplatina, etoposida). Entretanto, a evolução contínua da compreensão da resposta celular apoptótica aos estímulos quimioterápicos sugere que drogas sem resistência cruzada podem não existir – pois os mecanismos de resistência do tumor podem não ser inteiramente específicos para uma droga – por causa dos limiares intrínsecos de apoptose alta em tumores refratários. Os dados clínicos, tanto empíricos quanto *in vitro*, fornecem evidência de que a resistência do tumor pode ser superada usando drogas já administradas, mas com programas diferentes de infusão (p. ex., por regimes de infusão prolongada como o EPOCH-R com ajuste de dose). Além disso, outros agentes como ICE ou ESHAP também demonstraram utilidade no quadro de NHL recidivante e refratário.

A quimioterapia de alta dose e o ASCT podem fornecer vantagem curativa em alguns pacientes cuja doença responde à quimioterapia de salvamento. O ASCT atinge sobrevida duradoura em até

Quadro 16.15 Regime IVAC

Dia	Droga	Dose	Método	Tempo
1-5	Etoposida	60 mg/m^2	IV	Diariamente durante 1 hora
	Ifosfamida	1.500 mg/m^2	IV	Diariamente durante 1 hora
	Mesna	360 mg/m^2 (misturada com Ifosfamida) e, então, 360 mg/m^2	IV	Cada 3 horas (7 doses/período de 24 h)
1 e 2	Citarabina	2 g/m^2	IV	Durante 3 h, cada 12 h (total de 4 doses)
5	Metotrexato	12 mg	IT	
6	Leucovorin	15 mg	PO	24 h após MTX IT
7	G-CSF	5µg/kg	SC	Diariamente até que AGC > 1,0 x 10^9/L

Começar novo ciclo (CODOX-M) no dia em que o ANC não suportado esteja > 1,0 x 10^9/L e as plaquetas não suportadas estejam > 75 x 10^9/L.
AGC, contagem absoluta de granulócitos; ANC, contagem absoluta de neutrófilos; G-CSF, fator de estimulação de colônia de granulócitos; IT, via intratecal; IV, via intravenosa; MESNA, 2-mercaptoetano sulfonato; MTX, metotrexato; PO, via oral; SC, via subcutânea.

50% dos pacientes com DLBCL recidivante sensível à quimioterapia, e alguns estudos randomizados prospectivos documentaram a superioridade do ASCT sobre a quimioterapia de salvamento para DLBCL recorrente. Pacientes com IPI de baixo risco têm maior probabilidade de benefício. Entretanto, na era do rituximabe, aqueles de recidivam após terapia incluindo essa substância parecem estar selecionados para os pacientes de pior prognóstico, e o salvamento é menos bem-sucedido em muitos casos por causa disso.

O transplante alógeno permanece no cenário da investigação. O transplante de células-tronco não mieloablativo ou de intensidade reduzida (RIST) tenta exercer efeitos imunológicos contra o tumor sem o risco de quimioterapia de dosagem elevada. Na maioria dos casos, essa quimioterapia não parece superar a resistência do tumor. A engenharia da enxertia para reforçar o benefício do enxerto *versus* linfoma e reduzir as complicações do enxerto-*versus*-hospedeiro permanece como área ativa de investigação. Os estudos não demonstraram coerentemente efeitos significativos de enxerto-*versus*-linfoma na maioria dos pacientes.

Os pacientes com HIV bem controlado e NHL recidivante não deverão ser rotineiramente excluídos da consideração para ASCT.

Linfoma (Sistêmico) Relacionado com Síndrome da Imunodeficiência Adquirida Considerações de Tratamento

Na era atual da cART efetiva para a infecção por HIV, a maioria dos pacientes infectados com esse vírus e portadora de linfoma deverá ser tratada de maneira similar ao tratamento de seus pares com linfoma não relacionado com HIV. Uma exceção é a recomendação de alguns especialistas de profilaxia do CNS para todos os ARLs sistêmicos (Quadro 16.16). Antes da cART, a quimioterapia de dosagem baixa já tinha sido recomendada para pacientes infectados por HIV. Isso deverá ser usado raramente, se nunca, na era atual. Possíveis exceções podem ser consideradas para pacientes com AIDS avançada e

Quadro 16.16 Regime EPOCH Ajustado pela Dose para ARL

Etoposida	50 mg/m^2/dia CIV dias 1-4 (dose/ciclo total = 250 mg/m^2)		
Doxorrubicina	10 mg/m^2/dia CIV dias 1-4 (dose/ciclo total = 40 mg/m^2)		
Vincristina	4 mg/m^2/dia CIV dias 1-4 (dose/ciclo total = 1,6 mg/m^2 (sem limite)		
Prednisona	60 mg/m^2 PO, diariamente, dias 1-5		
Ciclofosfamida	O ciclo 1 depende da contagem de células CD4		
	CD4/mm^3	< 100	187 mg/m^2 IV no dia 5 (Nota: os autores recomendam iniciar com 375 mg/m^2 na ausência de outras complicações da AIDS e PFS satisfatório
		≥ 100	375 mg/m^2 IV no dia 5
	Os ciclos 2 e além dependem do nadir de ANC		
	Nadir ANC	< 500	Reduzir a dose em 187 mg/m^2
		≥ 500	Aumentar dose em 187 mg/m^2 (dose máxima 750 mg/m^2)
Filgrastin	300 µg/dia SC começando no dia 6; continuar até ANC > 5.000 células/mm^3		
	O tratamento é repetido a cada 21 dias		
Rituximabe 375 mg/m^2 administrados no dia 1 antes da infusão de EPOCH pode aumentar a eficácia			
Suspender HAART até o térmico de todos os ciclos EPOCH em estudo clínico original de fase II; HAART continuado em estudo clínico multicêntrico randomizado de fase II			
Profilaxia com PCP para todos os pacientes e continuando até que CD4 > 200 células/mm^3			
Profilaxia com MAC para todos os pacientes com CD4 < 100 células/mm^3			

ANC, contagem absoluta de neutrófilos; PFS, sobrevida livre de progressão; PO, via oral.
Adaptado de Little FR, Pittaluga S, Grant N et al. Highly effective treatment of acquired immunodeficiency syndrome related lymphona with EPOCH dose-adjusted; impact of antiretroviral therapy suspension and tumor biology. *Blood*. 2003;101:4653-4659; and oral presentation from 10th International Conference on Malignancies in AIDS and Other Acquired Immunodeficiencies, Bethesda, MD, 2006.

infecção por HIV essencialmente não tratável. A quimioterapia de dosagem padrão superou a terapia de baixa dose na era da cART. Consulte a seção anterior sobre DLBCL e Burkitt quanto à terapia. Dados de fase II apoiam o uso de EPOCH-R e CODOX/M-IVAC em pacientes infectados com HIV.[7]

O uso concomitante de cART não está definido. Os dados são inadequados para elaborar recomendações baseadas em evidências. Com a cART atualmente disponível, será possível evitar a toxicidade clinicamente aparente quando combinando a terapia para linfoma e HIV. Entretanto, existe a possibilidade de interações farmacocinéticas clinicamente sutis, mas ainda assim importantes, quando cART e terapias anticâncer são combinadas. Por exemplo, o ritonavir parece aumentar a toxicidade associada aos alcaloides da vinca através da via metabólica do citocromo P450 3A4. Isso pode resultar em doses decrescentes de agentes de câncer e, possivelmente, minar o potencial curativo do regime. Certamente, pode-se elaborar um caso ao se suspender cART para alguns pacientes. Por exemplo, um paciente com Burkitt e síndrome da lise tumoral deverá iniciar a terapia definitiva para Burkitt e a cART poderá esperar até que as condições fisiológicas do paciente permitir a consideração de se administrar a terapia para a doença crônica por HIV por toda a vida. Muitos oncologistas recomendam a continuidade da cART se o paciente já estiver em um regime estável e bem tolerado, mas atrasar esse início até que se complete a terapia para o linfoma naqueles que não estiverem nessas condições.

Linfoma de Células T: Princípios de Tratamento

Os linfomas de células T tendem a apresentar PFS e OS piores que os linfomas agressivos de células B. O ALCL sistêmico é uma exceção e está entre os subtipos mais curáveis com o tratamento à base de doxorrubicina. Alguns subtipos de células T não possuem potencial de cura e deverão ser abordados paliativamente, como no ATL e no linfoma anaplástico cutâneo primário. Outros subtipos de células T, incluindo o angioimunoblástico e o PTL, possuem baixo potencial de cura com tratamento com dose convencional e deverão ser considerados para estudos clínicos focados nos pacientes de alto risco.

Os corticosteroides, os agentes alquilantes e o bexaroteno estão disponíveis para uso tópico e são, frequentemente, utilizados. Além das terapias tópicas, a radiação ultravioleta, seja UVA ou UVB, e a terapia da pele total com feixe de elétrons (TSEBT) são usadas em CTCL de estádio limitado. A substância psoralen combinada com ultravioleta A (PUVA) está associada a uma taxa de CR superior a 90% e a um intervalo prolongado livre da doença na doença em estádio precoce. Para a doença em estádio avançado, bexaroteno, denileucina difitiox e, mais recentemente, os inibidores de histona deacetilase (vorinostat e romidepsina estão aprovados pelo FDA para essa indicação em pacientes tratados anteriormente) apresentam atividade. A quimioterapia sistêmica de multidroga tem uso limitado e está reservada, principalmente, para pacientes com doença avançada que tenha recidivado e que não estejam respondendo após outras intervenções.

A aprovação dos inibidores de histona deacetilase para CTCL tratado anteriormente tem abordagens terapêuticas sistêmicas avançadas. Tanto vorinostat quando romidepsina são agentes nesta classe com atividade no CTCL.

Leucemia/Linfoma de Células T do Adulto

O ATLL não tem cura. Os tratamentos para melhora incluem a quimioterapia de combinação à base de interferon e doxorrubicina. Dados retrospectivos sugerem que a quimioterapia de combinação sequencial seguida de zidovudina com IFN-α melhora substancialmente a sobrevida.

Referências

1. Swerdlow SH, Campo E, Harris NL, et al. *WHO Classification of Tumors of Haematopoietic and Lymphoid Tissues.* 4th ed. Lyon: World Health Organization; 2008.
2. Coiffier B, Lepage E, Briere J, et al. CHOP chemotherapy plus rituximab compared with CHOP alone in elderly patients with diffuse large-B-cell lymphoma. *N Engl J Med.* 2002;346:235-242.
3. Friedberg JW. Relapsed/refractory diffuse large B-cell lymphoma. ASH Education Program Book. *Hematology Am Soc Hematol Educ Program.* 2011;2011:498-505.
4. Thomas DA, Cortes J, O'Brien S, et al. Hyper-CVAD program in Burkitt's-type adult acute lymphoblastic leukemia. *J Clin Oncol.* 1999;17:2461-2470.

5. Magrath I, Adde M, Shad A, et al. Adults and children with small non-cleaved-cell lymphoma have a similar excellent outcome when treated with the same chemotherapy regimen. *J Clin Oncol.* 1996;14:925-934.
6. Mead GM, Sydes MR, Walewski J, et al. An international evaluation of CODOX-M and CODOX-M alternating with IVAC in adult Burkitt's lymphoma: results of United Kingdom Lymphoma Group LY06 study. *Ann Oncol.* 2002;13:1264-1274.
7. Little RF, Pittaluga S, Grant N, et al. Highly effective treatment of acquired immunodeficiency syndrome-related lymphoma with dose-adjusted EPOCH: impact of antiretroviral therapy suspension and tumor biology. *Blood.* 2003;101:4653-4659.
8. Cheson BD, Wendtner CM, Pieper A, et al. Optimal use of bendamustine in chronic lymphocytic leukemia, non-Hodgkin lymphomas, and multiple myeloma: treatment recommendations from an international consensus panel. *Clin Lymphoma Myeloma Leuk.* 2010;10:21-27.
9. Rummel MJ, Niederle N, Maschmeyer G, et al. Bendamustine plus rituximab is superior in respect of progression free survival and CR rate when compared to CHOP plus rituximab as first-line treatment of patients with advanced follicular, indolent, and mantle cell lymphomas: final results of a randomized phase III study of the StiL (Study Group Indolent Lymphomas, Germany). *ASH Annual Meeting Abstracts* 2009;114:405.

17
Mieloma Múltiplo

Elisabet E. Manasanch ▪ Nishant Tageja ▪ C. Ola Landgren

▪ EPIDEMIOLOGIA E FATORES DE RISCO

O mieloma múltiplo é a segunda malignidade hematológica mais comum nos EUA, com taxa de incidência ajustada pela idade de 6 em cada 100.000 pessoas e prevalência de 70.000 em 1º de janeiro de 2009.[1] O mieloma é diagnosticado, predominantemente, nos idosos, com idade mediana na apresentação de aproximadamente 69 anos. Os homens são mais afetados que as mulheres. Os homens afroamericanos apresentam a mais alta taxa de incidência com 14,3 por 100.000, duas vezes a taxa de seus contrapartes caucasianos.

A maioria dos casos é precedida por uma discrasia assintomática das células plasmáticas denominada gamopatia monoclonal de significado indeterminado (MGUS)[2] e de mieloma múltiplo indolente (SMM).

De acordo com os dados da Clínica Mayo (EUA), 3% da população branca, em geral com idade superior a 50 anos, tem MGUS com uma taxa média de progressão para mieloma múltiplo de 1% por ano;[3] o SMM tem um risco anual de 10% de progressão para mieloma múltiplo.

Os fatores de risco conhecidos são: idade, etnia, sexo masculino, obesidade, exposição a pesticidas e história familiar de MGUS ou de mieloma múltiplo. Tanto os fatores ambientais quanto os genéticos (polimorfismos de nucleotídeos únicos, SNPs, em *loci* das regiões cromossômicas 2p, 3p e 7p) podem ter um papel no desenvolvimento do mieloma múltiplo e em seus precursores.

Condições Precursoras

As diretrizes do International Myeloma Working Group (IMWG) (EUA) publicadas em 2010 definem MGUS como a presença de uma proteína M sérica < 30 g/L, < 10% de células plasmáticas clonais na medula óssea, e ausência de dano orgânico terminal (critérios de hipercalcemia, insuficiência renal, anemia e lesões ósseas [CRAB]; Quadro 17.1) que podem ser atribuídas a um distúrbio proliferativo de células plasmáticas.[4] O SMM exige um nível de proteína M de ≥ 30 g/L ou ≥ 10% de células plasmáticas clonais na medula óssea, mas sem dano orgânico terminal. Após o diagnóstico, os pacientes deverão ser estratificados por risco para a progressão para mieloma múltiplo. O acompanhamento clínico depende do risco de progressão para doença sintomática, com base na estratificação de risco (Quadro 17.2).

Um estudo clínico randomizado de fase III em andamento está, atualmente, avaliando o papel do tratamento precoce com lenalidomida e dexametasona em dose elevada em pacientes com SMM de alto risco. Estudos preliminares sugerem atraso no tempo para progressão no braço de tratamento.[5] Nesse momento, novos estudos clínicos de fase II estão sendo lançados para avaliar se o tratamento precoce pode retardar/prevenir a progressão para o mieloma múltiplo manifesto. O tratamento padrão de 2012 para MGUS e SMM é "observar e esperar". Pacientes com SMM de alto risco podem ser tratados somente após a inclusão em estudos clínicos.

Fisiopatologia

O mieloma múltiplo é uma doença heterogênea e classificada como uma das paraproteinemias. Ele se caracteriza pela proliferação e infiltração da medula óssea por linfócitos B terminalmente diferenciados

Quadro 17.1 Critérios CRAB e Frequência na Apresentação

Anormalidade Clínica	Pacientes na Apresentação (%)
HiperCalcemia (≥ 11 mg/100 mL)	13
Insuficiência Renal (creatinina sérica > 2 mg/dL)	19
Anemia < 12 g/100 mL	72
Lesões ósseas (Bone) (lesões líticas, fraturas patológicas ou osteopenia intensa)	80
Tipo de Proteína M	**~Pacientes com Mieloma Múltiplo (%)**
IgG	55
IgA	20
Somente da cadeia leve (proteinúria de Bence Jones)	15
IgD ou IgE	2
Biclonal	1

CRAB, hipercalcemia, insuficiência renal, anemia, lesões ósseas.

Quadro 17.2 Estratificação de Risco de Gamopatia Monoclonal de Significado Indeterminado e Mieloma Múltiplo Latente

Fatores de Risco	Nº Fatores de Risco	Pacientes	Progressão (%)
Gamopatia Monoclonal de Significado Indeterminado			
Clínica Mayo			*Progressão 20 anos*
Proteína M > 1,5 g/dL	0	449	5
MGUS Não IgG	1	420	21
Proporção FLC < 0,26 ou > 1,65	2	226	37
	3	53	58
	Total	1.148	20
Pethema			*Progressão 5 anos*
≥ 95% de células plasmáticas anormais	0	127	2
	1	133	10
PCs por citometria de fluxo da medula óssea	2	16	46
	Total	276	8,5
Aneuploidia de DNA			
Mieloma Múltiplo Indolente			
Clínica Mayo			*Progressão 5 anos*
Células plasmáticas na medula óssea ≥ 10%	1	76	25
	2	115	51
Proteína M ≥ 3 g/dL	3	82	76
Proporção FLC < 0,125 ou > 8	Total	273	51
Pethema			*Progressão 5 anos*
≥ 95% aPC	0	28	4
Imunoparesia	1	22	46
	2	39	72
	Total	89	46

FLC, cadeia leve livre.
Adaptado de Karde N, Kristinsson SY, Landgren O. Monoclonal gammopathy of undetermined significance (MGUS) and smoldering multiple myeloma (SMM): novel biological insights and development of early treatment strategies. *Blood.* 2011;117:5573-5581.

(células plasmáticas), anormais e clonais que produzem anticorpos. A desregulação da biologia das células plasmáticas como resultado de mutações de células somáticas orienta a transformação dos estados assintomáticos, como MGUS e SMM para mieloma múltiplo e leucemia de células plasmáticas.[6]

Foram identificadas anormalidades genéticas múltiplas que contribuem para a gênese e a progressão para mieloma múltiplo incluindo variações SNP herdadas, translocações (envolvendo principalmente o *locus* da cadeia pesada de imunoglobulina (IGH) no cromossomo 14), trissomias de cromossomos numerados em ímpar (hiperdiploidia), mutações, alterações epigenéticas e anormalidades do micro-RNA. A hiperdiploidia e as translocações de IGH são os eventos genéticos primários mais comuns que podem estratificar a doença pelo risco em: risco padrão, intermediário e alto e possuem informações prognósticas que se correlacionam com a sobrevida geral (Quadro 17.2).[62]

Eventos genéticos secundários foram propostos para conferir vantagem seletiva às células plasmáticas clonais, que se acumulam e interagem com o microambiente da medula óssea (células do estoma, osteoclastos, osteoblastos e vasculatura). Por fim, ocorre redução no número de células plasmáticas normais, altos níveis de citocinas inflamatórias em circulação, hipercoagulabilidade, imunossupressão, mielossupressão, lesões ósseas líticas e hipercalcemia.

Aspectos Clínicos

O mieloma múltiplo tem apresentações clínicas diferentes: ele não representa uma entidade de doença única, mas sim um espectro de distúrbios de células plasmáticas clonais. O Quadro 17.1 mostra as anormalidades clínicas mais comuns no diagnóstico, assim como o tipo de envolvimento da proteína monoclonal.[7]

O sintoma mais comum no diagnóstico é a dor óssea (até 70% dos pacientes na maioria das séries de casos) afetando as áreas lombar e das costelas e causando fraturas patológicas. Até 90% dos pacientes desenvolvem lesões osteolíticas durante o curso de sua doença. Risco aumentado de infecções, perda de peso, fadiga (anemia) e mal-estar são comuns. Cerca de 10 a 20% dos pacientes podem-se apresentar com hipercalcemia (sonolência, confusão, constipação, náusea) ou insuficiência renal. A maioria dos pacientes (> 95%) não apresenta sintomas de hiperviscosidade (incomum se o nível de viscosidade do soro não for quatro vezes o limite superior do normal) ou amiloidose. Cerca de 1% dos pacientes apresenta doença extramedular (EMD) à época da apresentação e cerca de 8% desenvolve EMD no curso da doença.

Avaliação Inicial

Recomendada

- História completa e exame físico.[8]
- *Hematologia* – contagens sanguíneas completas com revisão de esfregaço de sangue periférico e diferencial.
- *Química* – eletrólitos séricos, ureia, creatinina, cálcio, magnésio, fósforo, ácido úrico, β_2 microglobulina, albumina sérica, proteína C reativa e desidrogenase láctica do soro (LDH).
- Eletroforese de proteína sérica (SPEP) com imunofixação sérica e ensaio nefelométrico da cadeia leve livre no soro (FLC). Cerca de 20% dos pacientes com mieloma múltiplo apresentam mieloma da cadeia leve (proporção de FLC anormal na ausência de um pico de M). Cerca de 1% dos pacientes com mieloma múltiplo apresenta doença não secretória sem evidência de pico de M e sem proporção anormal de FLC.
- Análise rotineira de urina, coleta de 24 horas para proteinúria, eletroforese e imunofixação.
- Imunoglobulinas quantitativas.
- Aspirado de medula óssea mais biópsia com por trepanação. A citogenética de metáfase padrão e hibridização fluorescente *in situ* (FISH) para anormalidades cromossômicas comuns encontradas em mieloma múltiplo [t(11;14), t(4;14), t(14;16), t(6:14),t(14;20), hiperdiploidia, deleção de 17p e 13q, ganho de 1q].
- Perfil de expressão de gene (geralmente para pesquisa).

Imageamento
- Pesquisa radiográfica do esqueleto incluindo coluna vertebral, pelve, crânio, úmeros e fêmures ainda é a técnica de excelência para imageamento; entretanto, ela tem certas limitações, pois revela a lesão lítica somente após > 30 a 50% de perda do osso trabecular.[9]
- A Tomografia Computadorizada do Corpo Todo por Multidetectores de baixa dose (MDTC) é muito sensível para detectar lesões líticas pequenas que podem ser negativas na pesquisa do esqueleto, mas emite 1,3 a 3 vezes mais radiação. Em alguns centros, a MDTC substituiu a radiografia convencional para diagnóstico e acompanhamento de pacientes com mieloma múltiplo e pode ser usada, se disponível.
- A Investigação por Ressonância Magnética (MRI) é especialmente útil para descartar a compressão do cordão se houver sintomas associados à coluna vertebral. A MRI de corpo total é mais sensível que a MDTC sem a exposição à radiação. Esse é o método preferido para avaliar e acompanhar o plasmocitoma solitário e ósseo extraósseo (SBP) com a sugestão de que a MRI deverá ser incluída na avaliação inicial de SBP, já que ela pode revelar lesões ocultas em qualquer lugar e levar ao estadiamento para cima (*upstaging*). A MRI é recomendada em pacientes com radiografia convencional normal como parte do exame minucioso inicial de mieloma múltiplo.
- O imageamento por fluorodesoxiglicose de corpo total/tomografia com emissão de pósitrons (FDG/PET) não é recomendada para uso rotineiro fora dos estudos clínicos.
- As varreduras ósseas com Tecnécio não podem ser usadas para a avaliação de MGUS/SMM ou mieloma múltiplo, pois as lesões osteolíticas não possuem captação aumentada e até 50% das lesões ósseas podem não ser detectadas.

Critérios Diagnósticos
Critérios do International Myeloma Working Group
O diagnóstico de mieloma múltiplo deve incluir o seguinte:[10,11]
1. Células plasmáticas clonais da medula óssea $\geq$ 10% (o envolvimento da medula óssea pode ser em pequenas áreas e várias biópsias aleatórias podem ser necessárias) e
2. A presença de proteína monoclonal sérica e/ou urinária (exceto em pacientes com mieloma múltiplo não secretor) e
3. Evidência de dano orgânico terminal que pode ser atribuída ao distúrbio proliferativo de células plasmáticas subjacentes:
   a. Hipercalcemia: cálcio sérico $\geq$ 11,5 mg/100 mL, ou
   b. Insuficiência renal: creatinina sérica > 1,73 mmol/L (2 mg/dL) ou
   c. Anemia: normocrômica normocítica com valor de hemoglobina > 2 g/100 mL abaixo do limite inferior do normal ou valor de hemoglobina < 10 g/100 mL ou
   d. Osso: lesões líticas, osteopenia intensa ou fraturas patológicas.

Estadiamento
Em 1975, o Durie-Salmon Staging System (DS SS) para mieloma múltiplo foi proposto com base na correlação matemática de aspectos individuais clínicos, laboratoriais e radiográficos com carga de tumor de mieloma múltiplo.[12] Dependendo da intensidade da anemia, níveis de proteína M, hipercalcemia e lesões líticas, os pacientes eram classificados nos estágios I, II ou III. Os pacientes poderiam ainda ser subclassificados em estádio A (creatinina < 2 mg/100 mL) ou B (creatinina $\geq$ 2 mg/100 mL) (Quadro 17.3). O DS SS foi amplamente adotado; entretanto, uma vez que o número e tamanho das lesões líticas na radiografia plana dependem do observador (subjetiva) um sistema de estadiamento mais objetivo foi proposto em 2005 pelo IMWG usando apenas os valores laboratoriais de β_2 microglobulina e de albumina sérica. Isso se correlacionou, satisfatoriamente, com a sobrevida geral (Quadro 17.3).[13] Ambos os sistemas de estadiamento continuam a ser usados clinicamente e em estudos clínicos de pesquisa.

Critérios para Avaliar Resposta, Progressão e Recidiva
Desde 2006, os critérios de resposta uniforme do IMWG têm sido usados para categorizar as respostas do paciente e informar a eficácia de novos agentes em estudos clínicos (Quadro 17.4). As principais

Quadro 17.3 Sistemas de Estadiamento para Mieloma Múltiplo

Estádio	Descrição	Sobrevida Geral (Meses)
Sistema Durie-Salmon		
I (Massa de mieloma $< 0,6 \times 10^{12}$ células/m^2)	Todos os seguintes: Hgb > 10 g/dL; Ca soro 12 mg/dL; 1 lesão em pesquisa esquelética; proteína M de IgG < 50 g/L; Proteína M de IgA < 30 g/L; cadeias leves urinárias < 4 g/24 h	IA:62 IB:22
II (Massa de mieloma, $0,6$-$1,2 \times 10^{12}$ células/m^2)	Resultados não preenchem nem estádio I nem estádio III	IIA:58 IIB:34
III (Massa de mieloma $> 1,2 \times 10^{12}$ células/m^2)	Qualquer um dos seguintes: Hgb 8,5 g/dL; Ca soro > 12 mg/dL; > 1 lesão na pesquisa esquelética; proteína M de IgG > 70 g/L Proteína M de IgA > 50 g/L; excreção de cadeia leve urinária > 12 g/24 h	IIIA:45 IIIB:24
Subclassificação A	Creatinina sérica < 2 mg/dL	
Subclassificação B	Creatinina sérica 2 mg/dL	
Sistema Internacional de Estadiamento		
I	β_2 Microglobulina < 3,5 mg/L e albumina sérica > 3,5 g/dL	62
II	Nem estádio I nem estádio II	44
III	β_2 Microglobulina > 5,5 mg/L	29

Quadro 17.4 Critério de Resposta Uniforme do International *Myeloma Working Group*

Resposta	Critérios
Resposta completa estrita (sCR)	CR como definido a seguir mais Proporção FLC normal mais Ausência de células clonais em medula óssea por imuno-histoquímica ou imunofluorescência
Resposta completa (CR)	IFE negativo no soro e urina e Desaparecimento de quaisquer plasmocitomas de partes moles e ≤ 5% de células plasmáticas na medula óssea
Resposta parcial muito boa (VGPR)	Proteína M sérica e urinária detectável por IFE, mas não na eletroforese ou redução de 90% ou mais na proteína M sérica mais nível de proteína M urinária < 100 mg/24 h
Resposta parcial (PR)	Redução de ≥ 50% de proteína M sérica e redução de proteína M urinária em 24 h de ≥ 90% ou para < 200 mg/24 h
	Se a proteína M do soro e da urina não forem mensuráveis, será necessária uma redução ≥ 50% na diferença entre os níveis de FLC envolvidos e não envolvidos
	Se a proteína M do soro e da urina e o ensaio leve sem soro também não for mensurável, será necessária uma redução de ≥ 50% nas células plasmáticas em lugar da proteína M, desde que a porcentagem de células plasmáticas na medula óssea nos valores basais fosse ≥ 30%
	Se presente na linha de base, além do acima, uma redução ≥ 50% no tamanho dos plasmacitomas de partes moles também será necessária

FLC, Cadeia leve livre; IFE, eletroforese de imunofixação.

vantagens desses critérios incluem a habilidade de informar em respostas mais profundas, a interpretação da resposta usando FLC sérico em pacientes com falta de doença mensurável (sem proteína M sérica ou urinária) e o acréscimo da categoria Resposta Parcial Muito Boa (VGPR).[14]

As definições atuais de doença progressiva e recaída conforme o IMWG são:

1. Doença progressiva: exige qualquer um dos seguintes:
    a. Aumento de ≥ 25% a partir dos valores basais:
        i. Componente M do soro e/ou (aumento absoluto deve ser ≥ 0,5 g/dL).
        ii. Componente M da urina e/ou (aumento absoluto deve ser ≥ 200 mg/24h).
        iii. Somente em pacientes sem níveis de proteína M sérica e urinária mensuráveis: a diferença entre os níveis de FLC envolvidos e não envolvidos. O aumento absoluto deve ser > 10 mg/dL.
        iv. Porcentagem de células plasmáticas da medula óssea: a % absoluta deve ser ≥ 10% (ou ≥ 5% se a recaída foi após CR).
        v. Desenvolvimento definitivo de novas lesões ósseas ou de plasmocitomas de partes moles ou aumento definitivo no tamanho das lesões ósseas existentes ou nos plasmocitomas de partes moles.
        vi. Desenvolvimento de hipercalcemia (cálcio sérico corrigido > 11,5 mg/dL ou 2,65 mmol/L) que pode ser atribuída, unicamente, ao distúrbio proliferativo das células plasmáticas.
2. Recaída clínica: exige um ou mais dos indicadores diretos de doença se agravando (aspectos CRAB):
    a. Desenvolvimento de novos plasmocitomas de partes moles ou lesões ósseas.
    b. Aumento definitivo no tamanho dos plasmocitomas ou lesões ósseas existentes, definido como um aumento de 50% (pelo menos 1 cm) conforme medição seriada pela soma dos produtos dos diâmetros cruzados das lesões mensuráveis.
    c. Hipercalcemia (> 11,5 mg/dL).
    d. Redução na hemoglobina de ≥ 2 g/dL.
    e. Aumento na creatinina sérica em 2 mg/dL ou mais.
3. Recaída após CR: qualquer um ou mais dos seguintes:
    a. Reaparecimento da proteína M sérica ou urinária por eletroforese de imunofixação (IFE) ou eletroforese.
    b. Desenvolvimento ≥ 5% de células plasmáticas na medula óssea.
    c. Aparecimento de qualquer outro sinal de progressão (*i. e.*, novo plasmocitoma, lesão óssea lítica ou hipercalcemia).

Diagnóstico Diferencial

O mieloma múltiplo deve ser precisamente distinguido de outros distúrbios das células plasmáticas para oferecer avaliação, tratamento e acompanhamento adequados.

Amiloidose da Cadeia Leve de Imunoglobulina

A amiloidose é causada pelo acúmulo de proteínas de estrutura secundária de folha-β que se agregam nos tecidos na forma de fibrilas não ramificadas, causando disfunção específica de órgãos (mais notadamente o coração, rins, pele, nervos periféricos, nervos autônomos e fígado). Na amiloidose primária sistêmica AL, a proteína precursora é uma cadeia leve de imunoglobulina (AL) (2:1, λ para κ) derivada da célula plasmática da medula óssea. O tratamento é direcionado para a erradicação da célula plasmática clonal; entretanto, regimes derivados do tratamento de mieloma múltiplo são sempre mais tóxicos se usados na amiloidose AL. O diagnóstico deve incluir todos os itens a seguir:

- Presença de síndrome sistêmica relacionada com o amiloide.
- Coloração positiva para amiloide por vermelho Congo em qualquer tecido (aspirado de gordura, biópsia de medula óssea ou biópsia do órgão envolvido).
- Evidência de que o amiloide está relacionado com a cadeia leve (via análise proteômica baseada em espectrometria de massa, ou imunomicroscopia eletrônica).
- Evidência de distúrbio proliferativo de células plasmáticas monoclonais (proteína M sérica ou urinária, proporção FLC anormal ou células plasmáticas clonais na medula óssea).[15]

Macroglobulinemia de Waldenström

A macroglobulinemia de Waldenström é um linfoma linfoplasmocítico com proteína monoclonal IgM que causa anemia, trombocitopenia, hepatoesplenomegalia e linfadenopatia. Com frequência, os pacientes podem ser observados antes da indicação do tratamento. O diagnóstico deve incluir o seguinte:

- Gamopatia monoclonal IgM.
- ≥ 10% de infiltração linfoplasmocítica da medula óssea por linfócitos pequenos que exibem diferenciação plasmocitoide ou de células plasmáticas e um imunofenótipo típico (IgM+ de superfície, CD5±, CD10-, CD19+, CD20+, CD23-) que exclui o linfoma de células do manto e a leucemia linfocítica crônica.
- Evidência de anemia, sintomas constitucionais, hiperviscosidade, linfadenopatia ou hepatoesplenomegalia que pode ser atribuída ao distúrbio linfoproliferativo subjacente.

Plasmocitoma Solitário

O plasmacitoma solitário (SP) é uma massa de células plasmáticas monoclonais ou no osso (SBP) ou nas partes moles (plasmocitoma extramedular, EMP) sem evidência de doença que pode ser atribuída a um mieloma múltiplo. Ele se apresenta, usualmente, no esqueleto axial (osso) ou na cabeça e pescoço (partes moles). O objetivo do tratamento é a cura com terapia de radiação local; entretanto, enquanto a maioria dos pacientes com SBP (60%) progride para mieloma múltiplo nos anos posteriores ao diagnóstico, essa progressão não acontece na maioria dos pacientes com EMP (65%). Os critérios diagnósticos devem incluir todos os itens a seguir:

- Lesão solitária do osso ou de partes moles comprovada por biópsia com evidência de células plasmáticas clonais.
- Medula óssea normal sem evidência de células plasmáticas clonais.
- Pesquisa esquelética normal e MRI da coluna vertebral e da pelve (exceto para lesão solitária primária).
- Ausência de dano orgânico terminal alvo, tal como CRAB, que pode ser atribuído a um distúrbio de células plasmáticas.

Outras Discrasias Sistêmicas de Células Plasmáticas

Essas discrasias incluem:

- A síndrome rara POEMS:[16] *p*olineuropatia paraneoplásica, *o*rganomegalia, *e*ndocrinopatia, gamopatia *m*onoclonal e alterações da pele (*s*kin).
- A recentemente reconhecida síndrome TEMPI:[17,18] *t*elangiectasias; *e*ritrocitose com níveis elevados de eritropoetina, gamopatia *m*onoclonal, coleções de fluidos *p*erinéfricos e derivação *i*ntrapulmonar.

Vale notar que um nível elevado de VEGF no plasma de 200 pg/mL foi informado como 95% específico e 68% sensível para a síndrome POEMS.[19]

Miscelânea

Carcinoma metastático, hiperparatireoidismo – tumor de Brown, infecção, tumores ósseos primários são todas entidades que podem estar presentes com as lesões líticas. Se não houver evidência de uma gamopatia monoclonal, outros diagnósticos deverão ser excluídos antes de se considerar um mieloma múltiplo.

Tratamento

O tratamento do mieloma múltiplo passou por uma mudança dramática na última década com novos agentes que demonstraram ser mais efetivos e menos tóxicos que a quimioterapia convencional, que foi traduzida para uma melhoria na sobrevida geral.[20] Avanços significativos em estratificação de risco e na classificação dessa doença também ocorreram e a terapia adaptada ao risco foi proposta como uma abordagem ao tratamento.[15]

Mieloma Múltiplo Indolente de Alto Risco

Recentemente, o primeiro estudo randomizado de fase III desenhado para tratar mieloma múltiplo assintomático de alto risco com lenalidomida e dexametasona foi iniciado com resultados preliminares encorajadores. No futuro, os indivíduos portadores de SMM de alto risco poderão ter opções terapêuticas antes de desenvolverem mieloma múltiplo sintomático completamente maduro na tentativa de ganhar controle melhor e mais prolongado da doença e, talvez, uma possibilidade de cura.[21]

No momento, o tratamento desses pacientes fora de um estudo clínico não é recomendado por falta de dados de acompanhamento a longo prazo.

Mieloma Múltiplo

A quimioterapia convencional de alta dose (HDT) com resgate de células-tronco ainda é a pedra fundamental do tratamento do mieloma múltiplo. Entretanto, um benefício significativo foi acrescentado com a introdução das drogas imunomoduladoras (IMiDs) talidomida e lenalidomida, assim como do inibidor de proteassomo, bortezomibe. Os esteroides continuam a ser parte importante da terapia e os bifosfonatos (BPs) demonstraram melhorar a sobrevida geral e parecem exercer efeitos diretos antimieloma.[22]

O transplante alógeno de células-tronco (SCT) resulta em alta mortalidade relacionada com tratamento (pelo menos 10-20%) e taxas da doença enxerto-*versus*-hospedeiro (GVHD), o que limitou seu uso clínico aos estudos de investigação. O transplante autólogo de células-tronco (ASCT) acompanhado de SCT alógeno não demonstrou ser mais efetivo que o ASCT em série em um estudo clínico randomizado e controlado.[23]

Na prática clínica padrão, pacientes com mieloma múltiplo são classificados como alto risco e baixo risco no ISS e nas anormalidades cromossômicas (Quadro 17.5). O fator único mais importante no tratamento de primeira linha do mieloma múltiplo é assegurar se o paciente é elegível à quimioterapia de alta dose com resgate de células-tronco. Geralmente isso é limitado aos pacientes mais jovens que 70 a 75 anos de idade com *status* de bom desempenho e função orgânica; por isso, uma proporção significativa de novos pacientes diagnosticados com mieloma múltiplo não tem sido considerada como bons candidatos.

As terapias antimieloma recomendadas para casos recentemente diagnosticados são apresentadas no Quadro 17.6. Um fluxograma com opções de tratamento para mieloma múltiplo é mostrado na Figura 17.1.

Terapia de Primeira Linha para Pacientes Elegíveis ao Transplante Autólogo de Células-Tronco

Os pacientes elegíveis ao ASCT são submetidos a dois a quatro ciclos de terapia de indução antes da coleta das células-tronco primordiais. Daí em diante, os pacientes podem escolher entre se submete-

Quadro 17.5 Estratificação de Risco de Mieloma Múltiplo pelo Modelo da Clínica Mayo[24]

Risco padrão (sobrevida geral 6-7 anos)
Hiperdiploidia
t(11;14)
t(6;14)
Risco intermediário
t(4;14)
Deleção 13 ou hipodiploidia por cariotipagem convencional
Alto risco (sobrevida geral 2-3 anos)
Deleção de 17p
t(14;16)
t(14;20)
Assinatura do perfil de expressão do gene de alto risco

Quadro 17.6 Tratamentos de Primeira Linha Selecionados para Mieloma Múltiplo

Estudo	Regime	N	RR	PFS	OS
Pacientes Elegíveis para Terapia com Dose Alta					
Cavo M et al.[25] RCT fase III	VTD vs TD + ASCT em série	236 vs 238	CR 61% vs 47% CR/nCR 73% vs 61%	5 anos 62% vs 49%	3 anos 90% vs 88%
Garderet L et al.[26] RCT fase III	Indução de VTD vs indução de TD	135 vs 134	CR/nCR 45% vs 25% VGPR 19% vs 16%	18,3 meses vs 13,6 meses	2 anos 71% vs 65%
Moreau et al.[27] RCT fase III	VTD vs VD + ASCT	100 vs 99	nCR 61% vs 52% VGPR 74% vs 58%	26 meses vs 30 meses	Não significativa
Kahn et al.[28]	RD vs CRD vs CyborD[†] ± ASCT	150	nCR 35% vs 11% vs 41% VGPR 38% vs 30% vs 67%	3,2 anos vs 2,3 anos vs 2,6 anos	2 anos 91% vs 87% vs 95%
Richardson et al.[41] Fase III	VRD ± ASCT	66	CR/nCR 26% VGPR 27%	18 meses 75%	18 meses 97%
Roussel et al.[29] Fase II	VRD + ASCT + manutenção	31	sCR/CR 48%* VGPR 36%*		
Jakubowiak et al.[30] Fase I/II	CRd[‡]	53	sCR/nCR 72% VGPR 86%	24 meses 92%	24 meses 98%
Pacientes Inelegíveis para Terapia com Dose Alta					
Facon et al.[52] RCT	MPT vs MP vs MEL 100	125 vs 196 vs 126	CR 13% vs 2% vs 18%	27,5 meses vs 17,8 meses vs 19,4 meses	51,6 meses vs 33,2 meses vs 38,3 meses
Palumbo et al.[31] RCT	MPT vs MP	129 vs 126	CR 27,9% vs 7,2%	2 anos 54% vs 27%	3 anos 80% vs 64%
Mateos et al.[32]	VMP vs MP	344 vs 338	CR 30% vs 4%		3 anos 68,5% vs 54%
Kolb et al.[33] Fase I/II	CMP	40	≥ VGPR 42%		

*Após consolidação, antes da manutenção.
[†]Cybor D: Ciclofosfamida, Bortezomibe, Dexametasona.
[‡]CRd: Carfilzomibe, Lenalidomida, Dexametasona. Os pacientes não elegíveis para terapia com dose alta e transplante também foram incluídos.
ASCT, transplante autólogo de células-tronco; CMP, carfilzomibe, melfalano, prednisona; CR, resposta completa; MEL100, melfalano em dose reduzida 100 mg/m^2; MP, melfalano, prednisona; MPT, melfalano, prednisona, talidomida; N, número de pacientes no estudo; OS, sobrevida geral; PFS, sobrevida livre de progressão; RCT, estudo clínico randomizado e controlado; RD, dexametasona em dose alta; RR, taxa de resposta; sCR, resposta completa precisa; TD, talidomida/dexametasona; VGPR, resposta parcial muito boa; VMP, velcade, melfalano, prednisoma intravenosos; VRD, bortezomibe, lenalidomida, dexametasona; VTD, Velcade®-talidomida-dexametasona.

17 ▪ Mieloma Múltiplo

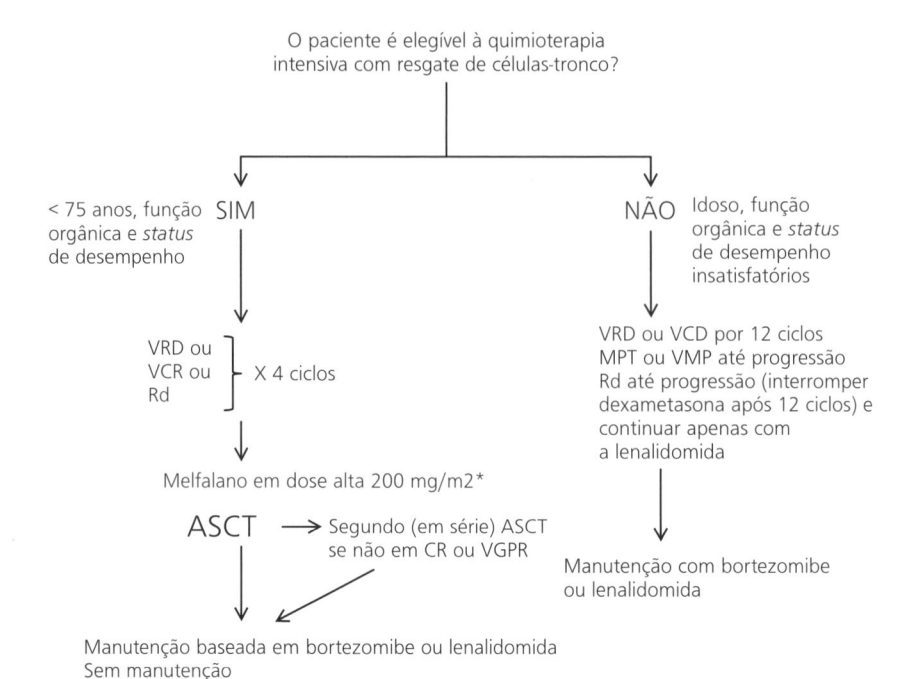

```
                    O paciente é elegível à quimioterapia
                    intensiva com resgate de células-tronco?
                              /              \
                            SIM              NÃO
           < 75 anos, função                      Idoso, função
           orgânica e status                      orgânica e status
           de desempenho                          de desempenho
                                                  insatisfatórios
                  ↓                                    ↓
           VRD ou                            VRD ou VCD por 12 ciclos
           VCR ou  ⎤ X 4 ciclos              MPT ou VMP até progressão
           Rd      ⎦                         Rd até progressão (interromper
                                             dexametasona após 12 ciclos) e
                                             continuar apenas com
                                             a lenalidomida
                  ↓
           Melfalano em dose alta 200 mg/m2*
                  ↓
              ASCT ⟶ Segundo (em série) ASCT
                      se não em CR ou VGPR
                  ↓                                    ↓
           Manutenção baseada em bortezomibe     Manutenção com bortezomibe
           ou lenalidomida                       ou lenalidomida
           Sem manutenção
```

FIGURA 17.1 Algoritmo atual de tratamento para pacientes com mieloma múltiplo.
*Talvez dose reduzida para 140 ou 100 mg/m^2 em pacientes selecionados que, caso contrário, não tolerariam a dose de 200 mg/m^2; MPT, melfalano, prednisona, talidomida; Rd, lenalidomida mais dexametasona em dose baixa; VCD, bortezomibe, ciclofosfamida, dexametasona; VCR, bortezomibe, ciclofosfamida, dexametasona; VMP, bortezomibe, melfalan, prednisona; VRD, bortezomibe, lenalidomida, dexametasona.

rem ao ASCT de primeira linha ou reassumirem a terapia de indução com retardo do ASCT até a recidiva. Um estudo clínico em andamento (DFCI-IFM RCT 2009) está investigando o papel do ASCT em primeira linha *versus* retardado. Os dados preliminares não mostram significância estatística observada em termos de sobrevida geral e sobrevida livre de progressão da doença; entretanto, os resultados finais estão pendentes. Os agentes alquilantes (melfalano) e os IMiDs (lenalidomida) podem reduzir o rendimento da coleta de células-tronco por causa de suas propriedades danosas a essas células. Como tal, o tratamento com melfalano e lenalidomida prolongados deverá ser evitado como terapia de primeira linha em pacientes elegíveis ao SCT.

Nos anos 1990 e começo de 2000, a quimioterapia convencional com VAD (V = vincristina, A = adriamicina, D = dexametasona) foi usada como o tratamento padrão de indução antes do ASCT. Entretanto, com o advento das IMiDs e dos inibidores de proteassomos, os regimes de indução mudaram drasticamente enquanto atingiam redução mais alta do tumor, melhores taxas de resposta e melhorias na sobrevida sem a progressão da doença e na sobrevida geral.[34-36] Por isso, o regime VAD não é mais preferido como terapia de primeira linha.

Combinações diferentes de bortezomibe, lenalidomida ou talidomida com dexametasona foram efetivas e seguras no mieloma múltiplo com altas taxas de resposta. Regimes de combinação de três ou quatro drogas foram estudados para avaliar se as altas taxas de resposta poderiam ser atingidas sem a toxicidade acrescentada. Bortezomibe foi acrescentado ao tratamento de combinação consistindo em talidomida (Thal) e dexametasona (Dex) (VTD) e considerado superior ao ThalDex isolado.[37] Esse tratamento [de combinação] se mostrou superior também aos regimes agressivos combinando quimioterapia citotóxica convencional como VBMCP [(V = vincristina, M = melfalano, BCNU/carmustina, ciclofosfamida e prednisona) e vincristina, bortezomida, adriamicina, dexametasona (VBAD) (A = adriamicina).[38]

ThalDex foi menos ativo e mais tóxico que os regimes com base na lenalidomida e não é recomendado como terapia de primeira linha. A lenalidomida combinada com dexametasona em dose baixa (Rd) [40 mg PO semanalmente] teve uma vantagem de sobrevida geral com menos toxicidade que quando usada com dexametasona em dose alta (RD).[39]

Todos os pacientes tratados com lenalidomida deverão receber profilaxia para trombose venosa profunda com aspirina, heparina de baixo peso molecular ou Coumadin.[40]

Os regimes de combinação de bortezomibe, incluindo bortezomibe, lenalidomida e dexametasona (VRD)[41] e bortezomibe-ciclofosfamida-dexametasona (VCD),[42] possuem alta atividade como tratamentos de indução. O tratamento com bortezomibe parece superar o prognóstico ruim conferido pelas anormalidades citogenéticas.[43] A neurotoxicidade do bortezomibe pode ser significativamente reduzida administrando-se a droga por via subcutânea.[44]

Terapia de Manutenção

No passado, os corticosteroides e o interferon alfa eram usados como agentes de manutenção. Entretanto, eles falharam em fornecer, coerentemente, melhoria na sobrevida geral e apresentaram efeitos tóxicos aumentados. A talidomida foi primeiro vista como capaz de fornecer um benefício modesto e consistente com aumento na sobrevida sem a progressão da doença e na sobrevida geral, após o transplante autólogo, mas a tolerância à droga foi insatisfatória.[45,46]

Muito recentemente, três estudos clínicos randomizados mostraram melhora na sobrevida livre de progressão da doença com lenalidomida.[47-49] Somente um desses estudos mostrou sobrevida geral melhor, talvez por causa da extensão do acompanhamento. Um pequeno, embora significativo, risco de aumento de malignidades secundárias foi informado em todos os três estudos.[50] Ainda não está claro se a manutenção com lenalidomida deverá ser usada em todos os pacientes após um ASCT. A abordagem preferida é uma conversa informada com o paciente, levando em conta riscos e benefícios em cada caso individual.

Outros agentes, incluindo bortezomibe e a pomalidomida, uma IMiD, estão sendo, atualmente, testados no cenário da manutenção e parecem ter atividade em pacientes refratários à lenalidomida.

Terapia de Primeira Linha para Pacientes não Elegíveis ao Transplante Autólogo de Células-Tronco

Antes da era dos agentes mais novos, a combinação de melfalano oral e prednisona (MP) costumava ser o regime de tratamento para aqueles inelegíveis ao ASCT por causa de sua atividade e tolerabilidade.[51] Atualmente, várias combinações estão disponíveis com sobrevida geral melhorada quando comparados com MP:

- Melfalano, prednisona e talidomida (MPT).[52,53]
- Bortezomibe, melfalano e prednisona (VMP).[54]
- Lenalidomida e dexametasona em dose baixa (Rd).[55]

Um estudo clínico em andamento está comparando Rd *versus* MPT. O regime MPT apresentou taxas elevadas de trombose venosa profunda (DVT) (20%) na ausência de tromboprofilaxia com graus mais altos de neuropatia na combinação VMP.

Doença Recidivante ou Refratária

Quase todos os pacientes que respondem ao tratamento inicial sofrerão recidiva. As respostas nos casos recidivantes/refratárias tendem a ser curtas e a diminuir com cada linha adicionada de terapia. A sobrevida geral mediana para pacientes com mieloma recidivante e refratário à lenalidomida e ao bortezomibe é inferior a 12 meses.[56] Os agentes alquilantes, os corticosteroides e a talidomida são opções possíveis para tratamento (seja isoladamente ou em combinação); entretanto, a combinação de regimes altamente ativos (VRd, VTD) têm a melhor chance de resposta. A doxorrubicina lipossômica adicionada ao bortezomib melhorou significativamente a sobrevida geral em um estudo clínico randomizado de fase III e pode ser usada nesse tratamento.[58]

Agentes mais novos com atividade promissora nesse cenário são: carfilzomibe e pomalidomida com taxas gerais de resposta de até 50% em estudos clínicos não randomizados.

Tratamento de Doença Óssea em Mieloma Múltiplo

Mais de 80% dos pacientes com mieloma múltiplo desenvolverão lesões ósseas osteolíticas em algum momento durante o curso de suas doenças. Isso pode resultar em aumento da morbidade em razão dos eventos relacionados com o esqueleto (SRE) (fraturas de compressão), resultando em hipercalcemia, compressão do cordão, dor intensa e a necessidade de intervenção cirúrgica ou radioterapia.

Acredita-se que a doença osteolítica nos ossos (OBD) seja o resultado da ativação generalizada de osteoclastos acoplada à inibição de osteoblastos. Os bifosfonatos (BPs) são o padrão de cuidados para tratamento da OBD causada por mieloma múltiplo e acredita-se que aumentem a apoptose de osteoclastos e que possam inibir o crescimento do tumor *in vivo*. O tratamento ou com pamidronato ou com ácido zoledrônico demonstrou reduzir a dor devida à doença óssea e a prevenir SREs; entretanto, pamidronato é o agente recomendado em mieloma múltiplo.[59,60]

As reações adversas graves com o uso de BPs incluem: osteonecrose da mandíbula e insuficiência renal. Os pacientes deverão ter uma avaliação dentária antes de iniciar o uso de BPs e ser informados sobre não se submeterem a procedimentos dentários (especialmente extração de dentes) enquanto estiverem em tratamento com BPs. Atualmente, vários estudos clínicos estão tentando responder se o uso menos frequente de BPs ou em doses reduzidas pode manter a eficácia com menos toxicidade. Diretrizes e recomendações diferentes de tratamento estão disponíveis para o uso de BPs em mieloma múltiplo. De modo geral, pamidronato e clodronato (não disponível nos EUA) apresentam o risco mais baixo de osteonecrose da mandíbula; pamidronato a 1 ou 2% nos dois primeiros anos de tratamento e clodronato a 0 a 0,5%. O risco com o ácido zoledrônico é o dobro daquele do pamidronato. A insuficiência renal é vista em menos de 10% dos pacientes e o monitoramento regular da proteína e da creatinina sérica da urina deverá ser instituído. Se ocorrer osteonecrose da mandíbula, o tratamento com BPs deverá ser interrompido.

Cuidados de Suporte

Anemia

A anemia normocrômica e normocítica é parte comum da apresentação de pacientes recentemente diagnosticados (> 70%) e pode ser atribuída ao próprio mieloma múltiplo ou ao tratamento causando citopenias. Os agentes de estimulação da eritropoese (ESAs) são recomendados para pacientes anêmicos sintomáticos (Hb < 10 g/dL) e com prejuízo renal associado. O tratamento deverá ser interrompido após Hb ≥ 12 g/dL ou se não houver benefício após 6 a 8 semanas de tratamento (aumento em Hb ou redução nas necessidades de transfusão).

Hemostasia e Trombose

A paraproteinemia em mieloma múltiplo tem sido associada à Doença de von Willebrand (VWD) adquirida e à amiloidose AL com deficiência do fator X, com risco aumentado de sangramento. O complexo protrombínico e o fator recombinante VIIa são usados com sucesso para o tratamento de deficiência do fator X, enquanto a desmopressina, as imunoglobulinas intravenosas e os fatores VIII/vW são usados para VWD.

As IMiDs em combinação com dexametasona aumentam substancialmente o risco de VTE (50-70%), e os pacientes tratados com esses regimes deverão receber profilaxia com aspirina, heparina ou Coumadin, que reduz significativamente o risco (1-2%).

Eventos Relacionados com o Esqueleto

A radioterapia local pode aliviar a dor para a doença do esqueleto e é paliativa para a doença de partes moles. A vertebroplastia (injeção percutânea de cimento ósseo de polimetacrilato no corpo vertebral) ou a cifoplastia (inserção percutânea de um pequeno balão inflável no corpo vertebral, que é, então, removido e o espaço preenchido com cimento ósseo) são opções alternativas para controlar a dor associada ao colapso vertebral. Esses procedimentos são mais bem conduzidos após o colapso e carregam pequeno risco de vazamento do cimento que pode causar embolia pulmonar e comprometimento neural.

Neuropatia Periférica

A causa da neuropatia periférica em pacientes com mieloma múltiplo é multifatorial (doença, quimioterapia, comorbidades) com risco potencial de piora em decorrência da terapia. O tratamento de neuropatia periférica exige a identificação e o tratamento da deficiência de B12 e das condições comórbidas com minimização de agentes que piorem ou induzam a neurotoxicidade. Recomenda-se o uso de drogas opioides com agentes moduladores de dor (gabapentina, pregabalina).

Osteonecrose da Mandíbula

O tratamento é de suporte, com bons cuidados orais (irrigação diária/antimicrobiana [gluconato de clorexidina a 0,12%]) e antibióticos; entretanto, às vezes é necessário o desbridamento do osso. As biópsias não deverão ser realizadas rotineiramente, pois o trauma ósseo adicional pode atrasar mais ainda a cicatrização do ferimento. Recomenda-se o acompanhamento clínico e o encaminhamento a um cirurgião bucal experiente.

Síndrome da Hiperviscosidade

As manifestações clínicas da hiperviscosidade incluem: anormalidades neurológicas, alterações de visão, insuficiência renal e sangramento das mucosas. A hiperviscosidade ocorre, mais frequentemente, em discrasias de IgM, mas pode ser vista em todos os subtipos de Ig. Acredita-se que ela ocorra quando os níveis de viscosidade atingem 4 a 5 cp (faixa de referência: 1,4-1,8 cp); entretanto, geralmente isso não se correlaciona satisfatoriamente com os sintomas. Por isso o tratamento (hidratação agressiva, diurese, plasmaférese, quimioterapia/dose elevada de dexametasona) deverá ser instituído e orientado pela sintomatologia.

Plasmocitoma Solitário e Plasmocitoma Extramedular

As neoplasias das células plasmáticas podem-se apresentar como lesões isoladas, mais frequentemente nos ossos (SP), mas também em partes moles (EMP). Alguns pacientes podem apresentar uma pequena proteína monoclonal, geralmente IgA, que desaparece após o tratamento. A radioterapia é o tratamento preferido (40-50 Gy durante um período de 4 semanas). O papel da radiação adjuvante ainda é obscuro se a ressecção cirúrgica completa foi concluída como tratamento primário. A maioria dos pacientes tratada para SP ainda progredirá para mieloma múltiplo (até 85% em 10 anos). A taxa de progressão para mieloma múltiplo para EMP é mais baixa que para SP (até 30% em 10 anos).

Leucemia de Células Plasmáticas

A leucemia de células plasmáticas (PCL) é uma forma rara e agressiva de mieloma múltiplo, caracterizada por altos níveis de células plasmáticos no sangue periférico. Ela ocorre em menos de 5% dos pacientes com mieloma múltiplo e pode-se apresentar *de novo* ou, mais frequentemente, a partir de uma transformação leucêmica secundária de mieloma múltiplo. O diagnóstico exige uma contagem absoluta de células plasmáticas > 2.000 células plasmáticas/μL ou 20% dos leucócitos do sangue periférico. Esses critérios são arbitrários e o diagnóstico deverá ser considerado sempre que células plasmáticas forem detectadas em uma contagem completa de sangue. A sobrevida geral mediana melhorou recentemente de < 12 meses para 24 meses informados em um estudo de uma instituição única, pela introdução das IMiDs e de bortezomibe.[61] Dada a raridade dessa doença e do prognóstico horrível, os pacientes deverão ser inscritos em estudos clínicos sempre que possível.

Referências

1. SEER Stat Fact Sheets: Myeloma. National Cancer Institute Web Site. http://seer.cancer.gov/statfacts/html/mulmy.html. Accessed May 25, 2012.
2. Landgren O, Kyle RA, Pfeiffer RM, *et al.* Monoclonal gammopathy of undetermined significance (MGUS) consistently precedes multiple myeloma: a prospective study. *Blood.* 2009;113(22):5412-5417.
3. Kyle RA, Therneau TM, Rajkumar SV, *et al.* Prevalence of monoclonal gammopathy of undetermined significance. *N Engl J Med.* 2006;354(13):1362-1369.

4. Kyle RA, Durie BG, Rajkumar SV, et al. Monoclonal gammopathy of undetermined significance (MGUS) and smoldering (asymptomatic) multiple myeloma: IMWG consensus perspectives risk factors for progression and guidelines for monitoring and management. *Leukemia*. 2010;24(6):1121-1127.
5. Mateos MV, López-Corral L, Hernández M, et al. Smoldering multiple myeloma (SMM) at high-risk of progression to symptomatic disease: a phase III, randomized, multicenter trial based on lenalidomide-dexamethasone (Len-Dex) as induction therapy followed by maintenance therapy with Len alone vs no treatment. Presented at the 53rd Annual Meeting of the American Society of Hematology; December 13, 2011; San Diego, CA. https://ash.confex.com/ash/2011/webprogram/Paper40382.html. Accessed May 25, 2012.
6. Morgan GJ, Walker BA, Davies FE. The genetic architecture of multiple myeloma. *Nat Rev Cancer*. 2012;12(5):335-348.
7. Kyle RA, Gertz MA, Witzig TE, et al. Review of 1027 patients with newly diagnosed multiple myeloma. *Mayo Clin Proc*. 2003;78(1):21-33.
8. Palumbo A, Sezer O, Kyle R, et al. International Myeloma Working Group guidelines for the management of multiple myeloma patients ineligible for standard high-dose chemotherapy with autologous stem cell transplantation. *Leukemia*. 2009;23(10):1716-1730.
9. Dimopoulos M, Terpos E, Comenzo RL, et al. International myeloma working group consensus statement and guidelines regarding the current role of imaging techniques in the diagnosis and monitoring of multiple Myeloma. *Leukemia*. 2009;23(9):1545-1556.
10. Criteria for the classification of monoclonal gammopathies, multiple myeloma and related disorders: a report of the International Myeloma Working Group. *Br J Haematol*. 2003;121(5):749-757.
11. Rajkumar SV, Kyle RA. Multiple myeloma: diagnosis and treatment. *Mayo Clin Proc*. 2005;80(10):1371-1382.
12. Durie BG, Salmon SE. A clinical staging system for multiple myeloma. Correlation of measured myeloma cell mass with presenting clinical features, response to treatment, and survival. *Cancer*. 1975;36(3):842-854.
13. Greipp PR, San Miguel J, Durie BG, et al. International staging system for multiple myeloma. *J Clin Oncol*. 2005;23(15):3412-3420.
14. Durie BG, Harousseau JL, Miguel JS, et al. International uniform response criteria for multiple myeloma. *Leukemia*. 2006;20(9):1467-1473.
15. Rajkumar SV. Multiple myeloma: 2012 update on diagnosis, risk-stratification, and management. *Am J Hematol*. 2012;87(1):78-88.
16. Dispenzieri A. How I treat POEMS syndrome. *Blood*. 2012;119(24):5650-5658. doi:10.1182/blood-2012-03-378992.
17. Sykes DB, Schroyens W, O'Connell C. The TEMPI syndrome—a novel multisystem disease. *N Engl J Med*. 2011;365(5):475-477.
18. Kwok M, Korde N, Landgren O. Bortezomib to treat the TEMPI syndrome. *N Engl J Med*. 2012;366(19):1843-1845.
19. D'Souza A, Hayman SR, Buadi F, et al. The utility of plasma vascular endothelial growth factor levels in the diagnosis and follow-up of patients with POEMS syndrome. *Blood*. 2011;118(17):4663-4665.
20. Kumar SK, Rajkumar SV, Dispenzieri A, et al. Improved survival in multiple myeloma and the impact of novel therapies. *Blood*. 2008;111(5):2516-2520.
21. Smoldering multiple myeloma (SMM) at high-risk of progression to symptomatic disease: a phase III, randomized, multicenter trial based on lenalidomide-dexamethasone (Len-Dex) as induction therapy followed by maintenance therapy with len alone vs no treatment. 2011. http://myeloma.org/ArticlePage.action?tabId=0&menuId=0&articleId=3589&a Tab=-1&tBack=&tDisplayBack=true. Accessed June 2012.
22. Morgan GJ, Davies FE, Gregory WM, et al. Effects of induction and maintenance plus long-term bisphosphonates on bone disease in patients with multiple myeloma: the Medical Research Council Myeloma IX Trial. *Blood*. 2012;119(23):5374-5383.
23. Krishnan A, Pasquini MC, Logan B, et al. Autologous haemopoietic stem-cell transplantation followed by allogeneic or autologous haemopoietic stem-cell transplantation in patients with multiple myeloma (BMT CTN 0102): a phase 3 biological assignment trial. *Lancet Oncol*. 2011;12(13):1195-1203.
24. Kumar SK, Mikhael JR, Buadi FK, et al. Management of newly diagnosed symptomatic multiple myeloma: updated Mayo Stratification of Myeloma and Risk-Adapted Therapy (mSMART) consensus guidelines. *Mayo Clin Proc*. 2009;84(12):1095-1110.
25. Cavo M, Pantani L, Petrucci MT, et al. Bortezomib-thalidomide-dexamethasone is superior to thalidomide-dexamethasone as consolidation therapy following autologous hematopoietic stem-cell transplantation in patients with newly diagnosed multiple myeloma. *Blood*. 2012;120(1):9-19. doi:10.1182/blood-2012-02-408898.
26. Garderet L, Iacobelli S, Moreau P, et al. Superiority of the triple combination of bortezomib-thalidomide-dexamethasone over the dual combination of thalidomide-dexamethasone in patients with multiple myeloma progressing or relapsing after autologous transplantation: the MMVAR/IFM 2005-04 randomized phase III trial from the Chronic Leukemia Working Party of the European Group for Blood and Marrow Transplantation. *J Clin Oncol*. 2012;30(27):3429.
27. Moreau P, Avet-Loiseau H, Facon T, et al. Bortezomib plus dexamethasone versus reduced-dose bortezomib, thalidomide plus dexamethasone as induction treatment before autologous stem cell transplantation in newly diagnosed multiple myeloma. *Blood*. 2011;118(22):5752-5758; quiz 982.
28. Khan ML. A comparison of lenalidomide/dexamethasone (RD) versus cyclophosphamide/lenalidomide/dexamethasone (CRD) versus cyclophosphamide/bortezomib/dexamethasone (CyborD) in newly diagnosed multiple myeloma (MM). 2010. http://www.asco.org/ascov2/Meetings/Abstracts?&vmview=abst_detail_view&confID=74&abstractID=42951. Accessed June 25, 2012.
29. Roussel M. Bortezomib, lenalidomide, and dexamethasone (VRD) consolidation and lenalidomide maintenance in frontline multiple myeloma patients: updated results of the ifm 2008 phase ii vrd intensive program. 2011. http://myeloma.org/ArticlePage.action?articleId=3617. Accessed June 15, 2012.

30. Jakubowiak AJ, Dytfeld D, Griffith KA, et al. A phase 1/2 study of carfilzomib in combination with lenalidomide and low-dose dexamethasone as a frontline treatment for multiple myeloma. *Blood.* 2012;120(9):1801-1809. doi:10.1182/blood-2012-04-422683.
31. Palumbo A, Bringhen S, Caravita T, et al. Oral melphalan and prednisone chemotherapy plus thalidomide compared with melphalan and prednisone alone in elderly patients with multiple myeloma: randomised controlled trial. *Lancet.* 2006;367(9513):825-831.
32. Mateos MV, Richardson PG, Schlag R, et al. Bortezomib plus melphalan and prednisone compared with melphalan and prednisone in previously untreated multiple myeloma: updated follow-up and impact of subsequent therapy in the phase III VISTA trial. *J Clin Oncol.* 2010;28(13):2259-2266.
33. Kolb B. Phase I/II study of carfilzomib plus melphalan-prednisone (CMP) in elderly patients with de novo multiple myeloma. 2012. http://www.asco.org/ASCOv2/Meetings/Abstracts?&vmview=abst_detail_view&confID=114&abstractID=96240. Accessed June 25, 2012.
34. Dexamethasone + Thalidomide (Dex/Thal) compared to VAD as a pre-transplant treatment in newly diagnosed multiple myeloma (MM): a randomized trial. 2006. http://www.cancereducation.com/CancerSysPagesNB/abstracts/mmrf/72/abbr5.pdf. Accessed June 2012.
35. Cavo M, Zamagni E, Tosi P, et al. Superiority of thalidomide and dexamethasone over vincristine-doxorubicindexamethasone (VAD) as primary therapy in preparation for autologous transplantation for multiple myeloma. *Blood.* 2005;106(1):35-39.
36. Rajkumar SV, Rosinol L, Hussein M, et al. Multicenter, randomized, double-blind, placebo-controlled study of thalidomide plus dexamethasone compared with dexamethasone as initial therapy for newly diagnosed multiple myeloma. *J Clin Oncol.* 2008;26(13):2171-2177.
37. Cavo M, Tacchetti P, Patriarca F, et al. Bortezomib with thalidomide plus dexamethasone compared with thalidomide plus dexamethasone as induction therapy before, and consolidation therapy after, double autologous stem-cell transplantation in newly diagnosed multiple myeloma: a randomised phase 3 study. *Lancet.* 2010;376(9758):2075-2085.
38. Thalidomide/dexamethasone (TD) vs. bortezomib (Velcade®)/thalidomide/dexamethasone (VTD) vs. VBMCP/VBAD/Velcade® as induction regimens prior autologous stem cell transplantation (ASCT) in younger patients with multiple myeloma (MM): first results of a prospective phase III PETHEMA/Gem Trial, 2008. http://www.cancereducation.com/CancerSysPagesNB/abstracts/mmrf/113/abdz30.pdf. Accessed May 2012.
39. Rajkumar SV, Jacobus S, Callander NS, et al. Lenalidomide plus high-dose dexamethasone versus lenalidomide plus low-dose dexamethasone as initial therapy for newly diagnosed multiple myeloma: an open-label randomised controlled trial. *Lancet Oncol.* 2010;11(1):29-37.
40. Palumbo A, Cavo M, Bringhen S, et al. Aspirin, warfarin, or enoxaparin thromboprophylaxis in patients with multiple myeloma treated with thalidomide: a phase III, open-label, randomized trial. *J Clin Oncol.* 2011;29(8):986-993.
41. Richardson PG, Weller E, Lonial S, et al. Lenalidomide, bortezomib, and dexamethasone combination therapy in patients with newly diagnosed multiple myeloma. *Blood.* 2010;116(5):679-686.
42. Reeder CB, Reece DE, Kukreti V, et al. Cyclophosphamide, bortezomib and dexamethasone induction for newly diagnosed multiple myeloma: high response rates in a phase II clinical trial. *Leukemia.* 2009;23(7):1337-1341.
43. van Rhee F, Szymonifka J, Anaissie E, et al. Total Therapy 3 for multiple myeloma: prognostic implications of cumulative dosing and premature discontinuation of VTD maintenance components, bortezomib, thalidomide, and dexamethasone, relevant to all phases of therapy. *Blood.* 2010;116(8):1220-1227.
44. Moreau P, Pylypenko H, Grosicki S, et al. Subcutaneous versus intravenous administration of bortezomib in patients with relapsed multiple myeloma: a randomised, phase 3, non-inferiority study. *Lancet Oncol.* 2011;12(5):431-440.
45. Attal M, Harousseau JL, Leyvraz S, et al. Maintenance therapy with thalidomide improves survival in patients with multiple myeloma. *Blood.* 2006;108(10):3289-3294.
46. Spencer A, Prince HM, Roberts AW, et al. Consolidation therapy with low-dose thalidomide and prednisolone prolongs the survival of multiple myeloma patients undergoing a single autologous stem-cell transplantation procedure. *J Clin Oncol.* 2009;27(11):1788-1793.
47. Attal M, Lauwers-Cances V, Marit G, et al. Lenalidomide maintenance after stem-cell transplantation for multiple myeloma. *N Engl J Med.* 2012;366(19):1782-1791.
48. Palumbo A, Hajek R, Delforge M, et al. Continuous lenalidomide treatment for newly diagnosed multiple myeloma. *N Engl J Med.* 2012;366(19):1759-1769.
49. McCarthy PL, Owzar K, Hofmeister CC, et al. Lenalidomide after stem-cell transplantation for multiple myeloma. *N Engl J Med.* 2012;366(19):1770-1781.
50. Ludwig H, Durie BG, McCarthy P, et al. IMWG consensus on maintenance therapy in multiple myeloma. *Blood.* 2012;119(13):3003-3015.
51. Combination chemotherapy versus melphalan plus prednisone as treatment for multiple myeloma: an overview of 6,633 patients from 27 randomized trials. Myeloma Trialists' Collaborative Group. *J Clin Oncol.* 1998;16(12):3832-3842.
52. Facon T, Mary JY, Hulin C, et al. Melphalan and prednisone plus thalidomide versus melphalan and prednisone alone or reduced-intensity autologous stem cell transplantation in elderly patients with multiple myeloma (IFM 99-06): a randomised trial. *Lancet.* 2007;370(9594):1209-1218.
53. Hulin C, Facon T, Rodon P, et al. Efficacy of melphalan and prednisone plus thalidomide in patients older than 75 years with newly diagnosed multiple myeloma: IFM 01/01 trial. *J Clin Oncol.* 2009;27(22):3664-3670.
54. San Miguel JF, Schlag R, Khuageva NK, et al. Bortezomib plus melphalan and prednisone for initial treatment of multiple myeloma. *N Engl J Med.* 2008;359(9):906-917.

55. Jacobus S, Callander N, Siegel D. Outcome of elderly patients 70 years and older with newly diagnosed myeloma in the ECOG randomized trial of lenalidomide/high-dose dexamethasone (RD) versus lenalidomide/low-dose dexamethasone (Rd). *Haematologica*. 2010;95:149.
56. Kumar K, Blade J, Crowley J, et al. Outcome of patients with myeloma relapsing after IMiD and bortezomib therapy: a multicenter study from the international myeloma foundation working group. *Haematologica*. 2010;95(suppl 2):151.
57. Pineda-Roman M, Zangari M, et al. VTD combination therapy with bortezomib-thalidomide-dexamethasone is highly effective in advanced and refractory multiple myeloma. *Leukemia*. 2008;22(7):1419-1427.
58. Orlowski RZ, Nagler A, Sonneveld P, et al. Randomized phase III study of pegylated liposomal doxorubicin plus bortezomib compared with bortezomib alone in relapsed or refractory multiple myeloma: combination therapy improves time to progression. *J Clin Oncol*. 2007;25(25):3892-3901.
59. Durie BG. Use of bisphosphonates in multiple myeloma: IMWG response to Mayo Clinic consensus statement. *Mayo Clin Proc*. 2007;82(4):516-517; author reply 7-8.
60. Lacy MQ, Dispenzieri A, Gertz MA, et al. Mayo clinic consensus statement for the use of bisphosphonates in multiple myeloma. *Mayo Clinic Proc*. 2006;81(8):1047-1053.
61. Lebovic D, Zhang L, Alsina M, et al. Clinical outcomes of patients with plasma cell leukemia in the era of novel therapies and hematopoietic stem cell transplantation strategies: a single-institution experience. *Clin Lymphoma Myeloma Leuk*. 2011;11(6):507-511.
62. Korde N, Kristinsson SY, Landgren O. Monoclonal gammopathy of undetermined significance (MGUS) and smoldering multiple myeloma (SMM): novel biological insights and development of early treatment strategies. *Blood*. 2011;117(21):5573-5581.

18

Transplante de Células-Tronco Hematopoéticas

Richard W. Childs ▪ Ramaprasad Srinivasan

O transplante de células-tronco hematopoéticas (HSCT) é uma modalidade terapêutica com potencial de cura amplamente usada no tratamento de algumas malignidades hematológicas e em vários distúrbios não malignos. O HSCT autólogo envolve, geralmente, a administração de quimioterapia em alta dose seguida por infusão de células-tronco hematopoéticas obtidas do receptor antes da terapia de ablação. Por outro lado, o HSCT alógeno envolve a infusão de células-tronco hematopoéticas de um doador compatível com o antígeno leucocitário humano relacionado ou não, após o condicionamento de intensidade reduzida (RIC) ou mieloablativo do receptor.

▪ TRANSPLANTE AUTÓLOGO DE CÉLULAS-TRONCO HEMATOPOÉTICAS

O transplante autólogo de células-tronco hematopoéticas (auto-HSCT) foi desenvolvido para superar a toxicidade hematopoética letal associada à quimioterapia em alta dose usada para tratar malignidades respondedoras à dosagem.[1,2] O auto-HSCT tem papel nitidamente estabelecido no manejo de mieloma múltiplo e de linfoma não Hodgkin agressivo (NHL). O entusiasmo inicial por essa abordagem em tumores sólidos, como no câncer metastático de mama, de ovário e de pulmão, tem sido temperado pela falta de estudos randomizados prospectivos que demonstrem os benefícios sobre os tratamentos convencionais. O papel do auto-HSCT continua a ser explorado em neuroblastoma e sarcoma de Ewing.

Considerações Gerais

A maioria dos auto-HSCTs é realizada usando células-tronco do sangue periférico (PBSCs) coletadas após a mobilização com o fator de estimulação de colônias de granulócitos (G-CSF) com ou sem preparação de quimioterapia. O potencial curativo está, unicamente, na habilidade de a quimioterapia de alta dose erradicar a malignidade subjacente; não há geração de efeitos de enxerto-*versus*-tumor (GVT) mediados pelo sistema imune. O regime quimioterápico de alta dose usado é elaborado "sob medida" para a malignidade sendo tratada, com base em seu perfil de quimiossensibilidade; por exemplo, o agente melfalano (200 mg/m^2) é o agente de condicionamento de alta dose mais amplamente usado em pacientes com mieloma múltiplo a serem submetidos ao auto-HSCT.

As infecções relacionadas com neutropenia e imunossupressão induzidas pela quimioterapia, assim como as toxicidades extramedulares dos agentes quimioterápicos de alta dose respondem pela maioria das complicações que ocorre após um auto-HSCT. Existe risco mais baixo de mortalidade relacionada com tratamento (TRM), em comparação com o HSCT alógeno, tipicamente inferior a 5% na maioria das séries.

A contaminação do produto das células-tronco por células malignas pode limitar os efeitos benéficos da quimioterapia de alta dose. Os esforços para purgar células tumorais contaminando enxertos hematopoéticos por seleção de células CD34+ ou por incubação *in vitro* do enxerto de células-tronco com drogas citotóxicas continuam no âmbito da investigação e atingiram sucesso apenas moderado.

Resultados do Transplante Autólogo de Células-Tronco Hematopoéticas

Transplante Autólogo de Células-Tronco Hematopoéticas em Malignidades Hematológicas

Mieloma Múltiplo. Grandes estudos de fase II demonstraram altas taxas de resposta (resposta completa [CR] 30-50%) e taxas significativas de sobrevida livre de doença (DFS) e de sobrevida geral (OS) (mediana superior a 5 anos). Estudos randomizados de fase III em pacientes relativamente jovens (menos de 65 anos) demonstraram taxas superiores de resposta, DFS e OS para auto-HSCT *versus* quimioterapia convencional.[3]

Os auto-HSCTs consecutivos ou em tandem foram comparados a um auto-HSCT único em vários estudos prospectivos randomizados. Enquanto alguns estudos sugerem DFS melhorada (mas não OS) com a abordagem em série, outros grandes estudos multicêntricos também indicaram um benefício de sobrevida para auto-HSCT em tandem. Análises de subgrupos sugerem que o benefício de sobrevida é mais pronunciado em pacientes que não atingem uma CR ou uma resposta parcial muito boa após o primeiro auto-HSCT.

O auto-HSCT em tandem também foi comparado ao auto-HSCT seguido pelo HSCT alógeno de intensidade reduzida ou não mieloablativo, com um estudo randomizado demonstrando OS superior e sobrevida livre de progressão (PFS) com essa última abordagem. Entretanto, um estudo randomizado recente conduzido pela Clinical Trials Network (CTN) e que inscreveu mais de 700 indivíduos informou não ter encontrado diferença na PFS de 3 anos e OS entre pacientes recebendo um auto-HSCT em tandem *versus* um auto/alotransplante em tandem, com TRM significativamente mais alta informada no segundo grupo.[4]

O auto-HSCT é, atualmente, considerado como a terapia padrão de primeira linha para pacientes mais jovens (até 65 anos) com mieloma e resulta em taxas de CR em longo prazo de 5 a 10%. Melfalano ($200\ mg/m^2$) é o regime preparatório mais comumente usado. O papel do auto-HSCT em tandem continua sem definição clara, embora alguns subgrupos de pacientes pareçam se beneficiar dessa abordagem. Em decorrência dos dados recentes não mostrando benefícios nítidos de sobrevida com uma abordagem de transplante auto/alógeno de primeira linha, assim como do advento de drogas mais recentes como lenalidomida, bortezomibe e carfilzomibe, que são altamente eficazes contra o mieloma, o papel do transplante alógeno nessa doença continua a ser investigado. Na verdade, esses agentes levaram à reavaliação do papel do auto-HSCT no tratamento dessa doença. Vários estudos em andamento estão tentando determinar se:

- Os agentes antimieloma mais recentes podem suplantar o auto-HSCT como padrão de cuidados na maioria dos pacientes.
- A integração desses agentes no algoritmo de tratamento pode potencializar ou estender os benefícios derivados do auto-HSCT.

Dados recentes sugerem que a terapia de indução de pré-transplante induzida por bortezomibe, assim como a consolidação do transplante usando várias estratégias pode melhorar o resultado geral associado aos auto-HSCTs.[5]

Linfoma. O linfoma está entre as indicações mais comuns para o auto-HSCT. O benefício desse procedimento tem sido observado mais claramente na doença de Hodgkin e no NHL em graus intermediário e alto e sensíveis à quimioterapia. O auto-HSCT resulta em melhora na sobrevida livre do evento (EFS) e na OS em pacientes com NHL em graus intermediário e alto sensível à quimioterapia e recidivante, em comparação com a terapia de salvamento convencional.[6] Os resultados de um estudo randomizado sugerem que o tratamento inicial com auto-HSCT pode beneficiar alguns pacientes com esse tipo de NHL, em comparação com a quimioterapia padrão com ciclofosfamida, doxorrubicina, vincristina e prednisona (CHOP).

Entre os pacientes com doença de Hodgkin, aqueles com doença sensível à quimioterapia na primeira recidiva apresentam EFS melhorada com o auto-HSCT, em comparação com a quimioterapia padrão de salvamento. Os pacientes com doença progressiva primária (aqueles que progridem com quimioterapia de primeira linha) também podem-se beneficiar do auto-HSCT como parte do regime de salvamento.

A incorporação de anticorpos terapêuticos como rituximabe (anti-CD20) em regimes de tratamento de primeira linha melhorou significativamente nossa habilidade de tratar vários subconjuntos de NHL. O papel do auto-hSCT na era dos anticorpos monoclonais focados nas células B ainda não foi determinado.

LEUCEMIA MIELOIDE AGUDA. O auto-HSCT tem sido aplicado tanto para a terapia após a remissão na leucemia mieloide aguda (AML), na primeira remissão completa (CR1), quanto como terapia após a recidiva. Estudos de fase III em pacientes em CR1 sugerem melhoria na DFS, mas não na OS, em comparação com a terapia convencional após a remissão. São necessários estudos complementares para esclarecer quais, se houver, subgrupos de prognóstico têm a probabilidade de se beneficiarem de um auto-HSCT.

Transplante Autólogo de Células-Tronco Hematopoéticas em Tumores Sólidos

O conhecimento de que algumas malignidades mostravam respostas à quimioterapia dependentes da dose levou à investigação de quimioterapia de alta dose seguida de auto-HSCT no tratamento de tumores sólidos. Com base nos resultados negativos de estudos clínicos de fase III, o auto-HSCT vem sendo amplamente abandonado no tratamento de algumas malignidades (particularmente no câncer de mama metastático), mas permanece sob investigação em vários outros tipos de tumor sólido como o rabdomiossarcoma.

Câncer de Mama. Enquanto resultados promissores de estudos de fase II em pacientes com câncer de mama metastático abriram caminho para estudos de fase III de auto-HSCT, esses últimos estudos de maior porte falharam em demonstrar um benefício inequívoco. Pelo menos sete grandes estudos clínicos compararam o auto-HSCT com a quimioterapia padrão em pacientes com câncer de mama metastático. Seis deles demonstraram EFS com auto-HSCT, mas nenhum mostrou vantagem em OS.[7] Resultados semelhantes foram obtidos em pacientes com câncer de mama de alto risco submetidas a um auto-HSCT adjuvante. Por causa da falta de benefícios na OS e da toxicidade mais alta, houve pouco entusiasmo para investigações complementares de auto-HSCT em câncer de mama.

Tumores de Células Germinativas. Estudos clínicos de fase II sobre auto-HSCT em tumores de células germinativas recidivantes ou refratários levaram a taxas de resposta de 40 a 65% e a taxas de sobrevida em longo prazo de 15 para 40%. Pacientes com doença progressiva ou com níveis de gonadotrofina coriônica humana superiores a 1.000 UI/L no momento do transplante, mediastinais primários e aqueles refratários à terapia à base de cisplatina apresentam resultados piores e podem não se beneficiar do auto-HSCT. Um relatório preliminar de um estudo do *European Group for Blood and Marrow Transplantation* sugeriu não haver vantagem para o auto-HSCT sobre a quimioterapia de salvamento padrão em pacientes que falharam na quimioterapia à base de cisplatina.

O auto-HSCT é considerado como opção para o salvamento de pacientes selecionados na recidiva inicial ou subsequente, embora estudos randomizados de fase III tenham falhado em demonstrar benefício inequívoco para a quimioterapia de alta dose sobre a quimioterapia padrão nesse cenário.[8]

O auto-HSCT não tem papel no tratamento inicial de tumores de células germinativas; vários estudos randomizados de fase III demonstraram resultados similares para a quimioterapia convencional e auto-HSCT em pacientes com tumores de células germinativas de alto risco.[9]

Outros Tumores. Os dados disponíveis não sugerem um benefício nítido para o auto-HSCT em cânceres do ovário e do pulmão. Quando realizado após o curso inicial da quimioterapia de indução padrão, o auto-HSCT parece melhorar a DFS a curto prazo em neuroblastoma de alto risco, em comparação com a quimioterapia de manutenção com dose convencional. Entretanto, um estudo randomizado de grande porte não foi capaz de demonstrar vantagem na sobrevida para pacientes submetidos ao auto-HSCT.

Alguns pacientes com sarcoma de Ewing/tumor neuroectodérmico primordial e outros sarcomas de partes moles podem se beneficiar da quimioterapia de alta dose. Na falta de evidência para dar suporte ao benefício de sobrevida, os pacientes deverão ser tratados com auto-HSCT somente no campo dos estudos clínicos.

TRANSPLANTE ALÓGENO DE CÉLULAS-TRONCO HEMATOPOÉTICAS

O HSCT alógeno pode curar pacientes com malignidades hematológicas resistentes à quimioterapia avançada.[10-12] Os primeiros HSCTs alógenos bem-sucedidos em seres humanos foram informados em 1968. Esses transplantes foram realizados em crianças com deficiências imunes congênitas usando células-tronco doadas por irmãos HLA-compatíveis. Nos primeiros anos após o advento do HSCT alógeno, as síndromes de imunodeficiência e os distúrbios de hematopoese constituíram as principais indicações para o procedimento. Com a melhor compreensão do efeito da enxerto-*versus*-leucemia (GVL) e de seu potencial de cura, as malignidades hematológicas se tornaram, atualmente, a indicação mais comum para um HSCT alógeno. Mais de 25.000 transplantes alógenos são realizados anualmente no mundo para uma ampla série de distúrbios tanto malignos quanto não malignos.

Indicações para Transplante Alógeno de Células-Tronco Hematopoéticas

O HSCT alógeno tem sido realizado como tratamento com potencial curativo em doenças tanto malignas quanto não malignas (Quadro 18.1). Atualmente, a indicação mais comum para um HSCT alógeno (mais de 75%) é a malignidade hematológica subjacente (leucemia mielógena aguda e crônica, leucemia linfocítica aguda e NHL sendo as mais comuns). Os quadros não malignos potencialmente curáveis por HSCT incluem distúrbios de hematopoese (p. ex., anemia aplástica [AA]), síndromes de imunodeficiência (p. ex., a doença de Chediak-Higashi e a síndrome de imunodeficiência combinada grave), distúrbios congênitos de eritropoese (p. ex., talassemias) e erros inatos de metabolismo (p. ex., mucopolissacaridoses).[13,14] O advento de novas opções de tratamento para certas doenças (como os inibidores da tirosina cinase que focam o oncogene bcr/abl, os quais são efetivos no tratamento de leucemia mielógena crônica) e das melhorias no perfil de toxicidade associado ao HSCT tem a probabilidade de alterar as indicações para transplante alógeno.

Potencial Antileucêmico do Transplante Alógeno de Células-Tronco Hematopoéticas: Princípios Básicos

Nas décadas de 1960 e 1970 o HSCT foi significativamente considerado como meio de assegurar a reconstituição ou reposição imuno-hematopoética após a administração de altas doses de quimioterapia, com ou sem radiação. Essa premissa ainda se aplica ao tratamento de quadros não malignos, para os quais o objetivo principal é fornecer componentes celulares normais para substituir ou retificar uma deficiência subjacente. Para as malignidades hematológicas, o regime preparatório ou de condicionamento com dose intensiva foi inicialmente considerado crítico para a erradicação da malignidade subjacente, com células-tronco de doador HLA-compatível usadas meramente para reverter a ablação fatal da medula óssea (BM). Entretanto, nas últimas décadas, foi ficando cada vez mais evidente que a habilidade de gerar um efeito antimalignidade mediado pela imunidade do doador, denominado de enxerto-*versus*-leucemia (GVL) ou enxerto-*versus*-tumor (GVT) é essencial à erradicação bem sucedida de malignidades após um HSCT alógeno. As observações clínicas a seguir forneceram evidência sem controvérsias da existência de GVL e destacam o papel dos linfócitos T do doador na medula desse efeito:[10-12,15-17]

- Risco reduzido de recidiva da leucemia em pacientes com doença crônica do enxerto-*versus*-hospedeiro (GVHD).
- Risco aumentado de recidiva da leucemia subjacente a transplantes sem células T.
- Risco aumentado de recidiva da leucemia em receptores de aloenxertos singênicos, em oposição à aloenxertos de doador irmão não gêmeo.
- Habilidade da retirada da imunossupressão e/ou infusão de linfócitos de doador (DLIs) para induzir a remissão sustentada em pacientes com leucemia mieloide crônica (CML) que sofrem recaída após o transplante.

O reconhecimento da GVL levou ao desenvolvimento de RIC ou de regimes de condicionamento não mieloablativos, em que a eficácia depende significativamente da geração de respostas antitumorais mediadas pela imunidade do doador.

Quadro 18.1 Indicações para Transplante de Células-tronco Hematopoéticas

Leucemias Agudas
Leucemia linfoblástica aguda (ALL)
Leucemia mielógena aguda (AML)

Leucemias Crônicas
Leucemia mielógena crônica (CML)
Leucemia linfocítica crônica (CLL)
Leucemia mielógena crônica juvenil (jCML)
Leucemia mielomonocítica juvenil (jMML)

Síndromes Mielodisplásicas
Anemia refratária (RA)
Anemia refratária com sideroblastos em anelados (RARS)
Anemia refratária com excesso de blastos (RAEB)
Anemia refratária com excesso de blastos em transformação (RAEB-T)
Leucemia mielomonocítica crônica (CMML)

Distúrbios das Células-Tronco
Anemia aplástica (grave)
Anemia de Fanconi
Hemoglobinúria paroxística noturna
Aplasia pura de células vermelhas

Distúrbios Mieloproliferativos
Mielofibrose aguda
Metaplasia mieloide agnogênica (mielofibrose)
Policitemia vera
Trombocitemia essencial

Distúrbios Linfoproliferativos
Linfoma não Hodgkin
Doença de Hodgkin

Distúrbios Fagocitários
Síndrome de Chediak-Higashi
Doença granulomatosa crônica
Deficiência em actina dos neutrófilos
Disgenesia reticular

Distúrbios Metabólicos Hereditários
Mucopolissacaridoses (MPS)
Síndrome de Hurley (MPS-IH)
Síndrome de Scheie (MPS-IS)
Síndrome de Hunter (MPS-II)
Síndrome de Sanfilippo (MPS-III)
Síndrome de Morquio (MPS-IV)
Síndrome de Maroteaux-Lamy (MPS-VI)
Síndrome de Sly, deficiência de β glicoronidase C (MPS-VII)
Adrenoleucodistrofia
Mucolipidose II (doença de células I)
Doença de Krabbe
Doença de Gaucher
Doença de Niemann-Pick
Doença de Wolman
Leucodistrofia metacromática

Distúrbios Histiocíticos
Linfo-histiocitose eritrofagocítica familiar
Histiocitose-X
Hemofagocitose

Anormalidades Hereditárias de Eritrócitos
β-Talassemia maior
Doença de células falciformes

Distúrbios Hereditários do Sistema Imune
Ataxia-telangiectasia
Síndrome de Kostman
Deficiência de adesão de leucócitos
Síndrome de DiGiorge
Síndrome dos linfócitos nus
Síndrome de Omenn
Imunodeficiência combinada grave (SCID)
SCID com adenosina deaminase
SCID com ausência de células T e B
SCID com ausência de células T, com células B normais
Imunodeficiência variável comum
Síndrome de Wiskott-Aldrich
Distúrbio linfoproliferativo ligado ao X

Outros Distúrbios Hereditários
Síndrome de Lesh-Nyhan
Hipoplasia de cartilagem-cabelo
Trombastenia de Glanzmann
Osteopetrose

Anormalidades Hereditárias de Plaquetas
Amegacariocitose/trombocitopenia congênita

Distúrbios de Células Plasmáticas
Mieloma múltiplo
Leucemia das células plasmáticas
Macroglobulinemia de Waldenstrom

Outras Malignidades
Câncer de mama
Sarcoma de Ewing
Neuroblastoma
Carcinoma de células renais

Adaptado da lista de indicações para transplante fornecida pelo National Marrow Donor Program (NMDP).

Planejamento do Transplante Alógeno de Células-Tronco Hematopoéticas

O HSCT alógeno é um procedimento complexo que exige planejamento cuidadoso e uma abordagem multidisciplinar ao tratamento do paciente. Fatores como: idade, *status* de desempenho, doença subjacente e disponibilidade de doador precisam ser considerados antes da tomada de decisões sobre o tipo de transplante a ser realizado (p. ex., mieloablativo convencional *versus* não mieloablativo) e o regime de profilaxia para GVHD.

Avaliação de Receptores de Transplantes

O grau de compatibilidade do HLA entre doador e hospedeiro é um dos fatores mais importantes a afetar o resultado após um HSCT. A avaliação do receptor do transplante começa com a verificação do HLA e a busca pelo doador apropriado. A busca inicial pelo doador se concentra na identificação de um irmão compatível no nível do alelo para os *loci* HLA-A, HLA-B e HLA-DR. Se um irmão doador adequado não estiver disponível, essa busca por um doador compatível não aparentado ou por uma unidade de sangue do cordão não aparentado poderá ser feita pelo chamado National Marrow Donor Program (NMDP).

A história [clínica] completa e o exame físico, enfatizando-se o diagnóstico subjacente e seu tratamento, problemas médicos concomitantes, *status* de desempenho, história de transfusão e qualquer história de infecções oportunistas (especialmente por fungos) deverão ser feitos. A avaliação das funções orgânicas principais, incluindo a verificação da função pulmonar e a avaliação cardíaca completa, também deverá ser realizada. É também necessária a verificação sorológica para detectar exposição anterior a citomegalovírus (CMV), vírus do herpes, vírus de Epstein-Barr (EBV), vírus de hepatite, HIV, toxoplasmose e varicela. O aconselhamento é solicitado para focar nos benefícios potenciais e riscos do transplante, necessidade de um cuidador dedicado e, quando apropriado, perspectivas de fertilidade.

Identificação de um Doador Adequado

- Doador aparentado compatível: cerca de um terço dos pacientes submetidos à triagem terá um doador irmão HLA-compatível. Embora doadores com compatibilidade de HLA inferior à completa (6/6) possam ser usados, a disparidade maior de HLA aumenta o risco tanto de rejeição do enxerto quanto de GVHD.
- Doador singênico: transplantes em gêmeos idênticos raramente são realizados, pois graus elevados de histocompatibilidade (incluindo para antígenos de histocompatibilidade menor) minimizam os efeitos clinicamente significativos de GVL. Doadores singênicos são mais desejáveis no transplante de doenças não malignas adquiridas (como a anemia aplástica severa [SAA]) no qual o efeito GVL não é necessário.
- Doador compatível não aparentado (MUD): há mais de 15 milhões de doadores nos registros mundiais. As buscas conduzidas por meio do NMDP identificarão, em geral, um doador adequado para cerca de dois terços dos caucasianos, mas para alguns grupos minoritários, por causa da diversidade aumentada de HLA, é muito mais difícil encontrar uma compatibilidade. O processo deverá ser iniciado o mais cedo possível, porque o tempo para o transplante, após o início da busca, geralmente é de 3 a 4 meses. Para um determinado grau de disparidade de HLA entre doador e hospedeiro o risco de GVHD e da rejeição do enxerto é mais alto com doadores não aparentados, em comparação com os doadores familiares.
- Doador haploidêntico: a maioria dos pacientes tem um irmão, pais ou filhos com haplótipo de HLA-compatível que poderá servir como doador. Os transplantes de doadores haploidênticos estão associados à incidência elevada de GVHD, sendo necessária, na maioria das situações, a depleção das células T para prevenir a GVHD potencialmente fatal. A reconstituição imune prejudicada é comum e leva à alta incidência de infecções oportunistas em receptores de transplantes haploidênticos. Estudos recentes usando ciclofosfamida pós-transplante como método de indução *in vivo* de depleção de células T após o transplante haploidêntica de BM ou PBSCs demonstraram resultados encorajadores, com um relatório de taxas extremamente baixas de GVHD aguda e GVHD crônica com taxas de DFS e OS comparáveis a transplantes duplos de sangue do cordão.[18] Com base nesses resultados promissores, um estudo clínico randomizado comparando o transplante de sangue do cordão com o transplante de BM haploidêntica com ciclofosfamida pós-transplante foi recentemente iniciado por meio do CTN.

- Células do cordão umbilical: o sangue coletado da placenta na hora do parto pode ser usado como fonte de células-tronco hematopoéticas. Embora os transplantes de cordão umbilical estejam associados à menor incidência de GVHD (mesmo com a incompatibilidade de HLA), seu uso mais disseminado está limitado pelo aumento no risco de falha do enxerto, por causa do pequeno número de células-tronco coletadas. Os transplantes [de células] do cordão umbilical foram significativamente restritos a crianças e adolescentes jovens. Entretanto, estudos recentes estabeleceram que os transplantes [de células] do cordão umbilical entre adultos é viável. O uso de unidades duplas do cordão e a expansão *ex vivo* das células progenitoras do cordão são algumas das estratégias sendo exploradas para impulsionar a dose de células-tronco disponível para o transplante. A partir de 2012, estima-se que mais de 600 mil unidades de sangue do cordão umbilical estarão disponíveis no registo público mundial para uso público.

Aquisição de Células-Tronco Hematopoéticas

A maioria das células-tronco hematopoéticas fica dentro da BM, que serviu, tradicionalmente, como a fonte do aloenxerto. Entretanto, a disponibilidade do G-CSF, que mobiliza essas células para a circulação, levou ao uso disseminado de aloenxertos de PBSCs.

A obtenção de células-tronco da BM envolve aspirações múltiplas das cristas ilíacas, um procedimento relativamente seguro e realizado mediante anestesia geral. As células-tronco mobilizadas são, geralmente, coletadas do sangue periférico por aférese, após a administração de G-CSF (10 a 15 µg/kg/dia) durante 4 a 6 dias. Os enxertos de PBSCs mobilizados por G-CSF normalmente contêm maior número de células progenitoras $CD34^+$ assim como células T (células CD3+) em comparação com os enxertos de BM.

Comparados com os transplantes de células-tronco de BM, os transplantes com PBSCs estão associados à pega mais rápida de neutrófilos e de plaquetas, à redução nas exigências de transfusão e à incidência similar de GVHD aguda, embora a GVHD crônica ocorra com frequência mais alta com o uso de PBSC, em comparação com os transplantes de BM.[19] Alguns estudos demonstraram que em pacientes com malignidade hematológica subjacente, os transplantes de PBSCs de irmãos idênticos em HLA estão associados a uma vantagem de sobrevida, em comparação com os transplantes de BM. Entretanto, um estudo clínico multicêntrico recente conduzido pela CTN e que randomizou mais de 500 pacientes com malignidades hematológicas para transplante ou de BM ou de PBSCs de um doador não aparentados não demonstrou diferença em termos de recidiva, DFS ou OS entre as duas abordagens com os receptores de transplante de PBSCs apresentando incidência significativamente mais alta de GVHD crônica extensa e debilitante.[20] Esses dados sugerem que, para pacientes com malignidades hematológicas submetidos a um transplante com MUD, a BM pode ser a fonte preferida de células-tronco.

Apesar disso, dada a facilidade da coleta de células-tronco da perspectiva tanto do médico quanto do doador, a célula progenitora mais alta, a pega mais precoce e o baixo risco de falha do enxerto, a maioria dos HSCTs alógenos em adultos no mundo de hoje emprega sangue periférico mobilizado como fonte de células-tronco hematopoéticas.

Regime de Condicionamento

Vários regimes de condicionamento têm sidos usados em HSCT alógeno. A escolha do regime para um determinado paciente é ditada pela doença subjacente, a idade do paciente, a presença de comorbidade clínica e as características do doador (especialmente o grau de compatibilidade de HLA). O Quadro 18.2 apresenta alguns dos regimes de condicionamento mais comuns.

Condicionamento Convencional ou Mieloablativo

Os regimes de condicionamento mieloablativos têm duplo propósito:

- Doses elevadas de quimioterapia com ou sem radiação fornecem citorredução do tumor, geralmente acompanhada de erradicação ou ablação da função hematopoética do hospedeiro.
- A supressão do sistema imune do hospedeiro, um pré-requisito para prevenir a rejeição do enxerto.

Quadro 18.2 Regimes Preparatórios Mais Comuns em Transplante de Células-tronco Alogênicas

Regimes Mieloablativos	
Cy/TBI	
Ciclofosfamida	120 mg/kg IV
TBI	1.000-1.575 cGy
Bu/Cy	
Busulfan	16 mg/kg PO ou 12,8 mg/kg
Ciclofosfamida	120-200 mg/kg/IV
Regimes de Intensidade Reduzida	
Flu/TBI dose baixa	
Fludarabina	90 mg/m^2 IV
TBI	200 cGy
Flu/Mel	
Fludarabina	125 mg/m^2 IV
Melfalano	180 mg/m^2 IV
Flu/Bu/ATG	
Fludarabina	180 mg/m^2 IV
Busulfan	8 mg/kg PO ou 6,4 mg/kg IV
ATG	40 mg/kg IV
Cyl/Flu	
Ciclofosfamida	120 mg/kg IV
Fludarabina	125 mg/m^2 IV

ATG, globulina antitimócitos; Bu, busulfan; Cy, ciclofosfamida; Flu, fludarabina; IV, intravenoso; Mel, melfalano; PO, via oral; TBI, irradiação total do corpo.

O ônus da erradicação do tumor em transplantes convencionais se baseia tanto nas propriedades citorredutoras transitórias dos agentes condicionantes quanto nos efeitos de GVL mais duráveis mediados pelas células imunes do doador.

Os dois regimes usados com mais frequência são a ciclofosfamida em combinação ou com irradiação corporal total (TBI) ou com busulfan. Os regimes com base em TBI apresentam maior incidência de malignidades secundárias, retardo de crescimento, disfunção da tireoide e catarata, enquanto os regimes não TBI, particularmente aqueles contendo busulfan (oral ou intravenoso), estão associados a mais doenças veno-oclusivas (VOD) e mucosite. O advento do busulfan intravenoso, com seu perfil farmacocinético mais previsível, permitiu exposição mais consistente ao busulfan e uma redução na incidência de VOD. O quadro subjacente determina, com frequência, o melhor regime de condicionamento. Por exemplo, pacientes com leucemia linfoblástica aguda (ALL) parecem apresentar risco menor de recaída com os regimes baseados em TBI, os quais são, portanto, usados com preferência para esse quadro.

Condicionamento de Intensidade Reduzida. Os regimes preparatórios de intensidade reduzida foram desenvolvidos em um esforço para minimizar a morbidade associada ao condicionamento com os transplantes convencionais, enquanto mantém a imunossupressão do hospedeiro necessária para assegurar a pega do enxerto. Os regimes preparatórios de intensidade reduzida que não erradicam a hematopoese do hospedeiro são também conhecidos como regimes de condicionamento não mieloablativos.

O ônus da erradicação do tumor em transplantes de intensidade reduzida está baseado, principalmente, no efeito de GVL mediado pelo sistema imune do doador. Esses regimes estão associados à incidência mais baixa de algumas toxicidades relacionadas com o condicionamento (VOD, mucosite, neutropenia prolongada etc.).

Os regimes de intensidade reduzida são mais bem tolerados por pacientes mais idosos (até 70 anos) e por aqueles com comorbidades clínicas e permitiram que o alo-HSCT fosse estendido a essas populações.

Vários centros de transplantes estão atualmente avaliando o transplante de intensidade reduzida em pacientes com malignidades hematológicas, tumores sólidos e distúrbios hematológicos não malignos. Embora o risco de TRM pareça mais baixo com os regimes RIC, vários estudos retrospectivos sugeriram o risco de recidiva da doença em casos malignos como mieloma, e a síndrome mielodisplástica (MDS) pode ser mais intensa com essa abordagem, em comparação com os transplantes mieloablativos convencionais.

Resultados de Transplante Alógeno de Células-Tronco Hematopoéticas

O HSCT alógeno é a única opção de cura para muitos pacientes com malignidades hematológicas: 85 a 90% de todos os transplantes alógenos nos EUA são realizados para essa indicação.

Leucemia Mieloide Crônica

A CML é um distúrbio mieloproliferativo caracterizado pela presença de uma translocação característica t(9;22)(q34;q11), o cromossomo Filadélfia. A história natural consiste em uma fase crônica relativamente indolente com progressão para uma fase acelerada e mais agressiva e uma crise blástica. Embora o HSCT seja a única terapia curativa comprovada para esse quadro, a introdução de agentes específicos com eficácia notável (como mesilato de imatinibe, dasatinibe e nilotinibe) levou à aceitação desses agentes como terapia padrão inicial para pacientes com CML de fase crônica. Por isso, o alo-HSCT é geralmente reservado para pacientes com CML em fase acelerada ou com crise blástica e para pacientes em fase crônica que falharam com os agentes com alvo na quinase abl.

Entre os pacientes em fase crônica submetidos ao transplante de um irmão HLA compatível, 65 a 80% são curados; resultados similares estão agora sendo informados em pacientes submetidos ao transplante MUD. Resultados precoces em pacientes recebendo RIC são promissores, mas estudos prospectivos são necessários para determinar se essa abordagem é equivalente ao alo-HSCT convencional. O transplante é muito menos efetivo na fase acelerada ou na crise de blastos (quando as taxas de cura são de 10 a 20%).

Pacientes mais jovens e pacientes submetidos ao transplante dentro de 1 ano após o diagnóstico apresentam os melhores resultados. A CML em fase crônica é sensível aos efeitos de GVL e uma única DLI pode reinduzir a remissão em 70% dos pacientes que sofrem recidiva após o transplante, como acontece com a retirada da imunossupressão (como ciclosporina) usada para a profilaxia/tratamento da GVHD. Os pacientes com CML em fase crônica que não conseguem uma remissão citogenética com imatinibe podem ser salvos com sucesso com o alo-HSCT, como demonstrado em um estudo recente.

Leucemia Mieloide Aguda

A indicação e o momento para o transplante na AML e o resultado após o HSCT alógeno dependem da categoria de risco.

- Pacientes com AML de prognóstico intermediário ou ruim, conforme determinado pela citogenética, estão em alto risco de recaída após a quimioterapia e deverão ser avaliados para HSCT alógeno em CR1 quando um doador irmão HLA-compatível estiver disponível. Estudos recentes também demonstraram que pacientes com citogenética normal e que possuem FLT3-ITD (mutação)* ou a NPM1 (proteína nucleolar)* do tipo selvagem ou CEBPA (o gene codificador de proteína)* sem FLT3-ITD também estão em risco aumentado de recidiva e podem-se beneficiar de um transplante alógeno em CR1.[21]
- Pacientes transplantados em CR1 têm 45 a 60% de probabilidade de DFS a longo prazo.
- Pacientes transplantados na primeira recidiva ou após indução de segunda remissão completa (CR2) possuem apenas 22 a 40% de chance de FDS a longo prazo.
- Os resultados após o transplante na primeira recidiva ou CR2 são comparáveis.
- O HSCT alógeno em AML de prognóstico bom geralmente é reservado para CR2 ou primeira recidiva, porque o risco de TRM supera os benefícios de um transplante prematuro (CR1) nesse grupo.
- Menos de 20% dos pacientes com falha de indução primária ou aqueles além da CR2 apresentam remissão durável da leucemia após o HSCT alógeno.

---

* Nota do Tradutor.

Leucemia Linfoblástica Aguda

Enquanto uma proporção significativa de ALL infantil é curável com a quimioterapia, a maioria (60-70%) dos adultos com essa doença sofre recaída após a quimioterapia inicial. Pacientes com mais de 60 anos de idade, aqueles com contagem de leucócitos superior a 30.000/μL ou com citogenética de alto risco [t(4;11), t(1;19), t(8;14) ou t(9;22)] possuem um prognóstico particularmente ruim. Tradicionalmente, o HSCT alógeno em CR1 tem sido recomendado para pacientes adultos com ALL com aspectos prognósticos ruins (taxas de DFS na faixa de 40-60%), reservando-se o transplante para pacientes sem fatores adversos para CR2 (taxas de DFS de aproximadamente 40%). Entretanto, um estudo clínico randomizado recente mostrou que pacientes com ALL de risco padrão que receberam transplante alógeno de primeira linha em CR1 apresentaram uma vantagem de sobrevida, em comparação com pacientes que receberam a quimioterapia de consolidação reservando o transplante para CR2.[22] Portanto, o transplante alógeno em CR1 é uma estratégia razoável para prevenir a recaída da doença em adultos com ALL de risco padrão ou de alto risco.

Síndrome Mielodisplásica

O HSCT alógeno oferece 30 a 40% de probabilidade de DFS a longo prazo em pacientes com MDS. Os dois fatores de prognóstico mais importantes de resultado após o transplante são a porcentagem de blastos e o grupo de risco citogenético. Portanto, pacientes com poucos blastos (anemia refratária ou anemia refratária com sideroblastos em anel) apresentam DFS em longo prazo em 50 a 75% dos casos, enquanto estádios mais avançados (p. ex., a anemia refratária com excesso de blastos) estão associados a uma DFS de 30%. Da mesma forma, pacientes com citogenética de bom prognóstico apresentam cerca de 50% de probabilidade de DFS em comparação com 10% ou menos para aqueles com citogenéica de risco ruim. Apesar de tudo, o HSCT alógeno permanece como a única terapia de cura para MDS e deverá ser considerado como terapia definitiva em potencial. O HSCT de intensidade reduzida está associado a maior risco de recaída em pacientes com MDS que o HSCT convencional e deverá ser reservado a pacientes que não sejam candidatos para o HSCT mieloablativo ou realizado como parte de estudos clínicos bem desenhados.

Linfoma não Hodgkin

Linfoma não Hodgkin de Baixo Grau e Leucemia Linfocítica Crônica. A experiência com HSCT alógeno em linfomas de baixo grau e CLL está significativamente restrita a pacientes submetidos ao procedimento tardiamente no curso de sua doença após múltiplas opções de quimioterapia terem sido esgotadas; 50% a 65% dos pacientes atingirá DFS em longo prazo. O curso tipicamente indolente da doença e a profunda susceptibilidade ao GVL torna os linfomas de baixo grau e a CLL passíveis ao tratamento e cura usando abordagens de condicionamento mão mieloablativas. Notadamente, vários estudos demonstraram que mais de 40% dos pacientes com CLL por deleção de 17p, que têm o pior prognóstico com a quimioterapia convencional, podem obter DFS em longo prazo com um transplante de intensidade reduzida. Esses achados levaram ao aumento no uso do transplante de primeira linha nessa coorte de CLL de alto risco.[23]

Linfoma não Hodgkin Agressivo. O papel do HSCT alógeno em pacientes com linfomas de grau intermediário e alto ainda não está esclarecido. A maioria dos estudos informou alta incidência de TRM com o transplante mieloablativo nesse grupo. Como consequência, o HSC alógeno que usa RIC geralmente é reservado para aqueles pacientes nos quais o HSCY autólogo potencialmente curativo falhou ou para aqueles sem probabilidade de se beneficiarem de um transplante autólogo (pacientes com doença resistente à quimioterapia).

Mieloma Múltiplo

As taxas de TRM na faixa de 50% desencorajaram o uso do transplante mieloablativo convencional para mieloma múltiplo. Apesar disso, existe evidência de que os efeitos do enxerto-*versus*-mieloma mediados pelo sistema imune do doador podem ser curativos. Recentemente, o RIC tem sido explorado como uma abordagem de transplante mais segura para tratar mieloma múltiplo. A TRM tem sido informada como significativamente mais baixa (menos de 25%), em comparação com coortes históricas de mieloma submetidas ao condicionamento mieloablativo; e o mais importante, os efeitos do enxerto-*versus*-mieloma resultando em remissão durável da doença podem ser induzidos após transplantes de intensidade reduzida. O transplante autólogo como citorredução do mieloma acompanhada de transplante alógeno não mieloablativo como imunoterapia para erradicar a doença residual mínima parece promissor, com DFS de mais de 50% em alguns estudos. Entretanto, um estudo clínico randomizado recente conduzido pelo grupo CTN e que inscreveu mais de 700 indivíduos informou não haver diferença na PFS e na OS de 3 anos entre pacientes recebendo um autotransplante em tandem *versus* auto/alotransplante em tandem com TRM significativamente mais alta sendo informada nesse último grupo.[4]

Anemia Aplástica

O HSCT alógeno pode curar a anemia aplástica grave (SAA).[24] Estudos precoces de HSCT alógeno em pacientes com SAA mostraram alta incidência de rejeição do enxerto (até 35% em algumas séries anteriores) e GVHD. A sensibilização aos antígenos de histocompatibilidade como resultado de transfusões múltiplas e o uso de ciclofosfamida isolada como condicionamento pré-transplante responderam por essas altas taxas de rejeição. Abordagens subsequentes adicionaram a globulina antitimócitos à ciclofosfamida para minimizar a rejeição do enxerto e, ao mesmo tempo, prevenir a GVHD intensa e potencialmente fatal. Além disso, o uso rotineiro de produtos de sangue irradiados e livres de leucócitos diminuiu o risco de rejeição do enxerto para menos de 5% em muitos estudos. Uma combinação de ciclosporina A (CSA) e metotrexato é geralmente usada como profilaxia para GVHD com retirada postergada e gradual da imunossupressão para minimizar o risco de GVHD. Pacientes com menos de 40 anos que recebem um HSCT alógeno de um irmão HLA-compatível possuem excelente chance de cura, com taxas de sobrevida no longo prazo atingindo 90% em crianças. Vários estudos indicam que os resultados do transplante são melhores em pacientes com AA quando se usa a BM como fonte primária do enxerto, em vez das PBSCs, uma vez que essas últimas estão associadas ao aumento da incidência de GVHD crônica.

Complicações do Transplante Alógeno de Células-Tronco Hematopoéticas

As complicações do HSCT alógeno estão mais comumente associadas às toxicidades do regime de preparação, às infecções ocorrendo como consequência da imunossupressão ou à GVHD aguda ou crônica.

Toxicidades Relacionadas com o Condicionamento

As toxicidades relacionadas com o condicionamento variam dependendo do tipo e da dosagem dos agentes usados no regime de preparação. Náusea, vômito e mucosite são episódios comuns nos regimes preparatórios mieloablativos. O busulfan tende a ser associado à mucosite mais intensa.

A cistite hemorrágica que ocorre cedo no curso do transplante está, usualmente, associada a regimes preparatórios contendo alta dose de ciclofosfamida. Por outro lado, a cistite hemorrágica persistindo por mais de 72 horas após o condicionamento é tipicamente viral (polioma vírus BK ou adenovírus). Os cuidados com a hidratação e o uso rotineiro de 2-mercaptoetanosulfonato praticamente eliminou a cistite hemorrágica associada à ciclofosfamida.

As infecções oportunistas ocorrem com a neutropenia associada ao condicionamento. Bactérias e fungos normalmente presentes na pele, no trato gastrointestinal (GI) ou no trato respiratório causam a maioria dessas infecções.

O dano à mucosa do tubo digestório e os cateteres venosos de longa permanência servem como porta de entrada para a maioria dos organismos ameaçadores Gram-negativos ou aeróbios Gram-positivos. O uso de antibióticos orais profiláticos como as quinolonas para a descontaminação do tubo digestivo reduziu a incidência da bacteremia Gram-negativa sem afetar a sobrevida. O uso rotineiro desses agentes deverá ser avaliado contra o risco aumentado de bacteremia Gram-positiva e a emergência de cepas Gram-negativas resistentes.

As infecções fúngicas por *Candida* e *Aspergillus* são comuns durante a neutropenia induzida pelo condicionamento. O fluconazol profilático parece proteger contra *Candida* sensível. Em um estudo clínico recente, randomizado e de fase III a profilaxia com voriconazol foi associada à tendência para uma incidência menor de infecção fúngica invasiva comparada com fluconazol, embora a OS tenha sido similar nos dois grupos.[25]

A doença venoclusiva (VOD) se caracteriza pela tríade de icterícia, hepatomegalia dolorosa e ascite ocorrendo logo após o transplante e os fatores de risco incluem:

- Idade avançada.
- Condicionamento com busulfan; até 30% dos pacientes tratados com busulfan oral desenvolvem essa complicação. O advento e o uso preferencial de busulfan IV parece ter levado à redução na incidência de VOD.
- Doença hepática preexistente.
- Desenvolvimento de GVHD aguda.
- Transplantes de doadores compatíveis não aparentados e haploidênticos.

A profilaxia com ursodiol oral pode proteger contra essa complicação. A VOD pode ser grave e potencialmente fatal em cerca de 25% dos pacientes que desenvolvem essa complicação. O tratamento permanece como amplamente de suporte, embora defibrotide e o ativador de plasminogênio tecidual recombinante tenham sido, cada um deles, usados com algum sucesso em VOD grave. Em um estudo randomizado de fase III recentemente relatado em pacientes pediátricos submetidos ao HSCT, a profilaxia com defribotide foi associada à baixa incidência de VOD.[26]

Doença do Enxerto-versus-Hospedeiro

A GVHD é uma das complicações mais comuns do HSCT alógeno. Essa doença é consequência do dano causado pelas células T do doador alógeno aos tecidos normais dos receptores. Com base no tempo de latência, nos aspectos clínicos e na fisiopatologia, a GVHD é classificada como aguda ou crônica.[27]

Doença do Enxerto-versus-Hospedeiro Aguda. A GVHD aguda começa, tipicamente, durante os primeiros 100 dias após o transplante. Dos receptores de transplante de doador HLA-compatível, 20 a 50% sofrem GVHD aguda; a incidência é mais alta em transplantes de doadores não aparentados ou parcialmente aparentados HLA-compatíveis. A extensão da disparidade de HLA entre doador e hospedeiro, a idade do receptor, o teor de células T no enxerto, a intensidade do regime de condicionamento e o tipo de regime de profilaxia para GVHS usado, de todo influenciam a incidência e a gravidade da doença.

Pele, trato GI e fígado são os alvos mais comuns das células T de um doador alorreativo causando GVHD. Os aspectos clínicos e laboratoriais a seguir deverão levantar suspeita da doença:

- Pele: erupção maculopapular eritematosa frequentemente envolvendo as palmas e as plantas. Os casos mais intensos podem-se manifestar com descamação da pele.
- GI: dor abdominal em cólicas e diarreia aquosa em volume significativo caracterizam a GVHD do cólon e do intestino delgado distal. Em casos graves, pode ocorrer diarreia sanguinolenta e íleo. Anorexia, dispepsia, perda de peso, náusea e vômito são característicos de GVHD do GI superior.
- Fígado: nível elevado de fosfatase alcalina e bilirrubina direta com ou sem elevação em transaminases caracteriza a GVHD aguda do fígado.

O diagnóstico definitivo pode ser difícil porque várias outras condições (como as erupções cutâneas induzidas por medicamentos, colite viral) se apresentam com aspectos similares. A biópsia e o exame histopatológico do tecido envolvido são considerados os padrões ouro para o diagnóstico de GVHD.

Essa doença é a principal contribuinte para a TRM; as estratégias focadas na prevenção dessa complicação são um aspecto importante do planejamento do transplante. A profilaxia farmacológica e a depleção das células T do enxerto são métodos estabelecidos que reduzem efetivamente a incidência e a gravidade da GVHD. CSA ou tacrolimus em combinação com metotrexato ou micofenolato de mofetila são substâncias comumente usadas para a profilaxia de GVHD. A depleção efetiva das células T do aloenxerto pode ser obtida *in vitro* pela seleção de células CD34+ ou *in vivo*, farmacologicamente, (alemtuzumab ou ciclofosfamida pós-transplante). Entretanto, transplantes sem células T estão associados a maior risco de falha do enxerto, recaída da leucemia e infecções virais oportunistas. A depleção seletiva de células T alorreativas e os transplantes sem células T com adição de volta programada de células T 30 dias ou mais após o transplante mostraram reduzir a incidência de GVHD sem comprometer GVL.

O tratamento da GVHD já estabelecida depende do tipo e da intensidade dos órgãos envolvidos (para classificar a GVHD aguda, consulte o Quadro 18.3). Embora a GVHD cutânea leve (grau I) possa ser tratada, efetivamente, com corticosteroides tópicos, a GVHD visceral e as formas mais graves da doença cutânea exigem terapia de imunossupressão sistêmica. Os glicocorticoides (metilprednisona, tipicamente em doses de 1 a 3 mg/kg/dia)) são o esteio da terapia e são administradas em conjunto com ciclosporina ou tacrolimus, com doses tituladas para manter os níveis séricos terapêuticos. Infelizmente, só cerca de 50% dos pacientes demonstra respostas duráveis a essa forma de terapia (para tratamento de GVHD aguda estabelecida, veja Quadro 18.4).

Os pacientes que não respondem ou sejam refratários à terapia com esteroides apresentam prognóstico ruim, com taxas de mortalidade superiores a 80%. A maioria dos que desenvolvem GVHD refratária a esteroides vai a óbito por causa de complicações de infecções ou dano orgânico associado a um ataque imune implacável. O tratamento abrangente de pacientes com GVHD refratária a esteroides com agentes imunossupressores como daclizumabe ou infiximabe acompanhados de profilaxia infecciosa direcionada contra bactérias entéricas e *Aspergillus* parece ser uma estratégia promissora que merece estudos complementares (Quadro 18.4).[28]

Doença do Enxerto-versus-Hospedeiro Crônica. O início da GVHD crônica ocorre, geralmente, entre 100 dias e 2 anos após o transplante. Ela afeta 20 a 50% dos receptores de transplantes de BM alógenos e até 80% dos que recebem transplante alógeno de PBSC e os riscos aumentam por:

- História anterior de GVHD aguda.
- Idade avançada.
- Uso de doadores não aparentados ou HLA não compatíveis.
- Administração de DLI.
- Uso de aloenxertos de PBSC (em oposição a BM).

Os pacientes podem-se apresentar com vários aspectos clínicos incluindo alterações liquenoides ou escleromatosas na pele, testes de função hepática elevados, xerostomia, olhos secos, diarreia, perda de peso, bronquiolite obliterante e trombocitopenia com ou sem pancitopenia.

Quadro 18-3 Classificação de Doença do Enxerto-*versus*-Hospedeiro Aguda

Envolvimento de Órgãos			
Estádio	Pele	Fígado	Gastrointestinal
1	Erupção < 25% da pele	Bilirrubina 2-3 mg/dL	Diarreia > 500 mL/dia ou náusea persistente com evidência histológica de GVHD GI superior
2	Erupção 25-50% da pele	Bilirrubina 3-6 mg/dL	Diarreia > 1.000 mL/dia Diarreia > 1.500 mL/dia
3	Erupção > 50% da pele	Bilirrubina 6-15 mg/dL	Dor abdominal intensa com íleo ou com bolhas sem íleo
4	Eritrodermia generalizada	Bilirrubina > 15 mg/dia	
Grau			
I	Estádio 1-2	0	0
II	Estádio 3 *ou*	Estádio I *ou*	Estádio 1
III	–	Estádio 2-3 *ou*	Estádio 2-4
IV	Estádio 4 *ou*	Estádio 4	–

GI, gastrointestinal; GVDH, doença do enxerto-*versus*-hospedeiro.
Cortesia de Przepiorka D, Weisdorf D, Martin P et al. 1994 consensus conference on acute GVHD grading *Bone Marrow Transplant.* 1995;15:825-828.

Quadro 18.4 Tratamento de Doença do Enxerto-*versus*-Hospedeiro Aguda: Abordagem do *The National Heart, Lung and Blood Institute* (EUA)

Tratamento Inicial

GVHD Grau I – (estádio 1-2 Pele)

Terapia tópica com corticosteroides

GVHD Grau II-IV

- Dose alta de metilprednisolona 1-10 mg/kg/dia até o máximo de 500 mg/dia IV 3-6 dias *e*
- Ciclosporina IV ou tacrolimus IV
- Esteroides reduzidos uma vez obtida resposta evidente durante 10-14 dias
- Todos os pacientes recebendo ≥ 1 mg/kg de metilprednisolona se submetem à vigilância rotineira de culturas de sangue a cada 3 dias
- Todos os pacientes com ≥ grau III de GVHD GI recebem terapia antibiótica profilática contra organismos entéricos (p.ex., ampicilina-sulbactam)

Tratamento de GVHD Refratária a Esteroides

(GVHD não respondedora a 6 ou mais dias de terapia contínua com ≥ 1 mg/kg de metilprednisolona)

(A) Tratamento

- Redução rápida de metilprednisolona para ≤ 1 mg/kg
- Daclizumabe (anticorpo monoclonal contra o receptor alfa da interleucina 2) 1 mg/kg nos dias 1, 4, 8, 15, 22
- Infliximabe (anticorpo monoclonal contra o fator alfa de necrose tumoral) 10 mg/kg nos dias 1, 8, 15, 22

(B) Cuidados de suporte

- Todos os pacientes com GVHD GI são mantidos em jejum (NPO)
- Todos os pacientes com GVHD GI ≥ grau III recebem profilaxia antibiótica contra organismos entéricos (p. ex., ampicilina-sulbactam)
- Todos os pacientes com GVHD refratária a esteroides e aqueles pacientes tratados com ≥ 1 mg/kg de metilprednisolona por mais de 6 dias recebem profilaxia contra *Aspergillus* (p. ex. anfotericina lipossomal, 5 mg/kg/dia, ou voriconazol)
- Todos os pacientes tratados com ≥ 1 mg/kg de metilprednisolona se submetem à vigilância rotineira de culturas de sangue cada 3 dias

GI, gastrointestinal; GVHD, doença do enxerto-*versus*-hospedeiro; IV, intravenoso; NPO, em jejum.

A maioria dos médicos usa um sistema de estadiamento em dois estágios: GVHD limitada, representando envolvimento localizado da pele e GVHD, que inclui pacientes com envolvimento mais difuso da pele ou envolvimento de outros órgãos-alvo. Os investigadores no *National Institute of Health* (NIH, EUA) propuseram, recentemente, um sistema para o diagnóstico e a classificação de GVHA crônica com base nos aspectos histopatológicos, clínicos, laboratoriais e radiológicos que classifica a GVHD como leve, moderada ou grave.[29]

A terapia consiste clinicamente em ciclosporina ou tacrolimus administrados em conjunto com doses baixas de corticosteroides. Os agentes alternativos incluem micofenolato de mofetila, talidomida, fotoquimioterapia com terapia de metoxipsoraleno seguida de fotoforese com Ultravioleta-A e anticorpos monoclonais direcionados contra linfócitos T ou B ou citocinas implicadas na patogênese.

O alto risco de infecções bacterianas em pacientes com GVHD crônica justifica o uso rotineiro de profilaxia antibiótica contra bactérias encapsuladas e patógenos oportunistas.

Complicações Pulmonares

As complicações pulmonares podem ocorrer tanto cedo quanto mais tarde após o transplante, e podem ter etiologia infecciosa ou não.

Complicações Pulmonares Atribuíveis a Infecções. Tanto fungos (*Aspergillus* e outros agentes) quanto vírus (CMV, vírus sincicial respiratório, influenza, parainfluenza etc.) podem causar pneumonia potencialmente fatal após o transplante. O diagnóstico precoce, a terapia profilática ou antecipada

(p. ex., ganciclovir ou foscarnet para antigenemia de CMV) e a instituição imediata de terapia definitiva, quando disponível, são os principais princípios a orientar o tratamento dessas complicações. O risco de pneumonia por *Pneumocystis jiroveci* é maior nos primeiros 6 meses após o transplante, especialmente em pacientes recebendo enxertos sem células T ou naqueles que sofrem de GVHD crônica; a profilaxia com sulfa/trimetoprim ou pentamidina inalada elimina virtualmente esta complicação.

A pneumonite intersticial idiopática geralmente ocorre cedo após o transplante e se caracteriza por febre, hipóxia e infiltrados pulmonares difusos. TBI ou drogas com toxicidade pulmonar (p. ex., busulfan) no regime preparatório aumentam o risco dessa complicação. Uma etiologia infecciosa, assim como hemorragia alveolar difusa deverão ser excluídas antes que o diagnóstico de pneumonite intersticial idiopática possa ser confirmado. Os corticosteroides e os antagonistas do fator alfa de necrose tumoral têm sido usados para tratar esse quadro com resultados modestos.

A hemorragia alveolar difusa é uma complicação relativamente rara, mas sempre fatal de HSCT alógeno. Ela se caracteriza pelo início rápido de dispneia, tosse e hipóxia com infiltrados bilaterais difusos na radiografia. Altas doses de corticosteroides e o fator VII (Novo7) recombinante ativado podem oferecer benefício terapêutico, embora o quadro seja letal em 40 a 80% dos casos.

Complicações Infecciosas

Os receptores de HSCT alógeno continuam em risco de infecção além do período de neutropenia relacionada ao condicionamento, com patógenos virais e fúngicos e bactérias encapsuladas representando o maior perigo.[30] Os fatores que influenciam o risco de infecções incluem a presença de GVHD aguda ou crônica, a extensão da farmacoterapia imunossupressora no período pós-transplante, a eliminação de células T do enxerto e o uso de transplantes de sangue do cordão ou de doadores não aparentados ou sem compatibilização de HLA.

Infecções Bacterianas

A bacteremia Gram-negativa associada à GVHD GI e as infecções relacionadas com os cateteres venosos (predominantemente os patógenos Gram-positivos) ocorrem, com maior frequência, durante os primeiros 3 a 4 meses após o transplante.

As infecções recorrentes dos seios paranasais e do pulmão estão associadas à GVHD crônica. A profilaxia contra organismos encapsulados usando penicilina ou uma alternativa apropriada reduz o risco dessas infecções.

Pacientes com infecções recorrentes e níveis baixos de imunoglobulina sérica podem-se beneficiar das infusões profiláticas de imunoglobulina intravenosa (IVIG).

Infecções Fúngicas

As infecções fúngicas constituem a causa principal de mortalidade após um HSCT alógeno: 60 a 70% dos pacientes que desenvolvem infecções fúngicas invasivas vão a óbito apesar da terapia antifúngica.

Leveduras (espécie *Candida*) e mofos (*Aspergillus*) respondem pela maioria das infecções fúngicas oportunistas no período pós-transplante.

As infecções por *Candida* ocorrem tipicamente cedo no curso do transplante, frequentemente próximo ao final da fase neutropênica. Essas infecções podem-se manifestar como candidíase mucocutânea, candidemia ou com envolvimento visceral (o fígado e o baço são os órgãos envolvidos com mais frequência). A profilaxia de rotina com fluconazol ou equinocandinas oferece proteção contra cepas sensíveis de *Candida*.

As infecções invasivas por *Aspergillus* envolvem, geralmente, os pulmões, os seios paranasais e o sistema nervoso central (CNS), embora a disseminação para outros órgãos viscerais já tenha sido relatada. Os fatores predisponentes são:

- Corticosteroides.
- GVHD grave.
- Uso de doadores de células-tronco não aparentados ou HLA não compatíveis.
- Transplantes em salas sem fluxo de ar laminar.

A erradicação das infecções fúngicas invasivas é difícil. Fluconazol e equinocandinas podem ser eficazes contra cepas sensíveis de *Candida* (como *Candida albicans*). A anfotericina B, anfotericina em formulação com lipídios, equinocandinas (capofungina, micafungina etc.), voriconazol e posaconazol demonstraram eficácia contra *Aspergillus* e um amplo espectro de espécies *Candida*.

A aplicação cuidadosa de medidas preventivas como evitar o uso indiscriminado de corticosteroides continua como a estratégia mais efetiva de minimizar a mortalidade associada às infecções fúngicas invasivas.

Infecções Virais

Citomegalovírus (CMV). Embora os avanços na triagem e na terapia preventiva tenham reduzido a mortalidade associada ao CMV, a infecção com esse vírus continua a ser a maior contribuinte para a mortalidade pós-transplante. O CMV é um vírus de DNA pertencente à família do vírus do herpes. A infecção por CMV pós-transplante é, com mais frequência, a consequência da reativação viral em pacientes com exposição anterior ao CMV e observada em 50 a 70% dos receptores soropositivos para CMV. A reativação ocorre tipicamente nos primeiros 100 dias após o transplante. A infecção primária em pacientes soronegativos para CMV pode acompanhar o transplante com doador soropositivo. A aquisição da infecção primária por produtos de transfusão CMV-positivos tem sido praticamente eliminada com o uso rotineiro de produtos de sangue sem leucócitos ou CMV-negativos.

A GVHD, o uso de aloenxertos sem células T, os transplantes de sangue do cordão e o uso de agentes imunossupressores como alemtuzumab, corticosteroides ou inibidores de calcineurina aumentam o risco de reativação do CMV.

A pneumonite intersticial é a manifestação mais comum e mais grave da doença por CMV, seguida da enterite/colite. Outras manifestações incluem episódios febris e supressão da medula resultando em trombocitopenia com ou sem neutropenia. As taxas de mortalidade com pneumonite por CMV variam de 65 a 85%. A administração de ganciclovir ou de foscarnet em conjunto com IVIG melhora o resultado associado à doença por CMV (Quadro 18.5). Métodos de detecção precoce usam a reação em cadeia da polimerase (PCR) para DNA viral no sangue, que dá o prognostico do desenvolvimento subsequente da doença por CMV.

A terapia antecipada com ganciclovir ou foscarnet (Quadro 18.5) começou quando a reativação do CMV foi detectada pela primeira vez (ou por PCR ou por ensaio de imunofluorescência) e reduziu signi-

---

Quadro 18.5 Vigilância e Tratamento de Citomegalovírus: Abordagem do *The National Heart, Lung and Blood Institute* (EUA)

Vigilância

- Semanal pós-transplante, até o dia 100
- Continuar vigilância além do dia 100 em caso de reativação tardia do CMV, terapia continuada de imunossupressão ou se indicada clinicamente

Tratamento de Antigenemia por CMV*

Indução: Ganciclovir 5 mg/kg IV cada 12 h ou Foscarnet 90 mg/kg IV cada 12 h ou Valganciclovir 900 mg PO duas vezes ao dia x 7 dias*, seguido de

Manutenção: Ganciclovir 5 mg/kg IV diariamente 5 vezes/semana (Seg.- Quinta) ou Foscarnet 90 mg/kg IV diariamente 5 vezes/semana (Seg.- Quinta) ou Vanciclovir diariamente 900 mg PO cada dia x 7 dias

Tratamento de Doença por CMV[†]

Indução: Ganciclovir ou Foscarnet IV (em doses para indução) cada 12 h x 14 dias e IVIg 500 mg/kg IB QOD x 14-21 dias

Manutenção: Ganciclovir 5 mg/kg/IV diariamente x 30 dias

*Se a PCR mostrar dois aumentos consecutivos no número de cópias, continuar a indução e considerar outras opções de tratamento (p. ex., mudando de Ganciclovir para Foscarnet) até que a PCR fique negativa.
[†]Foscarnet pode ser a droga preferida em pacientes com citopenias e reativação do CMV ou doença por CMV.
CMV, citomegalovírus; IV, intravenoso; IVIg, imunoglobulina intravenosa; PCR, reação da cadeia da polimerase; PO, via oral.

ficativamente a incidência de pneumonite/enterite por CMV e, por consequência, a mortalidade relacionada com o CMV. As abordagens mais recentes de tratamento profilático contra a doença por CMV incluem a transferência adotiva de linfócitos T citotóxicos específicos para CMV expandidos *ex vivo*.

Distúrbio Linfoproliferativo Associado ao Vírus de Epstein-Barr

O distúrbio linfoproliferativo associado ao EBV é uma malignidade de células B que surge como consequência da imunidade prejudicada das células T contra o EBV. Trata-se de uma complicação relativamente rara que afeta cerca de 1% de todos os receptores de transplantes alógenos, embora certos transplantes (especialmente os enxertos sem células T e os do sangue do cordão umbilical) estejam associados a um risco substancialmente maior. O curso natural desse distúrbio, se não tratado, é a progressão rápida, culminando em óbito. A eliminação de células T do aloenxerto, o transplante com doadores não aparentados ou HLA não compatíveis ou os transplantes do sangue do cordão e o uso de agentes imunossupressores predispõem ao desenvolvimento dessa malignidade.

O tratamento com anticorpo monoclonal para CD20 (rituximabe), DLIs, retirada da imunossupressão pós-transplante ou infusão adotiva de células T citotóxicas específicas para EBV são medidas efetivas na erradicação dessa doença, especialmente quando combinadas com a retirada da imunossupressão.

Outras Infecções Virais. Os pacientes submetidos ao HCST alógeno estão em risco de complicações infecciosas associadas ao vírus do herpes, varicela-zóster e vários vírus respiratórios (vírus sincicial respiratório, influenza e parainfluenza). O adenovírus ou polioma vírus BK pode aparecer clinicamente como cistite hemorrágica. Por causa da imunidade celular prejudicada após o transplante, as infecções virais de outra maneira autolimitadas podem ter sequelas fatais. Recentemente, o agente de investigação CMX-001 vem demonstrando atividade promissora em pacientes com infecção adenoviral sistêmica.

Falha do Enxerto

A falha do enxerto é a incapacidade de se conseguir (primária) ou manter (secundária) a hematopoese persistente do doador. Essa falha mediada pelo sistema imune do receptor é conhecida como rejeição do enxerto. A falha do enxerto é relativamente incomum em pacientes submetidos a transplante de um doador irmão com HLA idêntico (menos de 2%). A eliminação de células T, o uso de enxertos de doador não aparentado ou com HLA não compatível, os transplantes de sangue do cordão e a aloimunização para HLA antes do transplante causada por transfusões repetidas são fatores que aumentam o risco de rejeição do enxerto.

No HSCT mieloablativo, a falha de enxerto primária se apresenta como pancitopenia persistente (mais de 3 a 4 semanas) após o condicionamento e está associada a uma taxa elevada de mortalidade. A falha de enxerto secundária se caracteriza por recuperação inicial das contagens sanguíneas seguida de uma perda tardia da hematopoese do doador.

Até 50% dos pacientes com rejeição de enxerto podem ser salvos por condicionamento de repetição ou imunossupressão (p. ex., OKT3 mais corticosteroides) seguidos de reinfusão de aloenxerto repleto de células T. A falha do enxerto também pode resultar de infecções, drogas ou GVHD crônica. Geralmente, os pacientes podem ser salvos com fatores de crescimento hematopoético (p. ex., G-CSF) com ou sem células-tronco adicionais.

Sequelas Tardias de Transplante

Malignidades Secundárias. Em adição aos linfomas relacionados com o EBV, leucemias e tumores sólidos podem complicar um HSCT alógeno. O risco de tumores sólidos em sobreviventes de transplantes em 10 anos aumenta oito vezes, em comparação com os controles compatíveis em idade. Melanomas, tumores da cavidade oral, osso, fígado, CNS e tireoide são algumas das malignidades secundárias geralmente encontradas. Pacientes mais jovens na época do transplante e regimes de condicionamento baseados em TBI predispõem ao desenvolvimento de tumores sólidos secundários.

Outras Complicações Tardias. Retardo de crescimento, infertilidade, doença pulmonar restritiva, catarata, disfunção endócrina, necrose avascular dos ossos, osteopenia e defeitos neurocognitivos são outras sequelas tardias do HSCT alógeno.

Transplante Não Mieloablativo de Intensidade Reduzida de Células-Tronco Hematopoéticas

O alto risco de TRM com os transplantes convencionais e a apreciação de que os efeitos de GVL podem curar algumas malignidades hematológicas forneceu o impulso para o desenvolvimento de regimes de condicionamento não mieloablativos.[31,32] Os princípios básicos subjacentes desses regimes incluem:

- RIC para induzir a imunossupressão adequada do hospedeiro para a "pega" (*take*) do enxerto do doador enquanto se minimiza as toxicidades relacionadas com condicionamento com dose intensiva.

- Manipulação da imunossupressão pós-transplante e administração de DLIs para promover a transição rápida para completar a imuno-hematopoese do doador.

- Credibilidade no efeito do GVL para erradicação da malignidade subjacente.

Vários regimes de condicionamento diferentes têm sido usados e a experiência acumulada dos vários centros de transplante levou às seguintes observações:

- As toxicidades como VOD e mucosite são ausentes ou leves, se comparadas às dos transplantes mieloablativos.

- A TRM é substancialmente mais baixa (7-20%) que a mortalidade de 25 a 40% associada aos transplantes padrão ou mieloablativos.

- O perfil melhorado de toxicidade expandiu a elegibilidade do transplante alógeno para pacientes mais idosos (até 70 anos de idade) e a pacientes com condições clínicas de comorbidade.

Os efeitos do GVL contra várias malignidades hematológicas incluindo AML, CML, ALL, NHL e mieloma já foram observados. Entretanto, pelo menos em algumas malignidades (p. ex., MDS e mieloma) o risco de recidiva após RIC parece mais alto que aquele após o transplante mieloablativo. Comparações prospectivas randomizadas são necessárias para determinar se o risco de recidiva e o resultado em malignidades individuais podem ser negativamente afetados pelo uso de RIC.

Ensaios clínicos piloto de HCT não mieloablativo em tumores sólidos demonstraram, pela primeira vez, a habilidade do efeito do GVT para induzir a regressão da doença em tumores sólidos metastáticos refratários ao tratamento. O carcinoma de células renais fornece o melhor exemplo de um tumor que pode ser susceptível aos efeitos do GVT;[33] esses efeitos também foram descritos em outros tumores sólidos incluindo: de mama, pancreático, do cólon e carcinoma ovariano.[34]

Transplante com Doador Alternativo

Transplante com Doadores Compatíveis e não Aparentados

Um doador irmão HLA-compatível 6/6 pode ser identificado para menos de um terço de pacientes avaliados para HSCT alógeno. Doadores voluntários adequados e registrados no NMDP podem ser identificados para muitos pacientes que não possuem um irmão compatível, mas que, por outro lado, são considerados candidatos para HSCT alógeno. Estima-se que até 70% dos caucasianos terão pelo menos um doador HLA-compatível disponível. Pode ser mais difícil encontrar doadores adequadamente compatíveis para pacientes de alguns subgrupos raciais/étnicos.

O resultado após um HSCT com doador compatível não aparentado melhorou significativamente com a introdução da tipagem molecular de rotina de *loci* de HLA (em oposição à tipagem sorológica) para identificar a compatibilidade entre doador e hospedeiro. O transplante usando doadores idênticos em HLA nos *loci* HLA-A, HLA-B, HLA-C, HLA-DR e HLA-DQ por tipagem molecular de alta resolução (*i. e.*, compatibilidade 10/10) leva a resultados que se aproximam daqueles após transplantes com irmãos compatíveis; entretanto, a GVHD continua a ser um problema em transplantes com doadores não aparentados e contribui para piorar o resultado geral.

Transplante com Doadores Aparentados não Compatíveis

Irmãos com incompatibilidades em um ou mais *loci* de HLA podem ser usados como doadores para HSCT alógeno. Entretanto, a incidência tanto de falha do enxerto quando de GVHD é mais alta em receptores de transplantes com irmãos parcialmente compatíveis.

Os transplantes haploidênticos usam como doadores os pais, irmãos ou crianças que compartilham um haplotipo com os receptores. O alto risco de GVHD letal que acompanha o transplante haploidêntico demanda depleção extensa de células T dos enxertos (ou *ex vivo* do aloenxerto em si antes da infusão ou o uso *in vivo* de agentes eliminadores de células T como alemtuzumabe ou ciclofosfamida após o transplante). Além disso, estratégias como o uso de alta dose de células CD34+ e/ou de condicionamento não mieloablativo têm sido usadas em tentativas de melhorar o resultado em transplantes usando doadores aparentados parcialmente compatíveis. A incompatibilidade para receptores assassinos do tipo a imunoglobulina (KIR) pode afetar o resultado após um transplante haploidêntico. Especificamente, transplantes nos quais as células do receptor não expressam moléculas HLA que podem inibir os KIRs são associados com risco mais baixo de GVHD e recidiva da doença, notadamente em pacientes com malignidades mieloides.[35] As evidências atuais sugerem que a alorreatividade das células assassinas naturais (NK) pode modular tanto os efeitos mais elevados do GVL e a incidência de GVHD em transplantes haploidênticos incompatíveis em KIR. Essa observação pode permitir a seleção de doadores KIR-incompatíveis em uma tentativa para maximizar a alorreatividade das NK.

Transplantes de Cordão Umbilical

O sangue do cordão umbilical coleta da placenta periparto contém células-tronco com capacidade proliferativa notável e está sendo usado cada vez mais como fonte alternativa dessas células para HSCT alógeno. Tanto seu potencial proliferativo quanto seu teor de linfócitos relativamente imaturos (que poderiam prognosticar um resultado de menor incidência de GVHD) são vistos como vantagens sobre outras fontes de células-tronco como os doadores haploidênticos e não aparentados. Além disso, desde que os aloenxertos do cordão umbilical derivam de sangue do cordão previamente coletado e armazenado, eles estão disponíveis mais prontamente que aqueles enxertos de doadores não aparentados, os quais envolvem a preparação do doador e a coleta de células-tronco, desde que um doador adequado seja identificado. A principal limitação do sangue do cordão como fonte de células-tronco hematopoéticas (especialmente em adultos) é o número relativamente pequeno de células que podem ser obtidas de unidades isoladas desse sangue. É necessário um mínimo de $2,5 \times 10^7$ de células nucleadas por kg e/ou $\geq 1,2 \times 10^5$ de células CD34+ por kg para se obter taxas aceitáveis de pega do enxerto.

Estudos anteriores sobre transplantes de sangue do cordão umbilical estabeleceram a viabilidade desse procedimento, com taxas aceitáveis de pega do enxerto (85% em um estudo) e taxas baixas de GVHD aguda (< 10% em transplantes compatíveis de sangue do cordão).[36] Análises retrospectivas comparando transplantes de sangue do cordão a transplantes de medula de doadores não aparentado têm sido, desde então, realizados e indicam o seguinte:[37,38]

- Os transplantes de sangue do cordão estão, geralmente, associados à recuperação hematopoética retardada (tempo médio de recuperação de neutrófilos de 27 dias e tempo médio de recuperação de plaquetas de 60 dias em um estudo), levando a um risco mais alto de complicações infecciosas.

- Incidência mais baixa de GVHD aguda, assim como de GVHD crônica encontrada após transplantes de sangue do cordão.

- TRM, taxas de recidiva da doença e DFS após os transplantes de sangue do cordão são comparáveis àquelas vistas em transplantes usando medula óssea de doador não aparentado e incompatível.

O uso simultâneo de várias unidades de sangue do cordão (de doadores diferentes), a infusão conjunta de unidades do cordão com células-tronco haploidênticas CD34+ selecionadas e a expansão *ex vivo* de células-tronco de sangue do cordão estão sendo exploradas como meio de superar as limitações impostas por doses baixas de células-tronco e espera-se que essas abordagens permitiram que mais adultos sejam submetidos a esse procedimento.[39,40]

Referências

1. Blume KG, Thomas ED. A review of autologous hematopoietic cell transplantation. *Biol Blood Marrow Transplant.* 2000;6:1-12.
2. Thomas ED. Bone marrow transplantation: a review. *Semin Hematol.* 1999;36:95-103.
3. Attal M, Harousseau JL, Stoppa AM, et al. A prospective, randomized trial of autologous bone marrow transplantation and chemotherapy in multiple myeloma. Intergroupe Francais du Myelome. *N Engl J Med.* 1996;335:91-97.
4. Krishnan A, Pasquini MC, Logan B, et al. Autologous haemopoietic stem-cell transplantation followed by allogeneic or autologous haemopoietic stem-cell transplantation in patients with multiple myeloma (BMT CTN 0102): a phase 3 biological assignment trial. *Lancet Oncol.* 2011;12:1195-1203.
5. Cavo M, Rajkumar SV, Palumbo A, et al. International Myeloma Working Group consensus approach to the treatment of multiple myeloma patients who are candidates for autologous stem cell transplantation. *Blood.* 2011;117: 6063-6073.
6. Philip T, Guglielmi C, Hagenbeek A, et al. Autologous bone marrow transplantation as compared with salvage chemotherapy in relapses of chemotherapy-sensitive non-Hodgkin's lymphoma. *N Engl J Med.* 1995;333:1540-1545.
7. Antman KH. Randomized trials of high dose chemotherapy for breast cancer. *Biochim Biophys Acta.* 2001;1471: M89-98.
8. Pico JL, Rosti G, Kramar A, et al. A randomised trial of high-dose chemotherapy in the salvage treatment of patients failing first-line platinum chemotherapy for advanced germ cell tumours. *Ann Oncol.* 2005;16:1152-1159.
9. Voss MH, Feldman DR, Motzer RJ. High-dose chemotherapy and stem cell transplantation for advanced testicular cancer. *Expert Rev Anticancer Ther.* 2011;11:1091-1103.
10. Childs RW. Allogeneic hematopoietic cell transplantation. In: De Vita VJ, Hellman S, Rosenberg SA, eds. *Cancer: Principles and Practice of Oncology.* London: Lippincott Williams and Wilkins; 2011;2244-2261.
11. Mathe G, Amiel JL, Schwarzenberg L, et al. Adoptive immunotherapy of acute leukemia: experimental and clinical results. *Cancer Res.* 1965;25:1525-1531.
12. Storb R. Allogeneic hematopoietic stem cell transplantation—yesterday, today, and tomorrow. *Exp Hematol.* 2003;31:1-10.
13. Boelens JJ, Prasad VK, Tolar J, et al. Current international perspectives on hematopoietic stem cell transplantation for inherited metabolic disorders. *Pediatr Clin North Am.* 2010;57:123-145.
14. Smith AR, Gross TG, Baker KS. Transplant outcomes for primary immunodeficiency disease. *Semin Hematol.* 2010;47:79-85.
15. Antin JH. Stem cell transplantation-harnessing of graft-versus-malignancy. *Curr Opin Hematol.* 2003;10:440-444.
16. Horowitz MM, Gale RP, Sondel PM, et al. Graft-versus-leukemia reactions after bone marrow transplantation. *Blood.* 1990;75:555-562.
17. Riddell SR, Berger C, Murata M, et al. The graft versus leukemia response after allogeneic hematopoietic stem cell transplantation. *Blood Rev.* 2003;17:153-162.
18. Brunstein CG, Fuchs EJ, Carter SL, et al. Alternative donor transplantation after intensity conditioning: results of parallel phase 2 trials using partially HLA-mismatched related bone marrow or unrelated double umbilical cord blood grafts. *Blood.* 2011;118:282-288.
19. Bensinger WI, Martin PJ, Storer B, et al. Transplantation of bone marrow as compared with peripheral-blood cells from HLA-identical relatives in patients with hematologic cancers. *N Engl J Med.* 2001;344:175-181.
20. Claudio Anasetti BRL, Lee SJ, Waller EK, et al. Increased incidence of chronic graft-versus-host disease (GVHD) and no survival advantage with filgrastim-mobilized peripheral blood stem cells (PBSC) compared to bone marrow (bm) transplants from unrelated donors: results of blood and marrow transplant clinical trials network (BMT CTN) protocol 0201, a phase III, prospective, randomized trial. *Blood.* (ASH Annual Meeting Abstracts) 2011;118:1.
21. Schlenk RF, Dohner K, Krauter J, et al. Mutations and treatment outcome in cytogenetically normal acute myeloid leukemia. *N Engl J Med.* 2008;358:1909-1918.
22. Goldstone AH, Richards SM, Lazarus HM, et al. In adults with standard-risk ALL, the greatest benefit is achieved from a matched sibling allogeneic transplantation in CR1, and an autologous transplantation is less effective than conventional consolidation/maintenance chemotherapy in all patients: final results of the International ALL Trial (MRC UKALL XII/ECOG E2993). *Blood.* 2008;111:1827-1833.
23. Dreger P, Dohner H, Ritgen M, et al. Allogeneic stem cell transplantation provides durable disease control in poor-risk chronic lymphocytic leukemia: long-term clinical and MRD results of the German CLL Study Group CLL3X trial. *Blood.* 2010;116:2438-2447.
24. Doney K, Leisenring W, Storb R, et al. Primary treatment of acquired aplastic anemia: outcomes with bone marrow transplantation and immunosuppressive therapy. Seattle Bone Marrow Transplant Team. *Ann Intern Med.* 1997;126: 107-115.
25. Wingard JR, Carter SL, Walsh TJ, et al. Randomized, double-blind trial of fluconazole versus voriconazole for prevention of invasive fungal infection after allogeneic hematopoietic cell transplantation. *Blood.* 2010;116:5111-5118.
26. Corbacioglu S, Cesaro S, Faraci M, et al. Defibrotide for prophylaxis of hepatic veno-occlusive disease in paediatric haemopoietic stem-cell transplantation: an open-label, phase 3, randomised controlled trial. *Lancet.* 2012;379:1301-1309.
27. Vogelsang GB, Lee L, Bensen-Kennedy DM. Pathogenesis and treatment of graft-versus-host disease after bone marrow transplant. *Annu Rev Med.* 2003;54:29-52.
28. Srinivasan R, Chakrabarti S, Walsh T, et al. Improved survival in steroid-refractory acute graft versus host disease after non-myeloablative allogeneic transplantation using a daclizumab-based strategy with comprehensive infection prophylaxis. *Br J Haematol.* 2004;124:777-786.

29. Shulman HM, Kleiner D, Lee SJ, *et al.* Histopathologic diagnosis of chronic graft-versus-host disease: National Institutes of Health Consensus Development Project on Criteria for Clinical Trials in Chronic Graft-versus-Host Disease: II. Pathology Working Group Report. *Biol Blood Marrow Transplant.* 2006;12:31-47.
30. Leather HL, Wingard JR. Infections following hematopoietic stem cell transplantation. *Infect Dis Clin North Am.* 2001;15:483-520.
31. Anagnostopoulos A, Giralt S. Critical review on non-myeloablative stem cell transplantation (NST). *Crit Rev Oncol Hematol.* 2002;44:175-190.
32. Storb RF, Champlin R, Riddell SR, *et al.* Non-myeloablative transplants for malignant disease. *Hematology Am Soc Hematol Educ Program.* 2001:375-391.
33. Childs R, Chernoff A, Contentin N, *et al.* Regression of metastatic renal-cell carcinoma after nonmyeloablative allogeneic peripheral-blood stem-cell transplantation. *N Engl J Med.* 2000;343:750-758.
34. Childs RW, Srinivasan R. Allogeneic hematopoietic cell transplantation for solid tumors. In: Blume KG, Forman S, Appelbaum FR, eds. *Thomas' Hematopoitic Cell Transplantation.* 4th ed. Malden, MA: Blackwell Science; 2009;958-969.
35. Ruggeri L, Capanni M, Urbani E, *et al.* Effectiveness of donor natural killer cell alloreactivity in mismatched hematopoietic transplants. *Science.* 2002;295:2097-2100.
36. Wagner JE, Kernan NA, Steinbuch M, *et al.* Allogeneic sibling umbilical-cord-blood transplantation in children with malignant and non-malignant disease. *Lancet.* 1995;346:214-219.
37. Laughlin MJ, Eapen M, Rubinstein P, *et al.* Outcomes after transplantation of cord blood or bone marrow from unrelated donors in adults with leukemia. *N Engl J Med.* 2004;351:2265-2275.
38. Rocha V, Labopin M, Sanz G, *et al.* Transplants of umbilical-cord blood or bone marrow from unrelated donors in adults with acute leukemia. *N Engl J Med.* 2004;351:2276-2285.
39. Brunstein CG, Gutman JA, Weisdorf DJ, *et al.* Allogeneic hematopoietic cell transplantation for hematologic malignancy: relative risks and benefits of double umbilical cord blood. *Blood.* 2010;116:4693-4699.
40. Brunstein CG, Miller JS, Cao Q, *et al.* Infusion of ex vivo expanded T regulatory cells in adults transplanted with umbilical cord blood: safety profile and detection kinetics. *Blood.* 2011;117:1061-1070.

19

Trombocitopenia

Patrick F. Fogarty ▪ Cynthia E. Dunbar

▪ BIOLOGIA DAS PLAQUETAS

- Plaquetas são células sanguíneas sem núcleo que participam da *hemostasia primária*, a formação de um trombo de plaquetas em sítios de lesão vascular.
- As plaquetas são produzidas a partir de *megacariócitos*, células hematopoéticas multinucleadas localizadas na medula óssea. As citocinas, como a trombopoietina, são necessárias à maturação normal e liberação das plaquetas.
- Uma vez liberada na circulação, a vida média útil de uma plaqueta é de 7 a 10 dias. Elas são removidas da circulação quando ativadas e usadas em sítios de lesão vascular ou quando se tornam senescentes.
- Em um determinado momento, até um terço da massa plaquetária é armazenado no baço, fornecendo uma reserva de plaquetas que pode ser liberada durante períodos de estresse fisiológico.
- A concentração normal de plaquetas no sangue varia de 150.000 a 400.000/µL, conforme medida na maioria dos laboratórios hospitalares.

▪ ETIOLOGIA E ASPECTOS CLÍNICOS DA TROMBOCITOPENIA

A trombocitopenia pode ocorrer em virtude de:

- Redução na produção de plaquetas.
- Aumento no consumo de plaquetas.
- Aumento no sequestro de plaquetas.
- Qualquer combinação desses mecanismos (Quadro 19.1).

Seja qual for a causa da trombocitopenia, o sangramento "do tipo plaquetário" é, tipicamente, mucocutâneo e se caracteriza por petéquias, equimoses e hemorragias da gengiva e da conjuntiva. Menos frequentemente, a trombocitopenia intensa pode levar a sangramento gastrointestinal, geniturinário ou do sistema nervoso central.

O sangramento espontâneo ou púrpuras normalmente não ocorre até que a contagem de plaquetas tenha diminuído para menos de 10.000 a 20.000/µL. A taxa de declínio dessa contagem também pode influenciar a probabilidade de sangramento não provocado, presumivelmente por causa de processos de compensação nas plaquetas remanescentes que pode ocorrer com o tempo na presença de trombocitopenia persistente. O paciente com disfunção plaquetária pode sangrar com contagens mais elevadas de plaquetas. Pacientes com trombocitopenia e contagem de plaquetas superior a 20.000 a 30.000/µL sem sangramento geralmente não exigem tratamento imediato para aumentar essa contagem. Uma contagem de plaquetas de 80.000 a 100.000/µL geralmente é adequada para hemostasia durante os procedimentos mais invasivos, incluindo cirurgia (Quadro 19.2).

Quadro 19.1 Causas de Trombocitopenia

Distúrbios Caracterizados por Produção Reduzida de Plaquetas

Síndromes de insuficiência de medula óssea
   Congênitas (trombocitopenia amegacariocítica, anemia de Fanconi, disceratose congênita, síndrome de Schwachmann-Diamond, síndrome da trombocitopenia com rádio ausente, síndrome de Wiskott-Aldrich)
   Adquiridas (anemia aplástica, trombocitopenia amegacariocítica)
Mielodisplasia
Infiltração da medula (neoplástica, infecciosa)
Induzida por quimioterapia
Induzida por irradiação
Trombocitopenia cíclica (alguns casos)
Trombocitopenia imune
Deficiência de ácido fólico, B12 ou ferro (casos avançados)
Etanolismo

Distúrbios ou Quadros Caracterizados por Remoção Aumentada de Plaquetas

Trombocitopenia imune
Trombocitopenia induzida por heparina
Púrpura trombocitopênica trombótica/Síndrome hemolítico-urêmica
Coagulação intravascular disseminada (Síndrome HELLP)
Púrpura pós-transfusional
Trombocitopenia aloimune neonatal
Doença de von Willebrand, tipo IIb
Trombocitopenias cíclicas (maioria dos casos)
Destruição mecânica (disfunção valvar aórtica; derivação extracorpórea)

Distúrbios Caracterizados por Sequestro Aumentado de Plaquetas

Hiperesplenismo (Quadro 19.5)

Outros Quadros

Artefatuais (pseudotrombocitopenia)
Induzida por drogas (Quadro 19.6)
Trombocitopenia gestacional
Trombocitopenia associada ao HIV
Trombocitopenia relacionada com infecção e sepse
Hemofagocitose
Quadros relacionados com distúrbio qualitativo de plaquetas (Doença de Bernard-Soulier, Síndrome de plaquetas cinzentas, Anomalia de May-Hegglin)

HIV, vírus da imunodeficiência humana.

Quadro 19.2 Valores-Alvo de Contagem de Plaquetas para Cenários Clínicos Comuns*

Meta ou Intervenção	Contagem Desejada de Plaquetas (por μL)
Prevenção de sangramento intracraniano espontâneo	> 5.000-10.000
Prevenção de sangramento mucocutâneo espontâneo	> 10.000-30.000
Colocação de cateteres vasculares centrais	> 20.000-30.000 (sítio de compressão) > 40.000-50.000 (sítio de não compressão ou cateter em túnel)
Uso de medicamentos anticoagulantes em doses terapêuticas	> 40.000-50.000
Procedimentos invasivos	
Endoscopia com biópsia	> 60.000
Biópsia do fígado	> 80.000
Cirurgia de grande porte	> 80.000-100.000

*Os valores são aproximados e refletem faixas-alvo para pacientes com hemostasia de outra forma intacta. Os pacientes com trombocitopenia e sangramento podem-se beneficiar da contagem de plaquetas (p. ex., por transfusão de plaquetas), independentemente do valor plaquetário.

DISTÚRBIOS CARACTERIZADOS PELA PRODUÇÃO REDUZIDA DE PLAQUETAS

Insuficiência da Medula Óssea

- Distúrbios congênitos como a *Anemia de Fanconi* ou *Disceratose congênita* se manifestam, normalmente, cedo na vida; com frequência, essas síndromes causam a redução de outras linhagens de células sanguíneas (ou seja, leucócitos e hemácias) além da contagem de plaquetas.
- Outros distúrbios congênitos como *Trombocitopenia amegacariocítica congênita* e *Síndrome da trombocitopenia com rádio ausente* (TAR) são caracterizados por trombocitopenia isolada.
- A *Síndrome de Wiskott-Aldrich (WAS)* é um distúrbio recessivo ligado ao X apresentando trombocitopenia, eczema e imunodeficiência. A trombocitopenia pode melhorar com a esplenectomia, mas o transplante alógeno de células-tronco hematopoéticas tem, por si só, potencial de cura para esse distúrbio.
- Pacientes adultos com *Trombocitopenia amegacariocítica adquirida* podem, inicialmente, dar a impressão de serem portadores de trombocitopenia imune (ITP) (consultar a seção a seguir), mas a medula óssea revela megacariócitos acentuadamente reduzidos ou ausentes. Esse distúrbio pode progredir para anemia aplástica.
- Pacientes com *Anemia aplástica adquirida* raramente se apresentam com trombocitopenia isolada. A hipocelularidade acentuada da medula óssea com redução de megacariócitos sugerirá esse diagnóstico (Capítulo 6).

Mielodisplasia

- Um quadro de trombocitopenia leve com macrocitose, com ou sem anemia ou neutropenia em um paciente idoso é uma apresentação típica da mielodisplasia (MDS). A trombocitopenia acentuada (menos de 20.000/µL) sem quaisquer outras anormalidades de contagem sanguínea não é típica.
- O aspirado de medula óssea e o esfregaço sanguíneo podem mostrar displasia megacariocítica (incluindo formas pequenas e mononucleares de "micromegacariócitos") e anormalidades de maturação de células precursoras eritrocitárias e granulocíticas. Anormalidades citogenéticas concorrentes podem estar presentes (Capítulo 7).
- Para o tratamento da trombocitopenia decorrente de MDS, consulte o Capítulo 7. Observe-se que os agonistas do receptor da trombopoetina podem ser contraindicados na MDS em razão de potencial aceleração na transformação para leucemia aguda.

Infiltração da Medula

A infiltração da medula óssea por células malignas pode causar trombocitopenia, mas geralmente só depois da ocorrência da reposição maciça do espaço medular por células tumorais ou células precursoras hematológicas imaturas.

- *As leucemias agudas e crônicas, o mieloma e o linfoma* são os tumores mais comuns que resultam em citopenias por causa da infiltração neoplásica da medula e da supressão direta de hematopoese normal com alguns tipos de tumor.
- Certas *infecções* (como tuberculose e erliquiose) podem resultar na formação de granulomas na medula ósseas que suplantam a arquitetura normal da medula.
- Espera-se que o tratamento efetivo do quadro subjacente restaure uma contagem baixa de plaquetas para a faixa normal, mas as transfusões de plaquetas podem ser necessárias inicialmente, caso haja sangramento ou planejamento para procedimentos invasivos (Quadro 19.2).

Irradiação e Quimioterapia

- A irradiação e/ou a quimioterapia mielotóxica induzem a trombocitopenia por toxicidade direta aos megacariócitos ou às células progenitoras ou tronco hematopoéticas imaturas. O grau e a duração da trombocitopenia dependem da intensidade e do tipo do regime mielotóxico.

- A trombocitopenia induzida pela quimioterapia se resolve, em geral, mais lentamente que a neutropenia e/ou a anemia, especialmente após ciclos repetitivos de tratamento.
- As transfusões de plaquetas podem ser administradas, se necessárias. Estudos clínicos sobre novos fatores de crescimento de plaquetas para trombocitopenia causada por regimes quimioterapêuticos específicos estão em andamento.

Trombocitopenia Cíclica

Este distúrbio, significativamente raro, caracteriza-se por episódios de ocorrência cíclica, geralmente a cada 3 a 6 semanas. Com frequência, a trombocitopenia é acentuada e pode estar associada a um sangramento substancial. O tratamento com contraceptivos orais (pacientes femininas), androgênios, agentes de imunossupressão (como azatioprina) ou com o fator de crescimento trombopoético levou a respostas em alguns casos.

Deficiências Nutricionais

A deficiência de ácido fólico (geralmente associada ao alcoolismo) e a deficiência de Vitamina B_{12} podem causar megacariocitopoese reduzida e trombocitopenia, geralmente em conjunto com anemia. Por outro lado, a trombocitose é típica em casos de deficiência significativa de ferro; porém, em casos de deficiência de ferro muito intensa, a trombocitopenia também pode ocorrer. Em qualquer dessas situações, a reposição da deficiência da vitamina ou do mineral corrigem a trombocitopenia.

■ DISTÚRBIOS CARACTERIZADOS POR AUMENTO NA REMOÇÃO DE PLAQUETAS DA CIRCULAÇÃO (*CLEARANCE*)

Trombocitopenia Imune

A ITP é um distúrbio autoimune adquirido de aumento na destruição de plaquetas e redução na produção plaquetária, causando trombocitopenia que pode levar ao sangramento.

- *Epidemiologia.* A incidência anual de ITP em adultos tem sido estimada em cerca de 2 a 4 casos por 100.000 pessoas e aumenta com a idade.[1]
- *Fisiopatologia.*[2] Anticorpos antiplaquetários patogênicos podem ser identificados em cerca de 75% dos pacientes com ITP e são direcionados contra os complexos de glicoproteína IIb/IIIa e/ou Ib/IX das plaquetas. As plaquetas revestidas por anticorpos são removidas por macrófagos reticuloendoteliais no fígado e/ou no baço, reduzindo a vida útil de aproximadamente 7 dias para menos de 2 dias. Na ITP a produção de plaquetas também fica prejudicada, possivelmente por causa da ligação dos anticorpos antiplaquetários aos megacariócitos da medula óssea. A ITP primária com manifestação na vida adulta é, em geral, idiopática e se torna crônica, enquanto a ITP secundária ocorre em associação a distúrbios linfoproliferativos (linfoma ou leucemia linfocítica crônica [CLL]) ou distúrbio de anormalidade do sistema imune (lúpus eritematoso sistêmico, infecção pelo vírus da imunodeficiência humana [HIV]).[3] Por outro lado, a ITP em crianças, frequentemente, segue-se a uma infecção viral e, com frequência, se resolve espontaneamente sem terapia específica.
- *Apresentação.* Tipicamente, uma ITP grave (plaquetas abaixo de 30.000/μL) de início recente surge com a manifestação de petéquias e sangramento das membranas, incluindo hemorragias da conjuntiva, sangramento gengival e epistaxe. A doença mais discreta (contagem de plaquetas acima de 50.000/μL) sempre se apresenta como uma contagem baixa e assintomática de plaquetas no exame de sangue de rotina.
- *Diagnóstico.* A ITP é um diagnóstico de exclusão. O surgimento de trombocitopenia isolada, sem nenhuma outra causa prontamente aparente (incluindo aquela associada a medicamentos) em um adulto senão assintomático pode, em geral, ser considerado suficiente para o diagnóstico de ITP e do início subsequente de terapias clínicas (se apropriado, com base no grau de trombocitopenia; veja a seguir).[4]
    - A presença de outras citopenias, idade superior a 60 anos ou falha da terapia primária (corticosteroides para um estudo de 1 semana) deverá induzir ao exame da medula óssea. A presença de

número anormal ou reduzido de megacariócitos ou de celularidade anormal da medula deverá redirecionar a avaliação diagnóstica para outra área de investigação que não a ITP.
- Todos os pacientes deverão ser triados quanto à presença dos vírus da hepatite B e da hepatite C (HBC/HCV) e da infecção por HIV (veja a seguir) e submeterem-se à avaliação do esfregaço de sangue, ao teste de antiglobulina direta (DAT) (Teste de Combs) e de tipo de sangue (para *status* de Rh).
- A testagem para *Helicobacter pylori*, de anticorpos antifosfolipídicos e de anticorpos antinucleares poderá ser útil em pacientes selecionados.
- *Tratamento.* Os portadores de trombocitopenia leve ou moderada (plaquetas acima de 30.000/µL) que não exigem uma contagem mais alta de plaquetas para cirurgia ou sangramento ativo não deverão receber tratamento. Em vez disso, eles poderão ser observados a intervalos regulares quanto à progressão da doença. Adultos com contagem de plaquetas abaixo de 20.000 a 30.000/µL ou aqueles com sangramento significativo geralmente devem ser tratados.[4]
  - O **tratamento inicial** (Quadro 19-3) consiste, em geral, em um curso *curto* de *corticosteroides* (prednisona 1 mg/kg/dia durante 7-10 dias com subsequente rápida redução ou ciclos de "pulso" de dexametasona de 40 mg ao dia durante 4 dias). Um aumento significativo na contagem de plaquetas deverá ser observado dentro de 3 a 7 dias. Na ocorrência de resposta das plaquetas, a prednisona poderá ser reduzida rapidamente para uma dose de 20 mg/dia; daí em diante, a redução deverá ser mais lenta (por reduções da dose de não mais do que 5 mg/ajuste) em frequência de uma redução a cada 2 a 3 semanas). Os ciclos de dexametasona podem ser administrados semana sim, semana não durante 4 ciclos ou mensalmente por até 6 meses.
  - Para pacientes com sangramento ativo grave e/ou trombocitopenia muito acentuada (< 5.000 < 10.000/µL) a *imunoglobulina intravenosa* (IVIg: 1 g/kg/dia durante 2 dias) ou *anti-D* (Win Rho® na dose de 75 µg/kg; adequado somente para pacientes que não sofreram esplenectomia, com sangue Rh-positivo e não anêmicos) pode ser administrada em adição aos corticosteroides para reduzir a remoção de plaquetas revestidas de anticorpos. As respostas geralmente são vistas dentro de 3 a 5 dias da administração da IVIg ou do anti-D.
  - *Transfusões de plaquetas* podem ser administradas se a apresentação for complicada por sangramento grave (intracraniano). Espera-se que plaquetas da transfusão sejam removidas muito rapidamente na presença de anticorpos antiplaquetários, mas elas podem melhorar, temporariamente, a hemostasia.
  - Imunização contra organismos bacterianos encapsulados (pneumococco, *Haemophilus influenzae*, meningococco) antes da terapia imunossupressora prolongada na preparação para esplenectomia, se necessária, mais tarde.

Quadro 19.3 Terapia para Trombocitopenia Imune

Fase de Tratamento	Intervenções Sugeridas*
Inicial	**Prednisona/Dexametasona; anti-D, IVIg**
Segunda linha (preferida)**†‡	**Anti-D (infusões em série), IVIg (infusões em série)**, rituximabe, esplenectomia, **agonista do receptor da trombopoetina (eltrombopag, romiplostim)**
Segunda linha (não preferida)**§	Anticorpo anti-CD-52, azatioprina, quimioterapia de combinação, ciclosporina A, danazol, transplante de células-tronco hematopoéticas, micofenolato de mofetila, alcaloides de vinca

*Os agentes com uma indicação aprovada pelo FDA para ITP estão **em negrito**.
**A ordem de intervenções apresentada é alfabética e não indica preferência de seleção.
†Pode ser oferecida após falha do tratamento inicial com corticosteroides e/ou IVIg/anti-D.
‡As terapias de segunda linha preferidas podem ser mais bem toleradas, mais facilmente administradas e/ou têm maior probabilidade de produzir remissão duradoura.
§As terapias de segunda linha não preferidas tendem a ser menos toleradas e têm menor probabilidade de levar à remissão duradoura (~30% na maioria dos casos).
IVIg, imunoglobulina intravenosa.

- **Tratamento de segunda linha (Quadro 19.3).** Apesar da taxa inicial elevada de resposta (60-75%), a maioria dos adultos com ITP sofre recidiva e desenvolve trombocitopenia crônica uma vez reduzidos ou interrompidos os tratamentos iniciais. O tratamento é apropriado para pacientes com contagens de plaquetas abaixo de 30.000/μL ou com sangramento clinicamente significativo.[4] A seleção de terapias específicas deverá considerar a preferência do paciente; alguns indivíduos preferem terapias clínicas sequenciais antes de se submeterem à esplenectomia, mas esse procedimento cirúrgico pode ser preferível em casos de trombocitopenia muito grave associada a sangramento, por causa do aumento tipicamente rápido na contagem de plaquetas após a cirurgia na maioria dos pacientes respondedores.
- *IVIg e anti-D* (veja acima) devem ser, tipicamente, readministradas a cada 2 a 3 semanas, na maioria das vezes.
- Os agonistas do receptor da trombopoietina: eltrombopag (dose inicial de 50 mg ao dia, via oral; 25 mg ao dia em indivíduos de ascendência asiática) ou romiplostim (dose inicial de 1 μg/kg SC semanal) produzem resposta de plaquetas (≥ 50.000 μL) em cerca de 70% dos pacientes com ITP crônica e geralmente são bem tolerados.[5,6] As complicações potenciais incluem a deposição de reticulina na medula óssea, trombocitose e trombose.
- *Rituximabe,* um anticorpo monoclonal anti-células B (anti-CD20), administrado na dose de 375 mg/m^2 semanalmente, durante 4 semanas, induz respostas iniciais e a longo prazo em cerca de 50 e 25%, respectivamente, dos adultos com ITP crônica e grave.[7]
- A *esplenectomia* (de preferência laparoscópica) leva à taxa de resposta imediata de 70 a 75% e a taxas de resposta duráveis de 60 a 70%. Todos os pacientes devem receber imunização contra organismos bacterianos encapsulados (pneumococco, *H. influenzae,* meningococcus) várias semanas antes da cirurgia, se possível.[4]

- **ITP secundária.** Vários quadros autoimunes, infecciosos, inflamatórios ou malignos podem estar na base da apresentação de ITP.[3] O tratamento de um quadro com predisposição subjacente pode ser necessário em alguns casos, além do tratamento da trombocitopenia usando intervenções aceitas (Quadro 19.3).
- **ITP associada à gestação.** Mulheres grávidas com contagem de plaquetas abaixo de 30.000/μL durante o segundo ou terceiro trimestre de gravidez, ou com contagens abaixo de 10.000/μL ou sangramento em qualquer trimestre, deverão ser tratadas. Infusões intermitentes de *IVIg* ou de prednisona oral em dose moderada (usualmente administrada em esquema de dias alternados) são padronizadas. A *esplenectomia* durante o primeiro ou segundo trimestre pode ser considerada para mulheres cuja ITP não tenha respondido ao tratamento com IVIg e corticosteroides e que tenham contagem de plaquetas abaixo de 10.000/μL com sangramento associado. *Plaquetas* podem ser administradas como profilaxia antes da operação cesariana em pacientes com contagem de plaquetas abaixo de 10.000/μL ou com sangramento mucocutâneo próximo à época do parto. Uma contagem de plaquetas acima de 50.000/μL é, em geral, considerada como adequada antes da cesariana ou do parto vaginal.

Trombocitopenia Induzida por Heparina

A trombocitopenia induzida por heparina (HIT) é um distúrbio mediado por anticorpos que resulta na ativação e remoção de plaquetas. Embora esse distúrbio produza trombocitopenia, pacientes com HIT estão, paradoxalmente, em alto risco de trombose. Se houver suspeita de HIT, todas as formas de heparina deverão ser suspensas imediatamente e, se apropriado, administra-se a anticoagulação como alternativa.[8]

- *Epidemiologia.* A HIT ocorre em cerca de 3% e em menos de 1% dos pacientes expostos à heparina não fracionada ou à heparina de baixo peso molecular, respectivamente. Mais da metade desses pacientes desenvolverá trombose.[8]
- *Fisiopatologia.* A patogênese da HIT começa com a adesão da molécula de heparina ao fator plaquetário 4 (PF4), uma quimiocina do grânulo alfa de plaquetas. O complexo heparina-PF4 estimula a formação de um anticorpo IgG (anticorpo de HIT) que se liga tanto ao complexo heparina-PF4 (via sua porção Fab) quanto aos receptores Fc das plaquetas (via sua porção Fc). A ligação do anti-

corpo de HIT às plaquetas provoca a ativação plaquetária, resultando na liberação de micropartículas pró-coagulantes, na remoção das plaquetas e na trombocitopenia subsequente. O PF4 se liga também aos polissacarídeos (sulfato de heparan) na superfície endotelial; o reconhecimento desses complexos de PF4-polissacarídeos pelos anticorpos da HIT pode causar dano endotelial, expressão do fator tecidual e um estado pró-trombótico.

- *Apresentação*. A apresentação típica da HIT envolve um paciente hospitalizado que desenvolve trombocitopenia dentro de 5 a 10 dias do recebimento da heparina.
  - Um declínio de 50% ou mais no valor básico em um paciente tratado com heparina pode significar HIT. Em geral, as contagens de plaquetas não caem para menos de 20.000/μL.
  - O sangramento espontâneo (incluindo petéquias) não é típico.
  - As tromboses venosas (membro superior ou inferior, seio dural) ou arteriais (membro inferior, CVA, MI, outros sítios) podem acompanhar a detecção de trombocitopenia e ocorrer em até 50% dos casos não tratados. Em uma minoria de pacientes com HIT, a trombose é o sinal clínico de apresentação. Se o tratamento de anticoagulação não for administrado, o risco de trombose relacionada com HIT persistirá por pelo menos 30 dias após a suspensão da heparina.
- Há outras apresentações possíveis de HIT:
  - A *HIT de início rápido* ocorre dentro de 1 a 3 dias da reexposição à heparina em pacientes que tenham recebido essa substância dentro dos 30 dias anteriores e apresentem anticorpos anti-HIT preexistentes. Uma reação sistêmica aguda caracterizada por febre, calafrios, hipotensão e/ou comprometimento cardiovascular imediatamente após a reexposição à heparina é típica.
  - A *HIT de início tardio* descreve um quadro *novo* de trombocitopenia e trombose venosa ou arterial que ocorre em até 14 dias após a conclusão de um curso rotineiro de terapia com heparina. Os marcadores de laboratório de coagulação intravascular disseminada (DIC) podem ser positivos. A piora da trombocitopenia e da trombose é típica quando se administra heparina.
- *Diagnóstico*. Estritamente falando, o diagnóstico de HIT exige tanto um contexto clínico apropriado quanto à verificação laboratorial de confirmação (ou seja, a demonstração de anticorpos contra HIT). Em virtude, porém, de disponibilidade imediata limitada de ensaios de laboratório específicos para HIT, *qualquer paciente em que a probabilidade clínica para o distúrbio seja intermediária ou elevada deverá ser tratado para HIT, mesmo que os resultados dos testes diagnósticos estiverem pendentes ou não disponíveis imediatamente.*
  - *Probabilidade clínica*. Os fatores que tornam um diagnóstico de HIT mais provável foram revisados anteriormente. Vários modelos de prognóstico clínico, como o de 4Ts,[9] que foram desenvolvidos para ajudar a determinar a probabilidade pré-teste não passaram por validação externa e podem superestimar os diagnósticos.[8] A revisão do prontuário do hospital (incluindo as anotações da enfermaria) pode ser necessária para documentar a extensão e a duração da exposição à heparina, especialmente se o uso foi transitório (rubores de heparina) ou encoberto (cateteres impregnados de heparina).
  - *Diagnóstico de laboratório*. Todos os pacientes com suspeita de HIT deverão, idealmente, se submeter à verificação com dois tipos de ensaios: imunológico e funcional. O ensaio de imunoabsorção ligado à enzima (ELISA) **para anticorpo associado ao PF4-heparina** (teste imunológico) tem sensibilidade superior a 90%, mas especificidade limitada. Os **ensaios de ativação de plaquetas** (teste funcional) medem a ativação das plaquetas do doador na presença de soro do paciente e de uma concentração alta e baixa de heparina. Esses ensaios são muito mais específicos para HIT que o teste imunológico, mas estão menos amplamente disponíveis e possuem um tempo lento de execução (dias). Um resultado positivo em ambos os testes ou só no ensaio imunológico indica probabilidade alta ou intermediária de HIT, respectivamente.
- *Tratamento. Todas as formas de heparina, incluindo as preparações de baixo peso molecular, devem ser suspensas imediatamente.* Em pacientes nos quais a verificação laboratorial para HIT foi negativa ou naqueles em que foi encontrada uma explicação alternativa para a trombocitopenia, a heparina poderá ser reintroduzida posteriormente.

O ultrassom com Doppler das extremidades inferiores deverá ser realizado para descartar o quadro de trombose venosa profunda.

Uma vez que (1) os pacientes com HIT raramente apresentam sangramento e (2) as plaquetas recebidas por transfusão podem piorar o risco já aumentado de trombose ao fornecerem substrato para anticorpos contra HIT, as transfusões de plaquetas raramente são indicadas.

A warfarina é contraindicada como tratamento inicial de HIT clinicamente com provada ou suspeita, por causa de sua propensão em exacerbar a hipercoagulabilidade pela redução dos níveis plasmáticos das proteínas C e S (Capítulo 23).

Por causa da alta taxa de casos graves de trombose entre pacientes com HIT, um *anticoagulante alternativo*, como o inibidor direto de trombina (DTI; Quadro 19.4; consulte também o Capítulo 23), é exigido em todos os casos de HIT suspeita (probabilidade clínica intermediária ou elevada) ou comprovada.

O anticoagulante alternativo deverá ser mantido até a ocorrência de uma recuperação significativa da contagem de plaquetas ou por cerca de 5 dias, o que for mais duradouro.

- *Anticoagulação em prazo mais longo.* Por causa do prolongamento no risco de trombose em até 1 mês após o diagnóstico de HIT, *pacientes sem trombose concorrente* precisam de, pelo menos, 30 dias de anticoagulação. A terapia com varfarina é apropriada na maioria dos pacientes, e o DTI deverá ser mantido até se conseguir a anticoagulação terapêutica com warfarina. (Uma vez que Argatrobano aumenta a INR, é necessária uma abordagem especial para a transição desse DTI para a varfarina; Capítulo 23). *Pacientes com HTI e trombose* deverão receber anticoagulação com varfarina durante 3 a 6 meses à taxa de INR de 2,0 a 3,0.
- *Trombólise/tromboembolectomia.* Agentes trombolíticos de dose baixa ou muito baixa podem ser indicados em isquemia aguda de membros ou embolia pulmonar potencialmente fatal causadas por trombos associados à HIT. A remoção cirúrgica de trombos arteriais de vasos grandes poderá ser necessária se o membro estiver ameaçado e na falha de outros tratamentos. Os pacientes tratados por meios clínicos ou cirúrgicos exigem o uso concomitante de um anticoagulante alternativo, seja qual for o grau da trombocitopenia.

Quadro 19.4 Anticoagulantes Alternativos no Tratamento de Trombocitopenia Induzida por Heparina

Agente	Descrição	Indicação	Dosagem	Comentário
Argatrobano	Inibidor direto sintético da trombina	Profilaxia ou tratamento de HIT, incluindo intervenção coronariana pós-percutânea	Obter aPTT básico. Iniciar infusão contínua a 2 µg/kg/min. Titular para atingir aPTT 1,5-3,0 vezes o valor básico (verificar inicialmente aPTT a cada 4 h)	• Pacientes com insuficiência hepática: taxa inicial de infusão = 0,5 µg/kg/min. • Aumenta INR em pacientes tratados com varfarina; interpretar INR de acordo
Bivalirrudina (*Hirulog®*)*	Derivado semissintético de hirudina	Tratamento de HIT com/sem trombose; intervenção coronariana percutânea	Obter aPTT básico. Iniciar infusão contínua a 0,15 mg/kg/h. Titular para atingir aPTT 1,5-2,5 vezes o valor básico (verificar cada 4 h)	N/A
Danaparoide sódico (*Orgaran®*)*	Mistura de glicossaminoglicanos carregados negativamente	N/A	N/A	• Monitoramento exige níveis anti-Xa e curva de calibração de danaparoide • Reatividade cruzada de 10% com anticorpos de HIT

*Não disponível nos EUA.
aPTT, tempo de tromboplastina parcial ativada; HIT, trombocitopenia induzida por heparina.

- *Retratamento com heparina*. Os anticorpos contra HIT provavelmente não persistem mais de 100 dias a partir do episódio inicial de HIT,[8] caso em que o uso muito transitório de heparina para cirurgia cardíaca ou vascular pelo menos 100 dias após o episódio inicial pode ser considerado seguro, se os testes imunológico (ELISA) e funcional (SRA) resultarem ambos negativos. Se o teste imunológico for positivo, mas o funcional for negativo, ou a cirurgia puder ser retardada até que o teste funcional se torne negativo ou um DTI possa ser usado.

Microangiopatias Trombóticas

As microangiopatias trombóticas (TMAs) compreendem a púrpura trombocitopênica trombótica (TTP) e seu distúrbio relacionado, a *síndrome hemolítico-urêmica (HUS)*, e caracterizam-se por anemia hemolítica microangiopática (MAHA) devido à formação de trombos ricos em plaquetas na microvasculatura arterial e capilar e trombocitopenia. As formas adquiridas (ou "espontâneas" ou "clássicas") e congênitas de TTP são reconhecidas, e as formas endêmicas (ou "típicas") e atípicas de HUS podem ocorrer (Quadro 19.5). Além disso, algumas formas de TMA foram reconhecidas em associação com a cirurgia, gravidez, exposição a certas drogas clínicas e ao transplante de medula óssea. E o mais importante, a intervenção precoce agressiva com troca de plasma é crucial em casos de TTP clássica por causa de sua taxa de mortalidade extremamente elevada.

- *Epidemiologia*. A incidência de TTP clássica é de aproximadamente 3 a 4 casos por 100.000 pessoas com leve predominância no sexo feminino. A maioria dos casos de HUS endêmica ou "típica" ocorre em crianças pequenas e está relacionada com infecções com bactérias enteropatogênicas. A TMA ocorre com maior frequência durante a gravidez e no período periparto.
- *Fisiopatologia*. Acredita-se que as TMAs resultem de fatores que, direta ou indiretamente, causam a agregação de plaquetas e/ou dano às células endoteliais, levando à formação de trombos microvasculares e isquemia nos órgãos envolvidos. Esses fatores incluem toxinas, citocinas, drogas ou deficiências na função da protease de clivagem do fator de von Willebrand (VWFCP ou ADAMTS-13). As hemácias são rompidas ao cruzarem as obstruções trombóticas e filas de fibrina na microvasculatura, levando à anemia hemolítica. O consumo de plaquetas resulta em trombocitopenia e sangramento.
  - Na **TTP clássica**, uma deficiência de VWFCP adquirida resulta da produção de um autoanticorpo contra a VWFCP[10] levando ao acúmulo de VWF ultra grandes (ULVWF) no plasma. A VWFCP, ou ADAMTS-13, é uma metaloproteinase cuja função normal é clivar multímeros de ULVWF recentemente sintetizados e liberados no plasma em multímeros de tamanho menor. Os multímeros de ULVWF aderem às plaquetas mais avidamente que as moléculas menores de VWF e podem estimular a agregação de plaquetas.
  - Pacientes com **TTP congênita** apresentam atividade reduzida da VWFCP ocasionada por deficiência hereditária.
  - Em muitos casos de **HUS endêmica**, acredita-se que a toxina Shiga da *Escherichia coli* (especialmente a do tipo 0157:H7) promova a agregação de plaquetas ao danificar as células endoteliais ou por meio de outros mecanismos.
  - Pacientes com HUS atípica podem apresentar defeitos genéticos em proteínas que regulam a atividade do complemento, como a do fator H.[11]
  - A **TTP-HUS associada à gravidez** pode-se originar de níveis reduzidos da VWFCP que naturalmente ocorrem no segundo e terceiro trimestres; em alguns casos, está presente um anticorpo contra a VWFCP.[12]
  - **Drogas** como: *ciclosporina, quinina, ticlopidina, clopidogrel, mitomicina C* e *bleomicina* podem causar TMA por lesão às células endoteliais e/ou efeitos favoráveis à agregação plaquetária. Anticorpos que inibem a VWFCP já foram descritos em pacientes que receberam alguns desses medicamentos. No cenário de **câncer, transplante de células-tronco hematopoéticas** ou de **infecção por HIV**, a TMA não foi associada a anormalidades da VWFCP, mas os efeitos sobre as células endoteliais ou as plaquetas podem ser os responsáveis.
- *Apresentação*. Todos os pacientes com TMA têm MAHA. Graus variáveis de prejuízo neurológico (mais típico da TTP clássica) ou sintomas relacionados com insuficiência renal (predominante na HUS) também podem estar presentes (Quadro 19.4). MAHA, trombocitopenia, febre, insuficiên-

Quadro 19.5	Aspectos de Microangiopatias Trombóticas Selecionadas			
Parâmetro	TTP Clássica	HUS Típica	HUS Atípica	TTP-HUS Relacionada com Terapia
Fatores específicos do paciente	A maioria dos casos ocorre em adultos anteriormente sadios	A maioria dos casos ocorre em crianças anteriormente sadias. Episódio(s) de diarreia sanguinolenta dentro das 2 semanas anteriores em 90%	Presente no início da infância; alguns casos em adultos mais velhos	HSCT recente (< 200 d) ou uso de drogas associadas à TMA (especialmente ciclosporina)
Fatores causais	Anticorpo contra VWFCP	*E.coli* 0157:H7, toxina Shiga	Defeitos hereditários em proteínas reguladoras do complemento em alguns pacientes	Dano às células endoteliais
Trombocitopenia	Maioria dos pacientes: tipicamente moderada a intensa	Maioria dos pacientes, mas leve ou ausente em 30%	Variável	Maioria dos pacientes
Febre	Presente em 75% dos casos	Tipicamente ausente	Variável	Variável
Insuficiência renal	Pode ser leve	Todos os pacientes	Todos os pacientes	Maioria dos pacientes: pode ser difícil de ser diferenciada de CSA, ATN ou rejeição de aloenxerto renal em pacientes com KT
Prejuízo neurológico	Maioria dos pacientes	< 50% dos pacientes	Minoria dos pacientes	Maioria dos pacientes
Achados laboratoriais especializados corroborativos	Atividade reduzida de VWFCP (por ensaio de adesão de colágeno ou outros métodos)	Cultura positiva de fezes para *E.coli* 0157:H7; positivo para toxina Shiga e Shiga-like (anticorpo); atividade de VWFCP geralmente normal	Defeitos nas proteínas reguladoras do complemento (testagem de referência)	Em alguns casos, atividade reduzida de VWFCP
Tratamento	Troca imediata de plasma; cuidados de suporte. Poucos pacientes exigem diálise. Geralmente as transfusões de plaquetas são contraindicadas	A maioria exige diálise (temporária); cuidados de suporte. Os adultos podem-se beneficiar da troca de plasma	Troca imediata de plasma na maioria dos casos; cuidados de suporte. Alguns exigem diálise temporária. O eculizumabe é útil em alguns casos	Suspensão da(s) droga(s) ofensiva(s). A troca de plasma provavelmente não ajuda em TMA associada à HSCT. Cuidados de suporte. Geralmente, as transfusões de plaquetas são contraindicadas

ATN, necrose tubular aguda; CSA, ciclosporina; HSCT, transplante de células-tronco hematopoéticas; HUS, síndrome hemolítico-urêmica; KT, transplante de rim; TMA, microangiopatia trombótica; TTP, púrpura trombótica trombocitopênica; VWFCP, protease de clivagem do fator de von Willebrand.

cia renal e anormalidades do sistema neurológico (o clássico elemento pentavalente da TMA) ocorrem em apenas cerca de 25% dos pacientes com TTP. A maioria dos pacientes com HUS típica apresenta doença diarreica recente ou atual.
- Nos adultos, é difícil distinguir TTP e HUS por causa da sobreposição de sintomas, mas se a disfunção renal predominar, a síndrome será, geralmente, classificada como HUS.
- As manifestações de insuficiência renal podem incluir creatinina elevada, azotemia, proteinúria, hematúria e/ou oligúria.
- O prejuízo neurológico (pelos microtrombos na vasculatura cerebral) ocorre em cerca de 75 e 30% dos pacientes com TTP e HUS, respectivamente, e inclui cefaleia, sonolência, confusão, convulsões e (menos frequentemente) paresia e coma.

- *Diagnóstico.* A presença de MAHA de início recente e trombocitopenia (e/ou insuficiência renal) na falta de qualquer outra explanação plausível serão suficientes para o diagnóstico.
  - MAHA é *essencial* ao diagnóstico de TTP-HUS e se define por anemia com marcadores positivos de hemólise intravascular (LDH elevada, bilirrubina indireta elevada, haptoglobina diminuída e reticulocitose) e DAT negativo (teste de Coombs). O esfregaço de sangue mostra mais de 3 esquitócitos por campo microscópico de alta resolução, embora menos esquitócitos possam estar presentes se o distúrbio for descoberto precocemente.
  - Dependendo do tipo de TMA, a trombocitopenia pode ser variável.
  - Os aspectos clínicos como doença diarreica e sanguinolenta anterior e/ou insuficiência renal (mais tipicamente associada à HUS), ou anormalidade neurológicas com ou sem febre (mais tipicamente associadas à TTP), ou gestação recente ou corrente, ou tratamento com drogas associadas, ou câncer, ou transplante recente de células-tronco hematopoéticas corroboram o diagnóstico.
  - A **cultura de fezes para** *E. coli* **0157:H7** ou ensaios para anticorpos contra as toxinas Shiga ou Shiga-like*, ou contra lipopolissacarídeos bacterianos específicos podem ser positivos em pacientes com HUS endêmica.
  - Os **ensaios para atividade da VWFCP** resultam tipicamente anormais na TTP congênita e clássica; a atividade é inferior a 5% na TTP clássica.
  - O tempo de protrombina (PT), o tempo de tromboplastina parcial ativada (aPTT) e o fibrinogênio estão dentro das faixas normais na TMA.

- *Tratamento.* Sem a troca de plasma, a taxa de mortalidade da TTP clássica supera 90%. Essa troca deve ser instituída rapidamente. Uma exceção importante são as crianças ou adultos com HUS (associada à diarreia por *E. coli*) endêmica, que geralmente se recuperam com cuidados de suporte dentro de 3 semanas, sem a troca de plasma.
  - A *troca de plasma* deverá ser iniciada uma vez obtido o acesso vascular apropriado e deverá ser executada uma vez por dia até que a LDH esteja normalizada e a contagem de plaquetas tenha voltado aos valores basais preexistente (se conhecida) durante pelo menos 2 ou 3 dias. A falha na resposta à terapia de uma vez ao dia exige o tratamento duas vezes ao dia; uma vez indicada a resposta da LDH e da contagem de plaquetas, o tratamento uma vez ao dia pode ser reassumido até que esses parâmetros tenham-se normalizado por 2 a 3 dias. A suspensão ou continuação de qualquer um dos tratamentos durante algumas semanas por redução gradativa é controversa, mas muitos médicos preferem aumentar gradualmente o intervalo entre os tratamentos em vez da interrupção abrupta da terapia.
  - As *transfusões de plaquetas* geralmente são *contraindicadas* no tratamento de TMAs por causa da possível propagação ou da nova formação de microtrombos ricos em plaquetas. Se, porém, um sangramento intracraniano documentado por CT ou MRI ou qualquer outro sangramento potencialmente fatal estiver presente, as plaquetas poderão ser transfundidas mais lentamente, de preferência após o início da troca de plasma.
  - *Concentrados de hemácias* poderão ser transfundidos proporcionalmente ao ritmo da MAHA e ao grau de sangramento.
  - Caso seja inevitável adiar a troca de plasma, a infusão de *plasma fresco congelado* (FFP) pode ser útil como medida de temporização. A infusão de plasma como único tratamento para TMA, porém, é geralmente considerada como subpadrão por causa (1) do possível papel da troca de

*N. do T.: Verotoxina.

plasma na remoção das drogas ofensivas, citocinas, proteínas bacterianas, multímeros de ULVWF ou anticorpos contra a VWFCP e (2) da sobrecarga de volume que ocorre com frequência quando os grandes volumes de FFP exigidos são infundidos. Uma exceção é a TMA familiar recidivante, na qual uma deficiência congênita na VWFCP pode ser corrigida meramente por infusão ou volumes menores de plasma.

- *TMA refratária e recidivante.* Se a remissão não for obtida com a troca agressiva de plasma, os tratamentos de segunda linha deverão ser considerados e incluem: *adição de esteroides ou de IVIg* à troca de plasma, *vincristina, ciclofosfamida, ciclosporina* (em casos selecionados de TTP esporádica) e *esplenectomia*. O anticorpo monoclonal *rituximabe* também obteve respostas em um número limitado de casos refratários.[13] Até um terço dos pacientes com TMA clássica sofre recidiva após a suspensão da troca de plasma. Nesses casos, essa troca deverá ser reiniciada de acordo com as diretrizes anteriormente mencionadas e, se ineficaz, devem-se considerar os tratamentos de imunossupressão. Pacientes selecionados com HUS atípica podem responder à infusão de eculizumabe, anticorpo monoclonal anti-C5.[14]
- *Hemodiálise.* Mais da metade de todos os pacientes com HUS (e uma minoria daqueles com TTP) exige hemodiálise. Cerca de metade desses pacientes atingirá restauração durável da função renal, enquanto 25% deles desenvolverá insuficiência renal crônica. Os demais sofrem vários graus de insuficiência renal permanente.

Coagulação Intravascular Disseminada

Na DIC, a trombocitopenia ocorre como resultado da ativação descontrolada da coagulação na circulação. As plaquetas participam nessas reações, levando ao seu consumo. Se houver sangramento, transfusões de plaquetas poderão ser administradas para atingir a meta de contagem plaquetária de 20.000 a 30.000/μL (a maioria dos casos) ou acima de 50.000/μL (se houver hemorragia intracraniana ou potencialmente fatal). Espera-se que a trombocitopenia e as outras manifestações clínicas e laboratoriais da DIC se resolvam com o tratamento efetivo do distúrbio subjacente e incitante. (Consulte Capítulo 21 sobre discussão completa).

Púrpura Pós-Transfusional

A púrpura pós-transfusional (PTP) se caracteriza pelo aparecimento súbito e sem explicação de trombocitopenia em um indivíduo senão assintomático que tenha recebido recentemente uma transfusão (hemácias, plaquetas ou plasma) dentro de 1 semana antes do desenvolvimento da trombocitopenia. Os eventos precipitantes são desconhecidos; porém, mais de 90% dos indivíduos com PTP exibem anticorpos contra o antígeno P1^{A1} de plaquetas humanas.

- A maioria dos pacientes com PTP é representada por mulheres após a menopausa que sejam multíparas ou que tenham recebido transfusões anteriores; elas usualmente manifestam trombocitopenia intensa e sangramento.
- Se não tratada, a trombocitopenia geralmente persiste por 2 a 3 semanas, simultaneamente a uma taxa de mortalidade de 10% por causa do sangramento; por isso, deve-se administrar *IVIg* (1 g/kg/dia durante 2 dias) assim que houver suspeita do diagnóstico. A maioria dos pacientes responderá ao medicamento, mas no caso de recidiva, a IVIg poderá ser administrada como segundo curso. A *troca de plasma, corticosteroides* adjuntos e *esplenectomia* são tratamentos alternativos para casos refratários. Uma vez que se acredita que as plaquetas transfundidas sejam susceptíveis à adesão por complexos antígeno-anticorpo como as plaquetas do próprio paciente, a *transfusão de plaquetas* em geral não é realizada, a menos que haja um sangramento grave; neste caso, são preferíveis as plaquetas compatíveis com antígeno de HLA. As transfusões futuras deverão ser administradas criteriosamente, com produtos sanguíneos lavados ou negativos para P1^{A1}.

Trombocitopenia Aloimune Neonatal

- A trombocitopenia aloimune neonatal (NAIT) é a causa de trombocitopenia acentuada em neonatos e ocorre quando os antígenos das plaquetas fetais cruzam a placenta e desencadeiam a formação de aloanticorpos maternos que podem penetrar na circulação do feto, aderir plaquetas e induzir a trombocitopenia. Geralmente, os anticorpos possuem especificidade para o antígeno-1a das plaquetas humanas [HPA], também conhecido como P1^{A1}. A presença de certos fenótipos de plaquetas maternas (como o estado homozigoto de HPA-1b) parece influenciar o risco do distúrbio, especialmente se o feto herdar um fenótipo de plaqueta paterno e diferente.

- Tipicamente, a trombocitopenia é acentuada e observa-se elevada prevalência de hemorragia intracraniana (ICH) durante ou logo após o parto, resultando na morte neonatal em 5% dos casos de NAIT. Tipicamente, a doença se resolve por volta de 2 a 3 semanas de vida.
- A *IVIg*, com ou sem *corticosteroides*, é recomendada para qualquer neonato com contagem de plaquetas inferior a 20.000 a 25.000/µL. Plaquetas de doador aleatório ou (idealmente) compatíveis com o antígeno maternal irradiadas são, com frequência, administradas em casos de ICH. As gestações posteriores são consideradas como de alto risco para NAIT recorrente.

Doença de von Willebrand, Tipo 2B
Esse tipo de doença de von Willebrand (VWD) se caracteriza por um fator de von Willebrand anormal (VWF) que aumentou a afinidade por seu receptor de plaquetas, a glicoproteína 1b. Em razão da ação de ponte do VWF, as plaquetas se agregam *in vivo* e são removidas, resultando, tipicamente, em trombocitopenia leve. A VWD é discutida em detalhes no Capítulo 21.

Trombocitopenia Relacionada com a Circulação Extracorpórea
A passagem do sangue, durante períodos prolongados, fora do corpo em um circuito artificial (como aquele usado para cirurgia de revascularização cardíaca com marca-passo) resulta, tipicamente, na ativação e remoção de plaquetas. Em geral, a trombocitopenia não é acentuada. Outras causas comuns da doença no paciente pós-cirúrgico (como HIT, DIC e trombocitopenia relacionada com sepse e induzida por drogas) devem ser consideradas concomitantemente.

DISTÚRBIOS CARACTERIZADOS POR AUMENTO NO SEQUESTRO DE PLAQUETAS

- O *hiperesplenismo* resulta no sequestro de células sanguíneas (incluindo plaquetas) em um baço aumenta ou anormal. A trombocitopenia leve a moderada é mais frequente, mas se o volume da massa plaquetária estiver contido dentro de um baço significativamente aumentado, a trombocitopenia poderá ser acentuada.
- A **esplenomegalia** com hiperesplenismo é, quase sempre, um quadro adquirido e há muitos distúrbios subjacentes possíveis (Quadro 19.6).
- Se houver produção adequada de plaquetas documentada e a presença de esplenomegalia significativa com trombocitopenia, a *esplenectomia* poderá ser considerada em alguns casos. A *embolização esplênica* e a *irradiação esplênica* são alternativas para a remoção do baço que, em geral, não resultam em respostas plaquetárias máximas. Elas podem ser consideradas, entretanto, em pacientes com hiperesplenismo significativo e distúrbios como CLL ou linfoma que não podem tolerar uma cirurgia.

OUTRAS CAUSAS DE TROMBOCITOPENIA
Pseudotrombocitopenia
Por razões ainda obscuras, a quelação de cálcio induzida pelo anticoagulante ácido etilenodiaminotetra-acético (EDTA) (presente nos tubos de coleta de sangue) causa alterações nas membranas das plaquetas de certos pacientes que expõem antígenos crípticos aos quais anticorpos aglutinantes, de outra forma não patogênicos, podem aderir; o resultado é um artefato de aglutinação de plaquetas. Tipicamente, os contadores automáticos de células (como aqueles presentes na maioria dos laboratórios hospitalares) informarão uma contagem de plaquetas falsamente baixa; o exame dos esfregaços de sangue revela agregados de plaquetas. A normalização da contagem de plaquetas mediante determinação automatizada de uma amostra de sangue coletada em anticoagulante de *citrato* e/ou o desaparecimento desses agregados em um esfregaço obtido de uma fonte de *punção digital* leva à avaliação correta do número de plaquetas e confirma a presença desse fenômeno benigno.

Quadro 19.6 Causas Selecionadas de Esplenomegalia
Linfoproliferação
Linfoma
Leucemia linfocítica crônica
Doença vascular do colágeno (síndrome de Felty, lúpus sistêmico)
Distúrbio linfoproliferativo autoimune
Mieloproliferação
Leucemia mieloide
Policitemia vera
Trombocitemia essencial
Erros Inatos de Metabolismo
Doença de Gaucher
Doença de Niemann-Pick
Congestão
Cirrose
Insuficiência cardíaca
Hemólise
Esferocitose hereditária
Hemoglobinúria paroxística noturna
Talassemia
Infecção
Viral (CMV, EBV, hepatite)
Parasitária (malária, babesiose)
Imunodeficiência
Imunodeficiência variável comum

Trombocitopenia Induzida por Drogas

- Por definição, a trombocitopenia induzida por drogas se desenvolve após o início da administração de uma determinada droga e se resolve quando o medicamento ofensivo é suspenso, podendo recorrer se o agente for reintroduzido.[15] Os mecanismos pelos quais muitas drogas podem levar a uma contagem baixa de plaquetas, porém, ainda não foram esclarecidos.
- Os **agentes quimioterapêuticos** estão nitidamente ligados à produção reduzida de plaquetas.
- A **púrpura por quinina** é um tipo de *trombocitopenia imune induzida por drogas* (DITP) em que ocorre a destruição das plaquetas mediada por anticorpos após a exposição a uma determinada droga. Acredita-se que a quinina induza a mudança de conformação na membrana da plaqueta, permitindo a exposição de um antígeno de outra forma críptico; então, anticorpos circulantes se ligam ao antígeno, mas somente na presença da droga. Os pacientes com DITP se apresentam com trombocitopenia acentuada (< 20.000/μl) e sangramento mucocutâneo, incluindo púrpura e equimoses. A trombocitopenia deverá se resolver dentro de dias a semanas após a suspensão do agente. Em casos de sangramento grave, *IVIg* e as *transfusões de plaquetas* parecem ser mais efetivas que os esteroides na indução de respostas.
- Outros medicamentos geralmente associados à trombocitopenia são apresentados no Quadro 19.7.

Trombocitopenia Gestacional

Durante a gravidez, o volume de sangue aumenta por volta de 40 a 45% em relação aos valores basais, causando a hemodiluição progressiva, levando às citopenias, embora a produção de células sanguíneas esteja normal ou aumentada. Cerca de 10% e menos de 1% das gestantes apresentam contagem de pla-

Quadro 19.7 Drogas Associadas à Trombocitopenia

Antimicrobianas

Anfotericina
Ampicilina
Isoniazida
Rifampina
Meticilina
Piperacilina
Sulfisoxazol
Trimetoprim-sulfametoxazol
Linezolida
Vancomicina

Agentes Antiplaquetários

Anagrelida
Abciximabe
Eptifibatide
Ticlopidina
Tirofiban

Agentes Analgésicos/Anti-inflamatórios

Acetaminofeno
Diclofenaco
Ibuprofeno
Sulindac

Bloqueadores H_2

Cimetidina
Ranitidina

Agentes Cardiovasculares

Amiodarona
Captopril
Digoxina
Hidroclorotiazida
Procainamida
Quinidina

Agentes Neuropsiquiátricos

Carbamazepina
Clorpromazina
Diazepam
Haloperidol
Lítio
Metildopa
Fenitoína

Outros

Ouro
Heparina
Micofenolato de mofetila
Interferon-α
Quinina
A maioria das drogas quimioterapêuticas

Dados de DeLoughery T. Hemorrhagic and trombotic disorders in the intensive care setting. In: Kitchens C, Alving BM, Kessler C, eds. *Consultative Hemostasis and Thrombosis*. Philadelphia, PA: W.B. Saunders Company; 2002:493-513; George, JN, Raskob, GE, Shah, SR. *et al.* Drug-induced thrombocytopenia: a systematic review of published case reports. *Ann Intern Med* 1998:129-886.

quetas inferiores a 100.000/μL e inferiores a 50.000/μL por volta do terceiro trimestre, respectivamente; acredita-se que a incidência de ITP seja ainda mais baixa. A trombocitopenia acentuada na gravidez (inferior a 50.000/μL) deverá exigir investigação para descartar um quadro preexistente, pré-eclâmpsia ou TMA relacionada com gravidez; se negativa, pode-se presumir que a etiologia seja ITP e tratada de acordo (consulte **Trombocitopenia Imune** na p. 277).

Trombocitopenia Relacionada com o Vírus da Imunodeficiência Humana

Na infecção por HIV, a trombocitopenia pode resultar tanto de fenômenos mediados pelo sistema imune que levam ao aumento na remoção de plaquetas quanto da produção ineficaz de plaquetas, possivelmente devido à infecção direta de megacariócitos pelo HIV. A observação de melhoria ou resolução de trombocitopenia após o início da *terapia antirretroviral* em pacientes recentemente diagnosticados é comum. Se a trombocitopenia se mostrar refratária, serão aplicadas as terapias comumente usadas no tratamento de ITP (*IVIg, anti-D*, esteroides, esplenectomia e outras), mas os efeitos potencialmente imunossupressores de algumas dessas abordagens precisam ser levados em consideração.

Trombocitopenia Relacionada com Infecção e Sepse

- A trombocitopenia é comum nos quadros de infecção ou de sepse. A DIC está sempre implicada em pacientes em estado crítico, mas outras causas como efeitos específicos aos megacariócitos ou remoção aumentada por causa de febre ou ao aumento do baço podem ser as responsáveis.
- A trombocitopenia transitória é observada com frequência em muitas infecções virais; certas infecções bacterianas como: erliquiose, riquetsioses e dengue produzem, caracteristicamente, trombocitopenia. Uma história corroborativa de viagem e a verificação microbiológica direcionada são, geralmente, necessárias para se fazer o diagnóstico.
- Se a contagem de plaquetas não voltar aos valores basais com o tratamento antimicrobiano efetivo ou após a resolução da infecção, deve-se pesquisar uma etiologia alternativa.

Hemofagocitose

- A hemofagocitose é um processo no qual macrófagos da medula óssea (histiócitos) engolem componentes celulares da medula. O fenômeno é considerado não específico se for encontrado só esporadicamente dentro de um esfregaço de aspiração, mas a observação de histiócitos abundantes com leucócitos, hemácias ou plaquetas intracitoplasmáticos no cenário de citopenias periféricas indicará um processo patogênico.
- Nos adultos, a sepse ou infecção causada pelo vírus de Epstein-Barr ou um quadro maligno pode orientar as células T a produzirem citocinas que medulam a hemofagocitose, levando à trombocitopenia. Nesses casos, o tratamento é, principalmente, imunossupressor, mas o distúrbio é, em geral, agressivo e não responde ao tratamento.
- A *linfohistiocitose hemofagocítica familiar* é um distúrbio hereditário autossômico recessivo raro manifestando hemofagocitose, febre, organomegalia e hipertrigliceridemia ou hipofibrinogenemia e se manifesta nos jovens. O único tratamento curativo é o transplante alógeno de células-tronco hematopoéticas.

Distúrbios Qualitativos

Várias anomalias hereditárias de estrutura ou de função de plaquetas (incluindo a *anomalia de May-Hegglin* e a *Síndrome de Bernard-Soulier*) estão, tipicamente, associadas à trombocitopenia leve e são discutidas detalhadamente no Capítulo 21.

Referências

1. Abrahamson PE, Hall SA, Feudjo-Tepie M, Mitrani-Gold FS, Logie J. The incidence of idiopathic thrombocytopenic purpura among adults: a population-based study and literature review. *Eur J Haematol*. 2009;83(2):83-89.
2. Semple JW, Provan D, Garvey MB, Freedman J. Recent progress in understanding the pathogenesis of immune thrombocytopenia. *Curr Opin Hematol*. 2010;17(6):590-595.

3. Cines DB, Bussel JB, Liebman HA, Luning Prak ET. The ITP syndrome: pathogenic and clinical diversity. *Blood.* 2009;113(26):6511-6521.
4. Provan D, Stasi R, Newland AC, et al. International consensus report on the investigation and management of primary immune thrombocytopenia. *Blood.* 2010;115(2):168-186.
5. Cheng G, Saleh MN, Marcher C, et al. Eltrombopag for management of chronic immune thrombocytopenia (RAISE): a 6-month, randomised, phase 3 study. *Lancet.* 2011;377(9763):393-402.
6. Kuter DJ, Rummel M, Boccia R, et al. Romiplostim or standard of care in patients with immune thrombocytopenia. *N Engl J Med.* 2010;363(20):1889-1899.
7. Godeau B, Porcher R, Fain O, et al. Rituximab efficacy and safety in adult splenectomy candidates with chronic immune thrombocytopenic purpura: results of a prospective multicenter phase 2 study. *Blood.* 2008;112(4):999-1004.
8. Cuker A. Heparin-induced thrombocytopenia: present and future. *J Thromb Thrombolysis.* 2011;31(3):353-366.
9. Crowther MA, Cook DJ, Albert M, et al. The 4Ts scoring system for heparin-induced thrombocytopenia in medical-surgical intensive care unit patients. *J Crit Care.* 2010;25(2):287-293.
10. Tsai HM, Lian EC. Antibodies to von Willebrand factor-cleaving protease in acute thrombotic thrombocytopenic purpura. *N Engl J Med.* 1998;339(22):1585-1594.
11. Dragon-Durey MA, Blanc C, Garnier A, Hofer J, Sethi SK, Zimmerhackl LB. Anti-factor H autoantibody-associated hemolytic uremic syndrome: review of literature of the autoimmune form of HUS. *Semin Thromb Hemost.* 2010;36(6):633-640.
12. Lattuada A, Rossi E, Calzarossa C, Candolfi R, Mannucci PM. Mild to moderate reduction of a von Willebrand factor cleaving protease (ADAMTS-13) in pregnant women with HELLP microangiopathic syndrome. *Haematologica.* 2003;88(9):1029-1034.
13. Caramazza D, Quintini G, Abbene I, et al. Relapsing or refractory idiopathic thrombotic thrombocytopenic purpura-hemolytic uremic syndrome: the role of rituximab. *Transfusion.* 2010;50(12):2753-2760.
14. Nurnberger J, Philipp T, Witzke O, et al. Eculizumab for atypical hemolytic-uremic syndrome. *N Engl J Med.* 2009;360(5):542-544.
15. Aster RH, Curtis BR, McFarland JG, Bougie DW. Drug-induced immune thrombocytopenia: pathogenesis, diagnosis and management. *J Thromb Haemost.* 2009;7(6):911-918.

20
Distúrbios da Hemostasia I: Coagulação

Patrick F. Fogarty

■ ABORDAGEM AO PACIENTE COM SANGRAMENTO

As anormalidades da atividade das proteínas da coagulação e das moléculas relacionadas, da função reduzida das plaquetas ou de rompimento da vasculatura (como em uma cirurgia ou traumatismo) podem levar ao sangramento. A avaliação cuidadosa tanto da história clínica quanto dos testes de laboratório é necessária para estabelecer a causa do sangramento.

- Os *estudos laboratoriais iniciais* em um paciente com sangramento novo ou recente incluem: contagem de plaquetas, tempo de tromboplastina parcial ativada (aPTT), tempo de protrombina (PT) e fibrinogênio. Se o sangramento for de moderado a intenso, o nível de hemoglobina e a amostra para a compatibilidade cruzada de hemácias também deverão ser enviados.
- *Características, ritmo e localização* do sangramento também deverão ser considerados. O sangramento é espontâneo ou associado apenas a procedimentos invasivos ou traumatismo? Se for próximo do procedimento, ele é imediato ou tardio? O sangramento mucocutâneo (epistaxe, hemorragia gengival, petéquias/equimoses, gastrointestinal ou sangramento do trato urinário) são mais característicos de um defeito na atividade das plaquetas, enquanto o sangramento de partes moles ou hemartrose sugerem uma deficiência na atividade dos fatores de coagulação.
- O *contexto clínico* é muito importante para determinar a razão do sangramento. Em um paciente tratado com heparina ou varfarina, a hemorragia pode indicar excesso de anticoagulação ou a presença de lesão previamente não detectada. Uma história duradoura de sangramento em excesso pode ocorrer por causa de um distúrbio hereditário de hemostasia. Em um indivíduo que esteja em choque séptico, o sangramento pode indicar um quadro de coagulação intravascular disseminada (DIC). Um sangramento novo e difuso em paciente grávida ou no pós-parto pode significar a síndrome HELLP ou outras condições. O sangramento pós-cirúrgico pode resultar de várias causas, mas a consideração inicial deverá ser a de hemostasia deficiente por causa de um vaso sangrando após trauma, assim como um defeito ou déficits do fator de coagulação.
- Uma *história familiar* de sangramento levanta a suspeita clínica de distúrbios hereditários como hemofilia A ou B (herança recessiva ligada ao X) ou doença de von Willebrand (VWD) (herança autossômica dominante na maioria dos casos).
- E o mais importante, o sangramento não indica, necessariamente, uma anormalidade intrínseca da hemostasia. Indivíduos com coagulação e função de plaquetas normais terão sangramento mediante um desafio hemostático suficiente (traumatismo, cirurgia, malignidade invasiva).

■ SISTEMA DE COAGULAÇÃO

Fatores de Coagulação: Histórico

- Os fatores de coagulação (formadores de coágulos) são sintetizados no fígado.
- Os fatores II, VII, IX, X, XI e XII são *serina-proteases* que estão inativas como sintetizadas e que adquirem capacidade enzimática quando clivadas (ativadas) por outras proteínas. Uma etapa pós-sintética na produção dos fatores II, VII, IX e X e das proteínas anticoagulantes naturais C e S

exige a atividade de uma *carboxilase dependente da vitamina K* que modifica o segmento aminoterminal de cada fator, permitindo seu funcionamento.
- O fator tecidual (TF) e os fatores V e VIII servem como *cofatores* para as reações de coagulação.
- A atividade de todos os fatores de coagulação culmina em um evento principal: a geração de trombina em sítios de lesão vascular. A trombina ativa as plaquetas (hemostasia primária) e cliva o fibrinogênio para formar fibrina (hemostasia secundária) em sítios de comprometimento de vasos sanguíneos.
- A *faixa de laboratório* normal dos níveis de atividade dos fatores vai de ~50 a 150% e deriva da atividade do plasma, como observado em um *pool* de referência de doadores normais. O *nível hemostático* de um dado fator de coagulação (o nível do fator necessário para manter a hemostasia normal) é, tipicamente, muito mais baixo. Por exemplo, uma atividade de 5% do fator VIII está bem abaixo da faixa de referência do laboratório, mas geralmente é suficiente para prevenir um sangramento espontâneo.

Cascata da Coagulação

A *cascata da coagulação* ilustra a ativação dos fatores de coagulação na formação de um coágulo de fibrina. Ela compreende a *lesão tecidual* (também conhecida como *extrínseca*), *contato* (também conhecido como *intrínseco*) e *vias comuns de coagulação* (Figura 20.1). Dentro da cascata de coagulação, as vias provavelmente refletem melhor a atividade de fatores de coagulação *in vitro*, enquanto *in vivo* as vias não só interagem em múltiplos pontos, mas também funcionam de acordo com a ativação e a agregação de plaquetas para atingir a hemostasia.

- *Via de lesão tecidual.* A via de coagulação da lesão tecidual começa com a adesão do fator VII ativado (VIIa) ao TF. O complexo TF-VIIa modula a conversão de X em Xa. O *complexo protrombinase*, formado pela ligação de Xa a Va na superfície de um fosfolipídio (PL) (geralmente as membranas das plaquetas) na presença de Ca^{2+}, converte II (protrombina) em IIa (trombina).
- *Via de contato.* A ativação dos fatores de contato no sítio da lesão vascular leva à conversão do fator XII em XIIa e à conversão sequencial de XI em XIa e IX em IXa. IXa forma complexos com VIIIa, PL

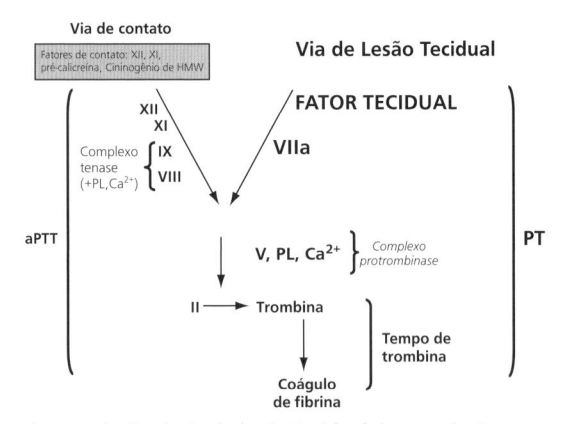

FIGURA 20.1 A cascata de coagulação. A **via de lesão tecidual** da coagulação começa com a adesão do fator VII ativado (VIIa) ao fator tecidual (TF), que é fornecido pelas membranas das células. O VIIa converte X em Xa. O *complexo protrombina-se*, formado pela ligação de Xa ao Va na presença de PL e Ca^{2+}, converte II (protrombina) em IIa (trombina). A **via de contato** da coagulação começa com a ativação do fator XII em XIIa pela calicreína. A seguir, XIIa cliva XI em XIa; XIa cliva IX em IXa; IXa forma um complexo com VIIa na presença de PL e Ca^{2+} (*complexo tenase*) e converte X em Xa. Na presença de Va, PL e Ca^{2+}, Xa cliva II (protrombina) em IIa (trombina). A **via comum** envolve a clivagem de II por protrombinase para resultar em trombina e a clivagem de fibrinogênio pela trombina para formar fibrina que faz ligação cruzada pela ação de XIIIa. A ativação da coagulação geralmente começa com o sistema de lesão tecidual, que fornece retroalimentação para o sistema de contato pela ativação do fator XI mediada por IIa. Existem pontos de interação adicionais entre as vias (não indicados).

e Ca²⁺, formando o *complexo tenase*, o qual converte X em Xa. Xa, em um complexo com Va, PL e Ca²⁺ então cliva II (protrombina) em IIa (trombina). O complexo TF-VIIa também pode ativar IX, levando à formação subsequente do complexo tenase.

- *Via comum.* A lesão tecidual e as vias de contato convergem em uma via comum, em que X é convertido em Xa e a protrombina (II) é clivada para formar trombina. A trombina, então, cliva fibrinogênio para formar fibrina, que forma, então, uma ligação cruzada via a ação de XIII.

Testes Comuns de Coagulação

A compreensão dos testes básicos de laboratório para coagulação ajuda na avaliação de distúrbios de sangramento.

- Realiza-se o *PT* adicionando-se tromboplastina (TP), composta de TF bruto ou recombinante mais Ca²⁺ ao plasma que foi anticoagulado com citrato e o tempo para a formação de um coágulo de fibrina é medido. *Uma vez que PT compreende reações de coagulação que ocorrem na lesão tecidual e nas vias comuns de coagulação, as deficiências na atividade de II, V, VII, X ou fibrinogênio podem prolongar o PT.*
  - A *razão normalizada internacional (INR)* foi desenvolvida para padronizar a expressão de valores de PT em pacientes que recebem varfarina como anticoagulante. A padronização é necessária porque os reagentes de TP comercialmente disponíveis possuem potências variáveis que afetam diretamente o PT; um TP pode resultar em PT diferente de outro quando a mesma amostra é testada. A potência de um determinado TP é expressa nos termos do *Índice Internacional de Sensibilidade* (ISI).
  - Uma vez que o INR foi desenvolvido para comunicar fatores medidos pelo PT que são reduzidos pela interferência do varfarin na síntese mediada pela vitamina k (A INR não é padronizado para anormalidades do fator V e do fibrinogênio), a INR deverá ser usada somente para descrever a anticoagulação em pacientes tratados com warfarina. Em todos os demais pacientes (como aqueles com doença hepática) o PT deverá ser referenciado.
  - A fórmula para INR é $(PT_{paciente}/PT_{média\ normal})^{ISI}$.
- O aPTT começa com a adição de um agente ativador de contato ao plasma anticoagulado com citrato. São adicionados PL e Ca²⁺, medindo-se, então, o tempo para a formação de um coágulo de fibrina. Uma vez que o aPTT reflete as reações de coagulação que ocorrem no contato e nas vias comuns de coagulação, as deficiências na atividade dos fatores II, V, VIII, IX, X, XI ou XII podem prolongar o aPTT. Uma deficiência de outros fatores de contato, como pré-calicreína ou cininogênio de alto peso molecular (HMWK) também podem prolongar o aPTT, mas esse tempo raramente é afetado por anormalidades isoladas de fibrinogênio.
  - O *aPTT de longa duração* é realizado incubando-se a amostra com agentes de ativação por 10 minutos antes da adição de PL e Ca²⁺. Se a pré-calicreína (ou fator de contato) for deficiente, esse tempo extra de incubação permitirá a ativação do fator XII e a correção do aPTT.
- *Estudos de mistura* são realizados usando-se uma mistura de 50% do plasma do paciente e 50% do plasma normal de controle; o PT ou aPTT é, então, realizado como de costume. A correção com mistura de um PT ou aPTT prolongados implica, em geral, em uma anormalidade qualitativa ou quantitativa de um ou mais fatores de coagulação no plasma do paciente. Em contraste, a falha de se corrigir PT ou aPTT completamente mediante mistura sugere a presença de um inibidor no plasma do paciente que neutraliza um componente do paciente *e* do plasma normal. Tanto os anticoagulantes do lúpus (LAs; a seguir) quanto os inibidores dos fatores de coagulação específicos podem resultar em um aPTT prolongado ou PTT que não se corrige mediante mistura.
  - Ao se avaliar um aPTT prolongado, realiza-se o teste na mistura, a seguir a mistura é incubada por 1 hora, e o aPTT é repetido; alguns inibidores do fator VIII chegam ao máximo da função inibitória com 1 hora, ou mais após a mistura. Por exemplo, um aPTT em uma mistura de 1:1 de plasma normal e do paciente contendo um inibidor do fator VIII pode mostrar correção, inicialmente, mas demonstra um prolongamento após 1 hora.
  - Às vezes, um LA fraco pode produzir um aPTT prolongado ou PT que se *corrige* com a mistura.

- O *tempo de sangramento (BT)* envolve a execução de uma incisão controlada nas partes moles (geralmente em um sítio do antebraço) e a medição do tempo de cessação do sangramento. Anemia e anormalidades dos fatores de coagulação, das plaquetas ou da vasculatura podem prolongar o BT. Esse tempo de sangramento não está correlacionado com o risco de sangramento cirúrgico na maioria dos pacientes,[1] e não é mais amplamente usado ou recomendado.
- O *tempo de trombina (TT)* envolve a adição de trombina exógena ao plasma do paciente induzindo a clivagem do fibrinogênio em fibrina e a formação de um coágulo de fibrina.
    - A causa mais comum de um TT prolongado é a presença de heparina na amostra, o que pode ser confirmado por documentação de uma normalização do TT quando o teste for repetido usando-se um agente de ligação de heparina como protamina ou Heparsorb®.
    - As anormalidades do fibrinogênio e dos anticoagulantes semelhantes à heparina também causam TT prolongado.
    - O *tempo de reptilase* também é usado para avaliar anormalidades de fibrinogênio (a reptilase cliva fibrinogênio em fibrina). Diferentemente da trombina, porém, a reptilase não é inibida pela presença da heparina. Por isso, um TT prolongado em conjunto com um tempo de reptilase normal usualmente indica contaminação com heparina, enquanto o prolongamento de ambos os testes indica uma anormalidade qualitativa de fibrinogênio.
- O *ensaio de fibrinogênio funcional* avalia a concentração de fibrinogênio pela adição de um excesso de trombina a uma amostra de plasma diluído.

Testes Especializados de Coagulação

- O *ensaio anti-Xa* fornece informações sobre o grau de anticoagulação ocorrido no plasma do paciente por causa do efeito da heparina (não fracionada ou de baixo peso molecular) sobre o fator Xa na amostra. Por convenção, as amostras deverão ser obtidas 4 a 6 horas após a administração de heparina de baixo peso molecular (LMWH) para estimar a anticoagulação.
- Os testes para LAs distinguem um inibidor de um fator de coagulação específico de um LA como a causa de um prolongamento no aPTT que não se corrige com a mistura. A maioria dos testes para LAs envolve adição de PLs em excesso a um sistema de reação para neutralizar o LA e resultar na correção de um tempo de coagulação prolongado. Um desses testes é o tempo do veneno da víbora de Russell; outros sistemas para o diagnóstico de LAs estão disponíveis.[2]
- O *Ensaio de Bethesda* é um tipo especial de estudo de mistura que envolve a incubação de diluições do plasma do paciente com plasma normal (de controle) para avaliar a potência de um inibidor (geralmente ao fator VIII) no plasma do paciente. Após fase de incubação de 2 horas, um estudo do fator VIII (ou outro estudo apropriado, conforme indicado) é realizado em cada diluição (e nas amostras usadas para criar uma curva de controle); à medida que a proporção de plasma do paciente na mistura diminui, o efeito do inibidor diminui e o tempo de coagulação do ensaio do fator fica mais curto. A modificação de Nijmegen ao ensaio de Bethesda inclui tampões ligeiramente diferentes para estabilizar as proteínas durante o período de incubação.[3]
    - A potência do inibidor é expressa em *unidades Bethesda (BU)*. A recíproca da diluição da mistura do plasma do paciente com o plasma de controle que contém ~50% da atividade normal do fator VIII é o título do inibidor em BU. Se 50% de inibição da atividade normal do fator VIII tiver ocorrido em uma diluição de 1:40, o título do inibidor seria de 40 BU.
- *Ensaios para fatores de coagulação específicos.* Os níveis de atividade de fatores podem ser avaliados por reação com base no coágulo, que emprega modificações do aPTT ou PT e alguns fatores por sistemas cromogênicos.
    - Os níveis de atividade do fator são geralmente informados como porcentagens (da atividade "normal") ou em unidades por mililitro (U/mL), com 1 U/mL correspondendo a 100% do fator encontrado em 1 mL de plasma normal.
    - Geralmente, níveis de 25 a 40% são necessários para prolongar o PT ou o aPTT. Deficiências leves ou moderadas de um determinado fator de coagulação podem levar a um PT ou aPTT elevados, mas podem ser adequados para a hemostasia.

- O *tempo de lise do coágulo de euglobulina (ECLT)* mede o tempo para dissolução de um coágulo de fibrina; um ECLT mais curto indica ativação do sistema fibrinolítico. A causa mais comum de um ECLT encurtado é a DIC, na qual a fibrinólise é ativada em resposta a uma ativação da coagulação. Deficiências na atividade do inibidor do ativador de plasminogênio ou antiplasmina alfa 2 também encurtam o ECLT (veja a seguir).
- A *tromboelastografia* é a medição de vários parâmetros das formação de coágulos no sangue total, a qual captura dados funcionais na atividade tanto das plaquetas quanto dos fatores de coagulação.[4] Esse teste é aplicado clinicamente mais em cenários de cirurgia vascular, embora outras aplicações também tenham sido exploradas.[5]

DIAGNÓSTICO DIFERENCIAL DE TESTES DE COAGULAÇÃO ANORMAIS

As condições que predispõem ao sangramento ou produzem resultados anormais em testes de coagulação podem ser divididas naquelas entidades que prolongam o aPTT, PT ou ambos (Quadro 20.1 e Figuras 20.2, 20.3 e 20.4).

Condições Associadas ao aPTT Prolongado

- Os LAs[2] são uma causa muito comum de um prolongamento no aPTT que não se corrige completamente mediante mistura.
  - Os LAs foram assim chamados por causa de sua presença frequente em pacientes com lúpus eritematoso sistêmico e tendência a prolongar testes de coagulação ao interagir com PL na amostra teste. Em contradição a seu nome, porém, LAs *não são* anticoagulantes fisiológicos; além disso, mais de metade dos pacientes com LAs não têm doença do tecido conectivo (Capítulo 22).
  - LAs são diagnosticados usando-se os métodos descritos anteriormente.
- *Hemofilia A e B.* Mais frequentemente que com qualquer outro fator essencial à reação de aPTT, uma deficiência do fator VIII causa prolongamento no aPTT que se corrige completamente mediante mistura. A deficiência congênita do fator VIII é conhecida como hemofilia A. (O Fator VIII também se mostra reduzido na VWD moderada ou intensa; a seguir). A deficiência congênita do fator IX é a hemofilia B.

Quadro 20.1 Causas de Estudos de Coagulação Anormal

aPTT Prolongado Isolado	PT Prolongado Isolado	aPTT e PT Prolongados
Anticoagulante lúpico*	Uso de varfarina	DIC
	Deficiência de Vitamina K	
Heparina na amostra (em concentrações clínicas relevantes)	Doença hepática	Doença hepática**
Deficiência de, ou inibidor contra, fatores VIII, IX, XI, XII[†‡]	Anticoagulante lúpico*	Uso de varfarina[§]
Deficiência de, ou inibidor contra, pré-calicreína ou HMWK[‡]	Deficiência de, ou inibidor contra, o fator VII	Deficiência de, ou inibidor contra, os fatores II, V ou X
Venopunção traumática	Hipofibrinogenemia ou disfibrinogenemia	Anticoagulante lúpico* Anticoagulantes[¶]

*Um prolongamento isolado de aPTT é a manifestação laboratorial mais comum de um LA. Os LAs não estão associados ao risco maior de sangramento.
**Casos avançados.
[†]A deficiência de FVIII pode ocorrer na hemofilia A (congênita ou adquirida) ou na doença de von Willebrand.
[‡]Deficiências de FXII, HMWK e pré-calicreína não estão associadas a sangramento.
[§]Doses supraterapêuticas, tipicamente.
[¶]Incluindo inibidores diretos de trombina (especialmente Argatrobano), concentrações muito altas de heparina, supervarfarinas.
aPTT, tempo de tromboplastina parcial ativada; DIC, coagulação intravascular disseminada; HMWK, cininogênio de alto peso molecular; PT, tempo de protrombina.

```
                    ┌─────────────────┐
                    │ aPTT prolongado │
                    └─────────────────┘
                            │
                     TT prolongado?
                       ┌────┴────┐
                      Sim       Não
```

Sim: Suspeita de contaminação por heparina. Repetir aPTT usando amostra fresca de veia periférica ou usar agente de neutralização de heparina (p.ex., protamina)

Não: Executar mistura 1:1 / Realizar aPTT de longa incubação
- Correção incompleta
- Correção completa → Deficiência de pré-calicreína

Executar mistura 1:1:
- Correção incompleta → Realizar estudo(s) de LA
  - Positivo → LA
  - Negativo → Inibidores ao(s) fator(es) de coagulação.* Realizar estudos específicos para o diagnóstico
- Correção completa → Deficiência de fator† Realizar estudos específicos para fatores VIII, IX, XI, XII

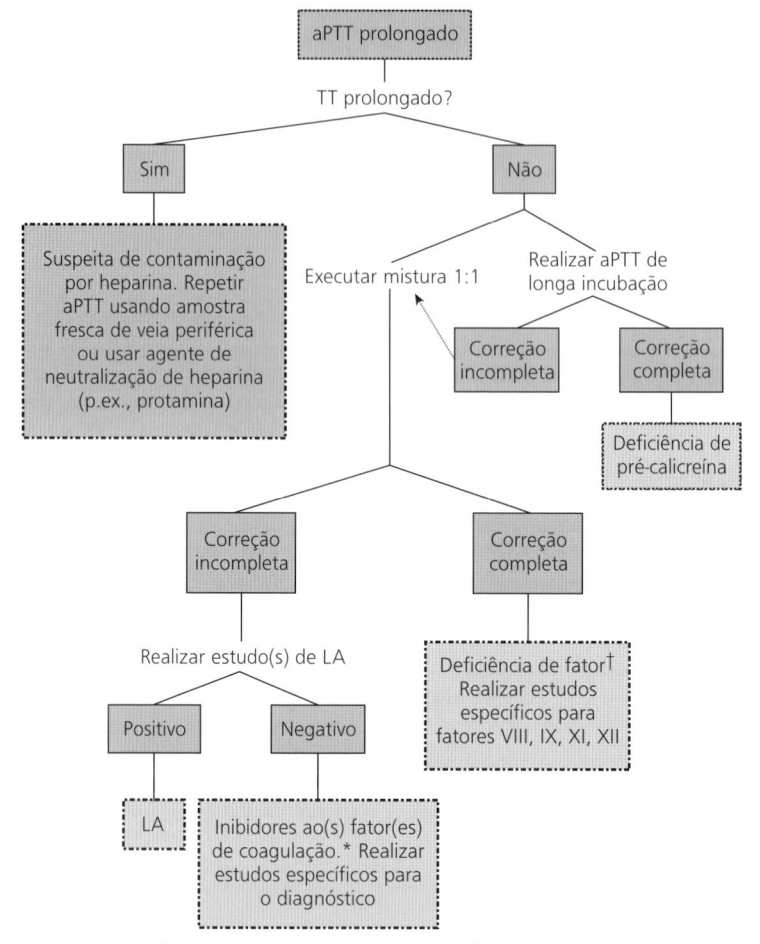

FIGURA 20.2 Algoritmo de diagnóstico laboratorial para aPTT prolongado e PT normal. aPTT, tempo de tromboplastina parcial ativada; LA, anticoagulante lúpico.
*Alguns LAs escapam da detecção, mesmo após a execução de dois testes. Se todas as atividades relevantes de um fator de coagulação demonstram ser hemostáticas, um LA pode ser a explicação para o prolongamento de aPTT.
†Às vezes, LAs fracos podem causar prolongamento no aPTT que se corrige completamente mediante mistura. Neste cenário, ensaios de fator podem ser indicados além da testagem para LA, especialmente se a demonstração dos níveis do fator hemostático é considerada importante (p. ex. em um paciente pré-operatório).

- Estima-se a ocorrência de *Hemofilia A* em um por 5.000 a 10.000 meninos nascidos vivos; a Hemofilia B é cerca de cinco vezes menos comum. Os distúrbios são herdados de modo recessivo ligado ao X: os homens são afetados enquanto as mulheres são portadoras e, geralmente, não são afetadas, a menos que uma lionização tenha ocorrido favorecendo a cromossomo X a carregar a cópia anormal do gene FVIII. Não há predileção por etnia.
- A apresentação da doença se relaciona com o nível de atividade do fator residual no plasma. A hemofilia grave (atividade do fator inferior a 1%) se apresenta, tipicamente, na infância com o sangramento na circuncisão ou no início da infância com sangramento espontâneo nas partes moles (músculos) ou articulações e sangramento intracraniano, gastrointestinal ou urinário. A hemofilia moderada (atividade do fator entre 1 e 5%) se caracteriza por sangramento menos

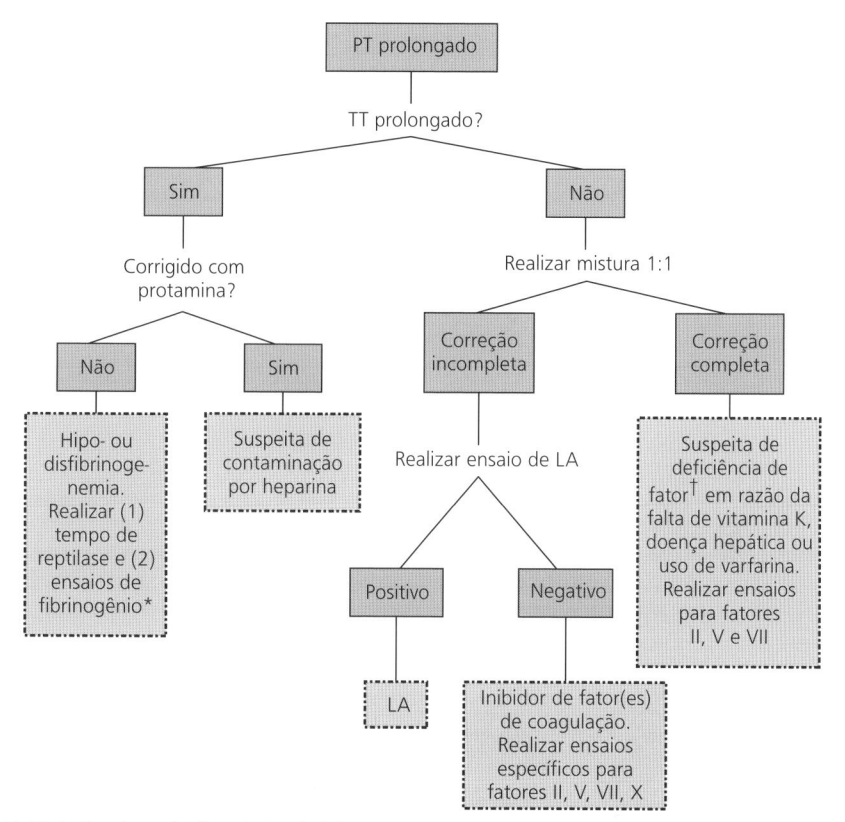

FIGURA 20.3 Algoritmo de diagnóstico de laboratório para PT prolongado e aPTT normal.
LA, Anticoagulante de lúpus; PT, tempo de protrombina; TT, tempo de trombina.
*Fibrinogênio funcional diminuído em conjunto com fibrinogênio imunológico normal indica fibrinogênio anormal (desfibrinogenemia), enquanto ensaios funcionais e imunológicos diminuídos são típicos de hipofibrinogenemia.
[†]Às vezes os LAs podem causar prolongamento no PT que se corrige mediante mistura.

intenso que o observado na doença intensa, enquanto os indivíduos com a doença moderada (atividade inferior a 5%) geralmente não apresenta sangramento espontâneo, mas pode sangrar mediante desafios hemostáticos significativos como traumatismo ou cirurgia.
- Os *concentrados de fator* são a base do tratamento (Quadro 20.2); tanto os produtos derivados do plasma quanto os recombinantes estão disponíveis no comércio. Para um sangramento agudo significativo (p. ex. intracraniano) ou para profilaxia antes de cirurgia de grande porte, doses de 50 U/kg (FVIII) ou 100 a 120 U/kg (FIX) são administradas por infusão em *bolus* IV cada 8 a 12 horas durante 1 a 4 dias, dependendo da localização anatômica e da intensidade do sangramento.[6] Moléculas de FVIII e FIX de liberação prolongada estão sendo desenvolvidas clinicamente.[7] Um sangramento menos intenso (hemartrose) ou profilaxia antes de procedimentos moderadamente invasivos (como endoscopia com biópsia) pode ser tratado com doses menores do fator. Os pacientes com hemofilia A leve podem responder à infusão de DDAVP (0,3 mcg/kg/dose),[8] mas um estudo clínico deverá ser desenvolvido no estado de não sangramento para documentar o aumento do nível de atividade de FVIII na faixa hemostática.
- O agente antifibrinolítico oral chamado *ácido aminocaproico* (Amicar®), administrado na dose de 1 a 2 g cada 4 a 6 horas, pode ser útil para pacientes com sangramento mucoso ou oral, ou sangramento associado a procedimentos dentários.

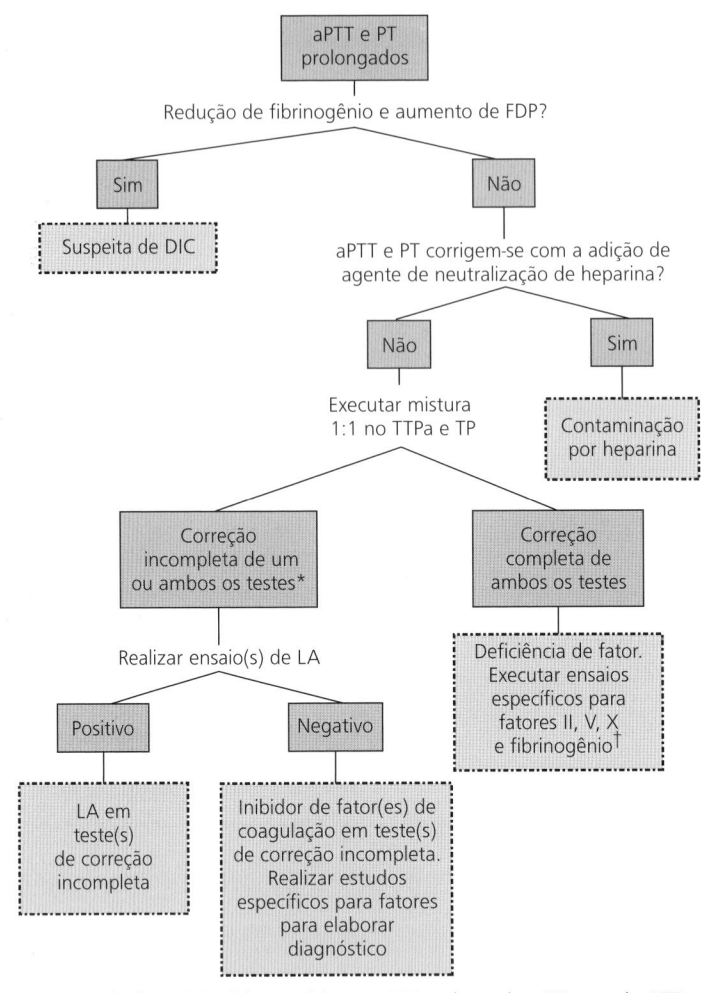

```
                    ┌──────────────┐
                    │ aPTT e PT    │
                    │ prolongados  │
                    └──────┬───────┘
         Redução de fibrinogênio e aumento de FDP?
              ┌────────────┴────────────┐
            Sim                         Não
             │                           │
      ┌──────────────┐        aPTT e PT corrigem-se com a adição de
      │Suspeita de DIC│       agente de neutralização de heparina?
      └──────────────┘                   │
                              ┌──────────┴──────────┐
                             Não                    Sim
                              │                      │
                      Executar mistura       ┌──────────────┐
                      1:1 no TTPa e TP       │Contaminação  │
                              │               │por heparina  │
                              │              └──────────────┘
              ┌───────────────┴───────────────┐
       ┌──────────────┐              ┌──────────────┐
       │  Correção    │              │  Correção    │
       │incompleta de um│            │completa de   │
       │ou ambos os testes*│         │ambos os testes│
       └──────┬───────┘              └──────┬───────┘
              │                             │
      Realizar ensaio(s) de LA      ┌──────────────────┐
              │                     │Deficiência de fator.│
      ┌───────┴───────┐             │Executar ensaios    │
   Positivo        Negativo         │específicos para    │
      │               │             │fatores II, V, X    │
      │               │             │e fibrinogênio†     │
┌──────────┐  ┌──────────────┐      └──────────────────┘
│LA em     │  │Inibidor de fator(es) de│
│teste(s)  │  │coagulação em teste(s)  │
│de correção│ │de correção incompleta. │
│incompleta │ │Realizar estudos        │
└──────────┘  │específicos para fatores│
              │para elaborar           │
              │diagnóstico             │
              └────────────────────────┘
```

FIGURA 20.4 Algoritmo de diagnóstico laboratorial para aPTT prolongado e PT normal. aPTT, tempo de tromboplastina parcial ativada; DIC, coagulação intravascular disseminada; FDP, produtos de degradação da fibrina; LA, anticoagulante de lúpus; PT, tempo de protrombina.
*Condições coexistentes, como deficiência de vitamina K (levando ao PT prolongado) e LA concomitante (levando ao aPTT elevado) são possíveis.
†Raramente a herança concomitante de deficiências em múltiplos fatores de coagulação (como os fatores V e VIII) pode ocorrer.

- A terapia de reposição profilática do fator (duas ou três infusões semanais) é usada, rotineiramente, como meio de prevenir a morbidade incorrida por causa do sangramento recorrente de uma articulação.[9] Esse episódio é mais comum entre crianças que entre adultos; em geral, a prática começa por volta dos 4 anos de idade.
- *Inibidores.* Pacientes com hemofilia congênita (geralmente com doença grave) que receberam concentrados de fator como tratamento para sangramento estão em risco para a formação de inibidores. Mais de 25% dos pacientes com hemofilia A e menos de 5% dos pacientes com hemofilia B desenvolverão inibidores aos fatores VIII ou IX, respectivamente. A potência do inibidor é expressa em BU. Inibidores de titulagem mais baixa (BU inferior a 5%) podem, com frequência, ser superados aumentando-se a dose ou a frequência da infusão do concentrado de

fator. Geralmente, porém, não é possível superar inibidores de títulos mais altos (BU superior a 5%) usando-se essa abordagem, sendo necessária a administração de concentrados do complexo de protrombina ativado e/ou do fator VIIa recombinante (Quadro 20.2).[10]

- A *hemofilia adquirida* ocorre na incidência de aproximadamente 1 por milhão por ano, tipicamente em idosos com quadros de linfoproliferação subjacentes, câncer, autoimunidade ou gestação anterior. Os anticorpos anti-FVIII IgG neutralizam o FVIII levando a um aPTT prolongado que não se corrige mediante mistura. A apresentação clínica geralmente se caracteriza por equimoses extensas e hematomas das partes moles. Agentes de *"bypass"* (Quadro 20.2) são usados para tratar sangramento agudo, enquanto vários agentes de imunossupressão, inicialmente com incorporação, tipicamente, de corticosteroides no início, podem produzir uma resposta. A mortalidade desse quadro é considerável.[11]

- A *VWD*, causada pela falta de VWF adequado para aderir a e proteger o fator VIII circulante do *clearance*, pode levar a níveis baixos de VIII e ao prolongamento do aPTT (Capítulo 21, Distúrbios de Hemostasia II). O prolongamento no aPTT se corrige mediante mistura.

- A *deficiência do fator XI* (às vezes chamada de hemofilia C) resulta, tipicamente, em aPTT prolongado que se corrige mediante mistura. Essa deficiência é herdada de maneira autossômica recessiva e mais prevalente entre indivíduos descendentes dos judeus Ashkenazi. Ela causa, tipicamente, uma tendência ao sangramento leve que piora mediante traumatismo ou cirurgia. Os níveis do fator XI não se correlacionam adequadamente aos sintomas de sangramento.[12] Pode-se usar plasma fresco

Quadro 20.2 Episódios de Sangramento em Hemofilia: Tratamento

Distúrbio	Gravidade	Sangramento de Grande Porte*	Sangramento Menor**
Hemofilia A	Leve	Concentrado de FVIII, inicialmente 50 unidades/kg IV[†]	DDAVP[‡]
	Moderada ou grave	Concentrado de FVIII, inicialmente 50 unidades/kg IV[†]	Concentrado de FVIII: inicialmente 25-40 unidades/kg IV[†]
Hemofilia B	N/A	Concentrado FIX, inicialmente 100-120 unidades/kg IV[§]	Concentrado FIX, inicialmente 50-60 unidades/kg IV[§§]
Hemofilia + Inibidor[¶]	N/A	Inicialmente aPCC 50-100 UI/kg IV[¶¶] ou inicialmente rVIIa 90-270 mcg/kg IV[ǁ]	Inicialmente aPCC 50-100 UI/kg IV[¶¶] ou inicialmente rVIIa 90-270 mcg/kg IV[ǁ]

*Sangramento demandando hospitalização ou representando risco à vida/membro, incluindo sangramento intracraniano, retroperitoneal e gastrointestinal ou síndrome compartimental.
**Sangramento articular ou de músculos/partes moles.
[†]Para sangramento de grande porte, seguir a dose inicial com 25 unidades/kg de concentrado de FVIII cada 8-12 h para manter a atividade do fator ≥ 50% por 3-10 dias ou enquanto o sangramento permanecer (pode ser necessário um tratamento mais longo, ou seja, de até 4 semanas, em caso de sangramento intracraniano). O sangramento menor pode exigir apenas uma dose única. Considerar a adição de Amicar® para sangramento de mucosa.
[‡]A dose de DDAVP é de 0,3 mcg/kg em 50 mL NS IV[ǁ] durante 20 minutos, podendo ser repetida em 12-24 h, máximo de 2-3 doses; formulação intranasal (Stimate®) também disponível; dose para adultos com peso superior a 50 kg é de 150 mcg (dose em *spray*) em cada narina; restrição de fluidos (≤ 750 cc nas 24 horas após a dosagem) e limitar doses para reduzir a probabilidade de hiponatremia; a taquifilaxia ocorre após 2-3 doses.
[§]Usar 100 U/kg para FIX derivado do plasma, 120 U/kg para FIX recombinante. Seguir com 50-60 U/kg de concentrado de FIX cada 12 h para manter a atividade de FIX > 50% durante 3-10 dias ou enquanto durar o sangramento (pode ser necessário um tratamento mais prolongado, ou seja, de até 4 semanas, em caso de sangramento intracraniano). Considerar a adição de Amicar® para sangramento de mucosa.
[§§]Usar 50 U/kg para FIX derivado de plasma, 60 U/kg para FIX recombinante. O sangramento menor pode exigir uma dose única. Considerar a adição de Amicar® para sangramento de mucosa.
[¶]Assume inibidor de título alto (ou seja, > 5 unidades Bethesda). Inibidores de título mais baixo podem responder a doses mais altas do concentrado de fator.
[¶¶]aPCC, concentrado do complexo protrombínico ativado (derivado do plasma, como FEIBA®); administrar cada 8-12 horas IV, inicialmente, para sangramento de grande porte; sangramentos menores podem exigir dose única. Considerar a adição de Amicar® para sangramento de mucosa.
[ǁ]rVIIa, fator VII ativado (recombinante, NovoSeven®); administrar 90 mcg/kg cada 2 h IV inicialmente; administrar 270 mcg/kg menos frequentemente; sangramentos menores podem exigir dose única. Considerar a adição de Amicar® para sangramento de mucosa.

congelado (FFP) como profilaxia ou para tratamento do sangramento, e o ácido aminocaproico reduz a fibrinólise não atenuada, tornando-o útil para a profilaxia crônica, sangramento oral, procedimentos dentários ou cirúrgicos de pequeno porte. Em alguns locais, existe disponível um concentrado de FXI derivado do plasma.
- *Deficiência do fator XII e deficiências de pré-calicreína e de HMWK.* Embora esses dois quadros possam levar a um aPTT prolongado, eles *não causam* sangramento.
- *Inibidores das proteínas de coagulação adquiridos.* Às vezes, adultos sem história anterior de hemofilia desenvolvem inibidores de título alto contra o fator VIII; frequentemente também está presente um distúrbio linfoproliferativo ou imune concomitante. O tratamento de imunossupressão com corticosteroides ou quimioterapia geralmente é efetivo.[13]
- *Contaminação por heparina.* A presença de heparina na amostra usada para a determinação do aPTT pode ser verificada documentando-se a normalização do aPTT após a repetição do teste usando um agente de ligação à substância.
- A *varfarina* pode prolongar levemente o aPTT em decorrência da depleção dos fatores II, X ou XI.
- Às vezes, a *venopunção traumática* pode prolongar o aPTT, por causa da ativação direta de coagulação no sítio da venopunção, Levando à depleção de proteínas cruciais para a coagulação na amostra coletada. O sangue deverá ser coletado novamente com técnica cuidadosa durante a flebotomia e o aPTT repetido para documentar a normalização. (A venopunção traumática também pode levar ao *encurtamento* do aPTT em razão das pequenas quantidades de geração de trombina).

Condições Associadas ao Tempo de Protrombina Prolongado

- A *deficiência de Vitamina K* pode causar PT elevado que, tipicamente, se corrige completamente mediante mistura. Os fatores dependentes de Vitamina K medidos pelo PT são: II, VII e X.
  - A má absorção ou a ingestão dietética insuficiente de Vitamina K (de vegetais de folhas verdes como couve, couve-flor e espinafre, cereais, feijão e soja e outros alimentos) ou a produção reduzida por bactérias intestinais (que podem ser destruídas por antibióticos) pode levar à deficiência dessa vitamina.
  - Para o tratamento, pode-se administrar *Vitamina K* (fitonadiona) por via parenteral ou oral. A administração intravenosa (1 mg/dia) resulta em normalização mais rápida de um PT prolongado que a dosagem subcutânea, mas ocasionalmente ela tem sido associada à anafilaxia; portanto, as doses intravenosas deverão ser administradas lentamente (durante 30 minutos) mediante monitorização do paciente. A administração subcutânea deverá ser evitada por causa da absorção errática.[14]
  - Espera-se que a correção parcial do PT ocorra pelo menos dentro de 24 horas após a administração parenteral da Vitamina K, se a deficiência dessa vitamina for a única razão para o prolongamento do PT.
- *Coagulopatia de doença hepática.* A insuficiência hepática leva à redução da síntese dos fatores de coagulação, como os fatores dependentes de vitamina K e, com a doença mais grave, dos fatores V, VIII, XI, XII e fibrinogênio, resultando em PT prolongado (e com a doença grave, aPTT) que se corrige(m) com mistura.
  - Diferentemente da coagulopatia causada por deficiência isolada de Vitamina K, a doença do fígado pode-se caracterizar por um nível reduzido do fator V, além de níveis reduzidos dos fatores II, VII, IX e X.
  - Pacientes com tempos de coagulação prolongados decorrentes de doença do fígado podem, paradoxalmente, estar predispostos à trombose.[15]
- *Varfarina.* A varfarina inibe a carboxilase dependente da vitamina K, que é importante para a síntese dos fatores II, VII, IX e X. Níveis funcionais reduzidos dos fatores II, VII e X podem prolongar o PT e produzir INR elevada.
  - INRs supraterapêuticas que não estejam associadas a sangramento são, em geral, tratadas pela retirada temporária de varfarina para permitir que a INR volte para a faixa desejada e o reinício do medicamento em dose mais baixa.

- INRs criticamente elevadas (> 9) podem ser tratadas com suspensão temporária da varfarina mais administração de Vitamina K ou FFP se o paciente for considerado como de alto risco para sangramento.
- Para o tratamento de sangramento de grande porte associado à varfarina,[16] o medicamento deverá ser suspenso, administrando-se FFP (4 unidades), concentrado de complexo do protrombínico (como *Bebulin®*, 35 unidades/kg/dose) ou rhVIIa (*Novo-Seven®*, 15-90 μg/kg/dose) junto com vitamina K intravenosa ou oral.

- Os LAs podem causar leve prolongamento no PT (veja comentário anterior).
- *Hipofibrinogenemia/Disfibrinogenemia*. As anormalidades quantitativas ou qualitativas de fibrinogênio produzem, tipicamente, um TT e tempo de reptilase prolongado (veja comentário anterior), mas o PT também pode ficar prolongado (Figura 20.3). O PT é muito mais sensível à hipofibrinogenemia/disfibrinogenemia que o aPTT.
  - Os defeitos na função do fibrinogênio são mais geralmente adquiridos (como cirrose ou doença hepática ativa) que congênitos. Por exemplo, a DIC produz, caracteristicamente, um quadro de hipofibrinogenemia de consumo.
  - A reposição de fibrinogênio em um paciente com sangramento por causa de hipofibrinogenemia/disfibrinogenemia pode ser acompanhado pela administração de *crioprecipitado* ou de *concentrado de fibrinogênio derivado do plasma*; para cirurgia ou sangramento de grande porte, um nível de fibrinogênio do plasma de 80 a 100 mg/dL é a meta.
- *Deficiências de fatores individuais de coagulação*. As deficiências congênitas de fatores de coagulação isolados (p. ex., VII) levando a um PT prolongado são extremamente raras e, em geral, herdadas em padrão autossômico recessivo.
- Os *anticorpos ao fator V bovino e à trombina* podem-se desenvolver após exposição tópica à trombina bovina (usada em cirurgia ortopédica, neurológica e vascular). Os anticorpos reagem de forma cruzada com o fator V e/ou trombina em humanos, resultando no prolongamento do PT e em sangramento em alguns pacientes.[17]

Condições Associadas ao Tempo Prolongado de Tromboplastina Parcial Ativada e ao Tempo de Protrombina

- *Coagulopatia da doença hepática*. Se a insuficiência hepática for extrema, deficiências de múltiplos fatores podem resultar em PT e aPTT prolongados.
- *Deficiências de fatores de coagulação individuais*. Deficiências isoladas dos fatores II, V ou X são raras,[18] mas podem prolongar ambos, o PT e o aPTT.
- *DIC*. A depleção dos fatores de coagulação via ativação difusa da coagulação pode causar prolongamento em PT e aPTT (Capítulo 21).
- Os *LAs* prolongam tanto PT quanto aPTT (já abordado).

Condições Associadas a Sangramento e Testes de Coagulação Normais

- *Deficiência do fator XIII*. O fator XIII ativado faz ligações cruzadas com filamentos de fibrina, estabilizando o coágulo de fibrina. Indivíduos com deficiência desse fator desenvolvem, caracteristicamente, sangramento de várias horas a dias após uma cirurgia ou traumatismo. Episódios de sangramento traumático de partes moles e articulações, perda recorrente de gestação e hemorragias intracranianas espontâneas também já foram descritos.[12]
  - A lise do coágulo ou ensaios enzimáticos e sequenciamento de qualquer um dos genes que codificam a molécula podem ser diagnósticos.
  - O tratamento do sangramento consiste na infusão de *crioprecipitado* ou de *FFP*.
- A *deficiência de alfa-2 antiplasmina* ou a *deficiência do ativadorIde plasminogênio (PAI-I)* leva à digestão acelerada de fibrinogênio e de coágulos de fibrina (em alguns pacientes) e ao aumento do sangramento.[19] A infusão de *FFP* pode ser clinicamente útil.
- As *anormalidades congênitas e adquiridas da vasculatura e do tegumento* podem causar aumento da fragilidade dos vasos sanguíneos e contusões ou sangramento, apesar da função normal da coagulação, da fibrinólise e das plaquetas.[20] Esses episódios incluem: telangiectasia hemorrágica hereditária

(doença de Osler-Weber-Rendu), defeitos hereditários do colágeno (síndrome de Ehlers-Danlos, osteogênese imperfeita), quadros adquiridos associados ao colágeno (escorbuto, administração prolongada de glicocorticoides, o envelhecimento normal da pele) e outras anormalidades (síndrome de Marfan, amiloidose, vasculite). Não há tratamento efetivo para hematomas associadas aos distúrbios congênitos; medidas preventivas para reduzir o risco de traumatismo deverão ser tomadas. A deficiência de Vitamina C e a redução de corticosteroides (excesso de glicocorticoides) atenua os hematomas associadas a esses processos adquiridos.

Referências

1. Thomas S, Katbab H, abu Fanas SH. Do preoperative cutaneous bleeding time tests predict the outcome of intraoral surgical bleeding? *Int Dent J.* 2010;60(4):305-310.
2. Pengo V, Tripodi A, Reber G, et al., Update of the guidelines for lupus anticoagulant detection. Subcommittee on Lupus Anticoagulant/Antiphspholipid Antibody of the Scientific and Standardisation Committee of the International Society on Thrombosis and Haemostasis. *J Thromb Haemost.* 2009;7(10):1737-1740.
3. Towfighi F, Gharagozlou S, Sharifian RA, et al. Comparative measurement of anti-factor VIII antibody by Bethesda assay and ELISA reveals restricted isotype profile and epitope specificity. *Acta Haematol.* 2005;114(2):84-90.
4. Chitlur M, Sorensen B, Rivard GE, et al. Standardization of thromboelastography: a report from the TEG-ROTEM working group. *Haemophilia.* 2011;17(3):532-537.
5. Young G, Zhang R, Miller R, Yassin D, Nugent DJ. Comparison of kaolin and tissue factor activated thromboelastography in haemophilia. *Haemophilia.* 2010;16(3):518-524.
6. Hermans C, De Moerloose P, Fischer K, et al. Management of acute haemarthrosis in haemophilia A without inhibitors: literature review, European survey and recommendations. *Haemophilia.* 2011;17(3):383-392.
7. Fogarty PF. Biological rationale for new drugs in the bleeding disorders pipeline. *Hematology Am Soc Hematol Educ Program.* 2011;2011:397-404.
8. Franchini M, Zaffanello M, Lippi G. The use of desmopressin in mild hemophilia A. *Blood Coagul Fibrinolysis.* 2010;21(7):615 619.
9. Manco-Johnson MJ, Abshire TC, Shapiro AD, et al. Prophylaxis versus episodic treatment to prevent joint disease in boys with severe hemophilia. *N Engl J Med.* 2007;357(6):535-544.
10. Berntorp E. Importance of rapid bleeding control in haemophilia complicated by inhibitors. *Haemophilia.* 2011;17(1):11-16.
11. Huth-Kuhne A, Baudo F, Collins P, et al. International recommendations on the diagnosis and treatment of patients with acquired hemophilia A. *Haematologica.* 2009;94(4):566-575.
12. Gueguen P, Galinat H, Blouch MT, et al. Biological determinants of bleeding in patients with heterozygous factor XI deficiency. *Br J Haematol.* 2012;156(2):245-251.
13. Shetty S, Bhave M, Ghosh K. Acquired hemophilia a: diagnosis, aetiology, clinical spectrum and treatment options. *Autoimmun Rev.* 2011;10(6):311-316.
14. Crowther MA, Douketis JD, Schnurr T, et al. Oral vitamin K lowers the international normalized ratio more rapidly than subcutaneous vitamin K in the treatment of warfarin-associated coagulopathy. A randomized, controlled trial. *Ann Intern Med.* 2002;137(4):251-254.
15. Lippi G, Targher G, Favaloro EJ, Franchini M. Venous thromboembolism in chronic liver disease. *Semin Thromb Hemost.* 2011;37(1):66-76.
16. Ansell J, Hirsh J, Hylek E, Jacobson A, Crowther M, Palareti G. Pharmacology and management of the vitamin K antagonists: American College of Chest Physicians Evidence-Based Clinical Practice Guidelines (8th Edition). *Chest.* 2008;133(6 suppl):160S-198S.
17. Ofosu FA, Crean S, Reynolds MW. A safety review of topical bovine thrombin-induced generation of antibodies to bovine proteins. *Clin Ther.* 2009;31(4):679-691.
18. Peyvandi F, Favaloro EJ. Rare bleeding disorders. *Semin Thromb Hemost.* 2009;35(4):345-347.
19. Iwaki T, Tanaka A, Miyawaki Y, et al. Life-threatening hemorrhage and prolonged wound healing are remarkable phenotypes manifested by complete plasminogen activator inhibitor-1 deficiency in humans. *J Thromb Haemost.* 2011;9(6):1200-1206.
20. De Paepe A, Malfait F. Bleeding and bruising in patients with Ehlers-Danlos syndrome and other collagen vascular disorders. *Br J Haematol.* 2004;127(5):491-500.

21
Distúrbios da Hemostasia II

Patrick F. Fogarty

■ INTRODUÇÃO

Além da trombocitopenia (Capítulo 19) e deficiências primárias na atividade das proteínas da coagulação (Capítulo 20), coagulação intravascular disseminada (DIC), doença de von Willebrand e anormalidades qualitativas das plaquetas também podem resultar em sangramento.

■ COAGULAÇÃO INTRAVASCULAR DISSEMINADA

Embora frequentemente se manifeste como sangramento, a DIC começa como um resultado de uma ativação descontrolada local ou sistêmica da coagulação causada por uma doença subjacente. DIC pode ser aguda ou crônica, limitada ou difusa, e acompanhada por hemorragia ou (menos comumente) trombose. Condições que são associadas à DIC estão listadas no Quadro 21.1.

Fisiopatologia

Os eventos incitantes são numerosos, mas geralmente envolvem ou uma liberação devastadora de fator tecidual (ver Capítulo 20) por lesão celular, vascular ou hipoxêmica, ou a presença de moléculas procoagulantes derivadas endógena ou exogenamente (lipopolissacarídeos bacterianos, proteínas produzidas por células neoplásicas).[1] Como a coagulação é ativada inapropriada e sistemicamente, fatores da coagulação e plaquetas são consumidos, levando a sangramento. Se a ativação da coagulação for crônica e de baixo grau, no entanto, os fatores da coagulação e plaquetas podem ser repostos e pode ocorrer hipercoagulabilidade, manifestando-se sob forma de trombose (como na síndrome de Trousseau).

Apresentação

O aparecimento de DIC sempre indica uma condição subjacente grave. Uma apresentação típica de DIC envolve um paciente que foi hospitalizado por outra doença (Quadro 21.1) quando sangramento inexplicado e/ou anormalidades na coagulação de rotina são observados.

Quadro 21.1 Condições Associadas à Coagulação Intravascular Disseminada

Condição	Exemplo
Lesão tecidual	Trauma, queimaduras
Sepse	Infecção bacteriana Gram-negativa ou positiva; infecção por riquétsias ou viral
Choque	Cardiogênico, séptico
Relacionada com gravidez	Toxemia, anormalidades placentárias (descolamento ou prévia), embolia de líquido amniótico, tecido uteroplacentário ou fetal retido (*síndrome HELLP*)
Estase vascular	Hemangioma cavernoso (*síndrome de Kasabach-Merritt*), aneurisma aórtico abdominal
Embolia gordurosa	Fratura de ossos longos, crise falciforme
Malignidade	Leucemia promielocítica, adenocarcinoma (*síndrome de Trousseau*)

- A hemorragia da DIC é, tipicamente, difusa e pode envolver sangramento em locais de incisões cirúrgicas ou cateteres de acesso vascular, bem como hemorragia urinária, gastrointestinal, pulmonar, do sistema nervoso central ou cutânea. Cianose acral e lesões petequiais e equimóticas também podem ocorrer. Equimoses disseminadas no tronco e extremidades associadas à DIC (*Purpura fulminans*) geralmente são limitadas a crianças ou se seguem a uma infecção viral.[2]
- DIC sistêmica grave pode levar à hipóxia tecidual disseminada e disfunção de múltiplos órgãos; pode ocorrer comprometimento hepático, neurológico, cardíaco e renal. O desenvolvimento de disfunção de múltiplos órgãos está associado a uma alta taxa de mortalidade.

Diagnóstico

Geralmente, DIC aguda é suspeitada quando um paciente com uma condição predisponente (Quadro 21.1) desenvolve sangramento ou trombose e/ou uma perturbação nos testes de laboratório indicadora de DIC. DIC é uma condição dinâmica, especialmente no paciente agudamente doente; considerável variação nos marcadores laboratoriais de um ponto no tempo para outro ponto no tempo é possível, e a análise de tendências, em vez de valores isolados, é crucial. Os parâmetros laboratoriais podem mostrar o seguinte:

- Aumento do tempo de tromboplastina parcial ativada (aPTT) (prolongado), do tempo de protrombina (PT), ou do tempo de trombina — em razão do consumo de fatores da coagulação e/ou fibrinogênio (na maioria dos pacientes).
- Fibrinogênio diminuído (em comparação com o valor basal)* — por causa do consumo de fibrinogênio.
- Produtos de degradação de fibrinogênio e fibrina aumentados (FDPs; ensaio de D-dímero) — em decorrência da clivagem, mediada pela plasmina, do fibrinogênio e fibrina. O ensaio de D-dímero mede produtos de fibrina que foram ligados cruzadamente pelo fator XIII ativado.
- Contagem de plaquetas diminuída (em comparação com a basal)* — pela remoção resultante da ativação e agregação nos locais de reação protrombótica (na maioria dos pacientes). DIC raramente produz uma contagem de plaquetas menor que 20.000/μL. Pacientes com trombose e DIC crônica decorrente de malignidade podem ter contagem de plaquetas normal ou mesmo elevada.
- Eritrócitos fragmentados (esquizócitos) no esfregaço do sangue periférico — por hemólise na microvasculatura (25-50% dos pacientes com DIC).

Tratamento

As manifestações clínicas e laboratoriais da DIC devem-se resolver com a correção da doença incitante. Isto poderia significar administração efetiva de antimicrobianos a um paciente com sepse, tratamento de malignidade, cirurgia para reparar uma dilatação aneurismática, remoção de concepto e placenta, ou outra intervenção conforme ditado pelo cenário clínico. Se a DIC for suficientemente grave para resultar em disfunção de múltiplos órgãos, é necessário tratamento em uma unidade de terapia intensiva.

- *Produtos de sangue* não devem ser administrados a pacientes com DIC aguda a não ser que esteja presente sangramento importante ou se o risco de sangramento for considerado alto (como com trombocitopenia em uma paciente que sofreu grande traumatismo); entretanto, não há razão para restringir produtos de sangue por temor a "abastecer o incêndio com combustível".
- Se estiver presente sangramento, *transfusões de plaquetas* podem ser administradas para parar o sangramento clínico; uma contagem-alvo de plaquetas de 20.000 a 30.000/μL (na maioria dos casos) ou > 50.000/μL (hemorragia intracraniana ou ameaçadora à vida) é razoável. Faixas-alvo mais altas podem ser desejadas em pacientes que serão submetidos a procedimentos invasivos como grande cirurgia, mas o processo consumptivo pode tornar difícil atingir o objetivo.
- *Crioprecipitado* pode ser administrado para sangramento no contexto de níveis de fibrinogênio que são constantemente menores que 80 a 100 mg/dL. *Plasma fresco congelado (FFP)* só deve ser dado a pacientes com sangramento significante e um PT e aPTT prolongados.

---

*Especialmente na DIC inicial [Q21], a contagem de plaquetas e o fibrinogênio podem estar reduzidos em relação ao valor basal, mas ainda permanecer dentro da faixa de referência laboratorial normal.

- Em razão de seu potencial de exacerbar hemorragia, *heparina* deve ser considerada na DIC aguda só em casos de sangramento, quando DIC está continuando apesar de tratamento apropriado (infusão de produto de sangue). Heparina não deve ser administrada a não ser que a contagem de plaquetas possa ser sustentada a 50.000/µL ou mais alta e não haja sangramento no sistema nervoso central ou gastrointestinal difuso. Se heparina for ser usada, recomenda-se uma infusão de baixa dose (6-10 U/kg/h) sem nenhuma dose em *bolus*. Uma contagem de plaquetas e concentração de fibrinogênio melhorando significa que o tratamento é efetivo. Heparina é contraindicada em pacientes com descolamento da placenta ou outras condições obstétricas que exigirão tratamento cirúrgico, porque a anticoagulação tende a complicar o tratamento curativo.
- *Inibidores da fibrinólise* podem ter um papel em pacientes com sangramento profuso que não responderam a outro tratamento, em que FDPs são considerados como inibindo as plaquetas.
- Pela eficácia questionável e pelo sangramento piorado em alguns pacientes, concentrado de proteína C ativada (APC, drotrecogin alfa) não é mais recomendado em pacientes com sepse grave e DIC.[3] Uso de concentrados de antitrombina é controverso.[4]
- Parâmetros laboratoriais (PT, PTT, fibrinogênio e contagem de plaquetas) devem ser monitorados pelo menos a cada 6 horas no paciente agudamente doente com DIC, e sangramento clínico deve ser acompanhado para avaliar a eficácia das medidas terapêuticas.

Síndrome HELLP (*h*emólise, enzimas hepáticas [*liver*] *e*levadas, e baixa [*low*} contagem de *p*laquetas) afeta mulheres no período periparto e produz anemia hemolítica clinicamente importante, lesão hepatocelular, e baixa contagem de plaquetas. Pode ser difícil distinguir, inicialmente, a doença de púrpura trombocitopênica trombótica (TTP). Disfunção hepática (levando a transaminases elevadas) pode distinguir este diagnóstico da TTP, que também pode complicar gravidez (ver Capítulo 19). Introdução de proteínas placentárias na circulação materna foi considerada etiológica; biomarcadores potenciais foram identificados.[5] Hemoglobinúria macroscópica com disfunção renal e hipotensão é comum; a taxa de mortalidade é alta. Tratamento deve incluir esvaziamento do útero, seja pela retirada de um bebê a termo ou perto do termo, ou por dilatação e curetagem para remover tecido placentário ou fetal retido.

Leucemia promielocítica aguda (APL) frequentemente é acompanhada por DIC, potencialmente em razão de moléculas procoagulantes (fator tecidual e outras) contidas dentro dos promielócitos circulantes. Sangramento comumente ocorre nos pulmões e cérebro e é frequentemente fatal. Em adição ao uso apropriado de produtos de sangue (FFP, crioprecipitado, plaquetas) quando da detecção de DIC associada à APL, é recomendada iniciação emergente de tratamento com ácido transretinoico (ATRA) (ver Capítulo 11).[6]

Síndrome de Trousseau é uma forma de DIC crônica em que episódios recorrentes de tromboembolismo venoso (VTE) complicam uma malignidade subjacente, especialmente adenocarcinomas. Experiência no tratamento da doença sugeriu que anticoagulação com varfarina não é efetiva em prevenir VTA adicional; em vez disso, heparina de baixo peso molecular subcutânea em doses terapêuticas usualmente é necessária para prevenir recorrência de tromboembolismo (ver Capítulo 23).[7]

DOENÇA DE VON WILLEBRAND

Epidemiologia

Doença de von Willebrand (VWD) é a doença mais hemorrágica hereditária comum.[8]

Fisiopatologia e Classificação

Fator de von Willebrand (VWF) é uma glicoproteína multimérica extremamente grande que é sintetizada nas células endoteliais e megacariócitos. A ligação de VWF ao seu receptor, glicoproteína Ib (GPIb) das plaquetas, prende as plaquetas umas às outras e à matriz colágena subendotelial, localizando-as no lugar de lesão. Esta interação é especialmente importante para assegurar hemostasia primária em vasos como as arteríolas, onde um estado de "alto esforço tangencial" está presente (Figura 21.1). VWF também se liga ao fator VIII (FVIII) na circulação, protegendo-o de remoção.

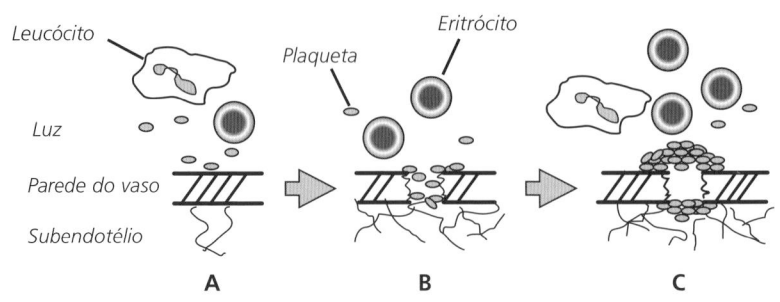

FIGURA 21.1 *Hemostasia primária.* **A. Condições normais.** Sob condições fisiológicas, as plaquetas não interagem com o endotélio. **B. Adesão.** Com a ruptura da parede do vaso sanguíneo, colágeno e fibronectina subendoteliais são expostos, levando à adesão de plaquetas. Na circulação arterial/arteriolar, fator de von Willebrand (VWF) subendotelial ajuda na aderência de plaquetas ao local de lesão pela ligação ao receptor glicoproteína (GP) Ib das plaquetas. **C. Agregação.** Fator tecidual interage com fator VIIa, presente localmente, para catalisar a formação de trombina. Trombina, colágeno e outras moléculas se ligam a receptores na membrana das plaquetas, levando à ativação das plaquetas. Fibrinogênio liga cruzadamente plaquetas por meio dos seus receptores GPIIb/IIIa, promovendo a formação de um tampão oclusivo que impede perda sanguínea adicional através da ruptura na parede vascular. VWF também estabelece pontes entre as plaquetas, por intermédio dos seus receptores GPIb e GPIIb/IIIa.

- ***Tipo 1*** (defeito quantitativo no VWF) inclui aproximadamente 75 a 80% dos pacientes, a maioria dos quais não tem uma mutação causal identificada no gene do VWF, que está localizado no cromossomo 12. Os pacientes podem ter sangramento brando ou moderado. Herança autossômica dominante é típica.
- ***Tipo 2*** (defeito qualitativo no VWF) inclui quatro subtipos; os pacientes geralmente têm sintomas de sangramento moderado e se apresentam antes da idade adulta. ***Tipo 2A*** (10 a 15% da VWD) envolve mutações no VWF que causam ou um defeito no transporte intracelular (2A, tipo 1), ou tornam a molécula mais suscetível à proteólise (2A, tipo 2). Testagem laboratorial (Quadro 21.2) tipicamente mostra uma diminuição acentuada na atividade do VWF em relação ao antígeno (uma relação $\leq 0,6$ é típica). As mutações ***tipo 2B*** (5% da VWD) resultam em uma estrutura anormal no sítio de ligação da GPIb plaquetária (domínio A1 do VWF), e são responsáveis por um defeito de "ganho de função" que permite ligação espontânea do VWF anormal a plaquetas na circulação. Os pacientes tipicamente têm trombocitopenia causada pela remoção de agregados de plaquetas ligadas ao VWF. A agregação de plaquetas induzida pela ristocetina (RIPA) (Quadro 21.2) mostra um aumento na agregação das plaquetas a baixas concentrações de ristocetina.* ***Tipo 2N*** (incomum) apresenta mutações no VWF que diminuem sua capacidade de se ligar e proteger o FVIII de remoção, resultando em níveis diminuídos de FVIII no plasma e um fenótipo semelhante à hemofilia A. Sangramento em tecido mole e sangramento articular são comuns. A presença de mulheres afetadas na família é um indício importante para considerar este diagnóstico. Estudos laboratoriais mostram FVIII diminuído (2 a 10%), e função e antígeno VWF normais. ***Tipo 2M*** (muito incomum) resulta de mutações afetando o domínio A1 em uma área diferente daquelas mutações no tipo 2B. Estas resultam em ligação diminuída das plaquetas ao VWF.
- ***Tipo 3*** da VWF (raro) é causado por uma variedade de mutações na molécula do VWF, incluindo deleções maiores; os pacientes podem ser homozigotos para uma determinada mutação ou duplos heterozigotos. Sangramento grave se manifesta na infância. FVIII é, usualmente, cerca de 5%, e os níveis de VWF geralmente são baixos demais para serem detectados.

---

*Pseudo VWD ou VWD tipo plaquetário é causado por um defeito na molécula GPIb das plaquetas, permitindo-lhes ligar-se ao VWF normal do paciente com avidez aumentada e levando a um fenótipo clínico tipo 2B. Estudos de mistura usando um RIPA modificado (plaquetas do paciente e plasma controle) distinguem-na da VWD tipo 2B.

Apresentação

Os sintomas de sangramento quase sempre aparecem em membranas mucosas. Epistaxe, sangramento oral, menorragia e sangramento gastrointestinal são comuns. Os indivíduos com anormalidades marcantes do VWF com frequência se apresentam mais cedo na vida com sangramento na época de procedimentos relacionados com membranas mucosas (extrações dentárias, tonsilectomia), ou na menarca.

Diagnóstico

O diagnóstico de VWD é fundamentado em uma história de sangramento típica (*i. e.*, relacionado com membranas mucosas) e testagem laboratorial confirmatória.[9] O diagnóstico pode ser difícil, dado o grande número de indivíduos (estimado em até 1% da população) cujos níveis de VWF caem abaixo da faixa de referência do laboratório, muitos dos quais não experimentam sangramento anormal.

- A *história pessoal e familiar* de sangramento deve ser cuidadosamente documentada.
- Um hemograma completo e estudos rotineiros da coagulação devem ser feitos para excluir outros diagnósticos e avaliar quanto à anemia.
- *Testagem inicial para VWD* (Quadro 21.2). Um *nível de antígeno VWF* (por ELISA) e uma *atividade de VWF* (por ensaio de cofator ristocetina) devem ser feitos. O último envolve a adição de ristocetina a 1,2 mg/mL a uma mistura de plasma do paciente (a fonte de VWF) e plaquetas normais lavadas. Ristocetina liga VWF, permitindo-lhe ligar-se a GPIb na membrana das plaquetas, causando agregação das plaquetas. A *atividade de fator VIII* pode ser anormal.
- *Testagem secundária.* Um *estudo de multímero de VWF* detectando a distribuição de multímeros é efetuado uma vez que um diagnóstico de VWD tenha sido feito, para avaliar quanto a VWD tipo 2.
- *Níveis de VWF < 30% são vistos pela maioria dos clínicos como diagnósticos de VWD.* Se forem obtidos resultados limítrofes, testagem pode necessitar ser repetida até três vezes para excluir o diagnóstico. Mulheres menstruando geralmente têm os mais baixos níveis de VWF nos primeiros 4 dias da menstruação. Estrogênios exógenos aumentam os níveis de VWF, e a testagem pode necessitar ser repetida sem os hormônios. Testagem de membros da família também pode ajudar no diagnóstico de pacientes com resultados fronteiriços.

Quadro 21.2 Avaliação Laboratorial da Doença de von Willebrand

Fase da Testagem	Teste Laboratorial	Método ou Premissa
Primária (Triagem)	Antígeno VWF (ELISA)	Ligação a um anticorpo anti-VWF mede quantitativamente VWF no plasma
	Atividade de VWF (ensaio de cofator ristocetina)	Ristocetina promove ligação do VWF do plasma do paciente a plaquetas normais (via GPIb); agregação diminuída das plaquetas indica VWF anormal ou reduzido no plasma do paciente
	Nível de atividade de fator VIII	Níveis de FVIII estão reduzidos na VWD moderada ou grave
Secundária (Confirmação do Subtipo Suspeito)	Ensaio de multímero de VWF*	Avaliar distribuição de multímeros de VWF por eletroforese
	Agregação das plaquetas induzida por ristocetina (RIPA)†	Mutação tipo 2B resulta em agregação aumentada de PRP do paciente com baixas concentrações de ristocetina
Terciária	Atividade de VWF associado a plaquetas ou antígeno‡	Plaquetas do paciente são lisadas para avaliar quantidade e atividade de VWF intraplaqueta (*i. e.*, grânulo α)

*Multímeros de alto peso molecular estão diminuídos na VWD tipo 2A, B e M, e quase nenhum multímero é visível na VWD tipo 3.
†Efetuar apenas se a testagem tiver mostrado VWD tipo 2 e trombocitopenia estiver presente.
‡Raramente indicado; pode ser útil se diátese hemorrágica estiver presente e outra testagem for negativa.
CPIb, receptor glicoproteína Ib da membrana da plaqueta; PRP, plasma rico em plaquetas; VWD, doença de von Willebrand; VWF, fator de von Willebrand.

- *"Baixo VWF"*. Esta classificação foi desenvolvida para abranger níveis de VWF na faixa de 30 a 50%, os quais são considerados altos demais para serem considerados um critério definitivo para diagnóstico, mas podem indicar uma tendência a sangramento em pacientes selecionados. Agentes hemostáticos (ver "Tratamento") podem ser usados se houver sangramento (ou um alto risco de sangramento).

Tratamento

O tipo de VWD do paciente, resposta pregressa a desafios de sangramento, medicações atuais e condição médica geral devem ser considerados (Quadro 21.3).[9]

- **DDAVP** (acetato de desmopressina) causa indiretamente liberação de VWF e fator VIII de locais de armazenamento (principalmente o endotélio). Após administração intravenosa, os níveis de ambos os fatores são aumentados 2 a 7 vezes durante cerca de 6 a 12 horas. Antes do uso de DDAVP para sangramento clinicamente importante ou como profilaxia antes de procedimentos invasivos, os pacientes devem fazer uma experiência terapêutica para documentar responsividade à medicação (conforme avaliada por níveis aumentados de VWF para dentro da faixa hemostática e ausência de piora de trombocitopenia [pacientes tipo 2B]). Mais de duas doses, dadas com intervalo de 12 a 24 horas, geralmente devem ser evitadas em um período de 24 a 48 horas, uma vez que taquifilaxia e hiponatremia grave (decorrente de retenção hídrica) podem ocorrer após doses repetidas. Agentes anti-inflamatórios não esteroides (NSAIDs) podem agravar este último efeito.
- **Concentrados de VWF** são usados quando sangramento não é controlado com DDAVP, ou como profilaxia antes de um grande procedimento invasivo, ou para sangramento clinicamente importante em pacientes que tendem a ser menos responsivos à DDAVP (pacientes tipo 3 e alguns tipo 1 e 2). Humate-P®, Alphanate® e Wilate® são fatores anti-hemofílicos que contêm VWF. Crioprecipitado geralmente não é recomendado por causa da sua falta de inativação viral.

Quadro 21.3 Tratamento de Sangramento Relacionado com Doença de von Willebrand

Tipo	Tratamento	Comentário
I	DDAVP; concentrado de VWF	DDAVP efetiva na maioria dos pacientes
2A	DDAVP; concentrado de VWF	Resposta à DDAVP pode não ser tão marcante (a DDAVP) quanto no tipo I
2B	Concentrado de VWF	DDAVP pode piorar trombocitopenia; fazer prova terapêutica com medição da contagem de plaquetas pós-DDAVP
2N	Concentrado de VWF	Níveis basais muito baixos de FVIII[‡] exigem administração de concentrado de FVIII contendo VWF
2M	DDAVP; concentrado de VWF	Resposta à DDAVP pode não ser tão marcante (a DDAVP) quanto no tipo I
3	Concentrado de VWF[‡]; transfusões de plaquetas se resposta inadequada à reposição de VWF	Níveis basais muito baixos de FVIII[‡] exigem administração de concentrado de FVBIII contendo VWF

Dose de acetato de desmopressina (DDAVP) é 0,3 mcg/kg IV em 50 mL de soro fisiológico ao longo de 20 min, ou *spray* nasal 150 mcg em cada narina (total, 300 mcg) para peso > 50 kg ou 150 mcg em uma narina para < 50 kg, cada 12-24 h, máximo de 2 doses em um período de 48 h; restringir líquido e monitorar quanto a hiponatremia. Uma prova terapêutica é necessária para avaliar responsividade ao uso no tratamento ou profilaxia de sangramento.
Concentrados de VWF (i. e., concentrados de fator VIII contendo VWF) incluem Humate-P©, Alphanate©, Wilate© e são indicados para profilaxia cirúrgica, grande sangramento, ou VWD grave; dose é 60-80 RCoF UI/kg inicialmente seguida por 40-60 RCoF unidades/kg cada 12 h. Dar 3-10 d para grande sangramento ou após cirurgia; períodos mais longos de tratamento (p. ex., até 4 semanas) podem ser necessários em casos de hemorragia intracraniana.
*Considerar administração de **agentes antifibrinolíticos** (como ácido épsilon aminocaproico, 4:20-50 mg/kg cada 6-8 horas por 3-5 d; máximo 20-25 g/d) em conjunto com outras terapias em casos de sangramento refratário ou sangramento em superfícies mucosas (p. ex., sangramento dentário ou procedimentos, epistaxe).
[†]Devido à meia-vida encurtada do FVIII por ligação deficiente por VWF anormal ou ausente.
[‡]Transfusões de plaquetas podem ser consideradas em adição a concentrado de FVIII contendo VWF se for observada resposta inadequada.

- **Agentes antifibrinolíticos** como ácido épsilon aminocaproico (Amicar®) e agentes tópicos (incluindo trombina tópica, Gelfoam e selante de fibrina) são usados adjuntivamente, em especial em casos de sangramento de mucosa (p. ex., dentário).

Gravidez e Doença de von Willebrand

Todas as mulheres grávidas com VWD devem ser tratadas em consulta com um hematologista e devem dar à luz em um centro especializado para doenças hemorrágicas. Níveis de VWF aumentam 2 a 3 vezes durante os últimos dois trimestres da gravidez; pacientes com VWD tipo 1 cujos níveis de VWF atingiram a faixa normal durante o terceiro trimestre podem não necessitar de tratamento durante o parto. Em pacientes mais gravemente afetadas, concentrados de VWV podem ser administrados profilaticamente, começando, usualmente, depois do início do trabalho. DDAVP periparto merece precaução em decorrência do risco de hiponatremia e convulsões. O risco de hemorragia pós-parto pode persistir durante até um mês depois do parto.[10]

DOENÇAS QUALITATIVAS DAS PLAQUETAS

Introdução

A maioria das doenças da função das plaquetas são adquiridas. Doenças qualitativas hereditárias das plaquetas, individualmente, são raras (ocorrendo em 0,01-1/100.000 na população), mas agregadas podem não ser incomuns.[11] Em virtude da redundância das vias bioquímicas e receptores que modulam a função das plaquetas, certos defeitos podem ser detectáveis apenas na testagem laboratorial, enquanto outros defeitos qualitativos, caracteristicamente, produzem sangramento clinicamente importante.

Revisão da Hemostasia e o Papel da Bioquímica das Plaquetas

Hemostasia primária descreve a formação do tampão de plaquetas no local de lesão vascular (Figura 21.1). Em uma variedade de reações que não são inteiramente sequência-específicas, as plaquetas circulantes individuais devem aderir à superfície endotelial desnuda, sofrer ativação através de interações receptores-ligantes, liberar o conteúdo dos seus grânulos (*i. e.*, secreção das plaquetas), e se agregar para formarem uma barreira física à perda continuada de sangue.[12]

Adesão

Moléculas subendoteliais, como VWF, colágeno e fibronectina, medulam adesão das plaquetas à matriz subendotelial exposta nos locais de comprometimento da parede do vaso. Em estados de "alto esforço tangencial" como nas arteríolas, VWF é especialmente importante porque ele prende a plaqueta à superfície endotelial pela interação com seu receptor, GPIb.

Ativação

Colágeno subendotelial ativa plaquetas; trombina, que foi gerada localmente em reações subsequentes à interação de fator VIIa e fator tecidual (fornecido pelas membranas das células), também ativa plaquetas ligando-se a receptores na superfície das plaquetas e iniciando uma série de eventos de transdução de sinal.

Secreção

Agonistas como colágeno, trombina, adenosina difosfato (ADP) e epinefrina se ligam aos seus receptores na membrana das plaquetas e induzem uma série de eventos bioquímicos que fazem as plaquetas liberarem o conteúdo dos seus grânulos (Quadro 21.4), o que ajuda promover ainda mais ativação e agregação.

Agregação

A ligação de agonistas também promove uma alteração de conformação no receptor GP IIa/IIIb das plaquetas, expondo seus locais de ligação para fibrinogênio e VWF; estas moléculas podem, então, fazer ponte entre as plaquetas individuais no local da lesão vascular, promovendo a formação e estabilidade do tampão de plaquetas.

Quadro 21.4 Características dos Grânulos das Plaquetas

	Grânulos Alfa	Grânulos Delta (Densos)
Número de Plaqueta	30-50	3-7
Visualização	Microscopia óptica (coloração de Wright), microscopia eletrônica	Microscopia eletrônica
Conteúdo	VWF, PDGF, PF4, TSP, FV, FXI, proteína S, fibronectina, fibrinogênio, IgG, P-selectina	ADP, ATP, serotonina, cálcio

FV, fator V, FIX, fator IX; IgG, imunoglobulina G; PDGF, fator de crescimento derivado das plaquetas; PF4, fator 4 plaquetário; VWF, fator de von Willebrand.

Participação em Reações da Coagulação

A membrana das plaquetas é rica em fosfolipídio, que é um componente necessário a reações envolvendo complexos de fatores da coagulação.

Testagem da Função das Plaquetas

Estudos da Agregação das Plaquetas (Sistema de Plasma Rico em Plaquetas)

De acordo com o método clássico, plaquetas em uma suspensão de plasma rico em plaquetas (PRP) impedem transmissão de luz. Quando qualquer um de variedade de agonistas (colágeno, trombina, ADP, epinefrina) é adicionado, ocorre agregação, consolidando as plaquetas e permitindo a passagem de luz através do plasma. O aumento na transmissão da luz à medida que ocorre a agregação é plotado em função do tempo (Figura 21.2).

- Idealmente, o traçado mostra dois processos fisiológicos; uma *onda primária* representa agregação inicial à medida que os receptores das plaquetas são ativados e se tornam disponíveis para ligar moléculas pró-agregantes como fibrinogênio.
- Uma *onda secundária* indica agregação adicional que é estimulada pela liberação do conteúdo dos grânulos das plaquetas.
- Rotineiramente, a secreção de conteúdo dos grânulos das plaquetas (Quadro 21.4) é avaliada em sequência com a agregação das plaquetas; por uma metodologia, após estimulação das plaquetas com um agonista, a liberação de adenosina trifosfato dentro da solução é medida através de um procedimento de quimioluminescência, e plotada em função do tempo.

Analisador da Função das Plaquetas

O aparelho *Platelet Function Analyzer* (PFA-100™, Dade Behring, Inc.) avalia a formação de um tampão de plaquetas depois que sangue total citratado é aspirado através de uma abertura em uma membrana impregnada de colágeno, levando à ativação e agregação das plaquetas; o tempo até a oclusão da abertura é medido e comparado com uma faixa normal. Embora possa ser útil para avaliar inibição das plaquetas associada à aspirina,[13] o teste não tem sensibilidade e especificidade suficientes para ser usado em triagem de doenças plaquetárias hereditárias.[14]

Medição do Conteúdo dos Grânulos (Raramente Indicada)

Centrifugação de PRP produz um precipitado de plaquetas; as membranas das plaquetas são a seguir rompidas, liberando proteínas intracelulares/intragranulares para dentro do lisado. A molécula de interesse é a seguir avaliada (VWF, por ensaio de cofator ristocetina, quanto a VWF intragranular).

Doenças Adquiridas

Drogas

As doenças qualitativas adquiridas mais comuns das plaquetas são causadas pelo uso de medicações que, direta ou indiretamente, prejudicam a função das plaquetas; destas, aspirina e os NSAIDs são mais

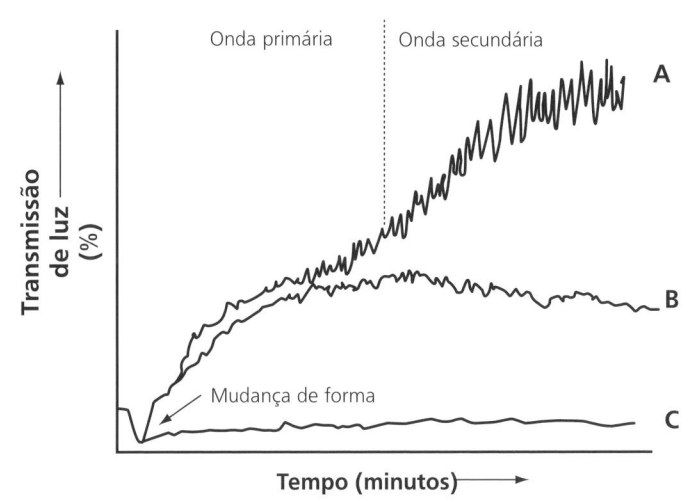

FIGURA 21.2 *Estudos da agregação das plaquetas.* Os estudos da agregação das plaquetas envolvem a adição de agonistas (colágeno, trombina, ADP, ácido araquidônico) a uma suspensão de plasma rico em plaquetas (PRP); o agonista induz agregação das plaquetas e permite transmissão de luz através do componente plasmático do PRP. **A.** No **cenário normal**, a ligação de um agonista ao seu receptor nas plaquetas inicia uma *mudança de forma* que, temporariamente, diminui a transmissão de luz; subsequentemente, uma *primeira onda de agregação das plaquetas* é registrada (sob a forma de transmissão aumentada de luz) à medida que fibrinogênio se liga ao seu receptor, GPIIb/IIIa, e começa a interligar plaquetas. Diferentemente dos outros agonistas, colágeno não induz uma onda primária. Uma *onda secundária* ocorre à medida que eventos de transdução de sinal (resultando da ativação das plaquetas) resultam em ligação aumentada de GPIIb/IIIa por fibrinogênio e liberação de grânulos das plaquetas, cujo conteúdo é capaz de induzir ainda mais agregação. **B.** Na **doença dos grânulos de armazenamento (SPD)**, a agregação das plaquetas por ADP e outros agonistas mostra, tipicamente, uma onda inicial de agregação, mas os agregados, subsequentemente, dissociam-se em razão da liberação reduzida ou ausente de conteúdo dos grânulos das plaquetas. Uma vez que a liberação de grânulos é, em grande parte, dependente de tromboxano, o **efeito** da aspirina produz um perfil de agregação das plaquetas similar ao da SPD quando ADP ou epinefrina é usado, mas agonistas mais fortes, como trombina e colágeno, são capazes de contornar a via do tromboxano e produzir uma curva normal de agregação. **C.** Em decorrência da falta de expressão de GPIIa/IIIb na superfície da plaqueta, as plaquetas de pacientes com **trombastenia de Glanzmann** mostram ausência de agregação a todos os agonistas exceto ristocetina.

frequentemente responsáveis (Quadro 21.5). Pacientes que se apresentam com equimoses ou sangramento tipo distúrbio plaquetário e cuja testagem da função das plaquetas mostra agregação ou secreção anormal devem ser perguntados sobre medicações atuais, em especial drogas recentemente iniciadas, incluindo agentes vendidos livremente, naturopáticos e herbáceos. Tratamento de sangramento clinicamente importante em razão de disfunção das plaquetas induzida por droga envolve, primeiro, descontinuação do agente ofensor, e pode requerer medidas adicionais (Quadro 21.6).

- *Aspirina* inibe, irreversivelmente, a enzima ciclo-oxigenase das plaquetas (COX-1), que é responsável pela conversão do ácido araquidônico associado à membrana em tromboxano A_2 (TxA_2); a inibição é constante por toda a duração de vida da plaqueta (7-10 dias). Estudos da agregação das plaquetas (Figura 21.2) mostram reatividade diminuída à maioria dos agonistas, incluindo baixas concentrações de trombina e colágeno, e agregação normal com altas concentrações de trombina e colágeno. Usando o sistema PFA-100, a disfunção das plaquetas induzida pela aspirina é evidente em um tempo aumentado até oclusão da abertura com o reagente de epinefrina/colágeno, enquanto aquele do reagente ADP/colágeno não é afetado.[13]
- *NSAIDs* inibem, reversivelmente, a COX-1 das plaquetas; seu efeito inibidor persiste apenas enquanto a droga está presente na circulação. *Inibidores seletivos* da COX-2 não ligam ou prejudicam a COX-1 das plaquetas.

Quadro 21.5 Substâncias Associadas à Disfunção das Plaquetas*

Agentes Dirigidos às Plaquetas

Aspirina
NSAIDs (exceto inibidores da COX-2)
Dipiridamol (Aggrenox®)
Clopidogrel (Plavix®)
Ticlopidina (Ticlid®)
Prasugrel (Effient®)
Abciximabe (ReoPro®)
Eptifibatide (Integrilin®)
Tirofiban (Aggrastat®)

Anestésicos

Dibucaína
Procaína
Halotano

Antibióticos

Penicilinas (penicilina G, ticarcilina, nafcilina, piperacilina, meticilina, ampicilina)
Cefalosporinas (cefazolina, cefotaxima)
Nitrofurantoína

Agentes Quimioterápicos

Carmustina
Daunorrubicina
Mitramicina

Medicações Psiquiátricas

Inibidores seletivos da recaptação de serotonina (p. ex., fluoxetina, paroxetina, sertralina)
Antidepressivos tricíclicos (p. ex., imipramina, amitriptilina, nortriptilina)

Outros Agentes

Nitratos
Anti-histamínicos (difenidramina, clorfeniramina)
Etanol
Ácidos graxos ômega-3 (ácido eicosapentaenoico)
Cogumelos "orelha-de-pau"
Corante de contraste radiográfico

*A maioria destes agentes foi descrita causando anormalidades na agregação das plaquetas ou no tempo de sangramento, em vez de sangramento. Adaptado de George JN, Shattil SJ. Acquired disorders of platelet function. In: Hoffman R, Benz EJ, Shattil SJ et al., eds. Hematology: Basic Principles and Practice. 3rd ed. New York, NY: Churchill Livingstone; 2000:2174.

- *Inibidores de glicoproteína IIb/IIIa das plaquetas* são usados no tratamento de pacientes com síndromes coronarianas agudas ou antes ou depois de intervenção coronariana percutânea, frequentemente em conjunção com heparina. *Eptifibatide* é uma pequena molécula que se liga ao receptor GP Iib/IIIa, inibindo a ligação dos seus ligantes, fibrinogênio, VWF e outros, dificultando a agregação das plaquetas. *Abciximabe* é um anticorpo monoclonal contra GP IIb/IIIa que também inibe a ligação destes ligantes pró-agregatórios. Plaquetas ligadas a abciximabe podem ser removidas a uma velocidade acelerada em razão da interação entre a porção Fc do anticorpo e receptores para Fc nos macrófagos reticuloendoteliais no fígado e baço, produzindo trombocitopenia que, em alguns casos (< 1%), é grave.
- *Ticlopidina, clopidogrel e prasugrel* inibem irreversivelmente a ligação de ADP ao seu receptor na membrana da plaqueta, prejudicando a ligação ADP-dependente do fibrinogênio à GP IIa/IIIb,

Quadro 21.6 Tratamento das Doenças Qualitativas das Plaquetas

Condição	Profilaxia antes de Procedimentos Invasivos*,**	Tratamento de Sangramento*,**
Defeitos Adquiridos		
Induzidos por drogas	Descontinuar droga ≥ 7 d (ASA, clopidogrel, prasugrel), ou ≥ 6-12 h (eptifibatide) ou ≥ 24-48 h (abciximabe) antes do procedimento	Descontinuar droga/plaquetas até a droga ter sido removida e/ou hemostasia ser obtida
MDS/MPD	Plaquetas (só se houver trombocitopenia importante ou história pregressa de sangramento)	Plaquetas
Insuficiência renal	Plaquetas; DDAVP†; crio; ESA; hemodiálise antes do procedimento	Plaquetas, DDAVP†; crio, estrogênios de alta dose; hemodiálise Manter Hct > 30%
Relacionado com *bypass* cardíaco	(N/A)	Plaquetas, se houver sangramento clinicamente importante
Defeitos Hereditários		
Síndrome de Bernard-Soulier§	Plaquetas; rVIIa; DDAVP†	Plaquetas; rVIIa; DDAVP†
Trombastenia de Glanzmann§	Plaquetas; rVIIa§§; DDAVP‡ Gravidez: plaquetas no parto e 3-14 d pós-parto	Plaquetas; rVIIa§§; DDAVP†
Doença dos grânulos de armazenamento	Plaquetas; DDAVP†¶; rVIIa	Plaquetas; DDAVP†¶; rVIIa
Doenças de transdução de sinal	Plaquetas; DDAVP†	Plaquetas; DDAVP†

*Dadas em ordem de preferência.
**Antifibrinolíticos devem ser considerados adjuntivos a outras medidas primárias em quase todos os casos; ver Quadro 21.3 para posologia.
†Ver Quadro 21.3 para posologia de DDAVP.
‡Geralmente através de transfusão de eritrócitos, pode-se usar ESA.
§Além disso, supressão da menstruação em mulheres para controlar menorragia não incomumente é necessária.
§§Alguns clínicos usam rVIIa para poupar transfusão de plaquetas e diminuir a probabilidade de formação de isoanticorpos (ver texto).
¶DDAVP tende a ser menos efetivo em deficiência de grânulos densos do que em deficiência de grânulos alfa.
Amicar, ácido aminocaproico; ASA, aspirina; crio, crioprecipitado; DDAVP, acetato de desmopressina; ESA, agente estimulador de eritropoese; Hct, hematócrito; MDS/MPD, mielodisplasia/doenças mieloproliferativas; rVIIa, fator VIIa humano recombinante.

diminuindo a agregação das plaquetas. Neutropenia e anemia aplástica foram descritas com frequência aumentada em pacientes tomando ticlopidina; TTP foi descrita com uso de ticlopidina e menos frequentemente com clopidogrel.[15]

- *Dipiridamol* é usado para prevenir acidente vascular encefálico recorrente ou ataque isquêmico transitório, geralmente em conjunção com aspirina. Ele inibe agregação das plaquetas induzida por ADP e colágeno através de um efeito sobre adenosina monofosfato (AMP) cíclico intracelular.
- *Outras substâncias. Inibidores da recaptação de serotonina* podem prejudicar a função das plaquetas reduzindo o conteúdo de serotonina dos grânulos densos das plaquetas.[16] *Ácidos graxos ômega-3* podem romper a membrana fosfolipídica da plaqueta e interferir nas reações da coagulação que normalmente têm lugar na superfície da plaqueta.[17]

Mielodisplasia/Doenças Mieloproliferativas

As plaquetas que são produzidas na mielodisplasia e as doenças mieloproliferativas (leucemia mieloide crônica, trombocitemia essencial, policitemia vera e mielofibrose idiopática) podem mostrar interações anormais receptor-ligante, transdução inefetiva de sinal ou secreção diminuída de conteúdo dos grânulos das plaquetas; em uma minoria dos pacientes estas anormalidades levam a sangramento.[18]

Insuficiência Renal/Uremia

Plaquetas de indivíduos com função renal prejudicada frequentemente mostram anormalidades no teste de agregação. Embora a própria ureia plasmática possa não ser causadora, outros fatores, como VWF disfuncional e níveis aumentados de óxido nítrico e GMP cíclico, podem levar a sangramento clinicamente importante, especialmente gastrointestinal. DDAVP (doses padrão), crioprecipitado, e estrogênios em altas doses (Premarin, 50 mg dose única) foram sugeridos como benéficos em sangramento relacionado com uremia.[19] Uma vez que a presença de números adequados de eritrócitos intravasculares pode facilitar a interação das plaquetas com a parede do vaso, transfusões de eritrócitos ou eritropoetina são recomendadas em pacientes com anemia relacionada com insuficiência renal que estejam sangrando, para manter o hematócrito acima de 30%.[19] Transfusão de plaquetas pode ser benéfica temporariamente se outras medidas falharem e o sangramento persistir. Se uma substância dialisável no plasma urêmico for responsável pelo defeito na função das plaquetas, hemodiálise também pode ser benéfica, ainda que temporariamente.[19]

Bypass Cardíaco

Bypass cardíaco causa defeitos no número e função das plaquetas.[20] À medida que as plaquetas passam através do circuito de oxigenação extracorpóreo, elas fazem contato com as superfícies artificiais do sistema e são ativadas; também são fragmentadas por trauma de deformação. Ambos os fenômenos conduzem à sua remoção acelerada. Após o *bypass*, uma diminuição na contagem de plaquetas, anormalidades na morfologia das plaquetas no esfregaço sanguíneo, e agregação das plaquetas prejudicada *in vitro* são observadas na maioria dos pacientes; mas estes efeitos geralmente persistem por 24 a 48 horas após *bypass*. Transfusão de plaquetas pode ser dada para sangramento grave.

Doenças Hereditárias

Doenças hereditárias da função das plaquetas são raras e produzem graus variados de sangramento tipo distúrbio plaquetário, usualmente começando dentro da primeira década de vida.[11] Doenças da função das plaquetas herdáveis também podem permanecer clinicamente silenciosas até serem desmascaradas por um desafio hemostático importante. Profilaxia antes de procedimentos invasivos ou tratamento de hemorragia importante (Quadro 21.6) geralmente envolve transfusão de plaquetas normais. DDAVP pode ser efetivo em doenças das plaquetas caracterizadas por grânulos densos normais, enquanto fator VIIa recombinante pode ser útil apenas como uma medida adjuntiva à transfusão de plaquetas quando transfusões, isoladamente, foram inefetivas (Quadro 21.6).

Síndrome de Bernard-Soulier

Síndrome de Bernard-Soulier (BSS) compreende uma tríade de plaquetas grandes, trombocitopenia moderada, e um tempo de sangramento prolongado; indivíduos com esta doença têm expressão reduzida ou anormal de glicoproteína Ib/IX das plaquetas (o receptor para VWF) na superfície das suas plaquetas. BSS é herdada de modo autossômico recessivo. Estudos da agregação das plaquetas são normais com todos os agonistas exceto ristocetina. BSS é distinguida de VWD pelo fato de a RIPA reduzido na BSS é corrigido pela adição de plaquetas normais, enquanto na VWD ela é corrigida pela adição de plasma normal (que contém VWF adequado). O diagnóstico pode ser confirmado por citometria de fluxo das plaquetas.

Trombastenia de Glanzmann

Trombastenia de Glanzmann é uma anormalidade qualitativa ou quantitativa herdada recessivamente na expressão de GP IIb/IIIa na superfície das plaquetas.[21] Sem IIb/IIIa funcional adequada para ligar fibrinogênio e VWF (ambos ligam cruzadamente as plaquetas), a agregação de plaquetas está prejudicada de modo importante (Figura 21.2). Pacientes podem-se apresentar com sangramento mucocutâneo na primeira infância. Em pacientes grávidas, a condição é associada à hemorragia materna e fetal, e um terço das mulheres experimentam hemorragia pós-parto primária (até 20 dias após parto).[22] Isoanticorpos contra a integrina plaquetária ausente ou defeituosa podem neutralizar as plaquetas transfundidas em alguns casos, sugerindo um papel do rVIIa como uma medida para poupar plaquetas.[23] O diagnóstico pode ser confirmado por citometria de fluxo das plaquetas.

Doença do Fundo de Armazenamento

Doença dos grânulos de armazenamento (SPD) é caracterizada por anormalidades no número ou conteúdo dos grânulos das plaquetas.[24] Podem estar presentes defeitos nos grânulos alfa, grânulos densos, ou ambos (Quadro 21.4). Agregação das plaquetas ao ADP (Figura 21.2) tipicamente mostra uma onda inicial de agregação, mas os agregados, subsequentemente, dissociam-se em razão da liberação reduzida ou ausente do conteúdo dos grânulos, que reforçam a resposta agregante. A maioria dos pacientes tem um tempo de sangramento prolongado. Resulta uma diátese hemorrágica variável. Mais comumente, os pacientes podem ter *defeitos da liberação* nos quais os grânulos estão presentes, mas a sinalização necessária à liberação de conteúdo dos grânulos é defeituosa.

- *SPD associada a albinismo* ocorre no contexto de doenças caracterizadas por albinismo oculocutâneo, como as síndromes de Hermansky-Pudlak e Chediak-Higashi. Biogênese prejudicada de grânulos densos, lisossomos e melanossomos pode ser responsável pelo número reduzido de grânulos densos nestes pacientes.
- *SPD não associada a albinismo* ocorre em uma variedade de outras condições (síndrome TAR, síndrome de Ehlers-Danlos, síndrome de Wiskott-Aldrich, osteogênese imperfeita). Defeitos nos grânulos densos podem-se relacionar mais com o conteúdo granular que com o número e podem ocorrer em conjunto com anormalidades dos grânulos alfa (SPD alfa-delta).[25] Grânulos densos diminuídos ou vazios podem ser visualizados em microscopia eletrônica.
- *Síndrome das plaquetas cinzentas:* a síndrome de plaquetas cinzentas é uma rara doença hereditária caracterizada por anormalidades dos grânulos alfa das plaquetas, trombocitopenia, e fibrose na medula óssea; consanguinidade é comum. Uma história de toda a vida de sangramento mucocutâneo brando a moderado geralmente é obtida. Revisão do esfregaço sanguíneo, frequentemente, mostra plaquetas agranulares que se mostram "cinzentas" à coloração de Wright devido a uma falta de grânulos azurofílicos. Em contraste com a deficiência de grânulos densos, a agregação das plaquetas com epinefrina, ADP e ácido araquidônico frequentemente é normal, enquanto trombina e colágeno produzem resultados variáveis. O diagnóstico é confirmado com microscopia eletrônica.
- *Doença das plaquetas de Quebec:*[26] a doença das plaquetas de Quebec é uma doença extremamente rara que é caracterizada por conteúdo anormal dos grânulos alfa e trombocitopenia branda, levando a uma diátese hemorrágica moderada. O sangramento não responde à transfusão de plaquetas. Ativador do plasminogênio tipo uroquinase intraplaquetário aumentado resulta de uma duplicação sequencial do gene PLAU.

Síndrome de Scott

Síndrome de Scott é uma doença extremamente rara caracterizada por sangramento espontâneo provocado por defeito na scramblase, que é necessária à expressão adequada de fosfatidilserina na lâmina externa da membrana das plaquetas e ligação normal de fatores da coagulação.[27] Os pacientes podem mostrar uma mutação de perda de função em TMEM16F.[28]

Doenças Congênitas da Transdução de Sinal

Estas incluem defeitos nas interações receptor-agonista, ativação de proteína G, atividade enzimática das plaquetas, e fosforilação de proteínas de sinalização.[12]

Defeitos Isolados Laboratório-Específicos

Indivíduos com hemostasia fenotipicamente normal às vezes demonstram agregação reduzida ou (menos frequentemente) ausente a um ou mais agonistas na testagem de agregação plaquetária. Estas anormalidades, que podem ser geneticamente determinadas, provavelmente refletem diferenças interindividuais na reatividade das plaquetas a certos ligantes e não indicam, necessariamente, um risco aumentado de hemorragia espontânea ou induzida por trauma, a menos que uma tendência a sangrar tenha sido previamente demonstrada.

Outras Condições

A *anomalia de May-Hegglin*[29] se caracteriza por trombocitopenia branda a moderada, plaquetas grandes, e inclusões azurofílicas leucocitárias características (corpos de Dohle). Embora o grande tamanho das plaquetas signifique uma anormalidade qualitativa, os pacientes, em geral, não sangram excessivamente e os estudos de agregação são normais. Uma doença autossômica dominante hereditária, ela é uma manifestação de cadeia pesada IIA da miosina não muscular mutada, a qual foi implicada nas doenças correlatas síndrome de Sebastian, síndrome de Fechtner e síndrome de Epstein; estas apresentam graus variados de perda auditiva neurossensorial, nefrite, cataratas e inclusões nos leucócitos. Eltrombopag foi usado em alguns pacientes com trombocitopenia grave, com uma resultante diminuição nas manifestações hemorrágicas.[30]

Referências

1. Levi M. Disseminated intravascular coagulation: a disease-specific approach. *Semin Thromb Hemost.* 2010;36(4):363-365.
2. Levi M, Schultz M, van der Poll T. Disseminated intravascular coagulation in infectious disease. *Semin Thromb Hemost.* 2010;36(4):367-377.
3. Thachil J, Toh CH, Levi M, Watson HG. The withdrawal of Activated Protein C from the use in patients with severe sepsis and DIC [Amendment to the BCSH guideline on disseminated intravascular coagulation]. *Br J Haematol.* 2012;157(4):493-494.
4. Wiedermann CJ, Kaneider NC. A systematic review of antithrombin concentrate use in patients with disseminated intravascular coagulation of severe sepsis. *Blood Coagul Fibrinolysis.* 2006;17(7):521-526.
5. Stenczer B, Molvarec A, Szabo G, et al. Circulating levels of thrombospondin-1 are decreased in HELLP syndrome. *Thromb Res.* 2012;129(4):470-473.
6. Chang H, Kuo MC, Shih LY, et al. Clinical bleeding events and laboratory coagulation profiles in acute promyelocytic leukemia. *Eur J Haematol.* 2012;88(4):321-328.
7. Streiff MB. The National Comprehensive Cancer Center Network (NCCN) guidelines on the management of venous thromboembolism in cancer patients. *Thromb Res.* 2010;125(suppl 2):S128-133.
8. Favaloro EJ. Diagnosis and classification of von Willebrand disease: a review of the differential utility of various functional von Willebrand factor assays. *Blood Coagul Fibrinolysis.* 2011;22(7):553-564.
9. Nichols WL, Hultin MB, James AH, et al. von Willebrand disease (VWD): evidence-based diagnosis and management guidelines, the National Heart, Lung, and Blood Institute (NHLBI) Expert Panel report (USA). *Haemophilia.* 2008;14(2):171-232.
10. James AH, Kouides PA, Abdul-Kadir R, et al. Von Willebrand disease and other bleeding disorders in women: consensus on diagnosis and management from an international expert panel. *Am J Obstet Gynecol.* 2009;201(1):12 e11-18.
11. Lambert MP. What to do when you suspect an inherited platelet disorder. *Hematology Am Soc Hematol Educ Program.* 2011;2011:377-383.
12. Rao AK, Gabbeta J. Congenital disorders of platelet signal transduction. *Arterioscler Thromb Vasc Biol.* 2000;20(2):285-289.
13. Crescente M, Di Castelnuovo A, Iacoviello L, Vermylen J, Cerletti C, de Gaetano G. Response variability to aspirin as assessed by the platelet function analyzer (PFA)-100. A systematic review. *Thromb Haemost.* 2008;99(1):14-26.
14. Hayward CP, Harrison P, Cattaneo M, Ortel TL, Rao AK. Platelet function analyzer (PFA)-100 closure time in the evaluation of platelet disorders and platelet function. *J Thromb Haemost.* 2006;4(2):312-319.
15. Zakarija A, Kwaan HC, Moake JL, et al. Ticlopidine- and clopidogrel-associated thrombotic thrombocytopenic purpura (TTP): review of clinical, laboratory, epidemiological, and pharmacovigilance findings (1989-2008). *Kidney Int Suppl.* 2009;(112):S20-24.
16. Meijer WE, Heerdink ER, Nolen WA, Herings RM, Leufkens HG, Egberts AC. Association of risk of abnormal bleeding with degree of serotonin reuptake inhibition by antidepressants. *Arch Intern Med.* 2004;164(21):2367-2370.
17. Cohen MG, Rossi JS, Garbarino J, et al. Insights into the inhibition of platelet activation by omega-3 polyunsaturated fatty acids: beyond aspirin and clopidogrel. *Thromb Res.* 2011;128(4):335-340.
18. Vladareanu AM, Vasilache V, Bumbea H, Onisai M. Platelet dysfunction in acute leukemias and myelodysplastic syndromes. *Rom J Intern Med.* 2011;49(1):93-96.
19. Hedges SJ, Dehoney SB, Hooper JS, Amanzadeh J, Busti AJ. Evidence-based treatment recommendations for uremic bleeding. *Nat Clin Pract Nephrol.* 2007;3(3):138-153.
20. Flaujac C, Pouard P, Boutouyrie P, Emmerich J, Bachelot-Loza C, Lasne D. Platelet dysfunction after normothermic cardiopulmonary bypass in children: effect of high-dose aprotinin. *Thromb Haemost.* 2007;98(2):385-391.

21. Nurden AT, Fiore M, Nurden P, Pillois X. Glanzmann thrombasthenia: a review of ITGA2B and ITGB3 defects with emphasis on variants, phenotypic variability, and mouse models. *Blood.* 2011;118(23):5996-6005.
22. Siddiq S, Clark A, Mumford A. A systematic review of the management and outcomes of pregnancy in Glanzmann thrombasthenia. *Haemophilia.* 2011;17(5):e858-869.
23. Fiore M, Firah N, Pillois X, Nurden P, Heilig R, Nurden AT. Natural history of platelet antibody formation against alphaIIbbeta3 in a French cohort of Glanzmann thrombasthenia patients. *Haemophilia.* 2012;18(3):201-209.
24. Sandrock K, Zieger B. Current strategies in diagnosis of inherited storage pool defects. *Transfus Med Hemother.* 2010;37(5):248-258.
25. White JG, Keel S, Reyes M, Burris SM. Alpha-delta platelet storage pool deficiency in three generations. *Platelets.* 2007;18(1):1-10.
26. Paterson AD, Rommens JM, Bharaj B, et al. Persons with Quebec platelet disorder have a tandem duplication of PLAU, the urokinase plasminogen activator gene. *Blood.* 2010;115(6):1264-1266.
27. Flores-Nascimento MC, Orsi FL, Yokoyama AP, et al. Diagnosis of Scott syndrome in patient with bleeding disorder of unknown cause. *Blood Coagul Fibrinolysis.* 2012;23(1):75-77.
28. Lhermusier T, Chap H, Payrastre B. Platelet membrane phospholipid asymmetry: from the characterization of a scramblase activity to the identification of an essential protein mutated in Scott syndrome. *J Thromb Haemost.* 2011;9(10):1883-1891.
29. Filanovsky K, Shvidel L, Vorst E, Berrebi A, Shtalrid M. The May-Hegglin anomaly. *Eur J Haematol.* 2009;83(4):390.
30. Pecci A, Gresele P, Klersy C, et al. Eltrombopag for the treatment of the inherited thrombocytopenia deriving from MYH9 mutations. *Blood.* 2010;116(26):5832-5837.

22

Tromboembolismo Venoso

Elisabet E. Manasanch ▪ Jay N. Lozier

Tromboembolismo venoso (VTE) é um problema importante de saúde nos Estados Unidos com mais de 900.000 casos estimados anualmente.[1] A incidência anual média é 117 casos por 100.000 da população, com taxas mais altas em mulheres em idade reprodutiva, homens acima de 45 anos de idade, e nos idosos (em que as taxas são até 5 vezes mais altas). Embolia pulmonar (PE) ocorre com cerca de 60% da frequência da trombose venosa profunda (DVT) e tem uma alta mortalidade; a incidência pode ser mais alta, uma vez que o diagnóstico é frequentemente despercebido em pacientes hospitalizados.[2,3] Hipertensão pulmonar induzida por VTE crônica é uma complicação tardia da PE em 1 a 4% dos casos após 4 anos de acompanhamento, com todos os casos ocorrendo antes de 2 anos.[4,5] A maioria dos casos de DVT ocorre nas extremidades inferiores, mas quase qualquer leito vascular venoso pode ser comprometido. DVTs de extremidade superior representam 1 a 5% do total e são, geralmente, associadas a aparelhos de acesso venoso central de longa permanência, trombofilia e/ou câncer.[6] Quando DVTs de extremidade superior ocorrem, o potencial de embolização pulmonar subsequente é estimado em tão elevado quanto 36% em algumas séries,[7] embora embolia pulmonar fatal seja menos comum que com DVT das extremidades inferiores.

▪ TROMBOSE VENOSA PROFUNDA E EMBOLIA PULMONAR

DVT da extremidade é, frequentemente, a precursora de PE, embora ambas possam se tornar sintomáticas ao mesmo tempo, e é possível que PE possa ocorrer sem DVT sintomática, em razão de embolia completa do trombo nascente, antes que ocorra oclusão completa da veia. Uma série de autópsia indica que um número substancial de pacientes com PE não tem evidência patológica de DVT.[8] Os sinais e sintomas de DVT e PE estão listados no Quadro 22.1.[7,9]

A síndrome pós-trombótica (PTS) é uma complicação importante de DVT. Ela é causada por hipertensão venosa por obstrução do fluxo de saída e lesão valvular, e varia desde edema brando com pouco desconforto até edema incapacitante do membro com dor e ulceração. A gravidade da PTS pode ser avaliada usando-se a escala de Villalta,[10] a qual é baseada nas taxas cumulativas de sinais e sintomas característicos da síndrome (Quadro 22.2).

A incidência relatada de PTS após um episódio agudo de DVT foi descrita na faixa de 23 a 60%:[11] PTS grave, incapacitante com necrose de pele e ulceração é vista muito menos comumente, talvez em < 10% dos casos, enquanto sintomas brandos provavelmente são experimentados na maioria dos casos de DVT. Surpreendentemente, extremidades contralaterais podem também desenvolver manifestações pós-trombóticas sem evidência prévia de DVT franca;[11] talvez obstrução oculta da veia cava inferior (IVC) possa ser a causa. Meias de compressão graduada de tamanho ajustado (tipicamente pressão de 20-40 mmHg) devem ser aplicadas logo depois do diagnóstico de DVT para evitar dilatação aguda que pode resultar em dano permanente às válvulas. Se houver má circulação na perna devido a obstrução completa do efluxo venoso, meias de compressão devem ser usadas cautelosamente ou restringidas se a compressão aumentada ameaçar parar por completo o fluxo sanguíneo. Após terapia definitiva (trombólise ou extração mecânica de coágulo) e o fluxo sanguíneo estar restaurado em alguma extensão, meias de compressão podem ser novamente consideradas para mitigar sintomas agudos e eventual PTS. Uma meia de compressão de tamanho certo pode reduzir a taxa de PTS em cerca de 50%.[12] Meias de com-

Quadro 22.1 Sinais e Sintomas de Tromboembolismo Venoso

Sinal/Sintoma	Ocorrência (%)
Trombose Venosa Profunda	
Edema de panturrilha ou perna	88
Dor espontânea	56
Dor à palpação	55
Eritema	34
Sinal de Homan	13
Cordão palpável	6
Embolia Pulmonar	
Dispneia	77
Taquipneia	70
Taquicardia	43
Hipóxia/cianose	18
Hemoptise	13
Síncope	10
Hipotensão	10

pressão não substituem a anticoagulação adequada, mas são adjuntos úteis aos programas de reabilitação à base de exercícios. Meias que não sejam justas para fornecer 20 a 40 mmHg de compressão não conferem benefícios equivalentes às meias ajustadas. Uma meia mal escolhida pode na realidade ser deletéria, por exemplo, quando as partes superiores da meia se enrolam para baixo e formam um "torniquete" frouxo e, desse modo, prejudicam o fluxo sanguíneo de retorno da perna. Infelizmente, meias de compressão ou mangas para DVTs de extremidade superior não provaram ser tão benéficas, talvez devido às menores pressões hidrostáticas envolvidas com a extremidade superior.

DVT distal é definida como trombo encontrado abaixo da trifurcação da veia poplítea, e ocorre mais comumente (71% das vezes) na veia fibular.[13] O risco de PE é quase desprezível, quer tratada

Quadro 22.2 Escala de Villalta para Avaliação de Síndrome Pós-Trombótica (PTS)

Sintomas
Dor
Cãibras
Peso
Parestesia
Prurido
Sinais Clínicos
Edema
Dilatação/ectasia venosa
Hiperpigmentação
Eritema
Lipodermatosclerose (enduração da pele)
Dor durante compressão da panturrilha

Características de PTS. Escore é fundamentado na graduação cumulativa dos sinais e sintomas, com cada um avaliado a 0 (ausente), 1 (brando), 2 (moderado), 3 (grave). Escore total: 0-4, ausência de PTS; 5-14, PTS branda a moderada; ≥ 15 ou presença de uma úlcera venosa, PTS grave.

com anticoagulação ou não; propagação a outras veias da panturrilha distal ocorre em cerca da metade de todos os pacientes, e propagação a uma veia profunda mais proximal é vista em ~5% dos pacientes.[13,14] A lise da DVT isolada de panturrilha tipicamente ocorre dentro de 3 meses.[13] O risco da anticoagulação nestas circunstâncias (0-6% de sangramento) é, aproximadamente, igual aos benefícios realizados (menos propagação), de modo que permanece controvertido se anticoagulação é necessária. Uma revisão sistemática recente sugere que anticoagulação ou imageamento seriado com métodos não invasivos podem ser estratégias igualmente válidas.[15] PTS ocorre em ~5% dos pacientes a longo prazo, mas não é caracterizado por alterações graves como ulceração da pele.[15]

IMAGEAMENTO DE TROMBOSE VENOSA PROFUNDA

Venografia permanece o padrão para imageamento diagnóstico de DVT, mas é usado menos comumente do que ultrassonografia, uma vez que é um procedimento invasivo que usa um de radiocontraste e exige um operador experiente para efetuar a injeção. Além disso, há necessidade de trazer o paciente para uma suíte de fluoroscopia, o que pode não ser exequível no paciente doente agudo em uma unidade de terapia intensiva com outras comorbidades. Em contraste, ultrassonografia é não invasiva, portátil, e não usa contraste ao qual o paciente pode ser alérgico. Instrumentos de ultrassom Doppler são tipicamente portáteis e podem ser trazidos à beira do leito, mesmo dos pacientes mais agudamente enfermos. Venografia retém uma vantagem para diagnóstico de pequenas DVTs distais que não são bem imageadas por exame com ultrassom, bem como para trombose da veia cava ou veias ilíacas da pelve que não são acessíveis ao exame com ultrassom porque são obscurecidas pelo gás intestinal. Venografia também pode ser útil em casos em que o ultrassom não é exequível ou precisa ser feito um diagnóstico inequívoco de DVT. Ultrassonografia é consideravelmente mais sensível para detecção de DVT proximal do que para DVT distal.

A sensibilidade do ultrassom de compressão com imageamento venoso varia de 89 a 96% quando DVT é diagnosticada por uma combinação de visualização direta de um trombo oclusivo e incompressibilidade de uma veia. A especificidade deste achado para DVT varia de 94 a 99%, mas, infelizmente, a sensibilidade pode ser substancialmente diminuída (47-62%) em pacientes com DVT assintomática.[16] Testagem com ultrassom seriado (que tem pouco risco para o paciente ao contrário da venografia) melhora a sensibilidade, uma vez que DVT distal previamente não diagnosticada pode-se declarar por propagação proximal. Além disso, um ultrassom é capaz de diagnosticar precisamente certas condições que ocasionalmente imitam DVT, como cisto de Baker. Pletismografia de impedância pode ser útil para diferenciar entre uma DVT nova ou recorrente, especialmente se a DVT precedente não tiver se resolvido.

A venografia por ressonância magnética (MRV) e por tomografia computadorizada (CTV) podem diagnosticar DVT de uma maneira não invasiva. Estudos prospectivos comparando CTV com ultrassom venoso para diagnóstico de DVT relataram taxas de sensibilidade de 100% e especificidade de 96 a 100%.[17,18] CTV pode ser facilmente combinada à angiografia por tomografia computadorizada em pacientes suspeitos de ter PE. Entretanto, ela sempre requer a administração de contraste IV. Um estudo prospectivo cego relatou sensibilidade de > 94% e especificidade de > 90% para o diagnóstico de DVT usando imageamento de trombo direto com MRV sem contraste.[19] Uma vantagem importante da CTV e MRV é que podem ser imageadas as veias abdominais profundas, pélvicas e da panturrilha. Além disso, MRV pode ser usada com sucesso evitando contraste e seus riscos (como fibrose sistêmica associada a gadolínio em pacientes com doença renal crônica[20,21]). Desvantagens importantes incluem custo, disponibilidade, leitura especializada, e possível necessidade de contraste IV quando comparada com técnicas de ultrassom.

DIAGNÓSTICO DE EMBOLIA PULMONAR: ECOCARDIOGRAFIA, ELETROCARDIOGRAFIA E RAIOS X

PE é considerada como sendo a consequência de um coágulo se destacar de uma DVT de extremidade inferior. Embolização de DVT de extremidade superior é menos comum, mas o uso cada vez maior de aparelhos de acesso venoso central para quimioterapia de câncer ou outro tratamento parenteral de longa duração pode aumentar sua frequência. Menos comumente, PE pode-se originar na IVC (particularmente em associação a carcinoma de células renais) ou do ventrículo direito do coração a partir de um trombo mural. Há evidência intrigante do estudo de pacientes de trauma agudo[8] de que "embolia" pode ser vista sem DVT concomitante, levantando a possibilidade de que alguns êmbolos pulmonares possam na realidade ser trombose pulmonar *in situ*. Independentemente do mecanismo, as abordagens por imagem para diagnosticar embolia pulmonar incluem angiografia pulmonar (o padrão), angiografia por CT, cintigrafia de ventilação/perfusão, e mais recentemente MRI. Confirmação ecocardiográfica de hipertensão ventricular direita pode ajudar na decisão sobre trombólise com insuficiência cardíaca direita. Ecocardiografia e CT helicoidal têm baixa sensibilidade para PE localizada nos vasos pulmonares periféricos. Em casos graves os achados de radiografia de tórax podem incluir uma giba de Hampton (uma opacidade em forma de cunha com ápice apontando para o hilo) ou uma escassez focal de perfusão de vasos sanguíneos. Achados complementares em radiografia de tórax, ECG e ecocardiografias sugestivos de PE estão listados no Quadro 22.3.

■ DIAGNÓSTICO LABORATORIAL DE TROMBOEMBOLISMO VENOSO

O D-dímero é um ensaio quantitativo com boa reprodutibilidade que, frequentemente, é automatizado e pode ser usado como um adjunto a estudos de imagem para excluir a presença de PE ou DVT.[22-24] Quando um trombo é degradado pela plasmina, D-dímeros e outros produtos de degradação da fibrina são formados a partir de cadeias ligadas transversalmente do coágulo de fibrina — como tais, eles são marcadores do *turnover* de fibrina. O uso de D-dímero é preferível aos produtos de degradação de fibrina semiquantitativos que são medidos por métodos de aglutinação de látex em diluições variáveis do plasma do paciente. Se um paciente tiver uma baixa probabilidade pré-teste de VTE e o sensível teste ELISA para D-dímeros for negativo, como questão prática VTE pode ser excluído. A baixa especificidade para VTE exige que testagem diagnóstica adicional seja realizada no caso de um D-dímero elevado para elucidar sua etiologia. Muitas outras condições podem causar elevação do D-dímero, incluindo câncer, gravidez, sepse, crise falciforme, infarto agudo do miocárdio, ressuscitação cardiopulmonar, sangramento excessivo, trauma e cirurgia recente. Medição de D-dímeros também pode guiar a duração da anticoagulação para VTE, uma vez que o curso ótimo de terapia para esses pacientes não foi estabelecido.[25]

O estudo PROLONG indicou que pacientes com D-dímeros positivos 1 mês depois de completar pelo menos 3 meses de anticoagulação com antagonistas da vitamina K (VKAs) para VTE idiopática tinham um risco significativamente mais alto de VTE recorrente, que foi mitigado pela anticoagulação

Quadro 22.3 Achados Diagnósticos Complementares de Embolia Pulmonar

Radiografia de Tórax
Giba de Hampton
Escassez focal de perfusão de vasos sanguíneos (sinal de Westermark)
Artéria pulmonar dilatada proximal ao trombo
Atelectasia
Derrame pleural
Diafragma elevado
Eletrocardiografia
Novo bloqueio de ramo direito
Padrão S1Q3T3 (sinal de *cor pulmonale* agudo)
Arritmias supraventriculares
Ecocardiografia
Dilatação ventricular direita, muitas vezes com hipocinesia miocárdica
Dilatação da artéria pulmonar
Trombos murais ventriculares direitos
Regurgitação tricúspide
Perda do colapso inspiratório da veia cava inferior

prolongada. Pacientes com D-dímeros anormais que não retomaram anticoagulação sofreram uma incidência de 15% de retrombose durante o período de observação de 18 meses, em comparação com 2,9% se anticoagulação foi reiniciada.[26] O risco ajustado comparando os índices de recorrência foi 4,26 (IC 95% 1,23-14,6, $p = 0,02$). Um estudo de acompanhamento, o PROLONG II, avaliou a utilidade da testagem repetida de D-dímero em pacientes com um primeiro episódio não provocado de VTE com D-dímero normal 1 mês após parar VKAs. D-dímero foi testado no início do estudo e cada 2 meses após, com um período de acompanhamento de 13 meses; 14% dos pacientes com um D-dímero inicialmente negativo tiveram um teste positivo no mês 3 de avaliação. Além disso, o D-dímero se tornou anormal em cada ponto no tempo subsequente em cerca de 10-15% dos pacientes até 9 meses de acompanhamento, tempo em que ele diminuiu para 8-10%. Um D-dímero anormal na primeira medição ou no dia 30 geralmente permaneceu anormal durante o tempo na maioria dos casos, e este padrão foi associado a um risco aumentado de retrombose. A taxa de recorrência dos pacientes com um D-dímero anormal aos 3 meses foi 22,6% (IC 95% 10-41%) comparada com 4,6% (IC 95% 2-9%) se D-dímero foi normal ($p = 0,003$).[27] Repetição da testagem de D-dímero pode ajudar a identificar o subgrupo de pacientes em risco mais baixo de recorrência, em que anticoagulação poderia ser suspensa. Um estudo prospectivo multicêntrico (DULCIS, http://clinicaltrials.gov:NCT00954395) está, atualmente, em andamento para esclarecer esta questão.

■ TROMBOSE VENOSA PROFUNDA EM LOCAIS OUTROS QUE NÃO AS VEIAS DISTAIS DAS EXTREMIDADES INFERIORES

À parte apresentações típicas envolvendo as extremidades inferiores, DVT pode ocorrer em outros locais como veias das extremidades superiores (particularmente em conjunção com cateteres venosos centrais comumente usados em pacientes com câncer para quimioterapia), ou nas veias do tórax ou abdome. DVTs de extremidades superiores bilaterais são incomuns e devem provocar uma pesquisa de malignidade. Os efeitos de DVT nestes locais podem ser devastadores, mesmo na ausência de PE. DVT perioperatória das veias esplâncnicas é comum, ocorrendo, mais frequentemente, em procedimentos laparoscópicos que com abertos. DVT não provocada dos vasos esplâncnicos deve provocar uma busca de anormalidades subjacentes da hemostasia, como deficiência de proteínas anticoagulantes, câncer não diagnosticado, doenças hematológicas como doenças mieloproliferativas (MPD), ou hemoglobinúria paroxística noturna (PNH).

Trombose da veia porta pode ocorrer comumente como complicação de procedimentos cirúrgicos, especialmente esplenectomia, ou durante gravidez, ou com peritonite. Em casos que não são associados a um fator precipitante, podem ser encontrados anticorpos antifosfolipídicos, deficiência de proteína C, proteína S, ou (menos comumente) antitrombina III; o fator V Leiden e polimorfismos do gene 20210 da protrombina também podem ser vistos em pacientes a frequências maiores que na população geral (como é verdadeiro em qualquer grupo de pacientes com trombose patológica). Mutação pontual V617F clonal no gene da tirosina quinase *Janus* 2 quinase (KAK2V617F) ocorre em uma grande proporção da MPD (particularmente policitemia rubra vera), e é encontrada em 45% da BCS e 34% da trombose da veia porta. O Quadro 22.4 indica a prevalência de vários estados protrombóticos em pacientes com trombose de veia porta ou hepática.[28-30]

As opções de tratamento para trombose de veia esplâncnica incluem anticoagulação, trombólise, e nos casos mais extremos, consideração deve ser dada o transplante ortotópica de fígado naqueles com insuficiência hepática. Além disso, redução aguda da massa de eritrócitos e/ou da contagem de plaquetas pode ser benéfica se a trombose da veia esplâncnica for causada por policitemia vera (PV) ou trombocitemia essencial.

■ ESTADOS TROMBOFÍLICOS ADQUIRIDOS

Trombocitopenia Induzida pela Heparina e Trombocitopenia Induzida pela Heparina com Trombose

Trombocitopenia induzida pela heparina (HIT) é um estado protrombótico causado por reação à heparina não fracionada (UFH) e menos comumente à heparina de baixo peso molecular (LMWH), que

Quadro 22.4 Prevalência de Estados Protrombóticos na Trombose da Veia Porta ou Veia Hepática

	Trombose da Veia Porta (%)	Trombose da Veia Hepática Síndrome de Budd-Chiari (BCS) (%)
Anticorpos antifosfolipídicos ou anticoagulante lúpico	11	5-19
Deficiência de proteína C	0-7	9-20
Deficiência de proteína S	2-30	0
Antitrombina	1-5	0
FV Leiden	3-13	22-26
Protrombina 20210	3-35	5-6
Doença mieloprolifertiva (PV, ET)	17-22	28-31
Mutação MTHFR C677T	4-45	0

ET, trombocitemia essencial; PV, policitemia vera.

também pode exacerbar HIT em razão da reatividade cruzada com UFH. Mesmo pequenas exposições a UFH, incluindo irrigação de linhas intravenosas, podem precipitar HIT e mesmo trombose, em pacientes com anticorpos. Anticorpos da classe IgG são formados e produzem uma forte ativação das plaquetas através dos seus receptores FcγIIa. Eles reconhecem grandes complexos multimoleculares de fator plaquetário 4 ligado à heparina (PF4/H), embora apenas cerca de 10% de todos os anticorpos anti-PF4/H tenham propriedades ativadoras das plaquetas.[31] Esta ativação promove trombose *in vivo* tanto em locais venosos quanto arteriais. HIT é uma "síndrome clinicopatológica" que exige, ao mesmo tempo, um quadro clínico compatível e resultados positivos de testes laboratoriais. Em geral, as contagens de plaquetas começam a diminuir 5 a 9 dias após o início da heparina. Trombocitopenia e trombose podem ocorrer mais cedo em pacientes preparados por administração de heparina nos 100 dias antecedentes. Sistemas de escore clínico foram implementados para avaliar a probabilidade pré-teste de HIT: 4Ts[32] e mais recentemente o escore HIT Expert Probability (HEP)[33] (Quadros 22.5 e 22.6).

Quadro 22.5 Predição Pré-Teste de Trombocitopenia Induzida pela Heparina

Categoria 4Ts	2 Pontos	1 Ponto	0 Ponto
Trombocitopenia	Queda da contagem de plaquetas > 50% da basal E nadir das plaquetas ≥ 20 × 10⁹/L	Queda da contagem de plaquetas 30 a 50% da basal OU nadir das plaquetas 10-19 × 10⁹/L	Queda das plaquetas < 30% da basal OU nadir das plaquetas < 10 × 10⁹/L
Tempo de queda da contagem de plaquetas	Início claro 5-10 d OU queda das plaquetas ≤ 1 d com exposição à heparina dentro dos 30 dias precedentes	Queda nas plaquetas entre 5 e 10 d mas cronologia não é clara devido a contagens de plaquetas faltando OU início após dia 10 de exposição à heparina OU queda nas plaquetas (PLT) ≤ 1 d com exposição prévia à heparina entre 30 e 100 dias atrás	Queda da contagem de plaquetas < 4 d sem exposição recente à heparina
Trombose	Trombose nova, necrose de pele, ou reação sistêmica aguda após exposição à heparina não fracionada	Trombose, ou trombose não confirmada, mas clinicamente suspeitada	Ausência de trombose, ou trombose antes da exposição à heparina
Ou**t**ras causas de trombocitopenia	Nenhuma aparente	Possíveis outras causas	Prováveis outras causas

Baixo escore ≤ 3; escore intermediário ≤ 5; escore alto ≤ 8.

Quadro 22.6 Escore de Probabilidade do Painel de Peritos para Trombose Induzida pela Heparina	
Características Clínicas	**Pontos**
Magnitude da Diminuição das Plaquetas	
< 30%	−1
30-50%	1
> 50%	3
Cronologia da Diminuição após Exposição à Heparina	
< 4 d	−2
4 d	2
5-10 d	3
11-14 d	2
> 14 d	−1
Nadir da Contagem de Plaquetas	
≤ 20.000/μL	−2
> 20.000/μL	2
Trombose	
Novo tromboembolismo venoso (VTE)/trombose arterial (ATE) > 4 d após heparina	3
Progressão de VTE/ATE sob heparina	2
Necrose de pele	3
Reação sistêmica aguda	2
Sangramento	−1
Outras Causas	
Trombocitopenia crônica	−1
Medicação	−2
Infecção grave	−2
Coagulação intravascular disseminada (DIC) grave	−2
Cateter arterial de demora	−2
Bypass cardiopulmonar dentro de 96 h	−1
Nenhuma outra causa aparente	3

Um escore de 2 é 100% sensível, mas apenas 60% específico para trombocitopenia induzida por heparina (HIT). Um escore de 5 é 86% sensível e 88% específico para HIT.

Baixos escores, geralmente, indicam uma probabilidade inferior a 2% de ter um ensaio de ativação de plaquetas positivo. Dois tipos de ensaios são usados para estabelecer o diagnóstico: imunoensaios enzimáticos, como um ELISA que detecta anticorpos PF4-heparina, e ensaios de ativação/agregação de plaquetas que detectam agregação espontânea de plaquetas induzida pela adição de heparina ao plasma rico em plaquetas do paciente. A sensibilidade dos ensaios de agregação das plaquetas pode ser aumentada quando as plaquetas do paciente são "carregadas" com serotonina radioativa; a liberação de serotonina das plaquetas é detectada como um marcador de ativação das plaquetas *in vitro*, depois da adição de heparina. O teste mais sensível é o ensaio de agregação de plaquetas carregadas com serotinina. Resultados falso-positivos são comuns com o teste ELISA, e sua especificidade varia dependendo da probabilidade clínica pré-teste. Um resultado negativo geralmente exclui HIT.

Duas classes diferentes de anticoagulantes são usadas para o tratamento da HIT na presença ou ausência de trombose: inibidores diretos da trombina, lepirudina, bivalirudina e argatroban, que estão aprovados nos Estados Unidos para o tratamento de HIT, e o inibidor do fator Xa fondaparinux, que está, atualmente, aprovado para profilaxia e tratamento de DVT, mas tem evidência crescendo na literatura de ser um tratamento efetivo para HIT.[34] Fondaparinux liga-se a anticorpos anti-PF4, mas não ativa plaquetas, diferentemente das preparações tradicionais como enoxaparina, dalteparina e tinzaparina, que reagem, cruzadamente, com os anticorpos PF4-heparina e podem ativar plaquetas. Fondaparinux liga-se irreversivelmente ao fator Xa e tem uma longa meia-vida ativa (17 horas), o que pode prevenir hipercoagulabilidade de rebote, mas não pode ser facilmente revertido se houver sangramento. A posologia necessita ser ajustada para função renal comprometida. Lepirudina e argatroban necessitam de infusões contínuas intravenosas devido às suas meias-vidas curtas (< 2 horas), e necessitam de monitoramento com PTT. Anticoagulante lúpicos (LAC) e/ou altos níveis de fator VIII podem resultar em tempos de coagulação prolongados ou encurtados, respectivamente, desse modo complicando o monitoramento. Algoritmos existem para infusões de argatroban sem monitoramento quando LAC interfere no monitoramento.[35] Níveis de argatroban ou outros inibidores diretos da trombina podem ser monitorados mais diretamente pelo uso do tempo de coagulação de ecarina; ecarina é um veneno de cobra que converte fibrinogênio em fibrina mas não é influenciado por LAC ou níveis de fator VIII.[36] Lepirudina é antigênica, e a formação de anticorpo resulta em anticoagulação excessiva. Lepirudina é contraindicada na presença de insuficiência renal. Bivalirudina (aprovada em HIT especificamente para pacientes submetendo-se a intervenção coronariana percutânea) e argatroban são ambos excretados pelo fígado, não antigênicos, e de curta ação, e ele devem ser usados cautelosamente em pacientes com doença hepática. Início de varfarina deve ser adiado pelo menos até que a contagem de plaquetas esteja acima de 150.000/μL, uma vez que uso de varfarina durante HIT aguda constitui um risco importante para gangrena de membro de origem venosa, talvez com base em depleção rápida de proteína C, um proteína anticoagulante dependente de vitamina com meia-vida curta (6-7 horas).

Síndrome Nefrótica

Pacientes com síndrome nefrótica estão em risco mais alto de VTE, tromboembolismo arterial (ATE), e trombose da veia renal do que a população geral [incidência anual, 9,85% (VTE) e 5,52% (ATE)].[37] Glomerulonefrite membranosa confere o mais alto risco de VTE. A hipercoagulabilidade parece ser decorrente de alterações nos níveis plasmáticos de proteínas envolvidas na coagulação e fibrinólise. As proteínas anticoagulantes antitrombina III e proteína S são perdidas na urina, talvez em razão de seu tamanho relativamente pequeno em comparação com os fatores procoagulantes V, VIII, de von Willebrand e fibrinogênio, que podem ser retidos pelo rim.[38] Além disso, fibrinogênio, fator VIII e fator de von Willebrand são reagentes de fase aguda, e seus níveis podem ser aumentados por inflamação.[39] O uso rotineiro de anticoagulação profilática em pacientes com síndrome nefrótica não foi estabelecido por experiências randomizadas, mas alguns peritos advogam isto quando fatores de risco adicionais como glomerulonefrite membranosa ou a síndrome antifosfolipídica estão presentes. LMWH precisa ser usada com extrema precaução em pacientes com insuficiência renal em adição à síndrome nefrótica.

Síndrome de Anticorpo Antifosfolipídico

Anticorpos antifosfolipídicos (APA) podem ser associados à trombose com base em vários mecanismos,[40] sumariados no Quadro 22.7. Anticorpos anticardiolipinas são APA associados a infecções como sífilis, mas estes são transitórios e geralmente não associados à trombose.

Testes para APA incluem ensaios específicos para quantificar níveis diretamente por ELISA ou indiretamente através da detecção de anticorpos anti-β_2-GPI. Os APA que prolongam ensaios da coagulação dependentes de fosfolipídio (principalmente o aPTT) são designados como LAC. Outros ensaios

Quadro 22.7 Mecanismos de Trombose Associada a Anticorpos Antifosfolipídicos (APA)
Ligação de APA ao complexo β_2-glicoproteína I (β_2-GPI)/fosfolipídio exposto na superfície de células endoteliais lesionadas ou ativadas e monócitos
Superprodução de fator tecidual por monócitos e células endoteliais
Ativação de plaquetas que aumenta a expressão de glicoproteína IIb/IIIa e síntese de tromboxano A_2
Interação com proteínas reguladoras como anexina V, protrombina, fator X, proteína C e plasmina

menos comumente usados que são afetados por LAC incluem o tempo de veneno de víbora de Russell diluído (DRVVT), o teste de protrombina diluído ou o de inibição da tromboplastina tecidual (TTI), e o tempo de coagulação de caulim (KCT). Testes confirmatórios para LAC são efetuados adicionando-se uma fonte de fosfolipídios a uma reação de coagulação que está prolongada pelo anticoagulante lúpico para ver se o tempo de coagulação anormal é corrigido. Fosfolipídios podem incluir plaquetas (no procedimento de neutralização de plaquetas ou PNP), ou, mais recentemente, fosfolipídios com propriedades físicas definidas, como lipídios de fase hexagonal que são usados em alguns testes comerciais. O hematologista consultor deve ser conhecedor dos testes específicos de triagem e confirmatórios que são usados no laboratório local quando diagnosticando síndromes APA ou LAC. Também é importante que os testes de LAC podem ser positivos ao tempo de um evento trombótico agudo mas muitas vezes são negativos em pontos subsequentes no tempo apenas algumas semanas mais tarde. Em um estudo de 30 pacientes com DVT de extremidades inferiores que foram tratados com tPA, 19 dos 30 foram inicialmente positivos para LAC ao tempo da apresentação, mas 11 destes foram documentados negativos 6 meses mais tarde (ou antes), três permaneceram positivos em pontos mais tarde no tempo, e houve seis perdidos do acompanhamento e um com um valor indeterminado em pontos mais tarde no tempo (observações não publicadas em pacientes descritos nas Refs. 41 e 42).

Dois testes positivos para APA (LAC, anticorpo anticardiolipina IgG ou IgM, e anticorpo IgG ou IgM anti-β_2-glicoproteína I) obtidos pelo menos com 12 semanas de intervalo são requeridos para satisfazer os critérios laboratoriais para a síndrome de APA. Critérios clínicos para o diagnóstico da síndrome APA incluem detecção de eventos trombóticos venosos e/ou arteriais, púrpura trombocitopênica autoimune, endocardite marântica, abortos espontâneos múltiplos antes da 10ª semana de gestação, ou morte inexplicada de um feto morfologicamente normal após 10ª semana de gestação. Trombose pode ocorrer em quase qualquer leito vascular, e os pacientes podem-se apresentar com uma síndrome catastrófica com trombose em múltiplos locais vasculares, inclusive acidentes vasculares cerebrais e DVT, com mortalidade de mais de 50%.

As estratégias de tratamento devem focalizar na modificação ou eliminação de fatores de risco, como fumo e anticoncepcionais estrogênicos orais. Em uma complicação trombótica, anticoagulação sistêmica deve ser iniciada. Para prevenir recorrência de VTE, um estudo prospectivo randomizado, duplo cego, mostrou que posologia de varfarina a uma razão normalizada internacional (INR) de 2,0 a 3,0 foi igualmente efetivo a esquemas de varfarina de mais alta intensidade para alcançar uma INR de 2,5 a 3,5.[40] Entretanto, pacientes com VTE recorrente ou trombose arterial podem necessitar de tratamento mais agressivo com um objetivo de INR de 3,0 a 4,0 ou terapia antitrombótica combinada (varfarina mais baixa dose de aspirina). Isto é baseado na observação de que a frequência de trombose recorrente foi baixa com um INR > 3,0, e não é aprovado por todos os especialistas.[43]

Hipercoagulabilidade de Malignidade

VTE frequentemente complica malignidade e resulta em importante morbidade e mortalidade. A prevalência estimada de VTE em pacientes com câncer é 10 a 15% e pode ser tão alta quanto 28 a 30% em câncer pancreático ou gliomas malignos.[44] Certos locais foram associados à VTE associada à malignidade: DVT intra-abdominal e de extremidades inferiores bilateral ($p < 0,05$), o que pode justificar triagem para câncer que caso contrário poderia não ser efetuada.[45] Malignidade promove tromboses através de uma variedade de mecanismos: liberação de fator tecidual, ativação de fator X por procoagulante(s) de câncer, interações endotélio–células tumorais, e ativação de plaquetas. Hipercoagulabilidade associada a malignidades é designada síndrome de Trousseau e se manifesta como coagulação intravascular disseminada, endocardite trombótica não bacteriana, PE, DVT e tromboses arteriais. Ocasionalmente, agentes de quimioterapia promovem trombose, possivelmente através de lesão direta ao endotélio vascular. De igual importância é a observação de que terapia adjuvante com moduladores seletivos dos receptores estrogênicos (SERMS), como tamoxifeno, ou medicações antiangiogênicas, como talidomida e lenalidomida para tratamento de mieloma múltiplo, e bevacizumabe para o tratamento de malignidades de mama, cólon, cérebro ou pulmão, podem todos aumentar a trombogenicidade potencial do tipo de câncer. Cateteres venosos centrais de longa permanência muitas vezes complicam tratamento de câncer por causa da formação de trombo no próprio cateter e no vaso no qual ele foi inserido.[46]

Tratamento de trombose associada a câncer é um desafio. Varfarina, o fundamento atual da anticoagulação a longo prazo, pode ser difícil de manejar em razão de medicações concomitantes e trombocitopenia por quimioterapia ou radiação; além disso, retrombose é comum apesar de posologia correta de Varfarina. LMWH é o agente de escolha para anticoagulação em pacientes de câncer. Dalteparina está aprovada para o tratamento prolongado de VTE sintomática em pacientes com câncer baseando-se na grande experiência CLOT que mostrou uma redução na DVT sintomática objetivamente confirmada e/ou PE durante o período de 6 meses do estudo quando comparada com anticoagulação oral (15,7 versus 8%).[47] Dalteparina pareceu reduzir a incidência de retrombose mais significantemente no primeiro mês de tratamento em comparação com varfarina, com uma melhora estatisticamente significante ($p = 0,03$) na sobrevida global (um ponto final secundário no estudo) em pacientes com doença não metastática. Uma experiência semelhante randomizou 138 pacientes para receber enoxaparina 1,5 mg/kg/dia seguida por varfarina por 3 meses ou enoxaparina 1,5 mg/kg/dia por 3 meses. Houve uma tendência à diminuição na recorrência de VTE ou grande sangramento com enoxaparina versus varfarina (21,1 versus 10,5%; $p = 0,09$).[48] LMWH pode exercer um efeito antineoplásico através da interferência com adesão de célula tumoral, invasão, formação de metástase, e angiogênese, todas sendo necessárias à progressão tumoral. Entretanto, não está claro se isto é verdadeiro sobre todos os tipos de tumor e são necessários estudos adicionais.[49]

Hemoglobinúria Paroxística Noturna

PNH causa hemólise intravascular, insuficiência da medula óssea, e eventos trombóticos. Diagnóstico pode ser feito rapidamente pela detecção de eritrócitos e neutrófilos CD55 e CD59-deficientes por citometria de fluxo. Pacientes com clones compreendendo mais de 50% das células correm um alto risco de eventos trombóticos (44% em 10 anos), incluindo locais não inusuais como a veia hepática (síndrome de Budd-Chiari) sendo uma manifestação frequente.[50] Trombose é a mais comum causa de morte na PNH. A etiologia da trombose pode envolver liberação de hemoglobina livre (que ativa o endotélio), dano mediado por complemento aos eritrócitos GPI-deficientes, e/ou deficiência de fatores fibrinolíticos GPI-ancorados tais como receptor a uroquinase/ativador do plaminogênio.[51] O anticorpo monoclonal humanizado eculizumabe redigido ao componente terminal C5 do complemento e é aprovado pela FDA para tratamento de PNH. Eculizumabe reduziu significantemente a taxa de VTE em pacientes tratados com eculizumabe em um ensaio não randomizado quando comparado com os mesmos pacientes pré-tratamento [1,07/100 pacientes-anos, versus 7,37/100 pacientes-anos ($P < 0,001$)].[52]

Cirurgia como Risco de Trombose Adquirida

Cirurgia é um fator importante de risco de trombose. Trauma ao tecido resulta em lesão endotelial, ativação da cascata da coagulação (através da liberação de fator tecidual), e ativação de plaquetas. O risco é modificado pelo tempo de anestesia, idade do paciente, a presença de estados hipercoaguláveis subjacentes hereditários ou adquiridos, e a natureza do procedimento cirúrgico. VTEs ocorrem mais frequentemente com artroplastia de quadril ou joelho, cirurgia de fratura do quadril, lesão da medula espinal, grande traumatismo, e qualquer cirurgia efetuada no contexto de malignidade. Pacientes submetidos a estes procedimentos devem receber tromboprofilaxia. Uso de meias de compressão pneumática graduada mais LMWH, heparina em dose ajustada, fondaparinux e anticoagulação oral com varfarina para atingir um objetivo de INR de 2 a 3 são todas opções razoáveis. Profilaxia de DVT deve ser individualizada dependendo do risco de sangramento, história de trombose pregressa, história de HIT, presença de insuficiência renal, e tipo de cirurgia; diretrizes publicadas podem ajudar no tratamento.[53] Procedimentos cirúrgicos em pacientes ambulatoriais efetuados em pacientes com menos de 40 anos que possam ser tornados facilmente deambulativos não requerem anticoagulação profilática. Anticoagulação profilática prolongada até 30 dias após cirurgia pode estar indicada para pacientes recebendo substituição total de quadril (pelo menos até que o paciente esteja móvel) e para aqueles em que uma malignidade persistir.

Cirurgia laparoscópica se tornou cada vez mais popular como substituta de procedimentos cirúrgicos abertos convencionais. Embora haja menos dano tecidual, tempos mais curtos de procedimento, e recuperação mais rápida, os pacientes podem ser submetidos à indução de pneumoperitônio e uso prolongado da posição de Trendelenburg inversa, para visualizar e manipular órgãos internos, que podem resultar em estase venosa e risco aumentado de trombose em alguns pacientes.[54] As Diretrizes de Prática Clínica (8ª edição) do American College of Chest Physicians[3] (ACCP) recomendam contra profilaxia de rotina naqueles submetendo-se a cirurgia laparoscópica sem fatores adicionais de risco tromboembólico, mas recomendam profilaxia mecânica ou farmacológica em pacientes com quaisquer fatores de risco.[53] As diretrizes da Society of American Gastrointestinal and Endoscopic Surgeons (SAGES) para profilaxia de DVT durante cirurgia laparoscópica estratifica os pacientes em grupos de baixo, moderado e alto risco de trombose com base em um escore de risco acarretado pelo tipo de procedimento e fatores de risco do paciente.[55,56] Fatores de risco relacionados ao procedimento incluem procedimento durando mais de 1 hora e procedimentos pélvicos. Fatores relacionados ao paciente incluem idade > 40 anos, imobilidade, malignidade, estados trombofílicos (deficiência de proteína C, proteína S ou ATIII), obesidade, estado periparto (ou uso de estrogênios), insuficiência cardíaca, insuficiência renal, veias varicosas, estados inflamatórios, ou infecção. No grupo de mais baixo risco (procedimento < 60 minutos em pacientes sem fatores de risco), meias elásticas e deambulação precoce são suficientes, e UFH ou LMWH é opcional. No grupo de risco moderado (um fator de risco do paciente em um procedimento de menos de 60 minutos, ou qualquer procedimento > 60 minutos sem fator de risco do paciente), aparelhos de compressão pneumática ou heparina ou LMWH profilática são recomendados. No grupo de alto risco (dois ou mais fatores de risco em procedimentos > 60 minutos), uma combinação de aparelhos de compressão seriada e UFH ou LMWH profilática são recomendados.[55,56]

Distúrbios Mieloproliferativas

MPDs são paradoxalmente associadas a riscos aumentados de hemorragia e trombose, mas trombose é a causa mais comum de morte em MPDs. O risco trombótico da PV é frequentemente exacerbado pela hiperviscosidade produzida por uma massa de eritrócitos marcadamente aumentada. Os tratamentos de PV incluem flebotomia seriada para diminuir volume eritrocitário/hiperviscosidade, e agentes citotóxicos, como hidroxiureia (HU), para reduzir a produção de eritrócitos, leucócitos e plaquetas, com o objetivo último de minimizar o risco de trombose. ^{32}P ou agentes alquilantes como clorambucil ou busulfan são usados raramente, exceto nos idosos, em quem o risco de leucemia a longo prazo não é tão preocupante quanto em outros pacientes. O objetivo da terapia da PV por flebotomia é manter o hematócrito abaixo de 45% em homens e abaixo de 42% em mulheres, de modo a prevenir acidente vascular encefálico, ataque cardíaco ou DVT, inclusive a síndrome de Budd-Chiari.[57] Eritromelalgia associada a PV é, geralmente, tratada com aspirina em baixa dose de 81 mg por dia. Doses mais altas de aspirina podem ser associadas com trombose.

Terapia para prevenir trombose é usualmente considerada para pacientes com trombocitemia essencial que têm mais de 60 anos de idade ou têm uma história prévia de trombose. A orientação é derivada de um ensaio randomizado avaliando aspirina em baixa dose mais anagrelida *versus* HU. HU mais aspirina foi associada com um risco mais baixo de trombose arterial, hemorragia grave, e transformação em mielofibrose do que anagrelida, um agente específico para reduzir das plaquetas, não citotóxico e não quimioterápico. A incidência de VTE foi mais alta no grupo de HU; entretanto, a totalidade dos dados quando analisados a partir de critérios de avaliação compósitos favoreceu tratamento com HU.[58] As contagens sanguíneas devem ser acompanhadas estreitamente durante a terapia, e HU é contraindicada em mulheres grávidas ou em mulheres que desejam engravidar.

Estados Hipercoaguláveis Herdados

A maioria dos estados hipercoaguláveis hereditários associados a um risco aumentado de VTE são deficiências de uma ou mais proteínas anticoagulantes ou defeitos em fatores da coagulação que aumentam seu nível de expressão ou os tornam não mais sujeitos a inibição ou regulação por proteínas anticoagulantes. Também pode haver problemas metabólicos como homocisteinemia, na qual níveis tóxicos de homocisteína podem ser tóxicos para o endotélio e promover trombose. Estados hipercoaguláveis hereditários estão listados no Quadro 22.8.

Quadro 22.8 Estados Hipercoaguláveis Hereditários
Resistência à proteína C ativada (polimorfismo Leiden do gene do fator V, 506R→Q)
Polimorfismo do gene da protrombina 20210A→T
Deficiência de proteína C
Deficiência de proteína S
Deficiência de antitrombina
Hiper-homocisteinemia

Elevações persistentes dos fatores da coagulação VIII, IX ou XI também são implicadas como estados hipercoaguláveis.[59-63] Estados hipercoaguláveis hereditários extremamente raros incluem disfibrinogenemias ou outras deficiências do sistema fibrinolítico (deficiência de plasminogênio). Triagem quanto a um estado hipercoagulável trombofílico deve ser considerada em um paciente jovem com uma história familiar positiva de trombose, trombose não provocada, ou trombose recorrente. A cronologia da testagem é crítica. Elevações do fator VIII ou do fibrinogênio podem ocorrer ao tempo de um evento trombótico agudo, talvez a partir de inflamação, e só um nível persistentemente aumentado tende a ser causa de trombose. Medicações anticoagulantes podem interferir com mensura das proteínas C e S (varfarina) ou da antitrombina (heparina), e a testagem deve ser feita quando o paciente não estiver tomando estas medicações, a fim de assegurar uma avaliação precisa das concentrações. Gravidez é uma época em que os níveis de fator VIII aumentam, e proteína S livre diminui, de modo que a avaliação básica de hipercoagulabilidade é mais bem feita quando uma mulher não está grávida.

Resistência à Proteína C Ativada (Fator V Leiden)

Um polimorfismo no gene do fator V da coagulação (Arg506Gln; fator V Leiden) resulta em uma proteína fator V que não é inativada pela proteína C ativada. O polimorfismo de fator V Leiden é visto em ~5% da população caucasiana e constitui o fator de risco mais comum hereditário para DVT ou PE.[64] Existem outros polimorfismos raros do fator V associados a resistência à proteína C ativada em caucasianos (fator V Cambridge, Arg306Thr; Ref. 65) e também em chineses (fator V Hong Kong, Arg306Gly, Ref. 56) que passarão despercebidos pelo teste de DNA para fator V Leiden. A maioria dos pacientes que portam a mutação não desenvolve trombose; entretanto, fatores de risco aditivos, incluindo uso de estrogênio e a coexistência da mutação da protrombina, aumentam grandemente o risco de VTE. A testagem laboratorial inclui detecção direta da mutação característica no gene do fator V, realizada pela reação em cadeia da polimerase (PCR) no DNA dos leucócitos do sangue periférico. Testagem indireta quanto à incapacidade da proteína C ativada de prolongar o PTT (resistência à proteína C ativada) é feita menos comumente agora, mas pode ser útil se houver suspeita de que esteja presente um polimorfismo outro que não o do fator V Leiden.

Mutação da Protrombina (G20210A)

A segunda mutação mais comum de gene responsável por hipercoagulabilidade congênita em caucasianos é o polimorfismo G20210A da protrombina. Como com o fator V Leiden, VTE é visto mais comumente que trombose arterial. Esta mutação é associada a níveis de protrombina 20% maiores que os normais, vista quase exclusivamente em caucasianos, e comprovou ter uma razão de risco bruta de 2,8 para o desenvolvimento de trombose.[67] O polimorfismo, aparentemente, leva a um mRNA do fator II mais estável, e por essa razão maior expressão da protrombina. G20210A pode ser detectada por análise de PCR do sítio alvo no gene do fator II; mensura do fator II não são particularmente específicos para o polimorfismo, e não devem gozar de confiança para fazer o diagnóstico.

Deficiências das Proteínas S e C e Antitrombina (Antitrombina III)

Proteínas C e S e antitrombina (previamente conhecida como antitrombina III) são sintetizadas no fígado e servem para modular reações da coagulação sanguínea. Proteína C é uma serina protease, e quando ativada pela trombina tem a capacidade de clivar cataliticamente e inativar os fatores V e VIII, desse modo fechando a síntese adicional de trombina. É uma vitamina dependente da vitamina K, e o seu nível de atividade é diminuído nos pacientes que estão sob varfarina. Proteína S é um fator não enzimático para proteína C ativada, e também é uma proteína dependente da vitamina K que é inativada nos pacientes sob varfarina. Proteína S liga-se à proteína ligadora de C4b (complemento),[68] o que pode mediar uma diminuição na atividade de proteína S durante inflamação aguda. Antitrombina (previamente conhecida como antitrombina III) é um inibidor de serina protease que neutraliza trombina, e formas ativadas de outras serina proteases tais como fatores Xa, XIa, IXa e XIIa.[69] A atividade da antitrombina como um inibidor de serina protease é acelerada pela ligação à heparina, um polissacarídeo sulfatado complexo que é um componente normal de vários tecidos (pulmão, fígado, intestino) e usado em forma purificada como medicação anticoagulante. Deficiência de antitrombina provavelmente é o mais sério grave de risco de trombose, especialmente VTE em associação a cirurgia ou procedimentos invasivos.

Hiper-Homocisteinemia

Homocisteína é um aminoácido que não aparece em proteínas, mas é um intermediário no metabolismo da metionina, um aminoácido essencial que contém enxofre. Reações das vias metabólicas nas quais a homocisteína participa exigem ácido fólico, cianocobalamina (vitamina B12) ou piridoxina (vitamina B6) como cofatores. Deficiências destas vitaminas podem causar acúmulo de homocisteína até altos níveis na corrente sanguínea. Níveis extremamente altos de homocisteína são vistos na homocistinúria, e em defeitos do gene da metileno tetraidrofolato redutase. Homocisteína pode ser tóxica para células endoteliais,[70] e aterosclerose acelerada pode ser um aspecto da doença homocistinúria.[70,71] Por conseguinte, muitos investigadores procuraram evidência de uma associação entre homocisteína elevada e trombose em pessoas que não estão sofrendo das manifestações extremas da homocistinúria. Evidência de que níveis elevados de homocisteína (> 95° percentil) são associados a VTE foi encontrada em um estudo comparando DVT de primeira vez com controles pareados, em que a razão de risco da homocisteína elevada foi 2,5.[72] Não está claro, no entanto, se baixar os níveis de homocisteína por terapia com vitamina pode alterar o risco de VTE. Apesar da redução dos níveis de homocisteína no grupo de tratamento do ensaio de intervenção HOPE-2 com 5.222 pacientes, não houve diferença na incidência de VTE.[73] Uma metanálise de 31 estudos publicados indicou que a presença da forma TT homozigota do gene da metileno tetraidrofolato redutase (MTHFR) no aminoácido 677 foi apenas um fator de risco muito fraco para trombose. Por essa razão, nossa prática é não buscar rotineiramente estudos moleculares caros de polimorfismos no gene MTHFR como fatores de risco de VTE, mas em vez disso medir os níveis de homocisteína no soro.

TRATAMENTO

Profilaxia

O *American College of Physicians* (ACP) recentemente publicou diretrizes para profilaxia de VTE em pacientes de clínica e pacientes com um acidente vascular encefálico agudo.[75] Avaliação cuidadosa do risco de sangramento e trombose necessita ser efetuada antes de começar profilaxia com heparina. As diretrizes do ACP recomendam começar profilaxia com heparina (LMWH ou UFH) nos pacientes clínicos (incluindo CVA) quando o benefício supera o risco de sangramento. Dados reunidos de 18 experiências mostraram que profilaxia com heparina foi associada a uma redução estatisticamente significante fronteiriça no risco de mortalidade em comparação com nenhuma profilaxia com heparina (RR 0,93, IC 0,86-1,00), uma redução estatisticamente significante no risco de PE (RR 0,70, IC 0,56-0,87), à custa de um aumento nos eventos de sangramento, o qual também foi estatisticamente significante (RR 1,28, IC 1,05-1,56). Curiosamente, não foram vistas melhoras nos resultados clínicos em três estudos de profilaxia mecânica em pacientes com CVA, porém mais pacientes tiveram lesão da pele de extremidade inferior (RR 4,02, IC 2,34-6,91), um aumento de 39 eventos por 1.000 pacientes tratados. Como tal, o ACP recomenda contra o uso de profilaxia mecânica com meias de compressão graduada para a prevenção de VTE.[75]

A 9ª edição das diretrizes do *American College of Chest Physicians* lida com o tratamento profilático de VTE em pacientes cirúrgicos não ortopédicos e ortopédicos.[76] As recomendações a favor ou contra anticoagulação ou profilaxia mecânica em pacientes de cirurgia geral são baseadas no tipo de cirurgia e avaliação individual do risco trombótico e de sangramento. Grande cirurgia ortopédica tem um risco estimado de VTE sintomática de 4,3% em 35 dias em pacientes não recebendo nenhuma profilaxia.[76] Portanto, pacientes submetendo-se a artroplastia total de quadril, artroplastia total de joelho ou cirurgia de fratura do quadril que não estão em risco aumentado de sangramento devem receber ou tromboprofilaxia com LMWH (ou anticoagulação farmacológica alternativa) ou profilaxia mecânica. Uso prolongado de LMWH no contexto de paciente ambulatorial (até 35 dias pós-cirurgia) é recomendado com base em dados de três revisões sistemáticas incluindo sete ensaios controlados que mostraram uma diminuição na VTE sintomática de 9 por 1.000 pacientes, sem aumento apreciável de grande sangramento.[76]

Tratamento Inicial de Tromboembolismo Venoso Agudo

Anticoagulação é o tratamento e profilaxia primário essencial para VTE. Aparelhos de barreira mecânica (filtros de IVC) podem ser usados em certas circunstâncias em lugar de anticoagulação, ou como uma medida adjuntiva. Terapia fibrinolítica também pode ser benéfica em pacientes selecionados como um adjunto à anticoagulação.

A 9ª edição das Diretrizes do ACCP para anticoagulação e tratamento de VTE[77] sugerem que uma DVT ou PE deve inicialmente ser tratada com LMWH, fondaparinux, ou rivaroxaban, que LMWH e fondaparinux são preferíveis a UFH, terapia trombolítica pode ser aconselhável na presença de comprometimento hemodinâmico, e anticoagulação deve ser utilizada durante, pelo menos, 3 meses, no contexto de um evento provocado, e mais tempo com eventos não provocados. A finalidade da anticoagulação é evitar o desenvolvimento de coágulos adicionais, parar imediatamente propagação adicional do coágulo existente, e permitir que a fibrinólise endógena comece a dissolver o coágulo fisiologicamente. Se for usada varfarina, ela deve ser começada depois de iniciado a heparina, LMWH ou fondaparinux, geralmente em uma dose de 5 mg diária para a maioria dos adultos. Um estudo randomizado duplo cego, no entanto, mostrou que varfarina a 10 mg por 2 dias seguida por ajuste da dose determinado por um nomograma também foi seguro e efetivo.[78] Anticoagulação parenteral é continuada até que hajam sucessivos valores de INR entre 2 e 3 após ajuste da dose de varfarina. Na ausência de PE, ou com PE que não é complicada por comprometimento cardiovascular, ou outras razões para internar o paciente, isto pode tipicamente ser realizado como paciente ambulatorial. UFH subcutânea (SQ) *versus* LMWH foi avaliada no estudo FIDO, uma ensaio randomizado de 708 pacientes, mostrando que UFH SQ em dose fixa é tão efetiva e segura quanto LMWH em pacientes com VTE agudo e é adequada para tratamento de paciente ambulatorial.[79] LMWH e fondaparinux são menos propensas que UFH a causar HIT, no entanto. LMWH exige monitoramento dos níveis de anti-Xa em pacientes nos extremos alto ou baixo de peso, ou que têm insuficiência renal, ou estão grávidas. LMWH e fondaparinux são relativamente contraindicados em insuficiência renal e devem ser usados com extrema cautela (usando redução de dose e monitoramento), uma vez que os rins excretam LMWH. UFH pode ser preferida em um paciente em risco de sangramento, devido à capacidade de ser neutralizada com protamina e sua mais curta duração de efeito. Ver Capítulo 23 para discussão de novas medicações anticoagulantes orais.

Tratamento Prolongado para Prevenir Tromboembolismo Venoso Recorrente

Varfarina foi o único anticoagulante oral disponível para anticoagulação a longo prazo até recentemente. Apesar da introdução de novos anticoagulantes orais como rivaroxaban, dabigatran e epixaban que têm indicações para prevenir DVT ou CVA na fibrilação atrial, ela permanece uma droga útil devido ao seu custo mais baixo e perfil estabelecido de risco-benefício. Dalteparina sódica está aprovada pela FDA para o tratamento prolongado e subsequente prevenção de VTE sintomático recorrente em pacientes com câncer. Riscos exclusivos do uso de LMWH a longo prazo incluem osteopenia e HIT (o último risco é incomum neste contexto).

A intensidade ideal da anticoagulação com varfarina para terapia a longo prazo (duração indefinida) para prevenir VTE recorrente foi examinada em dois ensaios bem desenhados que forneceram resultados conflitantes. O ensaio PREVENT concluiu que anticoagulação de baixa intensidade com o alvo de INR de 1,5-2,0 teve sucesso em reduzir substancialmente o risco de VTE recorrente.[80] Em um estudo randomizado com dois ramos de anticoagulação com varfarina padrão no Canadá para alcançar uma INR entre 2 e 3 *versus* um braço de baixa intensidade com INR alvo entre 1,5 e 2,0, o esquema posológico padrão foi mais de 60% mais efetivo ($p = 0,03$) do que anticoagulação com varfarina de baixa intensidade em reduzir a probabilidade cumulativa de tromboembolismo recorrente.[81] Não houve diferença em complicações hemorrágicas entre as duas intensidades de posologia. As diferenças entre os dois estudos podem estar relacionadas com o desenho do ensaio. Por exemplo, o ensaio canadense, em contraste com o estudo PREVENT, incluiu pacientes com câncer, os quais mais provavelmente experimentariam resistência à varfarina.

Pelo menos 3 meses de anticoagulação são recomendados para DVT idiopática (não provocada), e se não houver nenhuma contraindicação à anticoagulação, ela deve ser continuada indefinidamente.[77] Similarmente, PE ameaçando a vida exige anticoagulação indefinida, a menos que o risco de sangramento ameaçando a vida sob anticoagulação exceda o risco de uma PE fatal; nesta rara circunstância um filtro de IVC pode ser utilizado. A experiência PREVENT corroborou que pacientes com VTE idiopático têm alta incidência de VTE recorrente e se beneficiam de anticoagulação a longo prazo.[80] Conforme previamente discutido, a síndrome APA exige anticoagulação prolongada. Indivíduos com câncer permanecem hipercoaguláveis enquanto a malignidade estiver presente. Pacientes com fatores de risco transitórios (*i. e.*, trauma) usualmente necessitam anticoagulação por 3 a 6 meses. Pacientes com D-dímeros aumentados, atividades de FVIII elevadas, ou evidência de DVT residual significante com 1 mês depois de descontinuar anticoagulação estão em risco aumentado de retrombose, e consideração deve ser dada à retomada da anticoagulação a longo prazo. O D-dímero também pode ser medido intermitentemente após descontinuação da terapia para avaliar o risco de retrombose.[27]

Filtros de Veia Cava Inferior no Tratamento de Trombose Venosa Profunda ou Embolia Pulmonar

Filtros de IVC são colocados para evitar que grandes coágulos nas extremidades inferiores embolizem para a circulação pulmonar. Razões principais para a colocação de um filtro de IVC incluem fortes contraindicações ao uso de anticoagulantes, intolerância ou não aderência ao uso dos anticoagulantes, e PE recorrente apesar de anticoagulação sistêmica adequada. Todos estes fatores são indicações relativas para uso de um filtro de IVC, e a decisão de colocá-lo ou não deve ser tomada superficialmente. Um estudo randomizado revelou que, a curto prazo, um filtro de IVC diminui a incidência de êmbolo pulmonar de 4,8% para 1,1%, mas pelos 2 anos a taxa de DVT recorrente foi 20,8% no grupo de IVC *versus* 11,6 no grupo sem filtro, e a mortalidade global não foi significantemente diferente.[82] Filtros recuperáveis têm a vantagem de que podem ser removidos depois que o risco de PE passou, mas eles podem ser mais propensos a migração do que filtros permanentes.

Terapia Fibrinolítica

Terapia fibrinolítica tem tipicamente sido reservada para pacientes com PE maciça associada com comprometimento hemodinâmico.[77] Pacientes com BP sistólica < 90 mm Hf, ou uma queda de BP > 40 mmHg durante > 15 minutos, não causada por arritmias cardíacas, sepse, ou hipovolemia, podem se beneficiar com terapia trombolítica com sobrevida melhorada.[83] Estudos clínicos não mostram uma vantagem de sobrevida de agentes trombolíticos em PE. Atualmente, tPA é o único agente fibrinolítico comumente disponível, e tem a vantagem de uma meia-vida curta, e relativa especificidade para coágulo de fibrina (em oposição a fibrinogênio) quando comparado com uroquinase ou estreptocinase. Terapia fibrinolítica está sendo investigada nos ensaios ATTRACT[84] em andamento e recentemente relatado CAVENT[85], em pacientes selecionados com DVT iliacofemoral massiça. O ensaio CAVENT randomizou 209 pacientes com DVT iliacofemoral para anticoagulação com (101 pacientes) ou sem (108 pacientes) trombólise adicional dirigida por cateter (CDT) com tPA. Aos 24 meses, os pacientes que receberam CDT tiveram 41% de incidência de PTS, *versus* 56% do grupo controle ($p = 0,047$). Patência do sistema iliacofemoral foi vista em 66% dos pacientes de CDT *versus* 47% do grupo controle ($p = 0,012$). Houve sangramento adicional associado à CDT que incluiu três episódios de grande sangramento e cinco clinicamente importantes, compatíveis com estimativas típicas de risco de sangramento pela terapia fibrinolítica de 8%.[86]

Nesta época, terapia fibrinolítica com baixas doses de tPA pode ser considerada para uso em pacientes com DVT que não está respondendo à anticoagulação padrão, e medidas adjuntivas como inserção de *stent* ou dilatação com balão de segmentos venosos com estenoses também podem ser consideradas, mas isto ainda não é prática padrão.[41,42,77]

Referências

1. The Surgeon General's Call to Action to Prevent Deep Venous Thrombosis and Pulmonary Embolism. 2008. http://www.surgeongeneral.gov/topics/deepvein/index.html
2. Silverstein M, Heit J, Mohr D, et al. Trends in the incidence of deep vein thrombosis and pulmonary embolism: a 25-year population-based study. *Arch Int Med.* 1998;158:585-593.
3. Heit J. The epidemiology of venous thromboembolism in the community. *Arterioscler Thromb Vasc Biol.* 2008;28:370-372.
4. Pengo V, Lensing AW, Prins MH, et al. Incidence of chronic thromboembolic pulmonary hypertension after pulmonary embolism. *N Engl J Med.* 2004;350:2257-2226.
5. Becattini C, Agnelli G, Pesavento R, et al. Incidence of chronic thromboembolic pulmonary hypertension after a first episode of pulmonary embolism. *Chest.* 2006;130:172-175.
6. Isma N, Svensson PJ, Gottsäter A, et al. Upper extremity deep venous thrombosis in the population-based Malmö thrombophilia study (MATS). Epidemiology, risk factors, recurrence risk, and mortality. *Thromb Res.* 2010;125(6):e335-338.
7. Prandoni P, Polistena P, Bernardi E, et al. Upper extremity deep vein thrombosis: risk factors, diagnosis, and complications. *Arch Intern Med.* 1997;157:57-62.
8. Velmahos GC, Spaniolas K, Tabbara M, et al. Pulmonary embolism and deep venous thrombosis in trauma. Are they related? *Arch Surg.* 2009;144:928-932.
9. Anderson FA, Wheeler HB, Goldberg RJ, et al. A population-based perspective of the hospital incidence and case-fatality rates of deep vein thrombosis and pulmonary embolism. The Worchester DVT Study. *Arch Intern Med.* 1991;151:933-938.
10. Kahn SR. Measurement properties of the Villalta scale to define and classify the severity of the post-thrombotic syndrome. *J Thromb Haemost.* 2009;7:884-888.
11. Ashrani A, Heit J. Incidence and cost burden of post-thrombotic syndrome. *J Thromb Thrombolysis.* November 2009;28(4):465-476.
12. Brandjes DP, Büller HR, Heijboer H, et al. Randomised trial of effect of compression stockings in patients with symptomatic proximal-vein thrombosis. *Lancet.* 1997;349(9054):759-762.
13. Masuda EM, Kessler DM, Kistner RL, et al. The natural history of calf vein thrombosis: lysis of thrombi and development of reflux. *J Vasc Surg.* 1998;28:67-74.
14. Lohr JM, James KV, Deshmukh RM, Hasselfeld KA. Calf vein thrombi are not a benign finding. *Am J Surg.* 1995;170:86-90.
15. Masuds EM, Kistner RL, Musikasinthorn C, et al. The controversy of managing calf vein thrombosis. *J Vasc Surg.* 2012;55:550-561.
16. Segal J, Eng J, Tamariz L, et al. Review of the evidence on diagnosis of deep venous thrombosis and pulmonary embolism. Clinical practice guideline. American College of Physicians. *Ann Fam Med.* 2007;5:63-73.
17. Loud PA, Katz DS, Klipoenstein DL, et al. Combined CT venography and pulmonary angiography in suspected thromboembolic disease: diagnostic accuracy for deep venous evaluation. *Am J Roentgenol.* 2000;174:61-65.
18. Cham MD, Yankelvitz DF, Shaham D, et al. Deep venous thrombosis: detection by using indirect CT venography. The pulmonary angiography-indirect CT venography cooperative group. *Radiology.* 2000;216:744-751.
19. Fraser DGW, Moody AR, Morgan PS, et al. Diagnosis of lower-limb deep venous thrombosis: a prospective blinded study of magnetic resonance direct thrombus imaging. *Ann Intern Med.* 2002;136:89-98.
20. Ono A, Murase K, Taniguchi T, et al. Deep venous thrombosis: diagnostic value of non-contrast-enhanced MR venography using electrocardiography-triggered three-dimensional half-Fourier FSE. *Magen Reson Med.* 2010;64(1):88-97.
21. Kay J, Czijak L. Gadolinium and systemic fibrosis: guilt by association. *Ann Rheum Dis.* 2010;69:1895-1897.
22. Aguilar C, Martinez A, Martinez A, et al. Diagnostic value of d-dimer in patients with a moderate pretest probability of deep venous thrombosis. *Br J Haematol.* 2002;118:275-277.
23. Kulstad EB, Kulstad CD, Lovel EO. A rapid quantitative turbimetric D-dimer assay has high sensitivity for detection of pulmonary embolism in the ED. *Am J Emerg Med.* 2004;22:111-114.
24. Rathbun SW, Whitsett TL, Raskob GE. Negative D-dimer result to exclude recurrent deep venous thrombosis: a management trial. *Ann Int Med.* 2004;141:839-846.
25. Verhovsek M, Douketis JD, Yi Q, et al. Systematic review: D-dimer to predict recurrent disease after stopping anticoagulant therapy for unprovoked venous thromboembolism. *Ann Int Med.* 2008;149(7):481-490.
26. Palareti G, Cosmi B, Legnani C, et al. D-dimer testing to determine the duration of anticoagulation therapy. *N Engl J Med.* 2006;355:2797.

27. Cosmi B, Legnani C, Tosetto A, et al. Usefulness of repeated D-dimer testing after stopping anticoagulation for a first episode of unprovoked venous thromboembolism: the PROLONG II prospective study. *Blood.* January 2010;115(3):481-488.
28. Amitrano L, Brancaccio V, Guardascione MA, et al. Inherited coagulation disorders in cirrhotic patients with portal vein thrombosis. *Hepatology.* 2000;31:345-348.
29. Denninger M-H, Chait Y, Casadevall N, et al. Cause of portal or hepatic venous thrombosis in adults: the role of multiple concurrent factors. *Hepatology.* 2000;31:587-591.
30. Jansen HLA, Meinardi JR, Vleggar FP, et al. Factor V Leiden mutation, prothrombin gene mutation, and deficiencies in coagulation inhibitors associated with Budd-Chiari syndrome and portal vein thrombosis: results of a case-control study. *Blood.* 2000;96:2364-2368.
31. Warkentin T. How I diagnose and manage HIT. ASH Education Book. *Hematology Am Soc Hematol Educ Program.* 2011;143-149.
32. Warkentin TE. Heparin-induced thrombocytopenia: pathogenesis and management. *Br J Haematol.* 2003;121:535-555.
33. Cuker A, Arepally G, Crowther MA, et al. The HIT Expert Probability (HEP) Score: a novel pre-test probability model for heparin-induced thrombocytopenia based on broad expert opinion. *J Thromb Haemost.* 2010;8:2642-2650.
34. Papadopoulos S, Flynn JD, Lewis DA. Fondaparinux as a treatment option for heparin-induced thrombocytopenia. *Pharmacotherapy.* 2007;27:921-926.
35. Pendleton R, Wheeler MM, Rodgers GM. Argatroban dosing of patients with heparin-induced thrombocytopenia and an elevated aPTT due to antiphospholipid antibody syndrome. *Ann Pharmacother.* 2006;40:972-976.
36. Gosselin RC, King JH, Janatpour KA, et al. Comparing direct thrombin inhibitor using aPTT, ecarin clotting times, and thrombin inhibitor management testing. *Ann Pharmacother.* 2004;38:1383-1388.
37. Singhal R, Brimble KS. Thromboembolic complications in the nephrotic syndrome: pathophysiology and clinical management. *Thromb Res.* 2006;118:397-407.
38. Mahmoodi BK, ten Kate MK, Waanders F, et al. High absolute risks and predictors of venous and arterial thromboembolic events in patients with nephrotic syndrome: results from a large retrospective cohort study. *Circulation.* 2008;117:224-230.
39. Gabay C, Kushner I. Acute-phase proteins and other systemic responses to inflammation. *N Engl J Med.* 1999;340:448-454.
40. Ruiz-Irastorza G, Crowther M, Branch W, Khamashta MA. Antiphospholipid syndrome. *Lancet.* October 2010;376(9751):1498-1509.
41. Chang R, Horne MK, Shawker TH, et al. Low-dose, once-daily, intraclot injections of alteplase for treatment of acute deep venous thrombosis. *J Vasc Interv Radiol.* 2011;22:1107-1116.
42. Lozier JN, Cullinane A, Nhgiem K, et al. Biochemical dynamics relevant to the safety of low-dose, intraclot alteplase for deep vein thrombosis. *Trans Res.* January 2012;160:217-222. In press
43. Ruiz-Irastorza G, Cuadrado MJ, Ruiz-Arruza I, et al. Evidence-based recommendations for the prevention and long-term management of thrombosis in antiphospholipid antibody-positive patients: Report of a Task Force at the 13th International Congress on Antiphospholipid Antibodies. *Lupus.* 2011;20:206-218.
44. Saltzman HA, Alavi A, Greenspan RH, et al. Value of the ventilation/perfusion in acute pulmonary embolism: results of the Prospective Investigation of Pulmonary Embolism Diagnosis (PIOPED). *JAMA.* 1990;263:2753-2759.
45. Tafur AJ, Kalsi H, Wysokinski WE, et al. The association of active cancer with venous thromboembolism location: a population-based study. *Mayo Clin Proc.* 2011;86:25-30.
46. Heit JA. The epidemiology of venous thromboembolism in the community: implications for prevention and management. *J Thromb Thrombolysis.* 2006;21:23-29.
47. Lee AYY, Levine MH, Baker RI, et al. Low-molecular-weight heparin versus a coumarin for the prevention of recurrent venous thromboembolism in patients with cancer. *N Engl J Med.* 2003;349:146-153.
48. Meyer G, Marjanovic Z, Valcke J, et al. Comparison of low molecular weight heparin and warfarin for the secondary prevention of venous thromboembolism in patients with cancer: a randomized controlled study. *Arch Intern Med.* 2002;162(15):1729-1735.
49. Kuderer NM, Ortel TL, Francis CW. Impact of venous thromboembolism and anticoagulation on cancer and cancer survival. *J Clin Oncol.* 2009;27:4902-4911.
50. Hall C, Richards S, Hillmen P. Primary prophylaxis with warfarin prevents thrombosis in paroxysmal nocturnal hemoglobinuria (PNH). *Blood.* 2003;102:3587-3591.
51. van Bijnen ST, van Heerde WL, Muus P. Mechanisms and clinical implications of thrombosis in paroxysmal nocturnal hemoglobinuria. *J Thromb Haemost.* November 2011. doi: 10.1111/j.1538-7836.2011.04562.x. [Epub ahead of print]
52. Hillmen P, Muus P, Duhrsen U, et al. Effect of the complement inhibitor eculizumab on thromboembolism in patients with paroxysmal nocturnal hemoglobinuria. *Blood.* 2007;110:4123-4128.
53. Geerts WH, Bergqvist D Pineo GF, et al. Prevention of venous thromboembolism. American College of Chest Physicians Evidence-Based Clinical Practice Guidelines (8th Edition). *Chest.* 2008;133:381S-453S.
54. Ageno W, Squizzato A, Garcia D, et al. Epidemiology and risk factors of venous thromboembolism. *Semin Thromb Hemost.* 2006;32:651-658.
55. SAGES Guidelines for deep venous thrombosis prophylaxis during laparoscopic surgery. October 2006. http://www.sages.org/publication/id/C/
56. SAGES Guidelines Committee. *Surg Endosc.* 2007;21:1007-1009.
57. Spivak JL. Polycythemia vera: myths, mechanisms, and management. *Blood.* 2002;117:47.
58. Harrison CN, Campbell PJ, Buck G, et al. Hydroxyurea compared with anagrelide in high-risk essential thrombocythemia. *NEJM.* 2005;353:33-45.

59. Kamphuisen PW, Eikenboom JCJ, Bertina RM. Elevated factor VIII levels and the risk of thrombosis. *Arterioscler Thromb Vasc Biol.* 2001;21:731-738.
60. Rosendaal FR. High levels of factor VIII and venous thrombosis. *Thromb Haemost.* 2000;83:1-2.
61. Lowe GDO, Woodward M, Vessey MP, et al. Thrombotic variables and risk of idiopathic venous thromboembolism in women aged 45–64 years: relationships to hormone replacement therapy. *Thromb Haemost.* 2000;83:530-535.
62. Daly E, Vessey MP, Hawkins MM, et al. Risk of venous thromboembolism in users of hormone replacement therapy. *Lancet.* 1996;348:977-980.
63. Meijers JCM, Tekelenburg WLH, Bouma BN, et al. High levels of coagulation factor XI as a risk factor for venous thrombosis. *N Engl J Med.* 2000;342:696-701.
64. Ridker PM, Miletich JP, Hennekens CH, Bring JE. Ethnic distribution of factor V Leiden in 4047 men and women. Implications for venous thromboembolism screening. *JAMA.* 1997;277:1305-1307.
65. Williamson D, Brown K, Luddington R, et al. Factor V Cambridge: a new mutation (Arg306→Thr) associated with resistance to activated protein C. *Blood.* 1998;91:1140-1144.
66. Chan WP, Lee CK, Kwong YL, Lam CK, Liang R. A novel mutation of Arg 306 of factor V gene in Hong Kong Chinese. *Blood.* 1998;91:1135-1139.
67. Poort SR, Rosendaal FR, Reitsma PH, et al. A common genetic variation in the 3N-untranslated region of the prothrombin gene is associated with elevated plasma prothrombin levels and an increase in venous thrombosis. *Blood.* 1996;88:3698-3703.
68. Dahlback B, Stenflo J. High molecular weight complex in human plasma between vitamin K-dependent protein S and complement component C4b-binding protein. *Proc Natl Acad Sci U S A.* 1981;78:2512-2516.
69. Zwicker J, Bauer KA. Thrombophilia. In: Kitchens CS, Alving BM, Kessler CM, eds. *Consultative Thrombosis and Hemostasis.* Philadelphia, PA: W.B. Saunders Company; 2002:181-196.
70. Rees MM, Rodgers GM. Homocysteinemia: association of metabolic disorder with vascular disease and thrombosis. *Thromb Res.* 1993;71:337-359.
71. Mudd SH, Skovby F, Levy HL. The natural history of homocystinuria due to cystathinonine β-synthase deficiency. *Am J Hum Genet.* 1985;37:1-35.
72. Den Heijer M, Koster T, Blom HK, et al. Hyperhomocysteinemia as a risk factor for deep-vein thrombosis. *N Engl J Med.* 1996;334:759-762.
73. Ray JG, Kearon C, Yi Qilong, et al. Homocysteine-lowering therapy and risk for venous thromboembolism: a randomized trial. *Ann Intern Med.* 2007;146:761-767.
74. Ray JG, Shmorgun D, Chan WS. Common C677T polymorphism of the methylenetetrahydrofolate reductase gene and the risk of venous thromboembolism: meta-analysis of 31 studies. *Pathophysiol Haemost Thromb.* 2002;32:51-58.
75. Qaseem A, Chou R, Humphrey LL, et al. Venous thromboembolism prophylaxis in hospitalized patients: a clinical practice guideline from the American College of Physicians. *Ann Intern Med.* 2011;155:625-632.
76. Guyatt GH, Akl EA, Crowther M, et al. Antithrombotic therapy and prevention of thrombosis, 9th ed: American college of chest physicians evidence-based clinical practice guidelines. *Chest.* 2012;141:7S-47S.
77. Kearon C, Akl EA, Comerata AJ, et al. Antithrombotic therapy for VTE disease antithrombotic therapy and prevention of thrombosis, 9th ed: American College of Chest Physicians Evidence-Based Clinical Practice Guidelines. *Chest.* 2012; 141(2)(suppl):e419S-e494S.
78. Kovacs MJ, Roger M, Anderson DR, et al. Comparison of 10-mg and 5-mg warfarin initiation nomograms together with low-molecular-weight-heparin for outpatient treatment of acute venous thromboembolism. A randomized, double-blind, controlled trial. *Ann Intern Med.* 2003;138:714-719.
79. Kearon C, Ginsberg JS, Julian JA. Comparison of fixed-dose weight-adjusted unfractionated heparin and low-molecularweight heparin for acute treatment of venous thromboembolism. *JAMA.* 2006;296:935-942.
80. Ridker PM, Goldhaber SZ, Danielson E, et al. Long-term, low intensity warfarin for the prevention of recurrent venous thromboembolism. *N Engl J Med.* 2003;348:1425-1434.
81. Kearon C, Ginsberg JS, Kovacs MJ, et al. Comparison of low-intensity warfarin therapy with conventional-intensity warfarin therapy for long-term prevention of recurrent venous thromboembolism. *N Engl J Med.* 2003;349:631-639.
82. Decousus H, Leizorovicz A, Parent F, et al. A clinical trial of vena caval filters in the prevention of pulmonary embolism in patients with proximal deep-vein thrombosis. *N Engl J Med.* 1998;338:409-415.
83. European Society of Cardiology: Guidelines on the diagnosis and management of acute pulmonary embolism. *Eur Heart J.* 2000;21:1301-1336.
84. Comerota AJ. The ATTRACT Trial: Rationale for early intervention for iliofemoral DVT. *Perspect Vasc Surg Endovasc Ther.* 2009;21:221-225.
85. Enden T, Haig Y, Klow N-E, et al. Long-term outcome after additional catheter-directed thrombolysis versus standard treatment for acute iliofemoral deep vein thrombosis (the CaVenT study): a randomised controlled trial. *Lancet.* 2012;379:31-38.
86. Vedantham S, Millward SF, Cardella JF, et al. Society of Interventional Radiology position statement: treatment of acute iliofemoral deep vein thrombosis with use of adjunctive catheter-directed intrathrombus thrombolysis. *J Vasc Interv Radiol.* 2006;17:613-616.

23

Consultoria sobre Anticoagulação

Fang Yin ▪ Jay N. Lozier

Este capítulo apresenta diretrizes para o tratamento de tromboembolismo venoso (VTE) em pacientes que necessitam de consideração especial, como aqueles que têm câncer, malignidade subjacente ou que estão grávidas. Também discutimos o uso de filtros de veia cava inferior (IVC), a prevenção, diagnóstico e tratamento da síndrome pós-trombótica, e drogas anticoagulantes com novos mecanismos de ação que estão agora em desenvolvimento.

▪ PROFILAXIA E TRATAMENTO DE TROMBOEMBOLISMO VENOSO NO PACIENTE COM CÂNCER EM CONTEXTOS CLÍNICOS ESPECÍFICOS

Pacientes com malignidade têm risco aumentado de VTE devido a múltiplos fatores: hipercoagulabilidade resultando da produção e liberação aumentadas de micropartículas contendo procoagulantes como fator tecidual; dano à parede vascular, fluxo sanguíneo prejudicado (estase) por compressão extrínseca; imobilidade prolongada, terapia anticâncer incluindo quimioterapia citotóxica, certos agentes antiangiogênicos, ou terapia hormonal, e o uso cada vez maior de dispositivos implantáveis de longa permanência, como cateteres venosos centrais. Angiogênese, progressão, crescimento, e o processo metastático tumoral são intensificados pela, e dependem da ativação da coagulação sanguínea. P-selectina, uma molécula de adesão celular também foi identificada como fator de risco para VTE recorrente e pode ser usada como um parâmetro preditivo do desenvolvimento de VTE em pacientes de câncer.[1] Enquanto o câncer estiver ativo, o risco aumentado de VTE está presente. Os cânceres mais comumente associados a VTE são carcinomas do pâncreas, estômago, rim, pulmão, ovário e bexiga, certas malignidades hematológicas, cânceres do testículo e gliomas do cérebro. Adenocarcinoma parece estar associado a risco mais alto do que cânceres de células escamosas.

Estudos realizados durante a década atual demonstraram que a heparina de baixo peso molecular (LMWH) é mais efetiva que anticoagulantes orais para reduzir o risco de VTE recorrente sem aumentar o risco de sangramento em pacientes com câncer e VTE agudo. Produtos como dalteparina, enoxaparina, nadroparina e tinzaparina, bem como o fator sintético inibidor de fator Xa fondaparinux estão aprovados pela Food and Drug Administration (FDA) para a profilaxia e tratamento de VTE. Em geral, heparina não fracionada (UFH), LMWH e anticoagulantes orais são o fundamento da terapia. Uma vez que LMWH sofre excreção renal, os pacientes com comprometimento renal que recebem LMWH devem ser monitorados pela medição da atividade antifator Xa. A *clearance* de creatinina deve ser estimada (ou calculada) antes de iniciar LMWH em pacientes idosos uma vez que eles podem ter disfunção renal apesar de terem valores normais de creatinina. Recomendações específicas de posologia de enoxaparina em pacientes com insuficiência renal grave e/ou baixo peso corporal estão apresentados no Quadro 23.1. Monitoramento dos níveis antifator Xa deve também ser usado em pacientes gravemente obesos (BMI ≥ 40) que recebem doses terapêuticas de LMWH e deve ser considerado naqueles que são obesos (BMI ≥ 30), especialmente se o paciente tiver insuficiência renal moderada a grave (*clearance* de creatinina menor que de 60 mL/min).[2]

Os níveis-alvo de máximos de antifator Xa (medidos 4 horas após injeção) em pacientes que são tratados com LMWH variam de acordo com o produto. A faixa terapêutica alvo de enoxaparina é 0,6 a

Quadro 23.1 Posologia de Enoxaparina e Fondaparinux em Pacientes com Insuficiência Renal conforme o Fabricante*

Agente	*Clearance* de Creatinina	Dose
Enoxaparina	30 mL/min	40 mg SC por dia para profilaxia
		1 mg/kg SC 2 v/dia ou 1,5 mg/kg SC por dia para tratamento
	< 30 mL/min	30 mg SC por dia para profilaxia
		1 mg/kg SC cada 24 h para tratamento
Fondaparinux	30 mL/min	2,5 mg SC por dia para profilaxia
		7,5 mg SC por dia para tratamento
	< 30 mL/min	Contraindicado

*Em pacientes pesando menos de 50 kg, é recomendado o uso com cautela de heparinas de baixo peso molecular e o uso de fondaparinux não é recomendado porque só são disponíveis dados limitados ou nenhum.

1,2 U/mL para aplicação duas vezes ao dia e 1 a 2 U/mL para aplicação uma vez ao dia; de dalteparina a faixa-alvo é 0,5 a 1,5 U/mL (Quadro 23.2). Uma vez que fondaparinux é produzida por síntese química e sua estrutura é completamente definida, ela é aplicada com base na massa em vez de atividade antifator Xa. A dosagem de fondaparinux frequentemente é dada em termos de sua concentração em massa/volume (p. ex., mg/L).

Profilaxia Primária em Pacientes com Câncer Submetendo-se à Intervenção Cirúrgica

VTE é uma complicação comum de cirurgia de câncer e a causa mais comum de morte em 30 dias após cirurgia no estudo observacional prospectivo @RISTOS de pacientes de cirurgia de câncer.[1] Profilaxia deve agora ser aplicada rotineiramente aos pacientes cirúrgicos pós-operatórios, especialmente aqueles com câncer subjacente. Duas experiências controladas randomizadas demonstraram que prolongar

Quadro 23.2 Condutas Gerais de Posologia e Monitoramento de Anticoagulante Terapêutico

Agente	Posologia	Monitoramento
LMWH		
Enoxaparina	1 mg/kg SC cada 12 h ou	Nível antifator Xa* 0,6-1,2 U/mL (cada 12 h)
	1,5 mg/kg cada dia	Nível antifator Xa 1-2 U/mL (cada dia)
Dalteparina	200 unidades/kg SC por dia	Nível antifator Xa 0,5-1,5 U/mL
Tinzaparina	175 unidades/kg SC por dia	†
Nadroparina	171 unidades/kg SC por dia	Nível antifator Xa 1,2-1,8 U/mL
Fondaparinux	5 mg (< 50 kg); 7,5 mg (50-100 kg); 10 mg (> 100 kg)	‡
UFH	80 unidades/kg dose de ataque, a seguir 18 unidades/kg/h infusão	APTT de 2-2,5 controle ou nível antifator Xa 0,3-0,7 U/mL
Varfarina	Inicialmente, 5 mg por dia, a seguir ajustar à INR-alvo após heparinização	INR 2,0-3,0 com a exceção de
		INR 2,5-3,5 para válvula mecânica e
		INR 3,0-4,0 para síndrome antifosfolipídica com doença arterial ou eventos recorrentes[61]

*Nível antifator Xa para LMWH e fondaparinux é um nível máximo, 4 h após injeção SC.
†Não estabelecido, mas pode ser semelhante a enoxaparina dose única diária: nível antifator Xa 1-2 U/mL.
‡Atividade antifator Xa de fondaparinux tem que ser medida com fondaparinux usado como o calibrador. A atividade de fondaparinux é expressa em miligramas do fondaparinux e não pode ser comparada com atividades de UFH ou LMWH.
INR, razão normalizada internacional; LMWH, heparina de baixo peso molecular. UFG, heparina não fracionada.

profilaxia de trombose venosa profunda (DVT) de 1 para 4 semanas reduz a incidência de VTE.[4,5] Profilaxia prolongada (até 4 semanas) de VTE é recomendada para pacientes de cirurgia de câncer de alto risco com um episódio prévio de VTE, tempos de anestesia mais longos que 2 horas, doença em estádio avançado, repouso no leito perioperatório ≥ 4 dias, e idade do paciente ≥ 60 anos.[3]

Cirurgia laparoscópica está rapidamente se tornando um método comum para ressecção de tumor. Não está claro como as recomendações desenvolvidas para procedimentos abertos típicos devem ser aplicadas a procedimentos laparoscópicos. Cirurgia laparoscópica oferece a vantagem de menos destruição de tecido, tempos mais rápidos de recuperação, e períodos mais curtos de imobilização pós-operatória. Intuitivamente a redução no dano tecidual e a possibilidade de mobilização mais rápida prediz risco mais baixo de complicações tromboembólicas. Em contraposição, os pacientes submetidos a procedimentos laparoscópicos são submetidos a estase venosa aumentada como resultado da indução de pneumoperitônio e uso prolongado da posição de Trendelenburg reversa para visualizar e manipular órgãos internos.[6] As Diretrizes de Prática Clínica do *American College of Chest Physicians* (ACCP) (8ª edição) fazem recomendação contrária a profilaxia de rotina (a não ser deambulação precoce e frequente) em pacientes submetidos à cirurgia laparoscópica sem fatores de risco tromboembólico.[7] As diretrizes da Society of American Gastrointestinal and Endoscopic Surgeons (SAGES) para profilaxia de DVT durante cirurgia laparoscópica estratificam os pacientes internados em grupos de baixo, moderado e alto risco de trombose baseando-se em um escore de risco atribuído a partir do tipo de procedimento e fatores de risco do paciente.[8,9] Os fatores relacionados com procedimento incluem procedimento durante mais de 1 hora e procedimentos pélvicos. Os fatores de risco relacionados ao paciente incluem idade > 40 anos, imobilidade, malignidade, estados trombofílicos (deficiência de proteína C, proteína S ou ATIII), obesidade, estado periparto (ou uso de estrogênios), insuficiência cardíaca, insuficiência renal, veias varicosas, estados inflamatórios, ou infecção. No grupo de mais baixo risco (procedimento < 60 minutos em pacientes sem fatores de risco), meias elásticas e deambulação precoce é tudo que é recomendado, e UFH ou LMWH é opcional. No grupo de risco moderado (um fator de risco do paciente em um procedimento de menos de 60 minutos, ou qualquer procedimento > 60 minutos sem fator de risco do paciente), aparelhos de compressão pneumática ou heparina profilática ou LMWH são recomendados. No grupo de alto risco (dois ou mais fatores de risco em procedimentos > 60 minutos), recomenda-se uma combinação de aparelhos de compressão seriada e UFH profilática ou LMWH.[8,9]

LMWH uma vez por dia parece ser tão segura e efetiva quanto múltiplas injeções diárias de UFH, e prové conveniência bem como melhor qualidade de vida para o paciente.[3,4] No Clinical Center at the National Institutes of Health, enoxaparina é a LMWH mais comumente empregada. Entretanto, fondaparinux ou outras LMWHs, como nadroparina, dalteparina, ardeparina, tinzaparina e reviparina podem ser consideradas equivalentes. A administração de varfarina em uma baixa dose fixa (p. ex., 1 mg/dia) não foi demonstrada de valor para profilaxia de VTE, e não é recomendada.

Profilaxia de Tromboembolismo Venoso Primário em Pacientes de Câncer Recebendo Quimioterapia, Tratamento Hormonal e/ou Antiangiogênico

Pacientes com câncer que estão recebendo tratamento devem ser considerados para profilaxia de VTE se tiverem um ou mais dos seguintes: uma história de VTE, uma grande massa comprimindo um grande vaso, ou tratamento que inclui tamoxifeno/raloxifeno, dietilestilbestrol, ou quimioterapia, especialmente uso de esquemas de combinação com base em bevacizumabe, talidomida ou lenalidomida, particularmente aqueles dados em combinação com alta dose de dexametasona.[10] Uma experiência clínica recente de pacientes com câncer avançado de pulmão, gastrointestinal, pancreático, de mama, ovariano, ou de cabeça e pescoço recebendo quimioterapia (experiência PROTECHT) mostraram uma diminuição estatisticamente significante ($P = 0,02$) nos eventos tromboembólicos de 3,9% para 2% nos grupos recebendo LMWH profilática (como nadroparina) ou placebo, respectivamente.[11] Profilaxia de VTE em pacientes de câncer submetendo-se a tratamento deve ser individualizada; se for escolhida profilaxia, deve ser considerada LMWH (enoxaparina 40 mg/dia) ou UFH (baixa dose) (Quadro 23.3). Profilaxia com aspirina (81-325 mg por dia) é uma opção para pacientes recebendo talidomida ou lenalidomida para mieloma múltiplo.[10] Em pacientes de leucemia linfocítica crônica (CLL) tratados com lenalidomida foi mostrado que TNFα, proteína C-reativa, fator VIII, trombomodulina e

Quadro 23.3 Condutas Gerais de Posologia de Anticoagulante Profilático

Agente	Posologia
Enoxaparina	40 mg SC por dia
Dalteparina	5.000 unidades SC por dia
Tinzaparina	4.500 unidades SC por dia ou 75 unidades/kg SC por dia
Nadroparina	2.850 unidades SC por dia
Fondaparinux	2,5 mg SC por dia
Heparina não fracionada	5.000 unidades SC 3 vezes por dia
Varfarina	Inicial 5 mg por dia após heparinização, a seguir dose ajustada para INR 2,0-3,0

INR, razão normalizada internacional.

sVCAM1 foram significativamente aumentados dos valores basais após início do tratamento ($P <$ 0,001), e os níveis de TNF e sVCAM foram mais elevados em pacientes que subsequentemente tiveram DVTs, sugerindo que inflamação e disfunção das células endoteliais desempenharam um papel importante no risco de VTE.[12] Assim, os efeitos anti-inflamatórios da aspirina podem contribuir para profilaxia contra VTE em adição a efeitos antiplaquetários, de outro modo não considerados importantes para profilaxia de VTE.

Profilaxia Primária em Pacientes de Câncer Imobilizados/Hospitalizados

VTE é um evento bastante comum em pacientes com câncer hospitalizados. Um estudo retrospectivo de mais de 66.000 pacientes de câncer adultos neutropênicos hospitalizados mostrou que 3 a 12% destes pacientes, dependendo do tipo de malignidade, tiveram VTE durante sua primeira hospitalização.[13] Profilaxia primária é efetiva em pacientes clínicos hospitalizados, os quais têm uma redução a um terço na VTE quando tratados com enoxaparina a uma dose diária de 40 mg, em comparação com pacientes controles não recebendo nenhum tratamento. Esta conclusão é derivada do ensaio MEDENOX,[14] um estudo randomizado duplo cego de 1.102 pacientes com doenças clínicas agudas que receberam profilaxia contra VTE (14,9% destes pacientes tinham câncer ou uma história de câncer). Os pacientes foram randomizados para um de três grupos que receberiam durante 6 a 14 dias administração diária subcutânea de 40 mg de enoxaparina, 20 mg de enoxaparina, ou um placebo. O desfecho primário foi VTE durante os 3 meses seguintes. Os dados favoreceram o tratamento profilático com enoxaparina subcutânea a uma dose de 40 mg por dia. Eventos adversos, que incluíram hemorragia, reação local, trombocitopenia, e morte por qualquer causa, não foram diferentes entre os grupos recebendo enoxaparina e placebo. A fraqueza deste estudo foi que um grupo-controle mais apropriado teria recebido UFH. Portanto, foi recomendado que todos os pacientes hospitalizados com câncer deviam receber terapia de anticoagulação na ausência de contraindicações. Um ensaio randomizado subsequente, o LIFENOX Trial, indica, no entanto, que a mortalidade por todas as causas fica inalterada em pacientes clínicos submetidos à tromboprofilaxia com LMWH.[15] UFH é o agente de escolha para tromboprofilaxia em pacientes hospitalizados com uma *clearance* de creatinina de < 30 mL/min. Uma dose reduzida de enoxaparina de 30 mg por dia também pode ser usada nesta situação e é preferida se for necessário uso prolongado. Monitoramento ocasional de níveis antifator Xa pode ser apropriado no contexto de insuficiência renal a fim de evitar superdosagem e sangramento.

Profilaxia Primária em Pacientes com Metástases Cerebrais e Tumores Cerebrais Primários

O risco de VTE em pacientes com tumores cerebrais primários ou metastáticos é aumentado por várias razões, incluindo expressão de fator tecidual[16] e PAI-1[17] por gliomas, imobilidade causada por paresia de membros afetados pelo tumor ou metástase cerebral. Adicionalmente, o uso de agentes antiangiogênicos como Avastin™ (bevacizumabe) pode aumentar ainda mais o risco de trombose arterial e, ironicamente, aumentar o risco de sangramento.[18,19] A dificuldade em usar anticoagulação é equilibrar o risco de trombose com o risco de precipitar hemorragia intracraniana. Estudos mostraram tanto risco aumentado quanto benefício com o uso de profilaxia com LMWH no contexto não cirúrgico.[20]

Em pacientes submetidos à neurocirurgia, a profilaxia recomendada é iniciar LMWH ou UFH em baixa dose 24 horas pós-operatoriamente, em combinação com tromboprofilaxia mecânicas, como meias de compressão graduada e/ou compressão pneumática intermitente. Isto é associado a risco mínimo de sangramento.[21] Iniciação de profilaxia *antes* da neurocirurgia em pacientes com tumores cerebrais pode ser associado a risco aumentado de hemorragia intracraniana, como mostrado em um estudo desses terminado precocemente em razão de sangramento aumentado.[22]

Tratamento de Tromboembolismo Venoso em Pacientes com Tumores Cerebrais Primários ou Metástases Cerebrais

Pacientes com tumores cerebrais primários ou metástases que desenvolvem VTE podem ser tratados com doses plenas de UFH ou MLWH.[23] Aqui o uso de UFH tem a vantagem potencial sobre a LMWH de uma meia-vida curta e a capacidade de administrar protamina para neutralizá-la no caso de hemorragia ou superdosagem. Pode ser aconselhável deixar de lado o uso de um *bolus* ao início do tratamento e simplesmente começar uma infusão e aumentar a velocidade com monitoramento frequente para prevenir superdosagem inadvertida. Preferimos o uso de monitoramento da atividade antifator Xa (em vez do aPTT) em virtude da possibilidade de que o aPTT não seja tão preciso na sua capacidade de predizer efeitos anticoagulantes da heparina. Anticoagulantes lúpico ou níveis aumentados de fator VIII podem resultar em valores espuriamente longos ou curtos, respectivamente. Uma tomografia computadorizada (CT) da cabeça sem contraste para triagem pode ser considerada para excluir sangramento intracraniano recente antes do início da anticoagulação,[23] especialmente em pacientes com certos tipos de metástases cerebrais associadas a altas taxas de hemorragia espontânea, como câncer da tireoide, melanoma, carcinoma de células renais e coriocarcinoma. Evidência de sangramento espontâneo recente é geralmente considerado uma contraindicação à anticoagulação. Filtros de IVC têm um papel nesta situação, mas sua colocação é muitas vezes proposta com a suposição errada de que o paciente não pode ser anticoagulado, e podem ser usados excessivamente.

Tratamento de Pacientes com Síndrome de Trousseau

Síndrome de Trousseau é a constelação de distúrbios tromboembólicos venosos e arteriais precedendo ou associada a uma malignidade.[24,25] Pacientes com esta síndrome, mesmo se anticoagulados com varfarina com uma razão normalizada internacional (INR) terapêutica, podem, contudo, ter trombos recorrentes. Outras características clínicas da síndrome de Trousseau incluem microangiopatia, coagulação intravascular disseminada (DIC) crônica de baixo grau, e endocardite trombótica não bacteriana. UFH, LMWH e fondaparinux são mais efetivos que varfarina no tratamento de síndrome de Trousseau. A posologia da anticoagulação varia dependendo do contexto clínico. Por exemplo, um paciente com uma DVT aguda necessitará de enoxaparina em doses terapêuticas, enquanto DIC pode ser controlada com doses mais baixas. Tratamento é administrado indefinidamente (ou tanto tempo quanto o tumor persista).

Conduta Geral ao Tratar Tromboembolismo Venoso em Pacientes com Câncer

Em geral, tratamento de VTE em pacientes com câncer consiste em terapia aguda com LMWH ou UFH durante pelo menos 5 a 7 dias em pacientes sem contraindicações à anticoagulação seguida por LMWH ou varfarina durante pelo menos 3 meses. A experiência CLOT[26] mostrou uma redução do risco absoluto de 8% sem um aumento em sangramento maior quando VTE relacionada com câncer foi tratada com uma LMWH, por exemplo, dalteparina por 6 meses, comparada com varfarina. Terapia crônica com LMWH é associada a resultados superiores em pacientes de câncer com VTE.

Pacientes de câncer com VTE devem ser tratados por um mínimo de 3 meses, enquanto os pacientes com PE devem ser tratados durante pelo menos 6 meses, idealmente com LMWH. Anticoagulação por uma duração indefinida pode ser considerada em pacientes com câncer ativo ou fatores de risco persistentes que podem ser restritos ao leito, criticamente doentes, e/ou desnutridos. Terapia prolongada de anticoagulação com LMWH pode exigir redução da posologia após um período inicial. Por exemplo, no estudo CLOT, a posologia de dalteparina foi baixada de 200 unidades/kg diariamente para 150 unidades/kg por dia após 1 mês.

No caso em que varfarina será usada para terapia crônica (em decorrência de custo ou preferência do paciente), deve haver uma fase de transição de pelo menos 5 dias durante a qual o anticoagulante parenteral agudo (p. ex., UFH, LMWH ou fondaparinux) é superposto com varfarina até uma INR de 2,0 ou mais ser alcançada. Os clínicos devem estar cientes de que a modulação da intensidade da anticoagulação com varfarina pode ser clinicamente difícil em razão de interações entre drogas com quimioterápicos comumente usados, antimicrobianos, e outras drogas novas como aquelas submetidas a testagem em ensaios clínicos de Fase I.

A maioria das instituições tem nomogramas para posologia e monitoramento de UFH. Atividade antifator Xa em vez do aPTT tem sido usada, mais frequentemente, para monitorar UFH por causa da observação de dissociação entre o aPTT e os níveis de heparina medidos pela atividade antifator Xa, sugerindo resistência à heparina. Resistência à heparina usualmente ocorre em pacientes com elevações no fator VIII ou no fator de von Willebrand, deficiência de antitrombina (AT) III, *clearance* aumentado de heparina, elevações nas proteínas ligadoras de heparina, e uso de fibrinogênio. Fator VIII, fator de von Willebrand e fibrinogênio são proteínas de fase aguda, e níveis elevados de fator VIII encurtam o aPTT.[27-29] Quando se usa UFH, o nível-alvo terapêutico antifator Xa deve ser de 0,3 a 0,7 U/mL.

Opções de Anticoagulação em Pacientes com Câncer

Em pacientes que desenvolvem VTE recorrente apesar de anticoagulação adequada com varfarina (INR 2,0-3,0), a etiologia pode ser hipercoagulabilidade relacionada com câncer tal como a síndrome de Trousseau, causas anatômicas como compressão vascular extrínseca, e trombofilia adquirida ou familial. Tratamento pode ser mudado para heparina (preferida LMWH) ou fondaparinux. O uso de heparina é preferido ao uso de antagonistas da vitamina K no contexto de câncer.[30] Mudar para heparinoterapia é uma opção após falha de fondaparinux em prevenir recorrência de VTE e vice-versa. Aplicação de enoxaparina duas vezes ao dia é uma opção para pacientes exibindo VTE recorrente enquanto recebendo terapia uma vez ao dia com uma LMWH,[31] e escalonar a dose de LMWH pode ser efetivo para tratar casos que são resistentes a doses padrão, ajustadas ao peso, de LMWH.[32] Se trombocitopenia ocorrer durante anticoagulação, trombocitopenia induzida pela quimioterapia, DIC, trombocitopenia induzida pela heparina (HIT), síndrome de anticorpo antifosfolipídico (APS), púrpura trombocitopênica trombótica, púrpura trombocitopênica imune, insuficiência da medula óssea, e deficiência de folato ou vitamina B12 devem todas fazer parte do diagnóstico diferencial. Trombocitopenia não protege contra trombose. Terapia de anticoagulação não deve ser restringida só por causa de trombocitopenia relativa. O manejo de terapia antitrombótica em pacientes com trombocitopenia exige avaliações individualizadas do risco de sangramento e do risco de trombose.[33] Enoxaparina em baixa dose (< 1 mg/kg/dia) pode ser considerada segura a uma contagem de plaquetas na faixa de 20 a 55 × 10^9/L em pacientes de transplante de células-tronco que pesam > 55 kg.[34] Por outro lado, trombocitopenia em APS e HIT pode indicar atividade aumentada da doença e potencial trombótico aumentado, e terapia antitrombótica agressiva pode estar justificada.[35] Suspeita clínica de HIT deve ser alta quando se observa VTE recorrente em um paciente com câncer recebendo ou recentemente exposto a terapia à base de heparina. Na apresentação típica, as contagens de plaquetas caem mais de 50% dos valores basais 5 a 8 dias após exposição à heparina. A queda no número de plaquetas pode ocorrer ainda mais cedo se o paciente tiver sido preparado por tratamento com heparina antes da exposição atual. Uma dificuldade importante no diagnóstico de HIT é que os pacientes de câncer frequentemente têm múltiplas razões para trombocitopenia, incluindo drogas mielossupressivas, radioterapia e infecções. Um algoritmo para calcular a probabilidade pré-teste de HIT inclui elementos clínicos como a presença de trombocitopenia, cronologia da queda na contagem de plaquetas, outras causas de trombocitopenia, e a presença de trombose[36] e tem sido modificado desde a sua introdução para melhorar a precisão da estimativa de probabilidade pré-teste.[37] Testagem para anticorpos antifator plaquetário 4 por um método ELISA sensível pode excluir HIT se negativo. Em casos nos quais o resultado é positivo, a possibilidade de um falso-positivo pode ser excluída pelo teste mais específico de liberação de ^{14}C serotonina de plaquetas marcadas na presença de soro do paciente e heparina. Uma vez estabelecido o diagnóstico de HIT, toda heparina precisa ser descontinuada (mesmo irrigações aparentemente banais de cateteres), e um anticoagulante alternativo deve ser iniciado. Anticoagulantes alternativos que são úteis neste contexto incluem inibidores diretos da trombina como argatroban, bivalirudina ou lepirudina. Anticoagulação a longo prazo com varfarina pode ser iniciada depois que a contagem de plaquetas tenha se recuperado, e deve haver pelo menos 5 dias de superposição com o anticoagulante alternativo antes da sua descontinuação. Se varfarina for iniciada enquanto o paciente ainda está na fase aguda da HIT, trombose aguda adicional pode ser precipitada à medida que os níveis de proteína C caírem com a iniciação da varfarina. O risco mais alto de HIT é visto com o uso de UFH, e o risco mais baixo é visto com LMWH com cadeias de glicosaminoglicanos mais curtas, como enoxaparina. Fondaparinux é fabricada por uma síntese química total da cadeia de pentassacárideo central que é o elemento essencial mínimo requerido para atividade anticoagulante antifator Xa, e tem a menor tendência a provocar anticorpos ao fator plaquetário 4. Além disso, ele pode ser usado como uma alternativa à heparina em pacientes diagnosticados com HIT.[38]

Trombose e Aparelhos de Acesso Venoso

A maioria dos pacientes de câncer tem, em um momento ou outro, cateteres venosos centrais colocados durante quantidades variadas de tempo para administrar quimioterapia, antibióticos ou produtos químicos. Uma complicação frequente dos cateteres venosos centrais a longo prazo é trombose que pode comprometer a extremidade do cateter, a extensão inteira do cateter ou a luz da veia em que o cateter reside.[39] Seria desejável evitar essa trombose não apenas para preservar acesso venoso mas também para evitar morbidade por obstrução das grandes veias do braço ou tórax, e para prevenir extensão ou embolização adicional. Embora muitas estratégias para profilaxia de coágulos relacionados com cateter tenham sido propostas, uma recente revisão sistemática na base de dados Cochrane mostra que não há qualquer efeito estatisticamente significativo de heparina profilática ou varfarina em baixa dose para evitar DVT relacionada com cateter em pacientes com câncer.[40] Por essa razão, para pacientes de câncer com cateter venoso central implantável, nem doses profiláticas de LMWH nem "minidoses" de varfarina são recomendadas para prevenção de trombose relacionada com cateter.

Nos pacientes que desenvolveram uma DVT relacionada com cateter, tratamento pode ser iniciado com LMWH por 5 a 7 dias, seguida por varfarina (INR 2-3), ou enoxaparina em dose de 1,5 mg/kg/dia durante o tempo de vida do cateter para uma duração total da terapia de pelo menos 3 meses (o que for maior). Se o cateter for necessário, mas sintomas de DVT persistirem ou o coágulo progredir apesar da anticoagulação, o cateter deve ser removido. Terapia trombolítica com doses relativamente pequenas de tPA (um ou dois tratamentos de menos de 10 mg) teve foi empregada com sucesso para remover oclusões venosas e manter patência do vaso sem qualquer sangramento observado.[41] Pacientes tratados com tPA devem receber anticoagulação subsequente como acima, na ausência de contraindicação(ões), para prevenir repetição de trombose. Em alguns casos, dilatação de segmentos venosos estenóticos pode ser necessária quando múltiplos cateteres foram inseridos e removidos para terapia. Baixas doses de tPA (2 mg) podem ser usadas para abrir luz de cateter coagulado.

Indicações de Filtro de Veia Cava Inferior em um Paciente com Câncer

Filtro de veia cava não deve ser usado como método de rotina para prevenção de embolia pulmonar (PE) em pacientes com DVT. Em vez disso, seu emprego deve ser fundamentado em contraindicações genuínas à anticoagulação e/ou insucesso documentado de anticoagulação adequada. Pacientes com disfunção básica cardíaca ou pulmonar suficientemente grave para tornar qualquer PE nova ou recorrente ameaçadora à vida, ou PE múltipla documentada e hipertensão pulmonar tromboembólica crônica, podem também ser candidatos a um filtro de IVC. Pacientes com DVT que recebem filtro de IVC estão inicialmente protegidos contra PE. Entretanto, eles estão em risco aumentado de DVT recorrente futura, bem como futura trombose de IVC ou alterações pós-trombóticas nas extremidades inferiores, presumivelmente, por resistência aumentada à saída venosa das extremidades inferiores. Um ensaio randomizado de uso de filtro de IVC comparado com não-uso de filtro de IVC para DVT mostrou que o risco absoluto de PE nos primeiros 12 dias (sintomática ou não) foi reduzido de 4,8% para 1,1%, mas aos 2 anos a incidência de DVT recorrente foi 20,8% no grupo de filtro de IVC *versus* 11,6 no grupo não filtro; não houve diferença em mortalidade entre os dois grupos.[42] Existem filtros de IVC recuperáveis, bem como permanentes; entretanto, os filtros recuperáveis são mais tendentes a migração depois da colocação do que os filtros permanentes, e eles podem, raramente, embolizar. Se o filtro recuperável não for removido dentro do período de tempo indicado pelo fabricante, ele pode se tornar tecnicamente difícil de ser recuperarado, e o cirurgião vascular ou radiologista intervencionista pode recomendar que ele fique permanentemente no lugar.

Resultados de um revisão sistemática recente do uso de filtros de IVC recuperáveis mostrou que a taxa média de recuperação foi 34%; na sua maioria os filtros de fato se tornaram aparelhos permanentes.[43] Complicações sérias, incluindo fratura do suporte, com ou sem embolização ou migração do filtro, perfuração da veia cava ou oclusão da veia cava ocorrem com incidência crescente após tempos prolongados de implantação (> 30 dias). Em uma revisão retrospectiva que avaliou 80 pacientes com filtros recuperáveis colocados entre 2004 e 2009, foi observada uma taxa de fratura do suporte de 16%, em alguns casos com embolização de componentes do filtro ao coração.[44] No momento presente, os dados de comparação objetiva de diferentes desenhos de filtros não suportam superioridade de qualquer desenho particular.

PREVENÇÃO, DIAGNÓSTICO E TRATAMENTO DE TROMBOEMBOLISMO VENOSO NA GRAVIDEZ

Embora a mortalidade seja rara em mulheres grávidas nos países desenvolvidos, PE associada a gravidez permanece sendo uma das causas mais frequentes das mortes ocasionais que de fato ocorrem. Trombose durante gravidez e puerpério (o período de 6 semanas seguinte ao parto) é atribuível à estase venosa nas extremidades inferiores causadas pelo útero gravídico, bem como alterações na hemostasia, tais como o aumento progressivo no *turnover* de fibrina, níveis aumentados de fatores da coagulação, atividade fibrinolítica diminuída, e níveis diminuídos de proteína S livre. Além disso, a presença de trombofilias hereditárias e da APS, bem como uma história pregressa de trombose, pode acentuar/aumentar o risco de DVT durante a gravidez e o período pós-parto.[45] Embora a incidência de DVT pareça ser uniformemente distribuída pelos três trimestres, PE é encontrada, desproporcionalmente, no puerpério. Desfechos obstétricos ruins (incluindo pré-eclâmpsia, descolamento da placenta, retardo do crescimento intrauterino e perda fetal) podem ser associados à trombofilia.[46]

Diagnóstico de Tromboembolismo durante a Gravidez

Em mulheres grávidas, sinais e sintomas como edema de extremidades inferiores, lombalgia e/ou dor torácica podem ser atribuídas à gravidez em vez da possível VTE. Uma vez que os níveis de D-dímero aumentam durante a gravidez, especialmente durante o último trimestre, o ensaio de D-dímero pode não ser útil para estabelecer um diagnóstico de VTE em mulheres grávidas. Estudos radiológicos têm que ser usados judiciosamente, e considerados com atenção a riscos potenciais para o feto e a mãe, e são geralmente contraindicados. Ultrassonografia de compressão da perna inteira é preferida como exame inicial em suspeita de DVT ou PE em pacientes sintomáticas e não impõe riscos importantes ao feto. Se ultrassom for positivo para DVT em pacientes se apresentando com sintomas sugestivos de PE, uma indicação de anticoagulação está estabelecida, o diagnóstico de PE é inferido, e nenhuma imagem adicional é necessária para começar tratamento.[45] Se DVT pélvica for uma consideração, ultrassonografia dúplex em vez de compressão somente aumentará a sensibilidade. Se os resultados forem duvidosos ou uma trombose de veia ilíaca for possível, então venografia por ressonância magnética deve ser considerada, uma vez que ela não acarreta riscos de radiação e é confiável, embora permaneçam questões, por exemplo, o uso de gadolínio e a disponibilidade do teste. Quando usando cintigrafia pulmonar pela ventilação/perfusão (V/Q), a imagem de perfusão deve ser completada primeiro e, se normal, PE está excluída, e não há necessidade de exposição adicional a radioisótopo da avaliação da ventilação no estudo. Aquelas com uma cintigrafia de V/Q indeterminada devem fazer angiografia pulmonar por CT (CTPA). CTPA é, também, preferida na presença de comprometimento hemodinâmico. A exposição fetal à radiação, mesmo com os atuais instrumentos de escaneamento de CT com multidetectores, varia de acordo com o trimestre da gravidez, com exposição potencialmente maior, mais tarde na gestação se o escâner for programado para aumentar a quantidade de corrente do escâner e radiação para compensar a maios massa de tecido.[47] É melhor discutir as necessidades diagnósticas da CT com o radiologista de modo a minimizar irradiação fetal através de medidas físicas (blindagem), seleção de programas de aquisição de imagem apropriados para a mulher grávida no seu estágio da gestação, e medidas de procedimento (em particular, parar o estudo tão logo um diagnóstico tenha sido feito). O risco para o feto de desenvolver uma malignidade maior tarde depois de um procedimento de imageamento por CT foi estimado como um câncer em excesso por 1.000 procedimentos de CT abdominais/pélvicos, o que é um risco pequeno, mas não desprezível.[48] Além do risco fetal, a mama da mulher é radiossensível e CTPA está associada a um risco por toda a vida aumentado de câncer de mama de 13.6% com um risco de fundo histórico de 1/200.[48,49] Redução da radiação na mama materna favorece o uso de cintigrafia de perfusão,[50] e evitação de cintigrafia de ventilação/perfusão quando possível.

Tratamento das Mulheres Grávidas em Risco Aumentado de Tromboembolismo Venoso

Os fatores de risco de trombose incluem uma história pessoal de VTE, mutações/polimorfismos trombofílicos hereditários ou adquiridos conhecidos, obesidade, idade materna avançada, alta paridade, e repouso prolongado no leito. Baseando-se em dados de segurança para o feto, compostos de heparina são preferidos em relação à varfarina para a prevenção e tratamento de VTE na gravidez porque UFH e LMWH não cruzam a placenta. LMWH é preferida porque tem melhor biodisponibilidade, uma meia-vida plasmática mais longa, uma dose-resposta mais previsível, e um melhor perfil de segurança do que UFH. Os riscos de HIT e osteoporose parecem mais baixos com LMWH que com UFH.[28,51] Varfarina geralmente é evitada em mulheres grávidas, devido ao risco de teratogenicidade quando administrada entre 6 e 12 semanas de gestação. Depois do parto, podem ser usados com segurança os anticoagulantes varfarina ou heparina; uma vez que eles não aparecem no leite da mama, podem ser dados às mães que estão amamentando. Os anticoagulantes profiláticos devem ser continuados durante, pelo menos, 6 semanas pós-parto. Os anticoagulantes terapêuticos devem ser dados durante um prazo total mínimo de 6 meses.

Os Quadros 23.4 e 23.5[51] oferecem orientação sobre tratamento em contextos clínicos definidos. Uma descrição completa das condições trombóticas, e os tratamentos apropriados durante a gravidez, bem como durante o período pós-parto, podem ali ser encontrados.

À medida que o parto se aproxima, as mulheres que estão recebendo LMWH devem planejar descontinuar tratamento 24 horas antes do parto. Isto é particularmente importante naquelas em que

Quadro 23.4 Recomendações para Tratamento antes do Parto

Cenário Clínico	Tratamento
VTE prévia recebendo anticoagulação a longo prazo	LMWH dose plena ou 75%*
VTE prévia, não recebendo anticoagulação a longo prazo • VTE não provocada • VTE relacionada com estrogênio (p. ex., OCP, gravidez)	LMWH profilática ou dose intermediária†
VTE prévia, não recebendo anticoagulação a longo prazo • VTE associada a um fator de risco provocador importante transitório	Vigilância clínica
Sem VTE prévia; fator V Leiden homozigoto ou mutação do gene da protrombina (independentemente da história familiar)	LMWH profilática ou dose intermediária†
Sem VTE prévia; outra trombofilia (independentemente da história familial)	Vigilância clínica

*Em pacientes em risco de sangramento ou osteoporose, pode-se considerar diminuir a dose para 75% da dose plena de tratamento depois de pelo menos 1 mês de terapia.
†Vigilância anteparto é aceitável em pacientes aceitando o risco de recorrência citado acima e naquelas para quem o encargo da profilaxia com LMWH supera benefícios potenciais. LMWH em dose intermediária significa dalteparina 5.000 U duas vezes ao dia ou enoxaparina 40 mg duas ao dia.
LMWH, heparina de baixo peso molecular; OCP, pílula anticoncepcional oral; VTE, tromboembolismo venoso.
Adaptado de Bates SM. Pregnancy-associated venous thromboembolism: prevention and treatment. *Semin Hematol.* 2011;48:271-284.

Quadro 23.5 Recomendações para Tratamento Pós-Parto

Cenário Clínico	Tratamento
VTE prévio recebendo anticoagulação a longo prazo	Retomar anticoagulação a longo prazo
VTE prévio, não recebendo anticoagulação a longo prazo • VTE não provocado • VTE relacionado com estrogênio (p. ex., OCP, gravidez) • VTE associado a um fator de risco provocador importante transitório	LMWH profilática ou em dose intermediária* ou varfarina (INR 2,0-3,0) × 6 semanas
Sem VTE prévio; fator V Leiden homozigoto ou mutação do gene da protrombina (independentemente da história familial)	LMWH profilática ou dose intermediária* ou varfarina (INR 2,0-3,0) × 6 semanas
Sem VTE prévia; outra trombofilia, + história familial	LMWH profilática ou dose intermediária* ou varfarina (INR 2,0-3,0) × 6 semanas
Sem VTE prévia; outra trombofilia, sem história de família	Vigilância clínica

*LMWH em dose intermediária significa dalteparina 5.000 U 2 vezes ao dia ou enoxaparina 40 mg 2 vezes ao dia.
INR, razão normalizada internacional; LMWH, heparina de baixo peso molecular; OCP, pílula anticoncepcional oral; VTE, tromboembolismo venoso.
Adaptado de Bates SM. Pregnancy-associated venous thromboembolism: prevention and treatment. *Semin Hematol.* 2011;48:271-284.

será usada anestesia epidural ou espinal, em razão do conhecido risco adicional de hematoma espinal que é conferido pelo uso de LMWH. A droga pode ser retomada 24 horas depois do parto. UFH, que tem uma meia-vida de 90 minutos, podem bem ser preferível para mulheres que necessitam de anticoagulação, mas cujo momento do parto não é previsível.

RECONHECIMENTO DA SÍNDROME PÓS-TROMBÓTICA ("PÓS-FLEBÍTICA")

Síndrome pós-trombótica ocorre dentro de 1 a 2 anos de um episódio de DVT em até 20 a 50% dos pacientes.[52] Em alguns pacientes, pode levar vários meses para a dor e edema iniciais associados a DVT aguda se resolverem, de modo que um diagnóstico de síndrome pós-trombótica deve ser adiado até depois de a fase aguda ter passado. Síndrome pós-trombótica resulta de hipertensão venosa, que é devida a obstrução e dano às válvulas venosas causados pela DVT. A síndrome se manifesta sob a forma de dor crônica, formigamento e edema na perna afetada, bem como hiperpigmentação da pele, e úlcera indolor na superfície maleolar medial nos piores casos. O diagnóstico é principalmente clínico; ultrassom dúplex pode ser usado se os sintomas aumentarem em gravidade e se cirurgia for contemplada.

Uso a longo prazo de meias de compressão graduada (GCS) após DVT proximal sintomática comprovou reduzir o risco de qualquer síndrome pós-trombótica.[53] Aplicação de GCS foi recomendada para ser iniciada dentro de 2 a 3 semanas após a primeira DVT e continuada durante pelo menos 2 anos. Entretanto, um ensaio recente relatou que depois de um período de uso inicial de 6 meses, não houve benefício acrescido pelo prolongamento da terapia de compressão por 18 meses adicionais.[54] Embora GCS não tenha probabilidade de ser nociva, elas são difíceis de aplicar, desconfortáveis, caras e exigem substituição a cada poucos meses. Com base no estado atual da evidência sobre o uso de GCS para prevenir síndrome pós-trombótica, GCS devem ser aplicadas em pacientes que têm dor ou edema residuais após DVT proximal ou distal, e continuadas tanto tempo quanto o paciente apresentar benefício sintomático ou for capaz de as tolerar.

RECOMENDAÇÕES PARA MANEJO DA SÍNDROME PÓS-TROMBÓTICA

Para síndrome pós-trombótica minimamente sintomática, meias graduadas com compressão moderada (15 a 20 mmHg) ou elevação da perna no fim do dia podem ser paliativas. Um modo efetivo de o paciente reverter ou aliviar os sintomas da hipertensão venosa é elevar ambas as pernas acima do nível do coração por 30 minutos 3 ou 4 vezes ao dia. Durante a noite, elevação das pernas pode ser obtida elevando-se o pé da cama (usando blocos colocados embaixo da cama se necessário). Na presença de sintomas brandos a moderados (edema, dolorimento, peso nas pernas), meias graduadas com firme compressão, de 20 a 30 mmHg, podem ser usadas; também existem disponíveis extrafirmes (30 a 40 mmHg) com ou sem aparelho pneumático noturno. Pacientes que sofreram formação de úlcera devem usar meias diariamente durante todo o dia. Meias não elásticas que são constituídas de múltiplas camadas afixadas por Velcro (CircAid™) também podem ser usadas e podem ser mais fáceis de aplicar. Compressão pneumática intermitente em combinação com compressão graduada sustentada demonstrou resultado melhor em pacientes com úlcera venosa na perna.[55]

Conduta Farmacológica na Síndrome Pós-Trombótica

Extrato de semente de *horse chestnut* (uma castanha), como escina, foi constatado efetivo para tratamento a curto prazo de sintomas de insuficiência venosa crônica como dor e edema da perna em comparação com placebo. Uma experiência de curta duração (até 3 semanas) daquele extrato duas vezes ao dia (disponível como produto natural) pode ser sugerida aos pacientes cujos sintomas pós-trombóticos não sejam adequadamente controlados por GCS. Entretanto, são necessários ensaios maiores e mais rigorosos para avaliar sua efetividade e segurança a longo prazo.[56] Em pacientes com úlcera de perna, pentoxifilina e rutosídeos são recomendados em adição a cuidado local e compressão e/ou compressão pneumática intermitente, segundo as diretrizes do ACCP.[57]

Não há qualquer evidência de que diuréticos sejam efetivos para o tratamento do edema relacionado com síndrome pós-trombótica, ou de que drogas anti-inflamatórias não esteroides melhorem sintomas da síndrome pós-trombótica além dos seus efeitos analgésicos.

Tratamento Cirúrgico da Síndrome Pós-Trombótica

Correção cirúrgica de refluxo venoso superficial em adição ao enfaixamento compressivo não demonstrou melhorar cura de úlcera, mas reduziu ulceração recorrente em comparação com terapia de compressão isolada, em um ensaio randomizado.[58] As estratégias disponíveis para prevenir e tratar síndrome pós-trombótica estão sumariadas no Quadro 23.6.[59]

Quadro 23.6 Condutas de Prevenção e Tratamento da Síndrome Pós-Trombótica

Prevenção

- Prevenir a ocorrência de DVT com o uso de tromboprofilaxia em pacientes e contextos de alto risco, conforme recomendado em diretrizes de consenso baseadas em evidências
- Prevenir recorrência de DVT fornecendo anticoagulação de intensidade e duração apropriadas para a DVT inicial e pelo uso de tromboprofilaxia em pacientes e contextos de alto risco se anticoagulação em longo prazo for descontinuada
- Usar meias elásticas de compressão 30 a 40 mmHg ao comprimento do joelho durante 2 anos ou mais após DVT; duração ideal é incerta
- O papel da trombólise de DVT aguda para prevenir PTS ainda não está estabelecido. Técnicas trombolíticas dirigidas por cateter necessitam de avaliação adicional em ensaios adequadamente projetados antes de serem aprovadas como efetivas e seguras para reduzir o risco de PTS

Tratamento

- Usar meias de compressão elásticas para reduzir edema e melhorar sintomas de PTS como peso nas pernas
- Considerar o uso de unidade de compressão pneumática intermitente e/ou aparelho VenoWave™ para PTS sintomática grave
- Considerar o uso a curto prazo de agentes venoativos como escina (extrato da castanha de *Aesculus hippocastanum*) ou rutosídeos, que parecem melhorar alguns sintomas de PTS; são necessários grandes ensaios controlados examinando efetividade e segurança a longo prazo
- Terapia de compressão, cuidado da pele e curativos tópicos são usados para tratar úlceras venosas
- Prover suporte ao paciente e acompanhamento continuado são componentes importantes do manejo da PTS

DVT, trombose venosa profunda; PTS, síndrome pós-trombótica.
Adaptado de Kahn SR. The post-thrombotic syndrome. *Hematology Am Soc Hematol Educ Program.* 2010:216-220.

■ SÍNDROME ANTIFOSFOLIPÍDICA

APS é uma condição trombofílica adquirida caracterizada por trombose arterial ou venosa ou morbidade na gravidez em pacientes com anticoagulantes lúpico (LAs) positivos persistentes, anticorpos anticardiolipinas, ou anti-beta-2 glicoproteína I durante pelo menos 12 semanas de intervalo. Anticorpos antifosfolipídicos (APA) promovem ativação de células endoteliais, monócitos e plaquetas, e superprodução de fator tecidual e tromboxano A2. Ativação de complemento poderia ter um papel patogênico central. Dos diferentes APA, o LA é o mais forte preditor de resultados trombóticos relacionados a APS.[60]

Prevenção de trombose é um objetivo principal em pacientes com APA. O 13º Congresso Internacional sobre APA recomendou que todos os portadores de APA recebam tromboprofilaxia primária com doses usuais de LMWH em situações de alto risco, como cirurgia, imobilização prolongada e puerpério, e anticoagulação indefinidamente a uma INR de 2,0 a 3,0 para pacientes com APS apresentando-se com primeiro evento venoso (tromboprofilaxia secundária). Pacientes com APS com doença arterial ou eventos recorrentes, ou ambos, podem necessitar de um tratamento mais agressivo, tal como varfarina com uma INR alvo de mais de 3,0 ou terapia antitrombótica combinada com aspirina ou outras medicações antiplaquetárias. Em casos de primeiro evento venoso, pacientes com um único teste positivo para APA (anticardiolipina ou anti-β_2-glicoproteína 1), e um fator precipitante transitório conhecido, anticoagulação poderia ser limitada a 3-6 meses. Em pacientes com tratamento difícil em decorrência de trombose recorrente, níveis INR flutuando, grande sangramento ou um alto risco de grande sangramento, terapias alternativas poderiam incluir LMWH, hidroxicloroquina ou estatinas a longo prazo.[60,61]

■ NOVOS ANTICOAGULANTES

Terapia com varfarina é afetada por alterações na dieta e interações com outras drogas, exigindo monitoramento laboratorial continuado. Além disso, o início de ação é retardado e o efeito anticoagulante completo pode não ser obtido por vários dias, exigindo uso concomitante de anticoagulantes parenterais com início rápido de ação (p. ex., LMWH) enquanto a dose é titulada. Estas limitações estimularam a procura de anticoagulantes orais alternativos. O novo inibidor direto oral da trombina (dabigatran) e inibidores orais de fator Xa (apixaban e rivaroxaban) têm boa biodisponibilidade e atividade anticoagulante confiável, e são medicações novas promissoras. Em 2010, a FDA aprovou dabigatran (Pradaxa™) 150 mg 2 vezes ao dia para redução do risco de acidente vascular encefálico e embolismo sistêmico em pacientes com fibrilação atrial não valvular. A aprovação foi baseada em um ensaio multicêntrico de controle ativo, a Randomized Evaluation of Long Term Anticoagulation Therapy (RE-LY), na qual 18.113 pacientes foram designados ao acaso para receber 150 mg de dabigatran, 110 mg de dabigatran, ou varfarina.[62] Dabigatran foi dado 2 vezes ao dia; varfarina foi ajustada a uma INR-alvo de 2 a 3. Ambos os esquemas com dabigatran foram não inferiores à varfarina, mas o esquema de 150 mg foi significativamente superior à varfarina e ao esquema de 110 mg de dabigatran. Ambos os esquemas foram considerados seguros e efetivos se estudados isoladamente em comparação com varfarina, embora o achado de não inferioridade da dose de 110 mg fosse menos convincente, e apenas o esquema de posologia de 150 mg por dia foi aprovado pela FDA.[63] Embora ele não esteja aprovado para tratamento de DVT nos Estados Unidos, um ensaio de Fase III (RE-COVER) comparando 150 mg de dabigatran 2 vezes por dia com varfarina padrão mostrou não inferioridade do dabigatran à varfarina.[64] Similarmente, ensaios para profilaxia de VTE no contexto de substituição total de quadril[65] ou total de joelho[66,67] mostraram não inferioridade do dabigatran à varfarina para esta indicação.

Em 2011, a FDA aprovou rivaroxaban (Xarelto™) 10 mg 1 vez ao dia por 35 dias após substituição de quadril e por 12 dias após substituição de joelho para prevenção de DVT em pacientes submetidos a artroplastia. A aprovação está baseada na testagem da segurança e eficácia do rivaroxaban nos quatro ensaios Regulation of Coagulation in Orthopedic Surgery to Prevent Deep Venous Thrombosis and Pulmonary Embolism (RECORD).[68-71] Os dados dos ensaios RECORD mostraram eficácia significantemente maior do rivaroxaban, tanto em comparação "cabeça a cabeça" com enoxaparina como ao comparar duração prolongada (5 semanas) de rivaroxaban com curta duração de enoxaparina (2 semanas) seguida por um placebo. Nestes ensaios, rivaroxaban e enoxaparina demonstraram perfis de segurança semelhantes, incluindo baixos índices de sangramento importante.

Também em 2011, a FDA aprovou rivaroxaban 20 mg uma vez por dia para reduzir o risco de CVA em pacientes com fibrilação atrial não valvular. Evidência suportiva veio principalmente do Rivaroxaban Once Daily Oral Direct Factor Xa Inhibition (ROCKET AF), no qual 14.264 pacientes foram designados ao acaso de modo duplo cego para 20 mg de rivaroxaban por dia ou terapia com varfarina visando a uma INR de 2 a 3. Neste estudo, rivaroxaban foi não inferior à varfarina para prevenção de acidente vascular encefálico ou embolia sistêmica. Não houve diferença significante entre os grupos no risco de grande sangramento, embora sangramento intracraniano e fatal ocorresse menos frequentemente no grupo de rivaroxaban.[72] Em 2012, a FDA aprovou o uso de rivaroxaban para tratamento de DVT ou PE com base nos resultados dos ensaios EINSTEIN[73] e EINSTEIN-PE,[74] respectivamente, os quais mostraram o rivaroxaban sendo não inferior à terapia padrão com enoxaparina/varfarina.

O outro inibidor oral do fator Xa, apixaban, também está sob consideração da FDA para a prevenção de CVA em indivíduos com fibrilação atrial. Na experiência Apixaban for Reduction in Stroke and Other Thromboembolic Events in Atrial Fibrillation (ARISTOTLE), apixaban em uma dose de 5 mg 2 vezes ao dia foi comparado com varfarina (alvo INR 2 a 3) em 18.201 pacientes com fibrilação atrial e pelo menos um fator adicional de risco de acidente vascular encefálico. Apixaban foi achado superior a varfarina para prevenir CVA ou embolismo sistêmico, causou menos sangramento, e resultou em mais baixa mortalidade em pacientes com fibrilação atrial.[75]

Medicações anticoagulantes com mecanismos novos ou características importantes que prometem vantagens sobre nosso arsenal atual são revistas na Ref. 66 e Ref. 77.

Certas desvantagens permanecem em todas as novas medicações anticoagulantes orais que estão em fases avançadas de testes clínicos. Atualmente, não há modos confiáveis para reverter ou neutralizar estas medicações no caso de superdosagem ou sangramento, em contraste com a varfarina, para a qual reversão com vitamina K ou plasma fresco congelado é facilmente realizada. O início rápido da anticoagulação, um benefício na maioria das aplicações, é equiparado a uma diminuição igualmente rápida no efeito anticoagulante, em contraste com o início gradual/diminuição lenta de efeito vistos com a heparina. Um início rápido de ação pode ser problemático quando um paciente é pouco aderente e frequentemente perde doses de uma droga que desaparece rapidamente da circulação, particularmente em condições de alto risco trombótico. Embora testes laboratoriais de efeitos anticoagulantes possam ser realizados pelo uso do tempo de coagulação de ecarina, por exemplo, no caso das drogas antitrombina diretas, estes não são ainda comumente disponíveis, em contraste com o tempo de protrombina e INR. Estas drogas são todas significantemente mais caras do que varfarina genérica, e nenhuma ainda ganhou aprovação da FDA para tratamento de VTE (profilaxia secundária), e um lugar para varfarina provavelmente permanecerá mesmo depois da aprovação da FDA, em pacientes cuja dose de varfarina está estável e eles não são difíceis de manejar, ou não podem suportar os novos agentes mais caros.

À parte estas preocupações, uma nova era de anticoagulantes orais mais fáceis de usar para a prevenção e tratamento de VTE está agora começando, o que é um avanço bem-vindo.

Referências

1. Ay C, Simanek R, Vormittag R, et al. High plasma levels of soluble P-selectin are predictive of venous thromboembolism in cancer patients: results from the Vienna Cancer and Thrombosis Study (CATS). *Blood.* 2008;112:2703-2708.
2. O'Shea SI, Ortel TL. Issues in the utilization of low molecular weight heparins. *Semin Hematol.* 2002;39:172-178.
3. Agnelli G, Bolis G, Capussotti L, et al. A clinical outcome-based prospective study on venous thromboembolism after cancer surgery. The @RISTOS project. *Ann Surg.* 2006;243:89-95.
4. Bergqvist D, Agnelli G, Cohen AT, et al. Duration of prophylaxis against venous thromboembolism with enoxaparin after surgery for cancer. *N Engl J Med.* 2002;346:975-980.
5. Rasmussen MS, Jorgensen LN, Wille-Jorgensen P, et al. Prolonged prophylaxis with dalteparin to prevent late thromboembolic complications in patients undergoing major abdominal surgery: a multicenter randomized open-label study. *J Thromb Haemost.* 2006;11:2384-2390.
6. Ageno W, Squizzato A, Garcia D, et al. Epidemiology and risk factors of venous thromboembolism. *Semin Thromb Hemost.* 2006;32:651-658.
7. Geerts WH, Bergqvist D, Pineo GF, et al. Prevention of venous thromboembolism. American College of Chest Physicians Evidence-Based Clinical Practice Guidelines (8th Edition). *Chest.* 2008;133:381S-453S.
8. SAGES Guidelines for deep venous thrombosis prophylaxis during laparoscopic surgery. October 2006. http://www.sages.org/publication/id/C/
9. SAGES Guidelines Committee. *Surg Endosc.* 2007;21:1007-1009.

10. Palumbo A, Rajkumar SV, Dimopoulos MA, *et al.* on behalf of the International Myeloma Working Group. Prevention of thalidomide- and lenalidomide-associated thrombosis in myeloma. *Leukemia.* 2008;22:414-423.
11. Agnelli G, Gussoni G, Bianchini C, *et al.*; on behalf of the PROTECHT Investigators. Nadroparin for the prevention of thromboembolic events in ambulatory patients with metastatic or locally advanced solid cancer receiving chemotherapy: a randomised, placebo-controlled, double-blind study. *Lancet Oncol.* 2009;10:943-949.
12. Aue G, Lozier JN, Tian X, *et al.* Inflammation, TNFα and endothelial dysfunction link lenalidomide to venous thrombosis in chronic lymphocytic leukemia. *Am J Hematol.* 2011;86:835-840.
13. Khorana AA, Francis CF, Culakova E, *et al.* Thromboembolism in hospitalized neutropenic cancer patients. *J Clin Oncol.* 2006;24:484-490.
14. Samama MM, Cohen AT, Darmon JY, *et al.* A comparison of enoxaparin with placebo for the prevention of venous thromboembolism in acutely ill medical patients. Prophylaxis in medical patients with enoxaparin study group. *N Engl J Med.* 1999;341:793-800.
15. Kakkar AK, Cimminiello C, Goldhaber SZ, *et al.* for the LIFENOX investigators. Low molecular weight heparin and mortality in acutely ill medical patients. *N Engl J Med.* 2011;365:2463-2472.
16. Hamada K, Kuratsu J, Saitoh Y, Takeshimo H, Nishi T, Ushio Y. Expression of tissue factor correlates with grade of malignancy in human glioma. *Cancer.* 1996;77:1877-1883.
17. Sawaya R, Ligon L. Thromboembolic complications associated with brain tumors. *J Neurooncol.* 1994;22:173-181.
18. Bevacizumab package insert. December 2011. http://www.gene.com/gene/products/information/pdf/avastin-prescribing.pdf
19. Norden AD, Young GS, Setayash K, *et al.* Bevacizumab for recurring malignant gliomas: Efficacy, toxicity, and patterns of recurrence. *Neurology.* 2008;70:779-787.
20. Agnelli G, Piovella F, Buoncristiani P, *et al.* Enoxaparin plus compression stockings compared with compression stockings alone in the prevention of venous thromboembolism after elective neurosurgery. *N Engl J Med.* 1998;339:80-85.
21. Goldhaber SZ, Dunn K, Gerhard-Herman M, *et al.* Low rate of venous thromboembolism after craniotomy for brain tumor using multimodality prophylaxis. *Chest.* 2002;122:1933-1937.
22. Dickinson LD, Miller LD, Patel CP, *et al.* Enoxaparin increases the incidence of postoperative intracranial hemorrhage when initiated preoperatively for deep venous thrombosis prophylaxis in patients with brain tumors. *Neurosurgery.* 1998;43:1074-1081.
23. Gerber DE, Grossman SA, Streiff MB. Management of venous thromboembolism in patients with primary and metastatic brain tumors. *J Clin Oncol.* 2006;24(8):1310-1318. Review.
24. Levine MN, Lee AYY, Kakkar AK. From Trousseau to targeted therapy: new insights and innovations in thrombosis and cancer. *J Thromb Haemost.* 2003;1:1456-1463.
25. Walsh-McMonagle D, Green D. Low-molecular-weight heparin in the management of Trousseau's syndrome. *Cancer.* 1997;80:649-655.
26. Lee AYY, Levine MH, Baker RI, *et al.* Low-molecular-weight heparin versus a coumarin for the prevention of recurrent venous thromboembolism in patients with cancer. *N Engl J Med.* 2003;349:146-153.
27. Gabay C, Kushner I. Acute-phase proteins and other systemic responses to inflammation. *N Engl J Med.* 1999;340:448-454.
28. Hirsh J, Rascke R. Heparin and low-molecular weight heparin. The seventh ACCP conference on antithrombotic and thrombolytic therapy. *Chest.* 2004;126:188S-203S.
29. Levine MN, Hirsh J, Gent M, *et al.* A randomized trial comparing activated thromboplastin time with heparin assay in patients with acute venous thromboembolism requiring large daily doses of heparin. *Arch Intern Med.* 1994;154:49-56.
30. Akl EA, Barba M, Rohilla S, *et al.* Low-molecular-weight heparins are superior to vitamin K antagonists for the long term treatment of venous thromboembolism in patients with cancer: a Cochrane Systemic Review. *J Exp Clin Cancer Res.* 2008;27:21-31.
31. Merli G, Spiro TE, Olsson C-G, *et al.* Subcutaneous enoxaparin once or twice daily compared with intravenous unfractionated heparin for treatment of venous thromboembolic disease. *Ann Int Med.* 2001;134:191-202.
32. Carrier M, Le Gal G, Cho R, *et al.* Dose escalation of low molecular weight heparin to manage recurrent venous thromboembolic events despite systemic anticoagulation in cancer patients. *J Thromb Haemost.* 2009;7:760-765.
33. Arnold D, Lim W. A rational approach to the diagnosis and management of thrombocytopenia in the hospitalized patient. *Semin Hematol.* 2011;48:251-258.
34. Ibrahim RB, Peres E, Dansey R, *et al.* Safety of low-dose low-molecular-weight-heparins in thrombocytopenic stem cell transplantation patients: a case series and review of the literature. *Bone Marrow Transplant.* 2005;35:1071-1077.
35. Lim W. Antiphospholipid antibody syndrome. *Hematology Am Soc Hematol Educ Program.* 2009:233-239. Review
36. Warkentin TE. Heparin-induced thrombocytopenia: pathogenesis and management. *Br J Haematol.* 2003;121:535-555.
37. Cuker A, Arepally G, Crowther MA, *et al.* The HIT Expert Probability (HEP) Score: a novel pre-test probability model for heparin-induced thrombocytopenia based on broad expert opinion. *J Thromb Haemost.* 2010;8:2642-2650.
38. Papadopoulos S, Flynn JD, Lewis DA. Fondaparinux as a treatment option for heparin-induced thrombocytopenia. *Pharmacotherapy.* 2007;27:921-926.
39. Horne MK III, Chang R. Thrombosis related to venous access devices. In: Kitchens C, Alving B, Kessler C, eds. *Consultative Hemostasis and Thrombosis.* 2nd ed. Philadelphia, PA: W.B. Saunders; 2007:553-559.
40. Akl EA, Kamath G, Yosuico V, *et al.* Thromboprophylaxis for patients with cancer and central venous catheters (Cochrane Database Systematic Review). *Cancer.* 2011;112:2483-2492.
41. Chang R, Horne MK, Shawker TH, Kam *et al.* Low-Dose, once-daily, intraclot injections of alteplase for treatment of acute deep venous thrombosis. *J Vasc Interv Radiol.* 2011;22:1107-1116.
42. Decousus H, Leizorovicz A, Parent F, *et al.* A clinical trial of vena caval filters in the prevention of pulmonary embolism in patients with proximal deep-vein thrombosis. *N Engl J Med.* 1998;338:409-415.

43. Angel LF, Tapson V, Galgon R, et al. Systematic review of the use of retrievable inferior vena cava filters. *J Vasc Interv Radiol.* 2011;22:1522-1530.
44. Nicholson W, Nicholson WJ, Tolerico P, et al. Prevalence of fracture and fragment embolization of bard retrievable vena cava filters and clinical implications including cardiac perforation and tamponade. *Arch Int Med.* 2010;170:1827-1831.
45. Marik PE, Plante LA. Venous thromboembolic disease and pregnancy. *N Engl J Med.* 2008;359:2025-2033.
46. Battinelli EM, Bauer KA. Hematologic disorders in pregnancy. *Hematol Oncol Clin North Am.* 2011;25:323-333.
47. Gilet AG, Dunkin JM, Fernandez TJ, et al. Fetal radiation dose during gestation estimated on an anthropomorphic phantom for three generations of CT scanners. *Am J Radiol.* 2011;196:1133-1137.
48. Kalra MK, Maher MM, Toth TL, et al. Strategies for CT radiation dose optimization. *Radiology.* 2004;230:619-628.
49. Remy-Jardin M, Remy J. Spiral CT angiography of the pulmonary circulation. *Radiology.* 1999;212:615-636.
50. Shahir K, Goodman LR, Tali A, et al. Pulmonary embolism in pregnancy: CT pulmonary angiography versus perfusion scanning. *Am J Roentgenol.* 2010;195:W213-W220.
51. Bates SM. Pregnancy-associated venous thromboembolism: prevention and treatment. *Semin Hematol.* 2011;48:271-284.
52. Kahn SR, Ginsberg J. Relationship between deep venous thrombosis and the postthrombotic syndrome. *Arch Intern Med.* 2004;164:17-26.
53. Kolbach D, Sandbrink M, Hamulyak K, et al. Non-pharmaceutical measures for prevention of post-thrombotic syndrome. *Cochrane Database of Syst Rev.* 2003, Issue 3. Art. No: CD004174.
54. Aschwanden M, Jeanneret C, Koller MT, et al. Effect of prolonged treatment with compression stockings to prevent post-thrombotic sequelae: a randomized controlled trial. *J Vasc Surg.* 2008;47:1015-1021.
55. Comerota AJ. Intermittent pneumatic compression: Physiologic and clinical basis to improve management of venous leg ulcers. *J Vasc Surg.* 2011;53:1121-1129.
56. Pittler MH, Ernst E. Horse chestnut seed extract for chronic venous insufficiency. *Cochrane Database Syst Rev.* 2012, Issue 11. Art. No: CD003230.
57. Kearon C, Kahn SR, Agnelli G, et al. Antithrombotic therapy for venous thromboembolic disease. American College of Chest Physicians Evidence-Based Clinical Practice Guidelines (8th Edition). *Chest.* 2008;133:454S-545S.
58. Gohel MS, Barwell JR, Taylor M, et al. Long term results of compression therapy alone versus compression plus surgery in chronic venous ulceration (ESCHAR): randomised controlled trial. *Br Med J.* 2007;335:83-88.
59. Kahn SR. The post-thrombotic syndrome. *Hematology Am Soc Hematol Educ Program.* 2010:216-220.
60. Ruiz-Irastorza G, Crowther M, Branch W, et al. Antiphospholipid syndrome. *Lancet.* 2010;376:1498-1509.
61. Ruiz-Irastorza G, Cuadrado MJ, Ruiz-Arruza I, et al. Evidence-based recommendations for the prevention and long-term management of thrombosis in antiphospholipid antibody-positive patients: report of a Task Force at the 13th International Congress on Antiphospholipid Antibodies. *Lupus.* 2011;20:206-218.
62. Connolly SJ, Ezekowitz MD, Yusuf S, et al. Dabigatran versus warfarin in patients with atrial fibrillation. *N Engl J Med.* 2009;361:1139-1151.
63. Beasley BN, Unger EF, Temple R. Anticoagulant options—why the FDA approved a higher but not a lower dose of Dabigatran. *N Engl J Med.* 2011;364:1788-1790.
64. Schulman S, Kearon C, Kakkar KC, et al. RE-COVER Study Group. Dabigatran versus warfarin in the treatment of acute venous thromboembolism. *N Engl J Med.* 2009;361:2342-2352.
65. Eriksson BI, Dahl OE, Rosencher N, et al. Dabigatran etexilate versus enoxaparin for prevention of venous thromboembolism after total hip replacement: a randomized, double-blind, non-inferiority trial. *Lancet.* 2007;370:949-956.
66. Eriksson BI, Dahl OE, Rosencher N, et al. Oral dabigatran etexilate vs. subcutaneous enoxaparin for the prevention of venous thromboembolism after total knee replacement: the RE-MODEL randomized trial. *J Thromb Haemost.* 2007;5:2178-2185.
67. Ginsberg JS, Davidson BL, Comp PC, et al. Oral thrombin inhibitor dabigatran etexilate vs. North American enoxaparin regimen for prevention of venous thromboembolism after knee arthroplasty surgery. *J Arthoplasty.* 2009;24:1-9.
68. Eriksson BI, Borris LC, Friedman RJ, et al. Rivaroxaban versus enoxaparin for thromboprophylaxis after hip arthroplasty. *N Engl J Med.* 2008;358:2765-2775.
69. Lassen MR, Ageno W, Borris LC, et al. Rivaroxaban versus enoxaparin for thromboprophylaxis after hip arthroplasty. *N Engl J Med.* 2008;358(26):2776-2786.
70. Kakkar AK, Brenner B, Dahl OE, et al. Extended duration rivaroxaban versus short-term enoxaparin for the prevention of venous thromboembolism after total hip arthroplasty: a double-blind, randomized controlled trial. *Lancet.* 2008;372:31-39.
71. Turpie AG, Lassen MR, Davidson BL, et al. Rivaroxaban versus Enoxaparin for thromboprophylaxis after total knee arthroplasty (RECORD4): a randomised trial. *Lancet.* 2009;373:1673-1680.
72. Patel MR, Mahaffey KW, Garg J, et al. Rivaroxaban versus warfarin in nonvalvular atrial fibrillation. *N Engl J Med.* 2011;365:883-891.
73. The EINSTEIN Investigators. Oral rivaroxaban for symptomatic venous thromboembolism. *N Engl J Med.* 2010;363:2499-2510.
74. The EINSTEIN-PE Investigators. Oral rivaroxaban for symptomatic pulmonary embolism. *N Engl J Med.* 2012;366:1287-1297.
75. Granger CB, Alexander JH, McMurray JJV, et al. Apixaban versus warfarin in patients with atrial fibrillation. *N Engl J Med.* 2011;365:981-992.
76. Eikelboom JW, Weitz JI. New anticoagulants. *Circulation.* 2010;121:1523-1532.
77. Liesenfeld K-H, Schafer HG, Troconiz IF, et al. Effects of the direct thrombin inhibitor dabigatran on ex vivo coagulation time in orthopaedic surgery patients: a population model analysis. *Br J Clin Pharmacol.* 2006;62:527-537.

24

Transfusão de Sangue

Ronan Desmond ■ Harvey G. Klein

■ ANTÍGENOS DOS ERITRÓCITOS

Os antígenos dos eritrócitos (RBC) são classificados de acordo com suas características bioquímicas, fenotípicas e imunológicas. Com base nestas características, eles foram separados em sistemas de grupos sanguíneos. Atualmente são reconhecidos 30 sistemas de grupos sanguíneos principais, e os mais relevantes, clinicamente, são ABO, Rh, Kell, Kidd e Duffy. Aloanticorpos clinicamente importantes (específicos para antígenos não encontrados nos eritrócitos dos indivíduos) pode causar destruição de eritrócitos transfundidos ou estão implicados na doença hemolítica do recém-nascido (HDN).

O *teste de antiglobulina* ou *teste de Coombs* (ver adiante) é usado para detectar anticorpos contra antígenos eritrocitários e para fazer prova cruzada buscando unidades de sangue compatíveis para transfusão. Quando um aloanticorpo clinicamente importante está presente no soro de um receptor, é necessário selecionar *sangue antígeno-negativo*. Se o aloanticorpo for contra um antígeno de alta frequência (presente em mais de 90% dos indivíduos) ou quando estão presentes múltiplos aloanticorpos, obtenção de sangue compatível pode ser difícil ou impossível. Ocasionalmente, a presença de autoanticorpos aos eritrócitos no receptor faz todas as unidades parecerem incompatíveis. Investigações adicionais são necessárias nestes casos para excluir um aloanticorpo subjacente.

Anticorpos "de ocorrência natural" como anti-A e/ou anti-B estão presentes na ausência de estímulo sensibilizador prévio, enquanto a maioria dos outros aloanticorpos requer sensibilização prévia por exposição ao antígeno eritrocitário correspondente em uma transfusão ou gravidez precedente.

- Indivíduos do grupo sanguíneo A têm anti-B de ocorrência natural.
- Indivíduos do grupo sanguíneo B têm anti-A de ocorrência natural.
- Indivíduos do grupo sanguíneo O têm anti-A e anti-B de ocorrência natural.
- Indivíduos do grupo AB não têm nem anti-A nem anti-B.

■ DETERMINAÇÃO LABORATORIAL DOS PRINCIPAIS GRUPOS SANGUÍNEOS

O grupo sanguíneo de um indivíduo é determinando efetuando-se uma *testagem direta* e *reversa* (*tipagem ABO*):

- Na tipagem **direta**, reagentes de especificidade de anticorpo conhecida (anti-A ou anti-B) são adicionados aos RBCs do paciente de fenótipo desconhecido (A, B, AB ou O) e as misturas são examinadas quanto à aglutinação visível; a ausência de aglutinação ao combinar as células do paciente com reagente anti-A ou anti-B indica que as células do paciente não possuem o antígeno correspondente. Por exemplo, eritrócitos do grupo O não se aglutinarão na presença de anti-A e/ou anti-B.
- Na tipagem **reversa**, o soro do paciente é adicionado a células reagentes de fenótipo conhecido (A, B ou O), e as misturas são examinadas quanto à aglutinação visível; a presença de aglutinação ao combinar o soro do paciente com células reagentes de fenótipo A ou B indica que o soro do paciente contém o anticorpo correspondente. Por exemplo, soro contendo anti-A e anti-B (grupo sanguíneo O) aglutinará na presença de eritrócitos do grupo A e grupo B.

Os grupos de testagem direta e reversa devem ser coerentes. Um grupo sanguíneo específico não pode ser atribuído com certeza até que uma discrepância ABO seja resolvida.

Algumas causas comuns de aparentes discrepâncias ABO são[1] presença de subgrupos A ou B,[2] anticorpos faltantes/fracamente reativos (podem ocorrer com recém-nascidos, idosos ou em estados hipogamaglobulinêmicos) ou fraca expressão/ausência de antígenos esperados (podem ocorrer com doenças linfoproliferativas e pós-transplantes de células-tronco hematopoéticas, HSCT),[3] presença de anticorpos inesperados ou inespecíficos como aloanticorpos ou autoanticorpos reativos a frio,[4] substâncias interferentes como geleia de Wharton do cordão umbilical de um recém-nascido,[5] ou estados hiperproteinêmicos causando formação de *rouleaux*.

▪ TESTE DE ANTIGLOBULINA

O teste de antiglobulina usa anticorpos com especificidade para imunoglobulinas ou complemento para detectar a presença de anticorpo (ou complemento) na superfície do RBC ou no soro de um paciente.

O teste de antiglobulina **direto** (DAT), ou teste Coombs direto, detecta a presença de anticorpo ou complemento revestindo RBC e pode ser positivo em uma variedade de contextos, incluindo os listados abaixo:

- Reações transfusionais hemolíticas.
- HDN (em geral fortemente positivo).
- Anemias hemolíticas autoimunes (AIHA).
- Com alguns agentes farmacológicos (penicilinas, cefalosporinas).
- Após administração de imunoglobulina intravenosa (IVIG) ou plasma (adquirido passivamente).
- Doenças autoimunes.
- Alguns indivíduos normais.

Um DAT positivo não indica, necessariamente, hemólise *in vivo* ou sobrevida encurtada dos RBCs. Resultados falso-positivos podem ocorrer quando a formação de *rouleaux* é erradamente tomada por aglutinação.

O teste de antiglobulina **indireto** (IAT), ou teste de Coombs indireto, é usado para triar anticorpos quando se está procurando sangue compatível para transfusão ("tipagem e triagem") e na prova cruzada sorológica (soro do paciente e eritrócitos doadores/reagentes). O IAT detecta anticorpo presente no **soro,** mas não ligado ao RBC. Quando o IAT é positivo, o anticorpo deve ser identificado e o antígeno correspondente sempre evitado em transfusões. Um IAT negativo não indica, necessariamente, ausência de aloanticorpos: o título de anticorpo pode ser abaixo do nível de detecção ou o anticorpo poderia ser dirigido contra um antígeno de baixa incidência (presente em menos de 1% dos indivíduos) não presente nas células de teste dos reagentes. Um IAT negativo não garante que o sangue é compatível, nem um IAT fraco indica que hemólise tende a ser branda. Um IAT positivo sempre exige investigação adicional.

Na AIHA, em que o anticorpo pode estar presente no soro e no RBC do paciente, ambos o DAT e o IAT podem ser positivos.

▪ COMPATIBILIDADE SANGUÍNEA

Em geral, os componentes de sangue que contêm mais de 2 mL de RBC precisam ser compatíveis com o plasma do paciente. Atenção particular é dada ao tipo Rh porque menos de 1 mL de RBC, um volume encontrado na maioria dos concentrados de plaquetas, é suficiente para sensibilizar um paciente Rh-negativo.[1] Componentes contendo plasma, inclusive preparações de plaquetas, devem ser ABO-compatíveis com o RBC do paciente quando possível para evitar hemólise imune passiva por anticorpos no plasma (Quadro 24.1).

A aplicação prática mais básica da sorologia dos grupos sanguíneos envolve a seleção de sangue compatível. A ausência ou presença de antígenos das células sanguíneas pode ter importantes implicações biológicas e clínicas. Sangue compatível leva tempo para preparar.

Quadro 24.1 Compatibilidade do Sangue do Receptor com Componentes Sanguíneos do Doador

Grupo ABO do Paciente	Sangue Total	Eritrócitos	Plaquetas	Plasma	Crioprecipitado
O	O	O	Qualquer um (preferido O)	O, A, B, AB	N/A
A	A	A ou O	Qualquer um (preferido A)	A ou AB	N/A
B	B	B ou O	Qualquer um (preferido B)	B ou AB	N/A
AB	AB	AB, A, B ou O	Qualquer um (preferido AB)	AB	N/A

- Em uma emergência, RBC grupo O Rh-negativo pode ser liberado sem prova cruzada com o consentimento do médico solicitante; testagem será completada após liberação. Eritrócitos grupo-específicos e uma prova cruzada abreviada podem ser preparados em 15 minutos.
- Eritrócitos completamente testados podem ser preparados em 45 a 60 minutos; RBC criopreservados e plasma fresco congelado (FFP) podem levar mais tempo.

No contexto de transfusão ou gravidez nos 3 meses precedentes, uma amostra pré-transfusão não pode ter mais do que 3 dias.[6]

INCOMPATIBILIDADE ABO EM CONTEXTOS DE TRANSPLANTE

Resultados ideais em HSCT dependem de compatibilidade de antígeno leucocitário humano (HLA), de modo que a seleção do par de receptor-doador é determinado pela similaridade de HLA potencialmente à custa da compatibilidade ABO. Uma vez que os genes HLA e ABO são herdados independentemente, alguns (20-40%) destes transplantes serão ABO incompatíveis.[1]

Embora incompatibilidade ABO não pareça influir na falha de enxerto, complicações potenciais de incompatibilidades incluem hemólise aguda ou retardada e pega retardada de RBC.[2-5]

Pequena Incompatibilidade (Menor)

- *Soro doador* contém anticorpos contra antígenos RBC do receptor (*i. e.*, grupo sanguíneo receptor A, B ou AB, e grupo sanguíneo doador O).
- Antes da infusão da preparação de células-tronco, plasma contendo anti-A e anti-B pode ser removido para evitar hemólise imediata pós-infusão dos RBC do receptor (redução do plasma).
- Dos receptores de transplante ABO-incompatíveis menores, 10 a 15% podem experimentar início abrupto de hemólise 5 a 15 dias pós-transplante quando linfócitos B imunocompetentes no enxerto armam uma resposta contra os antígenos RBC do receptor (síndrome dos linfócitos passageiros)
- Hemólise pode ser grave ou mesmo fatal a menos que reconhecida prontamente.

Grande Incompatibilidade (Maior)

- *Soro do receptor* contém anticorpos contra o antígenos RBC do doador (p. ex., grupo O receptor e grupo A, B ou AB doador; grupo A ou B receptor e grupo AB doador).
- Hemólise de RBC na preparação de células-tronco quando da infusão pode ocorrer se o enxerto não for processado para remover RBC antes da infusão (redução de eritrócitos).
- Pós-transplante, o receptor pode produzir anticorpos contra antígenos dos eritrócitos doadores durante meses, especialmente com esquemas não mieloablativos.
- Pega dos RBCs e eritropoese podem ser retardadas, resultando em aplasia de eritrócitos.[5,6]

Incompatibilidade pequena e grande (bidirecional) entre doador e receptor ocorre quando cada um tem anticorpos contra antígenos de grupo ABO do outro (combinação de doador grupo A e receptor grupo B, ou vice-versa).

O Quadro 24.2 descreve manejo apropriado de transfusão durante o transplante. **Todos os componentes de transfusão têm que ser irradiados.**

Quadro 24.2 Transfusão em Transplantes com incompatibilidade ABO Menor e Maior

Receptor	Doador	Fase I Todos os Componentes	Fase II RBC	Plaquetas	FFP	Fase III Todos os Componentes
Incompatibilidade Menor						
A	O	Grupo do receptor	O	A; *AB*; *B*; *O*	A; AB	Grupo do doador
B	O	Grupo do receptor	O	B; *AB*; *A*; *O*	B; AB	Grupo do doador
AB	O	Grupo do receptor	O	AB; *A*; *B*; *O*	AB	Grupo do doador
AB	A	Grupo do receptor	A	AB; *A*; *B*; *O*	AB	Grupo do doador
AB	B	Grupo do receptor	B	AB; *B*; *A*; *O*	AB	Grupo do doador
Grande Incompatibilidade						
O	A	Grupo do receptor	O	A; *AB*; *B*; *O*	A; AB	Grupo do doador
O	B	Grupo do receptor	O	B; *AB*; *A*; *O*	B; AB	Grupo do doador
O	AB	Grupo do receptor	O	AB; *A*; *B*; *O*	AB	Grupo do doador
A	AB	Grupo do receptor	A	AB; *A*; *B*; *O*	AB	Grupo do doador
B	AB	Grupo do receptor	B	AB; *B*; *A*; *O*	AB	Grupo do doador
Incompatibilidade Menor e Maior						
A	B	Grupo do receptor	O	AB; *A*; *B*; *O*	AB	Grupo do doador
B	A	Grupo do receptor	O	AB; *B*; *A*; *O*	AB	Grupo do doador

Fase I, Desde o momento em que o paciente é preparado para transplante de células progenitoras hematopoéticas.
Fase II, Desde o início da terapia mieloablativa, a partir do tempo em que DAT é negativo e iso-hemaglutininas contra o doador não são mais detectáveis (para RBC) ou quando os eritrócitos do receptor não são mais detectáveis.
Fase III, Depois que os tipos direto e reverso do paciente são compatíveis com o grupo ABO doador.
Grupos sanguíneos em itálico indicam a melhor escolha seguinte em ordem de preferência.
Todos os componentes celulares devem ser irradiados.
Modificado de Brecher ME, ed. *Technical Manual,* 15th ed. Bethesda, MD: AABB Press; 2005:600, com permissão; and from Friedberg R, Andrzejewski C. Transfusion therapy in hematopoietic stem cell transplantation. In: Mints PD, ed. *Transfusion Therapy: Clinical Principles and Practice,* 2nd ed. Bethesda, MD: AABB Press; 2005.

Incompatibilidade Rh

Incompatibilidade Rh ocorre em 10 a 15% dos transplantes de células-tronco. A prática transfusional é análoga àquela da grande e pequena incompatibilidade ABO, mas as consequências são menos graves.

Para receptores Rh-negativos de preparações de células-tronco hematopoéticas Rh-positivas:

- Produto para transplante deve ser reduzido de eritrócitos para diminuir o risco de aloimunização similarmente à grande incompatibilidade ABO.

Para receptor Rh-positivo de doador Rh-negativo previamente aloimunizado ao antígeno Rh.

- Monitorar o paciente quanto a sinais de hemólise retardada (como na pequena incompatibilidade).

■ HEMOCOMPONENTES E DERIVADOS DE SANGUE

Hemocomponentes e Terapia Transfusional

Componentes do sangue podem ser separados do sangue total por centrifugação ou por aférese. Aproximadamente 29 milhões de hemocomponentes (RBCs, plaquetas, plasma, crioprecipitado) são transfundidos anualmente nos Estados Unidos.

Armazenamento e infusão de produtos de sangue:

- Componentes de sangue devem ser infundidos através de filtros padrão de 170 a 260 µm para remover quaisquer coágulos que se formem durante armazenamento.[6]
- Uma bomba de infusão aprovada pode ser usada para controle estrito da velocidade de infusão. *Bombas não aprovadas podem danificar ou hemolisar células.*

- Filtros de leucorredução à beira do leito podem ser usados quando leucorredução estiver indicada para sangue total, papa de hemácias e plaquetas que tenham sido leucorreduzidos antes do armazenamento.
- *Reações hipotensivas* foram associadas à leucorredução à beira do leito, especialmente em pacientes recebendo inibidores de enzima conversora de angiotensina (ACE).
- Deixar o sangue filtrar por gravidade.
- *Concentrados de granulócitos nunca devem ser infundidos através de filtros de leucorredução.*
- Sangue total e outros componentes sanguíneos celulares podem ser infundidos com soluções **isotônicas** USP 0,9% NaCl (soro fisiológico) e certas soluções eletrolíticas aprovadas pela Food and Drug Administration (FDA).
- Produtos de sangue celulares nunca devem ser infundidos com soluções **hipertônicas** ou **hipotônicas,** por exemplo, soluções contendo glicose ou cálcio, como D5W (glicose 5% em água), ou solução de Ringer-lactato, uma vez que pode resultar em hemólise, coagulação ou aglutinação de RBC.
- Medicações nunca devem ser adicionadas a hemocomponentes.
- Nunca armazenar hemocomponentes em refrigeradores não monitorados em estações de enfermagem ou centros cirúrgicos; o risco de administração de hemocomponentes ao paciente errado aumenta nestes casos.
- Retornar o sangue ao armazenamento (ou banco de sangue) se transfusão não for iniciada dentro de 30 minutos da entrega.
- Aparelhos de aquecimento com monitor interno são disponíveis para produtos de sangue a fim de evitar transfusão de grandes volumes de fluido frio.
- Hemocomponentes nunca devem ser aquecidos em aparelhos não certificados (como forno de micro-ondas ou banho-maria), uma vez que pode resultar em hemólise e pode ser letal.

A maioria das reações transfusionais adversas ocorre nos primeiros 15 minutos.

- Administração de produtos de sangue deve começar lentamente e debaixo de observação estreita.
- O tempo de transfusão não deve exceder 4 horas uma vez que o risco de crescimento bacteriano aumenta com o tempo à temperatura ambiente.
- Se for previsto que a transfusão levará mais tempo, o serviço de transfusão pode dividir a unidade em alíquotas menores.

Quadro 24.3 Administração de Componentes do Sangue conforme a Prática do NIH*

	Sangue Total	Concentrado de Eritrócitos	Granulócitos	Plaquetas	Plasma
Adultos					
Primeiros 15 min	2 mL/min	2 mL/min	2 mL/min	2-5 mL/min	2-5 mL/min
Subsequentemente	100-230 mL/h	100-230 mL/h	75-100 mL/h	200-300 mL/h	200-300 mL/h
Pediátricos					
Primeiros 5 min	N/A	N/A	N/A	5% do volume total prescrito para transfusão	5% do volume[†] total prescrito para transfusão
Primeiros 15 min	5% do volume total[†] prescrito para transfusão	5% do volume total[†] prescrito para transfusão	5% do volume total prescrito para transfusão	N/A	N/A
Subsequentemente	Variável (conforme tolerado)	2-5 mL/kg/h	Ao longo de 2-3 h (para um produto de 200 mL)	Conforme tolerado	1-2 mL/min

*Velocidades de fluxo são diretrizes a serem ajustadas à tolerância do paciente.
[†]Volume prescrito para transfusão pediátrica deve ser pautado no peso da criança (10-15 mL produto de sangue/kg); exclui transfusão de granulócitos.
N/A, não aplicável.

Ver Quadro 24.3 para administração de componentes de sangue.

Quadro 24.4 Indicações para Modificações Adicionais dos Hemocomponentes Celulares

Leucorredução	Irradiação (Eritrócitos, Plaquetas, Granulócitos)	Lavagem (Remoção do Plasma)	Redução de Volume	Congelação-Desglicerolização (Eritrócitos)
Descrição Filtração do componente após coleta, à beira do leito, ou remoção de WBC durante coleta automática para uma redução de 3 log (99,9%) dos WBCs. Conteúdo final WBC < 5 × 10⁶	**Descrição** Irradiação gama (césio ou cobalto) de componentes celulares com 2.500 cGy para inativar linfócitos viáveis dentro do componente	**Descrição** Componente lavado com soro fisiológico estéril para remover mais de 98% das proteínas plasmáticas, eletrólitos e anticorpos Conteúdo WBC 5 × 10⁵	**Descrição** Remoção do plasma de componentes celulares (principalmente plaquetas; concentrados de RBC têm muito pouco plasma)	**Descrição** Adição de glicerol e congelamento geralmente dentro de 6 d da coleta (dependendo da solução aditiva usada ao tempo da coleta e método de glicerolização-congelação usado)
Finalidade Redução de reações transfusionais não hemolíticas febris (FNHTR) Redução da transmissão de CMV (à prova de CMV) Redução da aloimunização HLA	**Finalidade** Prevenção de doença enxerto-versus-hospedeiro associada à transfusão	**Finalidade** Prevenção de reações alérgicas Diminuir risco de hiperpotassemia	**Finalidade** Redução de sobrecarga circulatória Remoção de anticorpos	**Finalidade** Armazenamento a longo prazo de fenótipos de sangue raros autólogos ou alógenos
Indicações Pacientes que sofreram um episódio de FNHTR Alternativa a componentes CMV-soronegativos (de doador testado negativo para CMV) para pacientes em risco, como recém-nascidos e pacientes de transplante	**Indicações** Receptores de transplantes de medula óssea/células-tronco hematopoéticas Receptores de transfusão de parentes consanguíneos Pacientes sob esquemas imunossupressivos, particularmente, com análogos das purinas Pacientes com imunodeficiências congênitas e certas malignidades Linfoma de Hodgkin Transfusão intrauterina Bebês prematuros, especialmente aqueles recebendo oxigenação por membrana extracorpórea Transfusões de granulócitos	**Indicações** Pacientes que sofrem reações alérgicas graves recorrentes (não responsivas à pré-medicação com anti-histamínicos) Pacientes IgA-deficientes quando componente IgA-deficiente não está disponível Receptores em risco de hiperpotassemia como bebês e fetos recebendo transfusões intrauterinas Pode ser efetiva quando sangue ABO-idêntico não está disponível para pacientes com PNH	Pacientes com volume plasmático expandido como aqueles com anemia crônica normovolêmica, talassemia maior, doença falciforme, insuficiência cardíaca congestiva Pacientes pediátricos, idosos e outros suscetíveis à sobrecarga de volume	**Indicações** Pacientes com fenótipos sanguíneos raros ou múltiplos aloanticorpos
Comentários Equivalente a componentes CMV-soronegativos **Não** efetivo e **não** indicada para prevenção de doença enxerto-versus-hospedeiro associada à transfusão	**Comentários** Vida na prateleira de RBC é diminuída para 28 d (se maior que a data de expiração original), mas vida na prateleira de plaquetas ou granulócitos não é afetada **Não** indicada para prevenção de FNHTR e desnecessária a pacientes com anemia aplástica (apesar de terapia com ATG) ou pacientes com HIV na ausência de outras indicações para irradiação (acima)	**Comentários** Lavagem resulta em uma perda de 15-20% de eritrócitos ou plaquetas Eritrócitos têm de ser usados dentro de 24 h e plaquetas têm de ser usadas dentro de 4 h da lavagem por causa do risco aumentado de contaminação associado à abertura de um sistema fechado **Não** equivalente a "leucorreduzidos"	**Comentários** Plaquetas devem ser usadas dentro de 4 h da redução de volume em virtude da diminuição na quantidade plasma/volume restante para metabolismo ideal das plaquetas **Não** equivalente à lavagem para prevenção de reações alérgicas	**Comentários** Pode não ser exequível para eritrócitos com certas anormalidades, como HbS, esferocitose hereditária e hemoglobinúria paroxística noturna (PNH) Dependendo do método de glicerolização-congelação usado, sistema aberto ou fechado, vida na prateleira pós-desglicerolização pode ser 24 h ou 2 semanas, respectivamente **Não** equivalente a "leucorreduzidos" (pode remover mais de 95% dos WBCs)

ATG, globulina antitimocitária; CMV, citomegalovírus; FNHTR, reações transfusionais não hemolíticas febris; HIV, vírus de imunodeficiência humana; HLA, antígeno leucocitário humano; RBC, eritrócitos; WBC, leucócitos.

Ver Quadro 24.4 para indicações de modificações adicionais de componentes de sangue

Condições de armazenamento para diferentes hemocomponentes variam e são destinadas a maximizar preservação e efetividade:

- Eritrócitos são refrigerados (a 1-6°C) durante até 42 dias.
- Plaquetas são armazenadas à temperatura ambiente e expiram em 5 dias.
- Componentes do plasma são armazenados congelados durante um ano (a –18°C) ou mais (a –65°C), mas têm de ser descongelados antes do uso e, por essa razão, não estão imediatamente disponíveis.

Como com qualquer tratamento médico, transfusão de sangue exige consentimento informado.

- Os pacientes devem ser avisados sobre as indicações e eventos adversos comuns bem como quaisquer alternativas potenciais à transfusão alogênica.

Sangue Total

Uma unidade de sangue total geralmente tem volume de 450 a 500 mL e um hematócrito de 35 a 45%. Sangue total raramente é disponível e infrequentemente usado.

Indicações: Hipovolemia aguda com perda de eritrócitos, transfusão maciça e exsanguinotransfusão.

Não indicado: Anemia crônica (em que o volume sanguíneo frequentemente está aumentado).

Sangue total não é uma fonte de plaquetas ou granulócitos funcionais, que deterioram em menos de 24 horas em temperaturas de refrigerador.

Eritrócitos

RBCs (concentrado de eritrócitos) são separados do sangue total por centrifugação. Uma unidade de RBC contém aproximadamente 200 mL e um hematócrito de 60 a 80%. Em geral, 1 unidade de papa de RBC aumentará a hemoglobina (Hb) em 1 g/dL em um adulto de tamanho médio. No paciente pediátrico médio, transfusão de 8 a 10 mL/kg de RBC prevê-se que aumente a hemoglobina em 3 g/dL. A decisão de transfundir deve ser baseada na avaliação dos sintomas, condições médicas coexistentes ou subjacentes, e a causa da anemia, e os pacientes não devem ser transfundidos baseando-se, unicamente, no seu nível de Hb. O único estudo prospectivo com potência adequada (pacientes de ICU) e numerosos estudos observacionais indicaram que os pacientes com doença cardiovascular são mais sensíveis à anemia e evoluem melhor com um nível mais alto de Hb.[7,8]

Indicações: Tratamento de anemia sintomática.

Embora seja geralmente aceito que os pacientes com Hb < 6 g/dL devem ser transfundidos e que transfusão raramente é necessária quando ela excede 10 g/dL, o intervalo entre estes valores é uma área de controvérsia. As diretrizes de prática suportam um nível de Hb de menos de 7 g/dL como geralmente aceitável para iniciar a transfusão de RBC em pacientes assintomáticos.[8,9] Pacientes em risco particular de sangramento (trombocitopenia, hemorragia recente) devem ser mantidos em um nível de Hb mais alto.

Não indicados: RBC não devem ser transfundidos para expansão de volume ou finalidades nutricionais.

Transfusão raramente está indicada em anemia tratável de outra maneira, incluindo anemia associada a deficiência de vitamina B_{12}, ferro ou folato; se os sintomas forem graves, estes pacientes podem-se beneficiar de uma transfusão de uma única unidade enquanto a causa subjacente é corrigida.

Plaquetas

Plaquetas podem ser separadas do sangue total logo depois da coleta (concentrados de plaquetas "de doador randômico" ou "derivadas de sangue total") ou coleta por aférese ("doador único" ou "plaquetas de aférese"). Uma dose terapêutica de plaquetas para um adulto é 1 unidade de plaquetas ($5,5 \times 10^{10}$ plaquetas) por 10 kg de peso corporal, o que deve aumentar a contagem de plaquetas em um adulto de tamanho médio em, aproximadamente, 5.000/µL. Cada produto de plaquetas por aférese (doador único) deve conter aproximadamente 3×10^{11} plaquetas, aproximadamente equivalentes a 4 a 6 unidades de plaquetas de doador randômico. As indicações para uso são as mesmas para ambas as preparações. Pacientes refratários aloimunizados podem necessitar de plaquetas de doador único HLA-compatíveis. Plaquetas de doador único também oferecem a vantagem adicional de exposição diminuída a doadores e um risco mais baixo de infecção bacteriana.

Indicações: Prevenção e tratamento de hemorragia em pacientes com trombocitopenia ou defeitos da função das plaquetas.

Não indicadas: Sangramento não associado a trombocitopenia (na ausência de defeito da função das plaquetas clinicamente significante), outros defeitos na hemostasia (como deficiências de fatores).

Plaquetas são geralmente contraindicadas em púrpura trombocitopênica trombótica (TTP),[10] porque elas poderiam potencialmente precipitar trombose, mas isto recentemente foi questionado.[11] Entretanto, pacientes com TTP que desenvolvem hemorragia ameaçando a vida podem-se beneficiar de uma experiência cautelosa de plaquetas.

O limiar para transfusão profilática de plaquetas varia com base na condição subjacente do paciente e probabilidade de hemorragia:

- Um limiar de 10.000/μL é efetivo em prevenir morbidade e mortalidade por sangramento em pacientes de oncologia estáveis submetendo-se a quimioterapia.
- Uma contagem de plaquetas acima de 50.000/μL é desejável antes de procedimentos invasivos e no período pós-procedimento imediato.
- Contagens de plaquetas mais próximas de 100.000/μL podem ser prudentes em pacientes com alto risco de hemorragia intracraniana, como aqueles com leucostase cerebral, ou quando se submetendo a procedimentos neurocirúrgicos ou oculares.
- Pacientes cronicamente trombocitopênicos estáveis, como aqueles com anemia aplástica ou mielodisplasia, podem tolerar contagens de plaquetas tão baixas quanto 5.000/μL na ausência de fatores complicadores incluindo febre, infecção e defeitos adicionais na hemostasia.[1]

Suporte mais agressivo é indicado nos pacientes que são instáveis — febris, infectados, recebendo múltiplas medicações — especialmente se as contagens de plaquetas estiverem diminuindo.[1,12]

Transfusões de plaquetas devem ser monitoradas 1 a 24 h pós-transfusão por uma contagem de plaquetas ou hemograma completo (CBC) para avaliar a resposta e guiar terapia transfusional subsequente. Um incremento da contagem corrigido (CCI) pode ser usado para determinar o aumento na contagem de plaquetas em um indivíduo pós-transfusão de plaquetas:

$$CCI = \frac{(\text{Contagem de plaquetas pós-transfusão *} - \text{contagem de plaquetas pré-transfusão}) \times \text{área de superfície corporal **}}{\text{Número de plaquetas transfundidas***}}$$

*Contagem de plaquetas pós-transfusão, expressada por microlitro, é mais bem obtida 15 minutos a 1 hora pós-transfusão.
**Área de superfície corporal = raiz quadrada de [(altura em cm × peso em kg)/3.600], expressada em metros quadrados.
***Expressado em múltiplos de 1×10^{11}.

Um incremento pós-transfusão absoluto de 10.000/μL ou mais (aproximadamente 2.000/μL por unidade de plaquetas de doador randômico) em um adulto de tamanho médio corresponde a um CCI de 5.000.

Refratariedade a Plaquetas

Pacientes que respondem pouco a repetidas infusões de plaquetas são ditos refratários. Contagens de plaquetas pós-transfusão (feitas a 1 e 24 horas) são testes úteis para determinar refratariedade. O CCI também deve ser calculado, e a falha em alcançar um CCI de 5.000 ou mais constitui causa para suspeitar de refratariedade a plaquetas. Refratariedade pode ser imunomediada ou não imunomediada. Refratariedade imunomediada indica aloimunização ao HLA ou antígenos plaquetários humanos (HPA).

- Causas *não imunomediadas* de refratariedade às plaquetas: febre, infecção, esplenomegalia, coagulação intravascular disseminada (DIC), sangramento maciço e medicações que aumentam a destruição de plaquetas; **mais propensas a afetar a contagem de 24 horas pós-transfusão.**
- Refratariedade *imunomediada* às plaquetas: causada por *aloimunização* a HLA e antígenos plaquetários humanos usualmente associada à multiparidade ou exposição a transfusões de plaquetas não leucorreduzidas; **mais propensas a afetar a contagem de 1 hora pós-transfusão.**

Na prática, a distinção entre refratariedade imunomediada e não imunomediada às plaquetas se torna menos clara uma vez que pacientes aloimunizados muitas vezes têm múltiplos problemas médicos predisponentes à refratariedade não imune. Quando for suspeitada refratariedade imunomediada às plaquetas e CCI for inferior a 5.000 após cada uma de duas transfusões de plaquetas, devem ser dados os seguintes passos:

- Plaquetas ABO-compatíveis frescas (menos de 72 horas em armazenamento) devem ser usadas para duas transfusões subsequentes.
- Se CCI ainda não exceder 5.000, triagem de anticorpo HLA para detectar aloanticorpos ou testes comerciais de compatibilidade de plaquetas devem ser realizados.
- Quando aloanticorpos com especificidade ampla forem encontrados (para loci de HLA A e B), estão indicadas plaquetas de doadores HLA-compatíveis.
- Fazer prova cruzada de plaquetas compatíveis pode ser benéfico quando a situação de anticorpo HLA do receptor não puder ser determinada, plaquetas compatibilizadas por HLA não puderem ser obtidas, ou quando o paciente for refratário a plaquetas HLA-compatíveis (até 40 a 50% dos casos).
- Corticosteroides, plaquetas lavadas ou IVIG não se comprovaram úteis no tratamento da refratariedade.

Granulócitos

Granulócitos são coletados por aférese para pacientes específicos, de doadores que são mobilizados antes da coleta com corticosteroides e/ou fator estimulador de colônias de granulócitos (G-CSF),

- Granulócitos podem ser armazenados à temperatura ambiente durante apenas 24 horas após a coleta, mas, idealmente, devem ser administrados dentro de 6 horas da coleta.
- Coleções de granulócitos têm um volume de 250 mL e contêm plasma, aproximadamente 30 mL RBC, e quantidades variáveis de leucócitos mononucleares e plaquetas.
- Concentrados de granulócitos devem ser compatíveis ABO, Rh, e prova cruzada RBC.
- Produtos devem ser irradiados por causa da presença de linfócitos viáveis na colheita.
- A dose terapêutica mínima é 1×10^{10} granulócitos/unidade, entretanto, incrementos são improváveis de se ver a menos que sejam infundidos 3 a 4×10^{10} granulócitos/unidade.[1]

Indicações: Pacientes com contagens absolutas de neutrófilos de menos de $0,5 \times 10^9/L$ e documentada infecção bacteriana ou fúngica refratária a antimicrobianos. Receptores devem ter uma expectativa razoável de obter recuperação ou pega de enxerto (produção endógena de granulócito) hematopoética. Bebês com sepse bacteriana, cujas contagens de granulócitos são menos de $3 \times 10^9/L$ com neutrófilos pós-mitóticos compreendendo menos de 10% das suas células nucleadas na medula, podem-se beneficiar de transfusões de granulócitos.

Um CBC 1 a 6 horas pós-transfusional com diferencial para determinação de ANC pode ajudar a avaliar a eficácia. Um incremento 6 horas pós-transfusão pode ser mais alto que uma ANC de 1 hora pós-transfusão porque o granulócitos migram para os pulmões antes de se equilibrarem no sangue periférico. Sa ANC do paciente deixar de atingir os níveis esperados ou se ocorrer uma reação, uma triagem de anticorpo a HLA e testes para anticorpos aos antígenos dos neutrófilos humanos (HNA) estão indicados para procurar uma causa imunológica.

Não indicados: Pacientes cuja função da medula óssea não tende a se recuperar. Contraindicados em pacientes com reações pulmonares graves prévias a anticorpos HLA ou HNA ou aloimunização a HLA ou HNA.

- Pacientes aloimunizados podem desenvolver calafrios, febre, falta de ar, sibilância, infiltrados pulmonares, cianose e hipotensão;[6,13] calafrios e febre podem responder à meperidina intravenosa.

- Toxicidade pulmonar pode ser exacerbada quando granulócitos e anfotericina B são administradas em proximidade temporal estreita.[14] No NIH, administração de anfotericina B e transfusões de granulócitos são separados pelo menos por 4 horas.
- Terapia transfusional com granulócitos deve ser avaliada após uma série inicial de quatro infusões e, a seguir, periodicamente.
- Concentrados de granulócitos podem conter patógenos associados a leucócitos, como citomegalovírus (CMV), os quais podem ser uma preocupação particular em receptores de transplante de células-tronco, receptores de transplante de órgão sólido, bebês submetidos a oxigenação por membrana extracorpórea, e bebês de baixo peso ao nascimento e prematuros.
- Conquanto transfusões de granulócitos diminuam a duração da infecção bacteriana, a prova de que transfusões de sangue diminuem a mortalidade em qualquer situação tem sido fugidia.[15,16]

Plasma Fresco Congelado

Plasma separado do sangue total ou coletado por aférese e congelado dentro de 8 horas é chamado FFP. FFP contém proteínas plasmáticas na época do descongelamento em aproximadamente as mesmas concentrações que no momento da coleta. O volume de uma unidade de plasma é de aproximadamente 200 mL.

- Por convenção, espera-se que 1 mL de FFP forneça 1 unidade de todos os fatores (exceto os fatores lábeis V e VIII). Na prática, as unidades individuais podem variar em conteúdo.
- A dose usada é 10 a 20 mL/kg em adultos (equivalente a aproximadamente 4 a 6 unidade de FFP) para aumentar níveis de fatores da coagulação em 20%.

   Indicações: Correção de deficiências múltiplas de fatores da coagulação em pacientes que estão sangrando ou antes de um procedimento invasivo, reposição de fatores em coagulopatia de consumo, deficiências de fatores da coagulação causadas por doença do fígado, coagulopatia dilucional após transfusão maciço, reposição de líquido para troca de plasma no tratamento de TTP, reversão rápida de efeito da varfarina (Coumadin), reposição de deficiência côngenita de um único fator quando nenhum produto fracionado à prova de vírus está disponível (sobretudo aplica-se à deficiência de fator V).

- Um PT superior a 1,5 do valor normal ou relação de APTT maior que 2 na presença de sangramento microvascular é um guia para considerar tratamento.[9]
- Notar que, no contexto de sangramento ameaçando a vida associado à terapia com Coumadin quando reversão rápida é necessária ou em pacientes hiperanticoagulados com sobrecarga de volume, uma terapia mais apropriada é Concentrado de Complexo Protrombínico (PCC). Ver a seção Derivados Sanguíneos.

   Não indicado: Expansão de volume, reposição de proteína em deficiências nutricionais.

Crioprecipitado

Crioprecipitado (crio) é a parte insolúvel a frio do plasma que contém fator VIII, fibrinogênio, fator de von Willebrand, fator XIII e fibronectina. Comumente armazenado congelado, crio pode ser mantido em temperatura ambiente durante até 6 horas; ao ser preparado (reunido) precisa ser transfundido dentro de 4 horas.

- Teste de compatibilidade é desnecessário.
- Uma unidade de crio tem geralmente menos de 15 mL de plasma e contém mais de 80 unidades internacionais (IU) de fator VII e mais de 150 mg de fibrinogênio.
- Uma unidade de crio pode aumentar o fibrinogênio em um adulto médio por 5 a 10 mg/dL.
- Uma dose terapêutica para um adulto é 80 a 150 mL de crio (8 a 10 unidades reunidas).
- **Indicações:** Tratamento de deficiência congênita de fibrinogênio, disfibrinogenemia, deficiência de fator XIII, DIC (se fibrinogênio < 1,0 g/L).
- Nota: um concentrado de fibrinogênio patógeno-inativado recentemente se tornou disponível nos Estados Unidos para tratamento de deficiência congênita de fibrinogênio.

Crio também tem sido útil para corrigir o defeito das plaquetas do sangramento urêmico, embora com variável sucesso.

A posologia de crio depende da deficiência subjacente e do volume plasmático do paciente. Para determinar o número de bolsas de crio para repor fibrinogênio

$$\frac{(\text{Nível desejado de fibrinogênio mg/dL} - \text{nível inicial de fibrinogênio mg/dL}) \times \text{volume plasmático do paciente dL}^*}{250 \text{ mg (fibrinogênio por bolsa de crio)}}$$

*Volume plasmático de um adulto médio = (1{{{727}}}) hematócrito em%/100 × peso do paciente em kg × 70 mL/kg. Para crianças abaixo de 40 kg, o volume plasmático = (1{{{727}}}) hematócrito em%/100) × peso do paciente em kg × 80 – 85 mL/kg.

Não indicado: Deficiência de fator VIII e doença de von Willebrand para as quais, agora, existem produtos mais específicos e mais seguros.

Células-Tronco e Progenitoras Hematopoéticas

Resultados ideais em HSCT dependem da obtenção bem-sucedida de células dos pacientes (autoenxertos) ou de doadores (aloenxertos). Diversos avanços recentes neste campo melhoraram os resultados clínicos tornando esta abordagem uma terapia segura e efetiva para uma variedade de doenças malignas e não malignas.

As fontes de células-tronco agora incluem medula óssea de parente e não parente, sangue periférico e sangue do cordão umbilical. A vasta maioria do HSCT agora usa sangue periférico mobilizado, embora as diretrizes para tratamento de anemia aplástica ainda recomendem usar uma fonte de medula óssea se possível.[17]

Historicamente, a mobilização de células-tronco para sangue periférico para autoenxerto era feita usando-se quimioterapia mielossupressiva como ciclofosfamida à medida que números aumentados de células entravam na circulação durante a fase de recuperação da medula óssea. Em fins dos anos 1980 G-CSF e GM-CSF tornam-se disponíveis e foram usados isoladamente ou em combinação com quimioterapia como agentes mobilizadores. G-CSF é agora o padrão para esta indicação.

Uma proporção importante dos pacientes não mobiliza com G-CSF com ou sem agentes quimioterápicos. Fatores que foram demonstrados preditores de má mobilização incluem números crescentes de ciclos de quimioterapia prévia, radioterapia prévia, e a presença de metástase na medula.[18-20] Fludarabina é particularmente tóxica para células-tronco, e isto deve ser evitado em pacientes para os quais uma coleta para autoenxerto é planejada. Também foi mostrado que há uma correlação entre o número de células CD34+ circulantes e a probabilidade de obter uma coleta adequada para transplante.[21]

Até recentemente os pacientes com pouca mobilização tinham poucas opções. Entretanto, um agente originalmente desenvolvido para tratar HIV, plerixafor, recentemente demonstrou ter importante atividade nestes pacientes. Em contraste com G-CSF que necessita múltiplas injeções durante vários dias, uma única dose de plerixafor mobiliza células-tronco para a periferia começando em 1 hora e chegando ao máximo em 10 horas.[22] Além disso, a qualidade do enxerto de células-tronco mobilizadas por plerixafor pode ser superior. Comparado com células mobilizadas por G-CSF, as células mobilizadas por plerixafor foram mais primitivas e, por essa razão, mais quiescentes e produziram pega superior em camundongos NOD/SCID e receptores humanos.[23] A combinação de G-CSF e plerixafor também foi estudada e produz maiores aumentos de células CD34+ do que com qualquer dos dois agentes isoladamente.[24]

Coletas padrão de células-tronco do sangue periférico (PBSC) envolvem 3 a 4 horas por procedimento de aférese, durante o qual aproximadamente 10 L de sangue são processados. Pelo menos duas coletas são usuais, mas grandes volumes de 25 a 30 L são mais eficientes e usados cada vez mais para permitir coletas completas com um único procedimento.[25] Preditores demográficos e laboratoriais, como contagem de plaquetas e contagem de células mononucleares CD34+, podem ser usados para individualizar a duração do procedimento de coleta.[26]

Como G-CSF é ainda o agente padrão usado, as complicações vistas com mobilização de células-tronco são muitas vezes relacionadas com esta citocina. Dor óssea, cefaleia, fadiga, insônia e perturbações gastrointestinais usualmente são brandas e respondem à administração de acetaminofeno ou NSAIDs. O tamanho do baço aumenta em quase todos os indivíduos sob G-CSF e isto foi associado a ruptura esplênica. Doadores devem ser aconselhados a se abster de esportes de contato por algumas semanas depois da última mobilização.[27] Complicações vasculares e toxicidade de citrato não são diferentes daquelas experimentadas em outros procedimento de aférese longa (ver adiante).

Enxertos de PBSC são infundidos sob a forma de coleta fresca ou armazenados congelados com o crioprotetor dimetil sulfóxido (DMSO) em nitrogênio líquido. Células descongeladas infundidas com DMSO podem causar náusea, vômito, febre, dispneia, hipotensão e anafilaxia. As reações são dependentes da dose e podem ser mitigadas por anti-histamínicos profiláticos. PBSCs acarretam o risco de agentes infecciosos transmitidos por transfusão e são testados da mesma maneira que outros componentes de sangue. Entretanto, dado o seu uso altamente especializado e seu potencial de salvar a vida, exceções são feitas aos critérios de seleção de doador normalmente usados para coletas de sangue alógeno, com a concordância do médico assistente e do receptor.

A dose de células adequada para pega de enxerto depende de se o procedimento é um autoenxerto, um aloenxerto de parente ou um aloenxerto não aparentado. Dose celular, fonte celular e características do paciente são todas variáveis importantes. A dose de células-tronco de doadores não parentes (*National Marrow Donor Program*) é 2 a 4×10^8 células nucleadas por quilograma de peso do receptor, com 2 a 4×10^6 células CD34+ por quilograma de peso do receptor julgada como uma dose adequada para transplante e doses acima de 5×10^6 células CD34+ por quilograma de peso do receptor associadas à pega enxertia mais rápida.[28] Doses mais baixas podem ser adequadas em contextos de doador aparentado, mas enxertia de leucócitos e plaquetas se correlaciona com o conteúdo de células CD34+.

Sangue do cordão está sendo usado cada vez mais como fonte de células-tronco. Menos doença enxerto-*versus*-hospedeiro (GVHD) é vista uma vez que os enxertos têm menos alorreatividade mesmo quando não compatíveis em comparação com enxertos de PBSC ou medula óssea. Além disso, como incompatibilidade é mais bem tolerada, há melhor probabilidade de encontrar um doador adequado. Entretanto, em virtude dos números mais baixos de células progenitoras, a reconstituição hematopoética é retardada, e como resultado os receptores de transplante de cordão umbilical têm um risco mais alto de desenvolver infecções fatais. Células são obtidas da placenta durante o terceiro período do parto ou pós-parto, com o consentimento da mãe, e armazenadas em nitrogênio líquido. O volume do componente é usualmente 50 a 100 mL e pode ser ainda mais reduzido pela remoção de eritrócitos e plasma. Os pequenos volumes e rendimentos de células progenitoras atualmente tornam o sangue do cordão mais apropriado para crianças e adultos menores, embora infusão simultânea de duas ou mesmo três unidades de sangue do cordão tenham resultado em enxerto bem-sucedido em adultos maiores.[29] PBSCs armazenadas em nitrogênio líquido provavelmente permanecem estáveis por muitos anos, mas períodos máximos de armazenamento seguro não foram determinados. Receptores de pequeno sangue de cordão incompatível parecem menos tendentes a elaborar aloanticorpos do que os receptores de medula ou PBSC não compatíveis.

Derivados de Sangue

Derivados ou *produtos de sangue* são produzidos comercialmente por fracionamento de plasma e incluem coloides como albumina e fração de proteínas plasmáticas, imunoglobulinas, concentrados de fatores da coagulação, e uma variedade de proteínas órfãs como α-1-antitripsina e antitrombina.

Concentrado de Complexo Protrombínico

PCCs são derivados de plasma humano de múltiplos doadores. Eles foram inicialmente desenvolvidos para a profilaxia e tratamento de pacientes com deficiência de fator IX. Os dois produtos disponíveis nos Estados Unidos (Profilnine SD e Bebulin VH) são chamados PCCs com 3 fatores, uma vez que eles contém baixos níveis de fator VII.

- Todos os PCCs contém os fatores dependentes da vitamina K II, IX e X, enquanto os PCCs 4 fatores usados na Europa contém níveis mais altos de fator VII.

24 ■ Transfusão de Sangue

- Tromboembolismo é um efeito adverso potencial e pode ocorrer menos em produtos 3-fatores que 4-fatores.[30]

Indicações: Tratamento de emergência de sangramento em razão do excesso de anticoagulação com varfarina. Pode ser útil quando sobrecarga com FFP for um risco. Deve sempre ser usado em combinação com terapia por vitamina K.[31]

Ver Quadro 24.5 para mais derivados de sangue e Quadro 24.6 para preparações de fatores da coagulação.

Quadro 24.5 Derivados de Sangue Selecionados

Derivado	Indicações	Precauções	Derivação	Conteúdo
Solução de albumina a 5%	Hipovolemia Expansão de volume **Insuficiência hepática aguda** Pressão osmótica Ligar excesso de bilirrubina **Cirurgia de *bypass* cardiopulmonar** Hemodiluição	Pacientes em risco de hipervolemia	Plasma humano de vários doadores reunidos e concentrados por fracionamento e tratados até quase eliminar risco de transmissão de vírus Osmótica e oncoticamente equivalente ao plasma	Pelo menos 95% de albumina e restante de globulinas e outras proteínas 145 mEq/L de sódio
Solução de albumina a 25%	**Manutenção da pressão coloidosmótica** Pode ser dada 24 h após queimaduras extensas tratadas inicialmente com cristaloides **Ligar excesso de bilirrubina livre** Pode diminuir risco de *kernicterus* quando dada antes de exsanguinotransfusão para doença hemolítica do recém-nascido	Pacientes em risco de hipervolemia Hiperoncótica	Plasma humano de vários doadores reunidos e concentrados por fracionamento e tratados até quase eliminar risco de transmissão de vírus Hiperoncótica	Pelo menos 95% de albumina e restantes de globulinas e outras proteína 145 mEq/L de sódio
PPF* – Fração proteína plasmática (disponível apenas como solução 5%)	Similar à albumina a 5%	Hipotensão Administração a mais de 10 mL/min, especialmente em pacientes tomando inibidor de enzima conversora de angiotensina (ACE) **Contraindicação** Administração intra-arterial em contexto de *bypass* cardiopulmonar	Similar à albumina a 5%	Pelo menos 83% de albumina e restante de globulinas e outras proteínas 145 mEq/L de sódio
IVIg†	**Profilaxia** Imunidade passiva e anticorpo passivo **Reposição** Imunodeficiências primárias **Imunomodulação** Algumas doenças autoimunes (p. ex., ITP refratária)	Vacinas atenuadas não devem ser administradas em estreita associação temporal (3 meses) Administração rápida	Plasma humano de vários doadores reunidos e concentrados por fracionamento e tratados até quase eliminar o risco de transmissão de vírus	90% IgG, traços de IgM, traços de IgA Meia-vida na preparação: 18-32 d

(Continua)

Quadro 24.5 Derivados de Sangue Selecionados *(Continuação)*

Derivado	Indicações	Precauções	Derivação	Conteúdo
	Tratamento de certas doenças infecciosas Infecção do HIV em pediatria, pneumonite intersticial CMV, pós-transplante hematopoético **Trombocitopenia relacionada com HIV, doenças neurológicas** Síndrome de Guillain-Barré e polineuropatia desmielinizante inflamatória crônica **Indicações relativas** Púrpura pós-transfusional Trombocitopenia aloimune neonatal Anemia hemolítica autoimune tipo quente refratária	Deficiência de IgA Pacientes deficientes em IgA devem receber imunoglobulinas apenas de doadores deficientes em IgA Via de administração Imunoglobulinas intramusculares nunca devem ser administradas por via intravenosa Imunoglobulinas intravenosas não devem ser administradas por via intramuscular		

Outros derivados do plasma incluem complexo antitrombina, concentrado de proteína C, inibidor de C1-esterase, inibidor de α_1-proteinase e fator XIII (atualmente não licenciado nos Estados Unidos), que são indicados para deficiências específicas correspondentes.
*Fração proteína plasmática.
†Imunoglobulina intravenosa.
CMV, citomegalovírus; HIV, vírus de imunodeficiência humana; ITP, púrpura trombocitopênica imune.
Adaptado de Klein HG, Anstee DJ. *Mollison's Blood Transfusion in Clinical Medicine*. 11th ed. Oxford: Blackwell; 2005.

Imunoglobulina Rh

Imunoglobulina Rh (RhIg) existe disponível em forma intramuscular (IM) e intravenosa (IV).

Indicações: Prevenção da aloimunização de receptores Rh-negativos expostos a RBC Rh-positivos, púrpura trombocitopênica imune (ITP).

- Prevenção de aloimunização de mulheres Rh-negativas com fetos Rh-positivos e subsequente HDN ou após transfusão de sangue com sangue Rh-positivo.
- Mais de 99% de sucesso em prevenir aloimunização Rh na gravidez;[32] a falha, geralmente, é por causa de injeções perdidas ou insuficientes.
- Tratamento de ITP em pacientes Rh-positivas somente (RhIg intravenosa).

RhIg intramuscular é usada em mulheres Rh-negativas de idade reprodutiva após exposição a pequeno volume de RBC Rh-positivos (com transfusões de plaquetas ou a transfusão acidental de uma unidade de RBC Rh-positivos). RhIg IV é usada para exposições a grandes volumes.

Uso de RhIg em homens Rh-negativos e mulheres sem potencial reprodutivo é controverso, mas pode proteger de complicações de transfusões futuras.

Em uma gravidez na qual a mãe é Rh-negativa e o pai Rh-positivo, o feto pode ser Rh-positivo, e por essa razão há um risco de imunização Rh da mãe. Nestes casos uma dose profilática de 300 µg de anti-D é dada às 28 semanas de gestação.

Uma dose plena contendo 300 µg de anti-D para cobrir uma exposição de 15 mL de RBC Rh-positivo é dada também:

- A mulheres Rh-negativas em risco de imunização Rh dentro de 72 horas do parto.
- Depois de amniocentese e amostragem de vilo coriônico, com manipulações como versão cefálica, gravidez ectópica, aborto e trauma abdominal após 20 semanas de gestação.

Quadro 24.6 Preparações Selecionadas de Fatores da Coagulação

Fator da Coagulação	Conteúdo	Indicações	Riscos e Precauções
Fator VIIa* recombinante (rVIIa)	Fator VII da coagulação ativado	**Uso licenciado** Hemofilia A ou B refratária Altos níveis de inibidor de fator VIII ou IX. Em episódios de sangramento de hemofilia A ou B. Em pacientes com deficiência de fator VII **Usado com sucesso** Sangramento grave refratário a outra terapia Trombastenia de Glanzmann	Risco aumentado de trombose, particularmente em pacientes com DIC e doença cardiovascular aterosclerótica Reações alérgicas Hipertensão
Concentrado de Fator VIII	Fator VIII Humate P (CSL Behring, King of Prussia, PA) tem vWF	Hemofilia A Deficiência de fator VIII (outra que não hemofilia A) Doença de von Willebrand	Desenvolvimento de inibidor de fator VIII (10% dos pacientes hemofílicos graves) Potencial transmissão viral (pequena) Hemólise (anticorpos anti-AB passivos)
Fator VIII recombinante	Factor VIII ReFacto (Wyeth, Madison, NJ) (preparação com domínio b deletado) não contém albumina humana	Hemofilia A	Preparações contendo albumina têm pequeno risco de transmissão viral Reações alérgicas
Complexo de Fator IX (complexo protrombínico)	Quantidade especificada de fator IX concentrado, e quantidades variáveis de fatores II, VII e X ativados, e proteína C	Hemofilia B Deficiência de fator X (rara) Deficiência de fator VII (rara)	Risco aumentado de trombose em doença hepática Transmissão viral (pequena) Hemoptise (anticorpos anti-AB passivos)
Fator IX da coagulação	Fator IX purificado e quantidades não terapêuticas de fatores II, VII e X	Hemofilia B	Menor risco de trombose que com concentrado de fator IX Potencial transmissão viral (pequena) Hemólise (anticorpos anti-AB passivos)
Fator IX recombinante	Fator IX	Hemofilia B	Menor risco de trombose que com concentrado de fator IX Reações alérgicas

*Agente hemostático.
DIC, coagulação intravascular disseminada; vWF, fator de von Willebrand.

Uma minidose contendo 50 µg de anti-D para cobrir uma exposição de 2,5 mL de RBC Rh-positivos pode ser dada se estes eventos ocorrerem antes de 12 semanas embora 300 µg seja dada muitas vezes porque é mais facilmente disponível.

Transfusões errôneas:

- Dose de RhIg deve ser calculada com base no volume de RBC transfundido.

A meia-vida da RhIg é 21 dias. RhIg adicional deve ser administrada nas seguintes situações:

- Risco continuado previsto de hemorragia fetomaterna.
- Casos não obstétricos com transfusão adicional de produtos contendo RBC Rh-positivos 21 dias ou mais depois da última dose de RhIg.

RhIg deve ser dada dentro de 72 horas, mas se não for exequível ela deve, ainda, ser administrada tão logo a necessidade seja reconhecida durante até 14 dias. Algumas autoridades sustentam que ela pode ser útil até 28 dias.[33]

Não indicada: Indivíduos Rh-positivos, indivíduos Rh-negativos previamente imunizados, mulheres Rh-negativas com fetos ou recém-nascidos conhecidos Rh-negativos, ou em pacientes Rh-negativos com ITP.

Fatores da Coagulação Derivados e Recombinantes

Fatores da coagulação recombinantes e derivados do plasma fornecem uma fonte concentrada do fator desejado para prevenção e tratamento de episódios de sangramento em pacientes com deficiências de fatores. Fatores recombinantes não contêm outros produtos derivados humanos e nenhum risco de transmissão de doença viral (Quadro 24.6).

REAÇÕES TRANSFUSIONAIS E SEQUELAS ADVERSAS

Qualquer resposta adversa à transfusão de hemocomponente é considerada uma reação transfusional. A maioria das reações ocorre ao início ou durante a transfusão e são chamadas agudas. Outras, incluindo desenvolvimento de aloanticorpos, sobrecarga de ferro e algumas infecções parasitárias e virais, não se tornam aparentes durante semanas, meses ou anos e são chamadas crônicas.

- Uma vez que a maioria das reações transfusionais ocorre dentro de 15 minutos, monitoramento estreito dos sinais vitais e do estado ao início da transfusão pode evitar reações mais graves.
- Se uma reação for suspeitada, a infusão deve ser suspensa, o serviço de transfusão notificado, amostras apropriadas coletadas, e o paciente monitorado.

Reações transfusionais podem ser classificadas como hemolíticas *versus* não hemolíticas e agudas *versus* tardias. Reações hemolíticas podem ser imunomediadas ou não imunomediadas (Quadro 24.7).

Quadro 24.7 Reações Transfusionais

	Agudas/Graves	Tardias/Potencialmente Graves	Outras
Imunológicas	Reação transfusional hemolítica aguda Síndrome de hiper-hemólise transfusional de células falciformes Anafilaxia Lesão pulmonar aguda relacionada com transfusão	Reação transfusional hemolítica tardia (aloimunização a antígenos dos eritrócitos) Aloimunização a antígeno leucocitário humano Doença enxerto-*versus*-hospedeiro associada à transfusão Púrpura pós-transfusional	Branda alérgica/urticária Púrpura pós-transfusional Reação transfusional não hemolítica febril
Não imunológicas	Sepse bacteriana Sobrecarga circulatória Embolia gasosa	Transmissão de parasito Transmissão de príon Hemossiderose	Hipotensão relacionada com inibidor da enzima conversora de angiotensina

Reação Transfusional Hemolítica Aguda

Reações transfusionais hemolíticas agudas podem ser graves e fatais e podem ocorrer com tão pouco quanto 10 mL de sangue incompatível. A maioria resulta de incompatibilidade de grupo ABO entre plasma do paciente e RBC doadores, e elas são, geralmente, o resultado da transfusão incorreta de uma unidade (ou várias unidades) de sangue destinado a outro paciente.

Apresentação: Febre, calafrios, dor no flanco/dorso, dispneia, dor torácica, ansiedade que pode progredir para hipotensão, insuficiência renal, choque e morte, se grave.

Mecanismo: Incompatibilidade ABO resultando da destruição de RBCs transfundidos por iso-hemaglutininas IgM anti-A e/ou anti-B de ocorrência natural no plasma do receptor.

- Hemólise intravascular é causada por fixação de complemento por anticorpos IgM.
- Hemoglobinemia ocorre seguida por hemoglobinúria.
- Ativação de complemento promove liberação de histamina e serotonina que causa sibilância, dor ou aperto torácico e sintomas gastrointestinais.
- Hemólise aguda resulta em anemia.
- Liberação de citocinas contribui para insuficiência renal, hipotensão, choque e DIC.

Avaliação

- Checagem escritural da bolsa do componente e comparação com identificação do paciente.

    Apresentar ao banco de sangue:

- O equipo de infusão, a unidade implicada, e quaisquer unidades transfundidas dentro de 4 horas da reação.
- Amostras de sangue do paciente para repetição de determinação de grupo ABO e tipo Rh, prova cruzada, e DAT (geralmente positivo); avaliação de outros parâmetros como hematócrito (diminuído), níveis de lactato desidrogenase (aumentada), haptoglobina (diminuída) e bilirrubina (aumentada geralmente em 6 horas)[1] como índices de hemólise.
- Primeira urina eliminada pós-transfusão para examinar quanto à hemoglobinúria.
- Relato da reação transfusional detalhando os eventos, sinais/sintomas e documentando os sinais vitais do paciente pré- e pós-transfusão.

Tratamento: Principalmente de suporte, transfusão tem que ser suspensa e desconectada no conector da agulha e acesso intravenoso mantido com soro fisiológico.

- Suporte de pressão arterial e fluxo sanguíneo renal com líquidos e pressores, se necessário, e indução de diurese para manter débito urinário acima de 1 mL/kg/h.[6,34]
- Restringir transfusão adicional até que a causa da reação seja determinada.
- Estado da coagulação deve ser monitorado e DIC tratada se presente.

Prevenção: Meticulosa verificação escritural da unidade de sangue e identificação do paciente. Em caso de erro na identificação do paciente, providências devem ser tomadas para assegurar que um segundo paciente não receba a unidade errada (erro companheiro).

Hemólise Associada à Infusão de Anticorpo Passivo

- Hemólise aguda grave pode ocorrer se grandes volumes de plasma ABO-incompatível (geralmente FFP ou plaquetas de aférese grupo O para dentro de paciente grupo A) forem infundidos.
- Reconhecimento e tratamento de anemia aguda comumente é suficiente.

Síndrome Transfusional Hemolítica Eritrofalcêmica

Os pacientes com anemia falciforme estão em risco aumentado de reações transfusionais hemolíticas. Uma queda na Hb após transfusão de eritrócitos é sugestiva da síndrome hiper-hemolítica. Esta entidade está pouco compreendida, mas ocorre quando ambos os eritrócitos do paciente e os transfundidos são destruídos.[1,35] Hemólise associada com transfusão pode imitar uma crise dolorosa pós-transfusional grave que é mediada por fatores como hemoglobina, diminuindo a ativação de complemento, e consumo aumentado de oxigênio com febre. **Parar a transfusão é imperativo uma vez que transfusão adicional pode resultar em exacerbação da síndrome.** Nos Estados Unidos, diferenças inerentes nos fenótipos dos antígenos do RBC entre pacientes com anemia falciforme (quase exclusivamente de descendência africana) e a maioria dos doadores de sangue (principalmente não africanos) colocam os pacientes com anemia falciforme em risco aumentado de formação de aloanticorpos e hemólise imune. Além disso, os pacientes com doença falciforme são frequentemente crônica e intensamente transfundidos. Fenotipagem aumentada dos eritrócitos de pacientes com anemia falciforme nas fases iniciais da terapia transfusional reduz o risco de aloimunização.[36,37]

Reação Transfusional Hemolítica Tardia

Reação transfusional hemolítica tardia (DHTR) ocorre dentro de dias, semanas ou mesmo meses após transfusão em pacientes que foram previamente imunizados por transfusão ou gravidez (imunização primária). Estas reações raramente, se alguma vez, ocorrem como resultado de imunização primária, e são, geralmente, resultado de segundas transfusões. Uma vez que suas manifestações podem ser brandas e os sintomas retardados em instalação, DHTR pode não ser imediatamente reconhecida e esta complicação provavelmente é subnotificada.[34] Sequelas graves são raras. A importância de reconhecer estas reações é documentar a formação de anticorpo e evitar reações hemolíticas com futuras transfusões.

Apresentação: Febre com ou sem calafrios, e sintomas de anemia. Icterícia pode estar presente.

- Diminuição sutil na hemoglobina pode ser a única manifestação clínica.
- DAT é geralmente positivo.
- Hemoglobinúria é rara porque a hemólise é extravascular.

Mecanismo: Repetição da estimulação e aparecimento acelerado (anamnéstico) do anticorpo em um paciente previamente aloimunizado, quando da reexposição ao antígeno ofensor.

Tratamento: Monitoramento estreito da Hb do paciente quanto a evidência de continuação da hemólise, e terapia suportiva.

Prevenção: Transfusões futuras devem ser antígeno-negativas para o anticorpo implicado correspondente, mesmo se o anticorpo não for mais detectável.

- Notificação ao paciente para prevenir reações futuras (como por cartão ou pulseira de anticorpo).

Outras Causas de Hemólise

Outras causas de hemólise temporalmente associadas à transfusão que podem imitar reações transfusionais hemolíticas incluem hemólise induzida por droga, hemólise mecânica e térmica, e hemólise relacionada com contaminação bacteriana da unidade de RBC.

- Hemólise induzida por droga que pode ser intra ou extravascular pode-se apresentar com anemia, DAT positivo, LDH e bilirrubina elevadas.
- Hemólise pode resultar da administração de sangue com soluções hipotônicas (glicose 5% em água, cloreto de sódio hipotônico, água destilada) ou medicações.
- Hemólise mecânica pode resultar de válvulas cardíacas protéticas e outros aparelhos intravasculares, e transfusão através de cateteres de pequeno calibre ou com uso de bombas de roletes.
- Hemólise térmica resulta da exposição dos eritrócitos ao frio (gelo, temperaturas abaixo de 1-6°C, uso de refrigeradores não monitorados) ou a temperaturas acima de 42°C (má função de aquecedores de sangue, ou métodos não convencionais não monitorados de aquecimento de sangue); o DAT deve ser negativo nestes casos; algumas destas reações foram fatais.

Reações Transfusionais Anafiláticas

Reações transfusionais anafiláticas geralmente ocorrem ao início da transfusão quando pequenas quantidades de sangue contendo plasma são transfundidas. Embora raras, reações anafiláticas podem ser rapidamente fatais.

Apresentação: Início súbito de urticária, rubor, calafrios, vômito, diarreia, hipertensão inicial seguida por hipotensão, angioedema, tosse, estridor, edema de laringe e progressão para angústia respiratória e choque. Febre não é uma característica de anafilaxia.

Mecanismo: Resposta mediada por IgE a proteínas transfundidas.

Pacientes deficientes em IgA com anticorpos a IgA são particularmente suscetíveis à anafilaxia ao receberem plasma contendo IgA.

Tratamento: Suspender a transfusão e empregar medidas-padrão para anafilaxia: epinefrina, corticosteroides, suporte circulatório.

Anticorpo anti-IgA ou a uma subclasse deve ser demonstrado para confirmar se o paciente é deficiente em IgA.

Prevenção: Usualmente imprevisível. Transfusões subsequentes para pacientes deficientes em IgA devem vir de doadores deficientes em IgA.

Se hemocomponentes deficientes em IgA não forem disponíveis, os pacientes podem-se beneficiar de receber produtos de sangue que são depletados de plasma, como RBC e plaquetas lavados ou RBC congelados-desglicerolizados.

Lesão Pulmonar Aguda Relacionada com Transfusão

Lesão pulmonar aguda relacionada com transfusão (TRALI) é caracterizada por edema pulmonar não cardiogênico e está associada à transfusão de hemocomponentes contendo plasma. Antes considerada sub-relatada,[34] ela tem uma frequência estimada entre 1:1.300 e 1:5.000 transfusões e é a principal causa de mortes associadas à transfusão relatadas à FDA com uma taxa de mortalidade de 6 a 10%.[1,6]

Apresentação: Insuficiência respiratória aguda, taquicardia, dispneia, hipotensão, dessaturação de oxigênio (saturação de O_2 < 90% ao ar ambiente), calafrios, febre com aumento de temperatura de 1° a 2°C, e infiltração pulmonar bilateral na radiografia de tórax na ausência de insuficiência cardíaca ou pressão venosa central elevada, sem nenhuma outra causa de lesão pulmonar aguda evidente.[34,38]

- Ocorre durante ou dentro de 6 horas (mais comumente depois de 2 horas) de transfusão.
- Hipoxemia pode exigir intubação (70-75% dos casos).[34]
- Sintomas regridem rapidamente; radiografia de tórax normal dentro de 96 horas; recuperação clínica em 48 a 96 horas em 80% dos pacientes.[6]

Mecanismo: Reação de anticorpos antineutrófilos e/ou anticorpos anti-HLA classe I e II, geralmente derivados do doador, a antígenos correspondentes do receptor; destruição ocorre na vasculatura pulmonar e resulta em dano endotelial.

- Mulheres multíparas são mais tendentes a ser aloimunizadas para HLA/HNA, do mesmo modo que doadores que já foram transfundidos.
- Anticorpos do *receptor* contra células no plasma doador implicados em aproximadamente 5% dos casos.
- Em 10% dos casos nenhum anticorpo doador ou receptor é identificado.

Um segundo mecanismo fisiopatológico possível de TRALI é a teoria "dos dois golpes", que sugere uma interação entre neutrófilos pulmonares preparados em pacientes com doença subjacente (em estados proinflamatórios) e modificadores da resposta biologicamente ativos (lipídios, citocinas) introduzidos por transfusão.[39]

Tratamento: Descontinuar transfusão e fornecer tratamento suportivo respiratório e circulatório; esteroides e diuréticos não são úteis.

Prevenção: Um paciente que sofreu TRALI não está necessariamente em risco aumentado de desenvolvimento de TRALI com transfusões futuras, a menos que recebendo sangue do mesmo doador. Doadores implicados são comumente recusados indefinidamente. Muitos centros de hemoterapia agora coletam plasma, preferencialmente, de doadores homens para reduzir o risco por doadoras multíparas.[40]

Sobrecarga Circulatória Associada à Transfusão

Sobrecarga circulatória associada à transfusão (TACO) pode-se apresentar de uma maneira semelhante a TRALI, mas é vista muito mais comumente. Diferentemente de TRALI, sobrecarga circulatória está associada a elevação da pressão venosa central e insuficiência cardíaca. Edema pulmonar na TACO é de origem cardiogênica e pode resultar no desenvolvimento ou exacerbação de insuficiência cardíaca congestiva. Na ausência de outros fatores complicadores, sobrecarga circulatória raramente é fatal. Crianças, idosos, aqueles com função cardíaca, renal ou pulmonar comprometidas, e pacientes em estados de expansão do volume plasmático (anemia crônica normovolêmica, talassemia maior e anemia falciforme) estão particularmente em risco.[6,34]

Apresentação: Tosse, dispneia, cianose, ortopneia, desconforto torácico, estertores, cefaleia, distensão das veias jugulares e taquicardia.

Tratamento: Suspender a transfusão e administrar tratamento suportivo (oxigênio, diurese, flebotomia), se necessário.

Prevenção: Pacientes em risco devem receber alíquotas menores de sangue infundidas a velocidades mais lentas (1-4 mL/kg/h) em uma forma tão concentrada quanto possível.

Doença Enxerto-versus-Hospedeiro Associada à Transfusão

GVHD associada à transfusão (TA-GVHD) é um resultado adverso raro, porém grave, de transfusão. Aqueles em risco incluem os imunocomprometidos, pacientes com certas malignidades como linfoma, neuroblastoma, e sarcoma, pacientes recebendo doações diretas (de membros da família ou parentes), e bebês prematuros. Pacientes com HIV e anemia aplástica não necessitam de produtos de sangue irradiados[1,6,34] (Quadro 24.4).

Apresentação: Erupção cutânea, diarreia, hepatite, mucosite e pancitopenia; quase universalmente fatal com raros relatos de sobrevida.[1,34]

Mecanismo: Linfócitos imunocompetentes do enxerto doador reconhecem os antígenos do paciente como estranhos e iniciam uma resposta imune.

Tratamento: Suportivo; nenhuma medida específica se comprovou efetiva.

Prevenção: Irradiação dos componentes de sangue.

- Dose de irradiação de 2.500 cGy.
- Leucorredução não previne TA-GVHD.

Contaminação Bacteriana e Sepse

Os sintomas iniciais de contaminação bacteriana ocorrem brevemente depois do início da transfusão e geralmente dentro de 2 horas. Incluem calafrios e febre. Note-se que o aumento de temperatura pode ser menos marcado em pacientes pré-medicados com antipiréticos ou recebendo corticosteroides. Além disso, reações sépticas brandas podem ser inicialmente obscurecidas por condições subjacentes que predispõem o paciente a febre ou manifestam sinais e sintomas semelhantes.[6,34]

Apresentação: Calafrios e tremores fortes, febre, náusea, vômito, cãibras abdominais, diarreia sanguínea, hipotensão grave, e progressão rápida para comprometimento circulatório, insuficiência renal, choque e DIC.

- Nem todos os produtos de sangue contaminados resultam em sepse clinicamente detectável, e menos ainda são fatais.

    Mecanismo: Fontes comuns de contaminação bacteriana são bacteriemia subclínica no doador ou contaminantes da pele no local da flebotomia.

- Comumente implicadas em contaminação de RBC são bactérias que sobrevivem nas condições de armazenamento, como *Yersinia* e *Pseudomonas*.
- Plaquetas armazenadas à temperatura ambiente são o componente mais suscetível a crescimento bacteriano.
- Contaminação ocorre em aproximadamente 1:5.000 coletas, sepse em 1:50.000 transfusões, e morte em 1:500.000 transfusões.[41]

- Mais da metade das contaminações de plaquetas são causadas pela flora da pele, estafilococos, estreptococos, *Propionibacterium*; muitas espécies não são implicadas em reações transfusionais graves.[6,34,41]
- Atualmente, o risco residual de reações transfusionais sépticas a partir de plaquetas é estimado em mais do dobro com plaquetas derivadas de sangue total, não testadas por método de cultura, do que com plaquetas de aférese cultura negativa, 1:33.000 *versus* 1:75.000.[42]
- A mortalidade mais alta geralmente está associada a hemocomponentes contaminados com bactérias gram-negativas produtoras de endotoxina.

Avaliação e tratamento: Transfusão tem que ser suspensa e começados antibióticos de amplo espectro.

- Todas as unidades de transfusão e bolsas de hemocomponentes transfundidos dentro de 4 horas devem ser retornados ao banco de sangue para cultura.
- Amostras de sangue da unidade(s) de hemocomponente e do paciente devem ser enviadas para cultura.

Prevenção: Estrita prática higiênica desde a coleta até o processamento, armazenamento, e administração do componente, e administração dos hemocomponentes dentro das 4 horas designadas.

Reações Transfusionais Alérgicas/Urticariformes Brandas

Reações transfusionais alérgicas são relativamente comuns, não progridem geralmente para anafilaxia, raramente são letais, e não recidivam necessariamente com transfusões subsequentes.

Apresentação: Eritema localizado, prurido, rubor, e urticária geralmente próximo ao local IV.

- Urticária e prurido graves podem ser os sinais iniciais de anafilaxia.

Mecanismo: Liberação de histamina e outras anafilotoxinas.

Avaliação e tratamento: Reações alérgicas brandas geralmente se resolvem quando a transfusão é interrompida temporariamente, e os sintomas melhoram com administração de anti-histamínicos orais ou parenterais.

- *Reações alérgicas brandas* (placas de urticária somente): Transfusão com a mesma unidade pode ser retomada, a uma velocidade mais lenta e com monitoramento estreito do paciente.
- Avaliação de reação transfusional geralmente não necessária.

Prevenção: Reações alérgicas brandas são consideradas reações atópicas e geralmente imprevisíveis.

- Nenhum método de triagem prévia de todos os antígenos ofensores possíveis.
- Anti-histamínicos são efetivos em tratar, mas não em prevenir reações alérgicas.

Púrpura Pós-Transfusional

Púrpura pós-transfusional (PTP) é uma trombocitopenia profunda que pode ocorrer após transfusão de qualquer hemocomponente, mas geralmente é associada a transfusão de eritrócitos ou sangue total.

Apresentação: Declínio abrupto na contagem de plaquetas dentro de dias a 2 a 3 semanas pos-transfusão (média 9 dias).[6]

- Geralmente autolimitada: resolve-se dentro de 2 a 3 semanas sem tratamento.

Mecanismo: Não bem compreendido; anticorpos contra antígenos específicos das plaquetas que o paciente pode-se tornar sensibilizado como resultado de transfusão prévia ou gravidez destroem plaquetas transfundidas e autólogas (efeito de espectador inocente).

- Mais comumente anti-antígeno plaquetário humano 1a (HPA-1a).

Tratamento: IVIG é o tratamento de escolha atual.

Embora PTP quase nunca recidive, componentes antígeno-negativos devem ser transfundidos em pacientes com PTP previamente documentada.

- Membros da família fornecem uma boa fonte de doadores se sangue antígeno-negativo não for disponível de outra forma.
- PTP grave que não se resolve espontaneamente e se refratária a alta dose de IVIG pode responder à plasmaférese.[1,34]

Hipotensão Associada à Transfusão

Mecanismo: Hipotensão isolada transitória que se resolve após descontinuação da transfusão pode ser causada por ativação de bradicinina e está associada a uso de filtros de leucorredução à beira do leito e produtos de aférese (especialmente com reposição de albumina).[34]

- Pacientes recebendo inibidores de ACE estão em risco particular uma vez que inibidores da ACE bloqueiam metabolismo normal de bradicinina.

Avaliação e Tratamento: Reações transfusionais graves como anafilaxia, reação transfusional hemolítica aguda, TRALI e contaminação bacteriana (sepse) precisam ser excluídas.

Prevenção: Evitar leucorredução à beira do leito (especialmente em pacientes tomando inibidor de ACE).

Reação Transfusional Febril Não Hemolítica

Reações transfusionais febris não hemolíticas (FNHTR) são definidas por aumento superior a 1°C na temperatura para o qual nenhuma outra causa é identificável. FNHTR é um diagnóstico de exclusão, feito depois da consideração de reação transfusional hemolítica aguda, TRALI, e sepse, e determinação de que os sintomas não são relacionados à condição médica subjacente ou medicações do paciente. A incidência de FNHTR varia entre as populações de pacientes e depende da idade e tipo de hemocomponente e uma variedade de fatores do doador e do receptor. Plaquetas tendem a estar mais implicadas do que RBC ou FFP, e componentes sanguíneos mais velhos mais tendentes do que componentes frescos, leucorreduzidos (uma vez que citocinas acumulam-se durante armazenamento). A incidência é mais alta em pacientes que receberam múltiplas transfusões.[34]

Apresentação: Calafrios, febre, calafrios que podem ser precedidos por cefaleia, e náusea; o paciente também pode experimentar taquicardia, taquipneia e desconforto geral.

- Pacientes que sofrem febre importante com transfusão tendem a ter reações repetidas.

Mecanismo: Interação de anticorpos no receptor contra leucócitos ou plaquetas doadoras e subsequente liberação de citocina; citocinas acumuladas na bolsa de hemocomponente durante armazenamento que são transferidas passivamente do doador ao receptor durante transfusão.

Avaliação e Tratamento: Os mesmos que com uma reação hemolítica.

- Antipiréticos podem ser administrados.

Prevenção: Leucorredução pré-armazenamento, remoção de plasma em situações extremas, e pré-medicação com antipiréticos.

Hemossiderose

Hemossiderose ou sobrecarga de ferro ocorre em pacientes cronicamente transfundidos (geralmente uma dose cumulativa de 50-100 transfusões de eritrócitos).

Apresentação: Sintomas clássicos raramente vistos hoje em dia, mas incluem "bronzeamento" da pele, hepatomegalia, fibrose e disfunção hepáticas, diabetes e disfunção de outras glândulas endócrinas, e insuficiência cardíaca.

Mecanismo: Acúmulo de ferro na pele, fígado, coração e órgãos endócrinos.

Avaliação e tratamento: Estudos do ferro e quelação do ferro ou flebotomia, quando apropriado.

Prevenção: Considerar quelação para carga de eritrócitos de mais de 50 unidades; troca de eritrócitos usando aférese ajuda a retardar o acúmulo de ferro em pacientes com anemia falciforme.[6]

Infecções Transmitidas por Transfusão

A testagem atual do sangue do doador antes de liberar hemocompoentes inclui o seguinte:

- *Anticorpos* ao vírus de imunodeficiência humana (HIV) tipos 1 e 2 (anti-HIV-1/2); vírus da hepatite C (HCV (anti-HCV); antígeno core do vírus de hepatite B (anti-HBc); vírus linfotrópico humano tipos I e II (antivírus de leucemia de células T humana [HTLV] I/II); *Treponema pallidum*.
- *Antígeno de superfície:* Antígeno de superfície do vírus da hepatite B (HBsAg).
- *Testagem de ácido nucleico (NAT)* para HIV; HCV; vírus do Oeste do Nilo (WNV).

Com a testagem obrigatória atual, o risco estimado de transmissão de infecções virais por transfusão está relatado no Quadro 24.8.[42,43] Sangue também é testado por imunoensaio ligado a enzima para a detecção do parasita *Trypanosoma cruzi*, o agente causal da doença de Chagas.

Outros agentes infecciosos e doenças transmissíveis por transfusão[44,45] para os quais o suprimento sanguíneo não é rotineiramente testado incluem os seguintes:

- Vírus da hepatite A, parvovírus B19 e vírus dengue.
- Doenças parasitárias, não tão comuns nos Estados Unidos, incluindo malária, babesiose e leishmaniose.
- A doença protozoária toxoplasmose que afeta principalmente pacientes imunocomprometidos.
- Príons (partículas de proteína) responsáveis pela transmissão de doença de Creutzfeldt-Jakob variante (cVJD).[46]

Alternativas à Transfusão de Sangue Alógeno

Alternativas ao uso de terapia com hemocomponente são disponíveis e podem ser particularmente úteis a pacientes sangrando que recusam transfusões de hemocomponentes (usualmente por crença religiosa) ou pacientes sangrando não responsivos à terapia transfusional apropriada.

Pacientes com preocupações religiosas sobre transfusão de sangue devem ser informados de qualquer conteúdo derivado humano nos produtos que podem ser administrados, permitindo-lhes tomar uma decisão informada.

Exemplos de alternativas à transfusão de sangue alógeno[6,47] estão listados no Quadro 24.9.

Indicações de uso de alguns agentes hemostáticos farmacêuticos[1,48] estão sumariadas no Quadro 24.10.

Transfusão Maciça

Transfusão maciça é a administração de hemocomponentes durante um período de 24 horas em quantidades que equivalem ou excedem o volume sanguíneo total do paciente (10 ou mais unidades de sangue total ou 20 unidades de concentrado de RBC em um adulto). Após transfusão de um ou mais volumes sanguíneos, uma prova cruzada abreviada (ver conceitos gerais) é efetuada para fornecer RBC mais rapidamente. Sangue grupo O, Rh-negativo, ou Rh-positivo (aceitável em homens ou em mulheres pós-menopáusicas) pode ser liberado inicialmente e uma vez que uma amostra recebida pelo *lab* de transfusão de sangue ABO-compatível possa ser fornecida.

Quadro 24.8 Risco Estimado de Transmissão por Transfusão de Doenças Virais nos Estados Unidos com a Testagem Atual

Vírus	Risco por Transfusão
HIV 1 e 2	1:1.467.000
Hepatite C	1:1.149.000
Hepatite B	1:280.000
Vírus do Oeste do Nilo	Variabilidade conforme estação do ano

Adaptado de Stramer SL. Current risks of transfusion-transmitted agents: a review. *Arch Pathol Lab Med* 2007;131:702-707; and Dodd RY, Notari EP IV, Stramer SL. Current prevalence and incidence of infectious disease markers and estimated window-period risk in the American Red Cross bold donor population. *Transfusion*. 2002;42:975-979.

Quadro 24.9 Exemplos de Alternativas à Transfusão de Sangue Alogênica

Pré-Operatório	Intraoperatório	Pós-Operatório
Coleta de sangue autólogo Hb do doador deve satisfazer ou exceder 11 g/dL Doador não deve estar em risco aumentado de infecção bacteriana Doações até cada 5 d com última coleta não mais tarde que 72 h antes do procedimento **Evita** Transmissão de infecção viral; aloimunização por antígenos dos eritrócitos; algumas reações transfusionais Risco de contaminação bacteriana e de erro escritural levando à transfusão de unidades ABO-incompatíveis não significativamente diminuído[6]	**Sangue recuperado de um campo cirúrgico estéril** Uso em procedimentos oncológicos é controverso Contaminação macroscópica do campo cirúrgico com células malignas constitui uma contraindicação relativa Sangue recuperado/processado por aparelhos que coletam, centrifugam, lavam e concentram eritrócitos Pode ser armazenado à temperatura ambiente durante 4 h a partir do fim da coleta e a 1-6°C durante até 24 h se refrigeração começou dentro de 4 h do completamento do processamento[47] **Hemodiluição normovolêmica aguda** Sangue total é coletado do paciente e substituído por cristaloide ou coloide e reinfundido após cessação da perda sanguínea importante, ou mais cedo, se indicado Pode ser armazenado à temperatura ambiente até 8 h ou refrigerado a 1-6°C até 24 h depois da coleta[47] **Outros hemocomponentes** Exemplos incluem plasma rico em plaquetas e pobre em plaquetas e crioprecipitado, visando a transfusão ou para uso tópico Deve ser armazenado à temperatura ambiente e administrado antes que o paciente deixe a sala de cirurgia[47]	**Sangue recuperado da drenagem** Usado, principalmente, com cirurgia cardíaca e ortopédica[6] Sangue recuperado é geralmente diluído (hematócrito de aproximadamente 20%) e pode estar parcialmente hemolisado Transfusão deve começar dentro de 6 h da iniciação da coleta[6,47]

- Volume sanguíneo intravascular e pressão arterial adequados podem ser mantidos, inicialmente, com coloides (albumina, fração de proteínas plasmáticas) ou cristaloides (solução de Ringer-lactato ou soro fisiológico).
- Transfusão de papa de RBC pode-se tornar necessária depois de uma perda de mais de 25-30% do volume sanguíneo, dependendo da velocidade de perda sanguínea, da perfusão tecidual e da situação de oxigenação do paciente.[49]
- Transfusão de componentes de sangue com base em proporções fixas ou algoritmos deve ser evitada.

Sequelas Adversas de Transfusão Maciça

- Diluição e/ou consumo de constituintes hemostáticos do sangue. Contagem de plaquetas, tempo de protrombina (PT), tempo de tromboplastina parcial (PTT) e níveis de fibrinogênio devem ser determinados frequentemente.
- Terapia de reposição está justificada se contagem de plaquetas for menos de 50, PT/PTT mais de 1,5, e concentração de fibrinogênio menos de 100 mg/dL.

Quadro 24.10 Agentes Hemostáticos Farmacológicos Selecionados

Agente	Indicações	Não Indicações e Efeitos Adversos	Administração e Preparações
rFVIIa	**Uso licenciado** Hemofilia A ou B refratária Altos níveis de inibidor de fator VII ou IX na hemofilia A ou B **Uso fora de bula** Sangramento grave refratário a outra terapia Trombastenia de Glanzmann Sangramento com necessidade de reversão rápida de anticoagulantes de varfarina	Potencial de eventos tromboembólicos em pacientes predispostos à trombose Nenhum ensaio adequado para monitorar eficácia da droga; valores de laboratório não se correlacionam com efetividade hemostática	**Dose usual** 90 μg/kg repetida cada 2 h (Doses de 30-120 μg foram usadas) Meia-vida: 2-3 h
Vitamina K	Deficiência de vitamina K resultando em coagulopatia (fatores II, VII, IX, X) Reversão de anticoagulação pela varfarina quando efetividade prolongada é desejada e simples descontinuação da varfarina não é exequível	Não efetiva para reversão urgente da varfarina ou correção de fatores dependentes da vitamina K Administração intravenosa associada à anafilaxia (rara), que pode ser fatal	Intravenosa (IV) mais rápido efeito que subcutânea (SC) ou oral (PO) Formas solução e comprimido: 0,5-20 mg
Protamina	Neutralização de anticoagulação por heparina não fracionada (desloca antitrombina III e faz complexo com heparina) Após cirurgia de *bypass* cardíaco em pacientes que receberam heparina não fracionada	Possível rebote de heparina por causa da meia-vida mais curta da protamina em comparação com heparina Exige monitoramento estreito de parâmetros da coagulação Hipotensão Pressão aumentada na artéria pulmonar Reações alérgicas Posologia não deve exceder 100 mg em 2 h	Início imediato de ação 1 mg de protamina neutraliza 80-100 USP de heparina Meia-vida: 2 h Tempo de coagulação ativada usado para monitorar efetividade e determinar posologia
Estrogênios conjugados	Coagulopatia relacionada com uremia, sangramento GI associado à angiodisplasia (síndrome de Osler-Weber-Rendu), doença renal terminal, doença de von Willebrand	Não útil quando hemostasia imediata é necessária Pode ser associado a ginecomastia, ganho de peso e dispepsia	Início do efeito dentro de 6 h e duração até 2 semanas Efetividade máxima entre 5-7 d **Dose usual** IV: 0,6 mg/kg Adesivo: 50-100 μg/24 h PO: 50 mg

(Continua)

Quadro 24.10 Agentes Hemostáticos Farmacológicos Selecionados

Agente	Indicações	Não Indicações e Efeitos Adversos	Administração e Preparações
DDAVP*	Sangramento associado à hemofilia A; doença de von Willebrand; doença de Bernard-Soulier; ingestão de aspirina; hemostasia das plaquetas; defeitos nos quais outras opções de tratamento não são efetivas	Não útil na doença de von Willebrand tipo 2B em razão de trombocitopenia e afinidade aumentada do vWF pelas plaquetas Pode ser associado à hiponatremia quando administrado com líquidos hipotônicos Eletrólitos e volume devem ser estreitamente monitorados Hipertensão, rubor facial, náusea, risco aumentado de infarto do miocárdio em pacientes de cirurgia cardíaca Taquifilaxia com administração repetida	Resposta máxima IV dentro de 1 h e duração até 12 h **Dose usual** IV: 0,3 µg/kg em 50 mL de soro fisiológico (em 10 mL de soro fisiológico para crianças pesando < 10 kg) ao longo de 30 min SC: 0,3 µg/kg Intranasal: 300 µg (adultos)
AMCA†/ACA‡	Fibrinólise excessiva: Deficiência congênita de α_2-antiplasmina Sangramento GI e uterino quando ação antifibrinolítica é necessária Algumas causas adquiridas de fibrinólise (p. ex., cirurgia de *bypass* cardíaco) Pode ser útil como irrigação em sangramento intratável da bexiga Trombocitopenia imunomediada amegacariocítica e periférica AMCA: Usado em pacientes com hemofilia A e B durante procedimentos dentários junto com selante de fibrina e DDAVP	Contraindicados em doenças trombóticas com fibrinólise (DIC) ou coagulação intravascular ativa Reduzir dose em insuficiência renal EACA: Pode estar associado à rabdomiólise (mionecrose) com uso prolongado AMCA tem menos desconforto GI do que EACA	AMCA é 10 vezes mais potente que EACA **Dose usual** EACA: 2-4 g/3-4 h Total de 10-24 g/24 h AMCA: 1 g/6-8 h Total de 3-4 g/24 h Meia-vida de ambas: 2-10 h
Aprotinina	Propriedades antifibrinolíticas e anticoagulantes Preparações intravenosas aprovadas para uso como um hemostático em cirurgia de *bypass* cardíaco **Uso fora de bula** Transplante de fígado/outros procedimentos associados a grandes volumes de perda sanguínea	Anafilaxia 10.000 unidades inibitórias de calicreína (KIU); dose de teste IV deve ser dada antes da cirurgia Insuficiência renal, infarto do miocárdio e acidente vascular encefálico podem ser aumentados Possibilidade de transmissão de vCJD (por causa da derivação de pulmão bovino)	**Dose usual** Dose de ataque inicial de 2 milhões KIU seguida por infusão contínua de 250.000-500.000 KIU/h Cirurgia de *bypass* cardíaco 2 milhões KIU adicionais podem ser acrescentadas ao preparo da bomba de *bypass* Meia-vida: 7 h

*l-desamino-8-D-arginino vasopressina (desmopressina); †ácido tranexâmico; ‡ácido ε-aminocaproico.
DIC, coagulação intravascular disseminada; GI, gastrointestinal; vCJD, doença de Creutzfeldt-Jakob variante; vWF, fator de von Willebrand.
Adaptado de Klein HG, Anstee DJ. *Mollison's Blood Transfusion in Clinical Medicine*. 11th ed. Oxford: Blackwell; 2005; and Bolan CD, Klein HG. Blood component and pharmacologic therapy of hemostatic disorders. In: Kitchens C, Kessler C, Alving BM, eds. *Consultative Hemostasis and Thrombosis*. 22nd ed. Philadelphia, PA: Elsevier, 2007:461-490.

- Hipotermia, acidose, hipocalcemia e outras perturbações bioquímicas podem ocorrer, e os eletrólitos, particularmente potássio e cálcio, devem ser monitorados.[1,49]
- Hipocalcemia secundária ao acúmulo de citrato pode ocorrer quando grandes volumes de sangue são administrados a velocidades rápidas (mais de 100 mL/min), especialmente na presença de disfunção hepática e renal.[1,49]

Coagulação Intravascular Disseminada

DIC, provavelmente, complica transfusão maciça menos frequentemente do que o suspeitado, mas DIC está associada a choque, independentemente de perda sanguínea ou transfusão.

- Resultados de testes da coagulação laboratoriais são compatíveis com coagulopatia de consumo.
- O tratamento é a correção da doença subjacente, enquanto a terapia transfusional é suportiva.
- Administrar crioprecipitado quando níveis de fibrinogênio forem abaixo de 80 a 100 mg/dL.
- Outros componentes, como plaquetas, podem ser necessários, especialmente se o sangramento for grave.
- Se múltiplos fatores forem consumidos, níveis de fatores plasmáticos acima de 30% podem ser obtidos com uma dose de FFP de 10 a 20 mL/kg.[1,49]

DOENÇAS IMUNO-HEMATOLÓGICAS

Doença Hemolítica do Recém-Nascido

Doença hemolítica do recém-nascido (HDN) é a destruição de eritrócitos fetais por anticorpos IgG maternos que atravessam a placenta e reagem com um antígeno derivado do pai que está presente nos RBCs fetais. Embora tradicionalmente associada a anticorpos Rh (anti-Rh D), outros anticorpos incluindo anti-A, anti-B e anti-K:1 foram implicados e podem causar HDN importante.

- *Casos brandos:* O recém-nascido é assintomático e achados laboratoriais de um DAT positivo e hiperbilirrubinemia branda são as únicas anormalidades.
- *Casos graves:* Podem resultar em morte intrauterina (hidropsia fetal, eritroblastose fetal). Há um alto risco de *kernicterus* causado por alta bilirrubina não conjugada.

   Tratamento: Transfusão de RBC intrauterina (em casos graves) usando RBCs antígeno-compatíveis (com o anticorpo da mãe), irradiados, CMV-negativos, falciforme-negativos, suspensos em albumina 5% ou FFP.

- Geralmente uma troca de eritrócitos de 2 volumes sanguíneos remove aproximadamente 25% da bilirrubina em excesso, fornece albumina à qual bilirrubina em excesso pode-se ligar, e remove anticorpo e aproximadamente 70% dos RBCs revestidos com anticorpo.
- Exsanguinotransfusões adicionais podem ser necessárias se o nível de bilirrubina continuar a subir.

Trombocitopenia Aloimune Neonatal e Púrpura Trombocitopênica Imune Materna

Trombocitopenia Aloimune Neonatal

Trombocitopenia aloimune neonatal (NAIT) é a destruição de plaquetas que portam antígenos de origem paterna por anticorpos maternos que cruzam a placenta. Como na HDN, a NAIT pode variar em gravidade de trombocitopenia muito branda e assintomática a sangramento que ameaça a vida, e pode ocorrer *in utero* ou no período neonatal. A vasta maioria da NAIT é associada a anticorpo (IgG) contra o antígeno plaquetário comum HPA-1a (PL^{A1}), especialmente na presença de HLA fenótipo DRw52a.[1]

   NAIT é, geralmente, autolimitada e resolve-se dentro de 2 a 3 semanas. Se NAIT for suspeitada, muitas vezes como resultado de uma gravidez previamente afetada, cordocentese para determinar contagens de plaquetas pode ser efetuada em conjunção com administração de plaquetas compatíveis (plaquetas maternas ou plaquetas conhecidas como negativas para o antígeno implicado).

- NAIT *in utero*: IVIG é dada com ou sem administração de corticosteroide semanalmente à mãe (1 g/kg) até o parto.
- Se houver alto risco de hemorragia intracraniana, transfusão de plaquetas é efetuada imediatamente antes do parto.
- Quando plaquetas compatíveis não são disponíveis, IVIG em alta dose foi administrada ao recém-nascido com variável efetividade.
- Um aumento nas contagens de plaquetas dentro de 24 a 48 horas pode ser visto em pacientes que respondem à IVIG.[6]

Púrpura Trombocitopênica Imune Materna

Na ITP *materna*, anticorpos contra plaquetas maternas podem atravessar a placenta e causar trombocitopenia no feto.

- O grau de trombocitopenia é mais brando que o associado a NAIT, com um risco mais baixo de hemorragia intracraniana fetal ou neonatal.
- Plaquetas maternas e plaquetas de doador aleatório geralmente não são requeridas, mas podem ser necessárias em cerca de 44% dos recém-nascidos.[50]
- IVIG também pode ser benéfica.
- ITP materna geralmente se resolve em dias a semanas (com a remoção de anticorpos maternos da circulação do recém-nascido).

Anemias Hemolíticas AutoImunes

AIHA são caracterizadas pela presença de anticorpos contra os antígenos dos RBC do próprio indivíduo (autoanticorpos), resultando em destruição acelerada de RBC. AIHA pode estar associada a doenças autoimunes, infecções, medicações ou malignidades, ou pode ser primária. A marca típica laboratorial é o DAT positivo, indicando a presença de eritrócitos revestidos com anticorpo ou complemento. Anticorpo pode também estar presente no soro de tal modo que podem coexistir DAT e IAT positivos, tornando difícil a identificação dos aloanticorpos e a testagem de compatibilidade.

Anemia Hemolítica Autoimune Quente

A maioria das AIHAs são causadas por anticorpos de reação a quente. O anticorpo implicado é, geralmente, IgG e reage com todas as células, embora ocasionalmente um autoanticorpo quente parecerá ter especificidade contra antígenos Rh e vários outros. Pacientes com AIHA quente compensada não necessitam tratamento específico mas devem ser investigados quanto a uma condição subjacente tal como lúpus eritematoso sistêmico ou uma doença linfoproliferativa. Em crianças, doença viral pode ser acompanhada por AIHA transitória. Medicações, particularmente análogos de purina nucleosídeos, são comumente associados a AIHA quente. Autoanticorpos de reação quente podem estar presentes apenas como um achado de laboratório, ou eles podem causas hemólise grave, até mesmo ameaçando a vida; estes anticorpos reagem otimamente a 37°C *in vitro*. Os pacientes são muitas vezes totalmente assintomáticos, mas podem-se apresentar com fadiga, icterícia ou anemia branda. Esplenomegalia moderada ocorre em cerca de um terço à metade dos casos, e hepatomegalia em um terço dos pacientes. A hemólise geralmente não é grave e é, principalmente, extravascular.[51]

Os achados laboratoriais incluem um DAT positivo, esferócitos no esfregaço sanguíneo, bilirrubina não conjugada e LDH elevados com índices do *turnover* celular, e uma contagem alta de reticulócitos. Raramente, pode ser vista reticulocitopenia, seja por causa de resposta inadequada da medula óssea ou porque o autoanticorpo reage com precursores dos eritrócitos, bem como com células maturas.

Aloanticorpos aos eritrócitos como resultado de transfusões prévias ou gestações, encontrados em aproximadamente um terço dos pacientes com AIHA, são capazes de causar reações transfusionais hemolíticas graves. Autoanticorpo largamente reativo pode mascarar aloanticorpos subjacentes e tornar difícil a obtenção de sangue compatível.

Ocasionalmente hemólise pode resultar em anemia sintomática grave. Transfusão não deve ser retardada mesmo quando sangue compatível não pode ser obtido. O termo "menos incompatível" não foi adequadamente definido, não se correlaciona com eventos clínicos, e é melhor que seja abolido.[51]

Glicocorticoides orais (prednisona a 1 mg/kg/dia) são o padrão de tratamento atual e cerca de 50% dos pacientes responderão. Esplenectomia é efetiva em aproximadamente metade daqueles que são refratários a esteroides. Agentes imunossupressores e IVIG podem beneficiar pacientes selecionados.[51] AIHA refratária, especialmente quando associada à doença linfoproliferativa, pode responder ao anticorpo monoclonal rituximabe (ver adiante).

Síndrome de Aglutinina Fria

Anticorpos de reação a frio são comuns e geralmente sem importância, mas algumas aglutininas frias, especialmente aquelas com título muito alto a 4°C, mas ampla amplitude térmica (reatividade até 30°C) podem resultar em síndrome de aglutinina fria (doença de hemaglutinina fria). IgM é a imunoglobulina classicamente implicada, e o DAT é, quase sempre, positivo para C3d isolado. Síndrome de aglutinina fria pode ser primária (idiopática) ou secundária, muitas vezes a uma infecção viral ou doença linfoproliferativa. Síndrome de aglutinina fria aguda pode ser associada a *Mycoplasma pneumoniae* e vírus Epstein-Barr, é vista, principalmente, em crianças e adultos jovens, e tende a ser transitória e autolimitada. Síndrome de aglutinina fria crônica é vista mais frequentemente no idoso e pode ser associada a linfoma, leucemia linfocítica crônica e macroglobulinemia de Waldenström. Pacientes podem-se apresentar com acrocianose e hematúria precipitadas por frio, e/ou dor grave no nariz, orelhas e extremidades distais com exposição ao frio. Anemia grave é rara na forma crônica.

Transfusão raramente é necessária, mas, quando realizada, a amostra de tipagem deve ser mantida à temperatura do corpo desde o momento da flebotomia durante todo o procedimento de testagem. Até 50% das células transfundidas podem ser destruídas por autoanticorpos do paciente quando são usados aquecedores de sangue.

Tratamento com corticosteroides e esplenectomia não é efetivo, e a maioria dos pacientes passa bem simplesmente evitando exposição ao frio. Rituximabe, o anticorpo monoclonal anti-CD20, pareceu útil quando administrado em quatro infusões semanalmente em um pequeno número de pacientes.[52]

Hemoglobinúria a Frio Paroxística

Hemoglobinúria paroxística a frio (PCH) é uma forma rara de AIHA que resulta de um anticorpo IgG bifásico (anticorpo de Donath-Landsteiner). Originalmente associado à sífilis não tratada, agora ele é mais encontrado com infecções virais em crianças. O anticorpo de Donath-Landsteiner se liga ao RBC em temperaturas frias e causa hemólise intravascular quando complemento é fixado em temperaturas mais quentes, responsabilizando-se pelos paroxismos de hemoglobinúria. Anemia associada à PCH é geralmente transitória e autolimitada durante 2 a 3 semanas. Se houver necessidade de suporte transfusional, sangue compatível por prova cruzada pode ser encontrado se o anticorpo não for reativo a temperaturas acima de 4°C. Indisponibilidade de RBC compatível não deve excluir transfusão em anemia ameaçando a vida associada à hemólise, apesar da sobrevida encurtada do RBC transfundido.[1,6,51]

Aférese Terapêutica no Tratamento de Doenças Imuno-hematológicas

Aférese é o processo pelo qual componentes selecionados ou substâncias no sangue são removidos da circulação e o resto do sangue retornado ao paciente. Aférese é usada para coletar componentes sanguíneos de rotina (plaquetas, plasma, células-tronco) de doadores para transfusão. Também tem utilidade em muitas doenças em que uma substância patológica é encontrada no sangue. Também é usada para remover excesso de células, normais ou anormais, do sangue, sendo conhecida então como citaférese. Ver Quadro 24.11 para indicações comumente aceitas de aférese terapêutica para doenças hematológicas aprovadas pela *American Society for Apheresis* (ASFA).[53]

- A cinética da maioria das substâncias intravasculares indica que a troca de 1 a 1,5 volumes plasmáticos resulta na remoção de mais alta eficiência, com eficiência progressivamente diminuída e toxicidade aumentada com cada troca consecutiva adicional.

Quadro 24.11 Recomendações de Aférese Terapêutica em Doenças Hematológicas

Categoria I: Aceita como Terapia de Primeira Linha ou Primária Padrão

Babesiose – grave (troca de eritrócitos)
Crioglubulinemia (troca de plasma)
Linfoma de células T cutâneo (fotoférese)
Hiperviscosidade em gamopatias monoclonais (troca de plasma)
Hiperleucocitose (citaférese)
Anemia falciforme com CVA agudo (troca de eritrócitos)
Púrpura trombocitopênica trombótica (troca de plasma)
Polineuropatia com IgM, com ou sem macroglobulinemia de Waldenström (troca de plasma)
Síndrome hemolítico-urêmica – atípica (troca de plasma)

Categoria II: Aceita de Modo Geral como Terapia Adjuntiva ou Suportiva

Transplante de células progenitoras hematopoéticas/medula ABO-incompatíveis (troca do plasma receptor)
Doença enxerto-versus-hospedeiro – cutânea (fotoférese)
Malária – grave (troca de eritrócitos)
Mieloma com insuficiência renal aguda (troca de plasma)
Aloimunização por eritrócitos na gravidez* (troca de plasma)
Anemia falciforme – profilaxia primária/secundária/prevenção de sobrecarga de ferro (troca de eritrócitos)
Trombocitose – sintomática (citaférese)
Aplasia eritrocítica pura (troca de plasma)

Categoria III: Papel Ideal da Terapia com Citaférese Não Estabelecido

Anemia aplástica (troca de plasma)
Eritrocitose ou policitemia vera (flebotomia/citaférese)
Anemia hemolítica autoimune quente (troca de plasma)
Doença enxerto-versus-hospedeiro – não cutânea (fotoférese)
Mieloma múltiplo com polineuropatia (troca de plasma)
Trombocitose – profilático (citaférese)
Púrpura pós-transfusional (troca de plasma)

*Se feto < 20 semanas de gestação e gravidez prévia gravemente afetada.
Adaptado de Szczepiorkowski ZM, Winters JL, Bandarenko N et al. Guidelines on the use of therapeutic apheresis in clinical practice—Evidence-based approach from the Apheresis Applications Committee of the American Society for Apheresis. J Clin Apher. 2010;25(3):83-177.

- O volume de sangue processado a fim de atingir a aférese desejada depende da natureza do componente específico, incluindo sua distribuição intravascular e concentração no paciente particular.
- O volume sanguíneo total do paciente determina o volume sanguíneo extracorpóreo seguro (que não deve exceder 15% do volume sanguíneo).
- Pacientes pequenos podem necessitar que a máquina seja carregada com soro fisiológico ou sangue.

Aférese geralmente é segura, especialmente para doadores de componentes normais. Complicações relacionam-se principalmente com acesso vascular, alterações hemodinâmicas (especialmente em pacientes com doença cardiovascular), e uma perda variável de hemocomponentes. Os riscos associados à aférese geralmente são associados à doença subjacente do paciente.

- Troca de plasma pode resultar em uma diminuição de 30% ou mais nas contagens de plaquetas.[54]
- Transfusão de plaquetas pode ser necessária em pacientes com baixas contagens de plaquetas e problemas de hemostasia.
- As contagens de hemocomponentes celulares retornam ao normal após alguns dias, e as proteínas e eletrólitos se reequilibram dentro de horas, embora fibrinogênio possa permanecer abaixo dos níveis básicos depois de 72 horas.[55]

- Hipotensão pode ocorrer como resultado de desvios de volume e ativação de bradicinina pelo contato do sangue com plástico;[6,56] **restringir inibidores de ACE**, os quais potencializam este efeito, nos pacientes durante 24 a 48 horas antes de um procedimento de aférese.
- Troca de plasma pode reduzir níveis sanguíneos de certas medicações, especialmente aquelas ligadas às proteínas plasmáticas ou aquelas com uma meia-vida loga.[56]
- Citrato é usado para evitar coagulação do sangue no circuito e pode resultar em *toxicidade de citrato*: ligação de cálcio, níveis diminuídos de cálcio ionizado, e, potencialmente, hipocalcemia sintomática.
- Hipocalcemia pode-se apresentar com brando formigamento perioral e desconforto, aperto no tórax e tetania em casos graves; se sintomas não regredirem com ajuste do citrato e velocidades de fluxo de sangue total, administração de cálcio oral (sob forma de comprimidos mastigáveis) ou gluconato de cálcio intravenoso repõem o cálcio ligado e evitam as síndromes que a acompanham.[57]

Trombocitaférese

Contagens de plaquetas aumentadas, particularmente em neoplasias mieloproliferativas em que as plaquetas também são qualitativamente anormais, podem ser associadas a sangramento ou trombose.

Pacientes que estão sangrando (p. ex., com leucemia mielógena crônica [CML]) podem obter benefício imediato com citaférese terapêutica. Geralmente plaquetaférese é uma terapia de primeira linha para trombocitose (contagens de plaquetas acima de 500.000/μL) em pacientes sintomáticos.

- Cada procedimento baixará a contagem em 30 a 50%.
- Quimioterapia citorredutora deve ser iniciada simultaneamente, uma vez que a plaquetoférese não é efetiva a longo prazo.[53,56]

Leucocitaférese (Leucaférese)

Leucocitose ou hiperleucocitose maligna (contagens de leucócitos imaturos de mais de 100.000/μL), em associação a algumas leucemias, pode resultar em leucostase no sistema nervoso central, rins e pulmões. Sintomas podem ocorrer com contagens de blastos subindo rapidamente com menos de 100.000/μL, especialmente na AML e CML.

- Alterações na função mental, tonteira, visão turva, hipóxia, ou sintomas respiratórios constituem uma emergência médica na qual citorredução rápida é imperativa.
- Leucaférese terapêutica pode reduzir a contagem de leucócitos de 30 a 50% em horas.
- Sintomas podem regredir prontamente.
- Redução da contagem de leucócitos permite quimioterapia citorredutora e reduz o risco de desenvolvimento de síndrome de lise tumoral.
- Quimioterapia com hidroxiureia (se malignidade mieloide) ou um agente semelhante deve ser iniciada concomitantemente porque leucocitaférese repetida pode não controlar hiperleucocitose.

Fotoférese (Fotoquimioterapia Extracorpórea)

Fotoférese é a separação dos leucócitos do paciente por aférese para tratamento extracorpóreo com o agente quimioterápico 8-metoxipsoraleno (8-MOP) e fotoativação por luz ultravioleta A (UVA) para reinfusão subsequente no paciente.

- Ela tem alguma eficácia no tratamento de linfoma de células T cutâneo refratário, rejeição de aloenxerto, GVHD aguda e crônica refratária, esclerodermia e outras doenças autoimunes.
- Mecanismo de ação não está completamente compreendido; possivelmente relacionado com apoptose de linfócitos T e células apresentadoras de antígeno patogênicos ou resposta de células T citotóxicas anti-idiótipo.[1,56]
- Uso de 8-MOP é contraindicado em pacientes com doenças com sensibilidade à luz como *xeroderma pigmentosum*, albinismo e certas porfirias.[56]

Eritrocitaférese/Troca de Eritrócitos

Troca de eritrócitos envolve a remoção de eritrócitos anormais.

- RBC do paciente são substituídos por RBC de doadores normais em pacientes com anemia falciforme.

- Eritrocitaférese pode ser usada para reduzir a massa de eritrócitos em pacientes sintomáticos (perturbações visuais, confusão, letargia, hemorragia, ameaça de CVA, trombose da vasculatura abdominal) com policitemia excessiva.[53,56]
- Na policitemia rubra vera (PRV) soro fisiológico ou coloide para reposição de volume é administrado para manter isovolemia.

Troca de Eritrócitos e Anemia Falciforme

Troca de eritrócitos pode ser usada agudamente para tratar algumas complicações de anemia falciforme[53] incluindo síndrome torácica aguda, infarto de retina, priapismo e crise hepática, ou como tratamento protraído ou crônico para prevenção de complicações como acidente vascular encefálico e crises dolorosas graves recorrentes, e para redução da sobrecarga de ferro secundária à transfusão.[56]

- No contexto perioperatório, transfusão simples ou um única troca de eritrócitos evita morbidade associada a doença falciforme.
- O objetivo é obter hemoglobina S de menos de 30%.
- Transfusão e troca foram usadas para tratar complicações falciformes durante a gravidez, mas uso de rotina não está justificado. Transfusão de troca pode elevar a hemoglobina A para níveis difíceis de realizar com transfusão simples e pode beneficiar pacientes no terceiro trimestre para tratamento de pré-eclâmpsia, sepse e pré-operatório.[56]

Troca de Eritrócitos e Parasitemia

Troca de eritrócitos tem sido útil como tratamento antiparasitário na malária para diminuir a carga de parasita circulante quando ela excede 5%.[58]

Plasmaférese

Plasmaférese pode ser usada para coletar plasma para transfusão ou fabricação de derivados do plasma, ou para remover substâncias indesejadas da circulação. Coloides ou soro fisiológico (plasma com TTP) são administrados para manter a isovolemia. Ver Quadros 24.11 e 24.12 para indicações comuns da plasmaférese terapêutica.[53]

Microangiopatias Trombóticas

TTP e síndrome hemolítico-urêmica (HUS) pertencem a um espectro de microangiopatias trombóticas: TTP pode estar associada a sintomas neurológicos proeminentes, HUS apresenta um componente renal mais proeminente. Achados característicos de TTP incluem febre, comprometimento renal, sintomas neurológicos como alteração no estado mental, convulsões ou coma, trombocitopenia (contagem de plaquetas geralmente menos de $30.000/\mu L$) e anemia hemolítica microangiopática com esquizócitos.

TTP resulta do acúmulo de multímeros ultragrandes de fator de von Willebrand causada pela ausência congênita de anticorpos inibitórios à metaloprotease clivadora de vWF ADAMTS13.[1,56] Quando TTP e síndromes semelhantes a HUS são associadas a agentes imunossupressores (geralmente alcaloides da pervinca, mitomicina, bleomicina, BL22, cisplatina, tacrolimo e ciclosporina A), pós-transplante de medula óssea ou câncer elas não respondem bem à troca de plasma terapêutica (TPE).

- TPE é a terapia de primeira linha para o tratamento de TTP e geralmente não efetiva para HUS típica.
- TPE deve ser efetuada tão logo TTP seja suspeitada.
- A efetividade da TPE na TTP depende da remoção dos multímeros de vWF ultragrandes e da redução dos anticorpos IgG contra protease clivadora de vWF.
- Plasma (FFP) é a reposição líquida de escolha na TPE para TTP e também repõe protease clivadora de vWF.
- TPE é, frequentemente, feita de modo diário, a seguir diminuída gradualmente até que as contagens de plaquetas se estabilizem em mais de $100.000/\mu L$ em 2 dias consecutivos.
- A resposta deve ser monitorada por avaliação clínica e medições laboratoriais (contagem de plaquetas, LDH, quantidade de esquizócitos).

Quadro 24.12 Recomendações de Categorias I e II para Troca de Plasma Terapêutica	
Categoria I	**Categoria II**
	Aloenxerto renal ABO-incompatível (troca de plasma do receptor)
	Transplante de células progenitoras/medula hematopoética (troca de plasma do receptor)*
Polirradiculoneuropatia desmielinizante inflamatória aguda (síndrome de Guillain-Barré)	Doença desmielinizante
Doença de anticorpo antimembrana basal glomerular	Inibidores de fatores da coagulação
Polirradiculoneuropatia desmielinizante crônica	Crioglobulinemia com polineuropatia
Crioglobulinemia	
Polineuropatia desmielinizante com IgG e IgA	Hipercolesterolemia familial
Hipercolesterolemia familial homozigota (adsorção seletiva)	Síndrome miastênica de Lambert-Eaton
Hiperviscosidade com gamopatia monoclonal	
Miastenia grave	
Coreia de Sydenham	Mieloma com insuficiência renal aguda
Polineuropatia com IgM (com ou sem macroglobulinemia de Waldenström)	
Transplante renal – rejeição mediada por anticorpo	Doenças neuropsiquiátricas autoimunes em pediatria (PANDAS)
Púrpura trombocitopênica trombótica	
	Doença de armazenamento de ácido fitânico
	Artrite reumatoide – refratária (imunoadsorção)

*Remoção de RBC das células progenitoras/medula hematopoéticas.
Adaptado de Szczepiorkowski ZM, Winters JL, Gandarenko N et al. Guidelines on the use of therapeutic apheresis em clinical practice—Evidence-based approach from the Apheresis Applications Committee of the American Society for Apheresis. *J Clin Apher.* 2010;25(3):83-177.

Transfusão de plaquetas geralmente é desaconselhada, uma vez que se admite que, potencialmente, precipite trombose. Este dogma, recentemente, foi questionado.[11] Entretanto, transfusão de plaquetas pode ser necessária no caso de hemorragia ameaçando a vida.[6]

Disproteinemias

Complicações de paraproteinemias de mieloma múltiplo, macroglobulinemia de Waldenström e crioglobulinemia respondem à TPE.

- Síndrome de hiperviscosidade com alterações do estado mental, sangramento mucoso e gastrointestinal, retinopatia e hipervolemia constitui uma emergência médica.
- Hiperviscosidade responde a trocas mesmo de pequenos volumes, mas os procedimentos necessitam ser repetidos até que a paraproteína seja controlada com quimioterapia.[56]

Referências

1. Klein HG, Anstee DJ. *Mollison's Blood Transfusion in Clinical Medicine.* 11th ed. Oxford: Blackwell; 2005.
2. Mielcarek M, Leisenring W, Torok-Storb B, Storb R. Graft-versus-host disease and donor-directed hemagglutinin titers after ABO-mismatched related and unrelated marrow allografts: evidence for graft-versus-plasma cell effect. *Blood.* 2000;96:1150-1156.
3. Worel N, Greinix HT, Keil F, et al. Severe immune hemolysis after minor ABO-mismatched allogeneic peripheral blood progenitor cell transplantation occurs more frequently after nonmyeloablative than myeloablative conditioning. *Transfusion.* 2002;42:1293-1301.

4. Griffith LM, McCoy JP, Bolan CD, et al. Persistence of recipient plasma cells and anti-donor isohaemagglutinins in patients with delayed donor erythropoiesis after major ABO incompatible non-myeloablative haematopoietic cell transplantation. *Br J Haematol.* 2005;128:668-675.
5. Bolan CD, Leitman SF, Griffith LM, et al. Delayed donor red cell chimerism and pure red cell aplasia following major ABO-incompatible nonmyeloablative hematopoietic stem cell transplantation. *Blood.* 2001;98:1687-1694.
6. Roback JD, ed. *Technical Manual.* 17th ed. Bethesda, MD: AABB Press; 2011.
7. Hébert PC, Wells G, Blajchman MA, et al. A multicenter randomized, controlled clinical trial of transfusion requirements in critical care. *N Engl J Med.* 1999;340:409-417.
8. Majdpour C, Spahn DR, Weiskopf RB. Anemia and perioperative red blood cell transfusion: a matter of tolerance. *Crit Care Med.* 2006;34:S102-S108.
9. Practice Guidelines for perioperative blood transfusion and adjuvant therapies: An updated report by the American Society of Anesthesiologists task Force on Perioperative Blood Transfusion and Adjuvant Therapies. *Anesthesiology.* 2006;105:198-208.
10. Fontana S, Kremer Hovinga JA, Lämmle B. Treatment of TTP. *Vox Sang.* 2006;90:245-254.
11. Swisher KK, Terrell DR, Vesely SK. Clinical outcomes after platelet transfusions with TTP. *Transfusion.* 2009;49:873-887.
12. Schiffer CA, Anderson KC, Bennett CL, et al. Platelet transfusion for patients with cancer: clinical practice guidelines of the American Society of Oncology. *J Clin Oncol.* 2001;19:1519-1538.
13. Stroncek DF, Leonard K, Eiber G, Malech HL, Gallin JI, Leitman SF. Alloimmunization after granulocyte transfusions. *Transfusion.* 1996;36:1009-1015.
14. Wright DG, Robichaud KJ, Pizzo PA, Deisseroth AB. Lethal pulmonary reactions associated with the combined use of amphotericin B and leukocyte transfusions. *N Engl J Med.* 1981;304:1185-1189.
15. Safdar A, Hanna HA, Boktour M, et al. Impact of high-dose granulocyte transfusions in patients with cancer with candidemia. *Cancer.* 2004;101:2859-2865.
16. Price TH. Granulocyte transfusion: current status. *Semin Hematol.* 2007;44:15-23.
17. Marsh JC, Ball SE, Cavenagh J. Guidelines for the diagnosis and management of aplastic anaemia. *Br J Haematol.* 2009;147(1):43-70.
18. Carral A, de la Rubia J, Martin G, et al. Factors influencing the collection of peripheral blood stem cell in patients with acute myeloblastic leukemia and non-myeloid malignancies. *Leuk Res.* 2003;27:5-12.
19. Koumakis G, Vassiolmanolakis M, Hatzichristou H, et al. Predictive factors affecting mobilization and peripheral blood stem cell collection using single apheresis for rescuing patients after high-dose chemotherapy in various malignancies. *Bone Marrow Transplant.* 1996;18:1065-1072.
20. Noach EJK, Ausema A, van Os R, Akkerman I, Koopal S, Weesing E. Chemotherapy prior to autologous bone marrow transplantation impairs long-term engraftment. *Exp Hematol.* 2003;31(6):528-534.
21. Fruehauf S, Schmitt K, Veldwijk MR, et al. Peripheral blood progenitor cell (PBPC) counts during steady-state haemopoiesis enable the estimation of the yield of mobilized PBPC after granulocyte colony-stimulating factor supported cytotoxic chemotherapy: an update on 100 patients. *Br J Haematol.* 1999;105:786-794.
22. Devine SM, Flomenberg N, Vesole DH, et al. Rapid mobilization of CD34+ cells following administration of the CXCR4 antagonist AMD3100 to patients with multiple myeloma and non-Hodgkin's lymphoma. *J Clin Oncol.* 2004;22:1095-1102.
23. Hess D, Wirthlin L, Craft T, et al. Human CD34+ cells mobilized by AMD3100 demonstrate enhanced NOD/SCID repopulating function compared to CD34+ cells mobilized by granulocyte colony stimulating factor. *Blood.* 2005;106:1962.
24. Liles WC, Rodger E, Broxmeyer HE, et al. Augmented mobilization and collection of CD34+ hematopoietic cells from normal human volunteers stimulated with granulocyte-colony-stimulating factor by single-dose administration of AMD3100, a CXCR4 antagonist. *Transfusion.* 2005;45:295-300.
25. Bolan CD, Carter CS, Wesley RA, et al. Prospective evaluation of cell kinetics, yields and donor experiences during a single large-volume apheresis versus two smaller volume consecutive day collections of allogeneic peripheral blood stem cells. *Br J Haematol.* 2003;120:801-807.
26. Vasu S, Leitman SF, Tisdale JF. Donor demographic and laboratory predictors of allogeneic peripheral blood stem cell mobilization in an ethnically diverse population. *Blood.* 2008;112(5):2092-2100.
27. Stroncek D, Shawker T, Follmann D, Leitman SF. G-CSF-induced spleen size changes in peripheral blood progenitor cell donors. *Transfusion.* 2003;43:609-613.
28. Snyder EL, Haley NR, eds. *Cellular Therapy: A Physician's Handbook.* 1st ed. Bethesda, MD: AABB Press; 2004:11-23.
29. Brunstein CG, Wagner JE. Cord blood transplantation for adults. *Vox Sang.* 2006;91:195-205.
30. Dentali F, Marchesi C, Giorgi Pierfranceschi M, et al. Safety of prothrombin complex concentrates in patients requiring rapid reversal of anticoagulant treatment with the vitamin K antagonists: a systematic review and a meta-analysis of the literature. 52nd ASH Annual Meeting; December 4–7, 2010; Orlando, FL. Poster #1113.
31. Ansell J, Hirsch J, Hylek E, et al. Pharmacology and management of the vitamin K antagonists. American College of Chest Physicians evidence-based clinical practice guidelines (8th edition). *Chest.* 2008;133(suppl):160s-198.
32. Bowman JM. The prevention of Rh immunization. *Transfus Med Rev.* 1988;2(3):129.
33. ACOG Practice Bulletin. Prevention of RhD alloimmunization. Number 4, May 1999 (replaces educational bulletin Number 147, October 1990). Clinical management guidelines for obstetrician-gynecologists. American College of Obstetrics and Gynecology. *Int J Gynecol Obstet.* 1999;66:63-70.
34. Popovsky MA, ed. *Transfusion Reactions.* 3rd ed. Bethesda, MD: AABB Press; 2007.

35. Petz LD, Calhoun L, Shulman IA, Johnson C, Herron RM. The sickle cell hemolytic transfusion reaction syndrome. *Transfusion.* 1997;37:382-392.
36. Cohen AR. Transfusion therapy for sickle cell disease. In: Capon SM, Chambers LA, eds. *New Directions in Pediatric Hematology.* Bethesda, MD: AABB Press; 1996:39-88.
37. Smith-Whitley K. Alloimmunization in patients with sickle cell disease. In: Hermann JN, Manno CS, eds. *Pediatric Transfusion Therapy.* Bethesda, MD: AABB Press; 2002:240-282.
38. Toy P, Popovsky MA, Abraham E, et al. Transfusion-related acute lung injury: definition and review. *Crit Care Med.* 2005;33:721-726.
39. Silliman CC, Boshkov LK, Mehdizadehkashi Z, et al. Transfusion-related acute lung injury: epidemiology and a prospective analysis of etiologic factors. *Blood.* 2003;101:454-462.
40. Eder AF, Herron R, Strupp A, et al. Transfusion-related acute lung injury surveillance (2003-2005) and the potential impact of the selective use of plasma from male donors in the American Red Cross. *Transfusion.* 2007;47:599-607.
41. Eder AF, Kennedy JM, Dy BA, et al. Bacterial screening of apheresis platelets and the residual risk of septic transfusion reactions: the American Red Cross experience (2004-2006). *Transfusion.* 2007;47:1134-1142.
42. Zou S, Dorsay KA, Notari EP, et al. Prevalence, incidence, and residual risk of human immunodeficiency virus and hepatitis C virus infections among United States blood donors since the introduction of nucleic acid testing. *Transfusion.* 2010;50:1495-1504.
43. Zou S, Stramer SL, Notari EP, et al. Current incidence and residual risk of Hepatitis B infection among blood donors in the United States. *Transfusion.* 2009;49(suppl 2):1S-235S.
44. Dodd RY. Transmission of parasites by blood transfusion. *Vox Sang.* 1998;74(suppl 2):161-163.
45. Alter HJ, Stramer SL, Dodd RY. Emerging infectious diseases that threaten the blood supply. *Semin Hematol.* 2007;44:32-41.
46. Health Protection Agency Press Statement: fourth case of transfusion-associated vCJD infection in the United Kingdom. *Euro Surveill.* January 18, 2007.
47. Santrach P, ed. *Standards for Perioperative Autologous Blood Collection and Administration.* 4thed. Bethesda, MD: AABB Press; 2009.
48. Bolan CD, Klein HG. Transfusion medicine and pharmacologic aspects of hemostasis. In: Kitchens C, Kessler C, Alving BM, eds. *Consultative Hemostasis and Thrombosis.* 2nd ed. New York, NY: Harcourt Health Sciences; 2007.
49. Spence RK. Transfusion in surgery. In: Mintz PD, ed. *Transfusion Therapy Clinical Principles and Practice.* Bethesda, MD: AABB Press; 2011:265-292.
50. Webert KE, Mittal R, Sigouin C. A retrospective 11-year analysis of obstetric patients with idiopathic thrombocytopenic purpura. *Blood.* 2003;102:4306-4311.
51. Petz LD, Garratty G, eds. *Immune Hemolytic Anemias.* 2nd ed. Philadelphia, PA: Churchill Livingstone; 2004.
52. Schöllkopf C, Kjeldsen L, Bjerrum OW. Rituximab in chronic cold agglutinin disease: a prospective study of 20 patients. *Leuk Lymphoma.* 2006;47(2):253.
53. Szczepiorkowski ZM, Winters JL, Bandarenko N, et al. Guidelines on the use of therapeutic apheresis in clinical practiceEvidence-based approach from the apheresis applications committee of the American Society for Apheresis. *J Clin Apher.* 2010;25(3):83-177.
54. Rogers RL, Johnson H, Ludwig R, et al. Efficacy and safety of plateletpheresis by donors with low-normal platelet counts. *J Clin Apher.* 1995;10:194-197.
55. Flaum MA, Cuneo RA, Appelbaum FR, et al. The hemostatic imbalance of plasma-exchange transfusion. *Blood.* 1979;54:694-702.
56. McLeod BC, ed. *Apheresis: Principles and Practice.* 3rd ed. Bethesda, MD: AABB Press; 2010.
57. Bolan CD, Cecco SA, Wesley RA, et al. Controlled study of citrate effects and response to i.v. calcium administration during Allogeneic peripheral blood progenitor cell donation. *Transfusion.* 2002;42:935-946.
58. Griffith KS, Lewis LS, Mali S, Parise ME. Treatment of malaria in the United States: a systematic review. *JAMA.* 2007;297(20):2264-2277.

Leitura Sugerida

Gottschall J. *Blood Transfusion Therapy: A Physician's Handbook.* 10th ed. Bethesda, MD: AABB Press; 2011.
McLeod BC. *Therapeutic Apheresis: A Physician's Handbook.* 3rd ed. Bethesda, MD: AABB Press; 2010.
Osby MA, Saxena S, Nelson J, et al. Safe handling and administration of blood components: review of practical concepts. *Arch Pathol Lab Med.* 2007;131:690-694.
Roseff SD. *Pediatric Transfusion: A Physician's Handbook.* 3rd ed. Bethesda, MD: AABB Press; 2009.
Snyder EL, Haley NR, eds. *Cellular Therapy: A Physician's Handbook.* Bethesda, MD: AABB Press; 2004.
Szczepiorkowski ZM, Winters JL, Bandarenko N, et al. Guidelines on the use of therapeutic apheresis in clinical practice-Evidence-based approach from the apheresis applications committee of the American Society for Apheresis. *J Clin Apher.* 2010;25(3):83-177.
Zou S, Dorsay KA, Notari EP, et al. Prevalence, incidence, and residual risk of human immunodeficiency virus and hepatitis C virus infections among United States blooddonors since the introduction of nucleic acid testing. *Transfusion.* 2010;50:1495-1504.
Zou S, Stramer SL, Notari EP, et al. Current incidence and residual risk of Hepatitis B infection among blood donors in the United States. *Transfusion.* 2009;49(suppl 2):1S-235S.

25

Hemocromatose

Susan F. Leitman ▪ Charles D. Bolan

▪ EPIDEMIOLOGIA

Hemocromatose hereditária clássica, também conhecida como hemocromatose-HFE, é uma doença autossômica recessiva causada pela absorção inapropriada de ferro dietético e giro anormal do ferro. Ela é caracterizada pelo acúmulo progressivo de ferro nos tecidos, particularmente no fígado, pâncreas, coração, órgãos endócrinos e pele, o que pode levar à lesão terminal dos órgãos, geralmente durante ou depois da meia-idade.[1-3] Ela é uma das doenças de um só gene mais comuns em caucasianos de origem norte-europeia, com uma incidência de 1 em 200 e uma taxa de portador de 1 em 10 pessoas. Entretanto, a penetrância clínica da doença é altamente variável, e só uma minoria das pessoas afetadas desenvolve disfunção grave de órgãos ou que ameaça a vida.[4,5]

Base Genética da Hemocromatose Clássica: Mutações HFE

- Mutações em *HFE*, um gene semelhante ao MHC classe I no cromossomo 6, são encontradas em quase 90% das pessoas com o fenótipo clínico e 100% das pessoas afetadas com forte história familial da doença.[6,7]
- Substituição de tirosina em lugar de cisteína no aminoácido 282 do produto do gene *HFE* (C282Y) é a mutação fundadora; por análise de desequilíbrio de *linkage*, a mutação se originou recentemente, dentro dos últimos 2.000 anos. C282Y ocorre com a mais alta frequência em populações do noroeste europeu, atingindo 14% em áreas da Grã-Bretanha (Quadro 25.1). A frequência do alelo diminui em uma direção norte-sul e oeste-leste através da Europa, e o haplótipo ancestral pode ter sido de origem viking ou céltica; o haplótipo é extremamente raro em populações africanas e asiáticas. Homozigosidade para C282Y é vista em 64 a 96% das pessoas com hemocromatose clínica.
- Uma segunda mutação de HFE, substituição de histidina por aspartato no resíduo 63 da proteína HFE (H63D) é frequentemente encontrada no cromossomo que não contém C282Y dos indivíduos com hemocromatose clínica que são heterozigotos para C282Y.[6] H63D é uma mutação mais antiga com uma distribuição populacional mais ampla, tendo uma frequência de alelo de 5 a 14% em toda a Europa e Ásia. Ela parece ser um polimorfismo genético sem muito impacto na ausência de

Quadro 25.1 Frequência dos Genótipos HFE na População Caucasiana dos Estados Unidos

Genótipo	Frequência (%)
C282Y/C282Y	1 em 200 (0,5)
C282Y/wt	1 em 7-12 (8-14)
H63D/H63D	1 em 40 (2,5)
H63D/wt	1 em 4 (25)
S65C/wt	1 em 25 (4)

wt, tipo selvagem.

outro fator genético ou ambiental. Heterozigosidade composta para C282Y/H63D é vista em 4 a 7% das pessoas com fenótipo de hemocromatose.
- Dezessete polimorfismos adicionais foram descritos em HFE. Destes, só a mutação S65C parece ter impacto clínico, e ela pode causar sobrecarga branda de ferro quando o indivíduo é heterozigoto composto para C282Y ou H63D.

FISIOPATOLOGIA

Uma vez que a excreção de ferro no tubo digestório é fixa em 1 mg/dia, equilíbrio normal de ferro precisa ser mantido pelo controle meticuloso da absorção de ferro no intestino e da liberação de ferro dos macrófagos. Estas são moduladas em resposta às reservas de ferro do corpo e à demanda eritropoética de ferro.

Hepcidina: Regulador-Chave da Homeostasia do Ferro

A hepcidina, um hormônio peptídico derivado do fígado, é um regulador negativo chave da liberação de ferro dentro do plasma pelos enterócitos intestinais, macrófagos, hepatócitos e células da placenta.[8] Ela se liga e causa internalização e degradação do exportador de ferro da superfície celular, ferroportina.[9] Excesso de hepcidina diminui a absorção intestinal de ferro e a liberação de ferro dos macrófagos, e causa anemia. Deficiência de hepcidina promove absorção intestinal de ferro e leva à sobrecarga de ferro tecidual. Expressão do gene da hepcidina é aumentada por sobrecarga de ferro e inflamação, e suprimida por anemia e hipóxia. Embora hepcidina seja comumente induzida por quantidade de ferro na dieta, sua expressão está inapropriadamente reduzida em todas as formas de hemocromatose hereditária.[10,11]

Doenças de Sobrecarga de Ferro e Deficiência de Hepcidina

Deficiência de hepcidina desempenha um papel central na patogênese das doenças de hemocromatose hereditária, incluindo aquelas decorrentes de mutações no gene HFE, o gene hemojuvelina (*HJV*), o gene do receptor da transferrina 2 (*TfR2*), e a própria hepcidina (*HAMP*) (Quadro 25.2). Hemojuvelina atua como um correceptor na via da proteína morfogenética óssea (BMP), interagindo com ligantes de BMP e receptores a BMP tipo I e II para gerar um complexo de sinalização ativa.[10] Este complexo ativa uma cascata de sinalização receptor Smad e translocação de um complexo Smad para o núcleo, onde ele aumenta a transcrição de *HFE*. Mutações de *HJV* e *HAMP* são componentes críticos na mesma via comum; seu efeito negativo sobre a expressão de hepcidina está associado à grave carga de ferro na infância, ou hemocromatose juvenil.

Localização e Função de HFE

HFE é altamente expressão nas células de Kupffer do fígado e nos macrófagos teciduais. Ligação à β2 microglobulina (β2 m) permite expressão de HFE/β2 m na superfície da célula,[12] onde ele forma um complexo estável com receptor da transferrina 1 (TfR1). A mutação C282Y impede a formação de uma parte dissulfeto em HFE, incapacitando a ligação à β2 m, e impedindo expressão na superfície celular. Ruptura do complexo HFE/β2 m/TfR1 e mutações em *TfR2* são associadas a sobrecarga de ferro de início no adulto. HFE e TfR2 podem regular a expressão de hepcidina por transporte aumenta-

Quadro 25.2 Classificação das Doenças de Sobrecarga de Ferro

Hemocromatose Primária (Genética)	Hemocromatose Secundária
Tipo 1. Hemocromatose clássica/hereditária (gene HFE)	1. Siderose transfusional
Tipo 2. Hemocromatose juvenil (fenótipo grave)	2. Anemia congênita com eritropoese ineficaz (talassemia, deficiências enzimáticas dos eritrócitos)
2a. Mutações da hemojuvelina (gene HJV, 1 q-*linked*)	
2b. Mutações da hepcidina (gene HAMP)	
Tipo 3. Deficiência de receptor 2 da transferrina 2 (gene TfR2)	3. Anemias sideroblástica e diseritroblástica adquiridas
Tipo 4. Deficiência de ferroportina (gene IREG-1)	
Tipo 5. Sobrecarga de ferro africana	

do de ferro para dentro da célula (endocitose de transferrina diférrica), por regulação *upstream* da hepcidina, ou como correceptores fracos para sinalização BMP-SMAD. De acordo com este modelo, poderia ser possível tratar hemocromatose por reposição de hepcidina.

A forma mais comum de hemocromatose secundária é sobrecarga transfusional de ferro: 1 mL de eritrócitos contém cerca de 1 mg de ferro. Absorção inapropriada de ferro no tubo digestório também pode ocorrer em associação a eritropoese ineficaz. Neste caso, o estímulo eritropoético para diminuir os níveis de hepcidina se sobrepõe ao efeito da sobrecarga de ferro sobre a expressão aumentada de hepcidina.

Homeostasia do Ferro

A distribuição do ferro no corpo está mostrada no Quadro 25.3, com uma comparação das reservas de ferro no estado normal e em sujeitos com hemocromatose.

- *Excesso de ferro e lesão tecidual.* Quando a capacidade de armazenamento de ferro é excedida, o excesso de ferro tecidual causa lesão celular ao catalisar a formação de oxirradicais.[13] Dano oxidativo aos lipídios, proteínas, carboidratos e DNA pode levar ao comprometimento disseminado da função e integridade das células. Em particular, peroxidação de lipídios pode resultar em função mitocondrial e lisossômica dependente da membrana prejudicadas. Lesão oxidativa do DNA, particularmente nos hepatócitos, pode predispor à mutagênese e câncer.
- *Ferro não ligado à transferrina (NTBI):* Este representa "ferro livre no soro". NTBI entra nas células livremente, independentemente de captação mediada por receptor. Os níveis de NTBI são baixos ou indetectáveis quando a saturação de transferrina (TS) está abaixo de 40%, e aumentam linearmente com níveis de TS acima de 40 a 50%. NTBI e sua contraparte de ferro lábil intracelular podem ser mediadores diretos de estresse oxidativo.[13]

■ CARACTERÍSTICAS CLÍNICAS E DIAGNÓSTICO DA HEMOCROMATOSE-HFE

Antes da disponibilidade de testes bioquímicos e triagem genética, hemocromatose-HFE era identificada pelo dano ao fígado, pâncreas, coração e articulações, e diagnosticado pela demonstração de reservas aumentadas de ferro em biópsia hepática. A "tríade clássica" de cirrose, diabetes e pigmentação da pele apareceu em muitas publicações e livros.[1] Os pacientes tipicamente se apresentavam com os seguintes sintomas:

- Doença hepática grave causada por fibrose ou cirrose hepática.
- Insuficiência cardíaca e arritmias refratárias.
- Múltipla insuficiência endócrina: diabetes insulinodependente e hipogonadismo hipogonadotrófico.
- Poliartrite simétrica debilitante.
- Pigmentação acinzentada da pele.

Agora está reconhecido que este fenótipo clínico grave é relativamente raro e só se desenvolve em 1 a 4% dos homozigotos C282Y não tratados durante toda sua vida.[4] Entre 40 e 60% dos homens homozigotos para C282Y e 60 a 80% da mulheres homozigotas permanecerão assintomáticos ou terão mínimas manifestações durante toda sua vida; dos 40 a 50% que desenvolvem sintomas que afetam a qualidade de vida, artrite, fadiga e disfunção sexual são as queixas mais comuns (Quadro 25.4).[14,15]

Quadro 25.3 Distribuição do Ferro no Corpo (g)

	Homens	Mulheres
Hemoglobina (eritrócitos)	3,0	2,4
Ferro armazenado (fígado)	1,0	0,4
Mioglobina e enzimas respiratórias (músculo)	0,3	0,2
Total adulto sem hemocromatose	4,4	3,1
Total adulto com hemocromatose	5-20	4-10

Quadro 25.4 Características Clínicas da Hemocromatose: Históricas *versus* Atuais

Descrição Histórica	Apresentação Comum Atual
Doença hepática	Fadiga
"Bronzeamento" da pele	Artropatia
Diabetes	Impotência (homens)

Nova Definição Diagnóstica

Na era atual de testagem molecular, reconhecendo que a penetrância clínica pode ser altamente variável, o diagnóstico de hemocromatose é estabelecido pela detecção de dois alelos de HFE mutados. Esta definição não exige sintomas ou sinais ativos de doença ou a presença de sobrecarga de ferro. Quatro estádios da doença são reconhecidos:[16]

1. Predisposição genética sem nenhuma outra anormalidade (idade 0-20, armazenamento de ferro tecidual 0-5 g).
2. Sobrecarga de ferro sem sintomas (idade > 20, armazenamento > 5 g de ferro).
3. Sobrecarga de ferro com sintomas iniciais (idade > 30, armazenamento > 8 g de ferro).
4. Sobrecarga de ferro com lesão de órgão (idade > 40, armazenamento 10-20 g de ferro).

Apresentação Clínica Comum

A apresentação clínica mais comum da hemocromatose hereditária é com sintomas inespecíficos, e, por essa razão, os clínicos devem ter um baixo limiar para pedir estudos de TS e ferritina em pacientes com fadiga crônica inexplicada, artralgia ou artrite, disfunção sexual, hepatomegalia ou valores elevados de função hepática (alanina aminotransferase [ALT]). Como os sintomas facilmente passam despercebidos, o evento isolado mais comum que atualmente leva a um diagnóstico de hemocromatose é a detecção incidental de um resultado anormal de teste laboratorial, seja TS, ferritina sérica ou ALT elevados. Em sujeitos com hemocromatose diagnosticados com fadiga à apresentação, testes laboratoriais de triagem para avaliar possível doença tireóidea concomitante devem ser feitos.

Achados típicos relacionados com sinais e sintomas clínicos mais comuns da hemocromatose estão apresentados no Quadro 25.5. É difícil atribuir uma frequência a estes sintomas, uma vez que há um *continuum* de frequência aumentando com o avanço da idade aumentando, e com sexo masculino *versus* feminino.[16] Artrite é uma característica clínica com o maior impacto na qualidade de vida.[17] Em contraste com as anormalidades cardíacas importantes descritas em pacientes de hemocromatose que se apresentaram com ferro muito alto antes do advento de triagem mais frequente e da disponibilidade de um teste genético, cardiopatia, agora, geralmente está ausente ou é clinicamente insignificante em pacientes recém-diagnosticados, assintomáticos.[18]

A considerável variabilidade na penetrância clínica da homozigosidade de C282Y, tanto na velocidade de acúmulo de reservas de ferro quanto no aparecimento de disfunção de órgão, pode ser causada por fatores ambientais, do estilo de vida e genéticos (Quadro 25.6).

▪ TESTAGEM LABORATORIAL

Uma vez levantada a suspeita clínica de hemocromatose, o diagnóstico deve ser confirmado por testagem laboratorial, incluindo os testes listados abaixo:

Testes Laboratoriais de Confirmação

- *Ferro sérico, transferrina e TS:* Transferrina é a principal proteína transportadora de ferro no plasma. Vários métodos de ensaio de TS existem: o mais preciso é análise colorimétrica direta do ferro sérico (SI) combinado com ensaio nefelométrico de transferrina, em que TS = concentração molar de ferro dividida pelo dobro da concentração molar de transferrina. Métodos menos caros, mas também menos robustos incluem análises químicas da capacidade de ligação de ferro sérica (TIBC) e capa-

Quadro 25.5 Características Clínicas e Laboratoriais da Hemocromatose (Homozigotos C282Y)

Sinal/Sintoma	Frequência (%)	Características
Fadiga	30-50	Pode ser relacionada com doença hepática, disfunção endócrina
Artrite	30-60	Principal aspecto da qualidade de vida; mais provável em sujeitos com carga mais alta de ferro à apresentação. Osteoartrite não inflamatória degenerativa simétrica; aspectos radiográficos incluem esclerose, estreitamento do espaço articular, cistos subcondrais, osteófitos, osteopenia. Condrocalcinose (pseudogota) e gota mais comuns que na população sem hemocromatose. Comprometimento desproporcional das mãos e pés, com articulações MCP e MTP comumente afetadas. Prótese de quadril mais comum que na população sem hemocromatose de idade ajustada
Disfunção sexual	30-50	Ferro em excesso depositado na hipófise anterior e testículo. Barbear-se reduzido, perda de libido, disfunção erétil, ginecomastia em homens. Baixos níveis de testosterona livre, LH e FSH inapropriadamente baixos. Terapia de reposição de testosterona pode restaurar libido e potência
Alterações da pele	10-20	Tonalidade acinzentada ou cinza-castanho; bronzeamento é raro
Hepatomegalia	10-20	Circulação portal leva diretamente do trato gastrointestinal ao fígado; fígado é o primeiro local de deposição de ferro; carga de ferro hepática precede outros órgãos; 70% de todas as mortes relacionadas com hemocromatose são decorrentes de doença hepática
Hipotireoidismo	10-15	Hipotireoidismo primário; glândula tireoide fibrótica; TSH elevado, associado a anticorpos antitireoideanos
TS elevada	> 80	TS > 50% em 94% dos homens e 82% das mulheres acima da idade de 40 anos
Ferritina elevada	> 60	Ferritina > normal em 90% dos homens e 60% das mulheres acima de 40 anos de idade
Alanina aminotransferase elevada	10-25	Influenciada por outros fatores: álcool, drogas, obesidade

Quadro 25.6 Fatores que Influenciam a Penetrância

Fatores que Aceleram Sobrecarga de Ferro e Lesão de Órgãos	Fatores que Diminuem Sobrecarga de Ferro
Ambientais/Estilo de vida	
• Uso de álcool • Suplementação de ferro oral • Hábitos alimentares (dieta rica em carne) • Estrogênio exógeno, vitamina C	• Doação de sangue • Multiparidade/menorragia (mulheres) • Hábitos alimentares (dieta vegetariana, chá) • Medicações (inibidores de bomba de prótons)
Doenças Genéticas/Adquiridas	
• Infecção pelo vírus da hepatite B ou C (HBV, HCV) • Esteatoepatite não alcoólica (NASH) • Porfíria cutânea tarda (PCT) • Deficiência de alfa-1 antitripsina (AAT) • Mutações nos genes da hepcidina, ferroportina, receptor de transferrina, outros	

cidade total de ferro não ligado (UIBC). A saturação da capacidade de ligação do ferro sérico é medida dividindo-se o ferro sérico pela TIBC (SI/TIBC) ou pela soma do ferro e UIBC [(SI)/(SI + UIBC)]. Faixa normal de TS é 15 a 45%.
- *Ferritina sérica:* Esta é uma importante proteína de armazenamento de ferro intracelular e é medida imunologicamente. Isto estima o grau de sobrecarga de ferro e o tamanho das reservas de ferro mobilizáveis (1 µg/L ferritina = 7-8 mg de ferro armazenado; por exemplo, 1.000 µg/L de ferritina = 7.000-8.000 mg de ferro armazenado). Ela é usada para determinar o ritmo da terapia de flebotomia inicial. Níveis normais são < 350 µg/L em homens e < 120 µg/L em mulheres.
- *Genótipo HFE:* Teste diagnóstico definitivo, avalia predisposição à doença grave, útil para aconselhamento familiar.

Testes Laboratoriais Subsidiários
- *ALT:* para avaliar o grau de lesão hepática.
- *Hemograma completo:* obter valores básicos de hemoglobina e volume corpuscular médio eritrocítico (MCV), que podem ser monitorados durante terapia (diminuição no MCV é um indicador de eritropoese deficiente em ferro).
- *Glicemia e eletrólitos.*
- *Testosterona total e livre:* conforme indicado pelos sintomas.
- *Testes funcionais tireoideanos:* conforme indicado pelos sintomas.
- *Alfafetoproteína:* como básico para monitoramento subsequente quanto a câncer do fígado.
- *Testes sorológicos para exposição a hepatite B e C (HBsAg e anti-HCV):* hepatite viral ativa piora a lesão hepática; útil para guiar administração de vacina.

Papel da Biópsia Hepática
Biópsia hepática geralmente não é necessária para diagnóstico. Embora ela tenha, previamente, servido como "padrão ouro" para diagnóstico e prognóstico, o diagnóstico agora é feito mais segura e confiavelmente com uso do genótipo HFE.[16]

Indicações da Biópsia
1. Para finalidades prognósticas, para confirmar alta suspeita clínica de cirrose
   a. Ferritina > 3.000 µg/L.
   b. Hepatomegalia e/ou sinais de hipertensão portal (baço grande, baixa contagem de plaquetas).
   c. ALT não se normaliza com flebotomia.
2. Se presente infecção HBV ou HCV concomitante.
3. No estudo diagnóstico de ferritina e ALT elevadas, com genótipo HFE normal e ausência de outras causas genéticas listadas acima.

Achados Histológicos
1. Aumento marcado no ferro hepatocelular, que poupa relativamente as células de Kupffer. Ferro está distribuído em gradiente descendo das áreas periportais para as centrolobulares.
2. Com lesão progressiva, podemos ver expansão fibrosa portal, fibrose fazendo ponte com necrose confluente, e cirrose macro ou micronodular.
3. Índice de ferro hepático (concentração de ferro hepático/56 × idade) > 1,9 (na ausência de siderose transfusional) sugere fortemente que a sobrecarga de ferro é causada por hemocromatose em vez de outras causas.

Testes Radiográficos e Outros
- *Radiografias do esqueleto:* feitas para avaliar articulações sintomáticas.
- *Ultrassom hepático:* útil em estudo de causas de ferritina elevada não relacionadas com hemocromatose; pode mostrar esteatose. Importante na vigilância de câncer do fígado.
- *CT e/ou MRI do fígado:* não indicadas para fins diagnósticos. Úteis em suspeita de câncer do fígado.

- *Avaliação com aparelho de interferência quântica de supercondução (SQUID):* fornece a mais sensível avaliação quantitativa não invasiva das reservas de ferro; tem disponibilidade limitada.

TRIAGEM DA POPULAÇÃO

A evolução clínica da hemocromatose preenche a definição de uma doença para a qual a triagem da população deve ser efetuada:[2,3]

1. Alta prevalência em populações selecionadas.
2. Carga de doença (penetrância clínica) alta o suficiente para justificar atenção médica e do público.
3. Fase pré-sintomática prolongada, durante a qual detecção e tratamento levam a reduções na morbidade e mortalidade (detecção precoce previne complicações e melhora resultados).
4. Disponibilidade de testes de triagem confiáveis, precisos, facilmente disponíveis, e baratos.
5. Tratamento é efetivo, seguro, barato e facilmente acessível.

Assim, os custos da testagem difundida e tratamento preventivo são considerados favoráveis (mais efetivos e menos caros) do que retardar até o desenvolvimento de sintomas tardios — particularmente uma vez que os sintomas de apresentação são inespecíficos, muitas vezes não reconhecidos como sendo causados por hemocromatose, e são associados a uma demora de 5 a 10 anos até diagnóstico exato.

Triagem Laboratorial

- *Saturação da transferrina:* O melhor teste de triagem isolado é a TS sérica: ela é barata, amplamente disponível, e altamente sensível e específica para a presença do alelo C282Y de HFE.[19] O limiar de decisão que a testagem confirmatória deve ser iniciada varia de valores de TS de 45 a 62%, dependendo da preferência por sensibilidade ou especificidade (Quadro 25.7). Uma vez que TS é afetada pela dieta e variação diurna, um valor elevado deve ser confirmado por uma segunda TS depois de jejum durante a noite, na ausência de suplementos de ferro orais. Triagem de fenótipo com TS não é aconselhada até a idade de 20 a 30 anos, uma vez que as cargas de ferro são geralmente baixas abaixo desta idade.[16] Um algoritmo para o estudo de pessoas detectadas através de programas de triagem está apresentado na Figura 25.1.
- *Triagem da ferritina:* Ferritina é um reagente de fase aguda; os níveis sobem com inflamação, infecção, e doença hepática não relacionada com hemocromatose. Falta de sensibilidade e especificidade a tornam um teste de triagem menos confiável.
- **Triagem do genótipo:* Uma conferência de consenso em 1998 liberou contra a triagem ampla da população usando testes genéticos. O alto custo dos testes genéticos e a variável penetrância clínica da hemocromatose, acoplados a preocupações com estigmatização, discriminação e não segurabilidade, levaram à rejeição desta abordagem na época.[20]

Triagem de Membros da Família dos Homozigotos C282Y

- *Triagem de crianças:* O teste mais custoefetivo é o genótipo HFE; triagem bioquímica também é aceitável; a testagem deve ser adiada até a idade de 20 a 30 anos. Se mais de duas crianças estiverem envolvidas, a melhor abordagem pode ser a genotipagem do outro pai.[21]

Quadro 25.7 Rendimento Diagnóstico da Triagem da Saturação da Transferrina (TS)

Sexo	TS Limiar de Decisão (%)	Sensibilidade (Taxa de Detecção) (%)	Especificidade (Falso-Positivo) (%)
Homens	≥ 50	94	7
	≥ 60	86	1,5
Mulheres	≥ 50	82	5
	≥ 60	67	0,6

Avaliação adicional é recomendada se TS > 55-62% em homens e > 45-50% em mulheres.

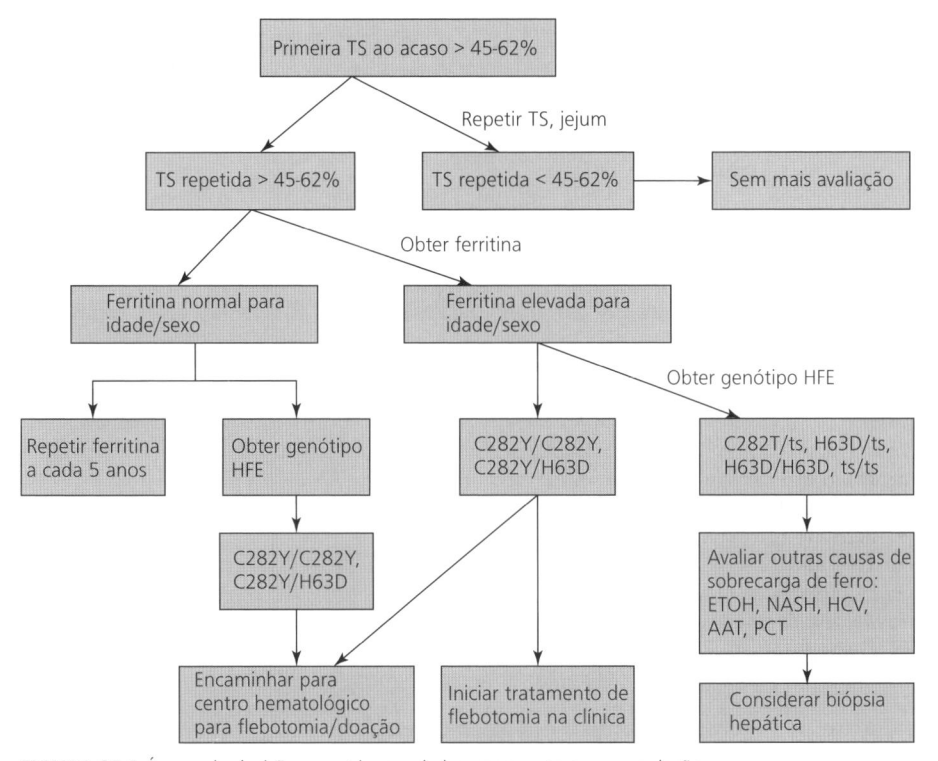

```
                    ┌─────────────────────────────┐
                    │ Primeira TS ao acaso > 45-62% │
                    └─────────────────────────────┘
                         │              │
                         │         Repetir TS, jejum
                         ▼              ▼
              ┌──────────────────┐  ┌──────────────────┐     ┌──────────────────┐
              │ TS repetida >    │  │ TS repetida <    │ ──▶ │ Sem mais avaliação│
              │ 45-62%           │  │ 45-62%           │     └──────────────────┘
              └──────────────────┘  └──────────────────┘
                         │
                    Obter ferritina
                         │
         ┌───────────────┴────────────────┐
         ▼                                ▼
┌──────────────────┐            ┌──────────────────┐
│ Ferritina normal │            │ Ferritina elevada│
│ para idade/sexo  │            │ para idade/sexo  │
└──────────────────┘            └──────────────────┘
         │                                │
                                    Obter genótipo HFE
```

FIGURA 25.1 Árvore de decisão para triagem de hemocromatose na população.

(Nota: O fluxograma continua com ramos para "Repetir ferritina a cada 5 anos", "Obter genótipo HFE", "C282Y/C282Y, C282Y/H63D", "C282T/ts, H63D/ts, H63D/H63D, ts/ts", levando a "Encaminhar para centro hematológico para flebotomia/doação", "Iniciar tratamento de flebotomia na clínica", "Avaliar outras causas de sobrecarga de ferro: ETOH, NASH, HCV, AAT, PCT" e "Considerar biópsia hepática".)

- *Triagem de irmãos:* Todos os irmãos devem ser aconselhados a se submeter à triagem genética ou fenotípica. O teste mais custoefetivo é o genótipo HFE, mas triagem fenotípica com combinação de TS e ferritina também é aceitável.[21]

TRATAMENTO

Terapia de Flebotomia

- Flebotomia: remoção periódica de uma unidade (500 mL) de sangue total. Segura, barata, padrão de tratamento durante os últimos 50 anos.[22] Uma unidade de sangue total remove 200-250 mg de ferro. Dupla coleta de eritrócitos por aférese remove 360 mL de concentrado de eritrócitos (400-420 mg de ferro) e pode ser particularmente útil em um contexto de centro de sangue.
- Controvérsia a respeito das indicações de tratamento em sujeitos com cargas modestas de ferro.
  - Pacientes geralmente desejam tratamento e estão ansiosos e dispostos a ser doadores de sangue.
  - Terapia é segura, acessível e evita lesão de órgãos mais tarde.
  - Encaminhamento ao centro de sangue muda a argumentação em favor do tratamento (duplo benefício, para o paciente e a comunidade; tratamento eficiente; sem despesa para o procedimento).

Diretrizes para Terapia de Flebotomia

Fase I: Depleção de Ferro

- *Ritmo:* Iniciar flebotomia a intervalos de 1 a 4 semanas, dependendo da ferritina, hemoglobina, ALT, sexo e peso. Tão logo se aproxime a depleção de ferro, diminuir o ritmo para mensal.
- *Alvo da terapia de "tirar ferro":* diversos ensaios podem ser usados
  - Ferritina < 30 µg/L
  - TS < 30%

- Diminuição no MCV eritrocítico para 3 a 5% abaixo do nível pré-flebotomia.[23]
- *Parâmetros de monitoramento*
  - Hemoglobina ou hematócrito de punção digital pré-flebotomia (+/– CBC venosa) em cada visita para evitar anemia.
  - Ferritina a cada 4 a 8 semanas, inicialmente, a seguir, ferritina +/– TS a cada 1 a 2 tratamentos uma vez que ferritina < 100 µg/L.
- *Guia de segurança:* Limiar de hemoglobina para sangria terapêutica 12,5 > g/dL (hematócrito 38%). Em geral, não sangrar abaixo deste nível; adiar terapia 1 a 4 semanas até hemoglobina se recuperar. Deficiência de ferro não é necessária durante tratamento; anemia deve ser evitada.
- *Guia geral:* Para ferritina inicial de 500 a 1.500, pacientes geralmente necessitam 15 a 30 sangrias para alcançar depleção de ferro. Se ferritina inicial for > 2.000 µg/dL, podem ser necessárias mais de 40 a 50 sangrias.

Fase II: Prevenção de Reacúmulo (Manutenção)
- *Ritmo:* 500 mL removidos a cada 8 a 26 semanas (média 10-12 semanas), dependendo do sexo, peso, idade e hábitos alimentares. Esta geralmente é uma necessidade durante toda a vida, embora alguns sujeitos reacumulem ferro muito lentamente.
- *Objetivos da terapia de manutenção*
  - Ferritina 30 a 50 µg/L
  - TS < 50%
  - Hemoglobina > 12,5 g/dL
- *Parâmetros de monitoramento*
  - Hemoglobina ou hematócrito de punção digital pré-flebotomia (+/– CBC venoso) em cada visita, e ferritina e/ou TS cada 1 a 2 tratamentos.

Avaliação de Anemia durante Terapia de Flebotomia
Desenvolvimento de uma hemoglobina < 12,5 g/dL, apesar de níveis elevados de ferritina podem ser causados por sangramento oculto, medicações como inibidores de bomba de prótons,[24] ou causas endócrinas como hipotireoidismo (homens e mulheres), ou níveis diminuídos de testosterona (homens). Se doença concomitante da produção eritroide estiver presente (talassemia, insuficiência renal) e existir necessidade urgente de flebotomia, eritropoetina semanalmente pode ser útil. Anemia também pode ser ocasionada por desenvolvimento de câncer do fígado.

Artrite, Reposição Endócrina, Vacinações e Vigilância de Câncer
- *Artrite:* Responde moderadamente bem a agentes anti-inflamatórios não esteroides
  Aspiração de articulação para excluir gota ou pseudogota em articulações agudamente inflamadas. Avaliação ortopédica quanto à substituição de articulação para dor crônica grave de quadril, joelho ou tornozelo.
  Incidência cumulativa de substituição de grande articulação em sujeitos com hemocromatose C282Y +/+ é 30% pela idade de 70 anos.
- *Reposição de testosterona:* Considerar em homens com disfunção sexual sintomática e baixos níveis de testosterona.
- *Vacinação anti-HAV e HBV:* Deve ser dada como profilaxia contra lesão hepática futura em pacientes não expostos.
- *Alfa fetoproteína e ultrassom do fígado:* Vigilância de câncer hepatocelular. Repetir cada 6 meses se cirrose for documentada por biópsia.

Aconselhamento Dietético e de Estilo de Vida
- Evitar suplementos orais de ferro.
- Limitar ingestão de álcool para proteger o fígado.
- Carne vermelha com moderação, mas grande mudança nos hábitos alimentares não é necessária. Reservas de ferro são mais eficientemente controladas pelo ajuste das frequências das sangrias do que reduzindo ingestão de alimentos ricos em ferro.

- Evitar crustáceos crus até depleção de ferro se obtida (evitar *Vibrio vulnificus*).
- Se ALT elevada:
  - Suspender ingestão de álcool até depleção de ferro ser completada e ALT normal.
  - Considerar descontinuação de medicações com toxicidade hepática potencial.

■ PROGNÓSTICO E RESPOSTA À TERAPIA

Se cirrose não estiver presente, a sobrevida a longo prazo é inalterada em relação à população geral.[25] Se cirrose estiver presente, o risco de câncer hepático é aumentado e persiste por toda a vida: 18,5% dos sujeitos com cirrose desenvolverão câncer do fígado, o qual pode não ser detectado até 5 a 10 anos após a depleção de ferro. Globalmente, a incidência de câncer hepático é 100 vezes maior em pacientes com hemocromatose do que sem hemocromatose, e se responsabiliza por 10 a 30% das mortes relacionadas com hemocromatose. Progressão da cirrose causada por hemocromatose é mais lenta que em outros tipos de cirrose (alcoólica, viral); entretanto, sujeitos com hemocromatose submetidos a transplante de fígado para doença hepática terminal ou câncer do fígado têm mortalidade peritransplante mais alta do que a média.

A resposta à flebotomia varia conforme o local tecidual (Quadro 25.8).

■ PACIENTES COM HEMOCROMATOSE COMO DOADORES DE SANGUE

- *Questões de regulação.* FDA possibilita aos centros de hemoterapia obter uma "variação" do código federal para permitir que o sangue de sujeitos com hemocromatose seja disponibilizado para transfusão em outros, mesmo se coletado mais frequentemente que o intervalo de 56 dias.
- **Exigências da FDA.* Flebotomia deve ser feita:
  - Sob a direção de um médico.
  - Sem custo, independentemente de se os sujeitos se qualificam como doadores.
  - Com monitoramento laboratorial periódico.
- *Logística e segurança.*[23]
  - Setenta e cinco por cento de todos os sujeitos com hemocromatose satisfazem critérios de elegibilidade para doador alógeno.
  - Cinquenta por cento dos sujeitos com hemocromatose eram doadores de sangue antes do conhecimento do seu diagnóstico.
  - Contribuição potencial de doadores com hemocromatose estimada em 1 a 2 milhões de unidades de eritrócitos por ano nos Estados Unidos.
  - Aumento rápido recente no número de centros de hemoterapia nos EU com variações aprovadas pela FDA para permitir que sujeitos com hemocromatose sejam doadores de sangue (81 centros, maio de 2007).
  - Sujeitos com hemocromatose documentados como doadores seguros, confiáveis.
- *Vantagens da assistência a flebotomia no centro de sangue.*
  - Tratamento é grátis, constante, acessível e conveniente.

Quadro 25.8 Resposta à Terapia de Flebotomia na Hemocromatose

Complicação	Evita	Reverte ou Melhora
Artropatia	Desconhecido	Parcialmente, se iniciada cedo na evolução
Fadiga	Sim	Sim, em grau variável
Pele acinzentada	Sim	Sim
Fibrose hepática	Sim	Parcialmente, se iniciada cedo na evolução
Cirrose	Sim	Não, mas hipertensão portal pode melhorar
Cardiomiopatia	Sim	Parcialmente, se iniciada cedo na evolução
Diabetes	Sim	Não
Hipogonadismo	Sim	Não
Hipotireoidismo	Sim	Não

- Satisfação aumentada dos pacientes: evita frustração de saber que o sangue será descartado.
- Alivia carências de sangue nacionais.

SOBRECARGA DE FERRO NÃO HFE

Doença da ferroportina é a causa hereditária não HFE mais comum de sobrecarga de ferro;[26] ela se origina de uma mutação autossômica dominante em um gene que codifica a ferroportina, que é a principal proteína de exportação de ferro em mamíferos.[27] Esta condição não é restrita a caucasianos e é caracterizada por níveis elevados de ferritina, apesar de TS no limite inferior do normal, acumulação de ferro em órgãos, e macrófagos reticuloendoteliais, e anemia marginal com pouca tolerância à terapia de flebotomia.

Esteatose hepática não alcoólica é uma causa adquirida comum de sobrecarga de ferro, muitas vezes associada a aspectos da síndrome metabólica como obesidade, hipertensão, hipercolesterolemia, e níveis de glicemia em jejum elevados ou diabetes tipo II. Os sujeitos se apresentam com níveis elevados de transaminases hepáticas e ferritina elevados, sem o grau de elevação na TS que acompanha a hemocromatose associada a HFE clássica. Ultrassonografia do fígado pode demonstrar achados compatíveis com infiltração gordurosa; aspectos histopatológicos diagnósticos desta doença estão presentes na biópsia hepática. Terapia de flebotomia judiciosa pode diminuir os níveis de ferritina e transaminases, mas a ênfase do tratamento do paciente deve ser dirigida às condições médicas subjacentes do paciente.

DESAFIOS DO FUTURO

O processo de descoberta molecular está levando a uma compreensão mais abrangente do papel da proteína HFE na homeostasia do ferro. Ao mesmo tempo, a disponibilidade de um teste genético focalizou atenção aumentada do público e dos médicos na hemocromatose. Estudos robustos de triagem da população estão, atualmente, em progresso para determinar mais precisamente a penetrância clínica, para complicações precoces e tardias. Ênfase aumentada em campanhas educacionais para promover pronto reconhecimento dos sintomas iniciais pelos profissionais de saúde de atenção primária complementará ou talvez mesmo aliviará a necessidade de programas de triagem direcionados. Melhor apreciação das vantagens do encaminhamento ao centro de hemoterapia pode melhorar a qualidade e acessibilidade da assistência e também conferir um benefício à saúde pública geral.

Referências

1. Bothwell TH, MacPhail AP. Hereditary hemochromatosis: etiologic, pathologic, and clinical aspects. *Semin Hematol.* 1998;35:55-71.
2. Bomford A. Genetics of hemochromatosis. *Lancet.* 2002;360:1673-1681.
3. Tavill AS. Diagnosis and management of hemochromatosis: AASLD practice guidelines. *Hepatology.* 2001;33:1321-1328.
4. Beutler E. Penetrance in hereditary hemochromatosis. The HFE Cys282Tyr mutation as a necessary but not sufficient cause of clinical hereditary hemochromatosis. *Blood.* 2003;101:3347-3350.
5. Ajioka R, Kushner JP. Clinical consequences of iron overload in hemochromatosis patients. *Blood.* 2003;101:3351-3354.
6. Feder JN, Gnirke A, Thomas W, et al. A novel MHC class I-like gene is mutated in patients with hereditary haemochromatosis. *Nat Genet.* 1996;13:399-408.
7. Jazwinska EC, Cullen LM, Busfiled F, et al. Haemochromatosis and HLA-H. *Nat Genet.* 1996;14:249-251.
8. Ganz T. Hepcidin, a key regulator of iron metabolism and mediator of anemia of inflammation. *Blood.* 2003;102:783-788.
9. Nemeth E, Tuttle M, Powelson J, et al. Hepcidin regulates cellular iron efflux by binding to ferroportin and inducing its internalization. *Science.* 2004;306:2090-2093.
10. Babitt JL, Huang FW, Wrighting DM, et al. Bone morphogenetic signaling by hemojuvelin regulates hepcidin expression. *Nat Genet.* 2006;38:531-539.
11. Bridle KR, Frazer DM, Wilkins SJ, et al. Disrupted hepcidin regulation in HFE-associated haemochromatosis and the liver as a regulator of body iron homeostasis. *Lancet.* 2003;361:669-673.
12. Feder JN, Penny DM, Irrinki A, et al. The hemochromatosis gene product complexes with the transferrin receptor and lowers its affinity for ligand binding. *Proc Natl Acad Sci U S A.* 1998;95:1472-1477.
13. Brissot P, Loreal O. Role of non-transferrin bound iron in the pathogenesis of iron overload and toxicity. In: Hershko C, ed. *Iron Chelation Therapy.* New York, NY: Kluwer Academic/Plenum Publishers; 2002:45-53.

14. Olynyk JK, Cullen DJ, Aquilia S, et al. A population-based study of the clinical expression of the hemochromatosis gene. *N Engl J Med.* 1999;341:718-724.
15. Bulaj ZJ, Ajioka RS, Phillips JD, et al. Disease-related conditions in relatives of patients with hemochromatosis. *N Engl J Med.* 2000;343:1529-1535.
16. Adams P, Brissot P, Powell LW. EASL International Consensus Conference on Haemochromatosis—part II. Expert document. *J Hepatol.* 2000;33:487-496.
17. Adams P, Speechley M. The effect of arthritis on the quality of life in hereditary hemochromatosis. *J Rheumatol.* 1996;23:707-710.
18. Shizukuda Y, Bolan C, Tripodi D, et al. Left ventricular systolic function during stress echocardiography in subjects with asymptomatic hereditary hemochromatosis. *Am J Cardiol.* 2006;98:694-698.
19. Bradley LA, Haddow JE, Palomaki GE. Population screening for hemochromatosis: expectations based on a study of relatives of symptomatic probands. *J Med Screen.* 1996;3:171-177.
20. Burke W, Thomson E, Khoury MJ, et al. Hereditary hemochromatosis. Gene discovery and its implications for population-based screening. *J Am Med Assoc.* 1998;280:172-178.
21. El-Serag HB, Inadomi JM, Kowdley KV. Screening for hereditary hemochromatosis in siblings and children of affected patients. *Ann Int Med.* 2000;132:261-269.
22. Barton JC, McDonnell SM, Adams PC, et al. Management of hemochromatosis. *Ann Intern Med.* 1998;129:932-939.
23. Leitman SF, Browning JN, Yau YY, et al. Hemochromatosis subjects as allogeneic blood donors: a prospective study. *Transfusion.* 2003;43:1538-1544.
24. Adams PC, Barton JC. How I treat hemochromatosis. *Blood.* 2010;116:317-325.
25. Niederau C, Fischer R, Purschel A, et al. Long-term survival in patients with hereditary hemochromatosis. *Gastroenterology.* 1996;110:1107-1119.
26. Pietrangelo A, Caleffi, Corradini E. Non-HFE hepatic iron overload. *Semin Liver Dis.* 2011;31:302-318.
27. Pietrangelo A. The ferroportin disease. *Blood Cells Mol Dis.* 2004;32:131-138.

26

Consultoria de Hematologia

Pierre Noel ▪ Elizabeth A. Jaben

▪ COMPLICAÇÕES HEMATOLÓGICAS DA GRAVIDEZ

Anemia na Gravidez

Durante gravidezes normais, o volume plasmático aumenta 40 a 60% e a massa de eritrócitos 20 a 40%. O hematócrito geralmente diminui 30 a 32%, e o limite inferior do normal de hemoglobina declina para 11 g/dL no primeiro trimestre e 10 g/dL no segundo e terceiro trimestres. As formas mais comuns de anemia da gravidez na América do Norte são causadas por deficiências de ferro e folato.

Mil miligramas de ferro adicional são necessários durante a gravidez. O fundo de reserva normal de 500 mg é insuficiente, e anemia ferropriva se desenvolve na ausência de suplementação de ferro durante toda a gravidez. A quota diária recomendada de ferro durante a gravidez é 27 mg de ferro elementar. O Center for Disease Control dos Estados Unidos recomendam suplementação de rotina com baixa dose de ferro (30 mg de ferro elementar por dia) para todas as mulheres grávidas, começando na primeira visita pré-natal. Os cálculos de posologia das preparações de ferro devem ser baseados na quantidade de ferro em cada preparação: Sulfato ferroso contém 20% de ferro elementar, gluconato ferroso 12% e fumarato ferroso 33%. Baixos valores séricos de ferro e ferritina são indicadores confiáveis de deficiência de ferro na gravidez. As consequências da deficiência de ferro materna no recém-nascidos são controvesas. Anemia ferropriva materna branda a moderada não está associada à anemia importante no feto.

As necessidades de folato são aumentadas durante a gravidez. Deficiência de folato está associada a anemia, defeitos de tubo neural e fenda palatina. O fechamento do tubo neural ocorre durante a quarta semana de gravidez; por essa razão, suplementação de folato é necessária antes da concepção para prevenir defeitos de tubo neural. A maioria das vitaminas pré-natais contém ambos folato e ferro.

Anemia Falciforme na Gravidez

Mulheres com anemia falciforme estão em um grupo de gravidez de alto risco. Com moderno tratamento, a mortalidade materna é menos de 1% e a mortalidade perinatal é menos de 15%.

Transfusões profiláticas de eritrócitos associam-se com menos episódios dolorosos maternos, mas elas não têm impacto na morbidade materna, peso ao nascimento do bebê, idade gestacional, sofrimento fetal ou mortalidade perinatal.

Transfusões de manutenção devem ser administradas às mulheres que são sintomáticas de problemas vasoclusivos ou relacionados com anemia ou quando estão presentes sinais de sofrimento fetal.

Trombocitopenia na Gravidez

A contagem de plaquetas diminui aproximadamente 10% durante a gravidez, a maior parte no terceiro trimestre.

A causa mais comum de trombocitopenia é trombocitopenia incidental da gravidez (75%), seguida por trombocitopenia complicando transtornos hipertensivos da gravidez (20%) e, finalmente, doenças imunológicas da gravidez (5%).

Trombocitopenia inferior a 100.000/μL no primeiro trimestre da gravidez é mais típica de púrpura trombocitopênica imune. Trombocitopenia de mais de 70.000/μL ocorrendo tarde no segundo trimestre ou durante o terceiro trimestre, na ausência de hipertensão ou proteinúria, geralmente representa trombocitopenia incidental da gravidez. IgG associada às plaquetas está elevada na trombocitopenia incidental da gravidez e a púrpura trombocitopênica imune.

É importante em qualquer paciente com trombocitopenia considerar infecção pelo vírus de imunodeficiência humana, lúpus eritematoso sistêmico e trombocitopenia associada a anticorpos antifosfolipídicos no diagnóstico diferencial.

Trombocitopenia Incidental da Gravidez

A contagem de plaquetas na trombocitopenia incidental geralmente permanece acima de 100.000/μL. Trombocitopenia incidental geralmente se desenvolve no terceiro trimestre e não esta associada à trombocitopenia neonatal. A probabilidade de uma causa mais grave de trombocitopenia aumenta quando a contagem de plaquetas cai abaixo de 70.000/μL. A patogênese da trombocitopenia incidental não está claramente definida, mas pode envolver uma combinação de hemodiluição e meia-vida diminuída das plaquetas.

Trombocitopenia incidental permanece um diagnóstico de exclusão. O diagnóstico é feito pela falta de outras anormalidades físicas ou laboratoriais em pacientes que não têm uma história antecedente de trombocitopenia imune. As mulheres com trombocitopenia incidental devem receber tratamento obstétrico padrão. Uma contagem de plaquetas acima de 80.000/μL é considerada suficiente para anestesia epidural.

Púrpura Trombocitopênica Imune

Trombocitopenia imune (ITP) é a causa mais comum de trombocitopenia grave no primeiro trimestre da gravidez. Uma história pregressa de ITP ou doença autoimune torna o diagnóstico mais provável. O nadir da contagem de plaquetas na ITP geralmente ocorre no terceiro trimestre.

Pacientes com contagens de plaquetas acima de 20.000 a 30.000/μL e nenhuma evidência de equimose ou sangramento mucoso geralmente não necessitam de tratamento nos dois primeiros trimestres da gravidez. Uma contagem de plaquetas maior que 50.000/μL é considerada segura para parto vaginal normal ou cesariana. Embora não haja consenso, uma contagem de plaquetas maior que 80.000/μL é suficiente para anestesia epidural. O tempo de sangramento não é um preditor preciso do risco de sangramento nestas situações.

A terapia de primeira linha ótima para ITP em pacientes grávidas é controversa. Corticosteroides são a opção menos cara, mas eles foram associados à hipertensão induzida pela gravidez, diabetes gestacional, osteoporose, ganho excessivo de peso, e ruptura prematura das membranas fetais. A placenta metaboliza 90% da dose administrada de prednisona, e, assim, efeitos colaterais fetais sérios são improváveis. Prednisona é iniciada a uma dose de 1 mg/kg/dia (baseando-se no peso pré-gravidez) e subsequentemente diminuída gradativamente até a dose mínima hemostaticamente efetiva. Imunoglobulina intravenosa (IVIg) deve ser considerada se a dose de manutenção de prednisona for acima de 10 mg/dia. IVIg dada em uma dose de 1 g/kg (com base no peso pré-gravidez) associa-se a uma resposta em mais de 60% das pacientes, e a duração da resposta é em média de um mês.

Em pacientes refratárias a corticosteroide e IVIg, esplenectomia deve ser considerada. Esplenectomia é mais bem efetuada no segundo trimestre da gravidez. Esplenectomia no primeiro trimestre pode induzir trabalho de parto, e esplenectomia no terceiro trimestre pode ser tecnicamente difícil. Esplenectomia tem sido efetuada com sucesso laparoscopicamente durante gravidez. Metilprednisona em alta dose e imunoglobulina anti-D intravenosa foram usadas em uma pequena série de pacientes refratárias.

Muito poucos dados são disponíveis a respeito da segurança e eficácia durante a gravidez de agonistas miméticos do receptor da trombopoetina (romiplostim, eltrombopag). Experiência com agentes imunossupressores e citotóxicos durante a gravidez é limitada. Danazol e alcaloides da vinca é melhor evitar. Intervenções que elevam a contagem de plaquetas materna não são efetivas para aumentar a contagem de plaquetas do feto.

O uso de drogas anti-inflamatórias não esteroides deve ser evitado pós-parto em pacientes com contagens de plaquetas de menos de 100.000/μL. Tromboprofilaxia deve ser considerada em todas as mulheres com uma contagem de plaquetas acima de 50.000/μL; se elas tiverem tido parto cirúrgico, estiverem imobilizadas por uma quantidade prolongada de tempo, ou tiverem trombofilia adquirida ou congênita.

A mortalidade neonatal é menos de 1% na ITP. Cinco por cento dos recém-nascidos terão uma contagem de plaquetas de menos de 20.000/μL; a maioria dos eventos hemorrágicos em recém-nascidos ocorre 24 a 48 horas após o parto, no nadir da contagem de plaquetas. Não há evidência de que cesariana seja mais segura para o recém-nascido do que o parto vaginal. O modo de parto deve ser decidido com base em indicações obstétricas de rotina.

Contagem de plaquetas materna, níveis de anticorpos às plaquetas maternos ou uma história de esplenectomia materna para ITP não são preditores precisos das contagens de plaquetas neonatais. O preditor mais preciso de trombocitopenia fetal é uma história de trombocitopenia no parto de um irmão precedente. Amostragem de sangue do couro cabeludo fetal e cordocentese foram geralmente abandonadas.

Uma contagem de plaquetas do cordão deve ser determinada após o parto em todo recém-nascido. Recém-nascidos trombocitopênicos devem ser acompanhados estreitamente após o parto, o nadir da contagem de plaquetas pode não ocorrer antes de 2 a 5 dias. Recém-nascidos apresentando-se com sangramento clínico ou uma contagem de plaquetas de menos de 20.000/μL devem ser tratados usando-se IVIg em dose de 1 g/kg. Sangramento ameaçando a vida pode ser tratado com uma combinação de IVIg e transfusões de plaquetas. Recém-nascidos com contagens de plaquetas de menos de 50.000/μL devem fazer ultrassom transcraniano para excluir hemorragia intracraniana.

Pré-Eclâmpsia e Síndrome HELLP

Pré-eclâmpsia é definida como hipertensão (pressão sistólica acima de 140 mmHg ou pressão diastólica acima de 90 mmHg) e proteinúria (acima de 300 mg de proteína/24 h) ocorrendo após 20 semanas de gestação. Pré-eclâmpsia ocorre em 5% de todas as gestações, e se responsabiliza por 18% das mortes maternas nos Estados Unidos. Fatores predisponentes incluem idade abaixo de 20 ou acima de 30, índice de massa corpórea aumentado, hipertensão crônica e resistência à insulina. Trombocitopenia desenvolve-se em 50% das pacientes com pré-eclâmpsia. Lesão endotelial e ativação do sistema da coagulação com geração de trombina podem explicar a trombocitopenia. D-dímeros e complexos trombina-antitrombina estão aumentados em pacientes com trombocitopenia.

Os critérios de síndrome HELLP (**h**emólise, **e**nzimas hepáticas [*liver*] elevadas, e baixas [*low*] **p**laquetas) são os seguintes:

- Anemia hemolítica microangiopática.
- Transaminases aumentadas.
- Desidrogenase láctica acima de 600 unidades por mililitro.
- Trombocitopenia (menos de 100.000/mL).

HELLP ocorre em até 10% das mulheres com pré-eclâmpsia grave. Proteinúria está presente em 75% dos pacientes com síndrome HELLP, mas só 50 a 60% têm hipertensão. A síndrome geralmente ocorre em mulheres brancas, multíparas, acima da idade de 25 anos. A mortalidade materna é 1% e a mortalidade fetal é 10 a 20%. A mortalidade fetal é atribuída a isquemia placentária, descolamento da placenta, imaturidade e asfixia intrauterina. Trombocitopenia neonatal pode ocorrer na pré-eclâmpsia e HELLP. O mecanismo da trombocitopenia no recém-nascido permanece não claro. Há um risco de 3% de recorrência de HELLP em gestações subsequentes.

O tratamento definitivo para eclâmpsia e HELLP é tirar o feto. O tratamento focaliza a estabilização da paciente e maturação do pulmão fetal. A presença de disfunção de múltiplos órgãos, sofrimento fetal ou uma idade gestacional superior a 34 semanas justifica retirada imediata. Coagulopatia resultando de coagulação intravascular disseminada (DIC) associada à eclâmpsia ocorre em 20% das pacientes. As manifestações clínicas de pré-eclâmpsia e HELLP se resolvem dentro de alguns dias do parto. Raramente, síndrome HELLP pode-se apresentar no pós-parto. Se as manifestações piorarem ou persistirem após 1 ou 2 dias, está indicada troca de plasma.

Fígado gorduroso agudo da gravidez ocorre no terceiro trimestre e está associado à hipertensão e proteinúria em 50% das pacientes. Anemia hemolítica microangiopática e trombocitopenia não são proeminentes nesta síndrome. As pacientes geralmente têm um tempo de protrombina prolongado, baixo fibrinogênio e baixos níveis de antitrombina.

Púrpura Trombocitopênica Trombótica e Síndrome Hemolítico-Urêmica

Púrpura trombocitopênica trombótica (TTP) e síndrome hemolítico-urêmica ocorrem em apenas 0,004% das gestações. Os seguintes são a pêntade clássica de sintomas da TTP:

- Anemia hemolítica microangiopática.
- Trombocitopenia.
- Anormalidades neurológicas.
- Febre.
- Disfunção renal.

Entretanto, a pêntade clássica está presente em apenas 40% das pacientes. A gravidez é um fator precipitante de TTP. O tempo médio de início de TTP é com 23,5 semanas de gravidez. Terapia de troca de plasma é recomendada para o tratamento da paciente com TTP grávida, e parto está indicado só em pacientes que não responderem à troca de plasma. Terminação de gravidez não é considerada terapêutica na TTP ou HUS.

Multímeros ultragrandes de fator de von Willebrand (vWF) são encontrados na TTP, considerados secundários à deficiência de uma protease específica clivadora do vWF, identificada como ADAMTS-13. Os níveis de ADAMTS-13 na TTP são, geralmente, menos de 10%. Deficiência de ADAMTS-13 pode ser congênita ou adquirida. Deficiência adquirida é associada à presença de autoanticorpos dirigidos contra ADAMTS-13. Níveis reduzidos de ADAMTS-13 não são específicos de TTP; níveis reduzidos são vistos no terceiro trimestre da gravidez na uremia, inflamação aguda, malignidade, e na DIC. A maioria das pacientes com TTP responde à troca de plasma. O papel de corticosteroides permanece controverso, principalmente por causa dos efeitos colaterais associados. Pacientes que desenvolvem TTP associada a gravidez estão em alto risco de recorrência com gestações subsequentes.

O tempo médio de início de HUS é 26 dias após o parto. As pacientes com HUS se apresentam com anemia hemolítica microangiopática e insuficiência renal aguda. Níveis de vWF estão, geralmente, elevados, enquanto a análise de multímeros pode ou não mostrar multímeros ultragrandes. Deficiência de protease clivadora de vWF geralmente não é associada a esta síndrome.

Diversas mulheres com uma história familiar de HUS associada à gravidez desenvolveram seu primeiro episódio de HUS durante gravidez e HUS ocorreu nessas pacientes com o uso de anticoncepcional oral. HUS pós-parto associa-se a mau prognóstico. Troca de plasma é menos efetiva para reverter insuficiência renal em HUS associada a gravidez. Não obstante, um ensaio de troca de plasma está indicado. Diálise e outras medidas suportivas podem também necessitar ser iniciadas (Quadro 26.1).

Quadro 26.1 Microangiopatias Associadas à Gravidez

Diagnóstico	Pré-Eclâmpsia	HELLP	PP-HUS	TTP
Tempo de início	> 20 sem.	> 34 sem.	Pós-parto (90%)	< 24 sem.
MAHA	Não	Sim	Sim	Sim
Trombocitopenia	Sim	Sim	Sim	Sim
Coagulopatia	Não	20%	Não	Não
Insuficiência renal	Rara	Rara	Sim	Possível
Doença hepática	Não	Sim	Não	Não
Hipertensão	Sim	Possível	Possível	Possível
Efeito do parto sobre a doença	Sim	Sim	Nenhum	Nenhum

HELLP, hemólise, enzimas hepáticas elevadas, plaquetas baixas. MAHA, anemia hemolítica microangiopática; PP-HUS, síndrome hemolítico-urêmica pós-parto; TTP, púrpura trombocitopênica trombótica.

Coagulação Intravascular Disseminada

Descolamento da placenta é a causa mais comum de DIC (Quadro 26.2). Há uma incidência aumentada de descolamento da placenta em viciadas em cocaína. A incidência de DIC complicando descolamento da placenta e síndrome de feto morto diminuiu com os avanços na ultrassonografia e tratamento pré-natal.

Síndrome de morte fetal é reconhecida por ultrassonografia. Retirada do feto morto remove a fonte de liberação de tromboplastina tecidual. Suporte com hemocomponentes e o uso de antitrombina-3 têm sido úteis no tratamento da coagulopatia.

Descolamento da placenta é tratado com suporte por hemocomponentes seguido por extração. Antitrombina-3 e proteína C ativada foram usadas com sucesso nesta doença.

DIC transitória ocorre em pacientes submetidas a aborto com solução de cloreto de sódio hipertônica, mas a DIC geralmente se resolve uma vez retirado o feto. Sepse clostridial após aborto está associada a DIC e mau resultado clínico.

Tromboembolismo Venoso na Gravidez

O risco por dia de tromboembolismo venoso (VTE) é aumentado 7 a 10 vezes para VTE anteparto e 15 a 35 vezes para VTE pós-parto. O risco de VTE diminui rapidamente após o parto, retornando ao nível de risco anteparto pelas 3 semanas pós-parto e ao nível não grávido após 6 semanas. Trombos venosos ocorrem predominantemente na perna esquerda, em parte por causa da compressão da veia ilíaca esquerda pela artéria ilíaca direita quando elas se cruzam.

Alterações hemodinâmicas causando estase venosa e hipercoagulabilidade desempenham um papel no risco aumentado de VTE durante gravidez. Hipercoagulabilidade é considerada secundária a aumento no fibrinogênio, fator VIII e fator de von Willebrand. Além disso, uma diminuição na proteína S, o aparecimento de resistência adquirida à proteína C, e atividade fibrinolítica reduzida por inibidor de ativador do plasminogênio tipo 1 e 2 aumentado e atividade de ativador do plasminogênio diminuída podem contribuir.

História pregressa de VTE, índice de massa corporal acima de 25, imobilização prolongada, trombofilias hereditárias, anticorpos antifosfolipídicos e uma história familial de trombose, todos aumentam o risco de VTE durante a gravidez.

Diagnóstico de Tromboembolismo Venoso na Gravidez

O diagnóstico de VTE durante gravidez é complicado pelo potencial de oncogenicidade e teratogenicidade fetais causadas por radiação ionizante com finalidades diagnósticas.

Ultrassonografia de compressão (CU) de todo o sistema venoso proximal até a trifurcação deve ser realizada como teste inicial na suspeita de trombose venosa profunda (DVT) na gravidez. Uma CU normal não exclui uma DVT da panturrilha. A CU necessita ser repetida no dia 2 e dia 7 para excluir uma trombose de veia da panturrilha se estendendo. Um venograma limitado com proteção fetal pode ser usado em casos duvidosos. Quando DVT ilíaca for suspeitada, pode ser usado ultrassom de Doppler pulsado; se os resultados forem negativos ou duvidosos deve ser considerada ressonância magnética com venografia (MRV) ou venografia.

Quadro 26.2 Causas de Coagulação Intravascular Disseminada Obstétrica

Descolamento da placenta
Síndrome de morte fetal
Embolia de líquido amniótico
Síndrome HELLP
Sepse clostridial
Sepse
Grande hemorragia obstétrica

HELLP, hemólise, enzimas hepáticas elevadas e baixas plaquetas.

Em pacientes com suspeita de êmbolos pulmonares durante gravidez, ultrassons de compressão de extremidades inferiores bilaterais devem ser efetuados. Se o ultrassom for negativo uma cintigrafia pulmonar de ventilação/perfusão (V/Q) deve ser o procedimento seguinte. Se os resultados da cintigrafia de V/Q forem duvidosos, tomografia computadorizada com angiografia pulmonar (CTPA) deve ser realizada. Entretanto, caso um defeito subsegmentar seja sugerido pela CTPA, sugere-se testagem adicional por causa da alta taxa de falso-positivo.

Níveis de D-dímero aumentam durante toda a gravidez. O teste de D-dímero tem alta sensibilidade, relativamente baixa especificidade e valor preditivo negativo muito alto.

Tratamento da Doença Tromboembólica Venosa na Gravidez

Heparina não fracionada (UFH) e heparina de baixo peso molecular (LMWH) não cruzam a placenta; portanto, não há risco de sangramento fetal ou teratogenicidade. Trombocitopenia induzida por heparina, sangramento e osteoporose induzida pela heparina são mais comuns com UFH que com LMWH.

Há relatos de casos descrevendo o uso de fondaparinux, argatrobam e lepirudina em grávidas com trombocitopenia induzida pela heparina. As três drogas são classificadas como Classe B da Food and Drug Administration (FDA), indicando que estudos em animais não mostraram nocividade na gravidez, mas não há dados humanos. Fondaparinux parece cruzar a placenta em concentrações muito baixas, mas lepirudina e argatroban não parecem cruzar a placenta. Derivados cumarínicos transitam pela placenta e foram associados a sangramento fetal e teratogenicidade. Anormalidades do sistema nervoso central ocorreram após o uso de derivados cumarínicos em cada trimestre da gravidez: hipoplasia nasal e/ou epífises pontilhadas foram associados a estas drogas empregadas na sexta e décima-segunda semanas da gravidez.

A resposta do tempo de tromboplastina parcial ativada à UFH é enfraquecida na gravidez em razão de níveis aumentados de fator VIII e proteínas ligadoras de heparina aumentadas. Esta resposta amortecida pode levar à superdosagem de heparina. Medição dos níveis de antifator X ativado (FXa) podem evitar o problema. LMWHs têm menos ligação inespecífica a proteínas ligadoras de heparina, daí elas terem uma dose-resposta mais previsível que UFH.

UFH e LMWH não são secretadas no leite mamário, nem o são argatroban ou bivalirudina. Fondaparinux, no entanto, está presente no leite mamário. Evidência clínica sugere que varfarina sódica não é excretada no leite mamário e que amamentação é segura quando as mães estão sob terapia com varfarina sódica.

A dose inicial de LMWH é baseada no peso da paciente. Em virtude da variação de peso e da taxa de filtração glomerular durante a gravidez, recomenda-se monitorar a anticoagulação por níveis anti-FXa mensalmente. Redução da dose a ¾ da dose após 3 a 4 semanas de tratamento pleno parece seguro e pode evitar a necessidade de monitoramento continuado de anti-FXa. LMWH deve ser descontinuada 24 horas antes da indução eletiva de trabalho de parto e anestesia neuraxial. UFH intravenosa pode ser iniciada em pacientes em alto risco de trombose e descontinuada 4 a 6 horas antes da hora prevista do parto. LMWH pode geralmente ser recomeçada dentro de 12 horas do parto.

UFH ou LMWH deve ser continuada durante pelo menos 4 dias depois de iniciada varfarina, até que a razão normalizada internacional tenha sido terapêutica, 2 ou mais, durante 2 dias consecutivos.

Meias de compressão graduada fornecendo uma pressão de 30 a 40 mmHg devem ser prescritas para diminuir a incidência de síndrome pós-flebítica.

A colocação de um filtro de veia cava inferior deve ser considerada se VTE for diagnosticada após 37 semanas de gravidez. Descontinuação da anticoagulação para o parto sem filtro no lugar é associada a altas taxas de morbidade e mortalidade.

Anticoagulação Profilática em Pacientes com História Pregressa de Tromboembolismo Venoso

Anticoagulação profilática anteparto está indicada em pacientes com uma história de VTE não comprovado. Pacientes com um VTE provocado prévio secundário a um fator de risco temporário, que não têm uma trombofilia identificável, estão em baixo risco de recorrência na época de uma gravidez subse-

Quadro 26.3 Trombofilias mais Comuns
Hereditárias
Fator V Leiden
Mutação G20210A da protrombina
Mutação 4G/4G do gene do inibidor de ativador do plasminogênio (PAI-I)
Variante termolábil da metilenotetraidrofolato redutase, a causa mais comum de homocisteinemia
Deficiência de antitrombina III
Deficiência de proteína C
Deficiência de proteína S
Adquirida
Síndrome antifosfolipídica

quente e não necessitam de anticoagulação profilática anteparto. Todas as mulheres com VTE pregresso devem receber de anticoagulação profilática pós-parto durante 6 semanas.

Pacientes sem nenhum VTE prévio que são heterozigotas para mutação do gene do Fator V Leiden ou da protrombina têm um baixo risco de VTE anteparto sem profilaxia. Anticoagulação anteparto está justificada em pacientes com deficiência de antitrombina III e em pacientes que são duplo heterozigoto para Fator V Leiden e mutação do gene da protrombina (Quadro 26.3).

Pacientes com VTE idiopática que estão grávidas ou planejam engravidar devem fazer triagem quanto a trombofilias. Pacientes com história de perda fetal, descolamento, pré-eclâmpsia, e retardo do crescimento fetal intrauterino também devem ser triadas quanto a trombofilias.

Operação cesariana não é um fator de risco para VTE. Tromboprofilaxia farmacológica ou mecânica é recomendada em pacientes com um fator de risco de VTE. Tromboprofilaxia farmacológica e mecânica combinadas são recomendadas em pacientes com múltiplos fatores de risco de VTE. Em pacientes de alto risco, 6 semanas de tromboprofilaxia são recomendadas.

Trombofilias e Abortamento Recorrente

Abortamento recorrente é definido como três abortos espontâneos consecutivos de uma gravidez intrauterina, cada um ocorrendo com menos de 20 semanas de gestação. Anticorpos anticardiolipinas foram relacionados com abortamento recorrente. Os dados são insuficientes para incluir trombofilias hereditárias na avaliação de mulheres com abortamento espontâneo.

Prednisona, aspirina em baixa dose, UFH, LMWH e IVIg foram usadas no tratamento deste problema. Prednisona demonstrou ser igualmente efetiva como UFH subcutânea em prevenir perda de gravidez, mas aspirina foi associada a toxicidades aumentadas. UFH e aspirina mostraram-se superiores à aspirina isolada na prevenção de perda da gravidez. LMWH pode ser empregada em lugar de UFH. As posologias ótimas de UFH e LMWH restam por ser definidas.

■ MANIFESTAÇÕES HEMATOLÓGICAS DE DOENÇAS TROPICAIS

Malária

Anemia é uma complicação grave da malária, especialmente infecção por *Plasmodium falciparum*. A prevalência e grau de anemia dependem do estado nutricional e imune do paciente. O grau de anemia não pode ser explicado inteiramente pela ruptura intravascular dos eritrócitos parasitados. Diversos mecanismos estão envolvidos na anemia da malária (Quadro 26.4). *P. vivax* e *P. ovale* invadem só reticulócitos. *P. malariae* invade só eritrócitos maduros, e *P. falciparum* invade eritrócitos de todas as idades. A proporção de células parasitadas na malária por *P. vivax* raramente excede 1%, enquanto até 50% dos eritrócitos podem ser parasitados nas infecções por *P. falciparum*.

P. vivax usa o antígeno Duffy como receptor para formação de junção durante a invasão. *P. falciparum* não usa o antígeno Duffy como receptor para invasão, mas em vez disso resíduos de ácido siáli-

Quadro 26.4 Causas de Anemia na Malária

Ruptura intravascular dos eritrócitos parasitados/Hiperesplenismo
Hemólise autoimune (50% dos pacientes têm Coombs direto positivo)
Reticulocitopenia (anemia de doença crônica)/Diseritropoese (mediada por citocinas)
Infecções secundárias bacterianas, fúngicas ou virais
Anemias nutricionais

co de glicoforina A e B. Certos defeitos hereditários conferem resistência ao parasitismo pelos organismos da malária (Quadro 26.5).

Há dois padrões clínicos principais na malária: (1) malária aguda no indivíduo não imune e (2) malária recorrente. Malária aguda é associada a uma queda rápida na hemoglobina. Malária recorrente causa esplenomegalia e anemia menos grave, e há apenas escassas formas assexuadas e alguns gametócitos no esfregaço do sangue periférico (Quadro 25.6). Nas regiões tropicais, a anemia tende a ser mais prevalente e mais grave em crianças de 1 a 5 anos de idade e durante a gravidez. As mulheres grávidas que não são imunes a *P. falciparum* desenvolvem malária grave durante a gravidez, e elas têm altas taxas de abortamento, parto prematuro e mortalidade perinatal e materna. Em mulheres que são imunes, hemólise extravascular e deficiência secundária de ácido fólico

Quadro 26.5 Alterações Genéticas Protetoras

Ovalocitose do sudeste asiático (autossômica dominante, deleção de 27 pares de bases no gene da banda 3)
Heterozigotos para betatalassemias (Proteção contra *P. falciparum*)
HbE, HbS
Persistência hereditária de hemoglobina fetal
Deficiência de glicose-6-fosfato desidrogenase
Fenótipo Duffy-nulo (O receptor ao antígeno Duffy para quimiocinas serve como um receptor para invasão dos eritrócitos por *P. vivax*. Indivíduos que são Duffy-nulos são resistentes à malária vivax)
Fenótipos deficientes em glicoforina A [E(a-), M^k] (Glicoforinas são ligantes importantes para a fixação e invasão por merozoítos de *P. falciparum*)
Fenótipos deficientes em glicoforina B [S-s-U-]
Variantes CD35 (antígeno Knops) (CD35 está envolvido na recomposição de eritrócitos infectados pelo *P. falciparum* com células não infectadas)

Quadro 26.6 Manifestações Hematológicas da Malária

	Malária Aguda (Não Imune)	**Malária Recorrente**
Queda na hemoglobina	Queda no Ht dentro de 24-48 h do início dos sintomas	Crônica
Gravidade da anemia	Hemoglobina pode cair para 2 g/dL	2 g/dL mais baixa que controles não infectados
Neutrófilos	Neutrofilia nos primeiros 2 d, seguida por neutropenia por 1 a 2 sem., seguida por neutrofilia	Podem ser reduzidos por hiperesplenismo
Monócitos	Monocitose	Variável
Linfócito	Linfocitose	Variável
Plaquetas	Trombocitopenia	Podem ser reduzidos por causa do hiperesplenismo
Hiperesplenismo	Não	Sim

desempenham um papel importante na patogênese da anemia. A hemólise extravascular nas mulheres imunes chega ao seu máximo durante o segundo trimestre e é acompanhada por esplenomegalia progressiva.

Esplenomegalia malárica hiper-reativa (HMS) é caracterizada por esplenomegalia, hiperesplenismo, uma proliferação policlonal de linfócitos B, altos níveis de IgM, e títulos aumentados de anticorpos contra a espécie predominante de malária. Traço falciforme é protetor contra HMS. Pacientes com HMS têm persistência de anticorpos linfocitotóxicos IgM induzidos pela malária, que reduzem os números de linfócitos T supressores e permitem a proliferação de linfócitos B. HMS foi associada ao desenvolvimento de linfoma esplênico com linfócitos vilosos. Linfocitose importante se desenvolverá em 15% dos pacientes com HMS e podem ser erroneamente tomados por leucemia linfocítica crônica.

Leishmaniose Visceral

Leishmaniose visceral (VL. calazar) é causada por uma de três espécies do complexo *Leishmania donovani*. *L. donovani* é transmitida por mosquitos flebotomíneos. VL também pode ser transmitida através do contato sexual, transfusão de sangue, e verticalmente.

L. donovani infecta macrófago em todo o sistem reticuloendotelial. Os pacientes desenvolvem padrões irregulares de febre, perda de peso, hepatosplenomegalia, pancitopenia e hipergamaglobulinemia. A pancitopenia é secundária ao hiperesplenismo e é agravada por deficiência de ácido fólico. Monocitose e linfocitose geralmente estão presentes.

Infecção VL crônica pode causar hipoplasia da medula, transformação gelatinosa, diseritropoese e mielofibrose.

Tripanossomíase Africana (Doença do Sono)

Tripanossomíase africana (AT ou doença do sono) é endêmica na África subsaariana. *Trypanosoma brucei gambiense* e *Trypanosoma brucei rhodesiense* são os agentes etiológicos. A mosca tsé-tsé é o vetor. A infecção é associada à proliferação de macrófagos e linfócitos. Os pacientes geralmente desenvolvem esplenomegalia, pancitopenia secundária ao hiperesplenismo, hipergamaglobulinemia policlonal, monocitose e linfocitose.

Infecções Helmínticas

Eosinofilia está presente durante a fase migratória invasiva dos ancilostomídeos, estrongiloides e áscaris. Ancilostomose é segunda em frequência só perdendo para a malária como causa infecciosa de anemia. A perda diária de sangue no tubo digestivo é 0,03 a 0,05 mL para cada verme *Necator americanus*, e 0,15 a 0,23 mL para cada verme *Ancylostoma duodenale*. O desenvolvimento de deficiência de ferro está relacionado com a ingestão dietética de ferro, ao tamanho das reservas de ferro, e à carga de ancilostomídeos. Depleção de ferro é mais comum em mulheres, durante gravidez e em crianças. Causas menos frequentes de deficiência de ferro estão delineadas no Quadro 26.7.

■ DOENÇAS EOSINOFÍLICAS CLONAIS

Eosinofilia sanguínea é definida como uma contagem de eosinófilos superior a 450/μL. Eosinófilos são muito mais abundantes nos tecidos que no sangue periférico. Eosinofilia sustentada é associada à lesão orgânica terminal em uma minoria de pacientes (Quadro 26.8).

Quadro 26.7 Deficiência de Ferro Associada a Infecções Helmínticas

Helminto	Local de Perda Sanguínea
Tricuríase	Sangramento intestinal
Esquistossomose urinária	Bexiga
Esquistossomose intestinal	Cólon

Quadro 26.8 Lesão Orgânica Terminal Associada à Hipereosinofilia

Órgão Final	Proteínas dos Grânulos dos Eosinófilos	Manifestações Clinicopatológicas
Coração	Peroxidases, proteína básica principal eosinofílica, proteína catiônica eosinofílica	Pericardite constritiva, endocardite fibroplástica, fibrose endomiocárdica, formação de trombo intramural, regurgitação mitral e tricúspide, trombos arteriais coronarianos
Sistema nervoso	Neurotoxina derivada dos eosinófilos	Mononeurite múltipla, paraparesia, disfunção do sistema nervoso central, comprometimento cerebelar, encefalopatia subaguda recorrente, infarto cerebral, convulsões, meningite eosinofílica
Pulmões		Infiltrados, fibrose, derrames pleurais, nódulos pulmonares
Pele		Angioedema, urticária, lesões papulonodulares, ulcerações mucosas (bucais e genitais)
Olhos		Vasculite retiniana, microtrombos
Gastrointestinal/hepático		Ascite, diarreia, gastrite, colite, pancreatite, hepatite, nódulos hepáticos
Músculos/articulações		Artrite destrutiva, derrames, artralgia, miosite

IL-5, IL-3 e GM-CSF todos estimulam a produção de eosinófilos e inibem apoptose de eosinófilos. Eotaxina-1, eotaxina-2 e RANTES (*regulated on activation T cell expressed and secreted*) são citocinas quimiotáticas que fazem eosinófilos migrarem para os tecidos. Eosinófilos são a fonte de múltiplas citocinas (IL-2, IL-3, IL-4, IL-5, IL-7, IL-13, IL-16, TNF-alfa, TGF-beta e RANTES). Eles também são a fonte de proteínas catiônicas como proteína catiônica eosinofílica, peroxidase eosinofílica, proteína básica principal, neurotoxina derivada dos eosinófilos e lisofosfolipase de cristais de Charcot-Leyden.

Infecções helmínticas são a causa mais comum de eosinofilia em todo o mundo, e doenças atópicas são a causa mais comum nos países industrializados. Doença eosinofílica clonais se responsabilizam por apenas uma pequena proporção de todas as eosinofilias (Quadro 26.9).

Quadro 26.9 Doenças Comumente Associadas à Eosinofilia

Infecciosas (helmintos, protozoários, HIV, HTLV-I)
Doenças alérgicas (asma, dermatite atópica, rinite alérgica, urticárias, reações alérgicas a drogas)
Doenças do trato respiratório (pneumonite de hipersensibilidade, síndrome de Loeffler, aspergilose broncopulmonar alérgica, eosinofilia pulmonar tropical)
Doenças endocrinológicas (doença de Addison)
Doenças gastrointestinais (doença intestinal inflamatória, gastroenterite eosinofílica)
Doenças cutâneas e subcutâneas (dermatite atópica, celulite eosinofílica, escabiose, angioedema episódico com eosinofilia, urticária idiopática crônica, dermatite granulomatosa, fascite eosinofílica)
Síndromes de imunodeficiência
Doença do tecido conectivo (Churg-Strauss e vasculite eosinofílica necrosante cutânea)
Neoplásicas (linfomas, T-ALL, doenças linfoproliferativas de células T, tumores sólidos)
Leucemias mieloides e doenças mieloproliferativas (leucemia eosinofílica aguda, leucemia mielomonocítica com eosinofilia, leucemia mielomonocítica crônica com eosinofilia, leucemia mieloide crônica)
Síndrome hipereosinofílica idiopática
Citocinas (IL-2, GM-CSF)
Síndrome de L-triptofano e óleo tóxico

GM-CSF, fator estimulador de colônias de granulócitos-macrófagos; HIV, vírus de imunodeficiência humana; HTLV-I, vírus de leucemia de células T humana; IL-2, interleucina 2; T-ALL, leucemia linfoblástica de células T aguda.

Hipereosinofilia sustentada, seja reativa ou clonal, pode danificar tecido. Os fatores de risco para lesão de órgãos finais não estão definidos.

A avaliação de um paciente com eosinofilia é influenciada pela origem geográfica e história de viagens do paciente. Exames de fezes seriados para ovos e parasitas podem necessitar ser suplementados por sorologias endemicamente importantes e, ocasionalmente, biópsias de tecidos.

Uma doença eosinofílica clonal necessita ser investigada em pacientes sem evidência de causas infecciosas ou reativas de eosinofilia. As doenças eosinofílicas clonais podem ser subdivididas em (1) doenças clonais de células T, (2) doenças clonais mieloides, (3) suspeita de clonalidade que não pode ser comprovada [síndrome hipereosinofílica idiopática (IHES)]. O número de pacientes classificados como tendo IHES está diminuindo à medida que as nossas ferramentas diagnósticas estão melhorando (Quadro 26.10).

A clonalidade dos eosinófilos pode ser demonstrada pela expressão de uma única aloenzima de glicose-6-fosfato desidrogenase em eosinófilos purificados de mulheres heterozigotas. Amplificação por reação em cadeia de polimerase do lócus do gene do receptor de androgênio humano (HUMARA) também pode documentar clonalidade de eosinofilia em mulheres.

Quadro 26.10 Doenças Hipereosinofílicas Clonais

Doenças de Células T Clonais

- T-ALL
- Linfomas de células T
- Clones de células T aberrantes ([C3+, CD4+, CD8–], [CD3+, CD4–, CD8+], {CD3+, CD4–, CD8–], [CD3–, CD4+])

Doenças Mieloides Clonais

- Leucemias agudas (AML M2 com eosinofilia, AML M4 Eo com inv(16) (p13;q22), t(16;16) (p13;q22)
- Leucemias mielomonocíticas crônicas com eosinofilia
- Neoplasias mieloproliferativas com eosinofilia (policitemia vera, leucemia mielógena crônica, trombocitose essencial, metaplasia mieloide agnogênica)
- Doença de mastócitos sistêmica com eosinofilia

Doenças hipereosinofílicas FIP1L1-PDGRFα

Doenças Hipereosinofílicas Clonais

A avaliação de pacientes com suspeita de doenças hipereosinofílicas clonais deve incluir:

- CBC – diferencial e esfregaço do sangue periférico
- Grupo químico
- IgE sérica
- B12
- Triptase sérica (aumentada na doença de mastócitos com eosinofilia e a variante mieloproliferativa de doenças hipereosinofílicas FIP1L1-PDGFRa)
- Citometria de fluxo de sangue periférico (usada para identificar uma população aberrante de linfócitos T)
- Estudos de rearranjo de genes (beta ou gama) de receptor de célula T
- Sorologia HIV
- CT do tórax, abdome e pelve
- Aspirado de medula óssea e biópsia (com coloração para reticulina e triptase da biópsia)
- Citogenética da medula óssea
- PCR para gene de fusão FIP1L1-PDGFRA e/ou hibridização fluorescente *in situ* CHIC-2

AML, leucemia mieloide aguda; CBC, hemograma completo; CT, tomografia computadorizada; HIV, vírus de imunodeficiência humana; IgE, imunoglobulina E; PCR, reação de cadeia de polimerase; T-ALL, leucemia linfoblástica aguda de células T.

Doenças Clonais de Células T
Produção excessiva de IL-5 por linfócitos TH2 foi demonstrada em doenças hipereosinofílicas clonais e reativas. Clones aberrantes de linfócitos T estão presentes em 25% dos pacientes com doenças hipereosinofílicas clonais. Os fenótipos aberrantes são heterogêneos ([CD3+, CD4+, CD8–], [CD3+, CD4–, CD8+], [CD3+, CD4–, CD8–], (CD3–, CD4+]). Na maioria dos casos, um fenótipo de célula T ativada está presente com expressão de CD25 e HLA-DR. Em 50% dos pacientes, um rearranjo clonal do gene do receptor de célula T (beta ou gama) é encontrado. Linfomas de células T desenvolvem-se em uma proporção destes pacientes.

Pacientes com células T aberrantes CD4+, CD3– produzindo altos níveis de IL-5, IL-4 e IL-3 geralmente se apresentam com manifestações cutâneas, ausência de grave comprometimento orgânico terminal, e eles têm níveis elevados de IgE e hipergamaglobulinemia policlonal.

O tratamento ótimo dos pacientes com clones aberrantes de células T permanece obscuro. Corticosteroides foram associados a algumas respostas. Interferon-alfa tem efeitos antiapoptóticos *in vitro* sobre populações clonais CD4+CD3– e pode aumentar o risco de transformação linfomatosa. O papel do alemtuzumabe no tratamento das doenças de células T clonais CD52 positivas está em avaliação.

Leucemias Agudas
Leucemia eosinofílica aguda é rara. Peroxidase resistente ao cianeto pode ser usada para identificar blastos eosinofílicos. Leucemia mielomonocítica (M4-Eo) com eosinofilia é associada a inv(16) (p13;q22) e t(16;16) (p13;q22). O fator de ligação ao core-beta é um fator de transcrição localizado em 16q22, e a cadeia pesada de miosina do músculo liso é localizada em 16p13. Os eosinófilos em M4-Eo frequentemente têm uma aparência displástica.

Leucemia Mielomonocítica Crônica com Eosinofilia
Os dois subtipos predominantes de leucemia mielomonocítica crônica com eosinofilia envolvem respectivamente, receptor do fator de crescimento derivado das plaquetas beta (PDGFR-β) e receptor do fator de crescimento para fibroblastos 1 (FGFR1). Em ambos os subtipos, oncoproteínas de fusão são ativadas constitutivamente e são capazes de ativar vias estimulatórias e antiapoptóticas em etapas seguintes.

Subtipos de Leucemia Mielomonocítica Crônica com Eosinofilia
Subtipo receptor do fator de crescimento derivado das plaquetas–β:

- Idade 50 a 60 anos.
- Predominância masculina (> 90%).
- Monocitose, eosinofilia, esplenomegalia.
- Mais comum anormalidade cromossômica é t(5;12) (p12;q31-32) (ETV6-PDGFR].
- Responsivo ao imatinibe.

Subtipo receptor do fator de crescimento de fibroblastos 1 (FGFR1):

- Mediana de idade: 32 anos.
- Relação homens:mulheres (1,5:1).
- Associado a transformação em linfoma linfoblástico (B e T).
- Associado a rearranjo de FGFR1 no lócus 8p11-12.
- Não responsivo ao imatinibe.

Doenças Hipereosinofílicas FIP1L1-PDGFR-α
FIP1L1-PDGFR-α é uma tirosina quinase ativada constitutivamente, que foi primeiro descrita em um paciente com síndrome hipereosinofílica, que, geneticamente, tinha uma deleção intersticial oculta de 800 kb do cromossomo 4q12. O FIP1L1-PDGFRα não pode ser detectado por cariotipagem convencional; hibridização fluorescente *in situ* (CHIC-2) ou reação em cadeia de polimerase após transcrição

reversa é necessária. A dose de imatinibe (100 mg/dia) necessária para inibir tirosina quinase FIP1L1-PDGFRα é menor que a dose (400 mg/dia) necessária para bloquear a atividade da tirosina quinase BCR-ABL na leucemia mieloide crônica. A grande maioria dos pacientes com a FIP1L1-PDGFR-α tratados com imatinib obtém uma remissão molecular dentro de 3 meses do início da terapia. A posologia e duração ótimas de tratamento permanecem por ser definidas, mas descontinuação do imatinibe leva à recaída. Remissões moleculares podem ser restabelecidas reiniciando-se terapia com imatinibe. Imatinibe suprime, mas não elimina o clone FIP1L1-PDGFR-α positivo. Resistência ao imatinibe é associada a uma mutação T6741 no PDGFR-α; esta mutação ocorre na região ligadora de adenosina trifosfato (ATP) do PDGFR-α na mesma posição que a mutação T3151 no BCR-ABL. Há limitada experiência com o uso de outros inibidores de tirosina quinase (desatinibe, nilotinibe) na hipereosinofilia abrigando a mutação FIP1L1-PDGRF-α.

Níveis séricos de triptase e vitamina B12 estão aumentados na maioria dos pacientes. Esplenomegalia é descrita em mais de 60% dos casos.

Uma troponina sérica e ecocardiograma devem ser obtidos antes de iniciar imatinibe. Um nível sérico aumentado de troponina cardíaca sérica se correlaciona com a presença de cardiomiopatia. Uso profilático de corticosteroides durante os primeiros 7 a 10 dias de tratamento com imatinibe é recomendado nos pacientes com evidência de cardiomiopatia mediada por eosinófilos e em pacientes com outras comorbidades cardíacas.

Síndrome Hipereosinofílica Idiopática

Síndrome hipereosinofílica idiopática é definida arbitrariamente como eosinofilia excedendo 1.500/μL durante mais de 6 meses com evidência de dano orgânico terminal, sem uma causa evidente primária ou secundária de eosinofilia. Hipereosinofilia idiopática é o termo favorecido quando dano orgânico terminal está ausente. Corticosteroides representam a terapia de primeira linha para síndrome hipereosinofílica idiopática. Hidroxiureia, interferon-alfa e anticorpos monoclonais dirigidos contra interleucina-5 foram usados em pacientes resistentes a esteroide. O papel do imatinibe como terapia de primeira linha em pacientes sem proteína de fusão FIP1L1-PDGFR-α ainda permanece por ser estabelecido.

▪ NEUTROPENIA

Neutropenia é definida como uma diminuição nos neutrófilos abaixo de 1.500/μL. Neutropenia grave é definida como uma diminuição nos neutrófilos abaixo de 500/μL. Em pacientes de origem africana, a contagem de neutrófilos pode normalmente ser tão baixa quanto 1.000/μL.

As neutropenias podem ser divididas em doenças intrínsecas do sistema hematopoético e formas secundárias. As formas secundárias são causadas por fatores extrínsecos como: causas imunes, hiperesplenismo, infecções e drogas (Quadro 26.11).

Quadro 26.11 Classificação das Neutropenias
Doenças Intrínsecas
Congênitas
Adquiridas
Doenças Extrínsecas
Neutropenias imunes
Neutropenia associada a doenças autoimunes
Neutropenia associada a linfócitos granulares grandes
Hiperesplenismo
Neutropenia associada a doenças infecciosas
Neutropenias relacionadas com drogas
Deficiências nutricionais (B12, folato, cobre)

Doenças Intrínsecas
Neutropenias Congênitas
As neutropenias congênitas incluem síndrome de Kostmann, neutropenia cíclica, síndromes de imunodeficiência congênita, bem como várias outras síndromes raras que não serão discutidas neste capítulo.

Síndrome de Kostmann é uma doença autossômica dominante que se apresenta no recém-nascido. Achados característicos incluem: neutrófilos abaixo de 200/µL, monocitose, anemia, trombocitose, esplenomegalia, e parada da maturação na medula ao nível de promielócito. A apoptose acelerada de precursores neutrofílicos é secundária a uma mutação da elastase dos neutrófilos. Noventa por cento das crianças com síndrome de Kostmann respondem ao fator estimular de colônias de granulócitos (G-CSF). Evolução para mielodisplasia e leucemia aguda ocorre em alguns pacientes. Não está claro se G-CSF aumenta este risco.

As neutropenias cíclicas podem ser congênitas (doença congênita autossômica dominante) ou adquiridas com síndrome clonal de linfócitos granulares grandes. Neutropenia cíclica congênita é decorrente de mutações no sítio ativo enzimático do gene da elastase dos neutrófilos, o que leva à apoptose acelerada dos neutrófilos. Clinicamente, os pacientes se apresentam com ciclos de neutropenia a cada 21 a 56 dias. A neutropenia pode ser grave e durar de 3 a 6 dias. Febre, úlceras em mucosas e linfadenopatia podem ocorrer durante o nadir dos ciclos. G-CSF é útil no tratamento da neutropenia cíclica.

As síndromes de imunodeficiência congênita frequentemente associadas à neutropenia incluem: agamaglobulinemia ligada ao X, síndrome de hiperimunoglobulina M ligada ao X, e disgenesia reticular.

Neutropenias Adquiridas
As doenças intrínsecas adquiridas incluem leucemias, síndromes mielodisplásicas, doenças linfoproliferativas, anemia aplástica, neutropenia de prematuridade, e neutropenia idiopática crônica.

Neutropenia idiopática crônica ocorre em crianças e adultos. A neutropenia em alguns pacientes pode ser grave. Os pacientes têm anticorpos antineutrófilos negativos, citogenética normal da medula óssea, e/ou medula normocelular ou medula mostrando células pós-mitóticas diminuídas. O prognóstico é excelente; os pacientes não progridem para mielodisplasia ou leucemia. Uma proporção destes pacientes pode ter neutropenia autoimune, com anticorpos antineutrófilos indetectáveis. G-CSF é efetivo para aumentar a contagem de neutrófilos.

Doenças Extrínsecas
Neutropenias Imunes
Cinco antígenos neutrófilo-específicos carregados em duas glicoproteínas diferentes foram descritos. Os antígenos NA (NA1, NA2, SH) são expressados em FcµRIIIb (CD16), que é um receptor de baixa afinidade para IgG1 e IgG3. O antígeno NB é expressado na glicoproteína CD177. Há dados que sugerem que ANCA pode estar implicado na patogênese de AIN secundária. O teste de imunofluorescência dos granulócitos (GIFT), o teste de aglutinação dos granulócitos (GAT) e ensaio de imobilização com anticorpo monoclonal de antígenos dos granulócitos (MAIGA) podem ser usados para detectar anticorpos antineutrófilos. Uma combinação de GIFT e GAT é recomendada como melhor abordagem.

Neutropenia neonatal aloimune ocorre quando anticorpos maternos cruzam a placenta e reagem com os neutrófilos do bebê. Na neutropenia isoimune, a mãe produz um anticorpo ao isótipo CD16 paterno que é diferente do seu próprio.

Neutropenia autoimune primária (AIN) é diagnosticada em pacientes com neutropenia isolada que têm anticorpos antineutrófilos detectáveis. Anticorpos NA1 são detectados em 35 a 40% dos pacientes. O curso clínico é, geralmente, benigno, e remissões espontâneas são comuns.

Neutropenia Associada a Doenças Autoimunes
AIN está associada à imunodeficiência variável comum. A condição deve ser excluída em pacientes com citopenias imunes recorrentes e doença granulomatosa. Uma alta incidência de anticorpos antineutrófilos é encontrada em pacientes com síndrome linfoproliferativa autoimune ligada ao X (ALPS).

No lúpus eritematoso sistêmico, apoptose mediada por Fas de neutrófilos maturos e células progenitoras hematopoéticas CD34 positivas desempenha um papel importante na patogênese da neutropenia. Síndrome de Sjögren, esclerose sistêmica, cirrose biliar primária e doença de Graves foram todas associadas a AIN.

Os pacientes com síndrome de Felty tipicamente têm artrite reumatoide deformante, esplenomegalia e títulos aumentados de fator reumatoide. A neutropenia na síndrome de Felty é considerada mediada por anticorpo. Em uma proporção dos pacientes com síndrome de Felty, a neutropenia é secundária à presença de linfócitos granulares grandes clonais.

Neutropenia Associada a Síndrome de Linfócitos Granulares Grandes

Síndrome de linfócitos granulares grandes (LGL) é causada por uma expansão de linfócitos T ou células matadoras naturais (NK). O subtipo de células NK é mais agressivo e se responsabiliza por 15% dos casos. Quarenta por cento da LGL está associada a outras doenças como artrite reumatoide.

As células T na síndrome de LGL clonal expressam o complexo CD3-TCR e têm genes do receptor de célula T rearranjados. Admite-se que estas células representem células T citotóxicas ativadas *in vivo*. LGLs clonais expressam altos níveis de ligante Fas. A sobrevida normal dos neutrófilos é regulada pelo sistema apoptótico Fas-ligante de Fas. A neutropenia na síndrome LGL clonal parece ser mediada por destruição periférica aumentada de neutrófilos secundária a complexos imunes e supressão da granulopoese na medula óssea por secreção de ligante Fas.

Neutropenia Associada a Doenças Infecciosas

A causa mais comum de neutropenia adquirida é infecção. Septicemia Gram-negativa, *Staphylococcus aureus*, febre tifoide, febre paratifoide, tularemia e brucelose podem causar neutropenia. Hepatite infecciosa, gripe, sarampo, febre de carrapato do Colorado, mononucleose, citomegalovírus, doença de Kawasaki, HIV, parvovírus B12 estão incluídos no diagnóstico diferencial da neutropenia associada a doenças infecciosas.

Parvovírus B19 frequentemente está associado à neutropenia transitória e pode causar leucopenia protraída em pacientes imunossuprimidos. Neutropenia é vista em mais de 70% dos pacientes com síndrome de imunodeficiência adquirida e pode ser associada com hiperesplenismo e a presença de anticorpos antineutrófilos.

Neutropenia Induzida por Droga

A segunda causa mais comum de neutropenia é exposição a medicação: aproximadamente 70% dos casos de agranulocitose nos Estados Unidos são atribuídos a medicações. Procainamida, drogas antitireóideas e sulfasalazina são implicados mais comumente. Uma lista exaustiva de drogas que causam neutropenia está além dos objetivos deste capítulo (ver Kaufman DW *et al*. The Drug Etiology of Agranulocytosis and Aplastic Anemia, Oxford University Press, 1991).

Três mecanismos patogenéticos de neutropenia isolada incluem: inibição dose-dependente da granulopoese, destruição imunomediada dos neutrófilos e seus precursores, e efeito tóxico direto sobre os precursores granulocíticos na medula (Quadro 26.12).

Quadro 26.12 Mecanismos de Neutropenia Isolada Induzida por Droga

Inibição dose-dependente da granulopoese
- Antibióticos β-lactâmicos, carbamazepina, ácido valproico

Destruição imunomediada de neutrófilos e precursores de neutrófilos
- O agente atua como um hapteno para induzir formação de anticorpo, fixação de complemento e destruição de neutrófilos: Penicilina, ouro, cefalosporinas, drogas antitireoideanas
- Relacionada com complexos imunes: Quinidina

Efeito tóxico direto sobre precursores granulocíticos na medula
- Sulfassalazina, captopril, fenotiazina, clozapina
- Drogas de quimioterapia raramente causam neutropenia isolada

O início da neutropenia é rápido (1-2 dias) na destruição imunomediada dos neutrófilos, e mais variável com agentes que causam ou efeito tóxico direto ou inibição dose-dependente. Destruição imunomediada dos neutrófilos e seus precursores ocorre por dois mecanismos. Com mediação por hapteno, o agente atua como um hapteno para induzir formação de anticorpo e necessita estar presente para que ocorra neutropenia. No mecanismo por complexos imunes, uma vez formado o complexo, a presença continuada da droga não é necessária para destruição dos neutrófilos.

Ipilimumabe, fludarabina e rituximabe foram associados a AIN. Neutropenia associada a rituximabe é tardia. A neutropenia de início tardio por rituximabe aparece após uma média de 38 a 175 dias da última dose de rituximabe, e sua duração mediana é 5 a 77 dias. A patogênese não está completamente compreendida. O papel do G-CSF permanece controverso, e a decisão sobre seu uso deve ser tomada em uma base individual.

Leitura Sugerida

Abdalla SH, Pasvol G. Approach to the patient in the tropics with anemia. In: Guerrant RL, Walker DH, Weller PF, eds. *Tropical Infectious Diseases: Principles, Pathogens and Practice*. 3rd ed. Philadelphia, PA: Elsevier; 2011. Akhtari M, Curtis B, Waller EK. Autoimmune neutropenia in adults. *Autoimmun Rev*. 2009;9:62-66. Boztug K, Klein C. Genetic etiologies of severe congenital neutropenia. *Curr Opin Pediatr*. 2011;23:21-26.
Checkley AM, Chiodini PL, Dockrell DH, et al. Eosinophilia in returning travellers and migrants from the tropics: UK recommendations for investigation and initial management. *J Infect*. 2010;60:1-10.
Gotlib J. World Health Organization-defined eosinophilic disorders: 2011 update on diagnosis, risk stratification, and management. *Am J Hematol*. 2011;86:677-688.
Kaufman DW, Kelly JP, Levy M, Shapiro S. *The Drug Etiology of Agranulocytosis and Aplastic Anemia*. Oxford: Oxford University Press; 1991.
McCrae KR. Thrombocytopenia in pregnancy. *Hematology Am Soc Hematol Educ Program*. 2010;2010:397-402.
Noel P. Eosinophilic myeloid disorders. *Semin Hematol*. 2012;49:120-127.
Pels SG, Paidas MJ. Microangiopathic disorders in pregnancy. *Hematol Oncol Clin North Am*. 2011;25:311-322.
Pierangeli SS, Leader B, Barilaro G, et al. Acquired and inherited thrombophilia disorders in pregnancy. *Obstet Gynecol Clin North Am*. 2011;38:271-295.
Rodger M. Evidence base for the management of venous thromboembolism in pregnancy. *Hematology Am Soc Hematol Educ Program*. 2010;2010:173-180.
Szczepiorkowski ZM, Winters JL, Bandarenko N, et al. Guidelines on the use of therapeutic apheresis in clinical practice: evidence-based approach from the apheresis. Applications Committee of the American Society for Apheresis. *J Clin Apher*. 2010;25:83-177.
Wilson ME, Weller PF. Eosinophilia. In: Guerrant RL, Walker DH, Weller PF, eds. *Tropical Infectious Diseases: Principles, Pathogens & Practice*. 3rd ed. Philadelphia, PA: Elsevier; 2011.
Wolach O, Bairey O, Lahav M. Late-onset neutropenia after rituximab treatment. *Medicine*. 2010;89:308-318.
Young NS. Agranulocytosis. In: Neal S Young eds. *Bone Marrow Failure Syndromes*. Philadelphia, PA: Saunders; 2000.

27

Interpretação dos Testes Hematológicos Padrão

Charles D. Bolan ▪ Roger J. Kurlander ▪ Geraldine P. Schechter

▪ ANÁLISE CELULAR DO SANGUE PERIFÉRICO E DA MEDULA ÓSSEA

A prática da hematologia é caracterizada pelo acesso e análise seguros e rápidos dos elementos celulares do sangue e da medula óssea. Informação clínica essencial pode ser obtida em menos de uma hora de um hematócrito centrifugado e avaliação microscópica do sangue periférico ou da medula óssea usando tecnologia disponível por mais de três quartos de século,[1] enquanto um hemograma completo automatizado, incluindo a concentração de hemoglobina, hematócrito, contagem de leucócitos e de plaquetas, diferencial dos leucócitos e estimativas do tamanho dos eritrócitos podem ser fornecidos dentro de minutos.[2]

Hemograma Completo

Parâmetros Eritrocitários

Usando metodologia tradicional, o hematócrito, definido como o volume de eritrócitos concentrados ou o percentual do sangue ocupado pelos eritrócitos, era medido primeiro por inspeção visual de um tubo de sangue após centrifugação. A concentração de hemoglobina e contagem de eritrócitos também eram medidas diretamente, por espectrofotometria e uso de uma câmara de contagem, respectivamente. Outros índices eritrocitários eram calculados indiretamente, incluindo o volume corpuscular médio, MCV (hematócrito dividido pela contagem de eritrócitos), hemoglobina corpuscular média, MCH (hemoglobina dividida pela contagem de eritrócitos), e concentração de hemoglobina corpuscular média, MCHC (MCH dividida pelo MCV). Os contadores automáticos, que analisam e contam diretamente as células individuais por alterações de impedância ou dispersão da luz, fornecem informação sobre muitos dos mesmos parâmetros fornecidos pelos métodos tradicionais. Os métodos automáticos diferem pelo fato de que o hematócrito é derivado indiretamente, pela multiplicação da contagem de eritrócitos e o volume corpuscular médio medidos diretamente. A hemoglobina e MCV são, assim, ensaios mais confiáveis, reprodutíveis, do que o hematócrito quando medido de um contador automático. O MCV é de grande utilidade clínica para avaliar anemia de acordo com o tamanho dos eritrócitos (anemias macrocítica, microcítica e normocítica), enquanto a contagem de RBC é útil na comparação de deficiência de ferro e talassemia. A MCH, que representa o conteúdo médio de hemoglobina total dos eritrócitos, é altamente dependente do tamanho celular, enquanto a MCHC representa a concentração média de hemoglobina total ou o grau de "vermelhidão" dos eritrócitos. Estes parâmetros têm menos utilidade clínica que o MCV e a contagem de RBC, embora a MCHC classicamente esteja aumentada na esferocitose hereditária

A RDW, amplitude de distribuição dos eritrócitos, é uma medida da variabilidade em tamanho dentro da população de eritrócitos que é fornecida pelos contadores automáticos de células. A equação matemática exata usada para o cálculo varia com o instrumento específico, mas, em todos os casos, valores elevados indicam anisocitose. Para observadores casuais, a RDW é mais confiável do que a inspeção de uma lâmina de sangue para detectar esta característica.³ Uma RDW elevada é um indício valioso de anormalidades na morfologia dos eritrócitos; quando a RDW está marcadamente aumentada, a inspeção da lâmina de sangue é essencial. A RDW é sensível à presença de pequenas subpopulações de grandes ou pequenos eritrócitos, assim ela pode ser mais útil que o MCV para detecção precoce de deficiências nutricionais. A RDW frequentemente permanece normal na talassemia, e a combinação de uma contagem de RBC alta ou normal, um baixo MCV, e uma RDW normal é um padrão comum no traço talassêmico.[4] O uso da RDW em conjunção com outros índices dos eritrócitos teve aceitação limitada na classificação das anemias porque os resultados podem ser inconfiáveis em contextos complexos.

Eritrócitos recém-liberados da medula óssea contêm RNA intracelular, que, geralmente, desaparece dentro de um dia de circulação no sangue periférico. Estes eritrócitos jovens, chamados reticulócitos com base na aparência microscópica de um retículo contendo RNA causada pela coloração supravital, são quantificados pelo exame microscópico do esfregaço periférico. Métodos ópticos e fluorescentes de contagem de células também são capazes de detectar a captação de corantes que se ligam ao RNA pelos reticulócitos, e a quantificação da contagem de reticulócitos por contadores celulares automáticos substituiu em grande parte o método manual mais antigo. Embora as técnicas microscópicas tradicionais e as automatizadas produzam valores semelhantes, a técnica automática é mais precisa. Ambos os métodos são vulneráveis a interferência de organismos intracelulares, pontilhado basófilo e outros artefatos; assim, inspeção microscópica de uma lâmina de sangue padrão e/ou uma preparação para reticulócitos está justificada sempre que uma contagem de reticulócitos parecer inapropriadamente alta para o cenário clínico.

A contagem absoluta de reticulócitos (contagem absoluta de reticulócitos = % reticulócitos × contagem RBC/100) é um parâmetro clinicamente mais útil que a simples porcentagem de reticulócitos, que é influenciada pela contagem de eritrócitos totais e o hematócrito do paciente. Uma vez que uma medula altamente estimulada produz reticulócitos maiores, mas policromatofílicos, ricos em RNA (chamados reticulócitos de estresse),[5] os quais são liberados mais cedo da medula e se coram com corantes supravitais durante até 3 dias após liberação na circulação periférica, a contagem absoluta de reticulócitos pode superestimar a verdadeira taxa de produção de reticulócitos nestas situações clínicas. Alguns contadores automáticos também podem fornecer a capacidade de detectar subpopulações de reticulócitos contendo níveis aumentados de RNA, designados como fração de reticulócitos imaturos (IRF) que pode indicar a resposta inicial a agentes estimuladores da eritropoese e a recuperação inicial da medula pré-mieloide após quimioterapia ou transplante de células-tronco.[6] Contadores automáticos também são capazes de medir seletivamente o conteúdo de hemoglobina dos reticulócitos, que diminui rapidamente à medida que as reservas acessíveis de ferro são esgotadas, e este teste pode ser de utilidade para identificar deficiência de ferro inicial em doadores de sangue submetendo-se a flebotomia repetida, pacientes de diálise com depleção de ferro recebendo eritropoetina para tratamento de anemia, ou mulheres em estresse de ferro durante as fases adiantadas da gravidez.[6]

Parâmetros Leucocitários

A contagem automática de leucócitos (WBC) é medida usando-se os mesmos métodos empregados para contar eritrócitos e plaquetas. Uma vez que o sangue periférico em indivíduos sadios tem aproximadamente 1.000 vezes mais eritrócitos e 40 vezes mais plaquetas do que leucócitos, é essencial que o contador automático distinga entre os tipos de células. Para facilitar o processo, os eritrócitos são, usualmente, destruídos por lise osmótica e os eritrócitos ou plaquetas residuais são excluídos da contagem com base no tamanho e granularidade. Contagem automática é mais rápida, mais reprodutível e usualmente mais precisa do que os métodos manuais mais antigos, particularmente em amostras leucopênicas em que os contadores automáticos são capazes de quantificar contagens de WBC tão baixas quanto 100 células por μL.

As contagens diferenciais automáticas de leucócitos são muito precisas em caracterizar leucócitos de controles normais ou pacientes com morfologia qualitativamente normal dos leucócitos. Em pacientes com doença hematológica ou anormalidades qualitativas dos leucócitos, as contagens diferenciais automáticas podem ainda ser acuradas, mas sua confiabilidade não pode ser pressuposta.

Assim, a contagem diferencial de leucócitos de pacientes novos com achados clínicos complexos deve também ser avaliada no esfregaço periférico. A contagem absoluta automática de granulócitos desempenha um papel confiável e importante ao avaliar o risco de infecção em pacientes neutropênicos, ao graduar toxicidade induzida por quimioterapia, e ao acompanhar a recuperação de transplante de células-tronco hematopoéticas.

Plaquetas

Similarmente às contagens de RBC e WBC, a contagem automática de plaquetas é medida por técnicas com base em impedância e/ou óptica. As plaquetas são distinguidas dos eritrócitos por tamanho e em alguns casos pela resistência à lise osmótica. Os contadores automáticos são mais precisos do que os métodos manuais mais antigos no monitoramento de trombocitopenia, e eles, frequentemente, são capazes de contar acuradamente menos de 10.000 plaquetas por microlitro. Ocasionalmente, pode ser difícil, mesmo com técnicas ópticas avançadas, distinguir plaquetas de debris derivados de proteínas precipitadas ou fragmentos celulares.

O volume plaquetário médio (MPV) é um parâmetro que é medido, rotineiramente, por analisadores automáticos. O MPV tem valor modesto como medida de renovação e/ou ativação aumentados de plaquetas devido ao fato de que as plaquetas jovens são maiores que as plaquetas mais velhas. Entretanto, o MPV pode aumentar rapidamente durante as primeiras 2 horas após a coleta por causa de alterações de forma e intumescimento em EDTA, e os padrões de referência não são adequados para comparar valores de diferentes instituições.[7]

Alguns contadores automáticos são capazes de medir o conteúdo de RNA de plaquetas recém-liberadas, expressado como fração de plaquetas imaturas (IPF) ou número absoluto de plaquetas imaturas (porcentagem de IPF vezes a contagem de plaquetas). Estas medidas podem ser parâmetros clínicos úteis para avaliar recuperação da medula após transplante hematopoético e trombopoese medular em casos de suspeita de púrpura trombocitopênica idiopática (ITP).[8,9]

Fontes de Artefato

Artefato clinicamente relevante no ponto de coleta de amostra pode ocorrer devido à formação de coágulo ou causado por diluição do sangue com líquido intravenoso.[10,11] Embora a maioria dos contadores automáticos de células sejam equipados para detectar formação de coágulo, alguns podem não ser detectados, resultando em contagens de plaquetas e WBC falsamente mais baixas. Em contraste, diluição com líquido geralmente é aparente por algum grau de alteração em todas as três linhagens celulares (eritrócitos, leucócitos e plaquetas) em comparação com uma amostra prévia. Tanto a formação de coágulo como a diluição podem ocorrer mais frequentemente em amostras tiradas de cateteres de demora.

Artefato também pode ser introduzido por fatores associados ao armazenamento de amostras de sangue. Quando armazenados à temperatura ambiente, contagens absolutas de RBC, WBC e plaquetas são estáveis durante até 3 dias, mas o MCV dos eritrócitos aumenta dentro de 24 horas devido a intumescimento celular, resultando em aumentos associados no hematócrito e na amplitude de distribuição dos eritrócitos.[12] Depois de 2 dias, a proporção relativa de monócitos na contagem diferencial dos WBC também diminui, enquanto as contagens relativas de leucócitos, linfócitos e eosinófilos aumentam.[12]

Aglutinação de eritrócitos dentro do tubo de ensaio causada por anticorpos reativos a frio ou a quente ou formação de *rouleaux* podem reduzir artefatualmente a contagem de eritrócitos, enquanto leucocitose extrema, particularmente com uma contagem de WBC de mais de 500.000/μL, podem aumentar falsamente a contagem de RBC e o hematócrito calculado.[11] Similarmente, contagens de RBC em pacientes com eritrócitos extremamente pequenos ou fragmentados podem ser artefatualmente baixas. Contagens de plaquetas falsamente diminuídas, ou pseudotrombocitopenia, causadas por grumos de plaquetas e satelitismo de plaquetas induzidos pelo anticoagulante EDTA, podem ocorrer em até 0,1% das amostras normais e podem estar presentes em até 15% dos pacientes encaminhados para avaliação de uma baixa contagem de plaquetas.[13] Na maioria dos casos, pseudotrombocitopenia pode ser eliminada por hemograma completo efetuado em amostras coletas em um tubo contendo anticoagulante citrato, caso em que a contagem de plaquetas medida deve ser multiplicada por 1,1. Grumos de plaquetas podem às vezes também elevar falsamente a contagem de leucócitos, enquanto pequenos fragmentos de leucócitos ou eritrócitos, ou precipitados de proteína podem aumentar artefatualmente a contagem de plaquetas.[10,11]

Esfregaço do Sangue Periférico

Um uso comum de revisão do esfregaço do sangue periférico é pelo pessoal de laboratório quando valores relatados por contadores automáticos são "assinalados" no impresso do resultado do aparelho, ou por hematologistas em circunstâncias de situação clínica nas quais é indicada verificação do resultado automático. O valor automático pode ser comparado a uma estimativa manual obtida contando-se o número médio de plaquetas presentes em 5 a 10 campos de alto aumento (HPF) de imersão em óleo (1.000×) e/ou o número de leucócitos em um número semelhante de campos de pequeno aumento (LPF). Os campos selecionados são escolhidos de regiões representativas que contêm uma monocamada uniforme de células, evitando-se a margem do esfregaço. A contagem de plaquetas e a contagem de leucócitos são estimadas, usando-se as fórmulas:

$$\text{Contagem de plaquetas (plaquetas/mm}^3) = \text{plaquetas médias por HPF} \times 15.000$$
$$\text{Contagem de leucócitos (células/mm}^3) = \text{leucócitos médios por LPF} \times 250$$

A avaliação do esfregaço do sangue periférico é importante na avaliação de doença hematológica e deve sempre ser efetuada em conjunto com revisão do aspirado de medula óssea e biópsia por agulha. Exame do esfregaço periférico não é necessário em casos simples de anemia decorrente de deficiência de ferro, vitamina B12 ou folato. Entretanto, ele pode ser muito útil em casos que não respondem à terapia e em casos de suspeita de hemólise ou anemias complexas, e é essencial na avaliação de doenças microangiopáticas como púrpura trombocitopênica trombótica (TTP). A presença de esferócitos, microsferócitos, esquizócitos, células em alvo, células afoiçadas, irregularidades da membrana dos eritrócitos, policromasia, e inclusões ou parasitas intracelulares deve ser procurada em casos de suspeita de hemólise, células lágrima e eritrócitos nucleados podem estar presentes em fibrose ou invasão tumoral da medula. Avaliação de anormalidades dos leucócitos como a presença de células imaturas e blastos está indicada em casos de suspeita de malignidade, enquanto outras alterações, como granulócitos hipogranulados e hipersegmentados, células de Pelger-Huet, granulações tóxicas e corpos de Döhle podem apontar um processo subjacente previamente insuspeitado.

Revisão da morfologia dos granulócitos por revisão do esfregaço periférico é superior a métodos automáticos para avaliar um desvio para a esquerda na série mieloide, ou uma proporção aumentada de formas imaturas, os quais podem ser um achado comum durante a resposta inicial a estresse ou infecção. A contagem de neutrófilos em bastão é efetuada manualmente fazendo-se a graduação de 1.000 neutrófilos em um esfregaço do sangue periférico corado com Romanowsky, e expressando-a em porcentagem ou como número absoluto.

Inspeção de rotina da morfologia das plaquetas está indicada em todos os pacientes com trombocitopenia recém-diagnosticada a fim de excluir grumos de plaquetas e trombocitopenia artefatual. Revisão do esfregaço sanguíneo também pode revelar anormalidades morfológicas como hipogranularidade, como na síndrome de plaquetas cinzentas ou mielodisplasia, ou a presença de plaquetas muito grandes em síndromes hereditárias como doença de Bernard-Soulier, e anomalia de May-Hegglin.

Aspirado/Biópsia de Medula Óssea

Indicações

Exame do aspirado e biópsia de medula óssea pode estabelecer ou excluir diagnósticos como anemia aplástica, síndrome mielodisplásica, hemofagocitose ou substituição da medula por células não hematopoéticas em pacientes com trombocitopenia e granulocitopenia persistente ou grave inexplicadas. Avaliação da medula óssea não está indicada em casos de anemia isolada em que a informação clínica e revisão do esfregaço periférico sejam suficientes para fazer o diagnóstico. Entretanto, em pacientes com anemia inexplicada, particularmente se necessitando de transfusões, um estudo da medula óssea é apropriado. Embora aspiração e biópsia de medula óssea sejam valiosas em malignidades hematológicas, e na triagem quanto à disseminação metastática de malignidades não hematológicas, técnicas radiológicas ou de medicina nuclear podem ser métodos mais sensíveis para detectar metástases. Medula óssea também pode ser usada para cultivar e identificar agentes infecciosos como micobactérias e fungos. Doenças como a de Gaucher ou amiloidose também podem ser descobertas, mas testes bioquímicos para a primeira ou biópsias menos invasivas para a última são mais úteis.

Riscos

Biópsia e aspiração da medula óssea podem ser feitas com mínimo desconforto usando-se anestesia local, e é geralmente muito segura quando efetuada por um operador experiente. Consentimento informado deve sempre ser obtido, para o procedimento bem como a realização de estudos de pesquisa ou testes laboratoriais especializados. Atenção deve ser dedicada ao conforto do paciente, bem como à obtenção de um volume de amostra adequado — particularmente biópsia por agulha — para realizar as análises indicadas. Infiltração da superfície de pele e periósteo com vários mililitros de lidocaína fornece suficiente anestesia para a maioria dos pacientes; sedação consciente deve ser reservada para aqueles com importante ansiedade e apreensão. Trombocitopenia não é uma contraindicação desde que marcos anatômicos adequados sejam identificados e pressão direta suficiente seja aplicada no local após o procedimento; alguns pacientes com defeitos da função das plaquetas ou trombocitopenia causada por mielodisplasia podem necessitar de transfusão de plaquetas para controle do sangramento. Anticoagulação deve ser descontinuada ou restringida por um tempo adequado antes do procedimento, e reposição de fator da coagulação ser utilizado em pacientes com graves déficits de fatores a fim de evitar sangramento importante.

Hemorragia e infecção local ocorrem raramente. Em um estudo de mais de 50.000 biópsias, houve 14 casos de hemorragia grave com uma morte, e 6 casos necessitando de transfusão.[14] Infecção pode ser manejada com segurança pelo uso de técnica estéril cuidadosa e cuidado local adequado, mesmo em pacientes com neutropenia e função imune comprometida.

Técnica

Em adultos, a crista ilíaca posterior é o local de escolha para a maioria dos hematologistas; ela pode ser localizada usando-se palpação direta com o paciente na posição de decúbito ventral e geralmente fornece amostras adequadas de aspirado e biópsia por agulha. A crista ilíaca anterior é uma alternativa razoável quando obesidade, irradiação local ou as condições locais da pele impedem um acesso posterior. Aspiração esternal pode ser justificada quando um acesso ilíaco não é possível. Entretanto, o acesso esternal não pode ser usado para obter um espécime de biópsia por agulha, pode ser menos bem aceito pelos pacientes, e é mais vulnerável a complicações. Penetração traumática ou fratura do esterno com lesão de estruturas subjacentes é uma complicação rara, porém grave de particular preocupação quando está presente dano estrutural subjacente secundário a malignidade ou mieloma múltiplo.

Aspirado de Medula Óssea

O aspirado de medula óssea é obtido avançando-se uma agulha com desenho especial provida de um obturador através do córtex adentro do espaço medular com o uso de pressão negativa para retirar células para dentro de uma seringa após remoção do obturador. A presença de partículas de medula individuais é determinada por inspeção visual. As partículas são espalhadas sobre uma lâmina de vidro, e elas podem ser coradas imediatamente para determinar a presença e morfologia dos elementos individuais da medula, como megacariócitos ou blastos na avaliação de suspeita de ITP ou leucemia. Suspensões celulares obtidas de um aspirado também podem ser usadas em estudos especiais como citogenética e citometria de fluxo, enquanto o coágulo do aspirado também pode ser fixado em um corte do coágulo, para ser corado com hematoxilina e eosina, ou outras colorações, da mesma maneira que uma biópsia de medula óssea. A medula pode ser inaspirável em alguns pacientes em decorrência de hipercelularidade, hipocelularidade, fibrose ou células de câncer metastático. Aspirados são menos confiáveis que biópsias para detectar comprometimento da medula óssea com malignidade e não úteis absolutamente para detectar mielofibrose ou granulomas.

Biópsia de Medula Óssea

Quase sempre é possível obter um espécime de biópsia, mesmo quando as células hematopoéticas foram totalmente substituídas por tecido fibroso ou tumor. Cortes de biópsia corados com hematoxilina e eosina mostram menos detalhe citoplasmático e nuclear do que esfregaços de aspirado corados com Romanowsky, mas fornecem outra informação essencial sobre arquitetura e celularidade da medula. O espécime de biópsia de medula óssea, ou cilindro (*core*), é obtido avançando-se ainda mais a agulha de biópsia de medula óssea através do espaço medular depois da remoção do obturador. Em algumas situações, o cilindro pode ser obtido do mesmo local de punção usado para obter o aspirado, avançando-se mais fundo dentro do córtex da medula após obter as células para o aspirado; esta técnica é conveniente para o operador e o paciente, mas pode ser associada com artefato de hipocelularidade, hemorragia, e arquitetura distorcida.[15] Artefato de aspiração pode ser reduzido obtendo-se um amostra de cilindro de tamanho maior (1,5-2,5 cm), o que pode, também, melhorar a avaliação da composição da medula. A amostra do cilindro da biópsia por agulha é ejetada da agulha usando-se uma sonda de metal, fixada, descalcificada, e corada com hematoxilina e eosina, colorações histoquímicas (para reticulina, colágeno, ferro), ou uma variedade de colorações imuno-histoquímicas.

Celularidade da Medula

A celularidade da medula deve ser estimada a partir da revisão de um espécime grande de biópsia por agulha. Uma vez que a celularidade da medula normal diminui com a idade, a celularidade percentual normal pode ser estimada subtraindo-se a idade do paciente de 100. Celularidade inapropriadamente baixa sugere dano medular, e celularidade alta pode ser compatível com uma doença proliferativa, displasia, reação a estresse, ou o uso de fatores de crescimento.

Número e Aparência de Megacariócitos

Um espécime normocelular de biópsia e aspirado deve conter múltiplos megacariócitos por campo de pequeno aumento (100×). Um aumento nos megacariócitos é compatível com renovação aumentada secundária à destruição periférica, inflamação, deficiência de ferro, ou doenças mieloproliferativas/mielodisplásticas. Números reduzidos de megacariócitos podem refletir doença primária da medula como anemia aplástica, trombocitopenia amegacariocítica, ou supressão secundária à quimioterapia. Megacariócitos normais aparecem como grandes células com núcleos multilobados ligados (três ou mais). A presença de um número substancial de megacariócitos menores com menos de três lobos nucleares indica um desvio para a esquerda na maturidade dos megacariócitos em razão de giro aumentado de plaquetas ou displasia; megacariócitos com um único núcleo ou múltiplos pequenos núcleos separados e citoplasma maturo são particularmente sugestivos de mielodisplasia.

Relação Mieloide: Eritroide

A relação mieloide:eritroide (M:E) é quantificada contando-se 300 a 500 células de uma amostra de aspirado. Em adultos, a relação M:E normal varia de 1:1 a aproximadamente 3:1. A relação M:E deve ser interpretada no contexto da celularidade global, da aparência qualitativa das células afetadas, e da clínica. Hiperplasia eritroide, caracterizada por uma baixa relação M:E em uma medula celular, sugere uma resposta eritroide a anemia (especialmente anemia hemolítica), mielodisplasia ou administração de eritropoetina.

Hipoplasia eritroide pode indicar aplasia de eritrócitos, eritropoese diminuída devido a autoimunidade, efeitos colaterais de medicação, ou transplante de células-tronco hematopoéticas ABO com importante incompatibilidade. Hiperplasia mieloide pode ser vista em resposta a estresse fisiológico, infecção, fatores de crescimento exógenos, ou em doenças mieloproliferativas. Hipoplasia mieloide com uma "parada da maturação" (uma ausência de precursores mieloides além do estágio de promielócito ou mielócito) pode refletir agranulocitose induzida por droga ou autoimune.

Células Mieloides e Eritroides

As linhagens celulares mieloide e eritroide devem demonstrar morfologia normal, uma distribuição normal da maturação, e maturação sincrônica do núcleo e citoplasma. Interrupção da sequência normal de maturação (tal como uma parada completa da maturação ou uma preponderância de formas celulares imaturas, ou um "desvio para a esquerda" do padrão de diferenciação), a presença de números excessivos de blastos, ou alterações displásicas afetando pelo menos duas das três linhagens principais de células hematopoéticas sugere uma doença hematológica grave. Um desvio brando à esquerda e alterações megaloblásticas brandas são mais inespecíficas.

Linfócitos e Células Plasmáticas

Existe substancial variação normal no número de linfócitos encontrado em uma amostra de medula, e estes elementos podem estar distribuídos difusamente ou em agregados linfoides bem-definidos. Agregados linfoides paratrabeculares podem ocorrer em linfoma folicular. Agregados linfoides benignos tipicamente contêm mais células T do que B quando são feitas colorações imuno-histoquímicas, enquanto coleções linfoides ricas em células B são mais provavelmente causadas por doenças linfoproliferativas clonais de células B.

Células plasmáticas usualmente constituem menos de 2% das células da medula; aumentos podem ser notados em doença inflamatória, gamopatia monoclonal benigna e mieloma múltiplo. Distinguir células plasmáticas reativas de neoplásicas em um esfregaço de aspirado de rotina pode ser difícil, uma vez que plasmocitose reativa causada por inflamação ou doença do fígado pode atingir 20 a 30%, e medulas hipocelulares são frequentemente ricas em células plasmáticas. Multinuclearidade extensa ou agregados de células plasmáticas de mais do que 5 a 10 células são suspeitos de malignidade, enquanto variação conspícua no tamanho celular e núcleos imaturos com nucléolos podem estar presentes no mieloma. Coloração imuno-histoquímica para cadeias kappa e lambda intracelulares dentro das células plasmáticas na biópsia de medula pode indicar a presença de um processo monoclonal; distinguir gamopatia monoclonal benigna de mieloma múltiplo pode exigir dados clínicos e laboratoriais adicionais. A presença de coleções concentradas de linfócitos plasmocitoides sugere macroglobulinemia de Waldenström ou linfoma linfoplasmocítico.

Outras Células Anômalas Presentes na Medula

Células malignas de origem epitelial ou mesenquimal aderem mais firmemente entre si e são mal aspiradas, formando grupos muito densos de células incomumente grandes com uma relação nucleocitoplasmática muito alta. Esses grumos podem ser raros; por essa razão, quando se está fazendo triagem de um aspirado quanto a células malignas, a lâmina inteira deve ser examinada em pequeno aumento incluindo a margem principal do esfregaço. Células tumorais também podem ser facilmente identificadas em biópsias de medula, e colorações imuno-histoquímicas especializadas podem, às vezes, ajudar a identificar o local de origem.

Reservas de Ferro da Medula Óssea

Quando o ferro medular está acentuadamente aumentado, grânulos amarelos de hemossiderina podem ser vistos em aspirado corado de rotina e preparações de biópsia. A coloração azul da Prússia, que detecta ferro especificamente, é necessária para avaliar reservas menores de ferro e grânulos de ferro nas células eritroides. Sideroblastos em anel são precursores eritroides contendo grânulos grosseiros de ferro circundando imediatamente pelo menos metade da circunferência nuclear em virtude da acumulação de ferro dentro das mitocôndrias. Eles sempre são anormais e significam síntese anômala de porfirina secundária a uma anormalidade congênita, deficiência de piridoxina, exposição a toxinas (como chumbo ou álcool), medicação ou mielodisplasia.

Embora as reservas de ferro teciduais possam ser pressupostas adequadas quando é demonstrado ferro corável na medula, isto não indica que as reservas podem ser mobilizadas para eritropoese efetiva. Por exemplo, quando os níveis de hepcidina estão elevados por inflamação crônica, ferro será aprisionado nos macrófagos e indisponível para síntese de hemoglobina. Em contraste, a ausência de ferro corável sugere reservas depletadas de ferro. A sensibilidade deste método depende fortemente da quantidade de amostra obtida; para rendimento máximo, pelo menos 7 partículas separadas devem ser avaliadas quanto a ferro corável.[16] Além disso, a ausência de ferro corável na medula pode incorretamente sugerir depleção de ferro decorrente de hipocelularidade, erro técnico, ou presença de antígenos celulares ligando-se a anticorpos marcados com corantes.[17]

Estudos Adicionais

A citometria de fluxo, que possibilita análises digitais computadorizadas de células de acordo com o tamanho, granularidade, e luz dispersada de corantes coloridos ligados a marcadores de células específicas, constitui um elemento essencial na análise de malignidade hematológica, clonalidade e outras anormalidades, e pode ser realizada em células do sangue periférico e da medula.[18]

Uma vez que uma variedade muito ampla de análises possíveis pode ser efetuada, o clínico deve especificar a dúvida clínica e o diagnóstico diferencial apropriado para o laboratório antes da coleta, para facilitar rotulação adequada e uso de ajustes apropriados nos aparelhos. Como no caso do CBC automático, citometria de fluxo está sujeita a erros e artefatos devido à coagulação e aglomeração de células; assim, as amostras devem ser coletadas cuidadosamente e tubos apropriadamente preparados e transportados rápida e seguramente para o laboratório.

Estudos de diagnóstico molecular como citogenética e hibridização *in situ* fluorescente (FISH) têm um papel importante no diagnóstico e acompanhamento de doenças hematológicas, especialmente malignidades mieloides, enquanto colorações imuno-histoquímicas e análise molecular de rearranjos de receptores de células T e B são críticas na documentação de clonalidade em malignidades linfoides.

■ TESTES SOROLÓGICOS PARA AVALIAR ANEMIAS NUTRICIONAIS E HIPOPROLIFERATIVAS

Ensaios de Ferro Sérico e Capacidade Total de Ligação de Ferro

Ferro sérico é medido por ensaios químicos automáticos após dissociação da transferrina.[19] A capacidade de ligação de ferro total (TIBC), que é, principalmente, ligação à transferrina, pode ser medida pela adição de excesso de ferro à amostra. Ferro não ligado é removido por absorção, e o ferro ligado à proteína é outra vez dissociado e medido pelo ensaio de ferro sérico. Em muitos laboratórios, a capacidade de ligação de ferro não saturado é agora medida diretamente por analisadores químicos automáticos e a TIBC é calculada.[19] A medição do ferro sérico pode ser falsamente elevada em espécimes contendo hemoglobina (espécimes hemolisados) e também por muitas horas transitoriamente após transfusão de unidades mais antigas de eritrócitos devido à remoção de eritrócitos danificados no armazenamento.[20] A porcentagem de saturação da transferrina pelo ferro é calculada dividindo-se o ferro sérico pela capacidade de ligação total de ferro e a seguir multiplicando-se por 100.

Há marcada variação diurna do ferro sérico em pessoas sadias, com níveis mais altos pela manhã; pela meia-noite, os níveis de ferro sérico podem ser muito baixos e podem cair na faixa de deficiência de ferro. Os níveis de ferro também variam com o ciclo menstrual, com um aumento de 10% a 30% pré-menstrualmente e uma diminuição na época da menstruação.[19] Deficiência de ferro é caracterizada por baixos valores de ferro sérico e capacidade de ligação total de ferro sérica elevada e, portanto, baixa saturação com ferro da transferrina. Os níveis de ferro sérico também caem abaixo do normal em pacientes com a anemia de inflamação/doença crônica, mas como a capacidade de ligação total de ferro também cai, a saturação de ferro percentual pode permanecer normal. Os níveis de ferro sérico e a porcentagem de saturação com ferro em pacientes com inflamação crônica grave se superpõem com aqueles encontrados na anemia ferropriva.[21] Os altos níveis de TIBC (mais de 300 μg/dL) em pacientes com deficiência de ferro não complicada são úteis para distinguir as duas entidades, mas quando coexistem depleção de ferro e inflamação, a TIBC frequentemente é baixa, e os ensaios de ferritina sérica e, possivelmente, receptores à transferrina se tornam necessários para ajudar a confirmar o diagnóstico de deficiência de ferro[21] (ver adiante).

Níveis elevados de ferro sérico e saturação de ferro ocorrem em múltiplas condições hereditárias e adquiridas (Quadro 27.1). Hemocromatose genética de muitos tipos diferentes resulta em deficiência de hepcidina, que leva à alta absorção de ferro gastrointestinal apesar de altos níveis de ferro. A sobrecarga de ferro da talassemia maior é, principalmente, causada por múltiplas transfusões, mas também é agravada pela absorção de ferro gastrointestinal aumentada que é estimulada pela supressão

Quadro 27.1 Causas de Alto Ferro Sérico e Saturação de Ferro

Estados de Sobrecarga de Ferro

Hemocromatose genética
 Mutações de HFE, TfR, HJV, hepcidina, ferroportina
Hemossiderose transfusional

Reutilização de Ferro Prejudicada

Aplasia eritrocítica pura
Anemia aplástica
Eritropoese ineficaz
 Anemias megaloblásticas nutricionais
 Anemias sideroblásticas
 Talassemia intermediária e maior
Anemias diseritropoéticas congênitas

Mecanismos Desconhecidos ou Múltiplos

Hepatite C
Cirrose hepática
Alcoolismo crônico

---

da hepcidina pela eritropoese aumentada.[22] Este último mecanismo se responsabiliza pela sobrecarga de ferro em pacientes com talassemias intermediárias e anemias hemolíticas. Níveis elevados de ferro sérico também resultam da falta de reutilização de ferro, como nas anemias megaloblásticas e sideroblásticas, e na aplasia eritrocítica pura. Outras causas incluem hepatite aguda fulminante decorrente de lesão grave dos hepatócitos e também hepatite crônica, particularmente hepatite C. Em pacientes com deficiência de ferro, uma elevação no ferro sérico a níveis acima de 100 mcg/mL pode ocorrer 1 a 2 horas após ingestão de 325 mg de sulfato ferroso na forma de um comprimido ou elixir, o que indica biodisponibilidade apropriada e absorção normal no intestino delgado.[21]

Receptor Solúvel da Transferrina

Receptor solúvel da transferrina, uma forma truncada de receptor tecidual da transferrina, é medido por um imunoensaio ligado a enzima "tipo sanduíche". Os níveis de receptor sérico da transferrina estão elevados em estados de eritropoese aumentada tais como anemias hemolíticas, anemia megaloblástica, talassemia, e também na anemia ferropriva. Os níveis de receptor da transferrina estão diminuídos em condições de eritropoese reduzida tais como anemia aplástica e insuficiência renal. O ensaio é descrito como distinguindo deficiência de ferro da anemia de inflamação/doença crônica,[21,23] mas superposição nos níveis de receptores entre as duas condições muitas vezes é observada. A relação do nível de receptor da transferrina sérico para o nível de ferritina ou para o log do nível de ferritina pode ser mais útil para distinguir entre as duas entidades ao confirmar quando elas coexistem.[23] Níveis elevados de receptor da transferrina observados em alguns pacientes com anemia de inflamação provavelmente refletem disponibilidade limitada de fundos de ferro funcionais para eritropoese, em vez de reservas de ferro esgotadas.[24] Ensaios automáticos são agora disponíveis.[23,25] Conforme discutido anteriormente, alterações no conteúdo de hemoglobina do reticulócito, que é uma medida direta da hemoglobinização dos novos eritrócitos, podem ser a medida mais dinâmica e sensível da disponibilidade de ferro funcional durante hematopoese ativa.

Ferritina Sérica

A ferritina sérica pode ser medida por uma variedade de imunoensaios.[19] O nível de ferritina sérica geralmente se correlaciona com as reservas de ferro do corpo. O ensaio de ferritina é mais útil clinicamente nos extremos: baixos valores (< 15 ng/mL) são muito sensíveis a depleção das reservas de ferro e níveis muito altos (> 1.000 ng/mL) geralmente indicam estados de sobrecarga de ferro. Uma vez que a ferritina sérica é um reagente de fase aguda, os pacientes que têm, ao mesmo tempo, deficiência de ferro e anemia de inflamação ou doença hepática frequentemente têm níveis de ferritina sérica na faixa normal, geralmente entre 40 e 70 ng/mL,[21] e menos de 7% dos pacientes anêmicos com reservas de ferro esgotadas excederam um nível de ferritina sérica de 100 ng/mL em um estudo.[26] O índice receptor solúvel da transferrina/log da ferritina foi descrito como diagnosticando deficiência de ferro em 25% dos pacientes com anemia de inflamação e níveis de ferritina > 100 ng/mL.[23]

Níveis muito altos de ferritina geralmente indicam estados de sobrecarga de ferro resultando de hemocromatose genética, doença hepática, particularmente hepatite C crônica, ou hemossiderose transfusional. Pacientes com estas doenças terão níveis de ferro sérico elevados. Níveis ultra-altos acima de 5.000 ng/mL são muitas vezes observados em estados inflamatórios graves, tais como doença fúngica ou micobacteriana disseminada, ou em doenças associadas à ativação dos macrófagos, por exemplo, doença de Still ou síndromes associadas à hemofagocitose. O Quadro 27.2 lista as causas de altos níveis de ferritina não associados com altos níveis de ferro sérico, as quais incluem causas genéticas como síndrome de hiperferritinemia–catarata[27] e causas aparentemente adquiridas como a síndrome "metabólica" associada a diabetes, obesidade e esteatose hepática.[28] Na presença de inflamação ou doença hepática concomitante, os níveis de ferritina podem não medir acuradamente a resposta à terapia de quelação do ferro em pacientes com hemossiderose transfusional e níveis muito altos (> 1.000 ng/mL).

Vitamina B$_{12}$ (Cobalamina) Sérica

Vitamina B$_{12}$ sérica geralmente é analisada por um ensaio de ligação competitiva ligado a enzima mais frequentemente baseado na ligação a fator intrínseco.[19] Níveis séricos abaixo de 100 pg/mL são quase invariavelmente associados a deficiência celular de cobalamina, conforme refletido por níveis elevados de ácido metilmalônico sérico (ver adiante).[29] Cinquenta por cento dos pacientes com níveis de cobalamina entre 100 e 200 pg/mL e até 10% dos pacientes entre 200 e 300 pg/mL têm níveis elevados de ácido metilmalônico indicando deficiência celular. Acima de 300 pg/mL, só 0,1% dos pacientes têm deficiência de cobalamina celular. Baixa cobalamina sérica em pacientes com níveis normais de ácido metilmalônico pode indicar depleção inicial de reservas de cobalamina ou níveis reduzidos de transcobalamina I, a principal proteína ligadora de cobalamina no plasma, a qual no entanto não desempenha um papel na utilização de cobalamina pelas células hematopoéticas. Condições clínicas nas quais as células mieloides, o principal produtor de transcobalamina I, são gravemente esgotadas como na anemia aplástica podem resultar em baixos níveis de cobalamina sérica. Pacientes com mieloma e aqueles com infecção pelo HIV frequentemente têm baixos níveis inexplicados de cobalamina, possivelmente em razão de uma massa reduzida de células mieloides. Pacientes cujos níveis permanecem baixos após tratamento parenteral com cianocobalamina provavelmente têm deficiência genética de transcobalamina I. Níveis elevados de cobalamina são vistos após tratamento com vitamina B$_{12}$ parenteral, em pacientes com necrose hepática, ou por causa de proteínas ligadoras de B$_{12}$ aumentadas associadas a doenças mieloproliferativas, particularmente leucemia mieloide crônica não tratada.[19]

Quadro 27.2 Causas de Hiperferritinemia sem Saturação de Ferro Sérico Aumentada
Inflamação
Infecção
Síndrome metabólica
Malignidade
Síndrome de ativação dos macrófagos
Mutações da ferroportina (tipo clássico)
Síndrome de hiperferritinemia–catarata (mutação L do gene da ferritina [FTL])
Tratamento com ferro parenteral da anemia ferropriva refratária a ferro (mutação TEMPRSS6)

Ácido Metilmalônico Sérico

Metilmalonil desidrogenase é uma enzima dependente de cobalamina necessária para transformação de metilmalonato em succinato em células de mamíferos. Ácido metilmalônico é analisa por cromatografia liquidogasosa ou espectrometria de massa.[19] Ácido metilmalônico sérico e urinário aumentam em mais de 95% dos pacientes com deficiência celular de cobalamina. A maioria dos pacientes com níveis normais de ácido metilmalônico e baixa cobalamina sérica na ausência de macrocitose ou anemia são considerados como tendo reservas esgotadas sem deficiência de cobalamina celular. Na insuficiência renal, excreção reduzida de ácido metilmalônico pode levar a níveis séricos elevados na ausência de deficiência celular de cobalamina. Um diagnóstico de deficiência celular de cobalamina pode ser confirmado pela demonstração de uma diminuição nos níveis de ácido metilmalônico sérico ao normal depois do início do tratamento com cobalamina.

Homocisteína Sérica

Deficiência de ácido fólico, cobalamina ou piridoxina (vitamina B6) impede a metilação da homocisteína para formar metionina e leva a níveis aumentados de homocisteína sérica, que podem ser medidos por vários métodos.[19] Deficiência celular de cobalamina geralmente causa níveis elevados de ambos ácido metilmalônico e homocisteína sérica, mas em 5% dos pacientes deficientes em cobalamina só a homocisteína sérica será elevada. Na prática usual, não é custo-efetivo usar homocisteína para confirmar deficiência celular de cobalamina ou folato. Níveis de homocisteína são mais frequentemente obtidos para a avaliação clínica do risco de hipercoagulabilidade arterial ou venosa (Capítulo 22). Outras causas de níveis elevados de homocisteína incluem insuficiência renal e anormalidades hereditárias nas enzimas necessárias ao ciclo do ácido fólico e metabolismo dos aminoácidos contendo enxofre.

Ensaio de Anticorpo ao Fator Intrínseco Sérico

Um resultado positivo neste ensaio é altamente específico para um diagnóstico de má absorção de cobalamina causada por depleção autoimune de fator intrínseco (anemia perniciosa), mas a sensibilidade do ensaio sérico é inferior a 50%.

Ensaios de Folato Sérico e Eritrocítico

Estes níveis são determinados por um ensaio competitivo de ligação a receptor.[19] Os níveis de folato sérico refletem ingestão dietética recente, enquanto os níveis de folato eritrocítico refletem as reservas de folato na época em que o eritrócito foi formado. Uma vez que cobalamina é necessária para captação celular de folato, níveis reduzidos de folato eritrocítico são encontrados com deficiência de folato ou cobalamina; portanto, um nível de cobalamina sérica é sempre necessário para interpretar um nível baixo de folato eritrocítico. Folato eritrocítico é medido a partir de um hemolisado preparado a partir de sangue total, e níveis elevados de folato sérico podem portanto afetar o valor do folato eritrocítico. Folato sérico elevado é encontrado em estados de deficiência de cobalamina e após tratamento com ácido fólico. Testar os níveis de cobalamina é essencial na avaliação de pacientes com presumida deficiência de folato, uma vez que reposição de ácido fólico pode melhorar a anemia, mas não as complicações neurológicas potencialmente irreversíveis da deficiência de cobalamina. Deficiência de folato nos Estados Unidos tornou-se rara, mesmo em indivíduos nutricionalmente deficientes e alcoólicos, desde que os produtos de grãos de cereais foram fortificados com folato para reduzir o risco de defeitos de tubo neural fetal. Por essa razão, uma fez que a deficiência de ácido fólico é infrequente neste país e tão facilmente tratada, é provável que a avaliação dos níveis séricos e eritrocíticos de folato em pacientes com anemia não seja mais custoefetiva, e deva ser limitada àqueles com suspeita de terem má absorção.

Eritropoetina Sérica

Em pacientes com anemia refratária decorrente de insuficiência da medula, níveis marcadamente elevados de eritropoetina (acima de 500-1.000 U/mL) geralmente predizem falha da terapia com eritropoetina recombinante. Este imunoensaio pode, portanto, ser útil para identificar um subconjunto de pacientes que não tendem a se beneficiar da terapia com agentes estimuladores da eritropoese. Por outro lado, pode não valer a pena dosar níveis de eritropoetina em pacientes com insuficiência renal, malignidade ou inflamação, uma vez que os níveis de eritropoetina nestas condições são comumente baixos (abaixo de 100 U/mL) e a deficiência é tratável.

Ensaios de eritropoetina que sejam sensíveis a baixos níveis são úteis para distinguir policitemia vera de outras causas de eritrocitose. Pacientes com policitemia vera têm níveis abaixo da faixa normal, compatíveis com proliferação autônoma das células progenitoras eritroides. Baixos níveis de eritropoetina também podem ser vistos em raros pacientes com eritrocitose primária causada por anormalidades genéticas na via de sinalização da eritropoetina e em alguns pacientes nos quais a causa não pode ser identificada (eritrocitose idiopática).[30] Os níveis de eritropoetina em pacientes com policitemia secundária frequentemente estão dentro da faixa normal, mas, muitas vezes, se tornarão elevados após tratamento por flebotomia.

TESTES PARA AVALIAÇÃO DE HEMOGLOBINAS ANORMAIS E ANEMIAS HEMOLÍTICAS

Eletroforese da Hemoglobina

Os métodos históricos usados para diferenciar e quantificar hemoglobinas anormais e as hemoglobinas menores incluíram eletroforese alcalina e ácida, e foram substituídos pela cromatografia líquida catiônica de alto desempenho (HPLC), focalização isoelétrica (IEF) e eletroforese capilar nos grandes laboratórios clínicos.[31] Laboratórios clínicos menores podem continuar a usar eletroforese alcalina em acetato de celulose ou em gel de agarose em pH 8,6 para triagem de amostras de pacientes e para identificar as hemoglobinas comuns A, S e C. Quando são observadas hemoglobinas aberrantes, os níveis são quantificados usando-se densitometria (Figura 27.1). As hemoglobinas menores F e A_2 são também separadas por este método, mas seus níveis em adultos não podem ser medidos acuradamente por densitometria. Uma vez que várias hemoglobinas G e D comigram com Hb S, um teste de solubilidade é usado rotineiramente para confirmar a presença de S (ver adiante). Eletroforese em ágar citrato ácida em pH 6,0 também separa hemoglobinas A, S, C e F e é usada rotineiramente para confirmação de Hb S e C. Ela é capaz de distinguir as hemoglobinas Hb D (contendo cadeias de globina beta mutadas) e Hb G (contendo cadeias de globina alfa mutadas) de Hb S. Eletroforese em ágar citrato ácida também separa Hb C de Hb E e Hb O Arab, variantes que comigram com C em eletroforese alcalina e HLPC.[31]

IEF e HLPC são usadas em programas de triagem neonatal porque elas têm maior potência do que eletroforese alcalina ou em ágar ácida para separar hemoglobina fetal de S e A; IEF e HPLC também são mais caras e exigem maior experiência para interpretação.[19]

Teste de Solubilidade Falciforme

A insolubilidade da Hb S desoxigenada em um tampão fosfato concentrado pode ser aproveitada para confirmar que uma hemoglobina com a mobilidade eletroforética apropriada é realmente Hb S. Como

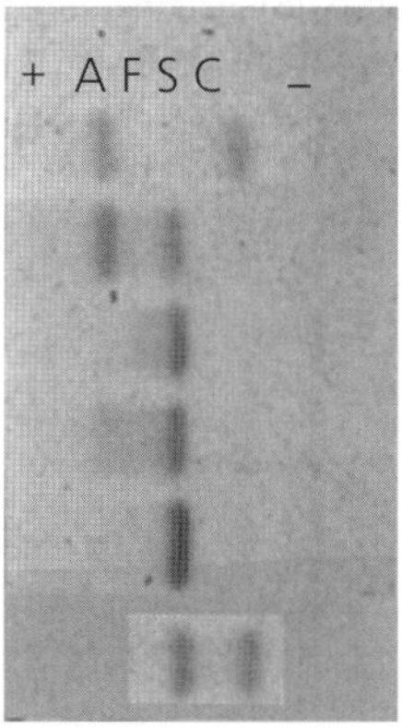

Hemoglobinas

AC

AS

SS + F

Talassemia Sb⁺

Talassemia Sb°

SC

FIGURA 27.1 Eletroforese da hemoglobina, em acetato de celulose, pH 8,6.

o teste de solubilidade não é capaz de distinguir entre traço falciforme e doença falciforme, ele não é útil para diagnosticar a doença eritrofalcêmia em contextos clínicos.

Preparação de Células de Falciformes

Eritrócitos de indivíduos com traço falciforme ou homozigotos para hemoglobina S tomarão a forma de foice quando desoxigenados. Este teste foi substituído pelo teste de solubilidade de células falciformes para confirmar a presença de Hb S. Ele também não distingue traço falciforme de doença falciforme.

Quantificação de Hb A_2

HPLC é o método de escolha para esta medição.[31] Cromatografia em coluna também é, frequentemente, usada, mas pode não ser confiável na presença de Hb S. Níveis elevados de Hb A_2 acima de 3,5% geralmente confirmarão um diagnóstico de traço de talassemia β. A presença de deficiência de ferro pode baixar o nível de Hb A_2 para a faixa normal. Pacientes com traço de talassemia α ou δβ têm níveis normais de Hb A_2. Quando é clinicamente necessário confirmar talassemia alfa, são necessários métodos baseados em DNA, por exemplo, no caso de um casal do sudeste asiático com microcitose que está em risco de ter um feto com hidropsia fetal ou doença de Hb H.[31]

Quantificação de Hb F

Muitos laboratórios clínicos continuam a usar o teste de álcali-desnaturação para quantificar a porcentagem de Hb F. Este teste aproveita a solubilidade persistente da Hb F sob condições alcalinas, que precipitam a maioria das outras hemoglobinas. Depois de tratamento com álcali, a Hb F residual pode ser separada por filtração e quantificada espectrofotometricamente. O ensaio é preciso com amostras contendo até 10 a 15% de Hb F, mas, frequentemente, subestimará níveis mais altos. Métodos baseados em HPLC são mais precisos para o ensaio de níveis mais altos de Hb F.

Células Hb F

Hb F pode também ser medida imunologicamente para determinar a quantidade de Hb F nos eritrócitos e distinguir células contendo alta Hb F ("células F") de eritrócitos contendo baixos níveis de Hb F. Uma distribuição uniforme de Hb F é encontrada nos eritrócitos de pacientes com persistência hereditária de hemoglobina fetal (Capítulo 4).

Testes para Hemoglobinas Instáveis

Algumas hemoglobinas instáveis como Hb Zurich e Hb Köln podem ser reconhecidas pela sua propensão a precipitar quando hemolisados são expostos ao calor (50°C) ou isopropanol a 17%. Hemoglobinas instáveis também podem ser detectadas pela formação de corpos de Heinz (hemoglobina desnaturada) em eritrócitos intactos após exposição a condições oxidantes. Estas inclusões, localizadas perto da membrana do eritrócito, são detectadas, microscopicamente, pela sua coloração azul depois da incubação dos eritrócitos com colorações supravitais como azul de cresil brilhante ou azul de metileno novo (Capítulo 3).

Glicose-6-Fosfato Desidrogenase

Testes qualitativos ou quantitativos são usados em laboratórios clínicos para detectar deficiência de G6PD. Os ensaios dependem da geração de NADPH a partir de NADP. O teste de triagem mais comum é o teste de mancha fluorescente, que depende da fluorescência intrínseca de NADPH. Reticulócitos de indivíduos com a variedade mais comum de deficiência de G6PD vista nos Estados Unidos (G6PD A–) têm quantidades muito mais altas da enzima do que as presentes em eritrócitos maturos. Deficiência não pode ser diagnosticada por estes testes em indivíduos G6PD A– se reticulocitose tiver se desenvolvido em resposta a hemólise produzida por uma substância ou droga oxidante. Corpos de Heinz (hemoglobina desnaturada, ver acima) também pode ser reconhecida nos eritrócitos neste contexto. Mulheres heterozigotas também podem escapar à detecção por testes de triagem.[32]

Haptoglobina Sérica

Esta proteína ligadora de hemoglobina pode ser analisada por métodos nefelométricos ou turbidimétricos.[19] Haptoglobina é um reagente de fase aguda, mas sua principal utilidade é que níveis muito baixos são um indicador de hemólise aguda ou crônica. Hemoglobina livre ligada à haptoglobina é removida pelo sistema reticuloendotelial em menos de 30 minutos. Hemólise *in vivo* de tão pouco quanto 50 mL de eritrócitos esgotará a haptoglobina do sangue. Na ausência de continuação da hemólise, ela levará pelo menos 5 dias para se regenerar aos níveis normais. A faixa normal varia amplamente devido a diferenças genéticas nas cadeias alfa. Raros pacientes têm níveis muito baixos de haptoglobina de base genética. Pacientes com doença hepática grave podem ter níveis diminuídos de haptoglobina em razão da falta de síntese hepática.

Hemossiderina Urinária

Em pacientes com hemólise intravascular crônica tal como hemoglobinúria paroxística noturna ou hemólise por válvula cardíaca, a excreção renal de hemoglobina leva à captação de heme, com subsequente acúmulo de hemossiderina nas células tubulares renais. Depois de corar o sedimento urinário com azul da Prússia, avaliação microscópica do sedimento demonstrará partículas coradas em azul em cilindros renais indicando deposição de ferro nas células tubulares.

■ HEMOSTASIA E ENSAIOS DA COAGULAÇÃO

Tempo de Tromboplastina Parcial Ativada

Este ensaio mede o tempo necessário para iniciar coagulação depois que plasma citratado é incubado com cálcio, uma tromboplastina parcial (uma fonte de fosfolipídio desprovida de fator tecidual) e um agente ativador de superfície. Instrumentos automáticos detectam o início de coágulo mecanicamente ou baseados em alterações turbidimétricas.[33] O tempo de tromboplastina parcial ativada (aPTT) é particularmente sensível a deficiências de fatores VIII e IX, mas também será prolongado por deficiências menos comuns de fatores XI, X, V, protrombina e fibrinogênio. Reduções brandas no fator VIII (> 30%) e fibrinogênio (> 100 mg%), no entanto, podem não ser detectadas por este ensaio.[33] Deficiências muito raras de fator não associadas a sangramento, fator XII, pré-calicreína e alto peso molecular também prolongarão o aPTT.

O aPTT também é comumente prolongado por anticoagulantes (antitrombinas como heparina, hirudina, argatroban, bivalirudina, dabigatran), anticoagulantes lúpicos e menos comumente anticorpos fator-específicos (geralmente contra fator VIII; anticorpos contra outros fatores são raros). Persistência de um aPTT prolongado em estudos de mistura 1:1 (50% plasma do paciente misturado com 50% plasma normal) sugere a presença de um anticorpo. Detecção de anticorpo contra fator VIII pode necessitar de incubação da mistura 1:1 com plasma normal por 1 hora a 37°C para permitir que anticorpo se ligue a Fator VIII. A presença de anticoagulantes lúpicos pode ser confirmada pela demonstração da correção de um aPTT prolongado pela adição de fosfolipídio (ver adiante). Pan-inibidores podem ocorrer raramente em pacientes com macroglobulinemia de Waldenström ou mieloma múltiplo devido a paraproteínas M inativando múltiplos fatores da coagulação. Uma causa rara de deficiências graves adquiridas de fator IX e X e V é absorção dos fatores da coagulação em depósitos amiloides de amiloidose sistêmica primária.[33]

Terapia com heparina não fracionada é mais frequentemente monitorada usando-se o aPTT para evitar níveis subterapêuticos e supraterapêuticos. Um problema recorrente é a variabilidade da sensibilidade das muitas tromboplastinas parciais disponíveis à heparina bem como resultados diferindo dependendo dos instrumentos usados. Uma curva padrão deve ser gerada para comparar níveis de PTT com níveis de heparina conforme medidos por um ensaio de anti-Xa em um grupo de pacientes recebendo heparinoterapia com dose plena, a fim de confirmar a faixa terapêutica de qualquer novo reagente do aPTT e o instrumento usado. Depois de testar vários reagentes do aPTT desta maneira, um estudo sugeriu que teste do aPTT para uma razão controle de 2,0 a 3,0 é geralmente uma boa faixa alvo para níveis terapêuticos de heparina.[34] Em razão da preocupação a respeito da variabilidade da sensibilidade dos reagentes aPTT, muitos laboratórios agora monitoram níveis de heparina unicamente pela sua capacidade de inibir anti-Xa. O aPTT não é sensível a heparinas de baixo peso molecular (LMWH). Quando está indicado monitoramento de LMWH, como em pacientes com insuficiência renal, obesidade, gravidez, ou antes de cirurgia eletiva, é necessário usar um ensaio anti-Xa para a LMWH específica.

Resultados espúrios do aPTT são geralmente causados por tubos insuficientemente cheios, baixas relações plasma para citrato devido a hematócritos altos, demoras na entrega de amostras ao laboratório, ou contaminação com líquidos intravenosos ou heparina.

Tempo de Protrombina

O tempo de protrombina (PT) utiliza uma tromboplastina mais potente para detectar deficiências de fatores VII, V, X, protrombina, e fibrinogênio,[33] e por essa razão é valioso para avaliar função hepática e monitorar terapia com varfarina que abaixa os fatores dependentes da vitamina K II, VII, IX e X, que são sintetizados pelo fígado. Deficiências hereditárias destes fatores e autoanticorpos são raros. Deficiência hereditária de fator VII, a mais comum, será reconhecida pelo prolongamento isolado do tempo de protrombina. Deficiências de fatores X, V, protrombina, e fibrinogênio prolongarão ambos o aPTT e o PT.

Alguns anticoagulantes lúpicos podem afetar o PT bem como o aPTT; em raros casos, desenvolvem-se anticorpos antiprotrombina, que removem protrombina da circulação, causando deficiência grave e sangramento. Também raramente, exposição a trombina bovina desencadeará o desenvolvimento de anticorpos antitrombina e antifator V.

A razão normalizada internacional (INR) tem sido útil para padronizar o controle da terapia com varfarina.[33] A INR é a relação do TP do paciente para o PT normal médio elevada à potência do International Sensitivity Index (ISI) do reagente tromboplastina usado. As tromboplastinas comerciais são calibradas e recebem um valor ISI, o qual reflete sua sensibilidade a plasma varfarinizado. Pode ser enganoso usar a INR para descrever o prolongamento do PT em um paciente não recebendo varfarina, particularmente em pacientes com doença hepática.[33] O PT é vulnerável aos mesmos artefatos pré-analíticos descritos acima para o ensaio do aPTT.

Tempos de Coagulação Ativada

Tempos de coagulação ativada (ACT) são usados no local para procedimentos de cirurgia cardíaca e cateterismo cardíaco.

Tempo de Trombina

Este ensaio mede o tempo para iniciar coagulação por baixas concentrações de trombina, as quais liberam apenas fibrinopeptídeo A e B. O tempo de trombina é prolongado por baixos níveis de fibrinogênio ou a presença de heparina, paraproteínas, disfibrinogênios, ou produtos de degradação de fibrina(ogênio).[33] O tempo de reptilase é prolongado por moléculas similares, mas é insensível à heparina, uma vez que só fibrinopeptídeo A é liberado do fibrinogênio solúvel. Disfibrinogenemia pode ser confirmada comparando-se o nível antigênico do fibrinogênio com aquele determinado pelo ensaio com base no tempo de trombina. Ela pode ser hereditária ou adquirida, geralmente secundária à doença hepática.[33]

Ensaios de Fatores Específicos

A maioria dos ensaios de fatores específicos é baseada na capacidade do plasma do paciente de corrigir tempos de coagulação de plasma deficiente em fator específico em ensaios baseados no PTT ou PT (Capítulo 20). Deficiência de fator XIII, que é importante para ligar cruzadamente monômeros de fibrina, desse modo aumentando a estabilidade do coágulo, não é associada com anormalidades do aPTT, PT ou tempo de trombina. Fator XIII é medido imunologicamente ou pela solubilidade do coágulo formado em ureia.[33]

Fibrinogênio

Níveis de fibrinogênio são determinados rotineiramente usando-se um ensaio baseado no tempo de trombina usando altas concentrações de trombina, mas também podem ser usados métodos químicos ou imunológicos.[33] Uma vez que fibrinogênio é um reagente de fase aguda, os níveis frequentemente estão elevados em pacientes com inflamação e malignidade. Níveis diminuídos são encontrados com coagulação intravascular disseminada, na síndrome hemofagocítica, em hepatopatia avançada, tratamento com asparaginase, ou raramente como uma condição hereditária.

Lise do Coágulo de Euglobulina

Euglobulina, um precipitado do plasma contendo fibrinogênio, plasminogênio, e inibidor do plasminogênio sem a maioria dos inibidores da fibrinólise, é preparada da amostra do paciente, e coagulada com trombina; o tempo necessário para lise do coágulo é a seguir determinado. Uma vez que as euglobulinas são desprovidas de inibidores, a lise do coágulo normalmente ocorre muito rapidamente (dentro de 90-300 minutos). Tempos de lise anormalmente curtos ocorrem em estados de hiperfibrinólise como doença hepática grave, mas também podem simplesmente refletir má formação do coágulo devido a hipofibrinogenemia.

D-Dímero (Dímero D)

Este ensaio imunológico detecta produtos de degradação de fibrina que são ligados cruzadamente em virtude da ação da trombina e fator XIIIa. Níveis elevados indicam formação local extensa de fibrina (trombose venosa profunda, êmbolos pulmonares, pneumonia, estados pós-operatórios) ou coagulação intravascular disseminada. O valor de um valor positivo para predizer trombose localizada é pouco, particularmente na presença de condições comórbidas como infecção, inflamação ou malignidade. Um ensaio de D-dímero de alta sensibilidade ou moderadamente sensível negativo é mais útil para excluir trombose.[35,36] Um nível de D-dímero positivo também tem sido usado para predizer recorrência de trombose após descontinuar tratamento de uma trombose não provocada inicial,[37] mas fatores como idade e sexo são também importantes a considerar juntamente com o nível de D-dímero.[38]

Testes da Função das Plaquetas

Sangramento mucocutâneo na presença de uma contagem normal de plaquetas pode indicar disfunção das plaquetas. Agregação das plaquetas em resposta a epinefrina, ADP e colágeno avaliada por agregometria de transmissão de luz ou de impedância é o método mais efetivo de testar quanto à disfunção das plaquetas. A disponibilidade de ensaios de agregometria é frequentemente limitada. Eles requerem que o paciente se apresente no laboratório de teste, uma vez que plasma rico em plaquetas ou sangue total deve ser testado rapidamente após punção venosa a fim de evitar ativação das plaquetas *in vitro* e resultados espúrios.

O tempo de sangramento foi usado frequentemente no passado para triagem quanto a suspeita de disfunção das plaquetas. Na técnica de Ivy modificada, um gabarito é usado para fazer duas incisões na superfície volar do antebraço paralelas à prega antecubital, enquanto um manguito de pressão arterial aplicado no braço é inflado a 40 mmHg. Sangue é delicadamente removido das incisões cada 30 segundos. A técnica é afetada pela profundidade da incisão, a habilidade do tecnólogo, e também as características da pele do paciente. Ela pode ser anormal em pacientes com doença de Ehlers–Danlos, osteogenesis imperfecta e escorbuto.[33] Por essas razões, sua reprodutibilidade é um problema; nem ela demonstrou ser útil como uma triagem geral quanto a risco hemorrágico.

Na última década, foram desenvolvidos instrumentos automáticos que podem ser usados mais confiavelmente como um teste de triagem para anormalidades da função das plaquetas.[33] Muitos destes instrumentos parecem ser mais úteis para detectar uso de aspirina, e alguns foram projetados especificamente para monitorar terapia antiplaquetas, incluindo aspirina e clopidogrel.[39] O PFA-100, o primeiro instrumento e motivo de mais estudos, mede o tempo que plaquetas aspiradas a uma grande velocidade tangencial através da abertura de uma membrana revestida com colágeno e ou epinefrina ou ADP se agregam e obstruem fluxo adicional (o tempo "de fechamento"). O PFA-100 é útil em triagem para doença de von Willebrandd (VWD) moderada e grave e para monitorar o efeito da terapia com desmopressina,[40] embora sua sensibilidade e especificidade na triagem para VWD mais branda e defeitos mais raros da função de secreção e armazenamento das plaquetas tenham sido questionadas.[41,42] Achados anormais necessitam ser confirmados por testagem específica para doença VWD (antígeno VWD, ensaio de cofator ristocetina e análise de multímeros) ou por agregometria das plaquetas ou outros ensaios específicos.[41,42] Digno de nota é que, uma vez que tais medicações tenham sido excluídas como a causa de prolongamento do tempo de fechamento, 90% das anormalidades serão ocasionadas por VWD e 10% provocadas por outros defeitos das plaquetas.

O tempo de sangramento ou os instrumentos automáticos podem também ser úteis na triagem inicial de pacientes que necessitam de procedimento invasivo e que têm doenças adquiridas que afetam a função das plaquetas como insuficiência renal grave, doenças mieloproliferativas, ou disfunção das plaquetas induzida por droga.[33]

■ TESTES DE HIPERCOAGULABILIDADE

Antitrombina, Proteína C e Proteína S

Ensaios funcionais destas proteínas são mais sensíveis à deficiência do que os ensaios baseados em antígeno. Pacientes heterozigotos para um defeito hereditário em um destes fatores tipicamente têm só reduções modestas em relação ao limite inferior nos níveis de fatores. Não obstante, eles podem estar em risco importante de hipercoagulabilidade venosa (particularmente em pacientes com deficiência de antitrombina). Deficiência adquirida de antitrombina ocorre em coagulação intravascular disseminada, doença hepática, heparinoterapia e trombose extensa. Deficiência adquirida de proteínas C e S ocorre com deficiência de vitamina K, terapia com varfarina e trombose extensa. Deficiência de proteína S livre ocorre em pacientes com proteína ligadora de C4b aumentada secundária à inflamação. Estes ensaios não devem ser efetuados no contexto de tromboembolismo venoso.

Resistência à Proteína C Ativada

Anormalidade deste ensaio com base no aPTT é, principalmente, associada ao polimorfismo herdado de fator V Leiden. Este ensaio foi substituído por ensaios moleculares de fator V Leiden.

Anticoagulantes Lúpicos

Estes anticorpos adquiridos à β_2-glicoproteína-1, uma proteína com alta afinidade por fosfolipídio, podem ser associados à hipercoagulabilidade arterial e venosa. Por outro lado, ensaios positivos são vistos frequentemente em indivíduos sadios sob todos os demais aspectos e podem ser transitórios. Os ensaios funcionais, o teste do veneno de víbora de Russell diluído (DRVTT) e testes de baixo fosfolipídio baseados no aPTT (com confirmação por testes de alto fosfolipídio ou neutralização de plaquetas), podem ser mais sensíveis ao risco de trombose do que os testes sorológicos para anticorpos anticardiolipina. Veneno de víbora de Russell ativa diretamente o fator X, contornando o fator VII e os fatores mais iniciais na via intrínseca (Capítulos 20 e 22).

Fator V Leiden e Protrombina G20210A

Os ensaios moleculares para estas mutações comuns, essencialmente polimorfismos, não são afetados pela presença de tromboembolismo venoso agudo.

■ TESTES PARA AVALIAÇÃO DE PACIENTES COM MALIGNIDADES HEMATOLÓGICAS

Eletroforese das Proteínas Séricas

A eletroforese separa proteínas principalmente com base na carga elétrica, o que pode ser realizado por eletroforese em gel de agarose ou a eletroforese de zona capilar automática.[19] Quando proteínas plasmáticas normais são submetidas à eletroforese sobre películas de agarose e coradas com um corante ligador de proteína, seis zonas aparecem. Albumina, globulinas α_1, α_2 e duas β aparecem como 5 bandas individualizadas, e as globulinas γ migram como uma banda mais difusa, eletroforeticamente heterogênea (Figura 27.2 e Quadro 27.3). Imunoglobulinas monoclonais (paraproteínas M) são reconhecidas porque elas formam bandas individualizadas nas regiões de globulina β ou γ. A concentração das proteínas em bandas normais ou as paraproteínas ("pontas") pode ser determinada por densitometria. Quando

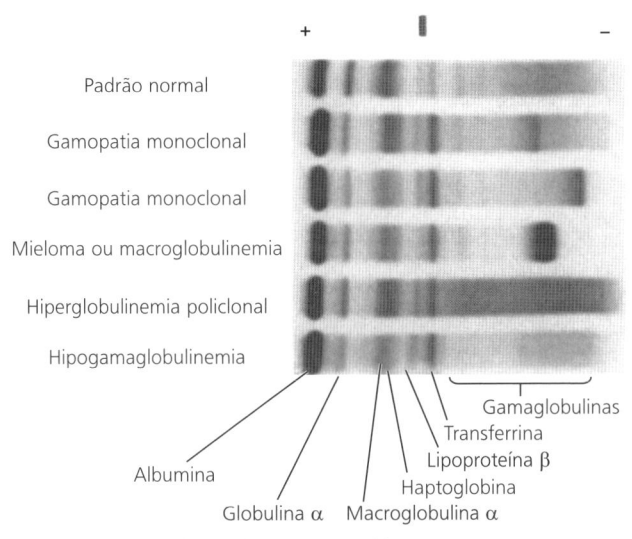

FIGURA 27.2 Eletroforese das proteínas séricas.

hiperglobulinemia é detectada por medições de rotina de proteína totais e albuminas, eletroforese das proteínas é essencial para distinguir entre processos reativos policlonais de monoclonais. A fim de confirmar monoclonalidade, são necessários estudos de imunofixação para demonstrar que a banda suspeitada monoclonal contém só uma única cadeia pesada e uma única cadeia leve (Figura 27.3). A eletroforese de zona capilar é usualmente mais sensível do que eletroforese em gel de agarose, particularmente para pequenas paraproteínas, mas resultados falso-negativos foram descritos.[43] Má correlação com testes de

Quadro 27.3 Padrões de Migração das Proteínas Plasmáticas na Eletroforese de Proteínas Padrão

Zona Albumina
Albumina
Zona Alfa$_1$
Alfa$_1$-antitripsina
Alfa$_1$-lipoproteína (lipoproteínas de alta densidade HDL)
Zona Alfa$_2$
Alfa$_2$-macroglobulina
Haptoglobina
Ceruloplasmina
Zona Beta
β-Lipoproteína (lipoproteína de baixa densidade)
Transferrina
C3 (complemento)
Zona Gama
Fibrinogênio (em espécimes incompletamente coagulados)
IgA
JgM
IgG

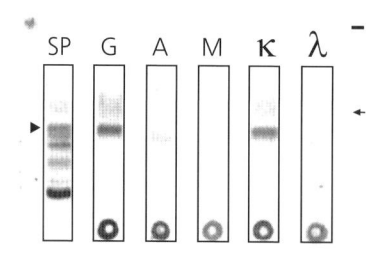

FIGURA 27.3 Imunofixação ilustrando uma proteína monoclonal IgG kappa. A ponta de seta aponta a putativa banda monoclonal na eletroforese das proteínas séricas (pista SP) corada com um corante ligador de proteína. Coloração das linhas restantes indica a presença de produtos que reagem com anticorpos específicos dirigidos contra cadeias pesadas de IgG (G), IgA (A) e IgM (M), e cadeias leves de Ig capa (κ) e lambda (λ). A seta pequena à direita indica a origem.

quantificação de imunoglobulina nefelométricos pode alertar para resultados falso-negativos em eletroforese capilar ou em ágar quando as proteínas monoclonais têm mobilidade atípica em razão de temperatura, ou pH, ou fatores desconhecidos. Artefatos falso-positivos assemelhando-se a pontas são mais frequentes em eletroforese em agarose, o que exigirá imunofixação para ser reconhecido.

A presença de uma imunoglobulina monoclonal é compatível, mas não diagnóstica, da presença de uma malignidade de células plasmáticas ou linfoide ou amiloidose de cadeia leve. A maioria das proteínas monoclonais com concentrações séricas abaixo de 3 g/dL não está associada à evidência clínica ou patológica de malignidade, e elas são chamadas gamopatia monoclonal de significado desconhecido (MGUS), em razão do potencial para futura transformação maligna do clone de células plasmáticas. Ocasionalmente, indivíduos exibirão duas proteínas monoclonais (gamopatia "biclonal"), que podem representar os produtos de dois clones separados. Se ambas as bandas contiverem a mesma cadeia pesada e leve, as duas imunoglobulinas podem-se originar de um único clone apesar de diferentes mobilidades eletroforéticas, possivelmente devidas à formação de multímeros. Pacientes com gamopatia policlonal marcante, por exemplo, em decorrência de infecção HIV ou doença hepática, podem ter múltiplas pequenas bandas individualizadas chamadas gamopatia oligoclonal. A maioria das globulinas γ nestes indivíduos é policlonal.

Paraproteínas M de mais de 3,0 g/dL geralmente refletem a presença de mieloma múltiplo IgG ou IgA ou macroglobulinemia de Waldenström. A concentração da proteína M no plasma (ou urina) é um marcador de carga tumoral, e o monitoramento seriado por eletroforese é extremamente importante na avaliação da resposta à terapia. Para que esta determinação seja confiável, a paraproteína M deve ser quantificada separadamente das imunoglobulinas policlonais

Eletroforese das Proteínas Urinárias

Excreção de cadeia leve na urina deve ser avaliada em pacientes com hipogamaglobulinemia ou outros achados suspeitos de uma discrasia de células plasmáticas. Aproximadamente 15% dos pacientes com mieloma excretam cadeias leves monoclonais na urina (proteinúria de Bence Jones) na ausência de qualquer proteína M detectável no soro. Para triagem, uma amostra ao acaso de urina é concentrada antes da eletroforese. Bandas individualizadas são a seguir analisadas por imunofixação para confirmar se elas representam imunoglobulinas monoclonais intactas (em razão de "transbordamento" das proteínas M séricas) ou cadeias leves livres. Se uma paraproteína estiver presente, coletas de urina de 24 horas seriadas são úteis para monitorar a carga tumoral e a resposta à terapia.

Imunofixação

A imunofixação substituiu a imunoeletroforese para confirmar a monoclonalidade de bandas individualizadas notadas nas regiões das globulinas β ou γ dos padrões de eletroforese das proteínas. Anticorpos contra as cadeias pesadas γ, α, μ, e cadeias leves κ e λ são depositadas separadamente sobre membranas contendo as amostras submetidas à eletroforese. Uma imunoglobulina monoclonal formará bandas de imunofixação com anticorpos contra uma classe de cadeia pesada e/ou um tipo de cadeia leve (Figura 27.3). Proteínas IgM e IgA são mais tendentes a ser encontradas próximo da região da globulina β; proteínas IgG podem ser localizadas em qualquer área das zonas de globulina β e γ. Cadeias leves livres são vistas na eletroforese das proteínas séricas apenas em pacientes de mieloma com insuficiência renal grave ou em casos nos quais as cadeias leves formam tetrâmeros espontâneos grandes demais para remoção renal. Os mielomas IgD incomuns e IgE muito raros devem ser suspeitados quando uma paraproteína se liga apenas a um anticorpo anticadeia leve.

Cadeias Leves Livres no Soro
Este imunoensaio automático nefelométrico depende do uso de anticorpos a cadeias leves κ e λ que reagem com epítopos que são expostos em cadeias leves livres mas ocultos nas imunoglobulinas monoclonas intactas. Em virtude da sua superior conveniência e comparável sensibilidade à eletroforese da urina, ele está sendo usado frequentemente para monitorar a resposta ao tratamento de mieloma e amiloidose de cadeia leve.[44,45] O ensaio também tem utilidade diagnóstica e prognóstica na amiloidose, gamopatia monoclonal, e mieloma múltiplo indolente.[46] A concentração de cadeia leve livre no soro durante o tempo mostrou ter uma variabilidade maior do que as paraproteínas M para monitorar pacientes com gamopatia monoclonal estável e, por essa razão, elas são menos úteis em detectar progressão nestes pacientes.[47]

Imunoglobulinas Séricas Quantitativas
Imunoglobulinas séricas quantitativas são medidas com imunoensaios automáticos nefelométricos ou turbidimétricos; estes ensaios são mais úteis para quantificar imunoglobulinas normais do que para detectar paraproteínas M. Por exemplo, proteínas M IgA que formam multímeros e pentâmeros de IgM monoclonal com uma propensão a se dissociarem em espécies de menor peso molecular pode produzir resultados errôneos ao se usar este ensaio, uma vez que a quantificação de imunoglobulina pode ser afetada por alterações no peso molecular.

Crioglobulinas Séricas
O passo mais crítico neste teste é o tratamento do espécime antes de ele chegar ao laboratório. O sangue deve ser coletado em uma seringa pré-aquecida ou tubo morno, transportado para o laboratório a 37°C e mantido nesta temperatura até que o soro seja separado do coágulo. O soro é então refrigerado a 4°C e examinado depois de 24 horas. Um precipitado que se dissolve quando o tubo é reaquecido a 37°C indica a presença de uma crioglobulina sérica. Eletroforese e imunofixação do crioprecipitado separado e redissolvido revelará as imunoglobulinas envolvidas na formação da crioglobulina. Crioglobulinemia pode ser devida a (i) uma imunoglobulina monoclonal, usualmente IgM, (ii) uma igM monoclonal com atividade reumatoide ligando-se a IgG policlonal ("criololulinemia mista"), ou (iii) IgM policlonal ligada a IgG policlonal. Crioglobulinemias mistas (ii e iii) são associadas a uma variedade de doenças linfoproliferativas e autoimunes e infecções, particularmente hepatite C.[48]

Viscosidade Sérica
O viscosímetro de Ostwald mede viscosidade comparando o tempo requerido pelo soro e pela água para fluir através de um tubo capilar a 37°C. Soro normal é 1,4 a 1,8 vezes mais viscoso que água. Sintomas resultantes de hiperviscosidade geralmente ocorrem quando a viscosidade relativa excede 6, mas podem ocorrer com uma viscosidade relativa tão baixa quanto 3 ou 4.

β_2-Microglobulina Sérica
β_2-Microglobulina sérica é uma pequena proteína ligada não covalentemente a moléculas de antígeno leucocitário humano (HLA) classe I. Níveis séricos são medidos por imunoensaio nefelométrico. Níveis elevados podem ser encontrados em condições inflamatórias, insuficiência renal (decorrente de falta de excreção), e em malignidades linfoides e de células plasmáticas. β_2-Microglobulina sérica alta é uma característica prognóstica importante que indica doença avançada e má resposta à terapia no mieloma e certos linfomas. No mieloma, níveis elevados de β_2-microglobulina predizem recidiva precoce após transplante autólogo. Níveis séricos não são uteis, no entanto, para acompanhar responsividade à quimioterapia no mieloma por causa da falta de especificidade.

Desidrogenase Láctica Sérica
Esta proteína é medida por um ensaio com base em atividade enzimática. A faixa normal varia dependendo do tipo de ensaio. Níveis elevados refletem necrose de células ricas na enzima. As elevações mais acen-

tuadas (mais de 5 vezes o normal) geralmente são observadas com anemia megaloblástica grave, anemia hemolítica intravascular, ou síndromes hemofagocíticas. Níveis semelhantes podem ser vistos em leucemia aguda e linfomas muitas vezes como precursores de síndrome de lise tumoral. Um nível sérico elevado é um fator de risco no International Prognostic Index de linfoma não de Hodgkin. Distinguir as cinco enzimas da desidrogenase láctica raramente é útil ao diagnosticar doenças hematológicas.

Ácido Úrico Sérico

Ácido úrico sérico é medido por um ensaio enzimático automatizado. Níveis séricos elevados particularmente acima de 10 mg/dL em pacientes com malignidades hematológicas devem provocar preocupação com renovação celular aumentada (síndrome de lise tumoral) e comprometimento renal incipiente devido a precipitação de ácido úrico. Hipouricemia pode ocorrer em linfoma de Hodgkin. Proteinúria de Bence Jones (cadeia leve) raramente pode causar uma nefrite intersticial com defeito tubular proximal resultando em hipouricemia causada por hiperuricosúria acentuada juntamente com outras características incluindo poliúria, glicosúria e aminoacidúria, conhecidas como síndrome de Fanconi.

■ AVALIAÇÃO DOS NEUTRÓFILOS

Reserva Granulocítica Medular

A reserva de granulócitos da medula pode ser avaliada pelo teste de estimulação com hidrocortisona[49] ou pela resposta ao filgrastim.[50] No teste de estimulação com hidrocortisona, a concentração de neutrófilos absoluta é medida antes da administração de 200 mg de hidrocortisona intravenosa e novamente 3, 4 e 5 horas mais tarde. Uma falha da quantidade de neutrófilos em aumentar pelo menos 1.600 neutrófilos por microlitro indica uma má reserva de granulócitos na medula. Similarmente, falha do nível absoluto de granulócitos em se elevar acima de 5.000/μL 24 depois de uma injeção subcutânea de 5 mcg/kg de filgrastim indica risco aumentado de neutropenia febril induzida por quimioterapia.

Fosfatase Alcalina Leucocitária

Este ensaio é um teste citoquímico barato dos neutrófilos do sangue periférico usado para triar pacientes com leucocitose sugerindo um diagnóstico de leucemia mielógena crônica. O ensaio depende da capacidade da enzima de clivar um corante, que então cora as células. Os neutrófilos individuais são graduados pela intensidade de coloração como 0 a 4+ e a soma dos escores de 100 células é contada. Neutrófilos de pacientes com leucemia mielógena crônica ou hemoglobinúria paroxística noturna têm baixos níveis de fosfatase alcalina leucocitária (< 10 unidades Kaplow). Neutrófilos de pacientes com leucocitose reativa e policitemia vera têm escores elevados (> 80 unidades Kaplow). Pacientes com outras doenças mieloproliferativas podem ter níveis normais, baixos ou altos. Este ensaio foi, em grande parte, substituído pelo ensaio de hibridização fluorescente *in situ* (FISH) para BCR-ABL em neutrófilos do sangue periférico ou análise citogenética da medula óssea. A disponibilidade de terapia altamente efetiva para leucemia mielógena crônica justifica o uso do ensaio FISH mais específico, ainda que mais caro[51] (Capítulo 13).

Referências

1. Wintrobe MW. The principles and technic of blood examination. In: Wintrobe MW, ed. *Clinical Hematology*. Philadelphia, PA: Lea and Febiger; 1942:177-214.
2. Bourner G, Dhaliwal J, Sumner J. Performance evaluation of the latest fully automated hematology analyzers in a large, commercial laboratory setting: a 4-way, side-by-side study. *Lab Hematol*. 2005;11(4):285-297.
3. Simel DL, Halvorsen RA Jr, Feussner JR. Erythrocyte anisocytosis. Visual inspection of blood films vs automated analysis of red blood cell distribution width. *Arch Intern Med*. 1988;148(4):822-824.
4. Bessman JD, Feinstein DI. Quantitative anisocytosis as a discriminant between iron deficiency and thalassemia minor. *Blood*. 1979;53(2):288-293.
5. Crouch JY, Kaplow LS. Relationship of reticulocyte age to polychromasia, shift cells, and shift reticulocytes. *Arch Pathol Lab Med*. 1985;109(4):325-329.
6. Piva E, Brugnara C, Chiandetti L, Plebani M. Automated reticulocyte counting: state of the art and clinical applications in the evaluation of erythropoiesis. *Clin Chem Lab Med*. 2010 Oct;48:1369-80.

7. Thompson CB, et al. The role of anticoagulation in the measurement of platelet volumes. *Am J Clin Pathol.* 1983;80(3):327-332.
8. Briggs C, Kunka S, Hart D, Oguni S, Machin SJ. Assessment of an immature platelet fraction (IPF) in peripheral thrombocytopenia. *Br J Haematol.* 2004;126:93-99.
9. Barsam SJ, Psaila B, Forestier M, et al. Platelet production and platelet destruction: assessing mechanisms of treatment effect in immune thrombocytopenia. *Blood.* 2011;117:5723-5732.
10. Zandecki M, Genevieve F, Gerard J, Godon A. Spurious counts and spurious results on haematology analysers, a review. Part I: platelets. *Int J Lab Hematol.* 2007;29:4-20.
11. Zandecki M, Genevieve F, Gerard J, Godon A. Spurious counts and spurious results on haematology analysers, a review. Part II: white blood cells, red blood cells, haemoglobin, red cell indices, and reticulocytes. *Int J Lab Hematol.* 2007;29:4-20.
12. Gulati GL, et al. Changes in automated complete blood cell count and differential leukocyte count results induced by storage of blood at room temperature. *Arch Pathol Lab Med.* 2002;126(3):336-342.
13. Silvestri F, et al. Incidence and diagnosis of EDTA-dependent pseudothrombocytopenia in a consecutive outpatient population referred for isolated thrombocytopenia. *Vox Sang.* 1995;68(1):35-39.
14. Bain BJ. Bone marrow biopsy morbidity and mortality. *Br J Haematol.* 2003;121(6):949-951.
15. Islam A. Bone marrow aspiration before bone marrow core biopsy using the same bone marrow biopsy needle: a good or bad practice? *J Clin Pathol.* 2007;26:212-215.
16. Hughes DA, Stuart-Smith SE, Bain BJ. How should stainable iron in bone marrow films be assessed? *J Clin Pathol.* 2004;57(10):1038-1040.
17. Barron BA, Hoyer JD, Tefferi A. A bone marrow report of absent stainable iron is not diagnostic of iron deficiency. *Ann Hematol.* 2001;80(3):166-169.
18. Nguyen D, Diamond LW, Braylan RC. Approach to flow cytometry: general considerations. In: Nguyen D, Diamond LW, Braylan RC, eds. *Flow Cytometry in Hematopathology. A Visual Approach to Data Analysis and Interpretation.* 2nd ed. Totowa, NJ: Humana Press; 2007:2-9.
19. Burtis CA, Ashwood ER, Bruns DE, eds. *Tietz Textbook of Clinical Chemistry and Molecular Diagnostics.* 5th ed. Saint Louis: Elsevier Saunders Company; 2012.
20. Hod EA, Brittenham GM, Billote GB, et al. Transfusion of human volunteers with older, stored red blood cells produces extravascular hemolysis and circulating non-transferrin-bound iron. *Blood.* 2011;118:6675-6682.
21. Cook JD. Diagnosis and management of Iron deficiency. *Best Pract Res Clin Haematol.* 2005;18:319-332.
22. Finberg KE. Unraveling mechanisms regulating systemic iron homeostasis. *Hematology Am Soc Hematol Educ Program.* 2011;2011:532-537.
23. Skikne BS, Punnonen K, Caldron PH, et al. Improved differential diagnosis of anemia of chronic disease and iron deficiency anemia: a prospective multicenter evaluation of soluble transferrin receptor and the sTfR/log ferritin index. *Am J Hematol.* 2011;86:923-927.
24. Siebert S, Williams BD, Henley R, et al. Single value of serum transferrin receptor is not diagnostic for the absence of iron stores in anaemic patients with rheumatoid arthritis. *Clin Lab Haematol.* 2003;25:155-160.
25. Pfeiffer CM, Cook JD, Mei Z, et al. Evaluation of an automated soluble transferrin receptor (sTfR) assay on the Roche Hitachi analyzer and its comparison to two ELISA assays. *Clin Chim Acta.* 2007;382:112-116.
26. Guyatt GH, Patterson C, Ali M. Diagnosis of iron deficiency anemia in the elderly. *Am J Med.* 1990;88:205-209.
27. Roetto A, Bosio S, Gramalglia E. Pathogenesis of hyperferritinemia cataract syndrome. *Blood Cells Mol Dis.* 2002;29:532-535.
28. Brudevold R, Hole T, Hammerstrom J. Hyperferritinemis is associated with insulin resistance and fatty liver in patients without iron overload. *PLoS One.* 2008;3:e3547.
29. Stabler SP, Allen RH, Savage DG, et al. Clinical spectrum and diagnosis of cobalamin deficiency. *Blood.* 1990;76:871-881.
30. McMullin MF. Idiopathic erythrocytosis: a disappearing entity. *Hematology Am Soc Hematol Educ Program.* 2009;2009:629-635.
31. Chui DHK, Steinberg, MH. Laboratory diagnosis of hemoglobinopathies and thalassemias. In: Hoffman R, et al., eds. *Hematology: Basic Principles and Practices.* Philadelphia, PA: Elsevier, Churchill Livingstone; 2009.
32. Beutler E. Glucose-6-phosphate dehydrogenase deficiency. A historical perspective. *Blood.* 2008;111:16-24.
33. Schmaier AH. Laboratory evaluation of hemostatic disorders. In: Hoffman R, et al., eds. *Hematology: Basic Principles and Practices.* Philadelphia, PA: Elsevier, Churchill Livingstone; 2009.
34. Bates SM, Weitz JI, Johnston M, et al. Use of a fixed activated partial thromboplastin time ratio to establish a therapeutic range for unfractionated heparin. *Arch Intern Med.* 2001;161(3):385-391.
35. Rathbun SW, Whitsett TL, Raskob GE. Exclusion of first-episode deep-vein thrombosis after-hours using D-Dimer. *Blood Coagul Fibrinolysis.* 2007;16(8):795-800.
36. Bates SM, Jaeschke R, Stevens SM, et al. Diagnosis of DVT: Antithrombotic therapy and prevention of thrombosis. 9th ed: American College of Chest Physicians evidence based clinical practice guidelines. *Chest.* 2012;141(2 suppl): e351S-418S.
37. Palareti G, Cosmi B, Legnani C, et al. D-Dimer testing to determine the duration of anticoagulation therapy. *N Engl J Med.* 2006;355:1780-1790.
38. Baglin T, Palmer CR, Luddington R, Baglin C. Unprovoked recurrent venous thrombosis: prediction by D-Dimer and clinical risk factors. *J Thromb Haemost.* 2008;66:577-582.
39. Chen F, Maridakis V, O'Neill EA, et al. A randomized clinical trial comparing point-of-care platelet function assays and bleeding time in healthy subjects treated with aspirin or clopidogrel. *Platelets* [epub ahead of print]. September 2011.

40. Chen F, Maridakis V, O'Neill EA, et al. A randomized clinical trial comparing point-of-care platelet function assays and bleeding time in healthy subjects treated with aspirin or clopidogrel. *Platelets.* 2012;23:249-58.
41. Favaloro EJ. Clinical utility of the PFA-100R. *Semin Thromb Hemost.* 2008;34:709-733.
42. Platelet function analyzer (PFA)-100 closure time in the evaluation of platelet disorders and platelet function. *J Thromb Haemostas.* 2006;4:312-319.
43. Bossuyt X, Marien G. False-negative results in detection of monoclonal proteins by capillary zone electrophoresis: a prospective study. *Clin Chem.* 2001;47:1477-1479.
44. Bradwell AR, Carr-Smith HD, Mead GP, et al. Highly sensitive, automated immunoassay for immunoglobulin free light chains in serum and urine. *Clin Chem.* 2001;47(4):673-680.
45. Bradwell AR, Carr-Smith HD, Mead GP, et al. Serum test for assessment of patients with Bence Jones myeloma. *Lancet.* 2003;361(9356):489-491.
46. Kyle RA, Rajkumar SV. Monoclonal gammopathy of unknown significance and smouldering multiple myeloma: emphasis on risk factors for progression. *Br J Haematol.* 2007;139:730-743.
47. Katzmann JA, Snyder MR, Rajkumar SV, et al. Long-term biological variation of serum protein electrophoresis M-spike, urine M-spike, and monoclonal serum free light chain quantification: implications for monitoring monoclonal gammopathies. *Clin Chem.* 2011;57:1687-1692.
48. Ferri C, Zignego AL, Pileri SA. Cryoglobulinemia. In: Young NS, Gershon SL, High KA, eds. *Clinical Hematology.* Mosby Elsevier, Philadelphia PA; 2006:625-636.
49. Mason BA, Lessin L, Schechter GP. Marrow granulocyte reserves in black Americans. Hydrocortisone-induced granulocytosis in the "benign" neutropenia of the black. *Am J Med.* 1979;67:201-205.
50. Hansen PB, Johnsen HE, Ralfkiaer E, et al. Blood neutrophil increment after a single injection of rhG-CSF or rhGM-CSF correlates with marrow cellularity and may predict the grade of neutropenia after chemotherapy. *Br J Haematol.* 1993;84:581-585.
51. Tkachuk DC, Westbrook CA, Andreef M, et al. Detection of bcr-abl in chronic myelogenous leukemia by in situ hybridization. *Science.* 1990;250:559-562.

28

Princípios Básicos e Aplicações Clínicas da Citometria de Fluxo

Thomas A. Fleisher ▪ Raul C. Braylan

Citometria de fluxo é uma tecnologia usada rotineiramente na maioria dos laboratórios de hematologia. Sua entrada na corrente principal da análise laboratorial clínica foi ajudada pela disponibilidade cada vez maior dos anticorpos monoclonais que definem as proteínas da superfície celular e intracelulares como marcadores de linhagem celular, diferenciação, ativação, e outras propriedades biológicas. Avanços no desenho de instrumentos produziram citômetros de bancada com óptica fixa que, quando ligados com novos desenvolvimentos na química dos fluorocromos, possibilitam uma ampla gama de aplicações clínicas. Além disso, testagem de proficiência é agora disponível em suporte a estas aplicações através do College of American Pathologist, conforme determinado pela Emenda de Aperfeiçoamento dos Laboratórios Clínicos de 1988. A principal vantagem que a citometria de fluxo proporciona é sua capacidade de avaliar múltiplas medidas em grandes números de células individuais. Os estudos citométricos de fluxo ampliaram nossa compreensão do desenvolvimento, diferenciação, ativação e apoptose das células hematopoéticas. Além disso, forneceram importante informação a respeito de malignidades hematológicas, vislumbre da reconstituição após transplante de células-tronco, e compreensão de anormalidades celulares que resultam em deficiências imunes ou hematológicas. Como tal, a citometria de fluxo desempenha um papel importante no diagnóstico, caracterização e monitoramento de numerosas doenças hematológicas.

O desenho básico de um citômetro de fluxo envolve quatro elementos principais: óptica, fluidos, eletrônica e um computador equipado com um programa especializado.[1,2] O sistema óptico utiliza uma ou mais fontes de luz, tipicamente um ou vários *lasers* que produzem luz monocromática e servem como os feixes de excitação. No lado oposto da bancada óptica, a luz gerada a partir das células que interceptaram o feixe de excitação é filtrada, refletida por espelhos dicroicos assentados em localizações fixas, e finalmente colhida por fotodetectores para permitir quantificação da luz emitida em comprimentos de onda específicos. Para assegurar que todas as células analisadas experimentem exposição constante ao feixe de excitação, o sistema fluídico precisa manter as células em uma localização constante à medida que elas se movem sequencialmente através do feixe. Para fazer isto, a suspensão de células é injetada em uma corrente de fluxo do fluido de revestimento que focaliza hidrodinamicamente a corrente interna de células dentro da corrente de líquido-bainha externa.[1] A intersecção das células com o feixe(s) de luz de excitação produz sinais característicos (não fluorescentes) de dispersão da luz; sinais adicionais fluorescentes são gerados por fluorocromos que, geralmente, são ligados a reagentes específicos que ligam antígenos presentes sobre ou dentro das células de interesse. Os vários sinais de luz (parâmetros) são coletados pela bancada óptica, enquanto o desenho do instrumento determina o número de parâmetros coletados por célula. Os dois parâmetros independentes de reagentes (não fluorescentes) são dispersão luminosa angular para frente, como marcador do tamanho celular, e dispersão luminosa angular lateral, como índice da regularidade/granularidade celular. A combinação destes dois parâmetros permite um discriminação aproximada entre os três tipos principais de leucócitos, bem como avaliação de eritrócitos e plaquetas em amostras de sangue total.[3]

Os dados fluorescentes coletados por um citômetro de fluxo são o resultado ou da ligação na superfície celular ou intracelular de anticorpos ou outros ligantes conjugados diretamente a fluorocromos ou detectados com reagentes secundários conjugados a fluorocromos, bem como reagentes que são inerentemente fluorescentes. Os fluorocromos são excitados pela luz de um comprimento de onda definido e emitem luz de mais baixa energia (mais longo comprimento de onda). Há, atualmente, muitos fluorocromos diferentes usados em citometria de fluxo clínica, incluindo isotiocianato de fluoresceína, ficoeritrina, proteína clorofila peridina, e aloficocianina. Mais recentemente, combinações de dois fluorocromos ligados um ao outro foram elaborados; eles dependem da transferência de energia do primeiro fluorocromo para excitar o segundo fluorocromo. Estes fluorocromos sequenciais alargam a faixa de comprimentos de onda de emissão disponíveis a partir de um feixe de excitação. A disponibilidade de múltiplos fluorocromos que absorvem luz do mesmo comprimento de onda, mas emitem luz em diferentes comprimentos de onda significa que múltiplos reagentes podem ser usados simultaneamente com única fonte de luz para fornecer um estudo multicolor (policromático). Uma ou mais fontes de luz adicionais estão presentes na maioria dos instrumentos clínicos atuais para alargar a gama dos estudos multicolores. Estudos multicolores estendidos exigem processos complexos de compensação de cores e tratamento de dados que tipicamente envolvem avaliação sequencial de dados.

A aplicação clínica da citometria de fluxo em hematologia viu seu primeiro uso como um suplemento à classificação morfológica das leucemias e linfomas, proporcionando não apenas informação sobre linhagem, mas também sobre o estado de diferenciação e/ou maturação,[4,5] crescimento e apoptose celulares.[6] Além disso, citometria de fluxo forneceu o melhor prognosticador na infecção pelo vírus de imunodeficiência humana (HIV) com base nos números absolutos de células T CD4.[7] Mais recentemente, a citometria de fluxo se comprovou importante em caracterizar células-tronco hematopoéticas, detectar doença neoplásica residual mínima, definir imunodeficiências, identificar certas doença relacionadas com os eritrócitos, medir o número de leucócitos contaminadores em transfusões de plasma e eritrócitos, avaliar plaquetas e caracterizar outras células sanguíneas.[8-12] Citometria de fluxo também pode ser usada para olhar dentro da célula, bem como para avaliar características da superfície celular. Fixação e permeabilização facilitam a entrada intracelular de reagentes para determinar a presença de proteínas específicas e para avaliar características funcionais.[13] Este capítulo é dirigido a conceitos básicos de citometria de fluxo incluindo apresentação e interpretação de dados seguidas por uma breve revisão das aplicações para hematologistas.

■ APRESENTAÇÃO E INTERPRETAÇÃO DE DADOS

Os citômetros de fluxo atuais geralmente fornecem exibições gráficas da frequência de células *versus* a intensidade da luz de um ou mais parâmetros por meio de *software* especializado de computador. A Figura 28.1 mostra um histograma de um só parâmetro que reflete a distribuição quantitativa de células (eixo dos *y*) *versus* força do sinal luminoso (eixo dos *x*). Alternativamente, a intensidade de sinal de dois parâmetros correlacionados pode ser plotada *versus* frequência celular, a última exibida com densidade de pontos (dot plot, Figura 28.2A) ou uma série de linhas concêntricas (plot de contorno, Figura 28.2B). Quando medindo múltiplos parâmetros (como cores), os dados, geralmente, são avaliados usando-se exibições de duplo parâmetro. Tipicamente, 10.000 a 20.000 eventos são coletados para fornecer números suficientes de células para dados significativos em relação às subpopulações de interesse. Entretanto, quando a célula ou as células de interesse são infrequentes, como ao avaliar células-tronco hematopoéticas (CD34+) no sangue periférico ou ao detectar doença residual mínima (MRD) na leucemia, é necessário coletar números totais substancialmente maiores de células.[8,14]

Distinguir um sinal positivo é geralmente baseado em definir sinais de fundo pela avaliação ou de células não coradas (sem anticorpo monoclonal adicionado) ou células que foram incubadas com um anticorpo irrelevante conjugado com fluorocromo. Por convenção, o discriminador negativo–positivo é definido pela intensidade de um sinal que inclui 99% (ou 98%) de todas as células baseando-se em uma das condições de fundo descritas acima; células que emitem um sinal acima deste discriminador são contadas como positivas para ligação do reagente(s) específico adicionado à suspensão de células. Esta abordagem se aplica a populações bem-definidas com expressão homogênea de antígeno, mas modificações ou interpretações alternativas podem ser necessárias quando as populações celulares

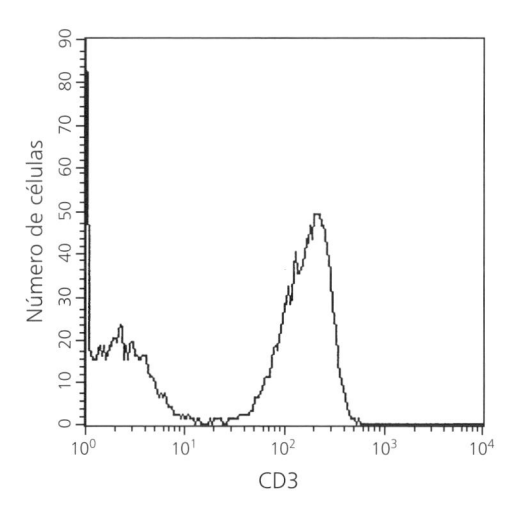

FIGURA 28.1 Histograma de único parâmetro, uma plotagem da distribuição de fluorescência de CD3 (eixo dos x) versus número de eventos/células (eixo dos y) em avaliação de linfócitos.

analisadas são heterogêneas ou expressam fluorescência apagada, o que pode levar a cálculos muito arbitrários das porcentagens de células positivas.

Os dados gerados pelo computador só são tão bons quanto as capacidades do instrumento, os ajustes, os reagentes e a preparação celular usados. Para evitar relatar dados inválidos, certos padrões têm que ser satisfeitos.[15] Primeiro, desempenho ideal do instrumento integra e depende de um programa de controle de qualidade utilizando *software* e métodos especializados. O uso de reagentes validados também faz parte das boas práticas de laboratório, enquanto a qualidade da preparação celular pode ser avaliada usando-se os parâmetros não fluorescentes, dispersão luminosa angular para frente e lateral, para confirmar a presença da população de interesse. Cada tipo principal de célula sanguínea possui características diferentes distintivas nesta plotagem de dispersão. Plaquetas são obviamente menores que todas as outras células sanguíneas e heterogêneas em tamanho, características que podem ser confirmadas em comparação com eritrócitos. Eritrócitos possuem uma aparência característica com base na dispersão luminosa angular para frente e lateral (Figura 28.3A), que, parcialmente, se superpõe àquela dos linfócitos. Entretanto, em virtude da grande diferença em frequência dos eritrócitos circulantes e leucócitos, não há preocupação prática de que os linfócitos contaminem os eritrócitos (uma coleção de 10.000 eri-

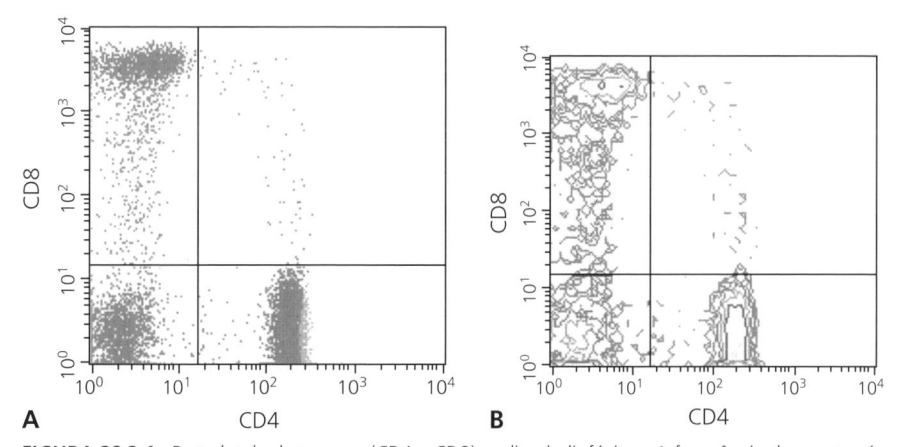

FIGURA 28.2 A. *Dot plot* de duas cores (CD4 e CD8) avaliando linfócitos. A frequência de eventos é refletida pelo número de pontos. **B.** Plotagem de contorno de coloração de duas cores (CD4 e CD8) avaliando linfócitos. A frequência de eventos é refletida pelos níveis dos contornos.

trócitos normalmente incluiria menos de 20 linfócitos). Em contraste, a presença de eritrócitos torna quase impossível a avaliação de linfócitos. Em parte por esta razão, o estudo de linfócitos em uma amostra de sangue total ou outras amostras contendo uma quantidade importante de sangue geralmente envolve um passo de lise dos eritrócitos para eliminar os eritrócitos (Figura 28.3B). Depois da lise bem-sucedida dos eritrócitos, um diferencial com três partes é observado no sangue periférico com linfócitos normais representando as células menores (dispersão da luz para frente) e mais regulares/agranulares (dispersão em ângulo lateral), enquanto os granulócitos são ligeiramente maiores (dispersão para frente com ângulo mais alto) e mostram granularidade substancial (dispersão em ângulo lateral alto), e os monócitos caem entre estes dois tipos de células (Figura 28.3B). Os dois tipos de granulócitos menos prevalentes diferem na sua localização em um gráfico de dispersão, com os eosinófilos tipicamente caindo dentro da população dos granulócitos enquanto os basófilos se superpõem aos linfócitos. É importante reconhecer que as relações celulares assinaladas acima não se aplicam, necessariamente, em casos de malignidade hematopoética, uma vez que as células neoplásicas podem exibir propriedades alteradas de dispersão da luz ou aparecer como uma população distinta, separada dos elementos normais. A prática padrão atual para identificar os principais tipos de leucócitos, e particularmente linfócitos, inclui usar o anticorpo monoclonal panleucocitário CD45, isoladamente ou em combinação com o anticorpo monócito-específico CD14. CD45 é, geralmente, incluído em cada combinação de coloração como um identificador específico de linfócitos (caracteristicamente se

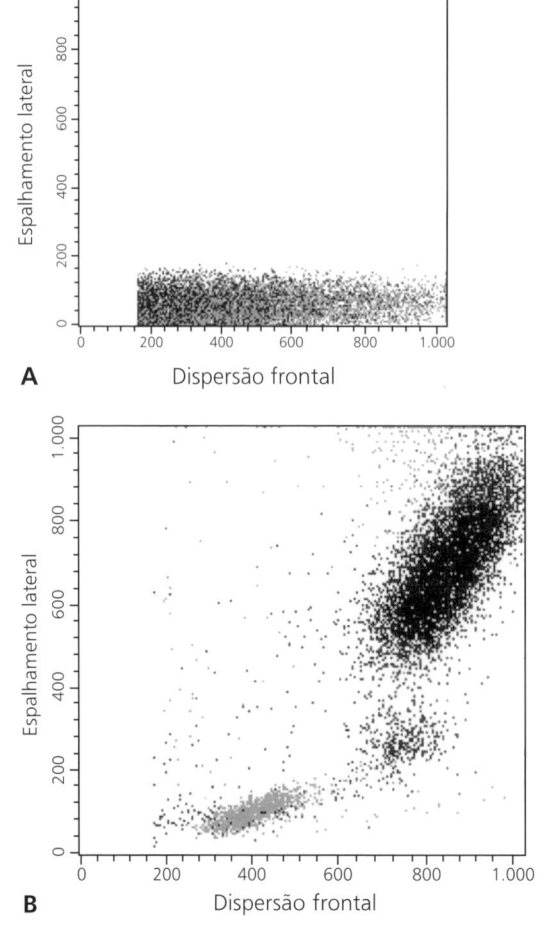

FIGURA 28.3 A. *Dot plot* da dispersão para frente (eixo dos *x*) *versus* dispersão lateral (eixo dos *y*) em amostra de sangue total não lisado. **B.** *Dot plot* da dispersão para frente (eixo dos *x*) *versus* dispersão lateral (eixo dos *y*) em amostra de sangue total lisado demonstrando uma diferencial de leucócitos em três partes: linfócitos, monócitos e granulócitos.

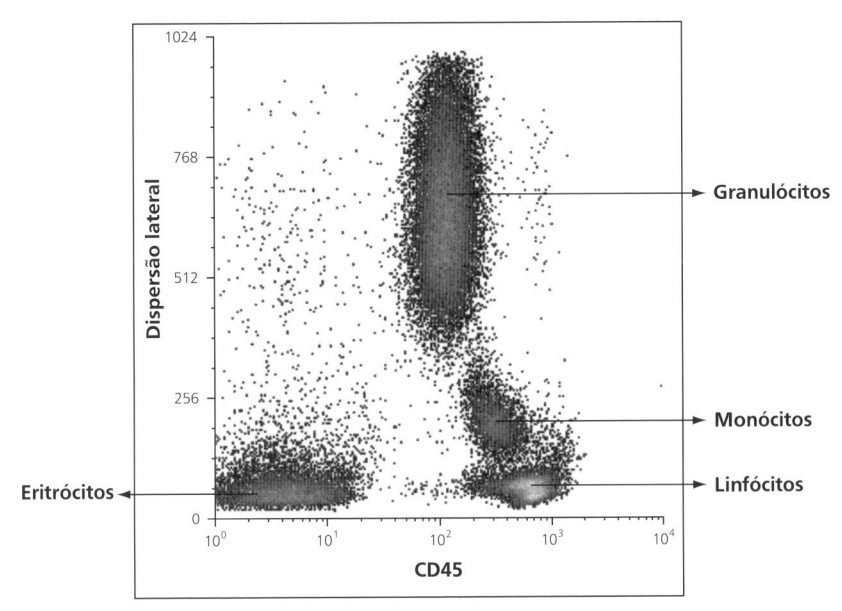

FIGURA 28.4 Análise de dispersão lateral e de CD45 do sangue periférico normal demonstra agregados distintos de granulócitos, monócitos, linfócitos e eritrócitos residuais.

corando brilhantes) quando a lise dos eritrócitos é inadequada (Figura 28.4) ou números substanciais de células não linfocíticas ou debris contaminam o portão de linfócitos.[16] Células malignas também podem diferir das suas contrapartes normais nas suas características de coloração com uma variedade de reagentes, inclusive expressão de CD45 (Figuras 28.5 e 28.6). A análise correlacionada da dispersão lateral e CD45 com ou sem porta sequencial apropriada para contar subpopulações de interesse é extremamente útil para reconhecer neoplasia hematopoética e linfoide.[17]

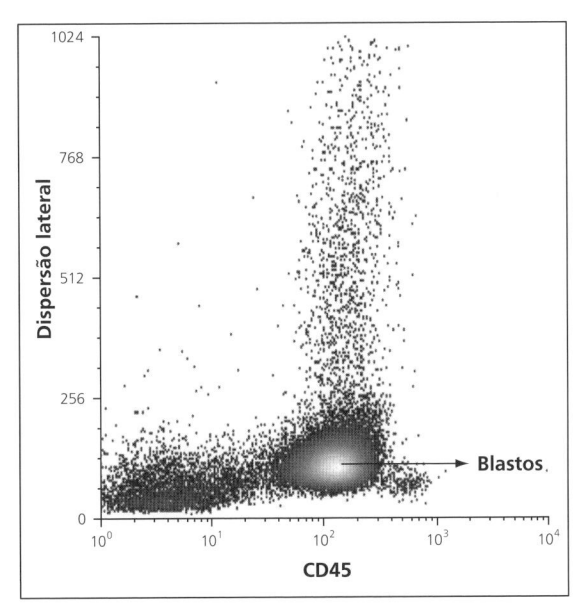

FIGURA 28.5 Análise de dispersão lateral e CD45 do sangue periférico de um paciente com leucemia mieloide aguda demonstra blastos característicos (mieloblastos).

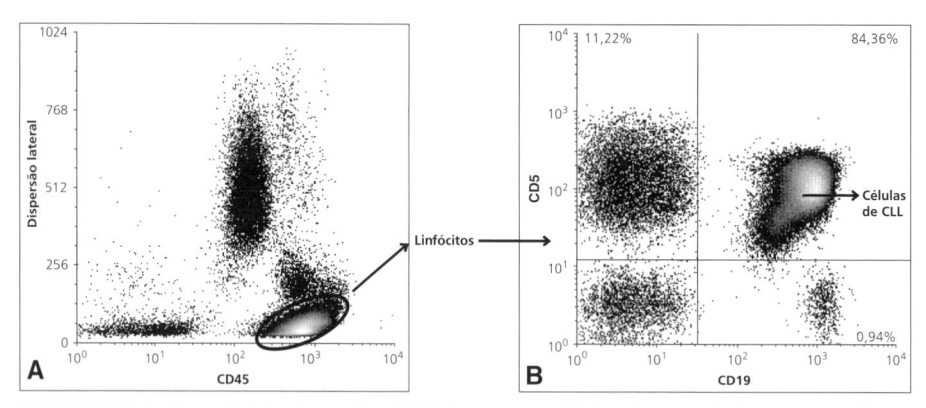

FIGURA 28.6 A. Dispersão lateral e análise CD45 do sangue periférico de um paciente com leucemia linfocítica crônica mostra linfócitos aumentados. Um portão de linfócitos (seleção oval) é usado para análise adicional (**B**) que demonstra que a maioria dos linfócitos coexpressa anormalmente CD19 e CD5, o que é uma característica típica da leucemia linfocítica crônica (CLL).

A interpretação de dados fluorescentes com base em ligação a anticorpo reflete a biologia da proteína da superfície celular particular correlata. Quando o reagente monoclonal identifica, exclusivamente, uma população de células, a interpretação dos dados é sem nenhuma ambiguidade, como com o pan-marcador de células T CD3 mostrado na Figura 28.1. Neste exemplo, quando a avaliação é limitada aos linfócitos usando um portão de linfócitos, claramente há duas populações, células CD3 negativas, incluindo linfócitos B e matadores naturais (NK), e células T CD3 positivas. Em outras situações, a variabilidade biológica na expressão de proteína de superfície impacta a interpretação dos dados; exemplos são mostrados nas Figuras 28.7 e 28.8. Em ambos os histogramas, há pelo menos três populações celulares: células negativas para o marcador, células mostrando fluorescência intermediária, e células que têm fluorescência brilhante. Na Figura 28.7, as células intermediárias CD8 são predominantemente células NK, enquanto as células que se coram brilhantes são, principalmente, células T CD8 positivas. Na Figura 28.8A, as células que coram CD4 intermediárias são monócitos, enquanto as células corando-se brilhantes são células T, com as primeiras estando presentes apenas em muitos pequenos números com portão adequado para os linfócitos (Figura 28.8B). O achado de expressão de CD4 de baixa densidades nos monócitos ajuda a explicar a infecção HIV desta linhagem celular.

Muitos anticorpos monoclonais, individualmente ou em combinação, podem servir para distinguir células de uma linhagem específica (Quadro 28.1), e os aspectos característicos de ligação podem

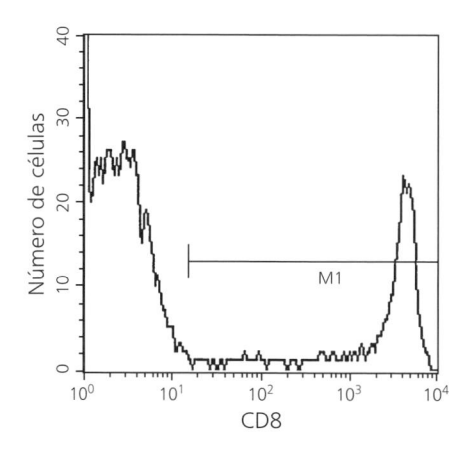

FIGURA 28.7 Histograma de CD8 avaliando linfócitos.

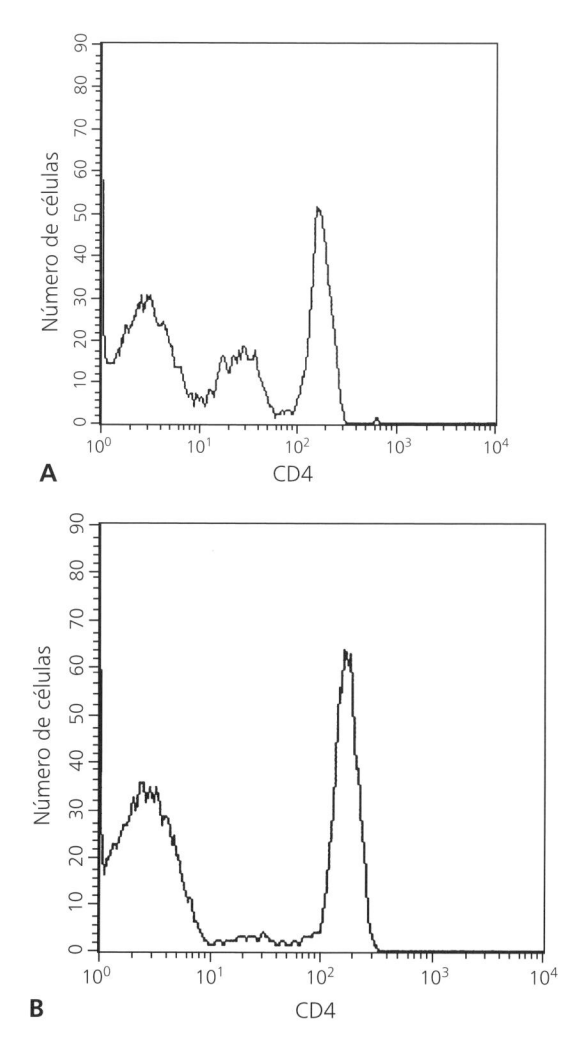

FIGURA 28.8 A. Histograma de CD4 avaliando células mononucleares (linfócitos e monócitos). **B.** Histograma de CD4 avaliando apenas linfócitos.

ser usados para dirigir um estudo de citometria de fluxo para uma população celular específica. Conforme mencionado acima, os parâmetros não fluorescentes de dispersão angular frontal e angular lateral ajudam a distinguir entre os linfócitos, monócitos, granulócitos e plaquetas.[3] Dentro da população de granulócitos, neutrófilos e eosinófilos podem ser discriminados pela expressão diferencial do receptor de complemento CD16: neutrófilos se coram para CD16 enquanto eosinófilos são negativos.[11] Células da linhagem eritroide podem ser identificadas com base na expressão de glicoforina. Dentro da população de linfócitos, anticorpos linhagem-específicos diferenciam várias populações e subpopulações. Células-tronco hematopoéticas podem ser identificadas pela expressão da proteína da superfície celular, CD34, um marcador valioso que possibilitou a avaliação e o isolamento *ex vivo* de medula óssea ou células-tronco hematopoéticas circulantes para transplante.[8]

Muitos dos reagentes monoclonais usados para avaliar elementos hematopoéticos detectam antígenos que não são expressados, exclusivamente, em um tipo específico de célula, e a interpretação dos dados precisa incorporar conhecimento de diferentes padrões de expressão de proteína de superfície. Uma combinação de anticorpos adicionais, muitas vezes, esclarece a expressão relativa de diferentes antígenos em populações celulares específicas. Proteínas da superfície celular podem ser alteradas sob diferentes circunstâncias durante o ciclo de vida de uma célula, incluindo expressão preferen-

Quadro 28.1 Antígenos Leucocitários Comumente Usados em Citometria de Fluxo Clínica, com Base na Designação do Conjunto de Diferenciação

CD1a: Timócitos corticais, células dendríticas, células de Langerhans

CD2: Células T, timócitos, subpopulação das células NK

CD3: Células T, timócitos

CD4: Subpopulação de células T, subpopulação dos timócitos, monócitos/macrófagos

CD5: Células T, subpopulação das células B

CD7: Timócitos, células T, células NK, células mieloides iniciais

CD8: Subpopulação das células T, subpopulação dos timócitos, subpopulação das células NK

CD10: Célula B inicial, neutrófilos, células estromais da medula óssea

CD11b: Monócitos, granulócitos, células NK

CD11c: Células mieloides, monócitos

CD13: Células mielomonocíticas

CD14: Monócitos, células mielomonocíticas

CD15: Granulócitos, monócitos, células endoteliais

CD16: Células NK, granulócitos, macrófagos

CD19: Células B (do estágio pré-célula B a células plasmáticas)

CD20: Células B maturas

CD21: Células B maturas, células dendríticas foliculares

CD22: Células B maturas

CD23: Células B ativadas

CD25: Células T ativadas, células B ativadas, células T reguladoras

CD27: Células B de memória

CD30: Células T, B, NK ativadas, monócitos, células de Reed-Sternberg

CD33: Células mieloides, células progenitoras mieloides, monócitos

CD34: Células precursoras hematopoéticas, endotélio capilar

CD38: Maioria dos timócitos, células T ativadas, precursores de células B, células B do centro germinativo, células plasmáticas, células mieloides, monócitos, células NK

CD36: Plaquetas, monócitos/macrófagos

CD41: Megacariócitos, plaquetas

CD42b: Megacariócitos, plaquetas

CD45: Leucócitos

CD45RA: Subpopulação de células T (virgens), células B, monócitos

CD45RO: Subpopulação de células T (de memória), subconjuntos de células B, monócitos/macrófagos

CD56: Células NK, células T NK

CD57: Células NK, subconjuntos de células T, células B, monócitos

CD61: Plaquetas, megacariócitos, macrófagos

CD64: Neutrófilos maturos, monócitos

CD71: Precursores eritroides, células proliferativas

CD79a: Células B

CD95 (Fas): Linfócitos (regulados positivamente após ativação), monócitos, neutrófilos

CD103: Linfócitos T epiteliais intestinais

CD117: Células blásticas mieloides, mastócitos

CD138: Células epiteliais, células plasmáticas

CD, grupo de diferenciação; NK, *natural killer*.

cial precoce e/ou tardia durante a diferenciação, expressão em resposta à ativação celular e/ou em vários estados de função célula-específica. Regulação positiva de proteína implica uma amplitude de expressão que poderia incluir células transformando-se de negativas em claramente positivas, dependendo do padrão temporal de expressão. Por exemplo, a cadeia α do receptor da interleucina-2 (CD25) mostra esse padrão em células T (Figura 28.9), mas a interpretação da expressão de CD25 como um marcador de ativação foi complicada pela identificação de células T reguladoras entre as células T CD4+ expressando CD25.[18] Quando a interpretação de positivo e negativo é visualmente menos clara, critérios constantes de interpretação são cruciais para comparação válida dos dados entre dois estudos diferentes. Em alguns casos, isoformas de uma proteína específica são expressadas diferencialmente, e as células podem expressar uma ou a outra isoforma ou ambas (Figura 28.10).

Conforme mencionado acima, às vezes o uso de porcentagem positiva para um marcador específico é enganador, como mostrado na Figura 28.11, na qual o histograma das células não coradas se superpõe significativamente com aquele das células coradas. A superposição dos histogramas demonstra que há um desvio nas células coradas que não seria adequadamente refletido simplesmente contando-se as células como positivas ou negativas. Hoje em dia, muitos laboratórios tipicamente assinalam a fluorescência de canal média geométrica (GMC) das células não coradas e coradas e, a seguir, reportam que as células são positivas para o marcador específico com uma fluorescência x vezes aumentada em relação ao fundo (com base no quociente das células coradas para GMG divididas pelo GMC das células não coradas ou irrelevantes tratadas com anticorpo). Estas considerações são particularmente importantes quanto a muitos marcadores usados para avaliar células malignas. De fato, grupos de consenso têm enfatizado repetidamente que relatar valores de porcentagem ao inter-

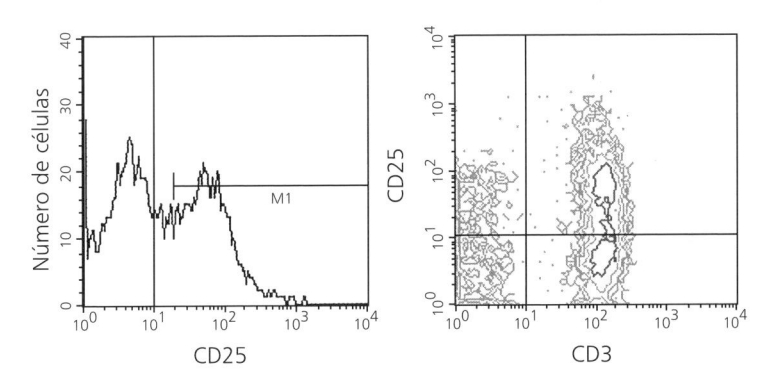

FIGURA 28.9 Histograma de único parâmetro da expressão de CD25 nos linfócitos (*painel esquerdo*) e plotagem de contorno da expressão de CD25 (eixo dos *y*) e CD3 (eixo dos *x*).

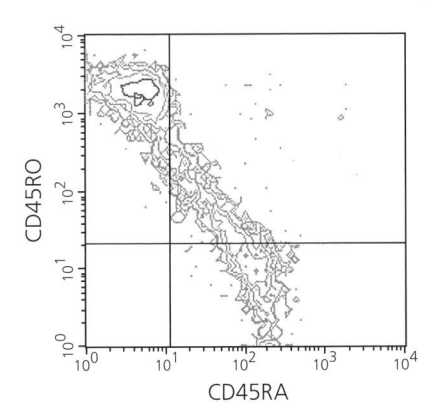

FIGURA 28.10 Plotagem de contorno da expressão de CD45RA e CD45RO em células T CD4+.

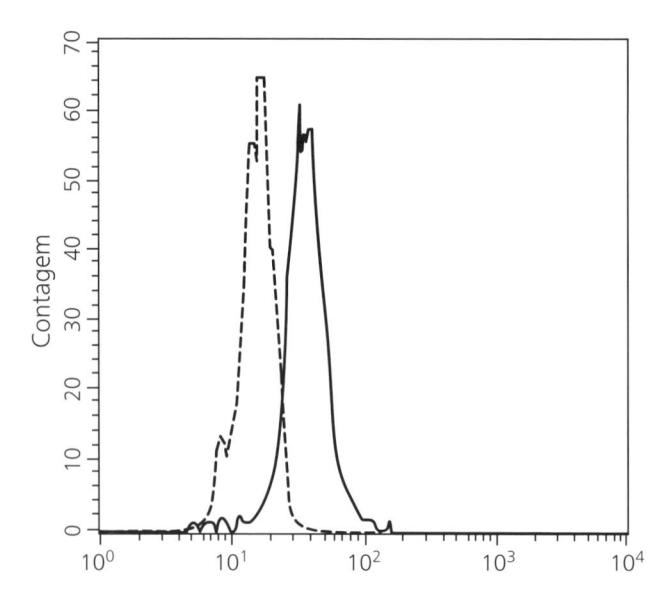

FIGURA 28.11 Histogramas de controle e corado positivamente que se superpõem.

pretar resultados em malignidades hematopoéticas geralmente é insatisfatório.[19,20] Estes valores podem não ser suficientemente informativos para permitir a detecção de células neoplásicas e não são capazes de descrever, adequadamente, o fenótipo das células malignas. Por esta razão, recomenda-se que a interpretação dos resultados de citometria de fluxo em malignidades hematopoéticas e linfoides seja baseada no exame visual das plotagens com cada um dos anticorpos usados, e que os resultados sejam principalmente descritivos, de uma maneira semelhante à avaliação microscópica de células ou tecidos. Valores numéricos só são usados para indicar a fração das células neoplásicas ou outras populações celulares bem-definidas presentes na amostra.

Citometria de fluxo também foi aplicada para investigar características intracelulares e, especificamente, a presença de proteínas que só podem ser detectadas intracelularmente[13] ou tão bem quanto aquelas que, finalmente, são também expressadas na superfície celular. Além disso, há uma série de reagentes que se ligam ao DNA e permitem avaliação da situação do ciclo celular.[21] Mais recentemente, citometria de fluxo intracelular foi aplicada para medir algumas propriedades funcionais das células, incluindo a detecção de citocinas intracelulares seguindo-se à estimulação celular e processos de ativação celular tais como fluxo de cálcio, alterações de pH, e fosforilação de proteínas de sinalização intracelular,[13] mas estas aplicações atualmente têm aplicações limitada na prática de laboratório clínico de rotina. Certas proteínas intracelulares que não são expressadas na superfície celular servem a finalidades diagnósticas ou prognósticas em condições malignas e são muitas vezes usadas clinicamente; estas incluem deoxinucleotidil transferase terminal,[22] bcl-2,[23-25] e ZAP-70.[26,27]

■ APLICAÇÕES DA CITOMETRIA DE FLUXO EM HEMATOLOGIA

Citometria de fluxo é de valor na avaliação de numerosas condições hematológicas, mas nenhuma outra doença se beneficiou mais do uso desta tecnologia do que neoplasias hematopoéticas e linfoides. A citometria de fluxo revolucionou a maneira pela qual nós diagnosticamos, classificamos e monitoramos leucemia aguda ou doenças linfoproliferativas, e é raro agora que pacientes com estas doenças sejam tratados sem inclusão dos dados de citometria de fluxo. A tecnologia é rápida, quantitativa e capaz de analisar, simultaneamente, múltiplos antígenos em um grande número de células, permitindo a fácil detecção, caracterização e enumeração das células malignas, mesmo quando misturadas com elementos normais. A capacidade da citometria de fluxo de reconhecer malignidade é baseada na sua capacidade de distinguir diferenças na expressão de antígeno entre células normais e neoplásicas. As células hematopoéticas normais se originam de uma célula-tronco na medula que, subsequentemente, dá origem a uma progênie de linhagens celulares diferentes. Estes progenitores celulares atravessam vários estágios de desenvolvimento e afinal evoluem para elementos maduros na circulação e outros órgãos periféricos. À medida que as células hematopoéticas se desenvolvem e diferenciam, elas sofrem alterações no seu perfil antigênico de superfície ou intracelular, que é característico da sua linhagem e estágio de diferenciação. As malignidades hematopoéticas são populações celulares clonais que expressam antígenos semelhantes àqueles das suas contrapartes não neoplásicas, mas geralmente com um padrão de expressão diferente que é único para cada tipo de neoplasia. Esta expressão de antígeno pode ser aumentada, diminuída, ausente, assíncrona, ou pode ser de uma linhagem celular diferente. Assim, o conhecimento do imunofenótipo de uma célula junto com suas propriedades físicas reveladas por sinais de dispersão de luz permite a determinação não somente da sua linhagem e estágio de desenvolvimento, mas também, na maioria dos casos, da sua natureza normal ou neoplásica. Além disso, nas doenças linfoproliferativas de células T ou B, a natureza clonal dos linfócitos pode ser estabelecida reconhecendo-se a restrição da expressão de cadeias leves de imunoglobulina[28] ou cadeia beta dos receptores das células T.[29] A identificação das expansões monoclonais simultaneamente com outros antígenos informativos, comprovou-se extremamente útil no diagnóstico diferencial entre doenças linfoides benignas e malignas[30] não somente na medula e sangue[31], mas também em linfonodos[32] e locais linfoides extranodais.[33] Em conjunção com o exame citológico, esta tecnologia é especialmente útil em amostras obtidas de aspirados por agulha fina.[34-36]

A utilização da citometria de fluxo recentemente se alargou para a avaliação de mielodisplasia[37] e também foi constatada útil em doenças das células plasmáticas.[38] Nestas últimas, esta análise tem relevância no diagnóstico diferencial entre mieloma e outras doenças de células plasmáticas, e também fornece utilidade prognóstica com base na identificação de gamopatia monoclonal de significado indeterminado de alto risco e mieloma indolente.[39]

Citometria de fluxo é uma ferramenta útil para a detecção de MRD. Capacidades mais amplas providas por avanços técnicos, uma seleção maior de anticorpos e fluorocromos, e novas abordagens analíticas resultaram em uma sensibilidade aumentada na identificação de células malignas. A presença de MRD tem valor prognóstico para predizer recaída de leucemia aguda antes ou depois de tentativas de terapia curativa tais como transplantes alogênicas de células-tronco hematopoéticas,[40-44] e é agora um componente crítico de muitos protocolos terapêuticos. Embora anormalidades genéticas nas células de leucemia aguda possam ser reconhecidas por técnicas genéticas moleculares, citometria de fluxo é uma excelente alternativa em casos nos quais marcadores genéticos estão ausentes. Além disso, em uma era de tentativas curativas, a detecção de MRD por citometria de fluxo se tornou uma ferramenta útil nas leucemias linfoides crônicas.[31]

Muitas aplicações em doenças não malignas são também efetuadas rotineiramente no laboratório clínico. Esta tecnologia permanece uma ferramenta importante no monitoramento da progressão da doença e terapia na infecção pelo HIV.[7] Há achados linfocitários específicos característicos das imunodeficiência primárias, incluindo perda de populações ou subpopulações celulares, a ausência de proteínas específicas de superfície celular ou intracelulares, e alterações nos processos imunológicos normais que podem ser detectados por citometria de fluxo (p. ex., o desenvolvimento de células T e/ou células B de memória).[13] A avaliação de populações e subpopulações linfocíticas específicas está sendo estudada em uma variedade de doenças caracterizadas por inflamação, com atenção particular à expressão de marcadores de ativação. A reconstituição do sistema imune após quimioterapia intensiva e transplante de células-tronco hematopoéticas pode ser monitorada por citometria de fluxo, uma abordagem que é ainda mais importante devido ao recente foco em imunoterapia e vacinas em protocolos de tratamento experimentais para malignidades.

A avaliação de leucócitos outros que não os linfócitos está emergindo no laboratório clínico. Monócitos podem ser avaliados para definir deficiências associadas à expressão defeituosa de receptores na superfície dos monócitos.[13] A expressão nos granulócitos de moléculas de adesão críticas e sua capacidade de gerar espécies de oxigênio reativo pode ser avaliada por citometria de fluxo.[13] Além disso, podem ser detectados autoanticorpos granulócito-específicos. Métodos citométricos de fluxo estão sendo usados para caracterizar eosinófilos em contextos de produção aumentada como a síndrome de hipereosinofilia,[16] e os basófilos têm sido estudados quanto à produção de citocinas intracelulares, bem como ativação da expressão de antígenos *ex vivo* subsequentemente à exposição a antígenos específicos.

A identificação de células-tronco hematopoéticas é dependente de citometria de fluxo, que é usada rotineiramente para caracterizar e quantificar células-tronco no contexto de transplante, geralmente baseada na expressão de CD34 junto com outros marcadores de superfície celular.[8] Técnicas de separação para purificar células-tronco a partir de medula óssea ou sangue periférico geralmente utilizam métodos de seleção de CD34, e os pacientes são acompanhados por testagem de citometria de fluxo pós-transplante a fim de avaliar a pega das células doadoras e em certos contextos, quimerismo celular doador–hospedeiro.

A avaliação de eritrócitos por citometria de fluxo foi aplicada às proteínas de superfície celular, autoanticorpos na anemia hemolítica, e à detecção de células F na hemorragia fetomaterna e anemia falciforme.[9,45] A detecção de proteínas ancoradas por glicosilfosfatidilinositol nos eritrócitos e leucócitos por citometria de fluxo é agora o método preferido para diagnosticar, acuradamente, hemoglobinúria paroxística noturna.[46]

Avaliações fluxocitométricas das plaquetas foram descritas como um método para estudar estas células no sangue total, assim eliminando a necessidade de isolamento das plaquetas e minimizando manipulação celular.[10] Esta conduta permite a detecção de imunoglobulina associada às plaquetas, avaliação quanto a estados de ativação e agregação das plaquetas, e detecção de plaquetas reticuladas. Fluxocitometria é também um método rápido e útil para detectar defeitos das plaquetas em glicoproteínas estruturais ou funcionais, como a expressão anormal de gpIIb/IIIa na trombastenia de Glanzmann e gpIb na síndrome de Bernard-Soulier.[10]

▪ SUMÁRIO

Citometria de fluxo evoluiu como integrante da avaliação laboratorial de muitas doenças hematológicas. Esta tecnologia fornece uma ferramenta poderosa para avaliar, simultaneamente, características da superfície celular e intracelulares. A gama cada vez maior de reagentes e a compreensão expandida da biologia celular significam que a citometria de fluxo desempenhará um papel ainda maior na avaliação clínica de vários componentes celulares do sistema hematológico, tanto em condições benignas quanto malignas.

Referências

1. Givan AL. Principles of flow cytometry: an overview. *Methods Cell Biol.* 2001;63:19-50.
2. McCoy JP Jr. Basic principles of flow cytometry. *Hematol Oncol Clin North Am.* 2002;16:229-243.
3. Loken MR, Brosnan JM, Bach BA, Ault KA. Establishing optimal lymphocyte gates for immunophenotyping by flow cytometry. *Cytometry.* 1990;11:453-459.
4. Szczepanski T, van der Velden V, van Dongen JJ. Flow-cytometric immunophenotyping of normal and malignant lymphocytes. *Clin Chem Lab Med.* 2006;44:775-796.
5. Kussick SJ, Wood BL. Using 4-color flow cytometry to identify abnormal myeloid populations. *Arch Pathol Lab Med.* 2003;127:1140-1147.
6. Darzynkiewicz Z, Bedner E, Smolewski P. Flow cytometry in analysis of cell cycle and apoptosis. *Semin Hematol.* 2001;38:179-193.
7. Mandy F, Nicholson J, Autran B, Janossy G. T-cell subset counting and the fight against AIDS: reflections over a 20-year struggle. *Cytometry.* 2002;50:39-45.
8. Gratama JW, Kraan J, Keeney M, Sutherland DR, Granger V, Barnett D. Validation of the single-platform ISHAGE method for CD34+. Hematopoietic stem and progenitor cell enumeration in an international multicenter study. *Cytotherapy.* 2003;5:55-65.
9. Davis BH. Diagnostic utility of red cell flow cytometric analysis. *Clin Lab Med.* 2001;21:829-840.
10. Linden MD, Frelinger AL III, Barnard MR, Przyklenk K, Furman MI, Michelson AD. Application of flow cytometry to platelet disorders. *Semin Thromb Hemost.* 2004;30:501-511.
11. Gopinath R, Nutman TB. Identification of eosinophils in lysed whole blood using side scatter and CD16 negativity. *Cytometry.* 1997;30:313-316.
12. Khan SS, Solomon MA, McCoy JP Jr. Detection of circulating endothelial cells and endothelial progenitor cells by flow cytometry. *Cytometry B Clin Cytom.* 2005;64:1-8.
13. Bleesing JJ, Fleisher TA. Cell function-based flow cytometry. *Semin Hematol.* 2001;38:169-178.
14. Shulman HM, Wells D, Gooley T, Myerson D, Bryant E, Loken MR. The biologic significance of rare peripheral blasts after hematopoietic cell transplantation is predicted by multidimensional flow cytometry. *Am J Clin Pathol.* 1999;112:513-523.

15. Perfetto SP, Ambrozak D, Nguyen R, Chattopadhyay P, Roederer M. Quality assurance for polychromatic flow cytometry. *Nat Protoc.* 2006;1:1522-1530.
16. Schnizlein-Bick CT, Mandy FF, O'Gorman MR, et al. Use of CD45 gating in three and four-color flow cytometric immunophenotyping: guideline from the National Institute of Allergy and Infectious Diseases, Division of AIDS. *Cytometry.* 2002;50:46-52.
17. Borowitz MJ, Guenther KL, Shults KE, Stelzer GT. Immunophenotyping of acute leukemia by flow cytometric analysis. Use of CD45 and right-angle light scatter to gate on leukemic blasts in three-color analysis. *Am J Clin Pathol.* 1993;100:534-540.
18. Raimondi G, Turner MS, Thomson AW, Morel PA. Naturally occurring regulatory T cells: recent insights in health and disease. *Crit Rev Immunol.* 2007;27:61-95.
19. Braylan RC, Atwater SK, Diamond L, et al. U.S.-Canadian Consensus recommendations on the immunophenotypic analysis of hematologic neoplasia by flow cytometry: data reporting. *Cytometry.* 1997;30:245-248.
20. Wood BL, Arroz M, Barnett D, et al. 2006 Bethesda International Consensus recommendations on the immunophenotypic analysis of hematolymphoid neoplasia by flow cytometry: optimal reagents and reporting for the flow cytometric diagnosis of hematopoietic neoplasia. *Cytometry B Clin Cytom.* 2007;72(suppl 1):S14-S22.
21. Darzynkiewicz Z, Bedner E, Smolewski P. Flow cytometry in analysis of cell cycle and apoptosis. *Semin Hematol.* 2001;38:179-193.
22. Farahat N, Lens D, Morilla R, Matutes E, Catovsky D. Differential TdT expression in acute leukemia by flow cytometry: a quantitative study. *Leukemia.* 1995;9:583-587.
23. Cook JR, Craig FE, Swerdlow SH. bcl-2 expression by multicolor flow cytometric analysis assists in the diagnosis of follicular lymphoma in lymph node and bone marrow. *Am J Clin Pathol.* 2003;119:145-151.
24. Cornfield DB, Mitchell DM, Almasri NM, et al. Follicular lymphoma can be distinguished from benign follicular hyperplasia by flow cytometry using simultaneous staining of cytoplasmic bcl-2 and cell surface CD20. *Am J Clin Pathol.* 2000;114:258-263.
25. Laane E, Tani E, Bjorklund E, et al. Flow cytometric immunophenotyping including Bcl-2 detection on fine needle aspirates in the diagnosis of reactive lymphadenopathy and non-Hodgkin's lymphoma. *Cytometry B Clin Cytom.* 2005;64:34-42.
26. Slack GW, Wizniak J, Dabbagh L, Shi X, Gelebart P, Lai R. Flow cytometric detection of ZAP-70 in chronic lymphocytic leukemia: correlation with immunocytochemistry and Western blot analysis. *Arch Pathol Lab Med.* 2007;131:50-56.
27. Wang YH, Fan L, Xu W, Li JY. Detection methods of ZAP-70 in chronic lymphocytic leukemia. *Clin Exp Med.* 2012;12:69-77.
28. Chizuka A, Kanda Y, Nannya Y, et al. The diagnostic value of kappa/lambda ratios determined by flow cytometric analysis of biopsy specimens in B-cell lymphoma. *Clin Lab Haematol.* 2002;24:33-36.
29. Beck RC, Stahl S, O'Keefe CL, Maciejewski JP, Theil KS, Hsi ED. Detection of mature T-cell leukemias by flow cytometry using anti-T-cell receptor V beta antibodies. *Am J Clin Pathol.* 2003;120:785-794.
30. Weisberger J, Wu CD, Liu Z, et al. Differential diagnosis of malignant lymphomas and related disorders by specific pattern of expression of immunophenotypic markers revealed by multiparameter flow cytometry review. *Int J Oncol.* 2000;17:1165-1177.
31. Sanchez ML, Almeida J, Vidriales B, et al. Incidence of phenotypic aberrations in a series of 467 patients with B chronic lymphoproliferative disorders: basis for the design of specific four-color stainings to be used for minimal residual disease investigation. *Leukemia.* 2002;16:1460-1469.
32. Martinez A, Aymerich M, Castillo M, et al. Routine use of immunophenotype by flow cytometry in tissues with suspected hematological malignancies. *Cytometry B Clin Cytom.* 2003;56:8-15.
33. Almasri NM, Zaer FS, Iturraspe JA, Braylan RC. Contribution of flow cytometry to the diagnosis of gastric lymphomas in endoscopic biopsy specimens. *Mod Pathol.* 1997;10:650-656.
34. Barrena S, Almeida J, Del CG-M, et al. Flow cytometry immunophenotyping of fine-needle aspiration specimens: utility in the diagnosis and classification of non-Hodgkin lymphomas. *Histopathology.* 2011;58:906-918.
35. Demurtas A, Accinelli G, Pacchioni D, et al. Utility of flow cytometry immunophenotyping in fine-needle aspirate cytologic diagnosis of non-Hodgkin lymphoma: a series of 252 cases and review of the literature. *Appl Immunohistochem Mol Morphol.* 2010;18:311-322.
36. Meda BA, Buss DH, Woodruff RD, et al. Diagnosis and subclassification of primary and recurrent lymphoma. The usefulness and limitations of combined fine-needle aspiration cytomorphology and flow cytometry. *Am J Clin Pathol.* 2000;113:688-699.
37. Kussick SJ, Fromm JR, Rossini A, et al. Four-color flow cytometry shows strong concordance with bone marrow morphology and cytogenetics in the evaluation for myelodysplasia. *Am J Clin Pathol.* 2005;124:170-181.
38. Paiva B, Almeida J, Perez-Andres M, et al. Utility of flow cytometry immunophenotyping in multiple myeloma and other clonal plasma cell-related disorders. *Cytometry B Clin Cytom.* 2010;78:239-252.
39. Perez-Persona E, Vidriales MB, Mateo G, et al. New criteria to identify risk of progression in monoclonal gammopathy of uncertain significance and smoldering multiple myeloma based on multiparameter flow cytometry analysis of bone marrow plasma cells. *Blood.* 2007;110:2586-2592.
40. Elorza I, Palacio C, Dapena JL, Gallur L, Sanchez de TJ, az de HC. Relationship between minimal residual disease measured by multiparametric flow cytometry prior to allogeneic hematopoietic stem cell transplantation and outcome in children with acute lymphoblastic leukemia. *Haematologica.* 2010;95:936-941.
41. ez-Campelo M, Perez-Simon JA, Perez J, et al. Minimal residual disease monitoring after allogeneic transplantation may help to individualize post-transplant therapeutic strategies in acute myeloid malignancies. *Am J Hematol.* 2009;84:149-152.

42. Foster JH, Hawkins DS, Loken MR, Wells DA, Thomson B. Minimal residual disease detected prior to hematopoietic cell transplantation. *Pediatr Blood Cancer.* 2011;57:163-165.
43. Sanchez J, Serrano J, Gomez P, *et al.* Clinical value of immunological monitoring of minimal residual disease in acute lymphoblastic leukaemia after allogeneic transplantation. *Br J Haematol.* 2002;116:686-694.
44. Venditti A, Maurillo L, Buccisano F, *et al.* Pretransplant minimal residual disease level predicts clinical outcome in patients with acute myeloid leukemia receiving high-dose chemotherapy and autologous stem cell transplantation. *Leukemia.* 2003;17:2178-2182.
45. Chen JC, Davis BH, Wood B, Warzynski MJ. Multicenter clinical experience with flow cytometric method for fetomaternal hemorrhage detection. *Cytometry.* 2002;50:285-290.
46. Borowitz MJ, Craig FE, Digiuseppe JA, *et al.* Guidelines for the diagnosis and monitoring of paroxysmal nocturnal hemoglobinuria and related disorders by flow cytometry. *Cytometry B Clin Cytom.* 2010;78:211-230.

29

Diagnóstico Molecular em Hematologia

Jaroslaw P. Maciejewski ▪ Bartlomiej Przychodzen

▪ FUNDAMENTOS

A aplicação de técnicas de genética biologia e molecular contribuiu grandemente para os avanços recentes em hematologia. Muitas tecnologias novas encontraram utilidade na rotina clínica. Este capítulo ilustra a aplicação de técnicas moleculares no diagnóstico de doenças hematológicas e explica os princípios e detalhes dos testes mais comumente usados. As técnicas individuais são descritas no contexto de aplicações específicas; muitos dos métodos são aplicados em uma variedade de doenças descritas em capítulos específicos deste manual.

As tecnologias mais essenciais das próximas décadas incluirão:

- Reação em cadeia da polimerase (PCR) e sua modificação.
- Sequenciamento de Sanguer.
- Tecnologias de microarranjos de DNA.
- Sequenciamente de nova geração (NGS).

Em particular, estas tecnologias são de importância fundamental para muitos testes diagnósticos derivados, e nós apresentamos aqui uma breve visão geral dos seus princípios gerais, enquanto parágrafos subsequentes mostram áreas diagnósticas específicas e modificações. É digno de nota que muitos métodos indiretos de determinação de sequências variantes, como análise de curva de fusão, polimorfismos de fragmentos de restrição, amplificação de PCR com *primers* sequência-específicos (SSP) e hibridização com sonda oligonucleotídica sequência-específica (SSOP) serão cada vez mais substituídos pela sequenciação direta.

Reação em Cadeia da Polimerase

A PCR revolucionou o diagnóstico molecular em hematologia; várias modificações desta técnica existem. Ambos DNA e RNA transcritos de forma reversa para cDNA podem ser usados como molde. Na presença de *primers* de DNA antissenso ou reverso que se ligam às regiões sequência-específicas do DNA-alvo, a Taq polimerase prolonga ambos os filamentos do DNA. Ciclos repetidos de anelamento, extensão e desnaturação levam à amplificação exponencial da sequência-alvo de DNA com a especificidade fornecida pelos *primers* de DNA (Figura 29.1). Os *primers* de PCR podem ser desenhados para distinguir sequências polimórficas; *primers* podem ser rotulados para facilitar detecção ou quantificação. Várias modificações das tecnologias básicas de PCR foram descritas abaixo em conjunção com aplicações específicas.

Sequenciação Tradicional

O método mais popular usa método de terminação de cadeia modificado e foi introduzido por Sanger no começo dos anos 1970. O sequenciamento de Sanger depende do uso de terminadores de cadeia didesoxinucleotídeos (ddNTPs) marcados a cor. Em comparação com uma mistura de reação regular, ele consiste em quatro desoxinucleotídeos (dNTPs) regulares misturados com ddNTPs marcados com cores. Em princípio, quando o ddNTP é acrescentado ao término do fragmento ele restringe alongamento adi-

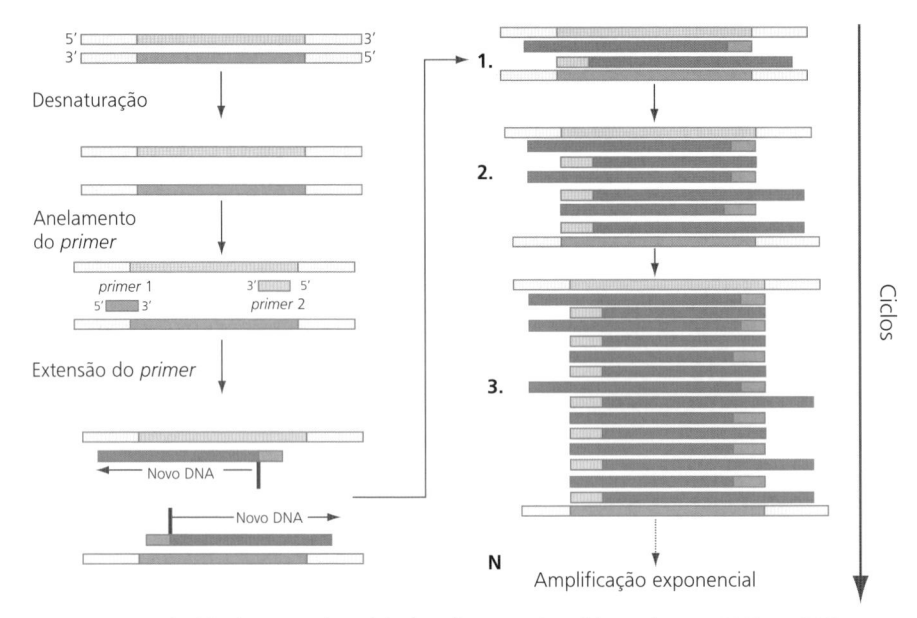

FIGURA 29.1 Princípio da reação de cadeia da polimerase. O molde consiste em DNA ou cDNA gerado pela transcrição reversa de mRNA. Na presença de *primers* de DNA senso e antissenso que se ligam à região sequência-específica do DNA-alvo, a Taq polimerase prolonga ambos os filamentos do DNA de tal modo que ciclos repetidos de anelamento, extensão por *primer*, e desnaturação levam à amplificação e acúmulo da sequência-alvo de DNA recém-sintetizada com a especificidade provida pelos *primers* de DNA.

cional da cadeia de DNA. Uma vez que a adição dos dNTPs e ddNTPs é aleatória, será produzida uma total variedade de fragmentos de diferentes comprimentos. Cada fragmento será terminomarcado com apenas um corante que representa um de quatro diferentes nucleotídeos. Uma vez que todos os fragmentos têm tamanhos diferentes, eles podem ser separados e visualizados por eletroforese capilar. Na eletroforese capilar, cada fragmento marcado com cor migra de acordo com seu comprimento, fragmentos mais curtos migrando mais rapidamente. Na extremidade do capilar, cada fragmento é analisado por um feixe de *laser* e detector de fluorescência. Uma vez que cada fragmento atinge o detector, sequencialmente, a sequência de nucleotídeos é reconstruída a partir de um cromatograma de comprimento de onda; na maioria dos casos, só pequena parte do gene de interesse (geralmente 1 éxon por reação) é sequenciada. Consequentemente, mesmo sequenciamento de um único gene é extremamente trabalho-intensivo e custo-intensivo, exigindo múltiplas reações de PCR e conjuntos de *primers* sítio-específicos.

Sequenciamento de Nova Geração

NGS supera a limitação do sequenciamento de Sanger usando uma abordagem de sequenciamento maciça em paralelo (Figura 29.2). DNA é fragmentado aleatoriamente, e milhões de moléculas de DNA fragmentado são fisicamente arranjados e afixados a adaptadores universais sobre uma superfície sólida. Um conjunto de *primers* universais é então usado para amplificar maciça e afinal sequenciar milhões de fragmentos em paralelo. Alongamento de cada um dos segmentos pequenos é semelhante ao sequenciamento convencional de DNA. Quatro nucleotídeos terminadores marcados com cores são adicionados sequencialmente, alongando a cadeia de DNA, os nucleotídeos não incorporados sendo lavados fora. Depois que um nucleotídeo terminador é adicionado com sucesso, ele é capaz de emitir uma das quatro cores distintas quando o feixe de laser for aplicado. Com o advento das câmeras de aparelho acoplado carregado (CCD) ultrassensíveis, os nucleotídeos adicionados podem ser distinguidos. Como o processo é realizado em paralelo, é realizada a "leitura" de cada um dos milhões de frag-

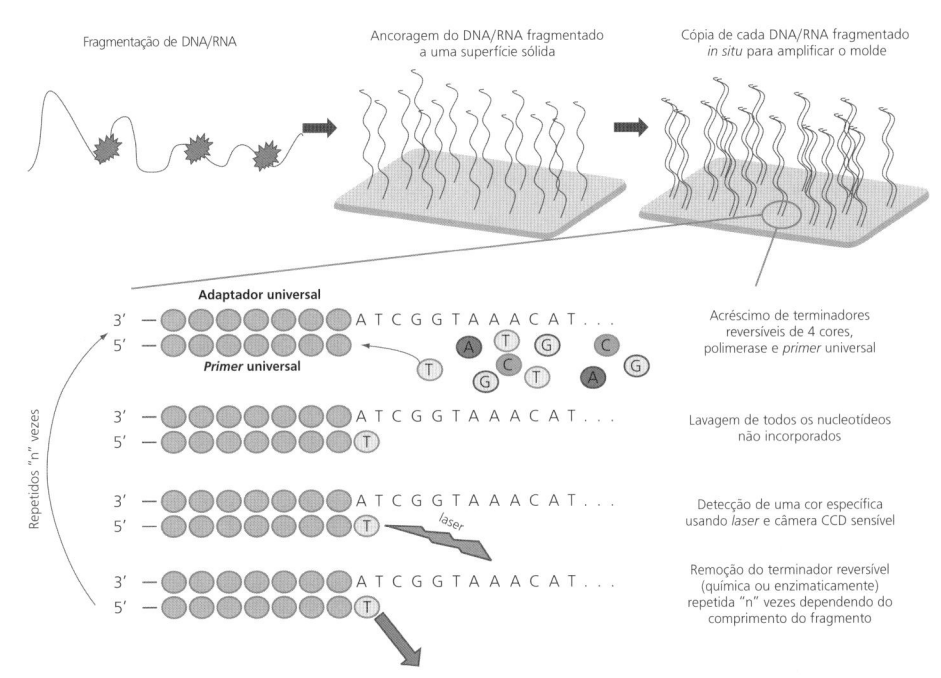

FIGURA 29.2 Princípio da geração seguinte do sequenciamento. O primeiro passo, geralmente, consiste em fragmentação do DNA/RNA. Ela é feita enzimaticamente (enzima de restrição) ou mecanicamente (aplicação de ultrassom). Subsequentemente, todos os fragmentos são arranjados por hibridização a adaptadores universais afixados a uma superfície sólida. Afixação bem-sucedida junto com diluição correta garante apenas um fragmento por localização. Isto possibilita que cada fragmento seja sequenciado em paralelo. Geralmente fragmentos estão sendo copiados antes do sequenciamento. O sequenciação prossegue em quatro passos. O primeiro passo é a adição de um terminador reversível que resulta em alongamento por um nucleotídeo. Segundo, todos os nucleotídeos não incorporados são removidos. Subsequentemente, a superfície inteira de reação com todos os fragmentos é escaneada usando-se o feixe *laser* e câmera CCD. O último passo envolve modificação do componente terminação, e o ciclo pode começar outra vez. O número de ciclos representa a extensão de milhões de fragmentos sequenciados.

mentos sequenciados. Finalmente, o ciclo é acabado com a remoção do terminador reversível. Repetindo-se este ciclo múltiplas vezes (até o fragmento molde ser completamente alongado), a sequência completa do fragmento, um nucleotídeo de cada vez, é completada. Os comprimentos dos fragmentos são determinados pelo número de ciclos que são necessários para sequenciar completamente determidado fragmento de DNA. O processo produz milhões de fragmentos curtos (*reads*) que é necessário organizar em sequências significantes, organizadas, contínuas, correspondendo aos genes-alvos específicos ou regiões cromossômicas ou transcritos (se mRNA for o material inicial). Algoritmos de computador e alinhadores de sequência montam as sequências para análise.

■ DETECÇÃO DE MUTAÇÕES/POLIMORFISMOS INDIVIDUAIS NA LINHAGEM GERMINATIVA

Diagnóstico preciso de muitas doenças hematológicas ou detecção da suscetibilidade a desenvolver complicações dependem da identificação de genes mutados. Os métodos clinicamente aplicáveis na sua maioria envolvem detecção de mutações definidas ocorrendo em locais específicos dentro dos genes. Atualmente, a maioria dos protocolos usa PCR para amplificar os fragmentos de genes envolvidos. Para a identificação da presença de mutações individuais, vários métodos podem ser usados (Figura 29.3). Por exemplo, eles são aplicados em diagnóstico de rotina de doenças hematológicas genéticas incluindo talassemia e outras hemoglobinopatias, mutações de genes da hemocromatose familial here-

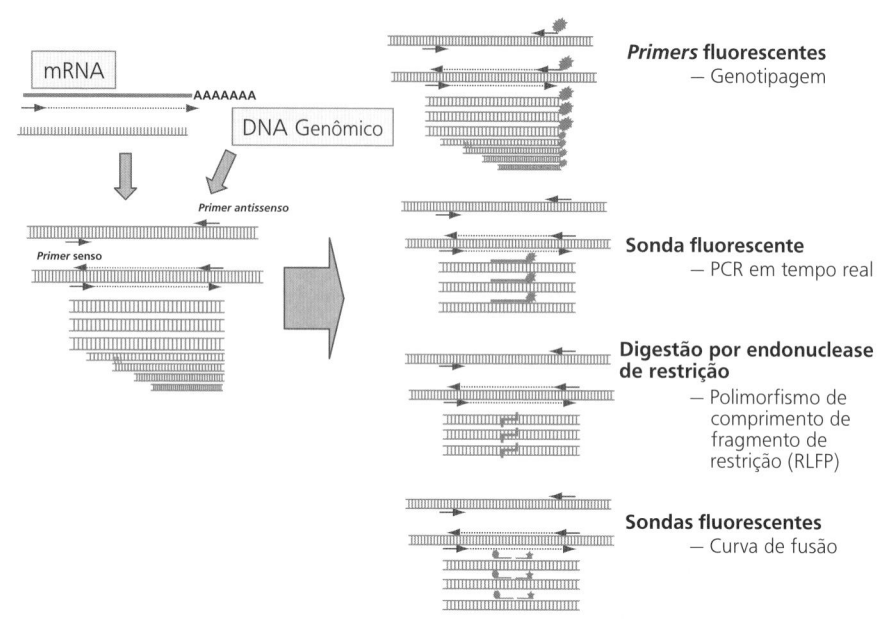

FIGURA 29.3 Aplicação da tecnologia de PCR para detecção de uma mutação gênica. Várias técnicas com base em PCR podem ser usadas para aplicações específicas em hematologia. *Primers* fluorescentes podem ser usados para determinar as pequenas diferenças no tamanho do produto amplificado, uma técnica chamada genotipagem. Sondas fluorescentes também podem ser selecionadas para hibridizar entre as sequências de *primer* do molde permitindo desenho de PCR em tempo real. Amplicons (pedaços) de DNA gerados no processo das reações de PCR podem ser usados para digestão por endonuclease de restrição. Se os locais de restrição para enzimas específicas dentro do amplicon contiverem uma mutação, a digestão por endonuclease de restrição do produto da PCR resultará em fragmentos de diferentes tamanhos, o que pode ser discriminado por eletroforese capilar ou em gel de agarose. Finalmente, usando sondas fluorescentes específicas que se hibridizam com as sequências amplificadas, podem ser registradas curvas de fusão para distinguir os alelos individuais. A presença de diferenças de sequência entre a sonda e o molde resulta em curvas de fusão diferentes; estas curvas são registradas com base na emissão de luz induzida pela retirada por fusão das sondas fluorescentes do molde.

ditária (HFE) como C282Y e H63D, fator V Leiden, mutações do gene da protrombina G20210A, e da 5,10-metilenotetraidrofolato redutase termolábil C677"T.[1,2] Métodos semelhantes podem ser aplicados à detecção de outras mutações ou polimorfismos clinicamente relevantes.

Análise de Polimorfismos de Comprimento de Fragmentos de Restrição

Antes do advento da tecnologia de PCR, era usado *southern blotting* do DNA genômico seguido por hibridização de sonda para detectar alterações nos padrões de restrição por endonuclease. Atualmente, a análise do polimorfismo do comprimento dos fragmentos de restrição (RFLP) é usada em conjunção com amplificação por PCR. Produtos da digestão por restrição podem ser efetuados antes ou depois da amplificação. Se uma mutação afetar os padrões de digestão da endonuclease de restrição, sua presença pode ser facilmente demonstrada usando-se análise de RFLP. Depois da amplificação por PCR de um fragmento gênico relevante que carrega uma mutação específica, os âmplicons resultantes são submetidos a clivagem por endonuclease de restrição. Usando-se eletroforese em gel, alterações no tamanho dos fragmentos podem ser demonstradas. Através da comparação com uma forma tipo selvagem, padrões heterozigoto e homozigoto podem ser facilmente distinguidos. Quando um *primer* marcado com fluorocromo é usado, eletroforese em gel capilar pode ser aplicada possibilitando alta sensibilidade e rendimento. Detecção de mutações da HFE por RFLP dos produtos de PCR serve como um exemplo desta técnica.

Análise da Curva de Fusão dos Produtos de Reação em Cadeia de Polimerase

Mais recentemente, um método de PCR ciclador de luz combinado com análise de curva de fusão foi usado para a detecção de mutações de genes permitindo uma diminuição na carga de trabalho e capacitando para automatização. Análise de curva de fusão aproveita o fato de que mesmo a falta de complementaridade de um único nucleotídeo entre a sonda marcada e a sequência-alvo reduz significantemente a temperatura de fusão. Consequentemente, a falta de complementaridade de amplicon/sonda fundirão (derreterão) a temperaturas mais baixas diferentes daquela do DNA-alvo complementar. Amplificação por PCR de fragmentos específicos de genes é efetuado na presença de uma sonda ou sondas de DNA fluorescente (sonda âncora e sensor) que liberam luz com a hibridização à porção interna do amplicon que contém a potencial mutação. Depois de completar a reação, os fragmentos hibridizados são desnaturados; a liberação da sonda diminui a quantidade da fluorescência emitida, um processo registrado na forma de uma curva de derretimento. A forma das curvas de derretimento identifica a presença de dois alelos normais (curva singular), ou heterozigotos (dois picos). Para homozigotos da mutação a curva é mudada, produzindo um pico singular característico. Se múltiplas mutações estiverem presentes em um gene, sondas e *primers* específicos têm que ser aplicados para detectar heterozigotos, homozigotos e heterozigotos compostos.

Reação em Cadeia da Polimerase Alelo-Específica

O sistema de amplificação de PCR com *tetraprimer* para mutação refratária (ARMS) é uma das variedades da PCR alelo-específica; ele permite a detecção de polimorfismos de nucleotídeo único (SNPs) bem como mutação de único gene. Dois amplicons alelo-específicos diferentes e um amplicon controle maior (não alelo-específico) são gerados por um par de dois *primers* comuns (externos) e por dois *primers* alelo-específicos (internos) que têm orientação oposta (*primer* alelo 1-específico, antisenso, e *primer* alelo 2-específico, senso). Uma vez que os *primers* comuns são desenhados de tal modo que a mutação é localizada perto de um deles, os dois amplicons alelo-específicos terão comprimentos diferentes e, assim, serão facilmente separados por eletroforese em gel: o genótipo tipo selvagem gera duas bandas em eletroforese em gel, mutação homozigota gera duas bandas, e mutação heterozigota gera todas as três bandas.

Reação em Cadeia da Polimerase – Sequenciamento de Produto Amplificado

Métodos alternativos de análise de mutação incluem sequenciamento direto de produtos de PCR. Ambos os alelos podem ser facilmente identificados, e o método de sequenciamento direto tem a vantagem de que ele não é apontado para mutação específica e de que todas as diferenças de sequências possíveis podem ser detectadas dentro da região gênica sequenciada.

■ DIAGNÓSTICO MOLECULAR DAS HEMOGLOBINOPATIAS

As hemoglobinopatias constituem um grande grupo de doenças hematológicas autossômicas recessivas hereditárias. Embora testes laboratoriais de rotina e apresentação clínica sejam muitas vezes suficientes para um diagnóstico adequado, análise molecular é obrigatória para a confirmação do defeito e caracterização precisa da hemoglobina anormal.[1] Por exemplo, combinações de mutações específicas podem afetar grandemente o fenótipo esperado na descendência. Assim, diagnóstico molecular pode ter consequências importantes para aconselhar pacientes afetados, portadores assintomáticos e diagnóstico pré-natal.

Tradicionalmente, era usado *southern blotting*, mas recentemente métodos com base em PCR são preferidos. Hibridização de oligonucleotídeo alelo-específico (ASO) e *priming* alelo-específico são as técnicas mais comumente aplicadas. O primeiro método confia na hibridização de sondas de ASO (tipo selvagem e mutante) ao DNA genômico amplificado por PCR. No ensaio *dot-blot*, ASO é marcado, enquanto a técnica de *dot-blot* reversa utiliza DNA amplificado marcado, possibilitando triagem simultânea de múltiplas mutações. *Priming* alelo-específico é fundamentado no princípio de um par de *primer* perfeitamente complementar amplifica DNA-alvo mais eficientemente do que um par não complementar. No ARMS, DNA genômico é desafiado com ambos os conjuntos de *primer* tipo selvagem e mutante. Mutações múltiplas podem ser triadas simultaneamente em um ensaio de PCR múltiplo usando *primers* de ARMS marcados fluorescentemente, produzindo produtos de diferentes comprimentos que podem ser detectados usando-se um analisador automático de DNA. Grandes deleções de ambos os genes de globina α e β podem ser triados usando-se gap-PCR, com *primers* complementares para as sequências do ponto de ruptura. Entretanto, para alguns mutantes de deleção, *southern blotting* ainda é padrão.

Combinando-se todas estas abordagens no contexto da distribuição étnico-específica e região-específica, identificação molecular bem-sucedida é possível em mais de 90% dos casos. Mutações que permanecerem desconhecidas após triagem molecular padrão podem ser ainda mais investigadas por eletroforese em gel de gradiente de desnaturação ou análise heterodúplex; não obstante, sequenciamento completa do gene da globina representa a melhor opção para identificar mutações raras ou desconhecidas.

DIAGNÓSTICO CITOGENÉTICO

Cariotipagem da Metáfase

Citogenética tradicional, utilizando técnicas de bandeamento, é efetuada em dispersão da metáfase cromossômica. Uma vez que é necessária atividade mitótica, cariotipagem na metáfase é efetuada após cultura celular na presença de mitógenos. Para doenças mieloides, ou meios condicionados para linfócitos ou fatores de crescimento hematopoéticos são usados mais comumente, enquanto para malignidades linfoides, lectinas são adicionadas. Vários métodos de bandeamento foram utilizados para identificação de cromossomos e resolução de fragmentos cromossômicos individuais, mas bandeamento G é usual em diagnóstico clínico. Bandas características resultam das propriedades bioquímicas da cromatina como conteúdo de AT ou GC.[4-8]

Celularidade e atividade mitótica afetam o rendimento diagnóstico do procedimento, e a proporção de dispersões não informativas varia de doença para doença. Na mielofibrose, a medula frequentemente não é aspirável. Na anemia aplástica e mielodisplasia, resultados não informativos são frequentes em razão da falta de células progenitoras. Nesses casos, análise citogenética também pode ser efetuada em espécimes de sangue.

Aproximadamente 330 bandas cromossômicas podem ser distinguidas pela cariotipagem de rotina, e cada banda pode conter 10^7 pares de bases (bp) e uma multidão de genes. Cariotipagem clássica é capaz de identificar defeitos de aproximadamente 5 Mb; assim, defeitos menores e suas localizações podem permanecer não detectados (resolução). O nível de sensibilidade depende do número de células analisadas; rotineiramente, 20 células são contadas com uma análise detalhada de pelo menos 2 células. A análise pode ser mais complicada se vários clones, cada um abrigando um defeito distinto, estiverem presentes. Dependendo da natureza do defeito, o limite de sensibilidade é aproximadamente 10% (*i.e.*, identificação de 2 células anormais) em 20 células testadas.

Podem ser identificadas translocações balanceadas e não balanceadas, mas alguns defeitos podem exigir a análise mais intrincada. Algumas das translocações balanceadas são altamente diagnósticas; exemplos são t(9:22) na leucemia mielógena crônica (CML), t(15:17), inv 16 e t(8:21) na leucemia mieloide aguda (AML), t(15:17) na leucemia promielocítica aguda (APL), t(9:22) e t(12:21) na leucemia linfoblástica aguda (ALL), bem como t(14:18), t(11:14), t(11:18) em linfomas. Uma vez que um defeito específico é identificado, cariotipagem na metáfase pode ser usada para monitoramento da resposta à terapia (remissão citogenética); entretanto, a sensibilidade deste método é limitada.[5-8]

Hibridação Fluorescente *in Situ*

Para a detecção visando anormalidades específicas, hibridização fluorescente *in situ* (FISH) é o método mais comumente aplicado, particularmente útil na caracterização de anormalidades cromossômicas estruturais e identificação de cromossomos de origem incerta. Entretanto, FISH não é adequado para triagem de defeitos desconhecidos a não ser que exista uma alta suspeita clínica. FISH não exige divisão celular e consequentemente cultura celular, e é mais sensível do que citogenética tradicional. FISH fornece uma medida mais precisa da verdadeira frequência de células anormais e pode ser usada para o monitoramento de doença residual mínima (MRD). Identificação da origem do doador *versus* o receptor da produção de células sanguíneas após transplante de células-tronco hematopoéticas é outra aplicação desta tecnologia (ver adiante). A técnica pode ser aplicada ao sangue, medula, fluidos corporais, preparações de contato de tecido, bem como a tecidos incluídos em parafina.[5,9]

Na FISH, sondas de DNA monofilamentar marcadas fluorescentemente específicas são hibridizadas aos núcleos de células na metáfase ou interfase afixadas a lâminas de vidro. O uso de sondas marcadas com diferentes corantes permite FISH multicolor em uma única lâmina. Sondas também podem ser desenhadas para identificar uma estrutura cromossômica específica, hibridizar-se a múltiplas sequências cromossômicas, e para identificar sequências exclusivas de DNA. Sondas que reconhecem sequências α-satélites são cromossomo-específicas; em células diploides ambos os cromossomos são marcados. Sondas que coram cromossomos são derivadas de cromossomos inteiros (ver também cariotipagem espectral [SKY], discutida a seguir). Sondas podem ser derivadas de sequências únicas clonadas de regiões específicas do genoma. Finalmente, sondas teloméricas podem ser usadas para determinar o comprimento do telômero baseando-se na intensidade da hibridização.

Para translocações balanceadas, são usadas sondas abrangendo pontos de quebra individuais. Sondas FISH de dupla cor/dupla fusão ou sondas de fusão simples/dupla cor visam sequências localizadas em extremidades opostas de dois pontos de quebra. Além disso, sondas de quebra-separação de duas cores, reconhecendo sequências de DNA das extremidades 3' e 5' de um único gene, podem ser aplicadas. Estas sondas fornecem sinal amarelo combinado na configuração da linha germinativa normal, enquanto duas cores são vistas quando as sequências-alvos estão separadas por causa de translocação. FISH é mais confiável para a detecção de duplicação de fragmentos de cromossomos do que deleções. Em geral, FISH é menos sensível que PCR, com limites de detecção de 1 de 100 células. Como resultado da taxa de falso-positivo, não está claro se a sensibilidade pode ser aumentada pela contagem de rotina de um número mais alto de células.

Técnicas de FISH têm sido amplamente aplicadas para a detecção de translocações linfoma-específicas, no diagnóstico de CML, síndrome mielodisplástica (MDS), e leucemia linfoblástica aguda de células T (T-ALL) e leucemia linfoblástica aguda de células B (B-ALL) (Quadro 29.1).[6,8-10] Além disso, FISH é frequentemente usada para detecção intracelular do vírus Epstein-Barr (EBV) em certos linfomas não Hodgkin, linfoma de Hodgkin e linfomas de células matadoras naturais (NK) agressivos.

Cariotipagem Espectral

SKY permite a visualização de todos os 24 cromossomos e análise da sua estrutura com base na hibridização com sondas que coram multicolor.[11] Estas sondas são derivadas de cromossomos individuais usando PCR de *primer* degenerado e marcado diferencialmente com fluorocromos. Após hibridização

Quadro 29.1 Translocações e Deleções Comumente Detectadas por Hibridização Fluorescente *in Situ*

Doença	Anormalidade Cromossômica
CLL/SLL	del13q14, del11q22
LPL	t(9;14)
MZL	t(11;14), t(1;14), t(14;18)
FL	t(14;18)
MCL	t(11;14)
DLBCL	del13q27, t(14;18)
BL	t(8;14), t(2;8), t(8;22)
ALL	t(12;21), t(11q23), t(9;22)
AML	t(11q23), t(8;21), inv(16)
CML	t(9;22)
APL	c(15, 17)

ALL, leucemia linfocítica aguda; AML, leucemia mieloide aguda; APL, leucemia promielocítica aguda; BL, linfoma de Burkitt; CLL, linfoma/leucemia linfocítica crônica; CML, leucemia mielógena crônica; DLBCL, linfoma difuso de grandes células B; FL, linfoma folicular; LPL, linfoma linfoplasmocitoide; MCL, linfoma de células do manto; MZL, linfoma da zona marginal; SLL, linfoma de pequenos-linfócitos.

para a dispersões de metáfase, uma câmera digital é usada para registrar os espectros de emissão completos. Como resultado, cada sonda cromossomo-específica é marcada distinta e facilmente identificada. SKY tem uma precisão muito mais alta que a citogenética tradicional e permite a identificação de translocações recíprocas e defeitos previamente não identificados que não podem ser resolvidos por bandeamento tradicional. Em um estudo, SKY permitiu detecção de novas translocações em 35% dos casos e resultou na confirmação dos defeitos previamente conhecidos e refinamento de 35% dos diagnósticos.

Hibridização Genômica Comparativa e Arranjos de Polimorfismo de Nucleotídeo Único como Plataformas de Cariotipagem

Hibridização Genômica Comparativa com Base em Arranjo

Hibridização genômica comparativa baseada em arranjo (A-CGH) permite análise citogenética de defeitos cromossômicos que pode ser aplicada em muitas doenças clonais. Nesta técnica, DNA genômico de células malignas e DNA de referência normal são fragmentados, marcados diferencialmente com corantes fluorescentes, e coibridizados com sondas de DNA imobilizadas. Desequilíbrios cromossômicos através do genoma em DNA tumoral podem ser detectados, quantificados, e a posição definida por análise da intensidade de fluorescência das duas cores diferentes. Inicialmente, esta análise era efetuada em preparações de cromossomos da metáfase (M-CGH). Entretanto, a resolução da CGH quando aplicada a dispersões da metáfase é limitada pela resolução citogenética padrão de aproximadamente 5 Mb, e é necessária considerável *expertise* citogenética para realizar essa análise. Por essa razão, M-CGH nunca se tornou uma técnica largamente utilizada e permaneceu limitada a aplicações de pesquisa por especialistas.

Cromossomo artificial bacteriano foi originalmente usado para produzir arranjos de CGH. O advento da tecnologia de oligoarranjo tornou a CGH aplicável ao estudo de alterações genômicas em doença humana. Sondas de 60-mer-oligonucleotídicas correspondendo a SNPs individuais cobrem o genoma inteiro e incluem ambas as regiões codificantes e não codificantes; assim um arranjo ordenado de segmentos de DNA em alta resolução genômica pode ser gerado, contornando as limitações associadas com o uso de preparações da metáfase como o modelo para hibridização. A razão de fluorescência das duas cores pode ser comparada entre diferentes focos representando diferentes regiões genômicas, fornecendo um perfil molecular com amplitude do genoma da amostra com relação a regiões do genoma que são deletadas ou amplificadas (Figura 29.4A). A resolução é dependente de uma combinação do número, tamanho e posições no mapa dos elementos do DNA dentro do arranjo.

Cariotipagem com Base em Arranjo de Polimorfismo de Nucleotídeo Único

Arranjos de SNP recentemente introduzidos para estudar a predisposição genética a doenças também podem ser aplicados para análise da variação do número de cópias e perda de heterozigosidade (LOH). Esta técnica utiliza arranjos contendo sondas de oligonucleotídeos correspondendo a SNPs presentes em todo o genoma humano.[36] DNA de teste é fragmentado, ligado a ligadores universais, amplificado com *primers* correspondendo aos ligadores, e marcado (Figura 29.4B). Diferentemente da CGH, não há necessidade de DNA de referência normal. Após hibridização, a intensidade de fluorescência é medida para cada mancha no arranjo. Após análise bioinformática, determinações de genotipagem são possíveis para cada SNP a fim de determinar homozigosidade ou heterozigosidade para cada SNP. Em adição a genotipagem, o número de cópias de cada *locus* (marcado por uma sonda SNP específica) pode ser deduzido com base na intensidade de fluorescência que corresponde a um número de cópias hiperploide ou hipoploide do gene. Uma variedade inteira de desenhos de plataformas de arranjos (hibridização em contas ou hibridização de arranjo em fase líquida) são atualmente disponíveis, com uma densidade de > 1 milhão marcadores cobrindo 22 autossomos e o cromossomo X. A distância média intermarcadores é, aproximadamente, 10 Kb, resultando em uma resolução superior. Inicialmente projetado para genotipagem e estudos de associação ampla do genoma, SNP-A também pode ser usado para cariotipagem. Como ferramenta de cariotipagem, SNP-A permite uma resolução muito alta (dependendo da densidade das sondas de SNP), não exige divisão celular (nenhuma cultura

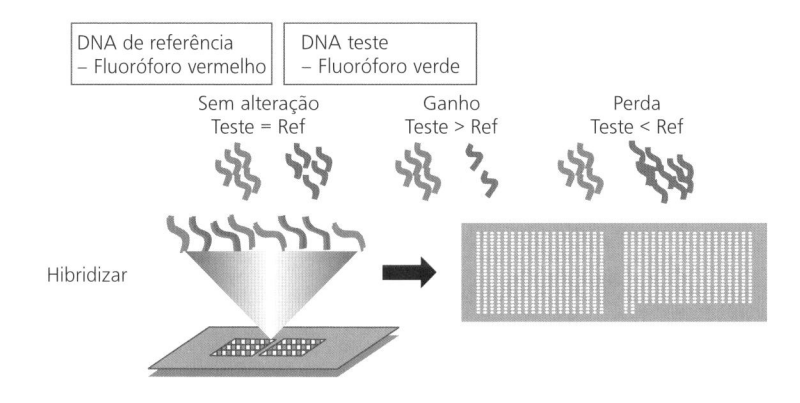

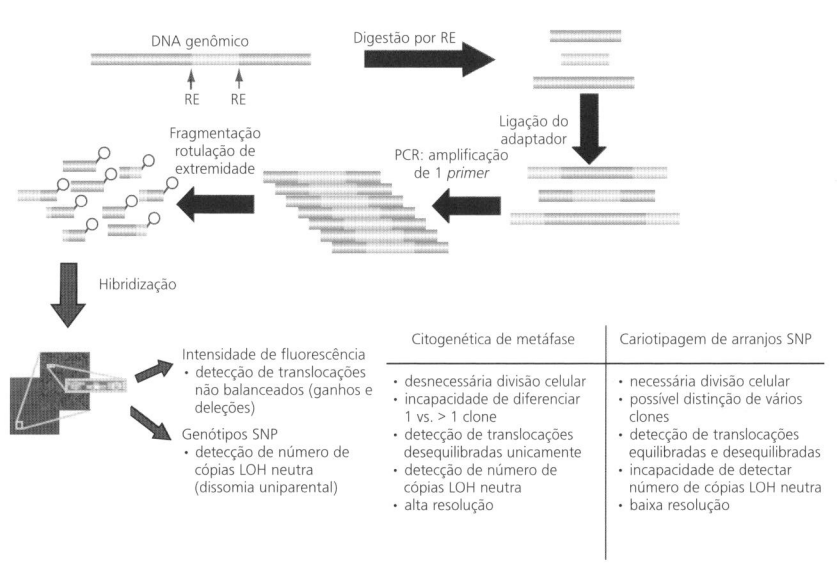

FIGURA 29.4 A. Hibridização genômica comparativa baseada em arranjo (A-CGH). A-CGH consiste na hibridização de amostras de teste e de referência de DNA que foram diferencialmente marcadas com fluorocromos para arranjos de sequências correspondendo a porções específicas dos cromossomos. Translocações não balanceadas, como deleção ou duplicação de genes individuais (ou partes de cromossomos), podem ser detectadas com base na disparidade entre os espectros fluorescentes emitidos pelo DNA em teste *versus* referência. Consequentemente, dependendo do número de sondas, uma análise muito intrincada dos cromossomos pode ser realizada em relação à presença ou ausência de segmentos específicos de DNA. **B.** Cariotipagem baseada em arranjo de SNP. O princípio do método repousa na amplificação e rotulação de produtos de PCR genômicos fragmentados com sua subsequente hibridização a arranjos contendo sondas oligonucleotídeos homólogos a variantes alélicos de SNPs. Com base na densidade dos arranjos e escolha/localização dos SNPs a serem detectados, vários níveis de resolução podem ser obtidos. Análise bioinformática dos resultados da hibridização permite a detecção de alterações do número de cópias (intensidade da fluorescência) dos *loci* individuais, bem como perda de heterozigosidade, que pode ser um resultado da deleção ou dissomia uniparental segmentar causada por recombinação mitótica.

e proliferação de células é necessária), mas, pela natureza da tecnologia, permite detecção só de translocações balanceadas. Quando comparada com citogenética da metáfase, a cariotipagem com base em SNP-A permite detecção de defeitos cromossômicos não balanceados clonais em uma porcentagem mais alta de pacientes com malignidades hematológicas incluindo MDS, mieloma múltiplo (MM), AML, e linfoma/leucemia crônico (CLL). A vantagem adicional sobre cariotipagem da metáfase e A-CGH é a capacidade de detectar número de cópias LOH neutra (dissomia uniparental), presente em muitos tumores sólidos e malignidades mieloides. A sensibilidade da cariotipagem SNP-A é relativamente baixa (uma vez que ela depende da proporção de células clonais na amostra), comparável à cariotipagem da metáfase. Em adição aos arranjos de genoma total com várias densidades de sondas, são disponíveis arranjos de SNP customizados ou podem ser desenhados para aplicações específicas: visar aos SNPs não sinônimos, conjunto particular de SNPs ou regiões específicas do genoma (como para o *locus* do antígeno leucocitário humano ou HLA).

Em virtude da alta resolução do SNP-A e o formato conveniente de microarranjo, estes métodos, provavelmente, serão introduzidos na rotina clínica, especialmente para doenças nas quais são previstas translocações não balanceadas.[12]

QUANTIFICAÇÃO DE MUTAÇÕES E TRANSLOCAÇÕES SOMÁTICAS
Análise em Translocações com Fundamento em Reação de Cadeia da Polimerase

PCR encontrou uma ampla aplicação no diagnóstico de doenças malignas associadas a translocações específicas de material genético.[5,7,8] A principal vantagem da PCR é a alta especificidade e sensibilidade, mas há necessidade de técnica imaculada para evitar contaminação. Os *primers* de DNA são desenhados para flanquear a região translocada específica, produzindo um produto de PCR com um tamanho característico, enquanto na ausência da translocação específica o produto de amplificação não é gerado. Controles apropriados podem ser incorporados na reação. Em razão do número mais alto de cópias molde por célula, transcrição reversa seguida de PCR (RT) em tempo real (RT) pode ser uma modificação mais sensível desta técnica. Na PCR em tempo real, mRNA do transcrito anormal é transcrito de forma reversa e cDNA serve como molde para a reação de amplificação (Figura 29.5). Sensibilidade e especificidade podem ser ainda mais melhoradas por uma rodada adicional de amplificação com um par de *primers* internos, chamada PCR aninhada. A sensibilidade deste método se aproxima de 1 célula maligna por 10^6 células normais, permitindo a avaliação de MRD em várias condições.[5]

Recentemente, a introdução do ensaio de PCR ciclador de luz em tempo real (Figura 29.5) conduziu à quantificação dos números de células até uma célula maligna por 10^5 células normais. O padrão de referência inclui um gene cópia única. O princípio da PCR em tempo real consiste em amplificação de sequência na presença de sondas marcadas com fluorocromos. Essas sondas são desenhadas para se dirigir às sequências entre os *primers* senso e antissenso. A sonda é marcada na extremidade 5' com um fluorocromo repórter (6-FAM) e um fluorocromo quencher (6-carboxitetrametil-rodamina [TAMRA] na extremo 3' e elas são desenhadas para ter uma temperatura de fusão mais alta do que os *primers* de extensão. Enquanto ambos os fluorocromos estão conectados através da sequência de DNA, nenhuma luz é emitida. Entretanto, a atividade de exonuclease de 5' a 3' da Taq polimerase degrada a sonda e libera os fluorocromos. Consequentemente, a progressão da reação pode ser monitorada pela detecção do sinal fluorescente gerado durante a fase exponencial da reação, e do número de ciclos com o qual a intensidade do corante repórter aumenta acima do ruído de fundo. Este número limiar é inversamente relacionado ao número de cópias do molde alvo. A medição da frequência de células anormais é baseada em curvas padrão e é gerada com diluição de células controles ou DNA/cDNA contendo a mutação visada. Os resultados podem ser expressados sob a forma de números de cópias de transcritos de fusão por micrograma de RNA ou sob a forma da frequência de células anormais. Transcritos/genes "domésticos" de manutenção expressados ubiquamente são incorporados comumente, e o número limiar de ciclos de PCR do gene de fusão é normalizado para o valor do gene doméstico.[5]

Na prática clínica, a tecnologia de PCR, inclusive PCR quantitativa, comprovou-se preditiva da resposta à terapia e da recaída. Com certas malignidades hematológicas com translocações que codificam alvos específicos, remissões citogenéticas e moleculares foram definidas como critérios

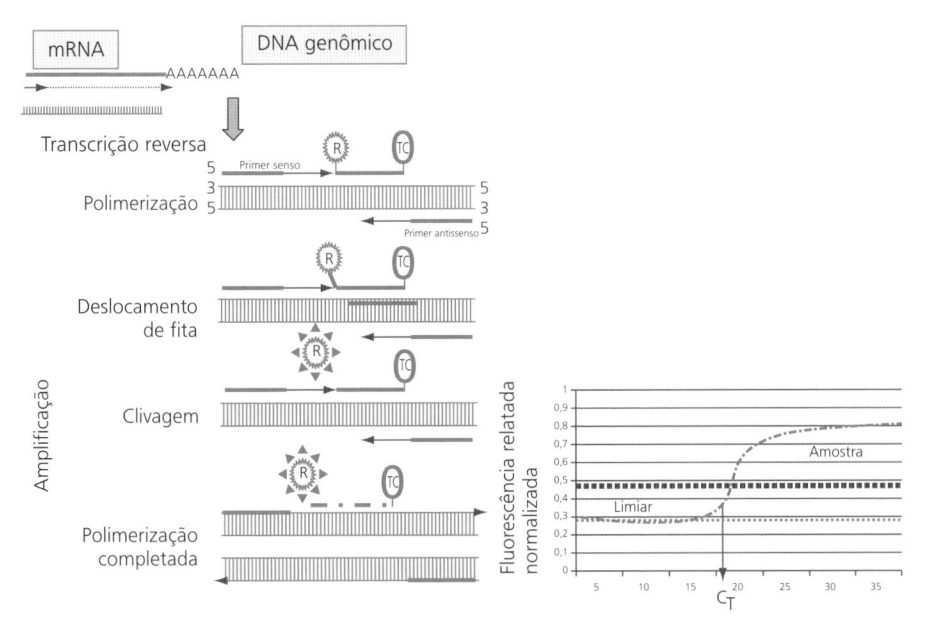

FIGURA 29.5 PCR quantitativa em tempo real. cDNA gerado de mRNA ou DNA podem ser usados como molde. O princípio da PCR em tempo real consiste em direcionar amplificação de sequência na presença de sondas marcadas com fluorocromo. Essas sondas são projetadas para se dirigir à sequências entre o *primer* senso e o antissenso que se hibridizam ao produto da PCR acumulado durante a amplificação. As sondas são geralmente marcadas com um fluorocromo repórter na extremidade 5' e um fluorocromo quencher na extremidade 3'. As sondas são desenhadas para ter uma temperatura de fusão mais alta que o *primer* de extensão. Enquanto ambos os fluorocromos estiverem conectados através da sequência de DNA, nenhuma luz é emitida. Entretanto, a atividade de 5' a 3' exonuclease da Taq polimerase degrada a sonda e libera os fluorocromos. Consequentemente, a progressão da reação pode ser monitorada pela detecção do sinal fluorescente gerado durante a fase exponencial da reação e do número de ciclos com a intensidade do corante do repórter eleva-se acima do ruído de fundo. Este valor, também chamado número limiar, está inversamente relacionado com o número de cópias do molde-alvo.

de avaliação específicos de terapia. Riscos de recidiva associados a remissão molecular *versus* citogenética foram determinados. As aplicações mais comuns da PCR na detecção de translocações definidoras de doença são para CML (bcr/abl), APL (PML/RARA), linfomas de células do manto e foliculares (cycD1/IgH e IgH/bcl2, respectivamente), e leucemia linfoblástica de células B (bcr/abl, IgH rearranjado) (Quadro 29.2).

Claramente, a triagem separada para todas as anormalidades descritas é demasiado cara e demorada para ser aplicada como uma bateria diagnóstica global. Múltiplas tentativas foram feitas para adaptar tecnologia de PCR para diagnóstico molecular preciso associado a leucemias e linfomas individuais. Na PCR multiplex, múltiplos pares de *primers* são combinados para possibilitar a detecção de várias translocações em uma única reação de PCR. Por exemplo, foram desenhadas misturas de *primers* para possibilitar a detecção de 28 translocações diferentes, incluindo 80 pontos de quebra e variantes de encaixe, usando um número limitado de reações de PCR. A introdução dessas tecnologias na prática clínica é dificultada pelas necessidades de controles positivos e sensibilidade limitada. Entretanto, o valor potencial de técnicas de triagem mais abrangentes foi demonstrado em casos que mostraram positividade de PCR para transcritos PML/RARA apesar da morfologia M^3 ou da presença citogenética de t(15:17), e translocações crípticas como t(12:21) ou t(4:11) em ALL e em AML.

Quadro 29.2 Translocações Comuns Diagnosticadas por Reação de Cadeia da Polimerase

Translocação	Produto de Fusão	Doença
t(9:22)	bcr/abl P190	CML
	bcr/abl P210	ALL
	bcr/abl P230	CNL
t(15:17)	PML/RAR-A	AML-M3
t(8:21)	AML/ETO	AML-M2
inv 16	CBF-B/MYHI I	AML-M4eo
t(5:12)	TEL/PDGF-R	CMML
t(1:19)	E2A/PBX I	ALL
t(4:11)	MLL/AF4	ALL
t(12:21)	TEL/AML I	ALL
t(14:18)	IgH/bcl2	FL
t(11:14)	bcII/IgH	MCL
t(11:18)	API2/MLT	MZL
t(2:5)	NPM/ALK	ALCL
t(8:22)	c-myc/Igλ	BL
t(8:14)	c-myc/IgH	BL
t(2:8)	c-myc/Igκ	BL

ALCL, linfoma de grandes células anaplásicas; ALL, leucemia linfocítica aguda; AML, leucemia mieloide agudo; BL, linfoma de Burkitt; CML, leucemia mielógena crônica; CMML, leucemia mielomonocítica crônica; CNL, leucemia neutrofílica crônica; FL, linfoma folicular; MCL, linfoma de células do manto; MZL, linfoma da zona marginal.

Detecção de Mutações de Genes Somáticos

Mutações adquiridas de genes individuais podem levar à aquisição de um fenótipo maligno e sua presença ou ausência pode ter importância clínica.[5] O princípio da detecção baseada em PCR dessas mutações é semelhante ao usado para mutações na linha germinal (ver anteriormente). Os métodos incluem, diretamente, PCR de DNA, se a mutação resultar em uma diferença de comprimento entre os fragmentos amplificados (p. ex., duplicações sequenciais internas do gene FTL-3),[13] amplicons tipo selvagem e mutados serão claramente identificados por eletroforese. Quando um *primer* marcado for usado para amplificação, mesmo pequenas diferenças de tamanho podem ser resolvidas por eletroforese em gel capilar. Alterações de nucleotídeo único também podem ser identificadas quando a mutação produz novo local de restrição ou abole um existente. Consequentemente, após amplificação, os produtos de PCR são digeridos com endonucleases de restrição apropriadas e submetidos à eletroforese para identificar a presença da mutação (veja acima RFLP). PCR alelo-específica com *primers* desenhados para amplificar ou o alelo mutado ou o tipo selvagem é, atualmente, o método mais comumente empregado. Finalmente, éxons afetados por mutações recorrentes podem ser amplificados e sequenciados diretamente.

À parte mutações canônicas ou genes afetados por algumas mutações invariantes, testagem mutacional pode ser muito difícil para genes maiores (éxons múltiplos) afetados por diversas mutações localizadas em vários éxons. Métodos baseados em PCR direcionados para o local, incluindo sequenciamento direto do produto de PCR amplificado podem ser muito difíceis de implementar para esses genes em razão da intensidade de trabalho envolvida. Sequenciamento NGS pode aliviar alguns destes problemas.

Em contraste com a detecção de mutação na linha germinal, usando tecnologias de PCR, a proporção de células mutadas na amostra pode afetar os resultados do teste: mesmo se 100% das células carregarem a mutação, só 50% dos alelos serão afetados. Os limites atuais de detecção das técnicas baseadas em PCR podem atingir 10% das células que carregam a mutação.

Digno de nota é que a escolha do material celular usado para a detecção de mutações de gene único pode influenciar os resultados no que concerne ao *status* de mutações homozigotas, como Jak2V617F. Na maioria dos métodos que começam com células não fracionadas, a distinção entre heterozigotos e homozigotos pode não ser possível pela contaminação com células tipo selvagem.

Mais recentemente, tecnologias NGS foram adotadas para detecção de lesões somáticas. As estratégias diagnósticas podem incluir abordagens sem *viés* prévio, nas quais o genoma inteiro, o exoma ou cromossomos individuais são sequenciados e, ou mutações invariantes são identificadas e reportadas, ou uma comparação é feita com a amostra da linha germinal sequenciada em paralelo, todas as mutações somáticas são identificadas. Diversos algoritmos foram desenvolvidos para distinguir resultados falso-positivos devidos a erros tecnológicos e alterações de sequência na linha germinal de eventos somáticos verdadeiros. Outra abordagem de NGS é o sequenciamento profundo direcionado, que pode incluir etapas de enriquecimento de éxons de genes selecionados ou únicos. Em virtude do menor tamanho global do amplicon a ser sequenciado, uma maior profundidade de sequenciamento pode ser realizada ("sequenciamento profundo"), a qual permite avaliação da carga mutacional/tamanho clonal. Essas tecnologias poderão ser usadas no futuro para monitorar a efetividade da terapia ou MRD.

ESTUDOS DE CLONALIDADE

Quando defeitos adquiridos (mutações pontuais, translocações) foram identificados, eles podem servir como um marcador adequado. Entretanto, em muitas situações clínicas esse marcador não é disponível. Consequentemente, vários ensaios de clonalidade foram desenvolvidos, os quais permitem o diagnóstico de função hematopoética oligoclonal ou enviesada.

Análise do Padrão de Inativação do Cromossomo X

A análise do padrão de inativação do cromossomo X (XCIP) é particularmente útil na análise de doenças sem um marcador de clonalidade específico da doença.[14] Análise de clonalidade de XCIP pode ser informativa em uma grande proporção de pacientes mulheres. Claramente, XCIP clonal/oligoclonal não garante o diagnóstico de malignidade mas pode ser complementar a outros sinais clínicos e resultados de laboratório.

XCIP é baseada na inativação de um cromossomo X nas células de mamíferos fêmeas.[14] O padrão de inativação é aleatório, estabelecido cedo na embriogênese e herdado estavelmente por todas as células-filhas. O mecanismo de inativação inclui metilação de certas porções do DNA. Com base na teoria de única célula das doenças malignas, a representação de XCIP deve se alterar no tecido afetado, mais significamente no sangue. Consequentemente, a distinção entre os dois cromossomos feita usando um gene marcador polimórfico localizado no cromossomo X e a diferenciação entre os cromossomos X ativo e inativo é subjacente à análise de clonalidade do XCIP. Embora um marcador doença-específico não seja necessário, a alteração patológica pode ser extrapolada do padrão esperado. Os marcadores polimórficos mais comumente usados incluem receptores androgênicos humanos (HUMARA), fosfoglicerato quinase, ou os genes do X frágil (FRM1). A taxa de heterozigosidade para HUMARA é, aproximadamente, 90%. As técnicas modernas de análise de XCIP utilizam tecnologia de PCR.

No ensaio HUMARA, DNA é digerido por uma endonuclease de restrição sensível a metilação, e o padrão eletroforético dos amplicons é comparado com os amplicons não digeridos. *Hpa*II digere o alelo não metilado e deixa o alelo metilado disponível para amplificação. Comparação da intensidade das bandas permite extrapolação quanto ao enviesamento dos amplicons normalmente e, igualmente, distribuídos do fragmento gênico metilado e não metilado.

Em outros ensaios comuns, polimorfismos de base única ou curta repetição sequencial (STR) nas sequências de codificação dos genes do cromossomo X distinguem entre o uso do cromossomo inativo ou ativo por técnicas baseadas no RNA. RT-PCR é seguida por RFLP dos amplicons. Interpretação dos resultados da análise XCIP deve levar em consideração o enviesamento da inativação graduado pela idade e também um padrão não randômico entre células normais que pode ser encontrado em até 25% das mulheres.

ANÁLISE DO RECEPTOR DE CÉLULA T E REARRANJO DE IMUNOGLOBULINAS

Durante a ontogenia das células T e B, rearranjo dos genes VDJ das cadeias de Ig pesadas (H) e leves (L) e cadeias α (A) e β (B) ou δ (D) e γ (G) do receptor da célula T (TCR), respectivamente, fornece a base molecular para heterogeneidade do repertório de reconhecimento das células B e T.[15-17]

Para cadeia H de imunoglobulina (Ig), existem pelos menos 40 fragmentos de genes variáveis (VH), 27 fragmentos de diversidade (DH), 6 fragmentos juncionais funcionais (JH), e vários segmentos gênicos constantes (CH). O complexo do gene da Igκ consiste em 35 segmentos de gene Vκ, 5 Jκ e um único gene Cκ. O gene Igλ é gerado através da recombinação de 30 segmentos Vλ e 4 segmentos Cλ, todos precedidos por uma região Jλ.

O TCR é um homodímero que consiste em cadeias de TCR α e β ou cadeias de TCR δ e γ. Similarmente aos genes de Ig, as cadeias α e δ são codificadas por fragmentos VDJ recombinados (65 fragmentos VB, 7 fragmentos JB, e 2 segmentos CB, cada um precedido por uma região DB para cadeia β e 8 segmentos gênicos VD, 3DD e 4 JD, bem como uma única região CD). Cadeias α e γ do TCR são geradas através da recombinação de regiões V e J. O complexo gênico cadeia α do TCR consiste em mais de 50 segmentos gênicos VA, 61 JA, e 1 CA. O complexo gênico do TCR γ consiste em 6 segmentos VG e 2 CG, cada um precedido por 2 ou 3 segmentos gênicos JG1 ou JG2. Rearranjos de Ig e TCR não são restritos à linhagem: células B e T podem conter rearranjos de linhagens cruzadas completos ou incompletos que podem ser usados para avaliação de clonalidade. Expansão clonal resulta e super-representação da configuração de Ig ou TCR especificamente rearranjada, uma propriedade dos linfócitos aproveitada para o diagnóstico de malignidades de células T e células B.

Reação em Cadeia da Polimerase da Região Juncional da Imunoglobulina e do Receptor da Célula T

Análise por PCR de segmentos gênicos da Ig e do TCR é baseada na amplificação seletiva das regiões juncionais. Amplificação só é possível quando o gene da Ig ou do TCR são justapostos por meio de rearranjo, porque a distância entre segmentos de genes na configuração da linha germinativa normal é grande demais para amplificação por PCR. Em contraste com o *southern blot*,[18] PCR depende de ambas as diversidades, combinatória e a juncional, dos rearranjos apropriados. PCR pode ser facilmente aplicada a espécimes de sangue e tecido inclusive linfonodos e pele (particularmente útil no diagnóstico de linfoma de células T cutâneo). Para ambas as amplificações de IgH e TCR, conjuntos de *primers* de consenso cobrindo o espectro inteiro das regiões V combinados com conjuntos de *primers* JB são usados na PCR múltipla. Para populações de células B, análise do rearranjo de IgH é mais informativo, uma vez que o *locus* IgH se rearranja primeiro; um rearranjo completo VH-JH é usualmente investigado. Entretanto, como a hipermutação somática dentro do gene IgV dificulta o anelamento e amplificação, análise de rearranjo incompleto DH-JH também pode ser útil para identificar rearranjo parcial improdutivo em algumas células B imaturas. Adicionalmente, avaliação abrangente da clonalidade da Ig pode incluir análise da cadeia IgL, especialmente o *locus* Igκ. Conforme discutido acima, dado o rearranjo hierárquico da cadeia da IgL, todas as células B maturas possuem rearranjo de Igκ produtivo ou improdutivo (geralmente envolvendo o elemento κde) se as células forem Igλ+. Análise adicional dos genes da IgL pode ser adicionada para aumentar a sensibilidade da avaliação da clonalidade.

Para clonalidade das células T, o paradigma tem sido análise do *locus* do TCR γ; a principal vantagem é que o rearranjo da cadeia γ ocorre cedo e está presente nas células α/β e δ/γ, e em algumas células B. Além disso, o número de *primers* necessário para todas as combinações possíveis é pequeno, e a diversidade juncional é limitada se comparada com outros *loci* do TCR. Rearranjo de genes β é uma ferramenta muito poderosa para detecção de clonalidade α/β; mesmo quando considerando a extrema diversidade combinatória, amplificação de quase o repertório inteiro pode ser obtida usando-se um número relativamente limitado de reações contendo conjuntos apropriados de *primers*. Tanto rearranjo VB-JB quanto incompletos DB-JB podem ser estudados, aumentando a sensibilidade do método; a extrema diversidade juncional do *locus* B dá alta sensibilidade para clonalidade TCR β, mesmo se análise sofisticada do produto da PCR puder ser necessária (ver adiante). Análise do *locus* D é relativamente fácil e pode acrescentar informação sobre células T imaturas e populações G/D, mas geralmente não é informativo sobre células A/B. Em contraste, genes α não são muito úteis dada a extrema complexidade dos segmentos gênicos, e rearranjo concomitante do *locus* β.

Duas modificações da PCR são, atualmente, usadas para a detecção de clonalidade: eletroforese heterodúplex[19] análise genescan. Em ambos os métodos, amplicons de PCR são analisados para discriminação fina e identificação de produtos idênticos, utilizando diferentes propriedades biológicas do DNA.

A genotipagem de genes rearranjados de TCR ou Ig depende da amplificação dos fragmentos de genes com *primers* que são marcados com um fluorocromo e detecção dos produtos marcados usando eletroforese em gel capilar.[20] A maioria dos sequenciadores gênicos automáticos com base em eletroforese capilar pode ser adotada para esta técnica, que permite resolução de produtos de PCR que, geralmente, variam em tamanho por múltiplos de 3 bp. Em circunstâncias normais, os produtos de amplificação são policlonais, mostrando um grande número de picos distintos no traçado de eletroforese capilar. Melhores resultados são vistos com *loci* de IgH e TCR B, os quais têm ambos uma alta frequência de rearranjos V-J dentro da base de leitura, enquanto com outros *loci* o espaçamento entre os picos não é preservado, por causa de rearranjos fora da base de leitura (improdutivos) ou incompletos. Se estiver presente uma população monoclonal, está presente um pico singular distinto que corresponde ao clone imunodominante. Uma técnica equivalente pode ser usada para a identificação do rearranjo de Ig. A sensibilidade da genotipagem é em torno de 5% das células malignas (clonais) em uma mistura celular. Como com a análise heterodúplex, frequentemente pode ser detectado um rearranjo bialélico.

Conforme discutido anteriormente, clonalidade de Ig e TCR pode ser avaliada independentemente da restrição de linhagem de uma população putativamente clonal; entretanto, um padrão clássico de genescan com espaçamento dos picos em tripletos é limitado a rearranjos funcionais na fase de leitura. Neste caso, representação de rearranjos produtivos também pode ser obtida por RT-PCR começando de RNA.

Sequências CDR3 juncionais dominantes rearranjadas podem ser sequenciadas e usadas para o desenho de *primers* de PCR clonotípicos que amplificam apenas o clone maligno. Usando PCR aninhada e *primers* variáveis e J, rodadas adicionais de amplificação com um *primer* clonótipo-específico (tal como um *primer* J interno) podem ser adicionadas. Essa abordagem pode aumentar a sensibilidade e especificidade de detecção.

A aplicação da análise de rearranjo de TCR e Ig inclui determinações de clonalidade de células B e T no sangue, medula óssea, linfonodos e lesões da pele para o diagnóstico de T-ALL, B-ALL, mieloma múltiplo, linfomas, leucemia de linfócitos granulares grandes (LGL), e CLL. Na CLL, análise de rearranjo de Ig é um marcador prognóstico importante (ver também Capítulo 14). Sequenciamento detalhado da IgH clonal pode revelar homologia ao gene IgV da linha germinal. Hipermutações somáticas do gene IgV geralmente ocorrem após *priming* do antígeno e, consequentemente, o *status* da mutação de IgV permite a distinção entre CLL pré- e pós-centro germinativo, entidades com diferente comportamento clínico.

■ DIAGNÓSTICO MOLECULAR DE INFECÇÕES EM HEMATOLOGIA

Métodos moleculares estão cada vez mais suplementando os métodos sorológicos e histoquímicos em microbiologia.[21] Precisas detecção, localização e quantificação dos ácidos nucleicos dos vírus patogênicos permitem melhor distinção de entidades patológicas individuais e são muitas vezes usadas para decisões terapêuticas. Por exemplo, detecção da ativação de EBV é essencial para diagnóstico precoce e terapia de doença linfoproliferativa pós-transplante. Para vírus de DNA como herpes vírus, a detecção de transcritos de mRNA por meio de RT-PCR permite o diagnóstico de infecções ativas, enquanto PCR de DNA é positiva mesmo quando apenas vírus latente está presente. As técnicas moleculares são mais frequentemente usadas para o diagnóstico de EBV, citomegalovírus (CMV), herpes vírus humano-6 (HHV-6), bem como retrovírus como vírus de leucemia de células T humano (HTLV-1; Quadro 29.3).[22,23]

Quadro 29.3 Patógenos Virais em Malignidades Hematológicas

Doença	Patógeno
Linfoma difuso de grandes células B	EBV frequente em imunodeficiência, proposto SV40
Linfoma de células B plasmoblástico	EBV
Linfoma primário de efusões	HHV-B invariante, ocasional EBV
Linfoma de células T difuso	EBV frequente
Linfomas de Burkitt	EBV
Granulomatose linfomatoide	EBV ocasional
Leucemia de células NK agressiva	EBV invariante
Leucemia de células NK/T extranodal	EBV ocasional
Linfoma de células T angioblástico	EBV ocasional
Linfoma linfoplasmocítico	HCV
Linfoma de Hodgkin	EBV certas formas
Doença linfoproliferativa pós-transplante	EBV 90%
Linfoma primário do CNS	EBV 100%
Sarcoma dendrítico folicular	EBV ocasional
Leucemia de células T adulto	HTLV-I

CNS, sistema nervoso central; EBV, vírus Epstein-Barr; HCV, vírus da hepatite C; HHV-8, herpes-vírus humano 8; HTLV-I, vírus de leucemia de células T humana I; NK, *natural killer*; SV40, vírus símio 40.

Vírus Epstein-Barr

Tanto PCR quanto FISH são capazes de detectar EBV em neoplasias linfoides (Quadro 29.3). Sondas de FISH complementares ao EBV localizam o vírus nas células malignas. Em virtude da sua sensibilidade e falta de quantificação, PCR de DNA pode fornecer resultados positivos sem relevância clínica em virtude da frequência da infecção EBV latente na comunidade. Em contraste, ensaios de PCR de ciclador de luz quantitativa fornecem números de cópias altamente precisos, mas eles são métodos menos sensíveis. Tanto sondas TaqMan (sondas de DNA monofilamentar que liberam luz à degradação por Taq polimerase; ver discussão precedente) quanto sondas *beacon* (sondas de DNA que liberam luz sob alteração conformacional após hibridização ao segmento interno dos amplicons) são usadas. PCR de TaqMan é efetuada como descrito acima para a detecção de translocações. Os níveis de sensibilidade podem ser tão baixos quanto 1 cópia viral por 1 a 2×10^5 células.[24] Vírus são sempre associados a células, e DNA para análise é extraído dos leucócitos sanguíneos.

FISH efetuado com sondas que detectam RNA codificado por EBV (EBER) é o teste mais comumente aplicado para a detecção de vírus em células malignas. A sensibilidade deste método é relacionada com o alto número de cópias destes transcritos e à capacidade de detectar genoma de EBV no seu estado latente (transcrição de EBER não é dependente da indução de um ciclo replicativo competitivo produtivo).

Citomegalovírus

Métodos moleculares têm uma ampla aplicação no diagnóstico de doença por CMV e competem com a cultura tradicional e técnicas baseadas em histoquímica. PCR de DNA pode ser usada para a detecção do genoma de CMV, mas em virtude da sua alta sensibilidade, os resultados podem não ser informativos em indivíduos soropositivos. CMV é estritamente associado às células, e leucócitos sanguíneos são usados como uma fonte de DNA. PCR quantitativa utilizando a tecnologia de ciclador de luz é o método usual para detecção de viremia por CMV e quantificação do título. Sondas *beacon* e Taqman foram desenvolvidas (como descrito para EBV). Com base em curvas padrão com controles positivos calibrados, o número de cópias do genoma viral pode ser calculado com precisão.[25] CMV pode ser detectado a níveis tão baixos quanto uma e tão altos quanto 5×10^5 cópias por mililitro correlacionando-se bem com a antigenemia medida por 2×10^5 leucócitos.

Parvovírus B19

Métodos sorológicos são informativos apenas em uma minoria das circunstâncias. Similarmente a CMV, PCR de B19 pode fornecer uma alta taxa de positividade que não reflete viremia clinicamente relevante. Em virtude do número extremamente alto de cópias de vírions durante infecção ativa, B19 pode ser detectado e quantificado no soro usando-se métodos de hibridização de DNA sem amplificação. Hibridização por *dot-blot* é extremamente adequada para fornecer quantificação por diluição seriada dos soros positivos com números definidos de cópias do genoma B19. Título viral pode ser determinado por comparação aos padrões de diluição.[21]

Outros Vírus

Em teoria, todos os vírus com sequência conhecida de ácidos nucleicos podem ser detectados usando-se PCR. Em algumas circunstâncias clínicas, a detecção viral pode ter consequências diagnósticas (Quadro 29.3). Por exemplo, herpes vírus-6 pode ser identificado em linfomas de derrame primário; presença de DNA de adenovírus (tipo 11) e poliomavírus (BK, IC) pode ser útil para diagnóstico de cistite hemorrágica após transplante de medula óssea.

▪ DETECÇÃO MOLECULAR DE QUIMERISMO DOADOR/RECEPTOR

Determinação da contribuição da produção de células sanguíneas do hospedeiro *versus* receptor após transplante de células-tronco alogênicas se tornou um teste laboratorial padrão com significados clinicamente relevantes. Várias técnicas foram elaboradas, incluindo análise de STR, RFLP ou FISH para cromossomos X ou Y. A seleção de vários tipos de células para análise permite a determinação separada de quimerismo em linhagens hematopoéticas individuais.

Análise de Repetição de Sequências por Reação em Cadeia da Polimerase em Tempo Real (Quantitativa)

Análise PCR STR em tempo real é um método mais sensível e altamente quantitativo.[30-32] Dois pares de *primers*, cada um específico para os alelos STR doador e receptor, são selecionados. STRs adequados para esta análise têm polimorfismo bialélico, com ambos os alelos variando por pelo menos duas bases consecutivas e mostrando alto nível de heterozigosidade. A sensibilidade deste método pode ser tão baixa quanto 0,1%, mas há necessidade de uma grande seleção de *primers* e sondas marcados para identificação dos *loci* mais informativos.

Análise de Polimorfismo de Comprimento de Fragmentos de Restrição

Muitos *loci* dentro do genoma humano mostram importante polimorfismo alélico, resultando em alterações nos locais de restrição por endonuclease. Depois de digestão enzimática, o DNA é submetido à eletroforese. O *southern blot* resultante é hibridizado com sondas de DNA marcado derivadas dos *loci* polimórficos, resultando no aparecimento de bandas específicas conforme doador e receptor se houver diferenças alélicas no *lócus*.

Análise dos Cromossomos Sexuais por Hibridização Fluorescente *in Situ*

Sondas centroméricas para os cromossomos X e Y podem ser usadas para a detecção e quantificação de células doadoras e receptoras. O ensaio é informativo somente em transplantes não combinados por sexo.

▪ TIPAGEM MOLECULAR DO ANTÍGENO LEUCOCITÁRIO HUMANO

A testagem sorológica tradicional está sendo cada vez mais substituída por testagem molecular que permite mais alta precisão e resolução de alelos e polimorfismos do HLA.[33,34] A análise molecular dos *loci* HLA resultou na identificação de um grande número de novos alelos, com novos polimorfismos ainda sendo acrescentados. Métodos com base em PCR e *primers* foram desenvolvidos para tipagem de nível de resolução intermediária (IR) e de alta resolução (HR). Testagem sorológica continua a ser efetuada em muitas instituições para alelos classe I e II, mas em outros lugares a testagem sorológica foi abandonada para alelos classe II.[35] A testagem sorológica retém algum papel, especialmente para a confirmação de alelos nulos após testagem molecular.

Testagem de Antígeno Leucocitário Humano com Base na Reação em Cadeia da Polimerase

Dois métodos dominaram a moderna tecnologia de testagem de HLA: SSP e SSOP. Tipagem de alelo ou ao nível de grupo é comumente efetuada usando-se SSP. *Primers* grupo e *locus*-específicos podem ser usados na primeira fase da testagem seguidos por *primers* alelo-específicos. Conjuntos padronizados de *primers* foram desenvolvidos para testagem de IR e HR.[36] Entretanto, tecnologias de sequenciamento direto provavelmente dominarão o futuro da testagem HLA.

Testagem SSOP pode ser usada para a identificação de alelos individuais ou para a detecção de SNPs. Em geral, análise de SSOP inclui hibridização diferencial de amplicons a sondas específicas que são desenhadas para combinar com sequências nucleotídicas em todos os locais polimórficos dos éxons 2 e 3. Conjuntos padronizados de sondas foram desenvolvidos. Diversas modificações da hibridização SSOP são possíveis, incluindo técnicas fluorimétricas com base em membranas e em contas. Para abordagens de citometria de fluxo, como usando tecnologia de luminex, amplificação por PCR é efetuada na presença de um par de *primers* marcados fluorescentemente. As sondas são imobilizadas em contas de poliestireno marcadas com fluorocromos as quais podem ser caracterizadas por uma tecnologia fluxocitométrica usando seu perfil de emissão laranja-vermelho combinado com a contrafluorescência dos amplicons marcados. A presença de alelos específicos pode ser identificada com base em um perfil de dupla fluorescência específica das contas que carregam uma sonda complementar ao amplicon. Este ensaio pode ser multiplex para permitir uma triagem larga para muitos alelos.

SNPs dentro de alelos HLA individuais também podem ser detectados, usando-se conjuntos de *primers* desenhados para investigar polimorfismo. Este método, também chamado extensão de nucleotídeo único, também pode ser multiplex, similarmente a SSOP.

Finalmente, para máxima resolução e detecção de polimorfismos previamente desconhecidos ou novos, região individual dos genes HLA pode ser amplificada por PCR e sequenciada diretamente.

Referências

1. Lillicrap D. Molecular diagnosis of inherited bleeding disorders and thrombophilia. *Semin Hematol*. 1999;36:340-351.
2. Arcasoy MO, Gallagher PG. Molecular diagnosis of hemoglobinopathies and other red blood cell disorders. *Semin Hematol*. 1999;36:328-339.
3. Old JM. Screening and genetic diagnosis of haemoglobin disorders. *Blood Rev*. 2003;17:43-53.
4. Spowart G. Mitotic metaphase chromosome preparation from peripheral blood for high resolution. In: Gosden JR, ed. *Methods in Molecular Biology Chromosome Analysis Protocols*. Vol 29. Totowa, NJ: Humana Press; 1994:1-10.
5. Hokland P, Pallisgaard N. Integration of molecular methods for detection of balanced translocations in the diagnosis and follow-up of patients with leukemia. *Semin Hematol*. 2000;37:358-367.
6. Rowley JD. Cytogenetic analysis in leukemia and lymphoma: an introduction. *Semin Hematol*. 2000;37:315-319.
7. Bernard OA, Berger R. Location and function of critical genes in leukemogenesis inferred from cytogenetic abnormalities in hematologic malignancies. *Semin Hematol*. 2000;37:412-419.
8. Ferrando AA, Look AT. Clinical implications of recurring chromosomal and associated molecular abnormalities in acute lymphoblastic leukemia. *Semin Hematol*. 2000;37:381-395.
9. Gozzetti A, Le Beau MM. Fluorescence in situ hybridization: uses and limitations. *Semin Hematol*. 2000;37:320-333.
10. Kirsch IR, Reid T. Integration of cytogenetic data with genome maps and available probes: present status and future promise. *Semin Hematol*. 2000;37:420-428.
11. Schrock E, Padilla-Nash H. Spectral karyotyping and multicolor fluorescence in situ hybridization reveal new tumor-specific chromosomal aberrations. *Semin Hematol*. 2000;37:334-347.
12. Lichter P, Joos S, Bentz M, Lampel S. Comparative genomic hybridization: uses and limitations. *Semin Hematol*. 2000;37:348-357.
13. Murphy KM, Levis M, Hafez MJ, et al. Detection of FLT3 internal tandem duplication and D835 mutations by a multiplex polymerase chain reaction and capillary electrophoresis assay. *J Mol Diagn*. 2003;5:96-102.
14. Gale RE. Evaluation of clonality in myeloid stem-cell disorders. *Semin Hematol*. 1999;36:361-372.
15. Arstila TP, Casrouge A, Baron V, et al. Diversity of human alpha beta T cell receptors. *Science*. 2000;288:1135.
16. Macintyre EA, Delabesse E. Molecular approaches to the diagnosis and evaluation of lymphoid malignancies. *Semin Hematol*. 1999;36:373-389.

17. Butler JE. Immunoglobulin gene organization and the mechanism of repertoire development. *Scand J Immunol.* 1997;45:455-462.
18. Beishuizen A, Verhoeven MA, Mol EJ, et al. Detection of immunoglobulin kappa light-chain gene rearrangement patterns by Southern blot analysis. *Leukemia.* 1994;8:2228-2236.
19. Langerak AW, Szczepanski T, Van Der BM, et al. Heteroduplex PCR analysis of rearranged T cell receptor genes for clonality assessment in suspect T cell proliferations. *Leukemia.* 1997;11:2192-2199.
20. Plasilova M, Risitano A, Maciejewski JP. Application of the molecular analysis of the T cell receptor repertoire in the study of immune-mediated hematologic disease. *Hematol J.* 2003;8:173-181.
21. Brown KE. Molecular diagnosis of viral disease in hematology patients. *Semin Hematol.* 1999;36:352-360.
22. Precursor B-cell and T-cell neoplasms. In: Jaffe ES, Harris NL, Stein H, et al., eds. *World Health Organization Classification of Tumours. Pathology and Genetics of Tumours of Haematopoietic and Lymphoid Tissues.* Lyon: IARC Press; 2001:109-117.
23. Mature B-cell neoplasms. In: Jaffe ES, Harris NL, Stein H, et al., eds. *World Health Organization Classification of Tumours. Pathology and Genetics of Tumours of Haematopoietic and Lymphoid Tissue.* Lyon: IARCPress; 2001:119-187.
24. Jebbink J, Bai X, Rogers BB, et al. Development of real-time PCR assays for the quantitative detection of Epstein-Barr virus and cytomegalovirus, comparison of TaqMan probes, and molecular beacons. *J Mol Diagn.* 2003;5:15-20.
25. Li H, Dummer JS, Estes WR, et al. Measurement of human cytomegalovirus loads by quantitative real-time PCR for monitoring clinical intervention in transplant recipients. *J Clin Microbiol.* 2003;41:187-191.
26. Brouha PC, Ildstad ST. Mixed allogeneic chimerism. Past, present, and prospects for the future. *Transplantation.* 2001;72:S36-S42.
27. Kreyenberg H, Holle W, Mohrle S, et al. Quantitative analysis of chimerism after allogeneic stem cell transplantation by PCR amplification of microsatellite markers and capillary electrophoresis with fluorescence detection: the Tuebingen experience. *Leukemia.* 2003;17:237-240.
28. Leclair B, Fregeau CJ, Aye MT, et al. DNA typing for bone marrow engraftment follow-up after allogeneic transplant: a comparative study of current technologies. *Bone Marrow Transplant.* 1995;16:43-55.
29. Monaco AP. Chimerism in organ transplantation: conflicting experiments and clinical observations. *Transplantation.* 2003;75:13S-16S.
30. Fernandez-Aviles F, Urbano-Ispizua A, Aymerich M, et al. Serial quantification of lymphoid and myeloid mixed chimerism using multiplex PCR amplification of short tandem repeat-markers predicts graft rejection and relapse, respectively, after allogeneic transplantation of CD34+ selected cells from peripheral blood. *Leukemia.* 2003;17:613-620.
31. Nuckols JD, Rasheed BK, McGlennen RC, et al. Evaluation of an automated technique for assessment of marrow engraftment after allogeneic bone marrow transplantation using a commercially available kit. *Am J Clin Pathol.* 2000;113:135-140.
32. Alizadeh M, Bernard M, Danic B, et al. Quantitative assessment of hematopoietic chimerism after bone marrow transplantation by real-time quantitative polymerase chain reaction. *Blood.* 2002;99:4618-4625.
33. Klein J, Sato A. The HLA system. First of two parts. *N Engl J Med.* 2000;343:702-709.
34. Klein J, Sato A. The HLA system. Second of two parts. *N Engl J Med.* 2000;343:782-786.
35. Cao K, Chopek M, Fernandez-Vina MA. High and intermediate resolution DNA typing systems for class I HLA-A, B, C genes by hybridization with sequence-specific oligonucleotide probes (SSOP). *Rev Immunogenet.* 1999;1:177-208.
36. Tiu R, Gondek L, O'Keefe C, Maciejewski JP. Clonality of the stem cell compartment during evolution of myelodysplastic syndromes and other bone marrow failure syndromes. *Leukemia.* 2007;21:1648-1657.

30
Interpretação de Genômica Funcional

Adrian Wiestner ▪ Louis M. Staudt

O paradigma "natural ou adquirido" justapõe os traços geneticamente determinados ao ambiente formador. Quando consideramos a expressão de genes em uma dada célula ou organismo, estes aparentes opostos convergem. Genes necessários para determinação da linhagem celular e genes necessários para respostas celulares às condições ambientais são igualmente transcritos para o RNA. Nem todos os genes, no entanto, são expressados em todas as células em todas as vezes. Assim, o "transcriptoma", ou os genes que são expressados em uma dada célula em um dado tempo, é apenas uma fração do genoma. O transcriptoma integra linhagem celular, funções celulares, atividade de vias reguladoras ou oncogênicas, e resposta a fatores externos. Em malignidades hematológicas, a análise quantitativa do transcriptoma refinou a classificação das doenças e forneceu poderosa informação prognóstica. Além disso, obter o perfil do transcriptoma revelou a ativação de vias oncogênicas distintas, cuja importância pode ser testada experimentalmente por intervenções genéticas direcionadas usando RNAs complementares curtos que reduzem a expressão de um gene específico. Em alguns casos, estas abordagens levaram à descoberta de mutações oncogênicas, assim ligando a informação genética "estrutural" à característica genômica "funcional" da amostra em estudo. Nos últimos anos, tecnologias de sequenciamento do genoma inteiro foram amplamente aplicadas em oncologia e estão rapidamente gerando um mapa abrangente de mutações tumorais. A genômica funcional provavelmente continuará a ser uma ferramenta poderosa para estudar o papel destas mutações em biologia tumoral.

Aqui, focamos na discussão de conceitos gerais dos métodos genômicos funcionais e ilustrar sua aplicação, com exemplos principalmente coletados do estudo de malignidades linfoides.

▪ PERFILAGEM DA EXPRESSÃO GÊNICA PARA CAPTURAR O TRANSCRIPTOMA

Duas técnicas principais são agora disponíveis para capturar o complemento de genes expressados em uma célula; microarranjos de DNA e sequenciamento de RNA. Os microarranjos de DNA consistem em suportes sólidos aos quais foram afixadas sondas que detectam a presença de um RNA específico. Cada arranjo consiste em milhares dessas sondas, e cada sonda se hibridiza especificamente com um RNA diferente. Um tipo de tecnologia de microarranjos comumente usado emprega sondas oligonucleotídicas afixadas a um suporte sólido. Os arranjos Affymetrix GeneChip® são arranjos de oligonucleotídeos comercialmente disponíveis que, dependendo do tipo específico de arranjo, são capazes de quantificar a expressão de aproximadamente 47.000 transcritos (Human Genome U133 Plus 2.0). Tecnologias de sequenciamento recentes tornaram possível determinar a sequência de todos os RNAs em uma dada amostra. Além da informação sobre a sequência real, esta tecnologia também provê uma medida altamente quantitativa da abundância relativa de um dado RNA na amostra.

▪ ASSINATURAS DA EXPRESSÃO GÊNICA EM DIAGNÓSTICO MOLECULAR, PREDIÇÃO DE RESULTADO E TERAPIA DIRECIONADA DE CÂNCER

Os experimentos de microarranjos tipicamente produzem vários milhares de pontos de dados por amostra. A quantidade de dados gerados nesses estudos pode facilmente subjugar o pesquisador e o estatístico, igualmente, e torna virtualmente impossível a análise "ocular" dos dados. Diversas técnicas analíticas ajudam na interpretação de dados de microarranjos.[1-4] Em uma análise dita não supervisionada, são usados métodos estatísticos para visualizar padrões de expressão de genes compartilhados e para identificar grupos distintos de amostras. Esta abordagem é independente de dados externos. As abordagens "supervisionadas", em vez disso confiam em testes estatísticos para relacionar as características de expressão gênica a características biológicas ou clínicas conhecidas.

Análise não Supervisionada: Descoberta de Padrões por Agrupamento Hierárquico

Uma estratégia não supervisionada comumente usada é chamada agrupamento hierárquico.[1] Esta análise identifica genes que compartilham um padrão semelhante de expressão através de todas as amostras. Por exemplo, agrupamento hierárquico agrupará, juntos, genes que são altamente expressados em um grupo de amostras e baixamente expressados em um segundo grupo. Genes que são envolvidos na mesma função celular são, muitas vezes, expressados coordenadamente e, assim, formam uma "assinatura de expressão gênica" distinta de um processo biológico particular.[5] Assinaturas de expressão gênica capturam características biológicas, incluindo tipo celular, estado de diferenciação, funções celulares, e atividade de vias de sinalização, e desse modo fornecem um arcabouço no qual a complexidade dos dados de microarranjos pode ser relacionada à biologia das amostras em estudo. Agrupamento hierárquico é uma ferramenta valiosa para descobrir esses padrões de genes coordenadamente expressados. A força desta análise é o foco em funções biológicas distintas, representado por conjuntos de genes que contribuem para o mesmo processo, em vez de genes isolados. Por exemplo, para proliferar, uma célula expressa simultaneamente um conjunto de centenas de genes envolvidos em progressão do ciclo celular, replicação de DNA e metabolismo, que, com agrupamento hierárquico, podem ser visualizados como uma assinatura da proliferação. Os estudos de expressão de gene, muitas vezes, usam um único arranjo por amostra. A ausência aparente de réplicas às vezes é considerada como tornando inferiores esses dados. Entretanto, as estratégias de análise baseadas em assinatura são intrinsecamente baseadas em numerosas réplicas, as quais são mais valiosamente biológicas, em oposição a réplicas técnicas.

Agrupamento hierárquico é capaz não apenas de identificar genes com expressão coordenada através das amostras, mas também de agrupar amostras que compartilham um padrão comum de expressão gênica. Agrupamento hierárquico é capaz desse modo de dissecar a heterogeneidade de amostras de tumores que podem ser muito importantes clinicamente.[6-8] Assim, o agrupamento hierárquico constitui uma ferramenta especialmente útil para análise de um conjunto de dados "dirigida por perguntas", em oposição a "dirigida por hipóteses", e é capaz de descobrir associações inesperadas.

As assinaturas de expressão de genes experimentalmente definidas são catalogadas e disponibilizadas para análise estatística.[3,5,9] Algoritmos de análise baseados em assinaturas são capazes de fornecer classificações moleculares dos tipos de câncer, estabelecer prognóstico, identificar subtipos de câncer com sensibilidade a intervenções farmacológicas específicas, estabelecer combinações ótimas de drogas, e facilitar a descoberta de novos inibidores de vias. Estratégias que se comprovaram particularmente efetivas são a análise de enriquecimento de conjunto de genes (GSEA) e o mapa de conectividade. A GSEA fornece uma medida estatística da probabilidade de que um conjunto de genes contenha uma assinatura funcional pré-definida.[4] Este método é capaz de testar se a diferença de expressão gênica expressada entre dois tipos de tumores é decorrente, por exemplo, da atividade diferencial da via de sinalização do fator nuclear kappa B; similarmente, o efeito de uma droga pode ser relacionado com uma via distinta de sinalização. Para ligar estas características do câncer e da droga, foi desenvolvido o mapa de conectividade.[3] Em essência, o perfil de expressão gênica é usado para combinar a biologia tumoral com o mecanismo de ação de um agente farmacêutico. Esses métodos ajudam no desenvolvimento de drogas e podem guiar o uso clínico da terapia do câncer pela identificação de populações de pacientes com probabilidade de se beneficiar com uma dada intervenção.

Análise Supervisionada: Construção de Preditores Moleculares do Diagnóstico, Prognóstico e Resposta ao Tratamento

Os métodos analíticos "supervisionados" usam dados biológicos ou clínicos para procurar diferenças de expressão gênica que sejam mais informativas para diagnóstico ou prognóstico. Para derivar um preditor molecular de sobrevida, pode-se, por exemplo, usar o método de risco proporcional de Cox para identificar características dos genes associadas com resultado distinto. O passo inicial pode fornecer várias centenas de genes dependendo do tamanho da amostra e pontos de corte significantes escolhidos. Para organizar ainda mais os dados, agrupamento hierárquico pode ser usado para identificar assinaturas específicas de expressão que refletem aqueles processos biológicos que exercem impacto na sobrevida. O padrão de assinaturas de expressão gênica representado por um preditor molecular de resultado e o número ótimo de genes variam entre diferentes doenças e técnicas analíticas. Em um grande estudo de linfoma difuso de células B, 17 genes representando diversas assinaturas relacionadas à diferenciação, proliferação tumoral e interações tumor–hospedeiro foram combinadas para formar o melhor escore prognóstico.[10] Na leucemia linfocítica crônica (CLL), em contraste, um único gene, ZAP-70, foi o gene diferencialmente mais expressado entre os distintos subtipos biológicos e prognósticos da doença.[11]

■ DESAFIOS DA PERFILAGEM DA EXPRESSÃO GÊNICA

Não surpreendentemente, um método que fornece dados quantitativos concernentes a muitos milhares de genes em centenas de amostras impõe obstáculos estatísticos. Focalizamos de modo breve três aspectos; uma revisão recente proporciona uma discussão mais detalhada.[12]

Reprodutibilidade de Dados: Valor dos Conjuntos de Treinamento e Validação

A grande quantidade de dados derivada dos estudos de expressão gênica aumenta a probabilidade de encontrar associações ao acaso entre variáveis clínicas e expressão de genes, aumentando a probabilidade de que um modelo derivado em um conjunto não possa ser reprodutível em um conjunto independente de dados. Uma conduta contra esses problemas de *overfitting* estatístico é designar aleatoriamente os casos em um estudo a dois conjuntos independentes. O "conjunto de treinamento" é usado para derivar o modelo, enquanto o "conjunto de validação" é usado para testar a aplicabilidade geral do modelo.

Correções de Múltipla Testagem: Conceito de Falsas Descobertas

Para analisar dados de expressão de genes, a testagem de probabilidade tradicional tem que ser corrigida para os inúmeros testes que podem ser efetuados nesses grandes conjuntos de dados. Uma vez que o valor p é projetado para testar uma hipótese distinta, uma correção para testagem múltipla é necessária para evitar numerosas pedidas falso-positivas. A taxa de falsa descoberta (FDR) prediz o número provável de descobertas falso-positivas dentro de um conjunto de variáveis nominalmente significantes. A FDR é computada sob a forma do número de achados ao acaso esperados, com um dado valor p, dividido pelo número de observações a este nível de corte de significância.

Discrepâncias Reais e Aparentes entre Diferentes Estudos de Expressão de Genes

Um estudo de controle de qualidade patrocinado pela *Food and Drug Administration* envolvendo diferentes laboratórios e diferentes plataformas de arranjos encontrou excelente reprodutibilidade das medições dos microarranjos. Embora estabelecendo, em princípio, a robustez do método, discrepâncias aparentes e reais entre estudos descritos podem ter muitas razões, incluindo anotação defeituosa de sondas, falta de especificidade de características de arranjos manchados, diferenças técnicas em hibridização e detecção de sinal, e diferentes estratégias de análise que aparentemente produzem listas discrepantes de genes.[13] O uso de diferentes plataformas pode resultar em listas de genes que apenas se superpõem parcialmente, mas não obstante capturam as mesmas características biológicas, uma vez que uma assinatura de expressão gênica que identifica uma entidade diagnóstica distinta ou um processo celular pode ser composta de várias centenas de genes, nem todos os quais estão igualmente representados e são igualmente bem medidos em diferentes plataformas. Comparação com o conjunto inteiro de genes expressados diferencialmente, não apenas com os genes classificados no topo, pode ser necessária para detectar a condição de comunidade.[14] Com a padronização crescente das plataformas técnicas e algoritmos de análise mais robustos, a reprodutibilidade dos estudos de microarranjos de já ter ultrapassado a reprodutibilidade dos métodos imuno-histoquímicos ou fluxocitométricos.

Estudos de Interferência Genética com RNAs Complementares Curtos para Identificar Vias Essenciais em Biologia de Câncer

A descoberta de que RNAs curtos (na faixa de 20-30 bp) são capazes de regular a estabilidade e tradução de mRNAs foi transformada em uma poderosa ferramenta de triagem de genes essenciais em biologia de câncer.[15] A introdução desses RNAs curtos em uma célula pode efetivamente "nocautear" a atividade do gene-alvo. Por essa razão é possível avaliar a importância de um dado gene para fenótipo, proliferação e sobrevida da célula transfectada. Duas abordagens principais são usadas: RNAs curtos são sintetizados *in vitro* e transfectados para dentro das células e o RNA é integrado em um vetor de expressão viral que é, então, usado para transfectar as células. Esta última estratégia tem a vantagem de fornecer expressão estável do RNA curto, enquanto as moléculas de RNA transfectadas geralmente mostram efeitos apenas nos primeiros 2 a 3 dias. A abordagem pode ser escalonada de modo a possibilitar, basicamente, uma triagem funcional através do genoma inteiro. Alguns estudos recentes que usam esta abordagem estão listados no Quadro 30.1.

■ APLICAÇÃO CLÍNICA DA PERFILAGEM DA EXPRESSÃO GÊNICA

A perfilagem da expressão gênica está em transição rápida de um teste de pesquisa para a aplicação clínica. O Quadro 30.2 resume estudos informativos escolhidos, e revisões recentes fornecem discussões mais detalhadas.[5,38-40] O Quadro 30.3 lista algumas experiências clínicas prospectivas que incorporam perfilagem de expressão gênica. Em virtude da fácil disponibilidade de tecido, a maioria dos estudos clínicos de expressão gênica até agora foram efetuados em malignidades. Muitos dos estudos pioneiros foram retrospectivos, muitas vezes com base em material de arquivo, e focalizados em diagnóstico.

Mais recentemente, perfilagem de expressão gênica foi usada para capturar alterações dinâmicas em biologia tumoral. Um estudo, por exemplo, analisou alterações em células de CLL em função da localização do tumor no sangue, linfonodo ou medula óssea.[28] Perfilagem da expressão gênica para analisar amostras sequenciais de tumor à medida que um paciente recebe tratamento oferece uma avaliação farmacodinâmica abrangente que pode validar um golpe no alvo visado e caracterizar a resposta (estresse) que sucede na célula tumoral.[29,33]

Quadro 30.1 Estudos de Interferência Genética Usando Curtos RNAs Complementares

Tipo de Tumor	Principais Achados e Conclusões	Referência
DLBCL	Descreveu a aplicação de uma triagem de perda de função ampla do genoma, usando interferência de RNA. Descobriu que a assinatura NF-κB característica de ABC-DLBCL e a sobrevida das células tumorais são dependentes de CARD II, uma molécula adaptadora na via de NF-κB	15
DLBCL	Descobriu o papel essencial de componentes da via de sinalização do receptor da célula B para proliferação e sobrevida de um subconjunto de ABC-DLBCL. Descreveu mutações de ativação em CD79B	16
DLBCL	Descobriu o papel essencial de MYD88 para proliferação e sobrevida de ABC-DLBCL e descreveu mutações ativadoras em vários tipos de linfoma	17
MM	Demonstrou a importância da via NF-κB para patogênese de MM e caracterizou anormalidades genéticas ativando a via	18
MM	Identificou IRF4 como um "hub" central e essencial na patogênese do MM	19

ABC-DLBCL, DLBCL semelhante a células B ativadas; DLBCL, linfoma difuso de grandes células B; MM, mieloma múltiplo; NF-κB, fator nuclear *kappa* B.

Quadro 30.2 Estudos Genômicos Funcionais Selecionados em Perfilagem de Expressão Gênica de Malignidades Hematológicas

Diagnóstico	Principais Achados e Conclusões	Referência
AML	Definiu subgrupos de AML baseando-se em assinaturas de expressão gênica. Análise da expressão gênica melhorou a informação prognóstica	20, 21
B-ALL	Testou células leucêmicas de 173 crianças quanto à sensibilidade à droga *in vitro* e derivou um escore de resistência a drogas, com base na expressão gênica, que predisse o resultado em duas coortes independentes	22
B-ALL	Identificou GESs distintos de cada um dos subgrupos prognósticos citogeneticamente definidos de B-ALL em 360 casos pediátricos e derivou um preditor molecular que classificou precisamente os pacientes em subgrupos. Identificou um novo subconjunto de B-ALL não caracterizado por uma anormalidade citogenética diagnóstica	23
BL	Desenvolveu um diagnóstico molecular com base em expressão de genes de BL que distinguiu BL de DLBCL. Pacientes com a assinatura molecular de BL tiveram sobrevida melhor quando tratados com esquemas de quimioterapia intensiva	24, 25
CLL	Mostrou que subtipos de CLL subdivididos por genótipo de imunoglobulina têm uma assinatura de expressão gênica característica comum. Relacionou células B de CLL mais a células B de memória normais do que células B virgens, derivadas do centro germinal, ou CD5+	26
CLL	Apesar de uma assinatura gênica compartilhada, os dois subtipos de CLL definidos por genótipo de imunoglobulina expressaram várias centenas de genes, incluindo ZAP-70, que podem ser usados como marcador prognóstico	27, 11
CLL	Comparou a expressão gênica das células CLL no sangue, medula óssea e linfonodo. Descreveu receptor de célula B e ativação por NF-κB no linfonodo	28
CLL	Identificou assinaturas de expressão gênica como medidas farmacodinâmicas em pacientes de CLL submetidos a tratamento com fludarabina	29
DLBCL	Identificou duas doenças molecular e clinicamente distintas dentro do DLBCL que expressam diferencialmente genes associados a diferentes estágios de diferenciação das células B; GCB-DLBCL com sobrevida mais favorável e ABC-DLBCL	6
DLBCL	Predição de resultado com base em expressão gênica identifica grupos com taxas de sobrevida de 5 anos de > 70% *versus* < 20%	10, 30
FL	Derivou um preditor molecular de sobrevida com base em duas assinaturas de expressão gênica que capturaram a influência do microambiente	31
MCL	Descreveu um diagnóstico molecular de MCL e definiu um subconjunto de MCL desprovido de expressão de ciclina D1. Derivou um escore de expressão de genes de proliferação tumoral que integra a atividade das vias oncogênicas e prediz o resultado	32
MCL	Usou expressão gênica em amostras seriadas de tumores durante tratamento com bortezomibe para descobrir a resposta de estresse celular à inibição do proteossomo	33
MM	Identificou subtipos de MM caracterizados por lesões genéticas distintas e resultados clínicos variáveis	34, 8
MM	Refinou modelos prognósticos no MM incorporando perfil de expressão gênica do tumor depois da primeira dose de bortezomibe	35
PMBL	Identificou uma relação entre PMBL e linfoma de Hodgkin	36, 37

ABC-DLBCL, DLBCL semelhante à célula B ativada; AML, leucemia mieloide aguda; B-ALL, leucemia linfoblástica aguda de células B; CLL, leucemia linfocítica crônica; DLBCL, linfoma difuso de grandes células B; FL, linfoma folicular; GCB-DLBCL, DLBCL semelhante a células B do centro germinal; GESs, assinaturas de expressão gênica; MCL, linfoma de células do manto; MM, mieloma múltiplo; PMBL, linfoma de células B mediastinal primário.

Quadro 30.3 Experiências Clínicas Prospectivas Selecionadas que Incorporam Perfilagem de Expressão Gênica*

DLBCL: Estudo randomizado em fase III de R-CHOP comparado com EPOCH-R em dose ajustada (NCT00118209)

MCL: Estudo em fase II de bortezomibe em combinação com EPOCH-R em dose ajustada (NCT00131976)

CLL: Um estudo em fase II de PCI-32765 para pacientes com CLL ou SLL que necessitam de terapia e têm mais de 65 anos ou têm uma deleção de 17p (NCT01500733)

*Listados em http://www.clinicaltrials.gov.
CLL, leucemia linfocítica crônica; DLBCL, linfoma difuso de grandes células B; EPOCH-R, etoposida, prednisona, vincristina, ciclofosfamida, doxorrubicina e rituximabe; MCL, linfoma de células do manto; SLL, linfoma de pequenos linfócitos.

Referências

1. Eisen MB, Spellman PT, Brown PO, Botstein D. Cluster analysis and display of genome-wide expression patterns. *Proc Natl Acad Sci U S A.* 1998;95(25):14863-14868.
2. Golub TR, Slonim DK, Tamayo P, et al. Molecular classification of cancer: class discovery and class prediction by gene expression monitoring. *Science.* 1999;286(5439):531-537.
3. Lamb J, Crawford ED, Peck D, et al. The Connectivity Map: using gene-expression signatures to connect small molecules, genes, and disease. *Science.* 2006;313(5795):1929-1935.
4. Subramanian A, Tamayo P, Mootha VK, et al. Gene set enrichment analysis: a knowledge-based approach for interpreting genome-wide expression profiles. *Proc Natl Acad Sci U S A.* 2005;102(43):15545-15550.
5. Shaffer AL, Wright G, Yang L, et al. A library of gene expression signatures to illuminate normal and pathological lymphoid biology. *Immunol Rev.* 2006;210:67-85.
6. Alizadeh AA, Eisen MB, Davis RE, et al. Distinct types of diffuse large B-cell lymphoma identified by gene expression profiling. *Nature.* 2000;403:503-511.
7. Valk PJ, Delwel R, Lowenberg B. Gene expression profiling in acute myeloid leukemia. *Curr Opin Hematol.* 2005;12(1):76-81.
8. Zhan F, Huang Y, Colla S, et al. The molecular classification of multiple myeloma. *Blood.* 2006;108(6):2020-2028.
9. Nevins JR, Potti A. Mining gene expression profiles: expression signatures as cancer phenotypes. *Nat Rev Genet.* 2007;8(8):601-609.
10. Rosenwald A, Wright G, Chan WC, et al. The use of molecular profiling to predict survival after chemotherapy for diffuse large-B-cell lymphoma. *N Engl J Med.* 2002;346(25):1937-1947.
11. Wiestner A, Rosenwald A, Barry TS, et al. ZAP-70 expression identifies a chronic lymphocytic leukemia subtype with unmutated immunoglobulin genes, inferior clinical outcome, and distinct gene expression profile. *Blood.* 2003;101(12):4944-4951.
12. Tinker AV, Boussioutas A, Bowtell DD. The challenges of gene expression microarrays for the study of human cancer. *Cancer Cell.* 2006;9(5):333-339.
13. Sotiriou C, Piccart MJ. Taking gene-expression profiling to the clinic: when will molecular signatures become relevant to patient care? *Nat Rev Cancer.* 2007;7(7):545-553.
14. Wright G, Tan B, Rosenwald A, Hurt EH, Wiestner A, Staudt LM. A gene expression-based method to diagnose clinically distinct subgroups of diffuse large B cell lymphoma. *Proc Natl Acad Sci U S A.* 2003;100(17):9991-9996.
15. Ngo VN, Davis RE, Lamy L, et al. A loss-of-function RNA interference screen for molecular targets in cancer. *Nature.* 2006;441(7089):106-110.
16. Davis RE, Ngo VN, Lenz G, et al. Chronic active B-cell-receptor signalling in diffuse large B-cell lymphoma. *Nature.* 2010;463(7277):88-92.
17. Ngo VN, Young RM, Schmitz R, et al. Oncogenically active MYD88 mutations in human lymphoma. *Nature.* 2011;470(7332):115-119.
18. Annunziata CM, Davis RE, Demchenko Y, et al. Frequent engagement of the classical and alternative NF-kappa B pathways by diverse genetic abnormalities in multiple myeloma. *Cancer Cell.* 2007;12(2):115-130.
19. Shaffer AL, Emre NC, Lamy L, et al. IRF4 addiction in multiple myeloma. *Nature.* 2008;454(7201):226-231.
20. Valk PJ, Verhaak RG, Beijen MA, et al. Prognostically useful gene-expression profiles in acute myeloid leukemia. *N Engl J Med.* 2004;350(16):1617-1628.
21. Bullinger L, Dohner K, Bair E, et al. Use of gene-expression profiling to identify prognostic subclasses in adult acute myeloid leukemia. *N Engl J Med.* 2004;350(16):1605-1616.
22. Holleman A, Cheok MH, den Boer ML, et al. Gene-expression patterns in drug-resistant acute lymphoblastic leukemia cells and response to treatment. *N Engl J Med.* 2004;351(6):533-542.
23. Yeoh E-J, Ross ME, Shurtleff SA, et al. Classification, subtype discovery and prediction of outcome in pediatric acute lymphoblastic leukemia by gene expression profiling. *Cancer Cell.* 2002;1(2):133-143.
24. Dave SS, Fu K, Wright GW, et al. Molecular diagnosis of Burkitt's lymphoma. *N Engl J Med.* 2006;354(23):2431-2442.
25. Hummel M, Bentink S, Berger H, et al. A biologic definition of Burkitt's lymphoma from transcriptional and genomic profiling. *N Engl J Med.* 2006;354(23):2419-2430.

26. Klein U, Tu Y, Stolovitzky GA, et al. Gene expression profiling of B cell chronic lymphocytic leukemia reveals a homogeneous phenotype related to memory B cells. *J Exp Med.* 2001;194(11):1625-1638.
27. Rosenwald A, Alizadeh AA, Widhopf G, et al. Relation of gene expression phenotype to immunoglobulin mutation genotype in B cell chronic lymphocytic leukemia. *J Exp Med.* 2001;194(11):1639-1647.
28. Shipp MA, Ross KN, Tamayo P, et al. Diffuse large B-cell lymphoma outcome prediction by gene-expression profiling and supervised machine learning. *Nat Med.* 2002;8:68-74.
29. Dave SS, Wright G, Tan B, et al. Prediction of survival in follicular lymphoma based on molecular features of tumor-infiltrating immune cells. *N Engl J Med.* 2004;351(21):2159-2169.
30. Rosenwald A, Wright G, Wiestner A, et al. The proliferation gene expression signature is a quantitative integrator of oncogenic events that predicts survival in mantle cell lymphoma. *Cancer Cell.* 2003;3(2):185-197.
31. Shaughnessy JD Jr, Zhan F, Burington BE, et al. A validated gene expression model of high-risk multiple myeloma is defined by deregulated expression of genes mapping to chromosome 1. *Blood.* 2007;109(6):2276-2284.
32. Shaughnessy JD Jr, Qu P, Usmani S, et al. Pharmacogenomics of bortezomib test-dosing identifies hyperexpression of proteasome genes, especially PSMD4, as novel high-risk feature in myeloma treated with Total Therapy 3. *Blood.* 2011;118(13):3512-3524.
33. Rosenwald A, Wright G, Leroy K, et al. Molecular diagnosis of primary mediastinal B-cell lymphoma identifies a clinically favorable subgroup of diffuse large B cell lymphoma related to Hodgkin lymphoma. *J Exp Med.* 2003;198(6):851-862.
34. Savage KJ, Monti S, Kutok JL, et al. The molecular signature of mediastinal large B-cell lymphoma differs from that of other diffuse large B-cell lymphomas and shares features with classical Hodgkin lymphoma. *Blood.* 2003;102(12):3871-3879.
35. Bullinger L. Gene expression profiling in acute myeloid leukemia. *Haematologica.* 2006;91(6):733-738.
36. Shaffer Iii AL, Young RM, Staudt LM. Pathogenesis of human B cell lymphomas. *Annu Rev Immunol.* 2012;30:565-610.
37. Johnson SK, Heuck CJ, Albino AP, et al. The use of molecular-based risk stratification and pharmacogenomics for outcome prediction and personalized therapeutic management of multiple myeloma. *Int J Hematol.* 2011;94(4):321-333.
38. Herishanu Y, Perez-Galan P, Liu D, et al. The lymph node microenvironment promotes B-cell receptor signaling, NF-kappaB activation, and tumor proliferation in chronic lymphocytic leukemia. *Blood.* 2011;117(2):563-574.
39. Rosenwald A, Chuang EY, Davis RE, et al. Fludarabine treatment of patients with chronic lymphocytic leukemia induces a p53-dependent gene expression response. *Blood.* 2004;104(5):1428-1434.
40. Weniger MA, Rizzatti EG, Perez-Galan P, et al. Treatment-induced oxidative stress and cellular antioxidant capacity determine response to bortezomib in mantle cell lymphoma. *Clin Cancer Res.* 2011;17(15):5101-5112.

APÊNDICE

Citocinas Aprovadas para Uso Clínico

Pierre Noel

■ ERITROPOETINA (EPOIETIN ALFA, PROCRIT™, EPOGEN™)

Indicações da Epoietin Alfa (EPO)

- Anemia em pacientes com insuficiência renal crônica (CRF) (diálise[+] ou diálise[–]).
- Anemia em pacientes infectados pelo vírus de imunodeficiência humana (HIV) tratados com zidovudina.
- Anemia em pacientes submetendo-se à quimioterapia.
- Redução de transfusões de sangue alógeno em pacientes cirúrgicos.

Em pacientes adultos com CRF, doses de 50 a 100 U/kg três vezes por semana são necessárias para manter um hematócrito na faixa média a alta dos 30%. A via intravenosa (IV) de administração é recomendada em pacientes em diálise; as vias de administração IV ou subcutânea (SC) podem ser utilizadas em pacientes com CRF que não estejam se submetendo à hemodiálise. Pacientes com CRF tratada com eritropoetina (EPO) experimentaram um risco aumentado de doença cardiovascular quando tratadas com níveis-alvo mais altos de hemoglobina. A dose de EPO deve ser individualizada para alcançar e manter níveis de hemoglobina entre 10 e 12 g/dL e devem ser reduzidas em pacientes que respondem rapidamente (> 1 g/dL de aumento na hemoglobina durante um período de 2 semanas) para minimizar o risco de eventos cardiovasculares graves. Em pacientes adultos com HIV tratados com zidovudina com uma EPO sérica de < 500 mU/mL que estão recebendo uma dose de zidovudina < 4.200 mg/semana, a dose inicial recomendada é 100 U/kg como injeção IV ou SC três vezes por semana durante 8 semanas. A dose de EPO deve ser titulada para evitar transfusões e não exceder um nível de hemoglobina de 12 g/dL. Pacientes com níveis de EPO endógena > 500 mU/mL tendem a não responder a EPO. Em pacientes adultos com câncer anêmicos, fazendo quimioterapia, a dose inicial recomendada de EPO é 150 U/kg SC 3 vezes por semana ou 40.000 U SC semanalmente. Terapia não deve ser iniciada se a hemoglobina for > 10 g/dL. Pacientes com níveis séricos de EPO > 200 mU/mL tendem a não responder a EPO. Em alguns estudos clínicos recentes, agentes estimuladores da eritropoese (ESA) encurtaram a sobrevida global e/ou aumentaram o risco de progressão do tumor ou recorrência em pacientes com câncer de mama, pulmonar não de pequenas células, cabeça e pescoço, linfoide ou cervical; em virtude destes achados, uso de EPO não é recomendado em pacientes recebendo terapia mielossupressiva quando o resultado previsto é cura. Em pacientes cirúrgicos adultos, a redução de transfusão alogênica pode ser alcançada com uma dose de EPO de 300 IU/kg/dia durante 10 dias antes da cirurgia, no dia da cirurgia, e por 4 dias após a cirurgia. Um esquema alternativo de doses é 600 U/kg SC em doses 1 vez por semana, começando 3 semanas antes da cirurgia mais uma quarta dose no dia da cirurgia. Todos os pacientes devem receber suplementação de ferro. A hemoglobina pré-operatória deve ser entre 10 e 13 g/dL. Em pacientes cirúrgicos que não estão recebendo anticoagulação profilática, EPO aumentou a taxa de trombose venosa profunda. Profilaxia de trombose venosa profunda deve ser considerada neste contexto.

Antes e durante tratamento com EPO, as reservas de ferro do paciente devem ser avaliadas. A maioria dos pacientes necessita de suplementação de ferro durante terapia com EPO. A pressão arterial pode subir durante o tratamento de anemia com EPO; hipertensão deve ser controlada antes do início da terapia. Os níveis de hemoglobina necessitam ser monitorados regularmente enquanto os pacientes estiverem sendo tratados com EPO.

Reações alérgicas e aplasia pura de eritrócitos mediada por anticorpo foram associadas ao uso de EPO. EPO contém albumina; ele acarreta um risco muito pequeno de transmissão de doenças virais.

▪ DARBEPOETINA ALFA (ARANESP™)

Darbepoetina alfa difere da EPO humana recombinante por ter conteúdo de carboidrato com ácido siálico aumentando o peso molecular, prolongando sua meia-vida e aumentando sua atividade biológica *in vivo*.

Darbepoetina alfa é indicada para o tratamento de anemia com CRF e o tratamento de anemia associada com malignidades não mieloides por causa de quimioterapia. Em pacientes adultos com anemia associada com insuficiência renal, a dose inicial recomendada é 0,45 μg/kg administrada IV ou SC uma vez por semana. Alternativamente, em pacientes que não estejam se submetendo à hemodiálise, uma dose inicial de 0,75 μg/kg pode ser administrada SC uma vez a cada 2 semanas.

Darbepoetina alfa foi associada a risco aumentado de eventos cardiovasculares em pacientes com CRF. O risco de eventos cardiovasculares é mais alto em pacientes que têm hemoglobina-alvo de 14 g/dL em comparação com pacientes que têm uma hemoglobina-alvo de 10 g/dL. A dose deve ser titulada para alcançar e manter hemoglobina-alvo de 10 a 12 g/dL. Em pacientes com câncer não mieloide recebendo quimioterapia, as doses recomendadas de darbepoetina alfa são 2,25 μg/kg SC semanalmente ou 500 μg SC cada 3 semanas. Terapia não deve ser iniciada com níveis de hemoglobina > 10 g/dL. O objetivo do tratamento com darbepoetina alfa no contexto de câncer é evitar transfusões.

Pressão arterial pode subir durante tratamento de anemia com darbepoetina alfa; hipertensão deve ser controlada antes de iniciar a terapia.

Convulsões e eventos cardiovasculares graves foram descritos em paciente que tiveram uma velocidade rápida de aumento na hemoglobina; a dose de darbepoetina alfa deve ser reduzida se o nível de aumento de hemoglobina exceder 1,0 g/dL em qualquer período de 2 semanas.

Estudos clínicos em pacientes com câncer tratados com ESAs relataram sobrevida global encurtada e/ou aumento no risco de progressão do tumor em pacientes com câncer de mama, pulmonar não de pequenas células, cabeça e pescoço, linfoide e cervical; em virtude destes achados, uso de darbepoetina alfa não é recomendado em pacientes recebendo terapia mielossupressiva quando o resultado esperado é a cura.

Darbepoetina alfa é fornecida em duas formulações: uma contendo polissorbato 80 e outra contendo albumina. Albumina é associada a um pequeno risco de transmissão de doenças virais.

▪ METOXIPOLIETILENO GLICOL-EPOETINA BETA (MIRCERA™)

Metoxipolietileno glicol-epoetina BETA é um ativador contínuo do receptor de eritropoetina que pode ser administrado mensalmente. Ele tem uma meia-vida de 130 horas e uma baixa remoção bem como propriedades exclusivas de ligação ao receptor.

Metoxipolietileno glicol-epoetina beta é indicada no tratamento de anemia associada à doença renal crônica. A dose inicial recomendada em pacientes que não estão sendo, atualmente, tratados com um ESA é 0,6 μg/kg uma vez a cada 2 semanas IV ou SC.

As advertências e precauções que se aplicam a todos os ESAs também se aplicam à metoxipolietileno glicol-epoetina beta (aplasia eritrocítica pura, eventos cardiovasculares, hipertensão, efeito sobre crescimento tumoral).

▪ FATOR ESTIMULADOR DE COLÔNIAS DE GRANULÓCITOS (FILGRASTIM, NEUPOGEN™)

Filgrastim regula a produção de neutrófilos dentro da medula óssea e também impacta sua função.

Indicações do Fator Estimulador de Colônias de Granulócitos

- Malignidades não mieloides recebendo quimioterapia mielossupressiva com risco previsto de neutropenia grave e febre.
- Leucemia mieloide aguda, após indução ou terapia de manutenção.

- Malignidades não mieloides recebendo quimioterapia mieloablativa seguida por transplante de medula.
- Mobilização de células hematopoéticas do sangue periférico.
- Neutropenia crônica grave.

Fator estimulador de colônias de granulócitos (G-CSF) pode ser administrado SC ou IV; a dose usual recomendada é 5 µg/kg/dia.

Pacientes tratados com G-CSF tiveram reações de tipo alérgico, crises graves de afoiçamento, dor óssea, esplenomegalia e ruptura esplênica. G-CSF tem o potencial de estimular a proliferação de células leucêmicas mieloides.

▪ FATOR ESTIMULADOR DE COLÔNIAS DE GRANULÓCITOS PEGUILADO (PEGFILGRASTIM, NEULASTA™)

Pegfilgrastim é produzido conjugando-se, covalentemente, uma molécula de polietileno glicol de 20 kDa a extremidade N- terminal do filgrastim. A molécula do pegfilgrastim é maior que o limiar para remoção renal, prolongando sua meia-vida na circulação.

Pegfilgrastim é indicado para diminuir a incidência de neutropenia febril em pacientes com malignidades não mieloides recebendo quimioterapia mielossupressiva associada a uma incidência clinicamente importante de neutropenia febril. A dose recomendada para adultos é 6 mg SC administrada uma vez por ciclo de quimioterapia.

Ruptura esplênica, síndrome de angústia respiratória adulta, reações alérgicas, crises graves de afoiçamento, e proliferação de células leucêmicas mieloides foram descritas em pacientes tratados com filgrastim, que é o composto que deu origem ao pegfilgrastim.

▪ FATOR ESTIMULADOR DE COLÔNIAS DE GRANULÓCITOS-MACRÓFAGOS (SARGRAMOSTIM, LEUKINE™)

Sargramostim induz um aumento dose-dependente nos neutrófilos e, em menor extensão, nos monócitos e eosinófilos. Quando o fator estimulador de colônias de granulócitos-macrófagos (GM-CSF) é descontinuado, as contagens de leucócitos diminuem aos níveis pré-tratamento em 3 a 5 dias.

Indicações do Fator Estimulador de Colônias de Granulócitos-Macrófagos

- Após quimioterapia de indução em pacientes com leucemia mieloide acima de 55 anos de idade.
- Mobilização de células progenitoras hematopoéticas do sangue periférico.
- Reconstituição mieloide subsequente a transplante de medula óssea autóloga para linfoma não Hodgkin, linfoma de Hodgkin e leucemia linfoblástica aguda.
- Reconstituição mieloide após transplante de medula alogênica.
- Falha da pega de transplante de medula óssea alogênica e autóloga ou retardo da pega.

GM-CSF pode ser administrado SC ou IV. A dose recomendada diária usual é 250 µg/m^2.

O uso de GM-CSF está potencialmente associado à retenção de líquido, síndrome de extravazamento capilar, derrames pleurais e pericárdico, sequestração de granulócitos na circulação pulmonar, arritmias supraventriculares, bem como disfunção renal e hepática. GM-CSF tem o potencial de estimular a proliferação de células leucêmicas mieloides.

▪ INTERLEUCINA-11 (OPRELVEKIN, NEUMEGA™)

Oprelvekin é um fator de crescimento trombopoético que estimula a proliferação de progenitores megacariocíticos e induz maturação dos megacariócitos; também promove a integridade das células epiteliais gastrointestinais.

Oprelvekin estimula a produção de plaquetas de uma maneira dose-dependente com picos das contagens de plaquetas 14 a 21 dias após sua administração.

Oprelvekin é indicado para prevenção de trombocitopenia grave em pacientes com malignidades não mieloides submetendo-se a quimioterapia mielossupressiva. Oprelvekin não é recomendado para uso subsequente à quimioterapia mieloablativa.

A posologia recomendada usual é 50 µg/kg dada uma vez por dia SC. O uso de Oprelvekin foi associado a reações alérgicas ou de hipersensibilidade, incluindo anafilaxia, edema de papila, retenção de líquido, edema, arritmias, derrames pleurais e distúrbios eletrolíticos.

■ ROMIPLOSTIM (NPLATE™)

Romiplostim é um agonista do receptor de trombopoetina indicado para o tratamento de trombocitopenia em pacientes com trombocitopenia idiopática imune crônica que tiveram uma resposta inadequada a corticosteroides, imunoglobulinas ou esplenectomia.

A dose inicial recomendada é 1 µg/kg uma vez por semana SC seguida por ajustes semanais da dose com base na resposta.

É recomendado o seu uso na mais baixa dose de romiplostim para alcançar e manter uma contagem de plaquetas > 50.000/µL, conforme necessário para reduzir o risco de sangramento.

Romiplostin está associado a um risco aumentado de fibrose da medula, secundária à deposição de fibras de reticulina.

ÍNDICE REMISSIVO

Números acompanhados por um **q** em **negrito** indicam quadros.

■ A

Acidente vascular encefálico, 44
  adultos e, 44
  crianças e, 44
  definição de, 44
  incidência, 44
  recorrência, 44
Aférese terapêutica
  em doenças hematológicas, **380q**
Agranulocitose, 75
  definição, 75
  diagnóstico e tratamento, 76
  drogas associadas à, **75q**
  etiologia e fisiopatologia, 75
Amiloidose
  de cadeia leve de imunoglobulina, 242
Anemia
  aplástica adquirida, 64
    características, 64
      clínicas, 66
    diagnóstico, 66
      diferencial, **67q**
    drogas associadas à, **65q**
    etiologia e fisiopatologia, 64
    tratamentos definitivos, 68
  de Diamond-Blackfan, 79
    achados hematológicos, 80
    definição, 79
    tratamento, 80
  de Fanconi, 76
    androgênios, 78
    apresentações, 77
    características clínicas, 77
    definição, 76
    fatores de crescimento, 78
    testes diagnósticos, 77
    transplante de células-tronco, 77
  falciforme
    troca de eritrócitos e, 382
  hemolítica, 22
    abordagem clínica, 24
    autoimune, 378
      quente, 378
    consideração especial, 28
    defeitos da membrana eritroide, 32
    enzimopatias eritroides, 29
    etiologia e diagnóstico diferencial, 22
    hemólise intravascular aguda, 26
    opções de tratamento, 33
    talassemia e distúrbios falciformes, 37
  na infância, 122
    características da, **124q**
    classificação, **123q**
    macrocíticas, 127
    microcíticas, 122
      avaliação da, **123q**
    normocíticas, 126
  nutricional
    testes sorológicos para, 421
  tratamento da
    associada a doenças inflamatórias crônicas, 9
    em pacientes com malignidade avançada, 8
Anticoagulação
  consultoria sobre, 336
Aplasia pura de células vermelhas, 74
  características clínicas e diagnóstico, 74
  definição, 74
  etiologia e fisiopatologia, 74
  tratamento, 74

■ B

Burkitt
  linfoma de, 220

■ C

Células B
  linfoma de, 220
    tratamento, 230, 232
Células T
  linfoma de, 222, 223
Citocinas aprovadas para uso clínico, 477
Citometria de fluxo
  princípios básicos e aplicações clínicas da, 437
    antígenos leucocitários, **444q**
    aplicações em hematologia, 446
    apresentação e interpretação de dados, 438
    definição, 437
Coagulação
  distúrbios da, 291
  sistema de, 291
    cascata de, 292

fatores de, 291
    testes anormais, 295
    testes comuns de, 293
    testes especializados, 294
ensaios da, 427
intravascular disseminada, 303
    apresentação, 303
    diagnóstico, 304
    fisiopatologia, 303
    tratamento, 304
Crioprecipitado, 360

■ D

Darbepoetina alfa, 478
    indicações, 478
    reações adversas, 478
Deficiência
    de ferro, 1
        absoluta *versus* funcional, 1, 2, 4
        metabolismo, 1
        anemia por
            tratamento da, 5
                deficiência funcional de, 8
                resposta à ferroterapia, 8
        sumário, 9
    de vitamina B 12 e folato, 11
        apresentação clínica, 15
        avaliação laboratorial, 16
        desenvolvimento da deficiência, 13
        determinando a causa, 19
        necessidades, fontes e reservas, 11
        papéis metabólicos, 11
        populações de pacientes em risco, 14
        tratamento/resposta, 19
Disceratose congênita, 78
    definição, 78
    teste diagnóstico, 79
Distúrbios da hemostasia I
    coagulação, 291
        abordagem ao paciente, 291
        diagnóstico diferencial, 295
        sistema de coagulação, 291
Distúrbios da hemostasia II, 303
    coagulação intravascular disseminada, 303
        apresentação, 303
        diagnóstico, 304
        fisiopatologia, 303
        tratamento, 304
    doença de Von Willebrand, 305
    doenças qualitativas das plaquetas, 309
    introdução, 303
Distúrbios falciformes, 37
    características gerais, **38q**
Distúrbios neutrofílicos
    e neutropenias, 112
        deficiência na adesão leucocitária, 112

        deficiência de mieloperoxidase, 114
        deficiência granular específica, 116
        doença granulomatosa crônica, 114
        síndrome de Chédiak-Higashi, 116
Doença de Von Willebrand, 305
    apresentação, 307
    epidemiologia, 305
    diagnóstico, 307
    fisiopatologia e classificação, 305
    tratamento, 308
Doença falciforme
    anormalidades renais na, 47
    características da, **41q**
    complicações esqueléticas, 48
    complicações pulmonares na, 45
    diagnóstico da, 40
    doença ocular na, 45
    manifestações cardiovasculares, 45
    priapismo, 47
    síndromes clínicas na, 42
    terapia, 48
    traço, 41
    tratamento da, 42
Doenças eosinofílicas clonais, 406, **408q**
Doenças hematológicas na infância, 122, 377
    púrpura trombocitopênica imune materna, 378
    trombocitopenia aloimune neonatal, 377
Drogas
    trombocitopenia, 287, 288
        associadas à, **288q**
        induzida por, 287

■ E

Embolia pulmonar, 318
    diagnóstico, 320
    incidência, 318
Enzimopatias
    associadas à hemólise, 32
    eritroides, 29
Episódios vasoclusivos, 42
    definição de, 42
    tratamento, 42
Eritropoetina, 477
    indicações, 477
    reações alérgicas, 478
    tratamento com, 477
Esplenomegalia, 52

■ F

Fanconi
    anemia de, 76
Ferritina sérica
    medição da, 422

Ferro
  deficiência de, 1
    absoluta *versus* funcional, 1
      causas, **3q**
    metabolismo, 1
    tratamento da anemia por, 5
      ferro dietético, 5
      terapia intravenosa, 7
      terapia oral, 5
      transfusão de hemácias, 7
Folato
  deficiências de, 11
    apresentação clínica, 15
    avaliação laboratorial, 16
      ácido metilmalônico e homocisteína séricos, 18
      anormalidades, 16
      concentrações séricas, 16
      estudo terapêutico, 18
    causa de, 19
    desenvolvimento de, 14
    populações de pacientes em risco, 14
    tratamento/resposta, 19
Fotoférese, 381
  definição, 381

■ **G**

Glanzmann
  trombastenia de, 314
Glicólise
  enzimas envolvidas na, 31
Glutationa
  metabolismo da, 29
Granulócitos, 359
  colônias de
    fator estimulador de, 478
      macrófagos, 479
      peguilado, 479
    indicações, 359
Gravidez
  anemia na, 398
    falciforme, 398
  trombocitopenia na, 398
  tromboembolismo venoso na, 402
    tratamento, 403

■ **H**

Hematologia
  consultoria de, 398
    complicações da gravidez, 398
    doenças eosinofílicas clonais, 406
    manifestações hematológicas de doenças tropicais, 404
    neutropenia, 410

diagnóstico molecular em, 451
  detecção de mutações/polimorfismos individuais na linhagem germinativa, 453
    análise, 454
      curva de fusão, 455
  fundamentos, 451
    reação em cadeia de polimerase, 451
    sequenciação tradicional, 451
    sequenciamento de nova geração, 452
Homocisteína sérica, 424
Hemocromatose, 386
  características clínicas e diagnóstico, 388
    apresentação clínica, 389
    nova definição diagnóstica, 389
  desafios do futuro, 396
  epidemiologia, 386
    base genética, 386
  fisiopatologia, 387
    doenças de sobrecarga, 387
    hepcidina, 387
    localização, 387
  pacientes com, 395
  prognóstico e resposta à terapia, 395
  sobrecarga de ferro não HFE, 396
  testagem laboratorial, 389
    de confirmação, 389
    papel da biópsia hepática, 391
    subsidiários, 391
  tratamento, 393
  triagem da população, 392
    laboratorial, 392
Hemofagocitose, 289
Hemoglobina fetal
  indução da, 53
Hemoglobinas anormais
  testes para avaliação de, 425
Hemoglobinopatias, 39
  análise do receptor de célula T, 464
  detecção molecular de quimerismo, 467
  diagnóstico citogenético, 456
  diagnóstico molecular das, 455
    infecções em hematologia, 465
  estudos de clonalidade, 463
  quantificação de mutações e translocações somáticas, 460
    análise, 460
    detecção de mutações, 462
  tipagem molecular, 467
  variantes estruturais, 39
Hemoglobinúria paroxística noturna, 71, 327
  características clínicas, 73
  definição, 71
  diagnóstico, 73
  etiologia e fisiopatologia, 73
  tratamento, 73

Hemograma completo, 414
Hemólise
　associada à infusão de anticorpo passivo, 367
　causas de, **23q**
　intravascular aguda, 26
　pacientes com suspeita de, 24
　tratamento da, 33
Hemossiderose, 372
　apresentação, 372
　avaliação e tratamento, 372
　mecanismo, 372
　prevenção, 372
　urinária, 427
Hemostasia
　distúrbios da, 291, 303
Heparina
　trombocitopenia induzida por, 279
Hidroxiureia
　na gravidez, 51
　uso de, **50q**
Hipercoagulabilidade
　testes de, 430
Hipertensão
　pulmonar, 46
Homeostasia
　do ferro, 388

■ I

Infância
　doenças hematológicas na, 122
Interpretação da genômica funcional, 470
　aplicação clínica, 473
　assinaturas da expressão gênica, 470
　desafios da perfilagem da expressão gênica, 472
　perfilagem da expressão gênica, 470

■ L

Leishmaniose visceral, 406
Leucemia de células plasmáticas, 249
　definição de, 249
Leucemia extramedular, 165
　avaliações, 168
　novas abordagens terapêuticas, 165
　tratamento da recidiva, 166
　tratamento de suporte, 166
Leucemia linfoblástica aguda, 159
　achados clínicos, 159
　achados laboratoriais, 159
　classificação, **160q**
　definição, 159
　epidemiologia, 159
　etiologia e fatores de risco, 159
　fatores prognósticos, 161
　manifestações características, **160q**
　manifestações emergenciais, **160q**
　modificação da dose, 164
　tratamento, 161
　　regimes terapêuticos, **163q**
Leucemia linfocítica crônica, 186
　CD38, 190
　complicações, 194
　contexto, 186
　diagnóstico
　　e exames laboratoriais, 187
　　diferencial, 188
　estadiamento e história natural, 188
　etiologia e patogênese, 186
　fatores prognósticos, 189
　imagem e outras avaliações laboratoriais, 188
　manifestações clínicas, 186
　tratamento, 190
　ZAP-70, 189
Leucemia mielógena crônica, 171
　aspectos especiais, 183
　características, **176q**
　curso da, 175
　definição, 171
　diagnóstico, 173
　　diferencial, 174
　epidemiologia, 171
　evolução do padrão terapêutico, 184
　fármacos usados, **177q**
　fatores prognósticos, 177
　fisiopatologia, 172
　manifestações clínicas, 172
　tratamento, 178
　　da fase blástica, 183
　　da fase acelerada, 182
　　em fase crônica, 178
　　transplante de célula-tronco, 181
Leucemia mieloide aguda, 138
　achados laboratoriais, 141
　avaliação diagnóstica, 142
　　de doença residual mínima, 153
　características, 138
　　clínicas, 139
　classificação, 142
　com risco intermediário, 150
　com risco ruim, 150
　definição, 138
　em pacientes mais velhos, 152
　epidemiologia, 138
　fatores de risco, **140q**
　fatores diagnósticos, 143
　marcadores diagnósticos, 144
　na gravidez, 153
　novos agentes, **155q**
　novos alvos terapêuticos, 154
　patogênese, 139

sintomas, 140
sumário, 156
tratamento, 145
  pós-remissão, 148
  recidivada e refratária, 151
  terapia de indução, 147
  transplante de células-tronco hematopoéticas, 148
Leucemia mielomonocítica
  crônica, 109
    características clínicas, 109
    com eosinofilia, 409
    definição, 109
    epidemiologia, 109
    estadiamento, 110
    fisiopatologia, 109
    testes diagnósticos, 109
    tratamento, 110
Leucemias agudas, 409
Leucocitaférese, 381
Leucocitose, 134
  atípica, 134
  definição, 134
  terapia, 134
Linfoma de Burkitt, 220, 224
Linfoma de Hodgkin, 198
  achados clínicos, 201
  aspectos prognósticos, 226
  avaliação pré-tratamento, 201
  classificação patológica, 198
  complicações da terapia, 208
  definição, 198
  epidemiologia, 198
  etiologia e fatores de risco, 200
  manejo clínico, 225
  patologia, 198
  recidivante, 209
  regimes quimioterápicos de salvamento, 209
  seleção do regime terapêutico, 205
  tratamento, 202
    paliativo, 209
    princípios de, 227, 230
Linfomas não Hodgkin, 211
  classificação, 212
  epidemiologia, 211
  fisiopatologia, 211
  introdução, 211
  neoplasmas, 217

■ M

Macroglobulinemia
  de Waldenström, 243
Malária
  e anemia, 404
    alterações genéticas, **405q**

    causas, **405q**
    manifestações hematológicas, **405q**
Manto
  células de
    linfoma de, 219
Medula óssea
  análise celular da, 414
  aspirado de, 418
  biópsia de, 419
  celularidade da, 419
  disfunção da
    síndromes de, 76
  infiltração da, 276
  insuficiência da, 276
  reservas de ferro da, 420
Membrana eritroide
  defeitos da, 32
Metoxipolietileno glicol-epoetina beta, 478
  advertências, 478
  precauções, 478
Micose fungoide, 222
Microangiopatias trombóticas, 282
Mielodisplasia, 276
Mielofibrose primária, 106
  características clínicas, 107
  causas, **108q**
  definição, 106
  epidemiologia, 106
  estadiamento, 107
  fisiopatologia, 107
  testes diagnósticos, 107
  tratamento, 108
Mieloma múltiplo, 237
  epidemiologia e fatores de risco, 237
    aspectos clínicos, 239
    avaliação inicial, 239
    condições precursoras, 237
    critérios diagnósticos, 240
    cuidados de suporte, 248
    diagnóstico diferencial, 242
    estadiamento, 240
    fisiopatologia, 237
    terapia de manutenção, 247
    indolente de alto risco, 244
Mononucleose infecciosa, 134

■ N

Neoplasias mieloproliferativas, 96
  mielofibrose primária, 96
  policitemia vera, 96
  trombocitopenia essencial, 96
Neoplasma
  de células B, 217
  de células plasmáticas, 218
  de células precursoras, 217

Neuropatia
  periférica, 249
Neovascularização, 45
  definição, 45
Neutrófilos
  avaliação dos, 434
Neutropenia(s), 117, 132, 410
  adquiridas, 117, 411
  associada, 412
  cíclica, 81, 119, 133
    causas, 81
    definição, 81
  classificação, **410q**
  congênita severa, 81, 118, 133, 411
    definição, 81, 410
  imunes, 411
  incidência, 132
  induzida por droga, 412
  na infância, 133
  outras, 120
    étnica benigna, 120
    idiopática, 120

■ O

Osteonecrose
  da mandíbula, 249

■ P

Plaquetas, 416
  disfunção das
    substâncias associadas à, **312q**
  doenças qualitativas das, 309
    introdução, 309
    revisão da hemostasia, 309
    testagem da função das, 310
    tratamento das, **313q**
  refratariedade a, 358
  sequestro de, 286
Plasma
  fresco congelado, 360
    indicações, 360
Plasmaférese, 382
Plasmocitoma
  extramedular, 249
  solitário, 243
Policitemia vera, 96
  alto risco, 102
  baixo risco, 102
  características clínicas, 98
  critérios diagnósticos, 99
  definição, 96
  epidemiologia, 96
  estadiamento e características prognósticas, 99
  fisiopatologia, 97
  tratamento, 101

Porfirias, 57
  classificação e manifestações clínicas, 59
  definição, 57
  diagnóstico, 60
  epidemiologia, 57
  fisiopatologia, 57
  tipos específicos de, 60
    coproporfiria hereditária, 62
    cutânea tarda, 61
    da deficiência do ácido δ-aminolevulínico desidratase, 60
    dominante ligada ao X, 60
    eritropoética congênita, 61
    hepatoeritropoética, 62
    intermitente aguda, 60
    variegada, 62
Proteína C ativada
  resistência à, 329

■ Q

Quelação
  de ferro, 53
Quimioterapia, 208
  complicações, 208

■ R

Radioterapia, 202
Reações transfusionais, **366q**
  alérgicas/urticariformes brandas, 371
    apresentação, 371
    avaliação e tratamento, 371
    mecanismo, 371
    prevenção, 371
  anafiláticas, 368
    apresentação, 369
    mecanismo, 369
    prevenção, 369
    tratamento, 369
  hemolítica aguda, 367
    apresentação, 367
    avaliação, 367
    mecanismo, 367
    prevenção, 367
    tratamento, 367
  hemolítica tardia, 368
    apresentação, 368
    mecanismo, 368
    prevenção, 368
    tratamento, 368
Romiplostim, 480
  dose, 480
  indicações, 480

S

Sangramento, 128
  deficiências adquiridas de fatores, 128
  deficiências hereditárias de fator, 128
  distúrbios plaquetários, 130
  e testes de coagulação normais, 301
Sangue
  periférico
    esfregaço do, 417
    transfusão de, 351
Síndrome antifosfolipídica, 347
Síndrome de aglutinina fria, 379
Síndrome de Bernard-Soulier, 314
Síndrome de hiperviscosidade, 249
Síndrome de Shwachman-Diamond, 80, 133
  critérios para diagnóstico clínico, 80
  tratamento, 81
Síndromes de disfunção da medula óssea
  anemia aplástica, constitucional e adquirida
    hemoglobinúria paroxística noturna
      aplasia pura de células vermelhas e agranulocitose, 64
Síndrome linfoproliferativa autoimune, 135
  definição, 135
Síndromes mielodisplásicas, 84
  características clínicas, 85
  classificações, 86
  definição, 84
  estudos diagnósticos, 85
  etiologia e patogênese, 84
  terapia(s), 88
    cuidados de suporte, 89
    específicas, 90
      agentes imunomoduladores, 91
      inibidores de histonas, 91
    imunossupressão, 91
    quimioterapia, 92
    transplante, 89
Síndrome pós-trombótica
  reconhecimento da, 345
    conduta farmacológica, 346
    tratamento cirúrgico, 346
Síndromes talassêmicas, **54q**
Suporte transfusional, 135
  dosagem, **136q**
  indicações, 135
  produtos sanguíneos, 136

T

Talassemia, 45
  e distúrbios falciformes
    anemia hemolítica, 37
      características gerais, **38q**
      diagnóstico e triagem, 40
      fisiopatologia, 37
      hemoglobinopatias, 39
      síndromes clínicas e tratamento, 42, 52
      terapia, 48
        com intenção curativa, 53
      tópicos especiais, 51
      traço falciforme, 51
Testes hematológicos padrão
  interpretação dos, 414
    análise celular do sangue periférico e da medula óssea, 414
    avaliação de hemoglobinas anormais e anemias hemolíticas, 425
    avaliação de pacientes com malignidades hematológicas, 430
    avaliação dos neutrófilos, 434
    hemostasia e ensaios da coagulação, 427
    testes de hipercoagulabilidade, 430
    testes sorológicos para avaliar anemias nutricionais e hipoproliferativas, 421
Transfusão de sangue, 351
  antígenos dos eritrócitos, 351
  compatibilidade sanguínea, 352
  determinação laboratorial dos principais grupos sanguíneos, 351
  doença enxerto-*versus*-hospedeiro associada à, 370
    apresentação, 370
    mecanismo, 370
    prevenção, 370
    tratamento, 370
  doenças imuno-hematológicas, 377
  hemocomponentes e derivados de, 354
  incompatibilidade ABO em transplante, 353
  lesão pulmonar aguda relacionada com, 369
  reações transfusionais e sequelas, 366
  teste de antiglobulina, 352
Transplante
  de célula(s)-tronco hematopoética(s), 53, 253
    alógeno, 256
      complicações, 263
        bacterianas, 267
        fúngicas, 267
        infecciosas, 267
        pulmonares, 266
        virais, 268
      indicações, 256
      planejamento, 258
      potencial antileucêmico, 256
      resultados, 261
      sequelas tardias, 269
    autólogo, 253
      considerações gerais, 253
      em tumores sólidos, 255
      resultados, 254
    com doador alternativo, 270

definição, 253
não mieloablativo, 270
Tripanossomíase africana, 406
Trombocitopenia, 274
  aloimune neonatal, 130
    definição, 130
    incidência, 130
    tratamento, 130
  biologia das plaquetas, 274
  causas, 275
    outras, **286q**
  distúrbios caracterizados pela pouca produção de plaquetas, 276
  distúrbios caracterizados por aumento na remoção de plaquetas da circulação, 277
  distúrbios caracterizados por aumento no sequestro de plaquetas, 286
  drogas associadas à, **288q**
  etiologia e aspectos clínicos, 274
  gestacional, 287
  induzida por drogas, 287
  induzida por heparina, 279
Trombocitopenia amegacariocítica
  congênita, 81
    características, 81
    diagnóstico, 81
Trombocitose essencial, 103
  características clínicas, 104
  definição, 103
  epidemiologia, 103
  fisiopatologia, 103
  testes diagnósticos, 104
  tratamento, 104
    algoritmo para, **106q**
Tromboembolismo venoso, 318
  na gravidez
    prevenção, diagnóstico e tratamento, 343
    em risco aumentado de, 344
  no paciente com câncer
    profilaxia e tratamento, 336
      com síndrome de Trousseau, 340
      com tumores cerebrais, 340
      imobilizados/hospitalizados, 339
      recebendo quimioterapia, 338
      submetendo-se à intervenção cirúrgica, 337
Trombose, 131
  distúrbios protrombóticos congênitos, 131
  e aparelhos de acesso venoso, 342
  venosa profunda, 318
    diagnóstico laboratorial, 321
    em outros locais, 322
    imageamento, 320
    sinais e sintomas, **319q**
    tratamento, 330
    profilaxia, 330

■ V

Vitamina B 12
  deficiências de, 11
    apresentação clínica, 15
    avaliação laboratorial, 16
      anormalidades hematológicas, 16
      concentrações séricas, 17
      estudo terapêutico, 18
    causas das, **13q**, 19
    desenvolvimento das, 13
    necessidades, fontes e reservas, 11
    papéis metabólicos, 11
    populações de pacientes em risco, 14
    tratamento/resposta, 19

■ W

Waldenström
  macroglobulinemia de, 243
Willebrand
  doença de, 130, 286

■ Z

Zona marginal
  linfoma da, 217